Das ärztliche Gutachten

E. Fritze / H. Viefhues (Hrsg.)

Das ärztliche Gutachten

Unter Mitarbeit von
I. Bach, H. Daweke, H.-W. Delank, J. Dieckmann,
H. Fabry, E. Fritze, K. Hackenberg, G. Hager,
W. Jaedicke, J. Kohaus, M. Kutzner, B. May,
E. Müller, P. Plath, G. Reichel, J. Schmidt,
U. Schwegler, T. Senge, H. Straub, H. Viefhues,
J. Vliegen, V. Wiebe

Steinkopff Verlag Darmstadt

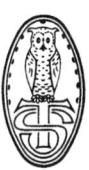

Prof. Dr. Eugen Fritze
Löwenzahnweg 38
4630 Bochum 1

Prof. Dr. Herbert Viefhues
Institut für Sozialmedizin der Ruhr-Universität
4630 Bochum

CIP-Kurztitelaufnahme der Deutschen Bibliothek

Das ärztliche Gutachten / E. Fritze ; H.
Viefhues (Hrsg.). Unter Mitarb. von I. Bach
... – Darmstadt : Steinkopff, 1984.

ISBN 978-3-642-85338-8   ISBN 978-3-642-85337-1 (eBook)
DOI 10.1007/978-3-642-85337-1
NE: Fritze, Eugen [Hrsg.]; Bach, Ingrid [Mitverf.]

Alle Rechte vorbehalten
(insbesondere des Nachdruckes und der Übersetzung)

Kein Teil dieses Buches darf in irgendeiner Form (durch Photokopie, Xerographie, Mikrofilm, unter Verwendung elektronischer Systeme oder anderer Reproduktionsverfahren) ohne schriftliche Genehmigung des Verlages reproduziert werden.

Copyright © 1984 by Dr. Dietrich Steinkopff Verlag, GmbH & Co. KG, Darmstadt
Softcover reprint of the hardcover 1st edition 1984
Verlagsredaktion: Juliane K. Weller – Herstellung: Heinz J. Schäfer

Die Wiedergabe von Gebrauchsnamen, Handelsnamen, Warenbezeichnungen usw. in dieser Veröffentlichung berechtigt auch ohne besondere Kennzeichnung nicht zu der Annahme, daß solche Namen im Sinne der Warenzeichen- und Markenschutz-Gesetzgebung als frei zu betrachten wären und daher von jedermann benutzt werden dürften.

Gesamtherstellung: Graphischer Betrieb Konrad Triltsch, Würzburg

Vorwort

Die im Sommer 1982 im gleichen Verlag und von dem fast gleichen Autoren- und Herausgeberkreis erschienene „Ärztliche Begutachtung" wurde von den Lesern und Benutzern überaus freundlich aufgenommen. Es wurde dem Herausgeber aber auch vielfach der Wunsch vorgetragen, diese „Ärztliche Begutachtung" durch eine beispielhafte Gutachtensammlung zu ergänzen. Dieses Anliegen soll das vorliegende Buch „Das ärztliche Gutachten" erfüllen. Dieses Buch ist eine Sammlung typischer Gutachten aus der Begutachtungsarbeit nahezu aller ärztlicher Fachgebiete. Die Gutachtenbeispiele betreffen also überwiegend häufige gutachtliche Fragestellungen und dabei ausschließlich solche, die – gestützt auf medizinisches Wissen und Rechtskenntnisse des Gutachters – durch argumentative Begründungen Zusammenhänge zu beantworten bzw. mit der gebotenen rechtlichen Wahrscheinlichkeit zu klären haben. In geringerer Zahl enthält das Buch auch Gutachten zu ungewöhnlichen oder seltenen, medizinisch und/oder versicherungsrechtlich aber besonders interessanten Problemen. Unberücksichtigt blieben die relativ unproblematischen, sich auf Befundbeschreibung und Befundbeurteilung beschränkenden Formulargutachten zum Beispiel in der Rentenversicherung, in der Versorgung nach dem Schwerbehindertengesetz und im D-Arzt-Verfahren. Formular-Rentengutachten im berufsgenossenschaftlichen Unfallversicherungsrecht wurden als Beispiele HNO-ärztlicher und augenärztlicher Gutachten mit einbezogen. Da im unfallchirurgischen Bereich bzw. in der gesetzlichen Unfallversicherung die funktionellen Auswirkungen und Folgen und damit Zusammenhangsfragen zur Diskussion stehen, erfordern solche Gutachten nahezu immer das Zusammenwirken mit dem Internisten oder Neurologen oder mit Gutachtern aus anderen Fachbereichen. Entsprechende gutachtliche Fragestellungen wie zum Beispiel die nach den Auswirkungen eines stumpfen Bauchtraumas mit Darm-, Leber- oder Milzverletzungen oder nach Hirntraumen und peripheren Nervenverletzungen finden sich also an entsprechender Stelle der den Aufbau der Gutachtensammlung bestimmenden rechtlichen und medizinischen Problembereiche und Fragestellungen.

Es ist ohnehin unmöglich, alle denkbaren gutachtlichen Fragen fachlich einzuordnen und durch Mustergutachten zu behandeln, deshalb kann es sich in dieser Sammlung nur um Gutachten*beispiele* zu solchen versicherungsrechtlichen Problemen handeln. Diese sind aber deshalb von besonderer Aktualität, weil sie der praktischen Arbeit der als Gutachter tätigen Autoren entnommen sind.

Wegen der gebotenen Kürze und zur besseren Lesbarkeit wurden die in den Originalgutachten meist sehr breit dargestellten Abschnitte „Aktenvorgeschichte und individuelle Vorgeschichte" und auch die „Untersuchungsbefunde" unter Beschränkung auf die für das Verständnis der gutachtlichen Beurteilung wesentlichen Daten stark gerafft. Die gutachtliche „Beurteilung" der versicherungsrechtlichen Fragestellung entspricht aber immer der des originären Gutachtens. Sie wurde vielfach durch einen Kommentar ergänzt, der die medizinische und/oder versicherungsrechtliche Problematik aus allgemeinerer Sicht erläutert.

Jedem Gutachtenbeispiel wurde die behandelte Thematik in einer Überschrift vorangestellt. Dabei wurde wegen der unterschiedlichen rechtlichen Voraussetzungen in den verschiedenen Zweigen der Sozialversicherung die die gutachtlichen Fragen stellende Instanz, also der Auftraggeber des Gutachtens, jeweils angegeben.

Diese Gutachtensammlung soll wie das Vorgängerbuch helfen, den jungen Arzt in die Probleme der ärztlichen Begutachtung einzuführen, dem erfahrenen Gutachter aber gelegentlich auch in schwierigen Fragen Rat und Hilfe zu geben. Die mögliche Analogiebildung findet naturgemäß aber dadurch ihre Grenze, daß keine gutachtliche Fragestellung mit einer anderen völlig übereinstimmen kann.

Das Buch ist in einen allgemeinen Teil mit Darstellung der Aufgaben des ärztlichen Gutachters, der Form und des Inhaltes eines Gutachtens und der Gutachtenhonorierung in den ver-

Vorwort

schiedenen Zweigen der Sozialversicherung und in einen zweiten Teil mit beispielhaften Gutachten gegliedert. Dieser Teil ermöglicht durch Zusammenfassung bestimmter gutachtlicher Fragestellungen auch im Inhaltsverzeichnis unter entsprechenden Überschriften das schnelle Aufsuchen eines bestimmten versicherungsrechtlichen oder gutachtlichen Problems. Es wurde also versucht, das Inhaltsverzeichnis und den Aufbau der Gutachtensammlung nach sachlichen – medizinischen und sozialrechtlichen – Gesichtspunkten zu gestalten. Unter Benutzung des Inhaltsverzeichnisses und des Stichwortverzeichnisses ist es also relativ schnell möglich, Antwort auf gutachtliche Probleme zu finden.

Herausgeber und Verlag sind sich der Problematik bewußt, Gutachten aus vielen ärztlichen Fachgebieten und aus allen Bereichen der Sozialversicherung – vereinzelt auch der privaten Unfallversicherung – einzubeziehen, weil der Benutzer des Buches in der Regel nur sein eigenes Fachgebiet betreffende Hilfe suchen wird. Gerade der Blick über die eigenen Fachgrenzen hinaus schien uns aber für den Anfänger wie für den Erfahrenen im Begutachtungswesen von besonderem Wert zu sein. Fast alle ärztlichen Gutachten bedingen heute das Zusammenwirken mehrerer Gutachter aus verschiedenen Fachgebieten. Solche sogenannten Zusatzgutachten müssen vom Hauptgutachter zusammengefaßt und zur gutachtlichen Beurteilung integriert werden, was ohne Erfahrungen auf den Nachbargebieten oft schwierig ist.

Es versteht sich von selbst, daß die Auswahl der Gutachten in den verschiedenen Fachgebieten und die jeweilige gutachtliche Beurteilung eines Versicherungsfalles den Autoren überlassen war und deren persönliche Meinung ausdrückt. Aufgabe der Herausgeber war es lediglich, einen möglichst einheitlichen Grundkonsens bei der Beantwortung versicherungsrechtlicher Fragen zu gewährleisten. Noch einmal sei aber darauf hingewiesen, daß kein gutachtliches Problem mit einem anderen identisch sein kann, daß also jedes ärztliche Gutachten den jeweiligen Sachverhalt zu bedenken hat.

Autoren, Herausgeber und Verlag hoffen, mit dieser Gutachtensammlung „Das ärztliche Gutachten" ein nützliches Nachschlagebuch für versicherungsrechtliche Probleme geschaffen zu haben.

Bochum, im August 1984

Eugen Fritze
Herbert Viefhues

Inhaltsverzeichnis

Vorwort der Herausgeber E. Fritze, H. Viefhues		V
I	**EINLEITUNG**, E. Fritze	1
1	Der ärztliche Gutachter	1
2	Form und Inhalt des ärztlichen Gutachtens	3
II	**DAS GUTACHTERHONORAR.** Rechtsnormen für die Entschädigung von ärztlichen Gutachten, H. Viefhues	6
1	Vorbemerkungen	6
2	Gesetz über die Entschädigung von Zeugen und Sachverständigen (ZSEG)	7
2.1	Der Geltungsbereich des ZSEG	7
2.2	Die Entschädigung nach dem ZSEG	8
2.2.1	Allgemeine Grundsätze für die Bemessung der Leistungsentschädigung	8
2.2.2	Entschädigung für die Arbeitszeit. Die erforderliche und somit zu entschädigende Zeit	9
2.2.3	Der Ersatz für Aufwendungen des Sachverständigen	15
3	Gebührenordnung für Ärzte (GOÄ)	17
3.1	Allgemeine Grundsätze. Anwendungsbereich der GOÄ	17
3.2	Gutachtengebühren	18
4	Besondere Honorarverträge	20
4.1	Berufsgenossenschaften	21
4.2	Bundesanstalt für Arbcit	24
4.3	Bundesentschädigungsgesetz	24
4.4	Bundesversicherungsanstalt für Angestellte	25
4.5	Lebensversicherungen	25
4.6	Post- und Fernmeldewesen	27
4.7	Gesetzliche Rentenversicherung	27
5	Literatur	28

III GUTACHTEN

Allgemeine versicherungsrechtliche Fragestellungen (Gültigkeit der gesetzlichen Unfallversicherung, Wahrscheinlichkeit, Möglichkeit, Rentenabfindung, ärztliches Versagen)

① Ungekürztes Beispiel eines nach Aktenlage erstatteten Gutachtens zur Frage, ob ein bei beruflich schwerer Arbeit manifestierter Herzmuskelinfarkt die versicherungsrechtliche Bedeutung eines Unfalls hat; zugleich ein Beispiel für Unterschiede im Versicherungsrecht der DDR gegenüber der Bundesrepublik.
E. Fritze 29

② Auch autoptisch ungeklärt gebliebene Todesursache bei plötzlichem Tod während der Berufsarbeit.
Bedeutung der Rechtsbegriffe der Wahrscheinlichkeit oder Möglichkeit eines ursächlichen Zusammenhanges.
E. Fritze 33

③ Unpräzise Befundbeschreibung durch „leicht" oder „geringfügig" von der Norm abweichende Befunde macht die gutachtliche Stellungnahme zur Rentenabfindung aus einer Unfallrente unmöglich.
E. Fritze 36

Inhaltsverzeichnis

(4) Vorzeitige Alterung, mangelnder Arbeitswille, Alkoholismus, Erwerbsfähigkeit?
E. Fritze 38

(5) Körperliches Übergewicht macht als Risikofaktor die Rentenabfindung aus einer Unfallrente nicht empfehlenswert.
E. Fritze 41

(6) Ärztliches Versagen.
Strafanzeige gegen einen Arzt wegen des Verdachtes der fahrlässigen Tötung.
E. Fritze 43

Fragestellungen aus dem Herz-Kreislaufgebiet (traumatische Herzschädigung, koronare Herzkrankheit, Herzinfarkt, Endokarditis, Herzleistungsfähigkeit)

(7) Manifestierung eines Herzhinterwandinfarktes durch traumatische Herzschädigung – Arbeitsunfall – bei vorherbestehender koronarer Herzkrankheit.
E. Fritze 48

(8) Zusammenhang einer Herzhinterwandnarbe mit einem etwa 1 Jahr vorher durch Arbeitsunfall eingetretenen schweren Brustkorbtrauma.
W. Jaedicke 53

(9) Tödlicher Arbeitsunfall durch Absturz aus großer Höhe oder Herztod durch Koronarthrombose?
E. Fritze 57

(10) Durch psychischen Streß manifestierter Herzmuskelinfarkt – Arbeitsunfall – bei einem 32jährigen Fernfahrer.
E. Fritze 60

(11) Herzmuskelinfarkt bei schwerer Koronararteriosklerose, das Gewicht der sogenannten Risikofaktoren und des Faktors psycho-sozialer Streß für die Entwicklung der Koronararteriosklerose.
E. Fritze 64

(12) Manifestierung eines Herzmuskelinfarktes mehrere Stunden nach beruflicher körperlicher Anstrengung und nervöser Belastung, Gelegenheitsursache oder wesentliche Mitursache im rechtlichen Sinne eines Arbeitsunfalls?
E. Fritze 69

(13) Oberschenkelschußbruch mit längjährig rezidivierender Fisteleiterung, Tod durch rezidivierenden Herzmuskelinfarkt bei stenosierender Koronararteriosklerose.
E. Fritze 72

(14) Manifestation eines akuten Herzmuskelinfarktes durch Hyperimmunreaktion nach Pockenschutzimpfung, Arbeitsunfall?
E. Fritze 76

(15) Tod durch Herzinfarkt während einer anstrengenden beruflichen Auslandsreise. Unfall?
W. Jaedicke 80

(16) Bagatellverletzung im Beruf als Ursache einer bakteriellen Endokarditis.
E. Fritze 83

(17) Arbeitseinsatzfähigkeit unter Tage bzw. bergmännische Berufsfähigkeit bei kombiniertem Aortenvitium.
W. Jaedicke 86

Inhaltsverzeichnis

(18) Berufs- oder Erwerbsunfähigkeit wegen Extrasystolie?
W. Jaedicke 88

Fragestellungen zum Verlust von Gliedmaßen (Hochdruck, Arteriosklerose, koronare Herzkrankheit, Übergewicht als Folgen?)

(19) Wird die Entwicklung einer allgemeinen Arteriosklerose und Koronararteriosklerose durch den Zustand nach Doppelbeinamputation begünstigt?
E. Fritze 91

(20) Kriegsbedingter Beinverlust und akuter Herztod bei koronarer Herzkrankheit.
W. Jaedicke 95

Fragestellungen aus dem Bereich der Atmung (Asthma bronchiale, Bronchitis, obstruktives Atemwegssyndrom, Lungenembolie, pulmonaler Hochdruck, Pneumokoniose, Karzinom)

(21) Beruflich bedingtes, allergisches Asthma bronchiale durch Holzstaub
E. Fritze 99

(22) Verschlimmerung der als Berufskrankheit anerkannten Silikose eines Ofenmaurers durch hinzugetretene Lungenblutungen.
E. Fritze 102

(23) Silikose, kompliziert durch aktive kavernöse Tuberkulose; Siliko-Tuberkulose.
V. Wiebe 105

(24) Siliko-Sklerodermie? Ein ätio-pathogenetischer Zusammenhang zwischen Silikose und Sklerodermie?
E. Fritze 108

(25) Bronchialkarzinom bei Asbestose.
G. Reichel 112

(26) Bronchialkarzinom bei Teer-, Quarzstaub-, Benzol- und Asbeststaubexposition.
G. Reichel 114

(27) Bronchialkarzinom bei beruflicher Zinkchromat- und Asbestexposition.
G. Reichel 119

(28) Hartmetallfibrose.
G. Reichel 121

(29) Toxisches Lungenoedem durch Reizgasinhalation.
E. Fritze 122

(30) Unfallbedingtes postthrombotisches Syndrom, pulmonaler Hochdruck durch rezivierende Lungenembolien.
W. Jaedicke 125

(32) Postthrombotisches Syndrom nach multiplen Prellungen, Tod durch multiple Lungenebolien nach fast 20 Jahren.
E. Fritze 128

(32) Kanzerogene in den Bratdämpfen von Fett und Fleisch als Ursache eines Bronchialkrebses?
E. Fritze 132

Inhaltsverzeichnis

Fragestellungen zu Zwerchfellschäden (Ruptur, Hernie, Relaxatio) nach stumpfen Brust-Bauch-Traumen

- (33) Zwerchfellruptur durch Wegeunfall, angeborene Zwerchfellhernie?
  E. Fritze 134
- (34) Relaxatio diaphragmatica durch Unfalltrauma?
  E. Fritze 136

Angiologische Fragestellungen (Lymphoedem, posttraumatische Thrombose, Arterienruptur)

- (35) Lymphoedem, posttraumatisch oder unfallunabhängig?
  H. Straub 140
- (36) Ruptur einer Arterie im zeitlichen Zusammenhang mit berufsbedingter körperlicher Belastung.
  H. Straub 142
- (37) Unfallbedingte Thrombose bei venöser Vorschädigung.
  H. Straub 145
- (38) Postthrombotisches Syndrom durch Trauma – Unfall – bei bestehendem Tumorleiden (Hypernephrom).
  H. Straub 147

Fragestellungen zu Infektions- und Tropenkrankheiten (im Gesundheitsdienst, erhöhte Gefährdung durch mangelhafte Hygiene, im Unfallzusammenhang)

- (39) Hepatitis-A- und Lambliasis-Infektion in Südamerika als Berufskrankheit?
  E. Fritze 151
- (40) Inokulation einer infektiösen Virus-B-Hepatitis durch Bluttransfusionen im Unfallzusammenhang.
  E. Fritze 154
- (41) Hepatitis B als Berufskrankheit bei einem Zahntechniker.
  E. Fritze 157
- (42) Hepatitis B – chronisch-aggressive, in Zirrhose übergegangene Verlaufsform – bei einer Laborhelferin.
  B. May, U. Schwegler 160
- (43) Hepatitis infectiosa vom Typ Non A/Non B nach einem Unfall mit schweren Weichteilblutungen unter gerinnungshemmender Medikation – Marcumar – und nach intravenöser Applikation von Gerinnungsfaktoren.
  B. May, U. Schwegler 162

Fragestellungen nach stumpfen Bauchtraumen mit Organverletzungen (Milzruptur, Leber-, Darm-, Pankreasverletzung usw.)

- (44) Milzruptur, Pankreasverletzung, Rippenbrüche und Pneumothorax durch Wegeunfall.
  E. Fritze 166
- (45) Stumpfes Bauchtrauma beim Schulsport, Milzruptur und Folgen des Milzverlustes.
  E. Fritze 169

Inhaltsverzeichnis

(46) Zweizeitige Milzruptur – Spätruptur – mit einem Intervall von 19 Monaten nach Polytrauma durch Arbeitsunfall?
U. Schwegler, B. May 172

(47) Traumatische Leberruptur, Thrombose der Lebervenen (Budd-Chiari-Syndrom), portale Hypertension, Leberzirrhose nach stumpfem Bauchtrauma – Arbeitsunfall.
U. Schwegler, B. May 174

(48) Traumatische Pankreaszyste und gastro-pankreatische Fistel nach stumpfem Bauchtrauma – Schulunfall.
B. May, U. Schwegler 176

(49) Hemicolektomie und Ileo-Transversostomie nach stumpfem Bauchtrauma – Arbeitsunfall.
U. Schwegler, B. May 178

Fragestellungen zu Arzneimittelschäden und -nebenwirkungen (siehe auch Nr. 14, 70, 71)

(50) Allergische Vasculitis und Nephritis durch Arzneimittelallergie (Ampicillin).
E. Fritze 180

Fragestellungen zum Diabetes mellitus (Fahrtüchtigkeit, Arbeitsfähigkeit, Verkehrsunfall bei Hypoglykämie, Übernahme ins Beamtenverhältnis, Manifestierung unter Kortikosteroidbehandlung, Unterhaltsmehrbedarf, Schädel-Hirn-Trauma und Diabetes mellitus)

(51) Zur Fahrtüchtigkeit eines Diabetikers als Fernlastkraftwagenfahrer.
H. Daweke, I. Bach 183

(52) Schlecht eingestellter, aber einstellbarer juveniler – Typ I – Diabetes mellitus und Arbeitsfähigkeit.
H. Daweke, I. Bach 186

(53) Verkehrsdelikt eines mit Tolbutamid behandelten Diabetikers unter Alkoholeinfluß.
H. Daweke, I. Bach 192

(54) Liegt ärztliche Fahrlässigkeit vor, wenn ein aus stationärer Behandlung beurlaubter jugendlicher Typ-I-Diabetiker im hypoglykämischen Zustand einen tödlichen Verkehrsunfall erleidet? Fahrtüchtigkeit des Zuckerkranken.
H. Daweke, I. Bach 197

(55) Diabetologisches Gutachten zur Anstellung als beamtete Lehrerin.
H. Daweke, I. Bach 201

(56) Manifestierung eines Diabetes mellitus unter Kortikosteroidbehandlung eines als Wehrdienstbeschädigung anerkannten Leberleidens – Schädigungsfolge?
H. Daweke, I. Bach 203

(57) Der Unterhaltsmehrbedarf – Ernährungsmehrkosten – eines an Diabetes mellitus leidenden Kindes.
H. Daweke, I. Bach 209

(58) Schädel-Hirn-Trauma durch Arbeitsunfall und Diabetes mellitus, zeitlich begrenzte Manifestierung einer bis dahin unterschwelligen – subklinischen – diabetischen Stoffwechselstörung?
H. Daweke, I. Bach 213

Inhaltsverzeichnis

Andere – nicht diabetologische – endokrinologische Fragestellungen (euthyreote Struma, Hyperthyreose, Diabetes insipidus, Akromegalie, Riesenwuchs)

59 Wehrdiensttauglichkeit bei euthyreoter Struma.
    K. Hackenberg 221
60 Hyperthyreose und Erwerbsfähigkeit.
    K. Hackenberg 223
61 Diabetes insipidus nach Operation eines Hypophysen- und Pinealistumors.
    K. Hackenberg 226
62 Akromegalie mit Kardiomegalie und Koronarinsuffizienz – Erwerbsfähigkeit?
    K. Hackenberg 228
63 Riesenwuchs und Hypogonadismus nach Schädel-Hirn-Trauma – Arbeitsunfall?
    K. Hackenberg 230
64 Hyperthyreose als Verfolgungsschaden?
    K. Hackenberg 232

Neurologische Fragestellungen (iatrogene Schäden peripherer Nerven, nach Myelographie [s. auch Nr. 122] Impfschäden [s. auch Nr. 14], traumatische Epilepsie, Vorschädigung und Trauma)

65 Medianusschädigung nach Kubitalvenenpunktion.
    E. Müller 237
66 Genitofemoralis- und Cutaneus-femoris-lateralis-Neuralgie nach Punktion der Arteria femoralis zur Katheterangiographie.
    E. Müller 238
67 Ischiadicusschädigung nach Totalendoprothese des Hüftgelenks.
    E. Müller 240
68 Kontrastmittelschaden nach lumbaler Myelographie?
    E. Müller 242
69 Verschlimmerung postpoliomyelitischer, funktionell weitgehend kompensierter Lähmungen durch Unterschenkelfraktur?
    E. Müller 243
70 Zweizeitige Pocken-Pflichtschutzimpfung bei überaltertem Erstimpfling und „postenzephalitisches" extrapyramidales Syndrom.
    E. Müller 245
71 Multiple Sklerose und Polio-Schluckimpfung.
    E. Müller 247
72 Unfallbedingte traumatische Epilepsie und Alkoholismus – Verschlimmerung?
    E. Müller 248

Neuro-traumatologische Fragestellungen

73 Medialer Bandscheibenvorfall (L4/L5) und Myelographiefolgen nach Arbeitsunfall.
    H. W. Delank 251
74 Halswirbelsäulen-Schleudertrauma mit zervikaler Radikulomyelopathie durch Auffahrunfall.
    H. W. Delank 254

Inhaltsverzeichnis

(75) Zerebro-vaskuläre Insuffizienz mit einem Multiinfarktsydnrom in engem zeitlichen Zusammenhang mit einer beruflichen Schädelprellung eines 78jährigen Landwirts.
H. W. Delank, M. Kutzner 257

(76) Spätfolgen nach Hirnkontusion – Anfallsleiden?
H. W. Delank 260

(77) Hirntumor – Glioblastom – nach Arbeitsunfall mit Schädelprellung?
H. W. Delank, M. Kutzner 262

(78) Traumatische Schädigung des N. thoracicus longus, eine seltene periphere Nervenläsion.
H. W. Delank 265

Psychiatrische Fragestellungen (Entmündigung, Übernahme in das Beamtenverhältnis, Geschäfts- und Testierfähigkeit, Pflegschaft, Vormundschaft, Schuldfähigkeit bei Schwachsinn, entstellende Gesichtsverletzung als Ursache einer Psychoneurose, endogene Depression als Ursache somatisch-hypochondrischer Symptomatik, Einweisung in eine geschlossene Abteilung)

(79) Entmündigung wegen Geistesschwäche (Querulatorische Psychose).
J. Vliegen 267

(80) Zur Frage der Geschäfts- und Testierfähigkeit einer 78jährigen, die durch Testamentsänderung einen ihrer Söhne enterbte.
J. Vliegen 271

(81) Endogene Psychose des schizophrenen Formenkreises.
J. Vliegen 275

(82) Durch Kriegsverwundung bedingte erheblich entstellende Gesichtsverletzung – Schädigungsfolge – als wesentliche Bedingung einer Psychoneurose mit Alkoholismus, die zum Scheitern der Ehe führt.
J. Vliegen 278

(83) Hypochondrischer Symptomenkomplex als Ausdruck einer endogen-depressiven Verstimmung – Involutionsdepression.
J. Vliegen 282

(84) Schuldfähigkeit – Eigentumsdelikt – bei Schwachsinn.
J. Vliegen 285

(85) Zur Schuldfähigkeit bei angeborenem Schwachsinn.
J. Vliegen 288

(86) Unfreiwillige Einweisung in eine geschlossene psychiatrische Abteilung bei Psychose.
J. Vliegen 291

(87) Geschäftsfähigkeit – Pflegschaft – Vormundschaft.
J. Vliegen 293

Dermatologische und andrologische Fragestellungen (allergisches Kontaktekzem, Pechhaut, postthrombotisches Syndrom – Ekzem, Tinea, Psoriasis, Impotentia nach Unfall, Zeugungsfähigkeit)

(88) Kontaktekzem durch Chromat und Kobalt – Zement – bei einem Maurer.
H. Fabry 295

Inhaltsverzeichnis

(89) Pechhaut – BK Nr. 5102.
H. Fabry 297

(90) Einsatzfähigkeit im Erwerbsleben bei Varikosis, postthrombotischem Syndrom, Ulcus cruris und chronischem Ekzem.
H. Fabry 298

(91) Postthrombotisches Syndrom und chronisches Ekzem nach Unfall.
H. Fabry 300

(92) Pilzinfektion eines Bergmannes – ekzematisierte Tinea – als Berufskrankheit nach Nr. 5101 BKVO.
H. Fabry 302

(93) Psoriasis pustulosa, Bedeutung für die Anerkennung nach dem Schwerbeschädigtengesetz.
H. Fabry 306

(94) Unfallbedingte Impotentia coeundi et generandi.
H. Fabry 308

(95) Andrologisches Gutachten zur Zeugungsfähigkeit – Vaterschaft.
H. Fabry 309

Fragestellungen aus der Hals-, Nasen-, Ohren-Heilkunde (Lärmschwerhörigkeit, posttraumatische Ertaubung und Labyrinthausfall, Tauglichkeit, M. Menière, Rekurrensparese nach Strumektomie, Laryngektomie, Neck dissection)

(96) Lärmschwerhörigkeit als Berufskrankheit.
J. Kohaus, P. Plath 311

(97) Berufliche Lärmexposition als Ursache einer Schwerhörigkeit, Detonationsvorschaden und Herz-Kreislaufinsuffizienz als konkurrierende Ursachen.
J. Kohaus, P. Plath 317

(98) Schädeltrauma durch Arbeitsunfall mit Ertaubung und Labyrinthausfall des einen Ohres, Schalleitungsschwerhörigkeit des anderen Ohres, Schädelbasisbruch rechts und links.
J. Kohaus, P. Plath 322

(99) Chronische Rhino-Sinusitis mit sekundärer Pharyngitis und chronischer Tonsillitis.
J. Kohaus, P. Plath 326

(100) Paroxysmale Schwindelanfälle bei Morbus Menière mit einseitiger Hörverschlechterung. Berufsunfähigkeit als Anstreicher und für Arbeiten auf Gerüsten und an Maschinen.
J. Kohaus, P. Plath 329

(101) Einseitige Rekurrensparese nach Struma-Operation, sekundäre Bronchitis durch Husteninsuffizienz.
J. Kohaus, P. Plath 332

(102) Zustand nach Laryngektomie und Neck dissection wegen metastasierendem Kehlkopfkarzinom, sekundäre chronische Bronchitis bei Tracheostoma und Narbenneuralgie.
J. Kohaus, P. Plath 334

Inhaltsverzeichnis

Fragestellungen aus der Augenheilkunde (Verletzungen, Feuerstar)

Einführung, G. Hager 336

(103) Perforierende Hornhaut-Iris-Linsenverletzung eines Auges durch Metallsplitter. Optische Korrektur nicht tragbar.
G. Hager 346

(104) Perforierende Verletzung eines Auges durch Fremdkörper, Verschlechterung durch Nachstar nach 30 Jahren.
G. Hager 347

(105) Netzhautablösung durch stumpfes Augentrauma, postoperativ kein wesentlicher Funktionsverlust.
G. Hager 348

(106) Beidseitige Kataraktbildung – Feuerstar – durch berufliche Infrarotstrahlung-Exposition als Gesenkschmied.
G. Hager 349

(107) Komplizierte Linsenlosigkeit mit großem Irisdefekt, Glaskörperveränderungen und optisch stark beeinträchtigende Hornhautnarbe nach Pfählungsverletzung.
G. Hager 350

(108) Augapfelprellung durch Sportunfall – Fußball – mit verbleibenden Netzhaut-Aderhautnarben und Maculaforamen.
G. Hager 351

(109) Erblindung des einen Auges – Sehnervenatrophie, Schielstellung –, Halbseitenausfall in der temporalen Gesichtsfeldhälfte des anderen Auges durch schwere Schädel-Hirnverletzung.
G. Hager 352

Fragestellungen aus dem Mund-, Kiefer-, Gesichts-chirurgischen Bereich

(110) Zur Arbeits- und Erwerbsfähigkeit eines Bergmannes nach operativer und strahlentherapeutischer Behandlung eines Karzinoms im Oropharynxbereich.
J. Dieckmann 353

(111) Polytraumatisierung im Schädel-Gesichtsbereich durch Arbeitsunfall.
J. Dieckmann 355

(112) Kombinierte Gesichtsschädel-Schädelhirn-Verletzung durch Arbeitsunfall.
J. Dieckmann 358

(113) Zahnverluste durch Granatsplitterverletzung im Kriege – Wehrdienstbeschädigung; sind weitere Zahnverluste in späteren Jahren im Zusammenhang mit dieser WDB zu sehen?
J. Dieckmann 362

Fragestellungen aus der Frauenheilkunde (postoperative Verwachsungen, operative Ureterverletzung, Arbeits-, Berufs- und Erwerbsfähigkeit nach Krebsoperation)

(114) Beeinträchtigung der Arbeits- und Erwerbsfähigkeit durch Verwachsungen nach Unterleibsoperationen?
J. Schmidt 367

Inhaltsverzeichnis

(115) Verletzung eines Ureters bei einer gynäkologischen Operation, sekundäre Ureter-Scheidenfistel und Nephrektomie.
J. Schmidt 369

(116) Zustand nach drei Kaiserschnitt-Operationen mit Verwachsungen, Scheidensenkung mit großer Rektozele, Beeinträchtigung der Arbeits- und Erwerbsfähigkeit?
J. Schmidt 374

(117) Arbeits- und Erwerbsfähigkeit nach Uterus- und Adnexexstirpation wegen eines Carcinoma corporis uteri.
J. Schmidt 376

Radiologische Fragestellungen (Strahlenschäden s. auch Nr. 124, 125, 126)

(118) Differentialdiagnose zwischen Pleuraasbestose bzw. Pleuramesotheliom und Brustwandhämatom.
V. Wiebe 379

(119) Postthrombotisches Syndrom nach Sprunggelenksfraktur und Osteosynthese – Unfallfolge?
V. Wiebe 382

(120) Röntgenologische Herzvolumenbestimmung. Beurteilung der Berufs- und Erwerbsfähigkeit.
V. Wiebe 384

(121) Bauchwandbruch mit zeitweiser Behinderung der Darmpassage nach stumpfem Bauchtrauma – Wegeunfall – und operativer Versorgung von Milz- und Darmverletzungen.
V. Wiebe 386

(122) Posttraumatischer subarachnoidaler Liquorblock nach Schädeltrauma – Arbeitsunfall.
V. Wiebe 388

Urologische Fragestellung (s. auch Nr. 115)

(123) Harnleiterverletzung mit sekundärem einseitigem Nierenverlust nach gynäkologischem Eingriff.
Th. Senge 390

Fragestellungen aus der Hämatologie und Onkologie (s. auch Nr. 25, 26, 27, 32, 38, 44, 45, 46, 77, 102, 110, 117)

(124) Chronische Lymphadenose und Strahlenbelastung im Uranbergbau.
E. Fritze 393

(125) Querschnittslähmung infolge epiduraler Blutung unter Marcumarmedikation.
E. Müller 396

(126) Thorotrastose nach Angiographie in der Kindheit, Splenektomie wegen des Verdachts einer malignen Entartung.
E. Fritze 398

Inhaltsverzeichnis

(127) Beurteilung der Arbeitsfähigkeit nach operativ und durch Nachbestrahlung behandeltem Mammakarzinom einer Witwe, die nach dem tödlichen Arbeitsunfall ihres Ehemannes Witwenrente bezieht.
E. Fritze 401

(128) Primäres Leberzellkarzinom bei fortschreitender Leberzirrhose und Lungentuberkulose als Schädigungsfolgen.
E. Fritze 404

(129) Bakterielle Endokarditis und Aortenklappenprothese eines Metzgers nach infizierter Schnittwunde – Berufsunfall –, Magenblutung bei Antrumkarzinom unter unfallbedingter Marcumarmedikation.
E. Fritze 409

IV SCHLUSSBETRACHTUNG 413

Stichwortverzeichnis 415

Herausgeber und Autoren

Herausgeber:
Prof. Dr. med. Eugen Fritze
Prof. Dr. med. Herbert Viefhues

Autoren:

Dr. med. Ingrid Bach
Oberärztin an der Medizinischen Universitätsklinik im
Knappschafts-Krankenhaus Bochum-Langendreer.

Prof. Dr. med. Helmut Daweke
Chefarzt der Medizinischen Universitätsklinik im
Knappschafts-Krankenhaus Bochum-Langendreer.

Prof. Dr. med. Heinz-Walter Delank
Chefarzt der Neurologischen Universitätsklinik
BG-Krankenanstalten Bergmannsheil, Bochum.

Privat-Dozent Dr. med. Dr. dent. Jürgen Dieckmann
Chefarzt der Abteilung für Mund-, Kiefer- und
Gesichtschirurgie im Knappschafts-Krankenhaus
Recklinghausen.

Prof. Dr. med. Hermann Fabry
Vorstand der Dermatologischen Universitätsklinik
St. Josefs-Hospital, Bochum.

Prof. Dr. med. Eugen Fritze
ehem. Chefarzt der Medizinischen Universitätsklinik
und Poliklinik,
BG-Krankenanstalten Bergmannsheil, Bochum.

Prof. Dr. med. Klaus Hackenberg
Chefarzt der Medizinischen Klinik,
Ev. Krankenhaus Herne 1.

Prof. Dr. med. Günter Hager
Professor für Augenheilkunde an der Ruhr-Universität
Bochum.

Prof. Dr. med. Wulf Jaedicke
Chefarzt der Kardiologischen Abteilung
Ev. Krankenhaus, Castrop-Rauxel.

Dr. med. Josef Kohaus
Abteilung für Hals-, Nasen-, Ohrenheilkunde
Medizinische Universitätsklinik,
BG-Krankenanstalten Bergmannsheil, Bochum

Dr. med. Michael Kutzner
Oberarzt an der Neurologischen Universitätsklinik,
BG-Krankenanstalten Bergmannsheil, Bochum

Prof. Dr. med. Burkard May
Leitender Arzt der Abteilung für Gastroenterologie und
Hepatologie,
Medizinische Universitätsklinik, BG-Krankenanstalten
Bergmannsheil, Bochum.

Prof. Dr. med. Egon Müller
Chefarzt der Neurologischen Universitätsklinik,
St. Josefs-Hospital, Bochum.

Prof. Dr. med. Peter Plath
Chefarzt der Abteilung für Hals-, Nasen-, Ohrenheilkunde
an der Ruhr-Universität Bochum, Prosper-Hospital,
Recklinghausen.

Prof. Dr. med. Gerhard Reichel
Leitender Arzt des Arbeitsmedizinischen Zentrums der
Berufsgenossenschaften,
Institut für Arbeitsmedizin an der Ruhr-Universität
Bochum.

Dr. med. Jürgen Schmidt
Chefarzt der Geburtshilflich-Gynäkologischen Abteilung am St. Marien-Hospital, Lüdinghausen.

Dr. med. Ute Schwegler
Oberärztin an der Abteilung für Gastroenterologie und
Hepatologie,
Medizinische Universitätsklinik, BG-Krankenanstalten
Bergmannsheil, Bochum.

Prof. Dr. med. Theodor Senge
Direktor der Urologischen Universitätsklinik
Marien-Hospital, Herne 1.

Dr. med. Hartmut Straub
Oberarzt an der Medizinischen Universitätsklinik und
Poliklinik,
BG-Krankenanstalten Bergmannsheil, Bochum.

Prof. Dr. med. Herbert Viefhues
Direktor des Instituts für Sozialmedizin,
Ruhr-Universität Bochum.

Prof. Dr. med. Josef Vliegen
Chefarzt der Neurologisch-psychiatrischen Abteilung
des Ev. Krankenhauses Gelsenkirchen,
Abteilung für klinische Psychiatrie
an der Ruhr-Universität Bochum.

Dr. med. Volkmar Wiebe
Chefarzt der Radiologischen Abteilung,
Medizinische Universitätsklinik,
BG-Krankenanstalten Bergmannsheil, Bochum.

I Einleitung

E. Fritze

1 Der ärztliche Gutachter

Als Gutachter stellt der Arzt einem Träger der gesetzlichen Sozialversicherung, einem Sozialgericht, im Strafrecht auch einem anderen Gericht, oder auch einer anderen Institution wie zum Beispiel einem privaten Versicherungsträger seinen sachverständigen Rat zur Verfügung. Er trifft also keine rechtswirksamen Entscheidungen, sondern gibt dem Auftraggeber sachverständige Antworten auf Fragen.

In den verschiedenen Zweigen der Sozialversicherung, in Gutachten für private Versicherungsträger, vor öffentlichen Gerichten und Sozialgerichten hat der ärztliche Gutachter sehr unterschiedliche Fragen zu beantworten. Im einfachsten Falle sind es Fragen nach bestehender Gesundheit oder gegebener Leistungsfähigkeit bzw. Fragen nach dem Vorhandensein von Gesundheitsstörungen und ihrer sozialmedizinischen oder versicherungsrechtlichen Bedeutung. Oft und besonders im Versorgungsrecht und in der gesetzlichen Unfallversicherung sind sehr schwierige Fragen nach den Ursachen oder ursächlichen Zusammenhängen von Krankheitszuständen oder Krankheitsfolgen zu beantworten. Der Gutachter stützt sich bei der Beantwortung solcher Fragen auf sein ärztlich-medizinisches Wissen. Er hat dabei zu beachten, daß nur allgemein in der Medizin als gesichert geltende oder zumindest doch wahrscheinlich gesicherte medizinische Erkenntnisse in seiner gutachtlichen Beurteilung zur Anwendung kommen dürfen. Die Meinungen von ärztlichen Außenseitern oder medizinische Hypothesen dürfen nicht Grundlage einer gutachtlichen Beurteilung sein, noch kontroverse Ansichten über ein medizinisches Problem müssen in der gutachtlichen Argumentation als solche zu erkennen sein.

Die Beurteilung eines körperlichen oder geistig-seelischen Gesundheitszustandes bzw. die diagnostische Erkennung bestehender Gesundheitsstörungen ist also Grundlage der ärztlichen Begutachtung. Es liegt im Wesen biologischer Zusammenhänge, daß Gesundheit oder Krankheit immer nur begrenzt, niemals mit letzter Sicherheit erkennbar sind. Diagnosen oder Krankheiten, ihre Ursachen oder pathogenetischen Mechanismen sind selten als solche „gesichert". Meist haben sie das Gewicht einer mehr oder weniger großen „Wahrscheinlichkeit". Diese Wahrscheinlichkeit wird auch nach der rechtsverbindlichen Definition vom ärztlichen Gutachter bei der Begründung seines gutachtlichen Urteils als Basis erwartet. Keinesfalls reicht die bloße „Möglichkeit" aus, ursächliche oder pathogenetische Zusammenhänge als Grundlage einer gutachtlichen Beurteilung anzunehmen.

Vor allem bei der gutachtlichen Beurteilung von Kriegs- und Wehrdienstfolgen nach dem Bundesversorgungsgesetz oder im Rahmen der gesetzlichen Unfallversicherung sind Fragen nach dem ursächlichen Zusammenhang zwischen einem angeschuldigten Ereignis und einer Gesundheitsschädigung zu beantworten. Dabei besteht bisweilen ein enger oder als Inkubationszeit von Infektionskrankheiten auch ein passender zeitlicher Zusammenhang, oder ein solcher zeitlicher Zusammenhang ist nicht gegeben. Ohne Frage ist ein enger oder passender zeitlicher Zusammenhang ein Argument für die Annahme auch eines kausalen Zusammenhanges. Ein solcher zeitlicher Zusammenhang ist allein aber selten geeignet, eine Kausalität zu begründen.

Auch als sachverständiger Gutachter bleibt der Arzt der Ethik seines Berufes verpflichtet und den in der Berufsordnung festgelegten Regeln unterworfen. So ist die ärztliche Schwei-

Einleitung

gepflicht nur soweit gelockert, daß die Beantwortung der gutachtlichen Fragestellungen gewährleistet ist, es sei denn, daß der zu Begutachtende die Weitergabe bestimmter Erkenntnisse untersagt, den Arzt also auf seine Schweigepflicht verpflichtet. Wenn dadurch möglicherweise die Richtigkeit der gutachtlichen Beurteilung beeinträchtigt wird, so kann der Arzt das in seinem Gutachten zum Ausdruck bringen oder die Begutachtung auch ablehnen. Im übrigen und nach Aufforderung durch ein Gericht kann sich kein Arzt der Aufgabe, als medizinischer Sachverständiger zu wirken, entziehen. Der von einem Gericht zum Sachverständigen bestellte Arzt ist gesetzlich verpflichtet, als sachverständiger Gutachter tätig zu werden. Ein Gericht kann zur Erstattung eines schriftlichen Gutachtens eine Frist setzen und bei Fristversäumnis ein Ordnungsgeld zunächst androhen, schließlich auch auferlegen. Dieser Pflicht zur Tätigkeit als Sachverständiger bzw. zur Erstattung eines Gutachtens kann der Arzt sich nur dann entziehen, wenn er, ähnlich wie ein Zeuge, sich durch verwandtschaftliche Beziehungen oder aus anderen Gründen befangen fühlt. Allerdings kann der Gutachter sich auch dann auf Antrag von der Verpflichtung zum Sachverständigen entbinden lassen, wenn er sich zum Beispiel wegen beruflicher Überlastung zeitlich dazu nicht in der Lage sieht.

Gutachtenaufträge durch Träger einer Sozialversicherung kann ein Arzt allerdings ablehnen. Er sollte das aber nur aus zwingenden Gründen tun. Auch einem Gericht gegenüber hat der Arzt dann das Recht zur Ablehnung eines Gutachtenauftrages, wenn er sich zum Beispiel in einem Konflikt zur Schweigepflicht gegenüber einem von ihm betreuten Kranken fühlt. Auch ein gerichtlich erteilter Gutachtenauftrag muß also für den Arzt zumutbar sein.

Bisweilen wird ein zum ärztlichen Sachverständigen oder Gutachter bestellter Arzt durch eine Fragestellung überfordert sein. Dann muß er diese Situation dem Auftraggeber eines Gutachtens erläutern. Gelegentlich wird er einen kompetenteren Gutachter vorschlagen können, oder er wird erklären müssen, daß das betreffende medizinische Problem wissenschaftlich überhaupt noch ungeklärt ist, und deshalb eine gutachtliche Stellungnahme unmöglich ist.

Der ärztliche Gutachter gibt mit seinem Gutachten einen sachverständigen Rat, er trifft in einem Fragenkomplex aber nicht rechtswirksame Entscheidungen. Diese Entscheidung ist dem Auftraggeber des Gutachtens, also zum Beispiel dem Träger einer gesetzlichen Sozialversicherung oder einem Sozialgericht vorbehalten. Diese können also auch zu dem gleichen gutachtlichen Problem weitere Sachverständige anhören und sie mit der Erstattung von Gutachten beauftragen. Niemals sollte ein ärztlicher Gutachter sich dadurch desavouiert fühlen. Die Antworten eines sachverständigen Arztes auf gutachtlich gestellte Fragen können naturgemäß auch einmal unrichtig sein. Für fahrlässig falsche Beurteilungen kann der ärztliche Gutachter aber haftbar gemacht werden.

Es erübrigt sich darauf hinzuweisen, daß der ärztliche Gutachter niemals Interessenvertreter sein kann und darf. Bei persönlicher Befangenheit kann und muß er einen Gutachtenauftrag zurückweisen. Um seine Unabhängigkeit als Arzt und ärztlicher Gutachter zu wahren und zu sichern, sollte er niemals gutachtliche Urteile auf Wunsch eines von ihm behandelten Kranken oder auf Verlangen einer ihn deswegen aufsuchenden Privatperson abgeben. Er kann aber den ein solches Ansinnen Stellenden auf die Möglichkeit verweisen, die Einholung eines solchen Gutachtens von der entsprechenden Sozialversicherung oder Rechtsinstanz zu erbitten.

Wie der therapeutisch tätige Arzt, so hat der ärztliche Gutachter die erhobenen anamnestischen, körperlichen und anderen Befunddaten sorgfältig zu dokumentieren, um seine gutachtliche Beurteilung auch in späterer Zeit jederzeit noch belegen zu können. Diese Befunddokumentation ist nicht nur Gedächtnisstütze, sondern auch Dokument im rechtlichen Sinne.

Einleitung

2 Form und Inhalt des ärztlichen Gutachtens

Ärztliche Gutachten werden durch Beantwortung formulierter Fragen in sogenannten Formulargutachten und in frei gestalteten Gutachten abgegeben. Aber auch ein ärztliches Attest, also die Bescheinigung eines Gesundheits- oder Krankheitszustandes, ist eine rechtswirksame Aussage. Es ist selbstverständlich, daß die in einem Attest oder Gutachten ausgedrückten Sachverhalte objektiv wahrhaftig und richtig sein müssen. Für absichtlich unrichtige, aber auch schon für fahrlässig falsche Aussagen kann der Arzt oder Gutachter rechtlich haftbar gemacht werden.

Durch sein Attest bestätigt der Arzt zum Beispiel einer Krankenversicherung das Vorliegen einer Gesundheitsstörung oder von Arbeitsunfähigkeit, durch seinen Befundbericht einer Rentenversicherung das nach seiner Meinung Vorliegen verminderter Erwerbs- oder Berufsfähigkeit, dem Versorgungsamt oder einer Unfallversicherung den ursächlichen Zusammenhang eines Leidens zum Beispiel mit dem Wehrdienst oder mit beruflichen Einwirkungen. Gegenüber der gesetzlichen Unfallversicherung ist jeder Arzt verpflichtet, schon den Verdacht des Vorliegens einer Berufskrankheit oder von Unfallfolgen zu melden. In rechtlicher Hinsicht haben ärztliche Atteste und Gutachten etwa den Charakter einer Zeugenaussage. Sie haben also einen hohen rechtlichen Rang.

Deshalb kann sich ein ärztliches Attest durchaus auf sozialrechtliche Feststellungen wie das Vorliegen von Krankheit, Arbeitsunfähigkeit, Unfallfolgen usw. beschränken, ohne Angaben über den erhobenen Untersuchungsbefund machen zu müssen. Nur mit ausdrücklicher Zustimmung des Kranken darf der Arzt den Untersuchungsbefund beschreiben, ist also von der Schweigepflicht entbunden. Gelegentlich wird der Arzt seinem Kranken die Zweckmäßigkeit oder Notwendigkeit der Befundweitergabe in einem Attest zu erläutern haben, um die Entbindung von der Schweigepflicht zu erreichen.

Niemals sollte ein Arzt auf Wunsch eines von ihm betreuten Kranken eine gutachtenähnliche Äußerung abgeben, um den Eindruck der Erstattung eines sogenannten Gefälligkeitsgutachtens oder den Verdacht der Befangenheit zu vermeiden. Andererseits sollte der behandelnde Arzt seinem Kranken raten, ob ein geäußertes Rentenbegehren angebracht ist und Aussicht auf Erfolg hat. Es ist für das Ansehen des Arztes besser, von einem aussichtslosen Rentenantrag abzuraten, als nach seiner rechtlichen Ablehnung dem Kranken die Gründe erläutern zu müssen. Niemals sollte der Arzt ein ärztliches Zeugnis ohne Untersuchung und/oder ohne persönliches Gespräch mit dem Kranken, also etwa nach einer telefonischen Krankmeldung abgeben.

Voraussetzung der Abgabe eines ärztlichen Attestes oder Gutachtens etwa zur Verwendung bei einer Sozialversicherung muß die Kenntnis der rechtlichen Voraussetzungen und des Sinnes rechtlicher Begriffe wie zum Beispiel Berufsunfähigkeit oder Erwerbsunfähigkeit, Arbeitsunfall oder Berufskrankheit sein. Der Arzt muß sich aber darüber im klaren sein und sollte dem von ihm betreuten Kranken erläutern, daß seine Beurteilung der versicherungsrechtlichen Situation keinesfalls rechtswirksam ist, daß also ihre Entscheidung Sache der entsprechenden Sozialversicherung oder eines Sozialgerichtes ist. Für diese ist das ärztliche Attest oder die ärztliche Bescheinigung immer nur eine Entscheidungshilfe.

Formulargutachten werden häufig von dem einen Kranken betreuenden Arzt abgegeben. Vor allem private Unfall- und Lebensversicherungen stützen sich bei ihrer Entscheidung über die Annahme oder Ablehnung eines Versicherungsantrages häufig auf solche Formulargutachten. Auch im Schwerbehindertenrecht sind solche Formulargutachten bzw. -Befundberichte abzugeben. Diese enthalten Fragen zur Anamnese und zu Untersuchungsbe-

Einleitung

funden. Da die Aussagesicherheit der entsprechenden ärztlichen Antworten oft problematisch ist, sind darauf beruhende Entscheidungen der Versicherungen oft nicht minder problematisch. Der Arzt sollte die Fragen solcher Formulargutachten sorgfältig beantworten, ist aber nicht gehalten, darüber hinausgehende Aussagen zu machen. Wegen der angedeuteten Nachteile solcher Formulargutachten lehnen manche gutachtlich tätigen Ärzte ihre Bearbeitung ab, vor allem, wenn es sich um Gutachten im Rahmen der Sozialversicherung handelt. Andererseits sind von den Trägern der gesetzlichen Unfallversicherung für Gutachten in manchen Fachgebieten – Chirurgie, Augenheilkunde und andere – solche Begutachtungsformulare eingeführt und werden auch von den ärztlichen Gutachtern gerne verwendet.

Das sogenannte freie, das heißt in freier Form erstattete und wissenschaftlich begründete Gutachten stützt sich auf die eingehende Untersuchung des zu Begutachtenden einschließlich seiner Vorgeschichte und auf den Inhalt der bei der Sozialversicherung oder bei einem Sozialgericht entstandenen Akten. Bei sogenannten „Aktengutachten" ist allein der Akteninhalt Grundlage des ärztlichen Gutachtens. In diesem Falle ist in der Regel die durch die Begutachtung beurteilte Person verstorben.

Im Grundsatz ist ein solches freies Gutachten nach dem Ermessen des Gutachters gegliedert. Es hat sich aber für den Inhalt und die Form eines solchen freien Gutachtens eine bestimmte Regelhaftigkeit eingeführt. Diese ist durch die Einhaltung folgender Kriterien im Aufbau des Gutachtens gekennzeichnet:

1. Ort und Zeitpunkt der Gutachtenerstattung
2. Auftraggeber des Gutachtens.
3. Name des Begutachteten, sein Geburtsdatum, Adresse und Aktenzeichen des Auftraggebers, gelegentlich ist der früher ausgeübte und der derzeitige Beruf des Begutachteten von Bedeutung.
4. Fragestellung des Gutachtens mit in der Regel wörtlicher Wiederholung der im Anschreiben des Auftraggebers formulierten Fragen.
5. Angaben über die zur Verfügung stehenden Aktenunterlagen, um bei ihrer Unvollständigkeit spätere Beanstandungen des Gutachtens zu vermeiden.
6. Zeitpunkt der gutachtlichen Untersuchung, wenn ihre Durchführung Teil des Gutachtenauftrages ist.
7. Auszüge aus dem für die Beurteilung relevanten Akteninhalt, in der Regel beschränkt auf medizinische Daten und auf für die Beurteilung wesentliche rechtswirksame Entscheidungen.
8. Bei einer vorgesehenen Untersuchung des Versicherten oder Begutachteten Darstellung der Vorgeschichte und der angegebenen Beschwerden, der Befunde der körperlichen Untersuchung und des Ergebnisses technischer Untersuchungen jeweils mit einer interpretierenden Beurteilung.
9. Gutachtliche Beurteilung mit wissenschaftlich begründeter Argumentation auf der Grundlage der sich aus der Vorgeschichte und den Befunddaten ergebenden Gesundheitsstörungen. Diese gutachtliche Beurteilung wird mit medizinisch-wissenschaftlichen und rechtlichen Argumenten begründet.
10. Zusammenfassende Beantwortung der vom Auftraggeber gestellten Fragen.

Daraus geht hervor, daß die Qualität der gutachtlichen Aussage wesentlich von der Präzision der versicherungsrechtlich gestellten Fragen abhängt.

Der notwendige Umfang der den körperlichen Untersuchungsbefund ergänzenden technischen Untersuchungen wie Laboratoriumsuntersuchungen, Röntgenuntersuchungen, Funktionsprüfungen usw. ergibt sich aus der Fragestellung. Diese technischen Untersuchungen,

Einleitung

die in der Regel erhebliche Kosten bedeuten, sollen nach Art und Umfang eine möglichst eindeutige Beantwortung der gutachtlichen Fragestellung erlauben, sie müssen sich aber zur Vermeidung unnötiger Kosten auch darauf beschränken. Nicht selten sind zur Beantwortung der gutachtlich gestellten Fragen zusätzliche Gutachten aus anderen Fachgebieten erforderlich, zum Beispiel Zusatzgutachten eines Röntgenologen, eines Kardiologen usw. In der Regel hat der Auftraggeber eines Gutachtens die Einholung solcher Zusatzgutachten, die naturgemäß zusätzliche Kosten mit sich bringt, von vornherein und im Anschreiben schon genehmigt. Anderenfalls muß der Hauptgutachter sich durch Rückfragen die Zustimmung für die Hinzuziehung von Zusatzgutachtern ausdrücklich geben lassen. Sind von der auftraggebenden Instanz bestimmte Zusatzgutachten von vornherein gefordert, so sollte der Hauptgutachter in der Regel darauf nicht verzichten. Falls er sie aber aus sachlichen Gründen für überflüssig hält, muß er den Verzicht auf diese Zusatzgutachten ausdrücklich in seiner gutachtlichen Beurteilung begründen.

II Das Gutachterhonorar

Rechtsnormen für die Entschädigung von ärztlichen Gutachten

H. Viefhues

1 Vorbemerkungen

Entsprechend der Pluralität des Gesundheitswesens haben wir verschiedenartige Leistungsträger, die ärztlichen Sachverstand in Form von Gutachten zur Entscheidungsgrundlage für die Leistungserbringung benötigen. Entsprechend vielfältig ist die Gebührenregelung für Gutachten. Im allgemeinen können wir davon ausgehen, daß Gutachten für alle Instanzen der Sozialgerichtsbarkeit wie natürlich auch der zivilen oder Strafgerichtsbarkeit nach dem Gesetz über die Entschädigung von Zeugen oder Sachverständigen honoriert werden. Ein zweiter großer Komplex ist die Entschädigung nach der Gebührenordnung für Ärzte, insbesondere dann, wenn mit dem, der das Gutachten anfordert, keine andere vertragliche Regelung besteht. Der dritte Komplex umfaßt alle diejenigen Regelungen, in denen von der Gebührenordnung für Ärzte abweichende oder diese ergänzende besondere Honorarverträge bestehen sowie Empfehlungsvereinbarungen oder Richtlinien zwischen den zuständigen ärztlichen Organisationen und den Kostenträgern getroffen sind.
Es ist selbstverständlich, daß die folgende Darstellung eine möglichst vollständige, aber keineswegs erschöpfende und eine möglichst neue, aber den Stand vom 31. 12. 1983 nicht überschreitende Darstellung geben wird. Es kam vor allem darauf an, die Grundsätze der jeweiligen Entschädigungsregelung darzustellen und zwar so, daß der Leser sich nach der derzeitigen Situation später mühelos eventuell veränderte Gebührensätze erfragen kann. Jedem, der sich mit der Erstellung von Gutachten befaßt oder sich in Zukunft befassen möchte, wird dringend angeraten, sich mit der Systematik der Honorierung von Gutachten vertraut zu machen, um weder durch ungerechtfertigte, weil der Systematik nicht entsprechende Forderungen in Schwierigkeiten zu geraten oder aus mangelnder Kenntnis die ihm zustehenden Gebühren nicht zu erhalten.
Auch stünde es den wissenschaftlichen Fachgesellschaften durchaus an, sich zur Qualitätssicherung der Gutachten mehr als bisher den Problemen der Begutachtung zuzuwenden, wird doch ausdrücklich ein großer Teil dieser Gutachten als „wissenschaftlich" deklariert. In den Berufsverbänden der einzelnen ärztlichen Gebiete und Teilgebiete wäre auch eine Diskussion über Gebührengestaltung von Nöten, so daß die Liquidation von fachlich völlig gleichqualifizierten und inhaltlich völlig gleichartigen Gutachten, die bis zu 200% differiert – wie uns ein Sozialleistungsträger vorlegen konnte –, vermieden wird. Der Gutachter selbst kann vermeiden, obwohl gleichartige Sachverhalte auch in freien wissenschaftlichen Gutachten sehr häufig zu gleichartigen Formulierungen führen, seine Gutachten dennoch nicht in Form eines „Eigenformulars" erbracht werden, wo nur noch die jeweiligen klinischen Daten eingesetzt werden, so daß es für den Leistungsträger schwer wird die freie, einzelfallbezogene wissenschaftliche Darlegung des Sachverhaltes von einer schablonenhaften Standardformulierung, die sich möglicherweise über Jahrzehnte hält, zu unterscheiden. Es besteht dann leicht die Möglichkeit, daß der Anforderer der Gutachten diese bald in Formulargutachten mit den entsprechenden Gebührenkonsequenzen verwandelt.

Das Gutachterhonorar

2 Gesetz über die Entschädigung von Zeugen und Sachverständigen (ZSEG)

Das Gesetz über die Entschädigung von Zeugen und Sachverständigen vom 26. 7. 1957, in der Fassung vom 1. 10. 1969, zuletzt geändert durch Gesetz vom 22. 11. 1976 (BGBl. I. S. 3221) (ZSEG), regelt die Ansprüche, die dem Sachverständigen aus seiner Heranziehung durch ein Gericht oder die Staatsanwaltschaft gegenüber der Staatskasse abschließend entstehen. (1) Es ist im Gerichtsverfahren aller Gerichtsbarkeiten anzuwenden (2).

2.1 Der Geltungsbereich des ZSEG

Das Gesetz gilt für Sachverständige, die von einem Gericht der staatlichen Gerichtsbarkeit oder von dem Staatsanwalt oder Amtsanwälten zu Beweiszwecken hinzugezogen worden sind (3) (Polizei). Entscheidend für die Geltung ist, wer formal den Sachverständigen bestellt und nicht, wer die Vornahme des Bestellungsaktes veranlaßte. Dies ist auch für den Sachverständigen vielfach überhaupt nicht erkennbar. Dem Sachverständigen erwachsen Ansprüche aus dem ZSEG, sobald er von einem Gericht oder der Staatsanwaltschaft zu Beweiszwecken herangezogen wurde. Eine Heranziehung liegt auch dann vor, wenn der Sachverständige vom Gericht oder der Staatsanwaltschaft geladen worden ist und aufgrund dieser Ladung zu einem Termin erscheint oder in anderer Weise tätig wird. Es ist grundsätzlich nicht erforderlich, daß es zur Erstattung des Gutachtens kommt. Es erwachsen dem Sachverständigen auch Ansprüche aus dem ZSEG, wenn das Gutachten aus Gründen, die der Sachverständige nicht zu vertreten hat, nicht erstellt wird. Ansprüche können auch geltend gemacht werden, wenn der Sachverständige zum Termin erscheinen muß, um ein ihm zustehendes Sachverständigenverweigerungsrecht geltend zu machen oder wenn der Sachverständige abgelehnt wird, aber zunächst zum Termin erschienen ist und bereits für das Gutachten solche Vorarbeiten geleistet hat, die er für angemessen halten durfte.
Wird der Sachverständige in einem Strafprozeß unmittelbar vom Angeklagten geladen, so trifft für ihn die besondere Regelung des § 220 STPO zu. Ein Anspruch gegen die Staatskasse wird nicht automatisch an die Anhörung des Sachverständigen geknüpft. Es bedarf vielmehr hierzu eines ausdrücklichen Gerichtsbeschlusses, der nur auf Antrag ergeht. Es ergibt sich dann ein Entschädigungsanspruch nach Maßgabe des ZSEG nur, wenn sich in der Hauptverhandlung ergibt, daß die Vernehmung des Sachverständigen zur Aufklärung der Sache dienlich war (§ 220, Absatz 3 STPO). Um den Sachverständigen nicht Gefahr laufen zu lassen, ein Gutachten zu erstatten, ohne dafür entschädigt zu werden, muß dieser der Ladung durch den Angeklagten aus § 220, Absatz 2 STPO nur Folge leisten, wenn ihm die gesetzliche Entschädigung für Zeitversäumnis und Reisekosten bar dargeboten wird oder nachgewiesenermaßen bei der Geschäftsstelle des Gerichtes zu seinen Gunsten hinterlegt wurde. Sobald er dann der Ladung Folge leistete, hat der Sachverständige einen Anspruch auf Auszahlung dieses Betrages. Die gleiche Regelung gilt, wenn der Privatkläger gemäß § 386 STPO einen Sachverständigen unmittelbar laden läßt.
Für Privatgutachten gilt das ZSEG nicht, selbst wenn sie zur Vorlage bei Gerichten bestimmt sind. Hier ist der Sachverständige nicht vom Gericht kraft öffentlichen Rechtes „herangezogen" worden. Er wird vielmehr aufgrund eines privatrechtlichen Werkvertrages tätig.

Das Gutachterhonorar

Wenn die Höhe der Vergütung nicht bestimmt wurde, ist nach § 632 BGB die taxgemäße Vergütung (z. B. der GOÄ), in Ermangelung einer Taxe die „übliche" Vergütung zu zahlen. Eine Prozeßpartei kann unter Umständen die Kosten eines von ihr eingeholten Privatgutachtens im Kostenfestsetzungs- oder Klageverfahren als Auslagen geltend machen, die von der unterlegenen Partei zu erstatten sind.

Im Zivilprozeß hat ein von einer Partei gestellter Sachverständiger einen Entschädigungsanspruch gegen die Staatskasse nur dann, soweit das Gericht das Gutachten als zweckdienlich anerkennt. Wird jedoch der Sachverständige durch das Gericht zur Erläuterung eines Gutachtens geladen, dann ist er auch hierfür nach Maßgabe des ZSEG zu entschädigen.

Wenn Behörden oder sonstige öffentliche Stellen von dem Gericht oder dem Staatsanwalt zur Sachverständigenleistung herangezogen werden, gilt ebenfalls das ZSEG. Diese Regelung ist in zweifacher Richtung von Bedeutung: Für Behördengutachten werden auch dann, wenn die betreffende Behörde Gebührenordnungen mit höheren Gebühren vorgesehen hat, die Sätze nach dem ZSEG gezahlt. Anderseits kann die Behörde immer Entschädigungssätze des ZSEG geltend machen, selbst wenn sie, beispielsweise unter dem Gesichtspunkt der Amtshilfe, keine Gebühren erheben würde.

Anderseits gilt dieses Gesetz nicht für Angehörige einer Behörde oder sonstigen öffentlichen Stellen, wenn ein Gutachten in Erfüllung ihrer Dienstaufgaben erstattet, vertreten oder erläutert werden muß. Die Annahme einer Dienstpflicht zur Erstattung eines Gutachtens ist also überhaupt nur möglich, wenn die Behörde, der der Sachverständige als Beamter angehört, nach ihrem Aufgabenbereich zur Erstattung von gerichtlichen Gutachten zuständig ist. Dies ist etwa der Fall bei den Gesundheitsämtern. Ferner ist jedoch darüber hinaus erforderlich, daß die Behörde gerade für die Abgabe des konkreten Gutachtens sowohl sachlich wie örtlich zuständig ist und sich eindeutig aus der Dienststellung und den zugewiesenen Dienstaufgaben des Beamten ergibt, daß die Erstattung des betreffenden Gutachtens in den Rahmen seiner Dienstpflicht fällt. Zu den Dienstaufgaben eines Hochschullehrers gehört grundsätzlich nur die Lehr- und Forschungstätigkeit auf seinem Fachgebiet. Er erfüllt also keine ihm als Hochschullehrer obliegende Dienstaufgabe, wenn er als gerichtlicher Sachverständiger tätig wird.

Die Entschädigung durch das ZSEG regel die Ansprüche, die dem Sachverständigen gegenüber der Gerichtskasse entstehen, abschließend. Das bedeutet, daß weitergehende Ansprüche nicht mehr geltend gemacht werden können, auch wenn der Sachverständige aus seiner Inanspruchnahme weitere Unkosten hat, die durch die Entschädigungsleistungen des ZSEG nicht unmittelbar gedeckt werden (z. B. wenn er auf der Fahrt zur Gerichtsverhandlung einen Unfall erleidet). Es sei denn, er hat ohne Rücksicht auf das ZSEG einen anderen Schadensersatzanspruch, z. B. aus der Verletzung der Verkehrssicherheitspflicht (z. B. wenn er im Gerichtsgebäude verunglückt, so daß die Umstände eine Verletzung der allgemeinen Verkehrssicherungspflicht der Gerichtsbehörde darstellen).

2.2 Die Entschädigung nach dem ZSEG

2.2.1 Allgemeine Grundsätze für die Bemessung der Leistungsentschädigung

Grundsätzlich erhält der gerichtliche Sachverständige eine Entschädigung für die von ihm erbrachte Leistung. Die Bezahlung wird vom Gesetz in Form einer „Entschädigung" für die aufgewendete Zeit und nicht etwa in Form einer „Vergütung" des wirtschaftlichen Wertes der Sachverständigenleistung vorgenommen. Das Gesetz geht davon aus, daß der gerichtliche Sachverständige im Regelfalle berufsmäßig tätig wird und keinen anderweitigen Verdienstausfall hat, wenn er das gerichtliche Gutachten erstattet. Aber gerade deshalb ist er auch auf die Honorierung seiner gerichtlichen Tätigkeit angewiesen. Zudem ist diese Entschädigung zusätzlich noch durch Höchstsätze begrenzt. Dieser Begrenzung wird vom Gesetzgeber damit gerechtfertigt, daß die Kosten eines Rechtsstreites in angemessenen und überschaubaren Grenzen bleiben müssen, auch wenn die Heranziehung von Sachverständigen erforderlich wird. Dieses ist sowohl im Interesse der öffentlichen Haushalte als auch der Verfahrensbeteiligten, die ja häufig die Kosten des Verfahrens zu tragen haben. Die Entschädigung zerfällt in zwei Teile:

1. in den sachlich erforderlichen Arbeitsaufwand des Sachverständigen und
2. dem tatsächlich erwachsenen finanziellen Aufwand, der dem Sachverständigen entsteht.

Der Arbeitsaufwand des Sachverständigen wird in der Entschädigung für seine Arbeitszeit gefaßt. Die finanziellen Aufwendungen sind hierdurch nicht mit abgegolten. Insofern gewährt das ZSEG auch Fahrtkosten, Kosten für besondere Verrichtungen (für chemische, physikalische, biologische, röntgenologische oder ähnliche Untersuchungen) sowie den Ersatz von Nebenkosten, wie sie in der Vorbereitung, den notwendigen Aufwendungen für Hilfskräfte oder Kosten für eine Untersuchung verbrauchter Stoffe und Instrumente oder Tagegelder oder sonstige Aufwendungen entstehen. Beide Entschädigungsgruppen – für den Arbeitsaufwand wie für den Ersatz der zur Erstattung des Gutachtens notwendigen Auslagen – erfolgt ausschließlich nach Maßgabe des ZSEG ohne Rücksicht auf den Streitwert des Prozesses. Der Sachverständige jedoch, der feststellt, daß die Kosten des Gutachtens in keinem Verhältnis zur Höhe des Streitwertes stehen, hat das Gericht darauf aufmerksam zu machen.

2.2.2 Entschädigung für die Arbeitszeit. Die erforderliche und somit zu entschädigende Zeit

Der Sachverständige erhält eine Entschädigung für die zur Vorbereitung und Erstattung aufgewendete Zeit soweit sie zur Erfüllung des Gutachterauftrages erforderlich war. Dies bedeutet, daß der Sachverständige nur seinen tatsächlichen Zeitaufwand in Rechnung stellen kann. Dieser Zeitaufwand wird nur insoweit entschädigt, als er objektiv erforderlich ist. Dies ist insoweit gegeben, wenn für die sachgemäe Erstattung des Gutachtens ein Sachverständiger mit durchschnittlicher Befähigung und Erfahrung bei durchschnittlicher Arbeitsintensität die geltend gemachte Zeit benötigt hätte. Darüber hinaus muß aber der Zeitaufwand auch erforderlich sein, um die vom Gericht bestimmte Aufgabe zu erfüllen. Wenn sich z.B. der Sachverständige in seinem schriftlichen Gutachten überhaupt nicht an das Beweisthema hält oder es überschreitet, dem Gutachten völlig überflüssige Aktenauszüge vorausschickt, dann wird ihm die Entschädigung ganz oder teilweise zu versagen sein. Ist in schwierigen Fällen oder bei bestimmten Fachgebieten der Medizin die Anfertigung von Aktenauszügen gerechtfertigt, so wird auch die hierfür benötigte Zeit dann berücksichtigt, wenn die Auszüge nicht in das schriftliche Gutachten aufgenommen werden. Die „erforderliche Zeit" ist also nach objektiven Maßstäben zu ermitteln. Hierbei ist zunächst einmal die Zeit geltend zu machen, die er aufwandte, um das Gutachten überhaupt abgeben zu können. Besonders kontrovers ist die Frage, ob auch die Zeit berücksichtigt werden kann, die der Sachverständige

Das Gutachterhonorar

für das Studium der einschlägigen Literatur aufgewandt hat. Das Literaturstudium ist dann zu entschädigen, wenn und insoweit ein durchschnittlich befähigter, erfahrener Sachverständiger zur sachgemäßen und gewissenhaften Beantwortung der an ihn gestellten Gutachterfragen sich mit der Fachliteratur befassen muß. Dies bedeutet, daß der Sachverständige das betreffende Schrifttum nur durcharbeitet, um das konkrete Gutachten erstatten zu können. Es sollte hier jedoch nicht engherzig vorgegangen werden. Ist die Literatur des Fachgebietes, das der Sachverständige vertritt, umfangreich und gar in Spezialbereiche aufgefächert, so wird wohl jeder durchschnittliche Vertreter des Fachgebietes die Literatur zu den Spezialfragen, die das Gutachten aufwirft, nochmals durcharbeiten, um sicher zu gehen, alle in der Literatur zur Diskussion gestellten Aspekte und Theorien präsent zu haben (K. Müller). Gleiche Grundsätze sind für die Geltendmachung von Zeit anzuwenden, die der Sachverständige zur Durchführung von wissenschaftlichen Experimenten, Berechnungen oder sonstigen Untersuchungen benötigt. „Jede kleinliche Bevormundung des Sachverständigen hierbei müßte zu einem unzulässigen Eingriff in seine Entscheidungsfreiheit führen; grundsätzlich muß dem Gutachter selbst die Entscheidung überlassen bleiben, welche Zeit er für die ordnungsgemäße und gewissenhafte Abfassung seiner fachlichen Beurteilung benötigt." (K. Jessnitzer, 259). Sowohl die von ihm nicht zu vertretende Unterbrechung der Ausarbeitung des Gutachtens für längere Zeit (z.B. bei Einholung einer Auskunft von dritter Seite), die eine Wiedereinarbeitung erfordert, wie auch die überdurchschnittlich schnell erledigte Erstattung des Gutachtens kann bei der Bemessung der Gesamtentschädigung zugunsten des Gutachters berücksichtigt werden. Im allgemeinen wird vom Sachverständigen erwartet, daß er seine Tätigkeit so einrichtet, daß er mit einer der Bedeutung der Sache entsprechenden Entschädigung auskommt. Bei allen Fällen von Inkommensurabilität zwischen der Bedeutung der Sache einerseits und der notwendigen Entschädigung des Sachverständigen andererseits, z.B. bei Musterprozessen, empfiehlt sich eine Anfrage über die Erforderlichkeit des Zeitaufwandes bei Gericht.

Im allgemeinen sind bei der Bemessung der „erforderlichen Zeit" zu berücksichtigen

1. die Zeit zur Vorbereitung eines mündlichen oder schriftlichen Gutachtens, die das Studium der Gerichtsakten nebst Beiakten sowie zusätzlicher, vom Sachverständigen selbst herbeigezogenen Unterlagen und Untersuchungen, einschließlich der hierfür erforderlichen Wege und Reisen und ausnahmsweise auch des Literaturstudiums verwandt werden.
2. die Ausarbeitung des schriftlichen Gutachtens nebst Diktat und Durchsicht.
3. die Wahrnehmung des Gerichtstermins, in schwierigen Fällen auch die Durcharbeitung des bereits schriftlich erstatteten Gutachtens zur Vorbereitung auf die mündliche Verhandlung, was insbesondere bei längerem zeitlichen Abstand zwischen dem schriftlichen Gutachten und der mündlichen Erläuterung Bedeutung gewinnt.

Zusätzlich sind noch Reise- und Wartezeiten in Rechnung zu stellen. Die letzte bereits begonnene Stunde der für die Erledigung eines Gutachtenauftrags erforderliche Gesamtzeit wird voll angerechnet.

Die Höhe der Entschädigung

Die Höhe der Entschädigung für jede Stunde der „erforderlichen Zeit", also die Höhe des „Stundensatzes" ist der wichtigste Punkt im gesamten Recht der Entschädigung des Sachverständigen.

Das Gutachterhonorar

Die Höhe der Entschädigung für jede Stunde der erforderlichen Zeit beträgt nach § 3 Absatz 2.1 ZSEG 20 bis 50 DM. Für die Bemessung des Stundensatzes im Einzelfalle ist eine Trias von Gesichtspunkten maßgebend:

1. der Grad der Fachkenntnisse, der für die Erstattung des Gutachtens erforderlich ist,
2. die Schwierigkeit der Sachverständigenleistung,
3. die besonderen Umstände, unter denen das Gutachten zu erstellen war.

Der Grad der erforderlichen Fachkenntnisse

Bei diesem Gesichtspunkt ist nicht auf den Grad der Fachkenntnisse abzustellen, über die der Sachverständige verfügt, sondern es kommt lediglich darauf an, welche Fachkenntnisse objektiv erforderlich sind, um die Gutachtensfrage zu beantworten. Ein hoher Grad von Fachkenntnissen wird im allgemeinen angenommen, wenn durch ein besonders langes und breit angelegtes Studium, das Bestehen von Abschlußprüfungen in einschlägigen Disziplinen, aber auch langjährige Erfahrung, erhebliche wissenschaftliche Veröffentlichungen, Betreuung zahlreicher, hochqualifizierter Mitarbeiter die Fachkenntnis bewiesen ist. „Soweit eine akademische Ausbildung Voraussetzung hierfür ist, wird im Zweifel der Höchstsatz anzusetzen sein" (K. Müller). Dies gilt jedenfalls dann, wenn neben dieser akademischen Ausbildung noch eine weitere praktische Tätigkeit hinzukommen muß, um die erforderlichen Fachkenntnisse zu besitzen. Dies wird im allgemeinen für Ärzte, die eine Gebietsbezeichnung erworben haben, der Fall sein.

Die Schwierigkeit der Leistung

Eine besonders schwierige Leistung kann z. B. vorliegen, wenn der Sachverständige einen umfangreichen und verwickelten Tatsachenstoff, den er seinem Gutachten zugrunde zu legen hat, zusammentragen muß, oder wenn er zur Vorbereitung des Gutachtens Untersuchungen anzustellen hat oder besondere Mühen eine hohe Konzentration voraussetzen.
Ein nicht anderweitig abzugeltender Aufwand für notwendige Benutzung technischer Vorrichtungen ist zu vergüten.
Diese Vorschrift gilt nur insoweit, als der Sachverständige nicht nach § 8 Absatz 1 Nr. 1 ZSEG Ersatz für seine Aufwendungen verlangen kann. Sie kommt für den ärztlichen Sachverständigen praktisch nur vor bei der Anmietung fremder technischer Einrichtungen – also sehr selten – in Frage.

Besondere Umstände, unter denen das Gutachten zu erstatten war

Zu diesen besonderen Umständen, die sowohl in der Sache wie in der Person des Sachverständigen liegen können, gehören solche, die im Einzelfall die Erstattung des Gutachtens erleichtern oder erschweren. Es ist dabei zu denken an Verfahren, bei denen der Sachverständige einen Urlaub oder eine Kur zu Erstattung des Gutachtens zu unterbrechen genötigt ist oder in denen das Gutachten mit besonderen Gefahren und Belästigungen verbunden war oder in denen das Gutachten wegen besonderer Eilbedürftigkeit unter ungewöhnlichem Zeitdruck anzufertigen war. Zu einer Erhöhung der Entschädigung führen Umstände, die

Das Gutachterhonorar

vorliegen, wenn der Sachverständige „in einer Gerichtsverhandlung unter großem Aufwand an Energie und Nervenkraft seinen Standpunkt in hartnäckigen Auseinandersetzungen vertreten mußte" (K. Jessnitzer, S. 266), oder „wenn er bei der Exploration einer psychiatrisch oder psychologisch zu begutachtenden Person wegen deren Verhalten ein ungewöhnliches Maß an Geduld und Selbstbeherrschung aufzubringen hatte" (K. Jessnitzer, S. 267).

Auseinandersetzung mit der wissenschaftlichen Lehre

Nach der Ausnahmevorschrift des § 3 Abs. 3 ZSEG kann der Stundensatz bis zu 50%, also bis zu einem Höchstbetrag bis zu 75 DM, überschritten werden für ein Gutachten, in dem der Sachverständige sich für den Einzelfall eingehend mit der wissenschaftlichen Lehre auseinanderzusetzen hat.

Von diesem Erhöhungsgrund der Entschädigung wird in der Praxis nur vorsichtig Gebrauch gemacht. Eine wissenschaftliche Auseinandersetzung im Sinne dieser Vorschrift ist nicht etwa dann schon gegeben, wenn der Sachverständige für die Beantwortung der Beweisfrage die Erkenntnisse der wissenschaftlichen Lehre heranziehen muß. Es ist dagegen erforderlich, daß der Sachverständige im Rahmen des Beweisthemas eine eigene kritische Stellungnahme zu dieser wissenschaftlichen Lehre bezieht. Es ist also nicht hinreichend

a) die Tatsache, daß zur Erstattung des Gutachtens eine gründliche Kenntnis der wissenschaftlichen Lehre erforderlich war,
b) die Tatsache, daß der Sachverständige in seinem Gutachten unter Hinweis auf das Schrifttum angegeben hat, nach welcher Methode er seine Beweisfrage beantwortet hat.

Es wird dagegen auch nicht vorausgesetzt, daß der Sachverständige in eine tiefergreifende Darlegung und Erörterung der den wissenschaftlichen Lehrmeinungen zugrunde liegenden Einzelerkenntnissen oder deren Argumente einzutreten hätte. Es genügt vielmehr, daß er sich zur Begründung seiner eigenen Meinung, die nicht notwendigerweise eine neue ist, in der wissenschaftlichen Literatur über fremde, die nicht notwendigerweise gegensätzliche Meinungen sind, unterrichtet hat. Sie müssen zudem mit einer gewissen Wertung versehen werden, etwa nach der Autorität ihrer Vertreter, nach ihrer Beurteilung in Fachkreisen, nach dem Grad ihrer Erprobung, um dem Gutachten, in dem sie angeführt werden, erhöhte Überzeugungskraft zu verleihen.

Erforderlich ist auf jeden Fall, daß der Sachverständige zu der Mehrzahl der wissenschaftlichen Meinungen des gegebenen Falles kritisch Stellung nimmt und aus ihnen in bezug auf den konkreten Fall seine Schlüsse zieht. Hierbei muß jedes wissenschaftliche Gutachten, das wissenschaftliche Literatur verarbeitet, auch eine wissenschaftliche Auseinandersetzung mit dieser Literatur darstellen. Eine unkritische Heranziehung von Literatur ist wesentlich mit der wissenschaftlichen Arbeit unvereinbar. Eine Auseinandersetzung mit der wissenschaftlichen Lehre kann dann vorliegen, wenn der Gutachter zu einer in der Wissenschaft wenig geklärten Frage eigene Forschungen angestellt hat und deren Ergebnisse im Gutachten verwendet. Die Auseinandersetzung mit der wissenschaftlichen Lehre muß im Gutachten selbst zum Ausdruck kommen. So genügt es nicht, daß man betont, daß sie bei der Vorbereitung des Gutachtens erforderlich war. Die erhöhte Entschädigung ist nur dann zu gewähren, wenn das Gutachten diese Auseinandersetzung mit der Wissenschaft erfordert. Erstattet der Sachverständige das Gutachten, welches eine Auseinandersetzung mit der wissenschaftlichen Lehre verlangt, sowohl schriftlich als auch mündlich, so kann er für beides einen Zuschlag bis zu 50% beanspruchen.

Das Gutachterhonorar

Der Stundensatz kann bis zu 50%, also bis zu einem Höchstbetrag von insgesamt 75 DM, überschritten werden, wenn nach billigem Ermessen der Sachverständige durch die Dauer oder Häufigkeit seiner Heranziehung einen nicht zumutbaren Erwerbsverlust erleidet oder wenn er seine Berufseinkünfte im wesentlichen als gerichtlicher oder außergerichtlicher Sachverständiger erzielt. Die Vorschrift setzt voraus, daß der Sachverständige aus anderen Tätigkeiten keine Einnahmen hat, die für die Gestaltung seiner Einkommensverhältnisse ins Gewicht fallen. So kommt etwa für einen beamteten Hochschullehrer eine Erhöhung der Entschädigung nach § 3 Abs. 3 Ziff. b auch dann nicht in Frage, wenn seine Einkünfte aus gutachterlicher Tätigkeit seine Besoldung als Hochschullehrer übersteigen, weil sein Gehalt als Beamter jedenfalls seine Einkommensverhältnisse entscheidend mitbestimmt. Die Erhöhung des Stundensatzes liegt im billigen Ermessen des Gerichtes.

Besondere Verrichtungen

Einzelne Verrichtungen von Sachverständigen kommen in der gerichtlichen Gutachtertätigkeit so häufig vor, daß es dem Gesetzgeber zweckmäßig erschien, hierfür bestimmte Pauschalsätze festzusetzen. Dies ist durch § 5 ZSEG in Verbindung mit der in Nummern gegliederten Anlage zu § 5 ZSEG geschehen.
Ein Krankenhausarzt, der zum Sachverständigen bestellt ist, erbringt im Rahmen eines umfassenden Gutachtens besondere Verrichtungen. Diese sind in der Anlage zu § 5 ZSEG aufgeführt. Er hat für das Gutachten Anspruch auf Entschädigung nach dem Zeitaufwand (§ 3 ZSEG), und daneben für die besonderen Verrichtungen Anspruch auf Entschädigung nach der Anlage zu § 5 ZSEG. Der Zeitaufwand für die besonderen Verrichtungen darf jedoch bei der Schätzung des Zeitaufwandes für das Gutachten nicht berücksichtigt werden. Der Krankenhausarzt darf die Entschädigung nach der Anlage zu § 5 ZSEG in Höhe des Unterschieds zwischen den Vollkosten und den Sachkosten des Krankenhaustarifs der Deutschen Krankenhausgesellschaft für ambulante Leistungen und stationäre Nebenleistungen (DKG-NT) berechnen, sofern sich dieser Unterschiedsbetrag innerhalb des Entschädigungsrahmens der Anlage zu § 5 ZSEG hält. Außerdem sind dem Krankenhausarzt gemäß § 8 Abs. 1 Nr. 1 ZSEG die Sachkosten zu ersetzen, welche das Krankenhaus dem Sachverständigen nach DKG-NT aus Anlaß des Gutachtens in Rechnung stellt. Bei stationärem Krankenhausaufenthalt zur Begutachtung können neben dem allgemeinen Pflegesatz zusätzliche Personal- und Sachkosten nur in Rechnung gestellt werden, wenn durch den Gutachterauftrag klinische Leistungen notwendig werden, die über die Untersuchung und Diagnoseleistung bei Aufnahmen zur Heilbehandlung eindeutig hinausgehen.
Im einzelnen interessiert die Anlage zu § 5 in folgenden Regelungen:

Die Ausstellung eines Zeugnisses mit kurzer gutachtlicher Äußerung

Während die Ausstellung eines Befundscheines oder Erteilung einer schriftlichen Auskunft ohne nähere gutachterliche Äußerung (Nr. 3 der Anlage zu § 5 ZSEG) für unsere Betrachtungen außer acht gelassen werden kann, handelt es sich, soweit der im Befundschein oder in der schriftlichen Auskunft mitgeteilte Befund zum Gegenstand einer kurzen gutachterlichen Äußerung gemacht wird, um den Sachverhalt nach Nr. 4 der Anlage zu § 5. Nur dann ist ein kurzes Gutachten oder eine kurze gutachterliche Äußerung im Sinne dieser Bestimmung anzunehmen, wenn die Ausführungen des Gutachtens ausschließlich nur den Charak-

Das Gutachterhonorar

ter einer Information über die Ursachen und Wirkungen der Befunde haben, aber eine in sich geschlossene wissenschaftliche Erörterung von Diagnose und Befund nicht gegeben wird. Liegt ein derartiges Gutachten vor, dann hat die Entschädigung nach Maßgabe des § 3 ZSEG zu erfolgen. Wird lediglich ein Befundschein oder ein Zeugnis mit kurzer gutachterlicher Äußerung verlangt, so muß dies im Beweisbeschluß ausdrücklich gesagt werden. Andernfalls kann der Sachverständige davon ausgehen, daß er ein ausführlich zu begründendes Gutachten zu erstatten hat. In Nr. 4 Satz 2, wie übrigens auch in Nr. 3 Satz 2, wird eine Erhöhung der Entschädigung bei einer außergewöhnlich umfangreichen Begutachtung zugelassen, wie sie nicht selten in der Sozialgerichtsbarkeit vorkommt. Der gleiche Vergütungssatz ist im übrigen auch maßgeblich bei der Ausfertigung eines Formbogengutachtens, wenn sich die Fragen des Formulars auf Vorgeschichte, Angaben der untersuchten Person und Befund beziehen und darüber hinaus nur ein kurzes Gutachten fordern.

Die Nummern 5, 6 und 7 gelten für chemische, physikalische, biologische, röntgenologische und ähnliche Untersuchungen mit kurzer gutachterlicher Äußerung. Für ausführlich begründete Gutachten dürfte das zu Nr. 4 Gesagte entsprechend gelten. Die bloße Deutung einer bereits vorhandenen Röntgenaufnahme stellt keine „röntgenologische Untersuchung" im Sinne der Nr. 7 dar und ist daher gemäß § 3 Abs. 2 ZSEG nach dem Zeitaufwand zu entschädigen. Nach dem letzten Satz von Nr. 7 umfaßt die Entschädigung nach dem Buchstaben a (Untersuchung mit Röntgenstrahlen) den mit der Untersuchung verbundenen Aufwand. Es ist daraus nicht zu schließen, daß mit der vorgesehenen Rahmengebühr auch die Aufwendungen der §§ 8 und 11 ZSEG abgegolten sein sollen. Diese sind vielmehr gesondert zu entschädigen.

Nr. 10 gilt für erbbiologische Abstammungsgutachten. Die Hauptgesichtspunkte lassen sich unmittelbar aus dem Text entnehmen.

Entschädigung aufgrund besonderer Erklärungen der Parteien

Nach § 7 ZSEG können sich die Parteien gegenüber dem Gericht mit einer besonderen Entschädigung des Sachverständigen einverstanden erklären. Wenn ein ausreichender Betrag an die Gerichtskasse bezahlt ist, ist diese Entschädigung dann dem Sachverständigen ohne Rücksicht auf die in dem Gesetz festgelegten Höchstsätze zu gewähren. Es liegt dieser Vorschrift die rechtspolitische Vorstellung zugrunde, daß die Verfahrensbeteiligten, welche die Kosten des Verfahrens zu tragen haben, auch die Höhe der Sachverständigenvergütung unabhängig von der Regelung des ZSEG festlegen können (K. Müller, 384). Aus dieser Überlegung ergibt sich, daß die besondere Entschädigung nach § 7 ZSEG von den Parteien nicht herbeigeführt werden kann, wenn im betreffenden Verfahren nicht die Parteien, sondern die Staatskasse die Verfahrenskosten trägt (K. Müller, 384, 17, 14). § 7 gilt daher auch nicht im Sozialgerichtsverfahren, was allerdings umstritten ist. (Sonderfälle des § 109 Sozialgerichtsgesetz) (Vgl. Meyer-HöverRZ 232). Da der Sachverständige selbst bei Maßnahmen nach § 7 ZSEG nicht unmittelbar beteiligt ist, können Diskussionen über die Vereinbarung der Parteien außer acht gelassen werden. Falls der Sachverständige zur Erstattung des angeforderten Gutachtens rechtlich verpflichtet ist, kann er seine Mitwirkung im Einzelfall nicht von einer erhöhten Entschädigung aus § 7 abhängig machen. Nur wenn eine Begutachtungspflicht für ihn nicht besteht, hat er diese Möglichkeit. Dann empfiehlt es sich aber erst nach Einvernehmen über die erhöhte Entschädigung, sich zur Erstattung des Gutachtens bereitzuerklären.

Das Gutachterhonorar

2.2.3 Der Ersatz der Aufwendungen des Sachverständigen

Bisher wurden die Entschädigungen behandelt, die die Leistung des Sachverständigen vergüten. Neben diesen werden dem Sachverständigen aber auch noch die Aufwendungen ersetzt, die ihm im Zusammenhang mit der Vorbereitung und Erstattung des Gutachtens entstanden sind. Alle Aufwendungen sind erstattungsfähig, die man für die ordnungsgemäße Abwicklung des Gutachtenauftrags für erforderlich halten durfte. Hierbei hat der Sachverständige auch die Höhe des Streitwertes zu berücksichtigen. Er muß aber zunächst einmal davon ausgehen, daß die Kosten des Gutachtens in einem angemessenen wirtschaftlichen Verhältnis zum Wert des Streitgegenstandes stehen sollen. Erst wenn er den Eindruck gewinnt, daß die für die Erstattung des Gutachtens notwendigen Aufwendungen in keinem sinnvollen Verhältnis zum Wert des Streitgegenstandes stehen, hat er eine zusätzliche Entscheidung des Gerichtes einzuholen, das dann in eine erneute Prüfung der Notwendigkeit des Sachverständigenbeweises eintritt.

Der Ersatz der allgemeinen Aufwendungen für die Vorbereitung und Erstattung des Gutachtens

Nach § 8 Ziff. 1 ZSEG sind dem Sachverständigen die Kosten zu ersetzen, die er für die Vorbereitung und Erstattung des Gutachtens tatsächlich aufgewendet hat, mit der Einschränkung, daß die Kosten auch für die Erstattung des Gutachtens notwendig waren.
Zur Vorbereitung des Gutachtens sind zunächst die Beschaffung von Informationen erstattungsfähig. Hierbei kann es sich sowohl um Informationen in fachlicher Hinsicht als auch um Beschaffung des Tatsachenstoffes für die Gutachten handeln. Kosten für die Beschaffung von Literatur für die Information in fachlicher Hinsicht können nur ganz ausnahmsweise ersetzt werden und nur dann, wenn dies speziell für das erstattete Gutachten erforderlich war. Dies bedeutet insbesondere, daß es sich wohl niemals um die Anschaffung der Literatur, sondern lediglich um ihre Beschaffung zur vorübergehenden Benutzung, z. B. durch wissenschaftliche Bibliotheken handelt. Hier sind dann etwa die Kosten für die Entleihung oder auch Fotokopien von Büchern und Aufsätzen erstattungsfähig. Das gleiche gilt für die Inanspruchnahme fremder Einrichtungen, die grundsätzlich als notwendige Aufwendungen erstattungsfähig sind. Bei einem Sachverständigen, der an einer Krankenanstalt oder einem Institut angestellt ist, ist es üblich, daß er kein eigenes Instrumentarium zur Erstattung des Gutachtens hat, sondern sich der Einrichtungen des Anstellungsträgers bedient. Soweit er für diese Inanspruchnahme des Institutes oder Anstaltsapparates an den Träger des Institutes eine Entschädigung zahlen muß, ist dieser Betrag erstattungsfähig. Es ist strittig, ob die nach den Nebentätigkeitsverordnungen des Bundes und der Länder festgelegten Prozentsätze, die staatlich angestellte Sachverständige von ihrem Sachverständigenhonorar an die Staatskasse abzuführen haben, als Aufwendungen geltend gemacht werden können, da der Sachverständige, der in seinen eigenen Räumen und mit seinen eigenen Geräten arbeitet, die hierfür anfallenden Generalkosten auch nicht erstattet verlangen kann (Meyer-Höver, RZ 258). Es ist jedoch zu bedenken, daß der Sachverständige die Generalkosten für die Wartung seiner Räume und Einrichtungen ohne Rücksicht auf das konkrete Gutachten aufzubringen hat, während der Pauschalsatz, der die Nutzung der Instituts- oder Anstaltseinrichtungen abgilt, nur infolge der Erstattung des Gutachtens anfällt (K. Müller, S. 329). Insgesamt muß der Sachverständige den Umfang der Nebenkosten kraft seiner Sachkunde nach bestem Wissen und Gewissen bestimmen und den Grundsatz der Verhältnismäßigkeit der

Das Gutachterhonorar

Mittel berücksichtigen, d.h. es dürfen nur solche Kosten verursacht werden, die der Bedeutung der Sache entsprechen.

Notwendige Aufwendungen für Hilfskräfte

In § 8 Abs. 1 Nr. 1 ZSEG besonders erwähnt sind Aufwendungen für Hilfskräfte. Hilfskräfte im Sinne dieser Bestimmung können ständige Mitarbeiter und Gehilfen des Sachverständigen oder auch aushilfsweise hinzugezogene Kräfte sein. Sie sind nicht selbst gerichtliche Sachverständige, auch wenn sie im zulässigen Rahmen einer Sachverständigengruppe als Hilfssachverständige oder Zusatzgutachter im Auftrag des gerichtlich bestellten Sachverständigen eine gutachterliche Tätigkeit zu bestimmten Fragen ausüben. Ihre Entschädigung richtet sich nicht nach dem ZSEG, sondern nach ihren Vertragsbeziehungen zu dem gerichtlichen Sachverständigen oder der für sie geltenden Gebühren- oder Tarifordnung. Sie ist infolgedessen auch nicht an die Höchstsätze des ZSEG gebunden.
Daß der Anspruch auf Ersatz der Kosten für Hilfskräfte voraussetzt, daß deren Heranziehung für die ordnungsgemäße Durchführung des Gutachtenauftrags erforderlich war, erscheint selbstverständlich. Dies ist aber nicht nur dann zu bejahen, wenn für die Abwicklung des Gutachtens Tätigkeiten vorgenommen werden müssen, für die dem Sachverständigen selbst die fachlichen oder technischen Voraussetzungen fehlen. Erforderlich ist die Hinzuziehung von Hilfskräften auch dann, wenn die entsprechende Tätigkeit dem Sachverständigen selbst nicht mehr zumutbar ist, z.B. Tätigkeiten, die auch bei der sonstigen Ausübung seines Berufes, routinemäßig von Hilfskräften vorgenommen werden, z.B. Tätigkeiten einer Sprechstundenhilfe, Tätigkeiten einer MTA und dergleichen (Kurt Jessnitzer, 278).

Schreibgebühren

Als Schreibgebühren gelten sämtliche Kosten, die mit der Anfertigung der Reinschrift verbunden sind, einschließlich der Papierkosten. Sie werden nach § 8 Abs. 1 Nr. 2 ZSEG in Verbindung mit § 11 Abs. 1 DKG und Nr. 1900 des Kostenverzeichnisses der DKG abgegolten. Dem Sachverständigen wird unabhängig von der Art der Herstellung der Schriftsätze ein Pauschalbetrag je Seite ersetzt für:

1. das schriftliche Gutachten,
2. Abschriften und Ablichtungen, die er auf Anforderung angefertigt hat,
3. eine Abschrift oder Ablichtung für die Handakten des Sachverständigen.

Die Pauschale beträgt derzeit DM 1,- pro Seite.

Kosten eines notwendigen Vertreters des Sachverständigen

Die Kosten, die dem Sachverständigen durch die Einsetzung eines Vertreters, beispielsweise in seiner Praxis während seiner Terminwahrnehmung entstanden sind, gehören zu den Aufwandsentschädigungen bei Wahrnehmungen eines Termins. Sie werden zunächst einmal nur dann ersetzt, wenn die Hinzuziehung des Vertreters notwendig gewesen ist. Man nimmt diese Notwendigkeit an, wenn ohne diesen Vertreter dem Sachverständigen erhebliche Nachteile in seinem Geschäftsbetrieb, also konkret in seiner Praxis erwachsen. Grundsätzlich wer-

Das Gutachterhonorar

den nur die tatsächlich erlittenen Vermögenseinbußen ersetzt, die dem Sachverständigen durch die Inanspruchnahme des Vertreters entstanden sind. Dies besagt, daß der Sachverständige von den für die Vertretung aufgewendeten Kosten die Einnahmen abziehen muß, die ihm durch die Vertretungstätigkeit zufließen, weil der Sachverständige für seine eigene Sachverständigentätigkeit ja eine Vergütung erhält. Könnte er die Kosten für den Vertreter in vollem Umfang geltend machen, so würden ihm für die Zeit seiner gutachterlichen Tätigkeit doppelte Einnahmen zufließen. Dies ist aber nicht der Sinn des § 11 ZSEG. Die Angemessenheit der Kosten für die Inanspruchnahme eines Vertreters richtet sich in erster Linie nach den üblichen Vergütungssätzen für die betreffende Vertretungstätigkeit.

Verjährung und Erlöschen des Entschädigungsanspruchs

Für die Verjährung des Entschädigungsanspruchs gilt im allgemeinen die Regel nach § 196 Abs. 1 Nr. 17 BGB, nach der eine Verjährung in zwei Jahren erfolgt. Nach § 15 Abs. 3 ZSEG kann das Gericht den Sachverständigen auffordern, seinen Anspruch innerhalb einer bestimmten Frist, die mindestens zwei Monate betragen muß, zu beziffern. Die Aufforderung kann auch mündlich erfolgen. Bei mündlicher Aufforderung beginnt die Frist sofort zu laufen.

3 Gebührenordnung für Ärzte (GOÄ)

3.1 Allgemeine Grundsätze
Anwendungsbereich der GOÄ

Die GOÄ ist anzuwenden bei der Liquidation von Gutachten für

Selbstzahler	Bundeswehr
Arbeitsämter	Ziviler Ersatzdienst
Bundesbahn mit Ausnahme der Dienstunfallbegutachtung	Jugendarbeitsschutzgesetz
Bundesgrenzschutz	Lebensversicherungen
Bundespost mit Ausnahme der Dienstunfallbegutachtung	Luftschutzhilfsdienst

soweit nicht in einzelnen Bundesländern etwas anderes vereinbart wurde.

Sie ist nicht anzuwenden für die in Teil 3 genannten Träger, für die besondere Honorarverträge bestehen, einschließlich der Sozialhilfe.

Verordnungstext

Aufgrund des § 11 der Bundesärzteordnung in der Fassung der Bekanntmachung vom 14. Oktober 1977 BGBl. I, S. 1885, verordnet die Bundesregierung mit Zustimmung des Bundesrates:

§ 4
Gebühren
(1) Gebühren sind Vergütungen, für die im Gebührenverzeichnis (Anlage) genannten ärztlichen Leistungen.

Anlage II Allgemeine Leistungen
16 Ausführlicher Befund oder Krankheitsbegriff   9, 10
20 Schriftliche gutachterliche Äußerung   11
21 Eingehend begründetes schriftliches Gutachten 37,10
22 Ausführliches schriftliches Gutachten, in dem der Gutachter sich für den Einzelfall eingehend mit der wissenschaftlichen Lehre auseinandersetzt   80

Das Gutachterhonorar

Befundbericht mit kritischer Stellungnahme

Der Befundbericht mit kritischer Stellungnahme (Nr. 15) und der ausführliche Befund- oder Krankheitsbericht (Nr. 16) unterscheidet sich vom Befundbericht und vom Brief ärztlichen Inhalts. Er umfaßt die Beschreibung des erhobenen Befundes, die Diagnose mit gegebenenfalls differential-diagnostischen Abwägungen und eine Epikrise. Der Befundbericht wertet alle im einfachen Befund dargelegten Tatsachen aus, indem er unter Einschluß der Anamnese konkludente oder widersprechende Tatsachen erwägt, um zu einer aus dem Befund nicht unmittelbar ableitbaren Diagnose auf differentialdiagnostischem Wege zu kommen. Mehrdeutige Befunde als Ergebnis einer eingehenden, das gewöhnliche Maß übersteigenden Untersuchung lassen mehrere diagnostische bzw. therapeutische Schlüsse zu, für deren eine sich der Gutachter nach seinem Wissen und Gewissen entscheidet oder deren Mehrdeutigkeit er nach dem Stand der Wissenschaften offenläßt. Sofern der Bericht ausschließlich eindeutige Befunde mit daraus eindeutig abzuleitender Diagnose enthält, ist die Leistung nach Nr. 15 nicht erbracht. Es ist also eine abwägende Prüfung und Bewertung der erhobenen Befunde Voraussetzung für den Leistungsinhalt. Hierzu ist allgemein nur dann Anlaß, wenn Zweifel bestehen, ob die Befunde mehr für diese oder jene Diagnose sprechen. Der Vergleich mit früheren Untersuchungsbefunden allein oder nur differentialdiagnostische Erwägungen erfüllen den Leistungsinhalt nicht. Nun ist ein Schreiben nach Nr. 15 GOÄ stets an einen Arzt gerichtet und damit kein Gutachten in unserem Sinne. Wir haben die Merkmale des Befundberichtes nach Nr. 15/16 nur deshalb ausdrücklich herausgestellt, weil sie in ihren inhaltlichen Voraussetzungen Grundlage für die späteren das Gutachten betreffenden Ziffern sind. Dies ist nicht so zu verstehen, daß Leistungen nach Nr. 20, 21, 22 oder 29 auch etwa die Nr. 15 oder 16 in der Liquidation erscheinen lassen können, sondern sie sind nur wesentlicher Inhalt des Gutachtens. Der Krankheitsbericht erfordert mehr als die Attestierung eines bestimmten Status (Querschnitt), sondern einen Bericht über den Verlauf einer Krankheit, gegebenenfalls der Vorgeschichte, ohne aber eine gutachtliche Äußerung anzugeben (Verlaufsbericht). Ein Krankheitsbericht kann daher schlechterdings nicht zu Beginn der Krankheit einer Behandlung in Rechnung gestellt werden, da hier nur über Anamnese und Status berichtet wird. Ein Befundbericht mit kritischer Stellungnahme im Zusammenhang mit der Verarbeitung der Anamnese erfüllt die Merkmale der Nr. 15. Nr. 16 wird nur dann als Leistungsinhalt erfüllt, wenn es sich um den Bericht über den Krankheitsverlauf, also einen Längsschnitt handelt. Das Wort „oder" in Nr. 16 verbindet zwar in bezug auf Zeitaufwand und Schwierigkeit Gleichartiges, nach der Form und dem Inhalt Verschiedenes, nämlich das Gutachten im engeren Sinne.

3.2 Gutachtengebühren

Ein Gutachten ist eine angeforderte fachliche Stellungnahme als Antwort auf eine oder mehrere bestimmte Fragestellungen, wie sie sich unter Verwertung der allgemeinen Anamnese, der derzeitigen Klagen, des vorliegenden Status und/oder des Akteninhaltes, der zur Fragestellung hinführt, mit abschließender Beantwortung und sich daraus medizinisch herleitbarer Schlußfolgerung ergibt.

Das Gutachten wird honoriert:
nach Nr. 20, wenn eine schriftliche Begründung angefordert wird (schriftliche gutachtliche Äußerung)

Das Gutachterhonorar

nach Nr. 21, wenn eine eingehende Begründung vom Auftraggeber gefordert,
nach Nr. 22, wenn eine schriftliche, ausführliche, wissenschaftlich begründete Darstellung des Sachverhalts gefordert wird
nach Nr. 29, wenn der Gutachter sich besonders für den Einzelfall eingehend mit der wissenschaftlichen Lehre auseinandersetzt.
Diese vier Gutachtentypen sind also zu unterscheiden und zu beschreiben.

Das Gutachten ohne nähere Begründung

Das Gutachten nach Ziffer 20 enthält wohl die ärztlich-fachlichen Schlußfolgerungen, wie sie etwa im Befundbericht mit kritischer Stellungnahme abgegolten werden. Nur in bezug auf die gestellte gutachterliche Fragestellung bleibt es ohne fachlich-ärztliche Begründung.

Begründetes schriftliches Gutachten

Hier werden die vorher festgelegten und schriftlich fixierten Tatsachen der Anamnese, der derzeitigen Klagen, des Status präsens, der Diagnose und Differentialdiagnose sowie der Epikrise subsumiert und Folgerungen in bezug auf die gutachterliche Fragestellung gezogen, wie sie sich aus der Erfahrung der medizinischen Wissenschaft ergeben. Das Gutachten bezieht sich auf eine Stellungnahme über Zusammenhänge und deren Bewertung. Der Arzt gibt dabei das Tatsächliche in seiner Befunderhebung an und schließt auf Wahrscheinliches, Mögliches oder Unmögliches. Jede dieser Schlußarten muß begründet werden. Gegenseitig abgewogen werden mehrere Schlußfolgerungsmöglichkeiten. Die die Schlußfolgerung stützenden oder ihr entgegenstehenden Tatsachen müssen benannt und bewertet werden (kritische Bewertung). Der das Gutachten Anfordernde muß in die Lage gesetzt werden, die dem Zweck des Gutachtens dienenden Fragestellungen so beantwortet zu finden, daß er hieraus die notwendigen – meist rechtlichen – Schlüsse zur Entscheidungsfindung ziehen kann. Die zur Erstellung eines Gutachtens erforderlichen Untersuchungen, gleich welcher Art, sind neben der Nummer für das Gutachten berechnungsfähig. So ist z. B., wenn es sich nicht um ein Gutachten aufgrund der Aktenlage handelt, Nr. 65 (eingehende Untersuchung) eine gänzlich unumgänglich notwendige Voraussetzung für die Erstattung des Gutachtens.

Ausführliches, wissenschaftlich begründetes Gutachten

Jedes ärztliche Gutachten (Nr. 21, 22, 29) erfordert fachliche Kenntnisse, die sich aus dem Arztberuf selbst ergeben. Da die Tätigkeit des Arztes auch in der Begutachtung die Anwendung einer Berufswissenschaft ist, ist jede ärztlich gutachterliche Äußerung eine wissenschaftliche. Die „ausführliche, wissenschaftlich" begründete Begutachtung geht aber über die sich aus dem Arztberuf allein ergebende Wissenschaftlichkeit hinaus. Hier handelt es sich um Ausführungen über ein Spezialgebiet innerhalb der ärztlichen Wissenschaft oder innerhalb der ärztlichen Tätigkeit, die besondere fachliche Kenntnisse voraussetzen und in eine Diskussion dieser besonderen fachlichen Kenntnisse eintreten. Es handelt sich also bei den in Nr. 29 genannten Gutachten um ganz besondere Gutachten, die über den Rahmen der normalen Fachgutachten hinausgehen. Die Wissenschaftlichkeit eines Gutachtens in diesem Sinne ist nur dann gegeben, wenn das Für und Wider wissenschaftlicher Meinungen

Das Gutachterhonorar

zum betreffenden Fall eingehend unter Zitierung der Literatur und/oder im Lichte der besonderen Erfahrung des Gutachters erörtert wird. Ebenfalls sind die fachlich-ärztlichen Schlußfolgerungen zu belegen. Bei diesen muß eine Auseinandersetzung mit den die Schlußfolgerung stützenden und den ihnen zu widerlaufenden Ansichten erfolgen und belegt werden. Zur Vermeidung langatmiger Auseinandersetzungen kann auch – wie schon betont – die besondere Erfahrung des Gutachters auf dem speziellen Gebiet die Wissenschaftlichkeit begründen.

Bei den Nummern 20, 21, 22 und 29 ist eine bestimmte Zeit zur Erstellung des Gutachtens erforderlich. Diese bestimmte Zeit wird mit den in Frage kommenden Nummern abgegolten. Nicht abgegolten dagegen ist die Zeit für das Aktenstudium oder für die Vorbereitung des Gutachtens, für die sowieso gesondert zu berechnenden Untersuchungen, die Schreibgebühren oder sonstige Auslagen, wie das Porto. Die Zeit zur Vorbereitung des Gutachtens, z.B. für das Aktenstudium, müssen dem Arzt bezahlt werden und mangels besonderer Vereinbarung ist nach billigem Ermessen die Bestimmungen ZSEG heranzuziehen, das als staatlich gesetzte Taxe im Sinne des § 612 Abs. 2 BGB anzusehen ist.

Gutachten, die nicht im Rahmen der freiberuflichen Tätigkeit in eigener Praxis erstellt werden, wie sie z.B. ein Krankenhausarzt oder ein anderweitig angestellter Arzt erstellt, werden vom Kostenträger nach besonderer Vereinbarung oder nach den Regelungen der GOÄ bezahlt. Entstehen durch das Gutachten Sachkosten, so hat der Arzt diese dem Anstellungsträger, z.B. dem Krankenhaus, zu erstatten, falls nicht der Auftraggeber des Gutachtens seinerseits die Sachkosten dem Anstellungsträger überweist und das reine Gutachterhonorar dem Arzt vergütet.

Eine höhere Gebühr als die Sätze der GOÄ in den Nummern 17 bis 19 ausweisen, ist dann zuzugestehen, wenn bei der Erstellung des Gutachtens besondere Schwierigkeiten der ärztlichen Leistung oder ein erheblich größerer Zeitaufwand vorliegen.

4 Besondere Honorarverträge

Von der Gebührenordnung für Ärzte abweichende oder ergänzende besondere Honorarverträge, Empfehlungsvereinbarungen und Richtlinien sind dann gültig, wenn aufgrund der Bestimmung des § 1 (Vereinbarung) die Berechnung der Gebühren für das Gutachten nicht nach der GOÄ oder in Abänderung der Bestimmungen und Honorarsätze der GOÄ zu erfolgen hat.

Vorbemerkung

Im folgenden Abschnitt sind jeweils im Auszug die Honorarbestimmungen für Gutachter enthalten, soweit sie in Verträgen, welche die Ärztekammern, die Kassenärztlichen Vereinigungen bzw. die Kassenärztliche Bundesvereinigung mit ihren Vertragspartnern außer den RVO-Kassen abgeschlossen und soweit sie Bedeutung für die Ärzte im gesamten Bundesgebiet haben.

Das Gutachterhonorar

4.1 Berufsgenossenschaften

Ein solcher Vertrag liegt vor in dem „Abkommen Ärzte–Berufsgenossenschaften" vom 1. 1. 1956 in der jeweils gültigen Fassung (Stand vom 1. April 1981).

Allgemeine Regelung der Gebühren

Leit-
nummer

(61) „Für die Vergütung der ärztlichen Leistungen sind die Vorschriften der Gebührenordnung für Ärzte vom 12. 11. 1982 (GOÄ) (Bundesgesetzblatt I. Nr. 43 vom 19. 11. 1982, S. 1522 ff.) – maßgebend, soweit in diesem Abkommen nichts anderes bestimmt ist."

(62) „Für die Festlegung und Einordnung von Leistungen, die in dieser Gebührenordnung nicht enthalten sind, so für die Weiterentwicklung des für die Vertragspartner geltenden Gebührenverzeichnisses ist eine ständige Gebührenordnungskommission zuständig."

(63) „Für sämtliche ärztliche Leistungen, für die nachstehend keine besondere Vereinbarung getroffen ist, ist das Eineinviertelfache der einfachen Sätze der Gebührenordnung unter Berücksichtigung des in Leitnummer 61 Abs. 3 bestimmten Zuschlages zu vergüten.
Dabei ist die errechnete Gebühr auf 0,10 DM aufzurunden."

(64) „nach den einfachen Gesetzen der GOÄ zuzüglich des Zuschlags nach Leitnummer 61 Abs. 3 sind zu bezahlen.
Wegepauschalen, Wegegelder und Reiseentschädigungen .... Leistungen der Laboratoriumsdiagnostik."

(82) „Für Auskünfte, Berichte und Gutachten nach den vereinbarten Mustervordrucken sind folgende Gebühren zu zahlen:
Arztvordruck
10 1. Rentengutachten zur ersten Rentenfeststellung oder 1. Rentengutachten (Augen) .....
.... 68,70 DM
12 2. Rentengutachten zur Rentennachprüfung oder 2. Rentengutachten (Augen) 60,20 DM

(82a) Andere als in diesem Abkommen vorgesehene oder zwischen den Vertragsparteien vereinbarte Vordrucke dürfen weder verwendet noch ausgefüllt werden.

(83) Die in Leitnummer 82 festgesetzte Gebühr für den Arztvordruck 22 ist eine Pauschgebühr, mit der alle ärztlichen Leistungen, ausgenommen Röntgenleistungen, und alle Sachkosten abgegolten sind. Werden dem Unfallversicherungsträger Sachkosten von einem Dritten in Rechnung gestellt, so sind diese von dem Gutachtenhonorar abzusetzen.

(84) Auf Verlangen des Trägers der gesetzlichen Unfallversicherung frei erstattete Gutachten werden je nach Schwierigkeit, Umfang usw. mit 49,20 bis 160,80 DM vergütet.

(85) Die Gebühr für eingehend begründete wissenschaftliche Gutachten, die von dem aufgeforderten Arzt unterzeichnet sind, beträgt je nach Schwierigkeit usw. 105,– DM bis 330,10 DM. Unter solchen Gutachten sind zu verstehen: auf Grund der Vorgeschichte, der Angaben und des Befundes durch wissenschaftliche Äußerungen gestützte und zugleich die wissenschaftlichen Erwägungen erläuternde ausführliche Gutachten, z. B. über den Zusammenhang eines Leidens mit einem Unfall oder in schwierigen Fällen über die strittige Diagnose.

(86) Die Höchstsätze nach den Leitnummern 84 und 85 dürfen beim Vorliegen besonderer Gründe und mit vorheriger Zustimmung des Trägers der gesetzlichen Unfallversicherung überschritten werden. Lehnt dieser einen dahingehenden, vom Arzt begründeten Antrag ab, so entscheidet über ihn die zuständige Landesarbeitsgemeinschaft endgültig.

(87) Für Berichte, die auf Verlangen des Trägers der gesetzlichen Unfallversicherung frei ohne Verwendung eines Vordrucks erstattet werden, bemißt sich die Gebühr nach Leitnummer 82.

(88) Ärztliche Leistungen, die im Zusammenhang mit Begutachtungen erbracht werden, werden mit den einfachen Sätzen der GOÄ zuzüglich des Zuschlags nach Ltnr. 61 Abs. 3 vergütet.

(89) Epikutane Tests (auch Skarifikationstests) ohne Unkosten werden je Test mit 4,10 DM vergütet.
Werden mehr als 20 Tests (einschließlich Kontrolltests) durchgeführt, wird jeder weitere Test ohne Unkosten mit 2,00 DM vergütet.
Intrakutane Tests ohne Unkosten werden je Test mit 4,90 DM vergütet.
Werden mehr als 15 Tests (einschließlich Wiederholungstests) durchgeführt, wird jeder weitere Test ohne Unkosten mit 2,50 DM vergütet.
Der große Antigentest nach Hansen einschließlich Unkosten wird mit 134,30 DM vergütet.

(90) Bei Anforderung von Auskünften, Berichten und Gutachten durch den Träger der gesetzlichen Un-

Das Gutachterhonorar

fallversicherung sind von diesem für die Rücksendung Freiumschläge beizulegen. In allen anderen Fällen ist dem Arzt das Porto zu ersetzen. Für die Übersendung angeforderter Röntgenaufnahmen (einschließlich Verpackung und Porto) ist ein Pauschbetrag von 8,10 DM je Sendung zu zahlen. Bei den Berichten und Gutachten nach den Vordrucken 6 bis 12b sowie 22 (ausgenommen Audiologischer Befundbogen) und den Gutachten nach den Leitnummern 84 und 85 ist eine Schreibgebühr in Höhe von 3,10 DM für jede Seite und von 0,20 DM für jede verlangte Durchschlagseite zu vergüten.

(91) Unvollständige Auskünfte, Bescheinigungen, Berichte und Gutachten sind kostenlos zu ergänzen.

(92) Abschriften von Krankengeschichten oder Auszüge daraus werden ungeachtet ihres Umfanges mit einem Pauschsatz von 18,10 DM vergütet. Sie müssen vom absendenden Arzt durchgesehen, und ihre Richtigkeit muß von diesem bescheinigt werden.
Die Kopie eines Tonschwellenaudiogramms (einschließlich Verpackung und Porto) wird mit 3,90 DM vergütet.

5. Besondere Regelungen bei Hinzuziehung zur Klärung der Diagnose einschließlich Dokumentation

(93) Ein Arzt, der zur Klärung der Diagnose einschließlich Dokumentation zugezogen wird, erstattet einen Krankheitsbericht nach Vordruck oder in freier Form und erhält hierfür vom Träger der gesetzlichen Unfallversicherung eine Gebühr nach Ltnr. 82.
Augen- und Hals-Nasen-Ohrenärzte erstatten in diesen Fällen den Augen- bzw. Hals-Nasen-Ohrenarzt-Bericht. Neben der Gebühr für den Bericht werden ärztliche Leistungen besonders vergütet.
Durchschrift seines Berichts hat der Arzt unverzüglich dem Träger der gesetzlichen Unfallversicherung zu übersenden.
Für Besuchs- und Wegegebühren gelten die Leitnummern 79 und 80.

(91) Bei stationärer Behandlung im Rahmen des allgemeinen oder besonderen Pflegesatzes zahlt der Träger der gesetzlichen Unfallversicherung im Falle der Hinzuziehung eines am Krankenhaus angestellten Arztes zur Klärung der Diagnose einschließlich Dokumentation nur das Honorar für die Berichterstattung. Ist der hinzugezogene Arzt nicht am Krankenhaus angestellt, werden zusätzlich zur Berichtgebühr die zur Berichterstattung notwendigen ärztlichen Leistungen vergütet.
Für Besuchs- und Wegegebühren gelten die Leitnummern 79 und 80.

6. Besondere Regelungen für die Vergütung für Durchgangsärzte, Beratungsfachärzte und an der Durchführung der berufsgenossenschaftlichen Heilbehandlung beteiligte Ärzte

(95) Wird eine berufsgenossenschaftliche Heilbehandlung eingeleitet, so erhält der Durchgangsarzt für seine Berichterstattung eine Gebühr von 14,00 DM. Die persönlichen und sächlichen Leistungen des Arztes und die Portoauslagen sind besonders zu vergüten.
Bei Einleitung stationärer Behandlung gilt Leitnummer 71.

(96) Wird eine berufsgenossenschaftliche Heilbehandlung nicht eingeleitet, so erhält der Durchgangsarzt je Fall einen Pauschbetrag von 34,10 DM, bei Tätigwerden in der Nacht (20 Uhr bis 8 Uhr) einen Pauschbetrag von 42,90 DM.
Mit diesem Pauschbetrag werden abgegolten:
a) die Untersuchung,
b) die Berichterstattung mit Vordruck D 13,
c) die sonstigen formularmäßigen Benachrichtigungen,
d) die Erstversorgung einschließlich des dazu benötigten Materials.
Außerdem werden besonders vergütet:
a) die Röntgenleistungen,
b) teure Medikamente, die in besonderen Einzelfällen erforderlich werden (z. B. Seren, injizierte Antibiotika), Tetanus-Seren und -Toxoide.
c) die Portoauslagen,
d) die Blutentnahme zum Zwecke der Alkoholbestimmung einschließlich des zu erstattenden Befundberichtes der Kosten für die Koller-Venüle und der Übersendungskosten (Ltnr. 69).
Bei Einleitung stationärer Behandlung ist nur eine Berichtsgebühr von 14,00 DM zuzüglich Portoauslagen zu vergüten.

(97) Wird anläßlich einer Nachschauuntersuchung (Ltnr. 34) eine berufsgenossenschaftliche Heilbehandlung eingeleitet, so erhält der Durchgangsarzt für seine Berichterstattung auf Vordruck D 9a eine Gebühr von 7,90 DM. Die persönlichen und sächlichen Leistungen des Arztes und die Portoauslagen sind besonders zu vergüten.
Bei Einleitung stationärer Behandlung gilt Ltnr. 71.

(98) Wird anläßlich einer Nachschauuntersuchung eine berufsgenossenschaftliche Heilbehandlung nicht eingeleitet, so erhält der Durchgangsarzt für seine Nachschau je Fall einen Pauschbetrag von 13,20 DM.
Mit diesem Pauschbetrag werden abgegolten:
a) die Untersuchung,
b) die Berichterstattung mit Vordruck D 9a,
c) die sonstigen formularmäßigen Benachrichtigungen,
d) die Versorgung einschließlich des dazu benötigten Materials.

Das Gutachterhonorar

Außerdem werden besonders vergütet:
a) die Röntgenleistungen,
b) teure Medikamente, die in besonderen Einzelfällen erforderlich sind (z. B. Seren, injizierte Antibiotika) und Tetanus-Toxoide,
c) die Portoauslagen.

Bei Einleitung stationärer Behandlung ist nur eine Berichtsgebühr von 7,90 DM zuzüglich Portoauslagen zu vergüten.

(99) Die Liquidation der Fahrkosten, die der Durchgangsarzt in Fällen der Leitnummer 96 und bei Nachschauuntersuchungen dem Unfallverletzten auf Antrag zu erstatten hat, erfolgt auf den Vordrucken D 13 bzw. D 9a.

(100) bei Untersuchungen zur Feststellung einer Verschlimmerung wird für die Berichterstattung der Vordruck D 13, B 13 oder H 13 verwendet. Die Leitnummern 95, 96 und 102 finden Anwendung.

(101) Für den Beratungsfacharzt gelten die Leitnummern 95 bis 98 sinngemäß.

(102) Der an der Durchführung der berufsgenossenschaftlichen Heilbehandlung beteiligte Arzt (H-Arzt) erhält für seine Berichterstattung (Ltnr. 50 h) eine Gebühr von 14,00 DM; in den Fällen, in denen die Kosten für die Behandlung des Unfallverletzten zu Lasten des Trägers der gesetzlichen Unfallversicherung gehen, sind die persönlichen und sächlichen Leistungen besonders zu vergüten.

Bei Einleitung stationärer Behandlung gilt Leitnummer 71.

(103) Der Hautarztbericht nach den Leitnummern 49c und 49d ist mit einem Pauschbetrag von 23,90 DM zu vergüten. Mit diesem Pauschbetrag sind alle im Zusammenhang mit der Erstattung des Berichts anfallenden Leistungen abgegolten. Besonders werden vergütet die Portoauslagen und die Tests nach Leitnummer 49e. Für diese Tests findet die Leitnummer 89 Anwendung.

7. Rechnungslegung und Vergütung

(104) Die Forderung der Vorauszahlung der Gebühr und die Erhebung durch Nachnahme sind unzulässig. Die Durchgangsärzte, Beratungsfachärzte sowie die H-Ärzte haben für die Abrechnung der ambulanten und stationären Behandlung die Rechnungsvordrucke zu verwenden, die die Landesverbände der gewerblichen Berufsgenossenschaften kostenlos zur Verfügung stellen. Arztrechnungen sind spätestens innerhalb einer Frist von zwei Monaten zu begleichen. Ist das aus besonderen Gründen nicht möglich, ist der Arzt von dem Träger der gesetzlichen Unfallversicherung unter Angabe der Gründe zu benachrichtigen.

Beschluß der ständigen Gebührenordnungskommission nach Leitnummer 62 des Abkommens Ärzte-Berufsgenossenschaften

Die ständige Gebührenordnungskommission ... hat in ihrer 20. Sitzung am 31. 10. 1978 in München beschlossen:

I.

a) Die Vertragsparteien des Abkommens Ärzte/Berufsgenossenschaften vereinbaren die als Anlage 1 beigefügte „Liste Analoger Bewertungen" – Stand 1. 1. 1973 – (Positionsnrn. 2001 ff.).
b) Die Vertragsparteien des Abkommens Ärzte/Berufsgenossenschaften vereinbaren ferner die als Anlage 2 beigefügte Ergänzungsliste zur „Liste Analoger Bewertungen" (Positionsnrn. 3001 ff.).

Liste analoger Bewertungen gültig ab 1. 1. 1979
a) Gebühren für ärztliche Grundleistungen und allgemeine ärztliche Leistungen; Entschädigungen.

I. Ärztliche Grundleistungen
2029 Humangenetische Begutachtung mit Erhebung der Familien- und Individualanamnesen und eingehender Erörterung des genetischen Risikos, auch in mehreren Sitzungen, einschl. Abfassung des Gutachtens und der schriftlichen Zusammenfassung für den Patienten 90,–
2030 Ausführliches schriftliches wissenschaftlich begründetes humangenetisches Gutachten . 30,–
Die Leistungen nach den Nrn. 2029 und 2030 sind nebeneinander nicht berechnungsfähig.

Das Gutachterhonorar

Vertrag zwischen der Deutschen Bundesbahn Frankfurt/Main einerseits und der Kassenärztlichen Bundesvereinigung, Köln – im Einvernehmen mit der Bundesärztekammer, Köln – andererseits über die Heilbehandlung durch Dienstunfall verletzter Bundesbahnbeamten.

Honorarvereinbarung Teil b, Vertrag vom 16. 5. 1958 in der Fassung vom 22. 9. 1977 mit den geltenden Änderungen.

Besondere Gebühren gelten in folgenden Fällen:
8. Gutachten zur Feststellung der Unfallfolgen .... 59,85 DM
9. Gutachten zur Nachprüfung der Unfallfolgen .... 49,85 DM
10. Auf Verlangen frei erstattete Gutachten 59,85 DM bis .... 139,50 DM
11. Eingehend begründete wissenschaftliche Gutachten .... 99,70 DM bis .... 298,95 DM

Unter eingehend begründeten wissenschaftlichen Gutachten sind ausführliche Gutachten zu verstehen, die durch wissenschaftliche Äußerungen gestützt sind und die wissenschaftliche Erwägungen erläutern.

4.2 Bundesanstalt für Arbeit (Quelle: Hamburger ÄBl. 1967, 3; 79)

Gutachten

Gutachten und andere Leistungen werden nach den Nummern 21, 22, 29 GOÄ berechnet.

Schreibgebühren bei Gutachten

Wegen der Erstattung von Schreibgebühren und Portoauslagen bei ärztlichen Gutachten für die Bundesanstalt für Arbeitsvermittlung und Arbeitslosenversicherung wurde ein Schriftwechsel mit der Bundesärztekammer geführt, nach welchem der Präsident der genannten Bundesanstalt seine Dienststelle angewiesen hat, im Zusammenhang mit Leistungen nach den Ziffern 21, 22 und 29 der GOÄ Schreibgebühren nach den ortsüblichen Sätzen zu erstatten und Portokosten als Auslagen anzuerkennen.

4.3 Gutachtengebühren nach dem Bundesentschädigungsgesetz (Quelle: Rheinisches ÄBl. 1965, 12; 609)

Vergütung für Gutachten zur Feststellung von Ansprüchen für Schaden an Körper und Gesundheit nach §§ 28 ff. BEG

Mit Inkrafttreten der GOÄ vom 18. 3. 1965 (BGBl. I S. 89), dem 1. 4. 1965, werden Gutachten für die Feststellung von Ansprüchen für Schaden an Körper und Gesundheit nach §§ 28 ff. BEG auf Grund des der Gebührenordnung anliegenden Gebührenverzeichnisses nach Maßgabe der folgenden Regelung vergütet:

I. Erstgutachten

I. 1. Erstgutachten werden nach dem 1½fachen Satz des Gebührenverzeichnisses Nr. 19 mit dem Betrage von 45 DM vergütet. Durch diese Gebühr werden die gewöhnlichen Untersuchungen nach Nrn. 1 und 25 der Gebührenordnung sowie die einfache Urinuntersuchung und Blutdruckmessungen mit abgegolten.

I. 2. Sonderleistungen werden nach dem 1½fachen Satz des Gebührenverzeichnisses vergütet.

I. 3. Die Schreibarbeiten werden mit einem Betrage von 3,50 DM vergütet. Portoauslagen werden erstattet.

II. Zweitgutachten

II. 1. Zweitgutachten (Nachgutachten) werden nach dem 2½fachen Satz des Gebührenverzeichnisses Nr. 19 mit dem Betrage von 75 DM vergütet. Durch diese Gebühr werden die gewöhnlichen Untersuchungen nach Nrn. 1 und 25 der Gebührenordnung sowie die einfache

Das Gutachterhonorar

Urinuntersuchung und Blutdruckmessungen mit abgegolten.
II. 2. Sonderleistungen werden nach dem 1½fachen Satz des Gebührenverzeichnisses vergütet.
II. 3. Die Schreibarbeiten für das Zweitgutachten werden mit einem Betrage von 3,50 DM vergütet. Jede darüber hinaus erforderliche Schreibseite, die 28 Zeilen von durchschnittlich 15 Silben enthält, wird mit 0,50 DM vergütet. Dies gilt auch, wenn die Herstellung auf mechanischem Wege (ausgenommen durch Ablichtung) stattgefunden hat. Jede angefangene Seite wird wie eine volle Seite vergütet. Für angeforderte Durchschläge werden 0,25 DM je Seite gezahlt. Portoauslagen werden erstattet.

Die Bezugserlasse werden aufgehoben.

4.4 Bundesversicherungsanstalt für Angestellte

Gebühren für Gutachten:

Stand 1. 1. 1975

Formblattgutachten

1. Ärztliche Vordruckgutachten zu Anträgen auf Gesundheitsmaßnahmen 36,–
2. Formblattgutachten im Rentenverfahren 54,–
3. Formblattgutachten zu Anträgen auf berufsfördernde Maßnahmen 54,–
4. EG-Gutachten nach Vordruck E 213/214 70,–
5. Gebrechlichkeitsgutachten zur Fortzahlung eines Kinderzuschusses und der Waisenrente 30,–

Mit den Gutachtengebühren sind die Portokosten und Schreibgebühren abgegolten.

Freie Gutachten

6. Fachärztliche Gutachten zu Anträgen auf Gesundheitsmaßnahmen 56,–
7. Fachärztliche Gutachten im Rentenverfahren . 70,–
8. Fachärztliche Gutachten auf berufsfördernde Maßnahmen 56,–
9. Begutachtung aufgrund mehrtätiger stationärer Beobachtung 140,–

Mit der Gutachtergebühr sind die Portokosten abgegolten. Für die Schreibgebühr wird für jede angefangene DIN A 4-Seite DM 1,50 vergütet.
Mit den aufgeführten Honoraren ist die eingehende, das gewöhnliche Maß übersteigende Untersuchung nach Ziffer 25 GOÄ abgegolten. Auch die Leistungen nach den Ziffern 78, 90, 91, 531, 613, 616, 679, 742, 785 und 809 GOÄ sind nicht berechnungsfähig.
Die Ziffern 26 und 27 GOÄ sind nur dann nebeneinander berechnungsfähig, wenn die Blutentnahme für bakteriologische Zwecke oder zur Eisenbestimmung erfolgt. Ärztliche Nebenverrichtungen werden im übrigen nach den einfachen Sätzen der Gebührenordnung für Ärzte (GOÄ) mit einem Zuschlag von 30% vergütet.
Die Vergütung für die Beurteilung von vorgelegten nicht über zwölf Monate alten Röntgenaufnahmen kann dann erfolgen, wenn auf erneute Röntgenuntersuchungen desselben Objektes verzichtet werden kann.
Das gleiche gilt für mitgebrachte EKG-Streifen, die längstens sechs Monate alt sind.
Die Vergütung für die Auswertung beträgt in beiden Fällen die Hälfte der in der GOÄ vorgesehenen Gebühren.

4.5 Lebensversicherungen (Quelle: D. Dtsch. Arzt 1970, 19:670)

Nach einem Schreiben des Verbandes der Lebensversicherungsunternehmen e.V. an die Vorstände seiner Mitgliedsunternehmen ergeben sich folgende Rahmengebühren:
(nur bei Versicherungssummen bis zu 50 000 DM) 45,–
allenfalls 50,–
2. für das große ärztliche Zeugnis (unbeschränkt verwendbar) 65,–
allenfalls 70,–

3. für den ärztlichen Bericht (des Hausarztes auf Grund dessen Aufzeichnungen, ohne nochmalige Untersuchung)
a) kurze Gesundheitsbescheinigung (= Vorderseite des Formulars) 10,–
b) ärztlicher Bericht (Rückseite des Formulars) 25,–
c) Rücksendung des nicht ausgefüllten Formulars, wenn eine Beratung oder Behandlung des Patienten bis dahin nicht stattgefunden hatte (= Schreibgebühr und Porto) 2,–

Das Gutachterhonorar

Stellungnahme der Bundesärztekammer (Quelle: D. Ä. 1966, 2:103)

Zur besseren Beurteilung des Risikos bei Abschluß von Lebensversicherungsanträgen erbitten die Versicherungsgesellschaften häufig vom behandelnden Arzt des Versicherungsnehmers Auskünfte über dessen Gesundheitszustand. Diese Auskünfte sollen auf Grund der persönlichen Kenntnis des Arztes und seiner Aufzeichnungen ohne nochmalige Untersuchung erteilt werden. Hierfür wird ein Formular „Ärztlicher Bericht" verwendet, dessen Umfang und Honorierung Gegenstand eines zwischen dem Hartmannbund und dem Verband der Lebensversicherungsunternehmen geschlossenen Vertrages und Gebührentarifes ist. Hiernach erhält der Arzt, wenn er in dem „Ärztlichen Bericht" nur Zeitpunkt und Befund vorausgegangener Untersuchungen wiedergibt, ein Honorar von 10 DM. für das Ausfüllen der auf der Rückseite dieses Formulars gestellten Fragen, die einer eingehenden Befunddarstellung gleichkommen, wird ein Honorar von 15 DM gezahlt. Es kommt immer wieder vor, daß Versicherungsgesellschaften, insbesondere Unfallversicherungsgesellschaften, dem behandelnden Arzt in Zusammenhang mit der Bitte um Übersendung eines „Ärztlichen Berichtes" Fragen stellen, die weit über den Umfang einer Befundmitteilung hinausgehen. So werden häufig Äußerungen über den Kausalzusammenhang zwischen einer früheren Erkrankung oder Verletzung und dem jetzigen Gesundheitszustand erbeten, ebenso wie Äußerungen über mutmaßliche Folgen einer akuten Krankheit oder Verletzung. Die Versicherungsgesellschaft ist zwar nach dem eingangs erwähnten Vertrag berechtigt, den vorgedruckten Fragen noch einzelne andere hinzuzufügen, auf deren Beantwortung es nach Lage des Falles besonders ankommt, doch kann es sich dabei immer nur um Ergänzungsbefunde handeln. Fragen nach Art der vorstehenden stellen aber stets ärztliche Gutachten dar, das über den vereinbarten Umfang des „Ärztlichen Berichtes" hinausgeht und infolgedessen mit der Gebühr von 15 DM auch nicht abgegolten sein kann. Die Bundesärztekammer empfiehlt deshalb allen Ärzten, die Beantwortung solcher Fragen im Rahmen des „Ärztlichen Berichtes" abzulehnen und die Versicherungsgesellschaften auf die Möglichkeit der Anforderung eines ärztlichen Gutachtens zu verweisen.

Bis 1965 wurden die Honorare, die von den Lebensversicherungsgesellschaften für Hausarztberichte und ärztliche Zeugnisse gezahlt werden, durch Vertrag zwischen dem Verband der Lebensversicherungsunternehmen und dem auf ärztlicher Seite hierfür federführenden Hartmannbund mit Zustimmung der Bundesärztekammer vereinbart. Seither wird aus Gründen, die von beiden Seiten im Kartell- und Gebührenrecht gesehen werden, auf vertragliche Absprachen verzichtet. Der Verband der Lebensversicherungsunternehmen gibt lediglich die Bereitschaft seiner Mitgliedsunternehmen bekannt, bestimmte neue Honorarsätze zu zahlen, zu denen die ärztlichen Organisationen erklären, ob sie als

....
Name der Versicherung

....
Ort

Betr.: Bericht/Gutachten über/für ....
wegen einer Kranken-, Lebensversicherung

Sehr geehrte Damen und Herren,

die/der Obengenannte hat mir Ihr Gutachten-Formular übergeben und den Wunsch nach Untersuchung und Erstattung des Gutachtens geäußert. In bin zu dieser Leistung bereit, sehe mich aber außerstande, sie zu dem von Ihnen vorgeschlagenen Beitrag von DM..........
zu erstellen.

Ich bin der Auffassung, daß die von mir erbetenen Leistungen mit dem Betrag von DM.......... angemessen honoriert werden. Da weder regionale noch überregionale Verträge über Honorare von Gutachten und Berichten bestehen, wäre ich Ihnen dankbar, wenn Sie mir durch Rücksendung des nachstehenden Formulars die Vereinbarung über den genannten Betrag bestätigen würden.

Hochachtungsvoll

....
bitte abtrennen

Die...
Name der Versicherung

erklärt sich bereit, die Untersuchung und die Erstattung des angeforderten Gutachtens/Berichtes

für ....

mit DM ....
zu honorieren.

....
Ort/Datum   Name der Versicherung/Unterschrift

Dieser Musterbrief ist beim Hartmannbund in 53 Bonn-Bad Godesberg, Kölner Straße 40–42, kostenlos erhältlich.

Das Gutachterhonorar

angemessen beurteilt werden können oder nicht. Zum letzten Mal wurden die Honorare für Hausarztberichte und ärztliche Zeugnisse auf diese Weise ab 1. 1. 1966 an die allgemeine Preis- und Lohnentwicklung angepaßt. Seitdem sind jedoch einige Änderungen eingetreten, die es angezeigt erscheinen lassen, die Honorare für Lebensversicherungsgutachten zu erhöhen. Die ärztlichen Verbände sind die Meinung, daß das sogenannte „kleine ärztliche Zeugnis" künftig entfallen müßte. Da jedoch zwischen dem sogenannten „Hausarztbericht" und dem „großen ärztlichen Zeugnis" ein echter Qualitätsunterschied besteht, wird von ihnen angeregt, diese beizubehalten. Der Verband der Lebensversicherungsunternehmen hat diese Anschaffung allen seinen Mitgliedern zur Kenntnis gegeben. In der Zwischenzeit haben sich mehrere Lebensversicherungsunternehmen bereit erklärt, für das große ärztliche Zeugnis eine Vergütung von 96,00 DM zu zahlen; für den Hausarztbericht vergüten sie zumeist 30,00 DM. Die Ärzteschaft hält unter Berücksichtigung der steigenden Kosten, Preise, Löhne und Gehälter jetzt Honorare für Leistungen im Rahmen des großen ärztlichen Zeugnisses mit 106,00 DM und des Hausarztberichtes mit 33,00 DM für angemessen (vgl. Der niedergelassene Arzt 1974 S. 53, DÄ 1975 S. 1559). Allerdings reicht dieser Gebührenrahmen heute nicht mehr aus und wird deshalb nicht selten überschritten.

Um den interessierten Ärzten die Verwaltungsarbeit zu erleichtern und um eine Zeitersparnis bei der Korrespondenz mit Kranken-/Lebensversicherungsunternehmen zu erreichen, hat der Verband der niedergelassenen Ärzte das Formschreiben entwickelt.

4.6 Post- und Fernmeldewesen

Vertrag zwischen dem Bundesministerium für das Post- und Fernmeldewesen, Bonn, einerseits und der Kassenärztlichen Bundesvereinigung, Köln – im Einvernehmen mit der Bundesärztekammer, Köln, andererseits, über die Heilbehandlung der durch Dienstunfall verletzten Postbeamten.

Honorarvereinbarung Teil B – Vertrag vom 10. 11. 1958 in der Fassung vom 14. 9. 1977 mit den jeweils geltenden Änderungen.

Besondere Gebühren gelten in folgenden Fällen:
  8. Gutachten zur Feststellung der Unfallfolgen .... 59,85 DM
  9. Gutachten zur Nachprüfung der Unfallfolgen .... 49,85 DM
  10. Auf Verlangen frei erstattete Gutachten 59,85 DM
    bis .... 139,50 DM
  11. eingehend begründete wissenschaftliche Gutachten .... 99,70 DM
    bis .... 298,95 DM

Nach den besonderen Umständen des Einzelfalls ist innerhalb dieser festgesetzten Grenzen die Gebühr zu bemessen.

Unter eingehend begründeten wissenschaftlichen Gutachten sind ausführliche Gutachten zu verstehen, die durch wissenschaftliche Äußerungen gestützt und die durch wissenschaftliche Erwägungen erläutert sind.

4.7 Gesetzliche Rentenversicherungsträger (Stand vom 1. 4. 1979)

Vergütung ärztlicher Leistungen bei der medizinischen Begutachtung für die gesetzliche Rentenversicherung

Der Verband Deutscher Rentenversicherungsträger, Frankfurt am Main, und
die Bundesärztekammer, Köln,
empfehlen ihren Mitgliedern folgende Regelung[1]:

§ 1

(1) Die Rentenversicherungsträger vergüten den frei praktizierenden Ärzten und den Ärzten in Kliniken und Krankenanstalten ärztliche Begutachtungen wie folgt:

1. Die Vergütung beträgt pro **Formulargutachten**
  1.1. zu Anträgen auf medizinische Rehabilitationsmaßnahmen 45,50 DM

---
[1] Der Verband Deutscher Rentenversicherungsträger hat sich geweigert, die Vergütungen für 1982 zu erhöhen. Damit ist ein vertragsloser Zustand eingetreten.

Das Gutachterhonorar

1.2. zu Anträgen auf berufsfördernde Maßnahmen 68,00 DM
1.3. im Rentenverfahren 68,00 DM

2. Bei **formfreien** ärztlichen **Begutachtungen** beträgt die Vergütung
   2.1. für fachärztliche Gutachten zu Anträgen auf medizinische Rehabilitationsmaßnahmen 68,00 DM
   2.2. für fachärztliche Gutachten zu Anträgen auf berufsfördernde Maßnahmen 68,00 DM
   2.3. für fachärztliche Gutachten zu Anträgen auf Rehabilitationsmaßnahmen, sofern sie in Form und Inhalt einem fachärztlichen Gutachten im Rentenverfahren entsprechen 85,00 DM
   2.4. für fachärztliche Gutachten im Rentenverfahren 85,00 DM
   2.5. für fachärztliche Gutachten aufgrund mehrtägiger stationärer Beobachtung 170,00 DM
   2.6. für neurologisch-psychiatrische Fachgutachten zu Anträgen auf Rehabilitationsmaßnahmen 135,00 DM
   2.7. für neurologisch-psychiatrische Fachgutachten zu Anträgen auf Rehabilitationsmaßnahmen, sofern sie in Form und Inhalt einem neurologisch-psychiatrischen Fachgutachten im Rentenverfahren entsprechen 156,00 DM
   2.8. für neurologisch-psychiatrische Fachgutachten im Rentenverfahren 156,00 DM
   2.9. für neurologisch-psychiatrische Fachgutachten aufgrund mehrtätiger stationärer Beobachtung 202,00 DM

3. Gutachten nach 2.3 und 2.7 werden mit dem zugeordneten Betrag nur dann vergütet, wenn der Rentenversicherungsträger ausdrücklich ein Gutachten in dem dort beschriebenen Umfang angefordert hat.

(2) Mit der Vergütung nach Absatz 1 sind die ärztlichen Leistungen und Aufwendungen nach Abschnitt A BMÄ 1978 – Stand 1. 7. 1980 – und die Sonderleistungen nach Abschnitt B Nr. 65, 800 und 801 abgegolten. Auch die Leistungen nach den Ziffern 410, 600, 601, 1240, 1400, 1414, 1565, 825, 3520, 3530 und 3625 BMÄ 1978 – Stand 1. 7. 1980 – sind nicht berechnungsfähig.

Gebühren für das Versorgungswesen (Ärztl. u. zahnärztl. B.T. für das Versorgungswesen vom 1. 7. 82).

Nach § 18c Abs. 4 Satz 1 des BVG haben Ärzte auch bei Gutachten „auf die für Mitglieder der Krankenkasse zu zahlende Vergütung Anspruch". Können Streitfälle über Gutachtergebühren nicht im Benehmen mit dem Landesversorgungsamt und der zuständigen Landesstelle der KV beigelegt werden, so entscheidet auf Antrag der obersten Arbeitsbehörde des Landes der Bundesminister für Arbeit.

5 Literatur

Jessnitzer, K.: Der gerichtliche Sachverständige. Köln, Berlin, Bonn, München 1980, 8. Aufl.

Mayer/Höver. Gesetz über die Entscheidung von Zeugen und Sachverständigen. Köln, Berlin, Bonn, München 1977, 14. Aufl.

Hartmann, P.: Kostengesetze. Beck'sche Kurz-Kommentare Bd. 2, München 1981

Müller, K.: Der Sachverständige im gerichtlichen Verfahren. Kronsberg i. Ts. 1978, 2. Aufl.

Hoffmann, W.: Ärztliches Gebühren- und Vertragsrecht. 2 Bde, Essen, Loseblattsammlung, 15. Aufl. Stand 1. 7. 83 (89. Ersatzlieferung).

III Gutachten

Allgemeine versicherungsrechtliche Fragestellungen (Gültigkeit der gesetzlichen Unfallversicherung, Wahrscheinlichkeit, Möglichkeit, Rentenabfindung, ärztliches Versagen)

① Ungekürztes Beispiel eines nach Aktenlage erstatteten Gutachtens zur Frage, ob ein bei beruflich schwerer Arbeit manifestierter Herzmuskelinfarkt die versicherungsrechtliche Bedeutung eines Unfalls hat; zugleich ein Beispiel für Unterschiede im Versicherungsrecht der DDR gegenüber der Bundesrepublik.

Gutachten für die Bundesausführungsbehörde für Unfallversicherung.

E. Fritze

Vorbemerkung und Kommentar

Die gesetzliche Unfallversicherung der Bundesrepublik Deutschland tritt nach dem hier gültigen Unfallversicherungsrecht auch für durch Arbeitsunfälle oder Berufskrankheiten geschädigte Deutsche aus der Deutschen Demokratischen Republik ein, wenn diese in die Bundesrepublik Deutschland übersiedeln. Das gilt auch für die Witwe oder andere Anspruchsberechtigte, wenn der durch Arbeitsunfall oder Berufskrankheit Beschädigte in der DDR verstorben ist. In jedem Fall wird aber die Anspruchsberechtigung in der Bundesrepublik durch die Bundesausführungsbehörde für Unfallversicherung überprüft, für die Anerkennung eines Anspruchs gelten dabei die in der Bundesrepublik Deutschland gültigen rechtlichen Regelungen. Aus dem folgenden Gutachtenbeispiel geht hervor, daß die Anspruchsberechtigung in der Bundesrepublik grundsätzlich von der in der DDR verschieden sein kann.

Fachärztlich-wissenschaftliches Gutachten

Betr.: Unfall A. L., geb. 12. 9. 1906, Unfall vom 4. 3. 1967

Auf Veranlassung der Bundesausführungsbehörde für Unfallversicherung vom ... 1983 wird zum Unfall des

Herrn A. L.

folgendes Gutachten erstattet. A. L. zog sich am 4. 3. 1967 beim Entladen von Expreßgut (40 kg schwere Einzelstücke) einen Hinterwandinfarkt zu und verstarb 1977 an Herzversagen. Dieses Gutachten soll zu der Frage Stellung nehmen, ob der Herzhinterwandinfarkt vom 4. 3. 1967, der im Verlauf der körperlichen Belastung aufgetreten ist, als Arbeitsunfall anzusehen ist, und ob der Tod im Jahre 1977 an Herzversagen auf den Herzinfarkt aus dem Jahre 1967 zurückzuführen ist. Das Gutachten stützt sich auf die Kenntnis der Akten.

Vorgeschichte nach den Akten

Blatt 1:
Die Ehefrau berichtet mit Schreiben vom 6. 10. 1981, daß ihr Mann A. L. am 5. 3. 1977 verstorben sei. Bei seiner Tätigkeit bei der Deutschen Reichsbahn (DDR) erlitt er 1967 „einen Herzinfarkt, der durch das vorangegangene schwere Heben ausgelöst wurde". Er war bis 1977 Unfallrentner. Die Witwe bezog Unfallwitwenrente. Am 16. 11. 1980 siedelte sie nach Berlin-Spandau über.

Allgemeine versicherungsrechtliche Fragestellungen

Blatt 2:
Unfallhinterbliebenen-Versorgungsbescheid der Deutschen Reichsbahn vom 28. 10. 1977 über eine Unfallwitwenrente von 65 Mark monatlich.

Blatt 5/7:
Erklärung der Witwe vom 3. 11. 1981: „durch das Heben einer schweren Kiste wurde der Herzinfarkt unmittelbar ausgelöst".

Blatt 11:
Unfallversorgungsbescheid vom 1. 3. 1968 der Deutschen Reichsbahn: Zustand nach Hinterwandinfarkt ohne kardiale Dekompensationszeichen, Koronarsklerose.

Blatt 16:
Mitteilung der Deutschen Reichsbahn vom 7. 12. 1981: Unfallgutachten wurde bereits vernichtet, L. erhielt eine Unfallrente von 70%.

Blatt 20:
Bestätigung der Deutschen Reichsbahn vom 6. 8. 1982, daß „die Todesursache des Herrn L. als Folge des im Jahre 1967 erlittenen Betriebsunfalles anzusehen ist. L. zog sich beim Entladen von Expreßgut (40 kg schwere Einzelstücke) einen Hinterwandinfarkt zu und verstarb 1977 an Herzversagen".

Blatt 22:
Mitteilung des Kreiskrankenhauses Zittau, daß A. L. wegen eines Hinterwandinfarktes vom 7. 3. bis 7. 7. 1967 stationär behandelt wurde. „In den gesamten Unterlagen finden sich keine Angaben, die auf ein unfallbedingtes Geschehen hinweisen."

Blatt 30/37:
Ärztliches Gutachten aus dem Berufsgenossenschaftlichen Unfallkrankenhaus H. vom 9. 12. 1982: Das Gutachten sieht zwar den 1967 aufgetretenen Hinterwandinfarkt als Arbeitsunfall an, unterstellt im übrigen aber, daß es sich bei diesem Unfall um eine traumatische Herzschädigung durch Thoraxprellung gehandelt habe. Wegen der langen Zeit bis zum Tode – 10 Jahre – „ist es fast unwahrscheinlich, daß das Herzversagen im Jahre 1977 eine Folge des im Jahre 1967 durchgemachten Herzhinterwandinfarktes sein dürfte". „Von internistischer Seite aus kann demnach aufgrund der lückenhaften Akte, der fehlenden ärztlichen Befunde aus dem Kreiskrankenhaus Zittau, insbesondere hinsichtlich der Todesursache vom 5. 3. 1977, die als Herzversagen unklarer Ursache definiert wurde, zum derzeitigen Zeitpunkt nicht Stellung genommen werden."

Blatt 40:
Bescheinigung des Medizinischen Dienstes des Verkehrswesens der DDR vom 8. 6. 1983, daß A. L. dort seit 1966 ambulant behandelt wurde. Er erlitt am 6. 3. 1967 einen Myokardinfarkt. Nach der stationären Krankenhausbehandlung wurde „die ambulante Weiterbetreuung ... in unserer Einrichtung" durchgeführt. Diagnosen: Ischämische Herzkrankheit nach Myokardinfarkt, muskuläre Herzinsuffizienz am Rande der Dekompensation. Tod am 5. 3. 1977. „... eine Äußerung über einen möglichen Zusammenhang zwischen der Todesursache und dem Myokardinfarkt von 1967 nicht getroffen werden kann."

Blatt 42/56:
Ergänzende Stellungnahme aus dem Berufsgenossenschaftlichen Unfallkrankenhaus H. vom 30. 8. 1983, Frau Dr. W.: „Da der Unfallverletzte Unfallrente anläßlich des Herzhinterwandinfarktes bezog, mußte davon ausgegangen werden, daß der Herzhinterwandinfarkt als Arbeitsunfall angesehen wurde." „Ob anläßlich des Berufsunfalles vom 4. 3. 1967 eine traumatische Herzschädigung ... oder ob bei dem Unfallverletzten ein Myokardinfarkt bei vorbestehender Koronarsklerose anläßlich einer erheblichen körperlichen Belastung vorliegt, kann heute bei fehlendem, lückenhaften Aktenmaterial und fehlendem Autopsiebefund nicht mehr beurteilt werden". Es wird das Vorherbestehen einer Koronarsklerose zugrunde gelegt. „Dabei kann ein Unfallereignis mit stumpfem Brustkorbtrauma und anschließendem Infarkt oder unfallbedingtem Infarktereignis bei vorbestehender Koronarsklerose lediglich eine wesentliche Teilursache für die Entstehung eines Infarktes sein." Wenn „der Koronarsklerose als prädisponierendem Faktor ... eine wesentliche Bedeutung" zukommt, „wenn diese nach bisherigem Verlauf und objektivem Befund mit hinreichender Genauigkeit nachgewiesen werden kann, kommt einem äußeren Ereignis nur die Bedeutung eines auslösenden Momentes bzw. einer Gelegenheitsursache zu". Es wird diskutiert, ob die angeschuldigte Belastung das betriebsübliche Maß überschritt. „... ist der als Arbeitsunfall anerkannte Herzhinterwandinfarkt mit Wahrscheinlichkeit auf das Unfallereignis vom 4. 3. 1967 zurückzuführen. Mit hoher Wahrscheinlichkeit scheint der Unfall vom 4. 3. 1967 lediglich ein auslösendes Moment, das heißt eine Gelegenheitsursache zu sein, wobei eine vorbestehende Koronarsklerose anzunehmen ist."

Beurteilung

Frau Dr. W. kommt in ihrem ärztlichen Gutachten vom 9. 12. 1982 und auch in ihrer ergänzenden Stellungnahme vom 30. 8. 1983 letztendlich nicht zu einer klaren Beantwortung der Frage, ob bei A. L. das Ereignis vom 4. 3. 1967 mit Wahrscheinlichkeit als Unfall im rechtli-

Allgemeine versicherungsrechtliche Fragestellungen

chen Sinne anzusehen ist und auch nicht dazu, ob der am 5. 3. 1977 eingetretene Tod an Herzversagen mittelbare Unfallfolge ist. Sie neigt aber offenbar der Ansicht zu, daß das Ereignis vom 4. 3. 1967 ein Arbeitsunfall war, diskutiert allerdings auch, daß „mit hoher Wahrscheinlichkeit der Unfall vom 4. 3. 1967 lediglich ein auslösendes Moment, das heißt eine Gelegenheitsursache zu sein scheint, wobei eine vorbestehende Koronarsklerose anzunehmen ist". Den am 5. 3. 1977 eingetretenen Tod durch Herzversagen hält sie „für eine nicht unbedingte mittelbare Unfallfolge".

Diese gutachtliche Beurteilung berücksichtigt aus meiner Sicht nicht die in der Bundesrepublik für die Annahme eines Unfalles gegebenen rechtlichen Voraussetzungen der anzunehmenden Wahrscheinlichkeit eines solchen Zusammenhanges, die von den Rechtsgrundlagen in der DDR abweichen. Merkwürdigerweise diskutiert Frau Dr. W. in ihrem Gutachten und in der ergänzenden gutachtlichen Stellungnahme aber auch, daß A. L. 1967 einen Herzinfarkt durch eine traumatische Herzschädigung, das heißt durch ein Brustkorbtrauma erlitt. Dafür finde ich aber im Inhalt der Akten keinerlei Hinweise. Vielmehr schreibt die Ehefrau, Frau H. L., am 6. 10. 1981 eindeutig, daß ein Herzinfarkt „durch das vorangegangene schwere Heben ausgelöst wurde". Das bestätigt sie auch in ihrer Erklärung vom 3. 11. 1981, und auch an keiner anderen Stelle der Akten ist von einem Brustkorbtrauma als Ursache des Herzhinterwandinfarktes die Rede.

Man wird also davon ausgehen müssen, daß A. L. im Rahmen seiner beruflichen Tätigkeit beim Entladen von Expreßgut, das heißt von etwa 40 kg schweren Einzelstücken, und in unmittelbarem zeitlichen Zusammenhang mit dieser Tätigkeit einen Herzhinterwandinfarkt erlitt. Dem widerspricht keineswegs, daß der Bericht der Deutschen Reichsbahn, Reichsbahndirektion Cottbus, von einem „erlittenen Betriebsunfall" spricht, weil die rechtliche Definition eines Arbeitsunfalles oder Betriebsunfalles in der Rechtsprechung der DDR von der in der Bundesrepublik abweicht. Die Ehefrau des A. L. erläutert dann zwar, daß ihr Ehemann unmittelbar nach dem Ereignis vom 4. 3. 1967 „sofort ins Krankenhaus eingeliefert wurde und nicht vernehmungsfähig war", der Bericht des Kreiskrankenhauses Zittau spricht aber von der stationären Behandlung des A. L. wegen eines Hinterwandinfarktes erst vom 7. 3. 1967, also 3 Tage nach dem Ereignis, bis zum 7. 7. 1967.

Wie dem auch sei, man darf mit Wahrscheinlichkeit davon ausgehen, daß A. L. beim Heben schweren Expreßgutes im Rahmen seiner beruflichen Tätigkeit in der Güterabfertigung am 4. 3. 1967 einen Herzhinterwandinfarkt erlitt. Ohne Frage gehört das Heben schwerer Lasten zur üblichen Tätigkeit in der Expreßgutabfertigung. Keinesfalls übertraf die Intensität dieser körperlichen Belastung das in einer Expreßgutabfertigung „betriebsübliche Maß". Damit ist es nach der Rechtsprechung in der Bundesrepublik schon nicht wahrscheinlich, daß dieses Ereignis einem Unfall gleichzusetzen ist. Darüber hinaus ist davon auszugehen und auch den spärlichen ärztlichen Befundberichten aus der DDR zu entnehmen, daß der am 12. 9. 1906 geborene, zu diesem Zeitpunkt also 60 Jahre alte A. L., zum Zeitpunkt der Manifestierung des Herzhinterwandinfarktes in einem Lebensalter war, in dem solche Herzereignisse zu den häufigsten Krankheiten zählen. Es ist also mit großer Wahrscheinlichkeit anzunehmen, daß A. L. zum Zeitpunkt des Ereignisses vom 4. 3. 1967 an einer vorherbestehenden koronaren Herzkrankheit oder Koronararteriosklerose litt, auch, wenn diese noch keine subjektiven Beschwerden veranlaßte. Es ist keineswegs ungewöhnlich, daß die Manifestierung eines Herzinfarktes, also einer akut manifest werdenden Durchblutungsstörung eines Herzkranzgefäßastes der erste Ausdruck einer bestehenden Koronararteriosklerose ist.

Die Ursachen der Manifestierung dieser Durchblutungsstörung als Herzinfarkt können sehr verschieden sein, so Blutdruckabfall bei Körperruhe oder im Schlaf, andererseits vermehrte körperliche oder auch psychische Belastung mit Blutdruckanstieg. Im Falle des A. L. wurde

Allgemeine versicherungsrechtliche Fragestellungen

der Herzhinterwandinfarkt mit Wahrscheinlichkeit durch das Heben von etwa 40 kg schweren Expreßgutstücken manifest. Diese körperliche Anstrengung kann aber nach aller ärztlichen und wissenschaftlichen Erfahrung kein anderes Gewicht haben, als das einer sogenannten Gelegenheitsursache, weil auch jede andere erhebliche körperliche Anstrengung des täglichen Lebens, wie zum Beispiel das Tragen eines Koffers oder eine erschwerte Stuhlentleerung, mit Wahrscheinlichkeit ebenfalls zum Anlaß der Manifestierung des Herzinfarktes geworden wäre. Diese Differenzierung kennt das Unfallversicherungsrecht der DDR in dieser Form nicht, weswegen dort das Ereignis vom 4. 3. 1967 als Unfall anerkannt wurde, und A.L. seitdem eine Unfallrente bezog. Nach dem in der Bundesrepublik geltenden Unfallversicherungsrecht müßte aber eine solche körperliche Anstrengung das betriebsübliche Maß weit übersteigen, wenn diese das Gewicht einer wesentlichen Teilursache der Manifestierung des Herzmuskelinfarktes haben soll. Im Falle des A.L. ist es also nicht wahrscheinlich, daß der am 4. 3. 1967 bei ihm manifest gewordene Herzhinterwandinfarkt, der beim Heben von etwa 40 kg schweren Expreßgütern im Rahmen seiner beruflichen Tätigkeit in der Güterabfertigung manifest wurde, einem Unfallereignis entspricht.
Dieser gutachtlichen Beurteilung widerspricht nicht, daß die Deutsche Reichsbahn, Reichsbahndirektion Cottbus, am 30. 8. 1982 auf Anfrage mitteilte, daß zur Berechnung der Unfallhinterbliebenenrente eine ärztliche Stellungnahme vorlag, wonach die Todesursache des Herrn L. als Folge des im Jahre 1967 erlittenen Betriebsunfalles anzusehen sei. Diese Beurteilung drückt lediglich die in der DDR anderen rechtlichen Voraussetzungen aus, als sie in der Bundesrepublik bestehen.
Da es also aus meiner Sicht nicht wahrscheinlich zu machen ist, daß das von A.L. am 4. 3. 1967 erlebte Ereignis mit Manifestierung eines Herzhinterwandinfarktes einem Unfall entspricht, zumal nach aller ärztlichen und wissenschaftlichen Erfahrung der vorherbestehenden Koronararteriensklerose die entscheidende Bedeutung für die Manifestierung eines Herzinfarktes zukommt, erübrigt es sich eigentlich, zum Zusammenhang des am 5. 3. 1977 eingetretenen Todes mit dem Herzmuskelinfarkt vom 4. 3. 1967 Stellung zu nehmen. Die sehr knappen Angaben in den Akten zu dem zum Tode führenden „Herzversagen" lassen zwar einen Zusammenhang mit dem bestehenden Herzleiden annehmen, nach dem in der Bundesrepublik geltenden Versicherungsrecht wäre aber zu differenzieren, wie groß bzw. wie wesentlich für die Entwicklung dieses Herzversagens die schicksalhaft vorherbestehende und durch eine Reihe sogenannter Risikofaktoren begünstigte Koronararteriosklerose war, wie wesentlich andererseits die unmittelbaren Auswirkungen des Herzmuskelinfarktes für das nach 10 Jahren manifest werdende Herzversagen war. Schon wegen dieses langen zeitlichen Intervalles wäre es im Falle des A.L. sehr viel wahrscheinlicher, daß die durch Lebensalter und schicksalhaft entstandene koronare Herzkrankheit Ursache des Herzversagens war, als die Auswirkungen des 10 Jahre zurückliegenden Herzmuskelinfarktes auf die Hämodynamik des Herzens und auf seine Leistungsfähigkeit.
Die gutachtlich gestellten Fragen werden wie folgt beantwortet:

1. Es ist nicht wahrscheinlich, daß der am 4. 3. 1967 bei Herrn A. L. manifest gewordene Herzhinterwandinfarkt, der im Verlaufe einer beruflichen körperlichen Anstrengung auftrat, als Arbeitsunfall anzusehen ist.
2. Es ist ebensowenig wahrscheinlich, daß der 10 Jahre später im Jahre 1977 eingetretene Tod durch Herzversagen ursächlich wesentlich auf den Herzinfarkt aus dem Jahre 1967 zurückzuführen ist. Vielmehr ist es wahrscheinlicher, daß diesem Tod durch Herzversagen die alters- und schicksalsabhängig entstandene koronare Herzkrankheit – Koronararteriosklerose – zugrunde lag.

Allgemeine versicherungsrechtliche Fragestellungen

 Auch autoptisch ungeklärt gebliebene Todesursache bei plötzlichem Tod während der Berufsarbeit. Bedeutung der Rechtsbegriffe der Wahrscheinlichkeit oder Möglichkeit eines ursächlichen Zusammenhanges.

Gutachten in der gesetzlichen Unfallversicherung für eine Berufsgenossenschaft.

E. Fritze

Fragestellung

Auf Veranlassung einer Berufsgenossenschaft soll dieses Gutachten zu den Ausführungen in einem pathologisch-anatomischen Gutachten des Herrn Prof. Dr. K. nach Aktenlage Stellung nehmen.
Herr Prof. Dr. K. kam zu dem Ergebnis, daß der zum Zeitpunkt seines plötzlichen Todes 49 Jahre alte S. „wahrscheinlich an einem akuten Myokardinfarkt, bedingt durch das Zusammentreffen der Faktoren Klimawechsel, körperliche Anstrengung und hochsommerliches Mittelmeerklima bei leichter koronarer Vorschädigung gestorben ist". Es wird argumentiert: „Da sowohl Klimawechsel als auch die körperliche Belastung im Zusammenhang mit der Berufsausübung des S. zu sehen sind, können diese beiden Faktoren als richtunggebende Verschlimmerung für den akuten Herztod angesehen werden. Man kann daher davon ausgehen, daß der Eintritt des Todes durch Einwirkung beruflicher Tätigkeit wahrscheinlich um wenigstens 1 Jahr vorverlegt worden ist".

Vorgeschichte

Aus dem Akteninhalt bzw. aus Zeugenaussagen geht hervor, daß S. im Juli 1981 als Aushilfsmöbelträger einen Möbeltransport von Deutschland nach Nizza begleitete. S. hatte bereits mehrere Teile des Umzugsgutes in die Wohnung transportiert, als er auf dem Weg von der Wohnung zum Möbelfahrzeug von dem alarmierten Fahrer auf dem Bürgersteig sitzend bzw. liegend gefunden wurde, wobei dieser „sich an die linke Seite des Brustkorbes gegriffen habe, aber bewußtlos war und aus der Nase blutete".
Die Besatzung eines Rettungswagens machte Reanimationsversuche und brachte ihn in ein Krankenhaus, wo er aber bereits tot ankam.
Das pathologisch-anatomische Gutachten, erstattet auf der Grundlage der 18 Tage nach dem am 30. 7. 1981 eingetretenen Tod durchgeführten Obduktion, beschreibt folgende Befunde: Als Folge der Reanimationsmaßnahmen sind die 3. bis 7. Rippe links in der Mamillarlinie frakturiert, in beiden Pleurahöhlen finden sich jeweils 200 ml blutig verfärbte Flüssigkeit. Die Herzkranzgefäße weisen wenige atheromatöse Plaques, aber keine Stenosen und keine Thrombosen auf. Auch in der Aorta finden sich wenige atheromatöse Plaques. Der Befund der Organe, der Knochen, der Wirbelsäule, des Schädels und des autolytisch veränderten Gehirns ist unauffällig. Ausdrücklich ist vermerkt, daß sich eine Gehirnblutung ausschließen läßt. Bei starker Autolyse der Organe findet sich auch mikroskopisch am Herzen und an den übrigen Organen kein auffälliger Befund.
Als Diagnosen werden aus pathologisch-anatomischer Sicht angegeben: Geringgradige Koronararteriensklerose, einzelne kleine Herzmuskelschwielen des linken Herzventrikels, leichte Atherosklerose der Aorta und ihrer großen Äste, Anthrakose der Lungen, wahrscheinlich geringes Lungenoedem. Das Gutachten beschreibt ausdrücklich, daß trotz fortgeschrittener Autolyse der Organe eine große Blutung im Gehirn, eine gastrointestinale Blutung, schwere atherosklerotische Veränderungen insbesondere der Herzkranzgefäße und Zeichen einer massiven Gewalteinwirkung nicht zu finden sind bzw. auszuschließen sind.
In der gutachtlichen Beurteilung wird aus der Haltung, in der S. gefunden wurde, geschlossen, daß er einen plötzlichen Schmerz in der Herzgegend verspürt habe. „Diese Symptomatik läßt bei dem rasch darauf eingetretenen Tod in erster Linie einen akuten Myokardinfarkt annehmen." Es wird argumentiert, „daß auch ohne wesentliche Vorerkrankung des Herzens und insbesondere des koronaren Gefäßsystems eine akute absolute Koronarinsuffizienz vom Ausmaß eines Myokardinfarktes eintreten kann, wenn schwere körperliche Arbeit in Verbindung mit Klimawechsel und hochsommerlichem Mittelmeerklima zu einer ausgeprägten Belastung von Herz und Kreislauf führen". Dabei wird betont, daß „der diesbezüglich negative Sektionsbefund hierzu nicht im Widerspruch steht". Es wird ausdrücklich hervorgehoben, daß „die leichte allgemeine Atherosklerose und geringgradige Koronarsklerose unter normalen Le-

Allgemeine versicherungsrechtliche Fragestellungen

bensbedingungen für einen Mann von 48 Jahren ohne Krankheitswert" seien.
In einem das Gutachten nach genauer Kenntnis der Witterungsbedingungen ergänzenden Schreiben führt der Gutachter aus, daß „diese klimatischen Bedingungen, wenn sie mit schwerer körperlicher Arbeit verbunden sind, eine Belastung darstellen, die zu einem akuten Myokardinfarkt führen kann".

Beurteilung

S. war 48 Jahre alt, als er am 30. 7. 1981 plötzlich und bei seiner Arbeit als Möbelträger im Zusammenhang mit einem Umzug nach Nizza verstarb. Er hatte bereits mehrere Teile des Umzugsgutes vom Fahrzeug in die Wohnung getragen, als er von dem Fahrer des Möbelwagens, der zu dieser Zeit in der Wohnung war und von hinzugekommenen Personen heruntergerufen wurde, auf der Straße liegend und bewußtlos aufgefunden wurde. Er blutete aus der Nase und hielt eine Hand auf der linken Seite der Brust. Professor Dr. K. schließt in seinem Gutachten aus dieser „Schmerzhaltung" auf ein Herzereignis.
Unabhängig davon, daß es überhaupt schwierig ist, aus subjektiven Schmerzempfindungen objektiv auf ein Krankheitsgeschehen bestimmter Art zu schließen, ist in dem hier zur Diskussion stehenden Falle davon auszugehen, daß S. offenbar auf dem Wege aus der Wohnung zum Möbelwagen zusammengebrochen ist und kurz darauf, nämlich als der Fahrer des Wagens hinzukam, schon nicht mehr ansprechbar war. Nach vergeblichen Wiederbelebungsversuchen durch die Besatzung eines Rettungswagens mit Herzmassage und Beatmung konnte im Krankenhaus schließlich nur noch der Tod festgestellt werden. In den Akten sind keine Angaben darüber enthalten, ob sich unter der Besatzung des Rettungswagens ein Arzt befand, ob dieser zum Beispiel einen Herzstillstand oder Herzkammerflimmern feststellen konnte. Die gutachtliche Beantwortung der Fragestellung muß also davon ausgehen, daß über die Art des zum Tode führenden Geschehens nichts bekannt ist. Deshalb wurde die Autopsie der Leiche nach Exhumierung 18 Tage nach dem Tode durchgeführt.
Der in dem pathologisch-anatomischen Gutachten beschriebene Obduktionsbefund läßt erkennen, daß die Leiche zu diesem Zeitpunkt schon erhebliche Verwesungserscheinungen zeigte. Die Beurteilung der Organe war dadurch offenbar erheblich beeinträchtigt. Bei kritischer Beurteilung des von Professor Dr. K. beschriebenen makroskopischen und mikroskopischen Organbefundes muß man zu dem Ergebnis kommen, daß die Todesursache auch durch die Obduktion nicht nachgewiesen werden konnte. Zwar kommt Professor Dr. K. zu der Annahme, „daß S. wahrscheinlich an einem akuten Myokardinfarkt, bedingt durch das Zusammentreffen der Faktoren Klimawechsel, körperliche Anstrengung und hochsommerliches Mittelmeerklima bei leichter koronarer Vorschädigung gestorben ist", diese Annahme ist aber eine reine Vermutung und hat keineswegs die versicherungsrechtlich zu fordernde „Wahrscheinlichkeit" für sich. Prof. K. beschreibt in seinem Gutachten selbst, daß wesentliche Vorerkrankungen bei S. nicht gefunden werden konnten, und daß „die leichte allgemeine Atherosklerose sowie die geringgradige Koronarsklerose unter normalen Lebensbedingungen für einen Mann von 48 Jahren ohne Krankheitswert seien". Obwohl Prof. Dr. K. also selbst der Meinung ist, daß die anatomischen Voraussetzungen für den Eintritt eines Myokardinfarktes – dieser Begriff wird unpräzise benutzt, denn gemeint ist ein „akuter Herztod" – nicht vorgelegen haben, vermutet er, daß eine Koronarinsuffizienz die Todesursache war. Eine solche Vermutung kann aber keineswegs die Grundlage einer versicherungsrechtlichen bzw. gutachtlichen Entscheidung sein.
Überhaupt gewinnt man aus der Argumentation des Prof. Dr. K. für seine gutachtliche Beurteilung den Eindruck, daß die versicherungsrechtlichen Voraussetzungen ärztlicher Begutachtung nicht berücksichtigt wurden. Prof. Dr. K. ging offenbar davon aus, zu irgendeinem

Allgemeine versicherungsrechtliche Fragestellungen

Ergebnis kommen zu müssen, das heißt, das gutachtliche Urteil „die Todesursache bleibt unbekannt" vermeiden zu müssen. Offenbar aus dieser Verkennung der versicherungsrechtlichen Situation eines Gutachters kommt Prof. Dr. K. zu der Annahme einer Koronarinsuffizienz als Todesursache, welche in Verbindung mit klimatischen Faktoren und körperlicher Anstrengung manifest geworden sei. Das ist aber nicht mehr als eine Vermutung, die nicht die versicherungsrechtlich erforderliche Wahrscheinlichkeit für sich hat.
Es ist durchaus „möglich", daß S. eines primären Herztodes gestorben ist. Dafür spricht insbesondere das Fehlen irgendwelcher Hinweise auf eine andere Todesursache im Obduktionsbefund, und Prof. Dr. K. weist als Gutachter ausdrücklich darauf hin, daß trotz der fortgeschrittenen Autolyse eine zerebrale Blutung, gastrointestinale Blutungen, schwere atherosklerotische Veränderungen insbesondere der Herzkranzgefäße sowie Zeichen einer massiven Gewalteinwirkung sowohl im Bereich des Integuments und des Bewegungsapparates als auch im Bereich der inneren Organe mit Sicherheit auszuschließen sind. Eine solche Beurteilung ist auch bei fortgeschrittener Autolyse erfahrungsgemäß noch möglich. Es mag auch „möglich" sein, daß S. an einer akuten Insuffizienz der Herzkranzgefäße verstorben ist, ebenso möglich ist es aber zum Beispiel, daß er infolge eines Virusinfektes oder eines anderen Infektes an einer Herzmuskelentzündung litt, welche mit Herzrhythmusstörungen den plötzlichen Tod herbeiführte.
Es ist aber keinesfalls angängig, die sicherlich schwere körperliche Arbeit beim Transport von Möbelstücken und das Klima in Nizza am 30. Juli als wahrscheinliche und wesentliche Todesursache anzusehen, ohne dafür weitere objektive Befunde anführen zu können. Dazu kommt, daß die bezeugte Außentemperatur an diesem Tage von 17 bis 24°C und von 24°C um 14.00 Uhr bei einer Luftfeuchtigkeit zwischen 70 und 90% kein Extremklima darstellt, wie es für die Annahme eines Unfalles versicherungsrechtliche Voraussetzung wäre.
Aber auch das von Prof. Dr. K. benutzte Argument, daß während schwerer körperlicher Arbeit ein Schmerzanfall auftrat, ist einerseits durch den Ablauf der Ereignisse nicht belegt, andererseits auf der Grundlage unseres heutigen Wissens über die Entstehung eines akuten Herztodes eher unwahrscheinlich. Nahezu immer findet man dabei eine stenosierende Koronararteriosklerose. Diese hat aber bei S. nicht vorgelegen. Es ist aber eher unwahrscheinlich, daß bei nachgewiesenermaßen geringfügigen koronararteriosklerotischen Veränderungen eine körperliche Anstrengung und die Einwirkung klimatischer Faktoren einen akuten Herztod manifest werden lassen können. Prof. Dr. K. weist selbst in seinem Gutachten darauf hin, daß die geringgradige Koronararteriosklerose unter normalen Lebensbedingungen für einen Mann von 48 Jahren ohne Krankheitswert war. Die Annahme einer akuten Koronarinsuffizienz als Todesursache ist also nicht mehr als eine Vermutung, keineswegs aber versicherungsrechtlich wahrscheinlich, eher ist sie schon die am wenigsten unwahrscheinliche Ursache gewesen. In der Rechtsprechung zur Unfallversicherung muß aber bei der Annahme einer beruflichen Einwirkung als Todesursache diese „wahrscheinlich" sein und durch entsprechende objektive Befunde zu belegen sein. Das ist im Falle des S. aber nicht der Fall.
Aus meiner Sicht und in Beantwortung der mir vorgelegten Fragestellung ist also den Ausführungen des Prof. Dr. K. nicht zu folgen. Vielmehr hätten nach dem Ergebnis des Obduktionsbefundes die diesem Gutachter von der Berufsgenossenschaft gestellten Fragen wie folgt beantwortet werden müssen:

Zu 1. Auch der Obduktionsbefund ließ die Ursachen des zum Tode führenden Geschehens nicht erkennen. Es ist möglich, daß S. eines akuten Herztodes gestorben ist, es kann aber nicht mehr als eine Vermutung sein, daß der akute Herztod durch das Zusammentreffen der Faktoren Klimawechsel, körperliche Anstrengung und hochsommerliches Mittelmeerklima bei leichter koronarer Vorschädigung eintrat.

Allgemeine versicherungsrechtliche Fragestellungen

Zu 2. Zeichen äußerer Gewalteinwirkung waren durch die Obduktion nicht nachweisbar.
Zu 3. Vorerkrankungen waren durch die Obduktion nicht zu zeigen, wegen der fortgeschrittenen Autolyse der Organe konnten sie aber auch nicht mehr erkannt werden.
Zu 4. Es ist nicht wahrscheinlich zu machen, daß S. wesentlich durch Bedingungen seiner beruflichen Tätigkeit zu Tode gekommen ist.

Kommentar

Die bloße Möglichkeit eines ursächlichen Zusammenhanges zwischen einem beruflichen Ereignis und plötzlichem Tod schließt die versicherungsrechtliche Anerkennung aus. Der ursächliche Zusammenhang muß vielmehr auf Grund des Ablaufs der Ereignisse und der Untersuchungsbefunde wahrscheinlich sein. Darüber hinaus kann berufseigentümliche Arbeit, auch wenn diese anstrengend oder schwer ist, im versicherungsrechtlichen Sinne nicht einem Unfall gleichgesetzt werden. Das kann nur für Ereignisse gelten, die die betriebsübliche Beanspruchung – hier also Möbeltransport – weit übersteigen.

③ Unpräzise Befundbeschreibung durch „leicht" oder „geringfügig" von der Norm abweichende Befunde macht die gutachtliche Stellungnahme zur Rentenabfindung aus einer Unfallrente unmöglich.

Gutachten für eine Berufsgenossenschaft.

E. Fritze

Fragestellung

Auf Veranlassung einer Berufsgenossenschaft soll gutachtlich zu der Frage Stellung genommen werden, ob nach Aktenlage und unter Berücksichtigung vorliegender Gutachten einer Rentenabfindung mit dem 15,1fachen Betrag der Jahresrente wegen Unfallfolgen unbedenklich entsprochen werden kann, das heißt, ob eine normale Lebensdauer des Rentenempfängers zu erwarten ist.

Vorgeschichte

Vor 11 Jahren erlitt der jetzt 47 Jahre alte G. durch Arbeitsunfall einen Bruch des linken Oberarmes, der nach Nagelung in idealer Achsenstellung knöchern fest verheilte. Allerdings blieb die Beweglichkeit im linken Ellenbogengelenk und im linken Schultergelenk etwas behindert, es verblieb eine gewisse Muskelatrophie mit verminderter Kraftleistung. Deswegen wurde eine Dauerrente entsprechend einer MdE von 20% gewährt.
Ein Gutachten eines Arztes für Innere Medizin kommt zur Annahme einer normalen Lebenserwartung, beschreibt aber die folgenden von der Norm abweichenden Untersuchungsbefunde:
„Struma geringen Grades,
im Elektrokardiogramm Zeichen gestörter Erregungsrückbildung, die aus geringfügiger Senkung der ST-Strecke mit flach-positivem T gefolgert wird,
leichte Bronchitis",
bei röntgenologischer Untersuchung der Brustorgane „leicht nach links dilatiertes Herz, leicht verstrichene Herztaille, breites Gefäßband, leicht vorspringender Aortenknopf".
Bis auf einen Serumcholesterinwert von 297 mg% werden regelrechte Blut- bzw. Serumbefunde und Harnbefunde beschrieben.

Allgemeine versicherungsrechtliche Fragestellungen

Beurteilung

Die Beantwortung der gutachtlich gestellten Frage hat davon auszugehen, daß der jetzt 47 Jahre alte G. vor 11 Jahren durch Berufsunfall einen Bruch des linken Oberarmes erlitt, wegen dessen Folgen er eine Dauerrente nach einer MdE von 20% bezieht. Er hat die sogenannte Kapitalisierung dieser Rente, also die Rentenabfindung beantragt. Weil das zu dieser Frage im Auftrage der Berufsgenossenschaft erstattete internistische Fachgutachten zwar zur Annahme einer normalen Lebenserwartung kam, andererseits aber von der Norm abweichende Untersuchungsbefunde beschrieb, wurde von der Berufsgenossenschaft zur gleichen Frage dieses Gutachten eingeholt, welches sich aber allein auf die im Vorgutachten beschriebenen Befunde stützen kann.

In diesem Vorgutachten werden von der Norm abweichende Befunde beschrieben, die allerdings von dem untersuchenden Arzt durchweg als „leicht" bzw. „geringfügig" beschrieben werden. So ist die Rede vom Vorliegen einer „Struma geringen Grades", von „geringfügiger Senkung einer einzigen ST-Strecke im Elektrokardiogramm", die als „geringfügiges Zeichen gestörter Erregungsrückbildung" beurteilt wird. Schließlich wird eine „leichte Bronchitis" und bei röntgenologischer Untersuchung ein „leicht nach links dilatiertes Herz", eine dabei „leicht verstrichene Herztaille" und ein „leicht vorspringender Aortenknopf" beschrieben.

Es ist nicht möglich, auf der Grundlage dieser Untersuchungsbefunde der Berufsgenossenschaft die gutachtlich gestellte Frage nach der Lebenserwartung des G., also das mit einer Rentenabfindung für die Berufsgenossenschaft bestehende Risiko zu beurteilen. Es ist eine leider verbreitete Schwäche nicht weniger ärztlicher Untersucher, tatsächliche oder scheinbare Abweichungen der Untersuchungsbefunde von der Norm mit „leicht" oder „geringfügig" zu bezeichnen und damit diese Abweichungen von der Norm zu relativieren. In dieser unentschiedenen und unpräzisen Beschreibung von Untersuchungsbefunden drückt sich häufig eine diagnostische Unsicherheit des Untersuchers aus. So kann eine „geringfügige Senkung von ST-Strecken" im Elektrokardiogramm, oder ein „leicht nach links dilatiertes Herz" bzw. eine „leicht verstrichene Herztaille" für die Lebenserwartung völlig bedeutungslos, aber auch Ausdruck ernsthafter krankhafter Veränderungen, zum Beispiel eines Herzklappenfehlers sein. Die Größe des röntgenologischen Herzschattens muß der Untersucher zum Beispiel zur Körpergröße und zum Körpergewicht, aber auch zum körperlichen Aktivitätszustand, so zum Beispiel zur Berufsarbeit oder zu sportlicher Betätigung in Beziehung setzen und muß dann entscheiden, ob diese röntgenologisch beobachtete Herzgröße krankhaft ist oder nicht.

Offenbar hat der das Vorgutachten bearbeitende Arzt für Innere Krankheiten die von ihm als leicht oder geringfügig beschriebenen, aber von der Norm abweichenden Untersuchungsbefunde für wenig bedeutsam gehalten. Anderenfalls hätte er nicht der Berufsgenossenschaft die Annahme einer normalen Lebenserwartung und damit der Unbedenklichkeit einer Rentenabfindung bestätigen dürfen. Mir ist es aber nicht möglich, die in diesem Vorgutachten beschriebenen und von der Norm abweichenden Untersuchungsbefunde als unbedenklich zu unterstellen. Andererseits habe ich aus langer Erfahrung in der Ausbildung von Ärzten den Eindruck gewonnen, daß die Bezeichnung von Untersuchungsbefunden mit „leicht" oder „geringfügig" eine Unsitte und Ausdruck diagnostischer Unsicherheit ist.

Um auf der einen Seite der Berufsgenossenschaft nicht eine falsche Entscheidung nahezulegen, aber auf der anderen Seite auch dem G. nicht Unrecht zu tun, denn es ist sein gutes Recht, die Rentenabfindung zu beantragen, rate ich zur Durchführung einer erneuten gutachtlichen Untersuchung des G. durch einen erfahrenen Arzt für Innere Medizin.

Allgemeine versicherungsrechtliche Fragestellungen

Kommentar

Gutachtliche Beurteilungen müssen sich auf eine eindeutige Befundinterpretation stützen. Diese Befundinterpretationen müssen es einem sachkundigen Leser ermöglichen, die Beurteilung nachzuvollziehen und zu verstehen. „Fragliche" oder „geringe" Befundabweichungen von der Norm sind nicht geeignet, ein medizinisches oder versicherungsrechtliches Urteil zu stützen, weil solche Befunddaten auch innerhalb der statistischen Streuung des Normalbefundes gelegen sein können.

 ## Vorzeitige Alterung, mangelnder Arbeitswille, Alkoholismus, Erwerbsfähigkeit?

Gutachten im Rentenrecht für ein Sozialgericht.

E. Fritze

Fragestellung

Auf Veranlassung eines Sozialgerichtes soll im Klageverfahren zu folgenden im Beweisbeschluß des Gerichtes formulierten Fragen gutachtlich Stellung genommen werden, deren Hintergrund die Frage nach bestehender Erwerbsfähigkeit oder Erwerbsunfähigkeit ist:

1. Welche Leiden lagen bei R.
   a) Zum Zeitpunkt der Antragstellung auf Rentengewährung wegen Erwerbsunfähigkeit,
   b) in der Folgezeit,
   c) zum Zeitpunkt der gutachtlichen Untersuchung vor?
2. Welche Tätigkeiten waren ihm unter Berücksichtigung dieser Leiden seit Antragstellung täglich mit gewisser Regelmäßigkeit zuzumuten und sind ihm jetzt noch zuzumuten, zum Beispiel als Lagerverwalter, Hausmeister in Verwaltungs-, Wohnungsbau- und Industrieunternehmen, Bürohilfskraft usw. oder in ähnlicher Tätigkeit.

Weiter ist gefragt nach der Belastbarkeit durch solche Tätigkeiten:
a) Körperlich schwere, mittelschwere oder nur noch leichte Arbeiten,
b) geistig schwierige, mittelschwierige oder nur noch einfache Arbeiten,
c) Arbeiten im Gehen, Stehen, wechselweise im Gehen, Stehen und/oder Sitzen oder nur noch Arbeiten im Sitzen,
d) Arbeiten in gebückter Haltung bzw. mit andauernder/längerer einseitiger körperlicher Belastung oder nur noch Arbeiten ohne derartige Zwangshaltung,
e) Arbeiten im Freien, im Freien unter Witterungsschutz oder nur noch Arbeiten in geschlossenen Räumen,
f) Arbeiten mit besonderen Anforderungen an die Reaktionsfähigkeit, an Übersicht, Aufmerksamkeit, Verantwortungsbewußtsein und Zuverlässigkeit oder nur noch Arbeiten ohne derartige Anforderungen,
g) Arbeiten mit betriebsüblichen Pausen in voller Schicht und regelmäßig oder weniger als vollschichtig, aber mehr als halbschichtig oder nur halbschichtig oder nur noch weniger als halbschichtig und wieviel Stunden täglich,
h) Können öffentliche Verkehrsmittel benutzt werden? Welche Fußwege sind zuzumuten, und in welcher Zeit können diese zurückgelegt werden?
3. Besteht Aussicht, daß die unter 1. festgestellten Leiden durch Heilmaßnahmen in absehbarer Zeit (welche und in welchem Zeitraum?) wesentlich gebessert werden können?

Aktenvorgeschichte

In der *Aktenvorgeschichte* sind ärztliche Befunde aus ambulanten und stationären Untersuchungen beschrieben wie Verlust eines Auges nach Unfall, Leberleiden bzw. Fettleber-Hepatitis, Lungenemphysem ohne nachweisbare Bronchitis, Fehlhaltung und degenerative Veränderungen der Wirbelsäule, Untergewicht, Asthenie, beginnende Dupuytrensche Kontrakturen beiderseits, unterschwellige diabetische Stoffwechselstörung.

Allgemeine versicherungsrechtliche Fragestellungen

Ärztliche Gutachten beschreiben im wesentlichen die gleiche Befundkonstellation, als Ursache des Leberleidens wird Alkoholabusus diskutiert. Gutachtlich wird geurteilt, daß Berufsunfähigkeit nicht vorliege, daß R. zwar im erlernten Beruf als Maurer nur noch sehr begrenzt tätig sein könne, auf dem allgemeinen Arbeitsmarkt aber vollschichtig körperlich leichte Arbeiten verrichten könne.

Der Prozeßbevollmächtigte geht darüber hinaus davon aus, daß R. an erheblichen Erschöpfungszuständen und an einer Herzkrankheit leide. Es wird dabei auf die zitterigen Unterschriften des R. auf der Prozeßvollmacht und auf der Erklärung zur Befreiung von der Schweigepflicht hingewiesen.

Eigene Vorgeschichte

In dem sehr geduldig durchgeführten Gespräch zur Krankheitsvorgeschichte gelingt es kaum, von R. eine Schilderung seiner Beschwerden und der früher durchgemachten Krankheiten zu bekommen. Er berichtet lediglich, daß er seit mehreren Jahren wegen Schmerzen in der Brust, die in den linken Arm ausstrahlen, wobei er „einschlafe", krank geschrieben sei. „Wenn ich das Zittern bekomme, nehme ich Valium, ich kann dann keine Tasse halten." Außerdem werden Beschwerden geklagt, die an eine Dysbasia intermittens denken lassen müssen, schließlich Schwäche, Schweißneigung, Hitze- und Kältegefühl.

Befund

Der *körperliche Untersuchungsbefund* ergibt Hinweise für eine geringe Einschränkung der Beweglichkeit der Halswirbelsäule, zum anderen aber wird die Wirbelsäule bei Bewegungen offensichtlich willkürlich steif gehalten. Dabei ist der Finger-Fußboden-Abstand mit 10 cm kaum eingeschränkt. Im übrigen ist eine gewisse Lungenblähung anzunehmen.

Bei der Untersuchung der Bauchorgane wird die Bauchmuskulatur offensichtlich willkürlich gespannt gehalten, so daß die Größe der Leber durch Palpation kaum zu bestimmen ist. Bei ihrer Perkussion und Kratzauskultation ist sie mit einer Dämpfungsfigur von 13 cm deutlich vergrößert und palpatorisch in ihrer Konsistenz vermehrt.

Die funktionelle Bedeutung geringgradig ausgeprägter Dupuytrenscher Kontrakturen ist sehr gering. Das Zeichen nach Lasègue wird zunächst positiv dargestellt, bei Überlistung ist es aber eindeutig negativ. Es bestehen Zeichen ausgeprägter vegetativer Stigmatisierung. Röntgenologisch bestätigt sich das Vorliegen einer relativ gering ausgeprägten Lungenblähung, im Bereich der ganzen Wirbelsäule finden sich sehr geringfügige Veränderungen im Sinne einer Spondylosis deformans.

Bis auf eine mittelgradig vermehrte Aktivität des Enzyms gamma-GT sind alle Blut- bzw. Serumanalysen unauffällig, ebenso das Elektrokardiogramm.

Die Belastung auf dem Fahrradergometer mit nur 75 Watt über nur 2 Minuten wird wegen Atemnot und Schmerzen im Bein, dessen Pulse durchweg gut tastbar sind, abgebrochen. Das Verhalten der Pulsfrequenz und des Blutdrucks sowie die registrierten elektrokardiographischen Kurven lassen verminderte Leistungsfähigkeit des Herz-Kreislaufsystems wahrscheinlich auf dem Boden eines mangelhaften Trainingszustandes annehmen. Die elektrokardiographischen Kurven sind auch unter körperlicher Belastung unauffällig.

Beurteilung

Der zum Zeitpunkt der Untersuchung 48 Jahre alte T. wirkt deutlich vorgealtert und verbraucht. Mit nur 51 kg Körpergewicht bei 167 cm Größe ist er ausgesprochen mager. Dieser relativ schlechte körperliche Allgemeinzustand und auch die psychische Verhaltensweise sind mit Wahrscheinlichkeit Ausdruck und Folge chronischen Alkoholmißbrauchs, welcher nicht bestritten wird, zur Zeit aber relativ gering sein soll. Offensichtlich bewertet R. die bei ihm vorliegenden Störungen und Beschwerden mit dem Ziel über, seinen Lebensunterhalt durch eine Rente gesichert zu bekommen. Das mag nicht zuletzt auch damit zusammenhängen, daß ein Mensch seiner psychischen Verhaltensweise und körperlichen Konstitution große Schwierigkeiten haben wird, einen Arbeitsplatz zu bekommen.

Bei relativ geringer Intelligenz bestehen bei ihm in Übereinstimmung mit allen früheren Untersuchern folgende Leiden:

1. Verlust des rechten Auges durch Unfall mit prothetischem Ersatz, weitgehende Gewöhnung an diese Situation, aber Unfähigkeit des räumlichen Sehens,
2. Störungen der Wirbelsäulenstatik bei höchstens mittelgradig ausgeprägten degenerativen Veränderungen an den Bandscheiben und an den Wirbeln.
3. Geringe Lungenblähung ohne manifeste Bronchitis.

Allgemeine versicherungsrechtliche Fragestellungen

4. Schlechte körperliche Leistungsfähigkeit hinsichtlich der muskulären Kraft, aber auch hinsichtlich des Herz-Kreislaufsystems. Es besteht aber keine Herzschwäche.
5. Fettleber-Hepatopathie, deren Abklärung durch Biopsie von R. abgelehnt wird, ihre Ursache ist mit Wahrscheinlichkeit in chronischem Alkoholmißbrauch zu sehen.
6. Dupuytrensche Kontrakturen in beiden Handinnenflächen geringen Grades und unterschwellige diabetische Stoffwechselstörung nach der Vorgeschichte bedeuten keine Beeinträchtigung der Erwerbstätigkeit.

R. ist zwar ein durch Konstitution und Alkoholismus vorzeitig verbrauchter Mann, der aber keine wesentlichen krankhaften Störungen organischer Natur hat, die bei einigem guten Willen seine Arbeits- und Erwerbsfähigkeit einschränken würden. Dagegen bedeutet seine seelische Haltung gegenüber gewissen Beschwerden, die durchaus vorhanden sein mögen, ein Hemmnis, sich für eine berufliche Arbeit zu interessieren. Es ist auch ohne Zweifel zuzugeben, daß körperlich anstrengende Tätigkeiten oder solche mit Anforderungen an den Intellekt nicht zumutbar sind. Andererseits würde R. aber bei entsprechender menschlicher Führung und bei endgültiger Abkehr vom Alkoholmißbrauch sicher eine Arbeit leisten können. Sein seelischer und körperlicher Zustand und auch die von seinem Prozeßbevollmächtigten als Argument angeführten Schreib- und Schriftstörungen sind ohne Zweifel Folge und Ausdruck des nicht bestrittenen Alkoholmißbrauchs.

Entsprechend werden die im Beweisbeschluß gestellten Fragen hier zusammenfassend damit beantwortet, daß die Erwerbsfähigkeit des R. zu keinem Zeitpunkt wegen körperlicher Leiden beeinträchtigt war. Arbeiten körperlich leichter Art, geistig nur einfache Tätigkeiten und solche im Gehen, Stehen und/oder Sitzen, nicht aber bei längerer einseitiger Zwangshaltung sind ihm sowohl im Freien als auch in geschlossenen Räumen zuzumuten. Dabei müssen die Anforderungen an das Reaktionsvermögen, an die Aufmerksamkeit und das Verantwortungsbewußtsein gering gehalten bleiben. Solche Arbeiten sind mit betriebsüblichen Pausen vollschichtig und regelmäßig möglich, ebenso die Benutzung von Verkehrsmitteln und ein Fußweg von 3 bis 4 km Länge, für den R. etwa 30 bis 45 Minuten benötigen wird.

Es besteht eine gewisse Aussicht, daß in stationärer Behandlung mit gleichzeitiger psychischer Führung bei völliger Entwöhnung vom Alkohol und unter physikalischen Behandlungsmaßnahmen wie Gymnastik, leichtem Sport und dergleichen in einem Zeitraum von 6 bis 8 Wochen Besserung erzielt wird. Ob eine solche Besserung anhaltend sein wird, ist bei der hohen Rückfallquote von Alkoholikern allerdings problematisch. Immerhin ist aus ärztlicher Sicht bei dem noch relativ jugendlichen Alter des R. ein solcher Versuch ratsam. Berentung dagegen würde sich auf die Gesamtsituation sicher eher nachteilig auswirken, wenn nicht eine straffe, aber einfühlsame menschliche Führung hinzukäme. Es sei nicht verschwiegen, daß ein solcher Versuch der menschlich-seelischen Führung des R. keine dankbare Aufgabe ist und wahrscheinlich bei der heutigen Struktur unseres Sozialwesens auch unrealistisch ist.

Kommentar

Bei einem körperlich und intellektuell nicht sehr leistungsfähigen, wenig arbeitswilligen Alkoholiker wird zwar die Möglichkeit zu vollschichtiger körperlich und intellektuell einfacher Arbeit als gegeben angesehen. Es wird der Vorschlag einer stationären Behandlung zur Alkoholentwöhnung gemacht, aber darauf hingewiesen, daß die Rückfallquote von Alkoholikern sehr groß ist. Schließlich wird erläutert, daß eine Resozialisierung des R. eher unrealistisch erscheint.

Allgemeine versicherungsrechtliche Fragestellungen

 Körperliches Übergewicht macht als Risikofaktor die Rentenabfindung aus einer Unfallrente nicht empfehlenswert.

Gutachten für eine Berufsgenossenschaft.

E. Fritze

Fragestellung

Als Folge einer einseitigen traumatischen Augenverletzung mit Verlust der Sehfähigkeit und Schrumpfung des Augapfels bezieht K. von einer Berufsgenossenschaft eine Dauerrente nach einer MdE von 25%. Die Berufsgenossenschaft hat Bedenken, den Antrag auf Rentenabfindung positiv zu entscheiden, da bei K. mit einem Körpergewicht von 91,5 kg bei 170 cm Größe ein deutliches Übergewicht besteht und eine Neigung zur Blutdruckerhöhung festgestellt wurde, obgleich ein ärztlicher Gutachter äußerte, daß bei K. mit einer normalen Lebenserwartung zu rechnen sei. Dieses Gutachten soll auf der Grundlage der im Vorgutachten erhobenen Untersuchungsbefunde zu der Frage Stellung nehmen, ob bei K. mit einer normalen Lebensdauer von mindestens 70 Jahren zu rechnen sei.

Vorgeschichte (nach den Akten)

Der Auszug der zuständigen Krankenversicherung über durchgemachte Krankheiten enthält die Diagnosen: Wiederholt grippale Infekte und Angina tonsillaris, Lumbalgie, Enteritis, Nephritis, Gastroduodenitis, Gastroenteritis, Epikondylitis.
Der Hausarzt bestätigt die Behandlung des K. wegen gelegentlicher „Bagatellinfektionen und superazider Gastritis". Gelegentlich durchgeführte Serumanalysen und körperliche Untersuchungen einschließlich der Blutdruckmessung waren unauffällig.
Bei einer röntgenologischen Untersuchung des Magens etwa 1 Jahr vor Antragstellung wurde zwar ein Ulcus duodeni angenommen, gastroskopisch handelte es sich aber lediglich um eine Gastroduodenitis. Der Untersucher bezeichnet den röntgenologischen Befund „als nicht verbindlich".
In dem vor gut einem halben Jahr erstatteten Vorgutachten wird neben dem Übergewicht von 91 kg bei 170 cm Größe das Herz bei röntgenologischer Untersuchung als linksbetont und aortenkonfiguriert, die Aorta als gering bis mittelstark verbreitert mit deutlich vorspringendem Aortenknopf beschrieben. Die gemessenen Blutdruckwerte schwankten zwischen 170/100 und 145/85 mm Hg, ein wegen gelegentlicher Albuminurie und Leukozyturie eingeholtes urologisches Zusatzgutachten konnte ein krankhaftes Geschehen nicht feststellen. Das in Ruhe und nach 10 Kniebeugen registrierte Elektrokardiogramm bot bei einer Frequenz von 90/1 Minute einen unauffälligen Kurvenverlauf.

Beurteilung

Die im Zusammenhang mit dem von ihm gestellten Antrag zur Kapitalisierung seiner Rente durchgeführte gutachtliche Untersuchung ergab ein körperliches Übergewicht von mehr als 20 kg über dem sogenannten Normal- oder Durchschnittsgewicht, von etwas weniger als 30 kg über dem sogenannten Idealgewicht. Es gibt eine Reihe statistischer Untersuchungen über die Lebenserwartung in Relation zum Körpergewicht insbesondere von amerikanischen Versicherungsgesellschaften, die aussagen, daß die Lebenserwartung übergewichtiger Menschen in Abhängigkeit von der Ausprägung des Übergewichtes verkürzt ist. Körperliches Übergewicht gilt als ein wesentlicher Risikofaktor für die Entstehung von Herz-Kreislaufkrankheiten und insbesondere für die Entwicklung einer Arteriosklerose. Auch die Entstehung von Stoffwechselstörungen wird durch körperliches Übergewicht begünstigt. Solche Fettstoffwechselstörungen, Diabetes mellitus und Hyperurikämie gelten ihrerseits als Risiko-

Allgemeine versicherungsrechtliche Fragestellungen

faktoren für die Entwicklung von Herz-Kreislaufkrankheiten wie der allgemeinen Arteriosklerose und der koronaren Herzkrankheit. Als Risikofaktor gilt in diesem Sinne auch der Bluthochdruck, der bei Übergewichtigen sicher häufiger als bei normal- oder idealgewichtigen Menschen ist. Bei K. wurden gelegentlich erhöhte Blutdruckwerte gemessen, aber im übrigen normale Blutdruckverhältnisse festgestellt. Wichtig für die Beantwortung der gutachtlich gestellten Fragen ist aber, daß bei röntgenologischer Untersuchung der Herzschatten als linksbetont und aortenkonfiguriert, das Herzgefäßband als gering bis mittelstark verbreitert und mit deutlich vorspringendem Aortenknopf beurteilt wurde. Das bedeutet, daß bei dem erst 42Jährigen zumindest schon ein gewisser Elastizitätsverlust der großen Körperschlagader anzunehmen ist.

Man muß davon ausgehen, daß heute jeder dritte Bürger in Westdeutschland an einer durch Übergewicht verursachten Herz- oder Gefäßkrankheit stirbt. Bei einem Übergewicht von etwa 30% wie es bei K. vorliegt, ist mit einer um mehr als 70% größeren Sterblichkeit als bei Normalgewichtigen zu rechnen. Dem widerspricht nicht, daß bei K. jetzt ein regelrechter körperlicher Untersuchungsbefund und ein regelrechter elektrokardiographischer Befund, abgesehen von dem gelegentlich erhöhten Blutdruck gefunden wurde. Dabei ist darauf hinzuweisen, daß das nach 10 Kniebeugen registrierte Elektrokardiogramm keinesfalls das Gewicht eines sogenannten Belastungs-Elektrokardiogramms haben kann, welches bei erheblich größerer körperlicher Beanspruchung auf einem Fahrradergometer die Registrierung elektrokardiographischer Kurven während der Arbeit und zugleich die Analysen des Blutdruck- und Herzfrequenzverhaltens erlaubt.

Es ist zu folgern, daß das bei K. im Lebensalter von 42 Jahren bestehende erhebliche Übergewicht, eine gegebene Neigung zu erhöhtem Blutdruck und der röntgenologisch festgestellte Umbau des Herzens und der großen Körperschlagader befürchten lassen, daß er eine normale Lebenserwartung von mindestens 70 Jahren nicht erreicht.

Kommentar

Das Unfallversicherungsrecht sieht vor, eine Rente durch eine Rentenabfindung, auch Kapitalisierung der Rente genannt, auf Antrag des Rentenempfängers abzulösen. Die Höhe der Rentenabfindung geht von einer normalen Lebenserwartung von etwa 70 Jahren aus. Bei geringerer Lebenserwartung würde dem Träger der gesetzlichen Unfallversicherung bei einer Rentenabfindung also ein Schaden entstehen. Bei der gutachtlichen Beurteilung des Risikos des Unfallversicherungsträgers hinsichtlich eines solchen Schadens ist die Bedeutung der vorliegenden Gesundheitsstörungen zu berücksichtigen, vor allem aber das Gewicht der sogenannten Risikofaktoren für arteriosklerotische Kreislaufkrankheiten wie körperliches Übergewicht, Bluthochdruck, Störungen des Kohlenhydrat- und Fettstoffwechsels, Tabakmißbrauch, Alkoholkonsum usw. Der Gutachter kann dem Träger der Unfallversicherung die Zustimmung zur Kapitalisierung der Rente nicht empfehlen, wenn nach dem ärztlich-medizinischen Erkenntnisstand eine verkürzte Lebenserwartung zu befürchten ist.

Ärztliches Versagen

 **Ärztliches Versagen.
Strafanzeige gegen einen Arzt wegen des Verdachtes
der fahrlässigen Tötung.**

Gutachten für eine Staatsanwaltschaft.

E. Fritze

Fragestellung

Auf Veranlassung einer Staatsanwaltschaft wird in der Strafsache gegen den Arzt, Herrn Dr. med. K., folgendes Gutachten erstattet. Das Gutachten stützt sich auf die Kenntnis der Akten und nimmt insbesondere zu den im Gutachten des Herrn Prof. Dr. R. vom 7.7.1981 aufgeworfenen Fragen aus klinischer Sicht Stellung.

Vorgeschichte

Aus den Ermittlungen der Kriminalpolizei geht hervor, daß Frau V.K., geboren am 6.8.1951, also 30 Jahre alt und im 8. Monat schwanger, etwa seit 5. März 1981 an einer starken Erkältung litt. Deshalb und weil sie in ihrer eigenen Wohnung keine Pflege hatte, zog sie am 10. März 1981 zu ihren Eltern. Am 11.3.1981 wurde der Hausarzt zum Besuch in die Wohnung gebeten, weil Frau V.K. Fieber hatte, unter starkem Husten litt und zeitweilig keine Luft bekam. Dazu habe sie heftige Schmerzen im linken Brust- und Rückenbereich verspürt. Der Hausarzt, Herr Dr. K., habe nach den Aussagen der Eltern keine Untersuchung vorgenommen, sondern habe lediglich eine Stärkungsspritze und Tabletten (Refagan) gegeben und eine Salbe zum Einreiben dagelassen. Am folgenden Tage ging es der Kranken sehr schlecht, „sie lief ständig in der Wohnung herum und wußte vor Schmerzen und Luftmangel nicht mehr, was sie tun sollte". Am 13. März 1981 wurden die Eltern durch einen Zettel der Tochter darüber unterrichtet, daß diese in der Nacht in ihre eigene Wohnung gefahren sei, „um Euch nicht weiter zu stören". Sie kam aber gegen Mittag dieses Tages wieder zurück, „weil sie sich zu schwach fühlte". Sie hatte starke Brustschmerzen. Am 14.3.1981 gegen Mittag rief die Tochter ihre Eltern ins Schlafzimmer: „Sie saß im Bett und wollte, daß wir das Licht einschalteten. Es war aber taghell im Raum. Sie bat darum, daß wir ihr in die Schuhe halfen, die neben dem Bett standen. Sie sagte, daß sie die Schuhe nicht mehr richtig sehen könne. Wir begleiteten sie dann zur Toilette und gaben ihr danach etwas zu trinken. Wir dachten zu diesem Zeitpunkt, daß unsere Tochter schlaftrunken sei, weil sie ja tagelang wegen des Hustens keinen richtigen Schlaf mehr gefunden hatte".

Die Mutter ergänzt, daß die Tochter wenige Minuten später „so komisch im Bett gelegen habe", man habe den Puls nicht zu fühlen vermocht und deshalb den Krankenwagen und den Notarzt alarmiert. Der sehr schnell eingetroffene Notarzt konnte nur noch den Tod feststellen, Herzmassage und Beatmung hatten keinen Erfolg mehr. Der Versuch, in einer Frauenklinik das Leben des Kindes zu retten, sei erfolglos geblieben, es sei kein Eingriff vorgenommen worden.

Der behandelnde Frauenarzt hatte V.K. zuletzt am 6. März 1981 untersucht, sie war völlig beschwerdefrei, und Hinweise auf eine Risikoschwangerschaft bestanden nicht.

Der Hausarzt, Herr Dr. K., bestätigte, daß die Eltern der V.K. ihn am 11.3.1981 kurz nach 8.00 Uhr morgens zum Besuch der Tochter gebeten haben. Am Nachmittag gegen 16.00 Uhr rief die Mutter noch einmal an und wies mit der Schwangerschaft ihrer Tochter auf die Dringlichkeit des Besuches hin. Zwischen 19.00 Uhr und 20.00 Uhr erledigte Herr Dr. K. diesen Besuch zusammen mit anderen Arztbesuchen in der Nachbarschaft. Er stellte eine „leichte Erkältung" fest, spritzte zur allgemeinen Stärkung Vitamin-B 12 und verschrieb ein Grippemittel mit Namen Refagan und Transpulmin-Balsam zum Einreiben. Im übrigen erklärte er sinngemäß, mehr könne er nicht für sie tun, denn sie sei schwanger. Sie müsse die weitere Behandlung mit ihrem Gynäkologen abstimmen. Dr. K. wies aber auf die mögliche Schädlichkeit von Grippemitteln für die Leibesfrucht hin.

Herr Dr. K. bzw. die ihn vertretenden Rechtsanwälte argumentierten weiter, „selbst wenn bereits am 11.3.1981 abends eine Lungenentzündung bei der später Verstorbenen im Entstehen begriffen gewesen wäre, hätte der Beschuldigte auch bei äußerster Sorgfalt ein solches Krankheitsbild nicht feststellen können. Insbesondere hätte das Abhorchen mit dem Stethoskop keinen sicheren Aufschluß gebracht". Zur Sicherung der Diagnose durch eine Röntgenuntersuchung wird vorgebracht, „zu einer solchen Maßnahme hätte man sich aber nur entschlossen, wenn bereits ein Verdacht vorgelegen hätte, denn die Strahlenbehandlung birgt erhebliche Gefahren für das ungeborene Kind". „Der Gesundheitszustand von V.K. war am 11.3.1981 abends in keiner Weise besorgniserregend. Es war daher aus ärztli-

Ärztliches Versagen

cher Sicht richtig, sie zur weiteren Behandlung an ihren Gynäkologen zu verweisen, um jedes Risiko für das ungeborene Kind auszuschließen." „Hätten die Eltern oder die Kranke selbst noch eine weitere Behandlung durch Herrn Dr. K. gewünscht, so wäre es an ihnen gewesen, durch einen weiteren Anruf am folgenden oder nächstfolgenden Tage diesen wieder zu der Kranken zu bitten. Da dies unterblieben sei, durfte Herr Dr. K. davon ausgehen, daß entweder auf Grund der von ihm eingeleiteten Behandlung eine Besserung eingetreten sei, oder daß die Behandlung von einem Fachkollegen übernommen wurde."
Die auf Veranlassung der Staatsanwaltschaft durchgeführte Obduktion der V. K. und das darauf sich stützende Gutachten des Herrn Prof. Dr. R. deckten als Todesursache der 29 Jahre alt gewordenen Frau K. eine massive Lugenentzündung mit sekundärem Herz-Kreislaufversagen auf. Die lobäre Pneumonie war nicht mehr frisch, sie hatte danach zum Zeitpunkt des Arztbesuches am Abend des 11. 3. 1981 bereits bestanden. Die Lungenentzündung war anatomisch im sogenannten Stadium der gelben Hepatisation, ein Stadium, welches nach etwa einwöchiger Krankheitsdauer zu erwarten ist. Die Schwangerschaft war intakt, die Frucht war gesund. Prof. Dr. R. kommt zu dem gutachtlichen Ergebnis, daß Herrn Dr. K. „elementare Fehler unterlaufen" sind:

a) Die Kranke wurde nicht untersucht,
b) es wurde ohne vorhergehende Diagnostik behandelt,
c) es liegen über den Krankenbesuch keine ärztlichen Aufzeichnungen vor, obgleich der Arzt hierzu und zur Aufbewahrung der Unterlagen verpflichtet ist.

„Die nicht erfolgte ärztliche Untersuchung und die ungenügende Behandlung haben sich zum Schaden der Frau K. ausgewirkt, die Lungenkrankheit hat den Tod verursacht. Die Frage, ob der tödliche Ausgang bei Anwendung gehöriger diagnostischer Sorgfalt anläßlich des Arztbesuches am Abend des 11. 3. 1981 und bei sachgerechter Behandlung sicher vermeidbar gewesen wäre, bedarf der Begutachtung durch einen Kliniker."

Beurteilung

Mit dem Schwerpunkt auf diese durch den Gutachter Prof. Dr. R. formulierte Frage wird dieses Gutachten erstattet. Frau V.K. verstarb im Alter von 29 Jahren gegen Mittag des 14. 3. 1981 in der elterlichen Wohnung. Es bestand bei ihr eine Schwangerschaft im 8. Monat, der von dem behandelnden Frauenarzt errechnete Geburtstermin war der 13. April 1981. Er hatte Frau K. zuletzt am 6. 3. 1981 untersucht und schilderte in seiner Befragung, daß diese an diesem Tage gesund war, keine besonderen Beschwerden klagte, und es bestand keinerlei Hinweis, daß die Schwangerschaft mit besonderem Risiko verbunden war.
Frau V. K., die in ihrer eigenen Wohnung lebte, erkrankte aber offenbar am 6. oder 7. März 1981 mit Fieber, Husten und Brustschmerzen. Jedenfalls hat sie zwischen dem 8. und 11. März 1981 mehrmals mit ihrer Mutter telefoniert und diese Beschwerden geschildert. Weil sie Hilfe und Pflege benötigte, zog sie am 10. 3. 1981 in die elterliche Wohnung. Beide Eltern schilderten, daß sie Fieber hatte, stark und häufig hustete, über Atemnot und über Brustschmerzen klagte. Die Beschwerden seien so erheblich gewesen, daß sie nicht habe schlafen können und wegen des ständigen Hustenreizes und der Brustschmerzen immer wieder in der Wohnung außer Bett gewesen sei. Wegen des schlechten Befindens rief die Mutter am 11. 3. 1981 kurz nach 8.00 Uhr morgens den Hausarzt, Herrn Dr. K. an, und bat um seinen Besuch. Sie telefonierte mit der Sprechstundenhilfe und fügte auch hinzu, daß ihre Tochter im 8. Monat schwanger sei.
Herr Dr. K. hat dann am 11. 3. 1981 gegen 18.00 Uhr Frau K. in der Wohnung ihrer Eltern aufgesucht. Wenn auch eine fieberhafte Erkrankung bei einer Schwangeren und gegen Ende der Schwangerschaft immer an eine Gefahr für die Schwangerschaft denken lassen muß, also nach aller ärztlichen Erfahrung als ernst gilt, so wird kaum etwas dagegen einzuwenden sein, daß Dr. K. seinen Besuch im Rahmen anderer Besuche und erst gegen 18.00 Uhr machte. Da Frau K. Fieber hatte und über heftigen Husten klagte, ist das von den Herrn K. vertretenden Rechtsanwälten angeführte Argument, es sei aus ärztlicher Sicht richtig gewesen, sie zur weiteren Behandlung an ihren Gynäkologen zu verweisen, keineswegs stichhal-

Ärztliches Versagen

tig. Der Gynäkologe wäre höchstens zuständig gewesen, wenn Herr Dr. K. eine gynäkologische Ursache des Fiebers vermutet hätte.
Die Mutter der Frau K. schilderte dem Arzt, daß die Tochter immer wieder naß geschwitzt sei, Fieber habe, über Brust- und Rückenschmerzen klage und starken Husten habe. Herr Dr. K. untersuchte Frau V. K. nicht, er maß weder Körpertemperatur, noch mußte sich die Kranke überhaupt ausziehen. Insbesondere hat er nicht die Lungen abgehört, nicht das Herz und den Kreislauf untersucht. Er nahm offenbar das Vorliegen eines grippalen Infektes an, denn er sprach von einer „Erkältung". Ohne Frau K. zu untersuchen, und obwohl diese auf ihr schlechtes Befinden mit den Worten ausdrücklich hinwies „mir geht es auf deutsch gesagt beschissen", verabfolgte er ihr eine Injektion von Vitamin-B 12. Das ist in diesem Zusammenhang eine Maßnahme, deren Sinn nicht recht erkennbar ist, denn Vitamin-B 12 ist eine wirksame Substanz bei einer sehr speziellen Form einer Blutarmut, aber keineswegs geeignet, bei einer fieberhaften Krankheit zu nutzen oder die allgemeine Abwehr zu verbessern. Außerdem verordnete Dr. K. Refagan-Tabletten, ein Medikament, welches verschiedene Wirkstoffe enthält (200 mg Salicylamid, 200 mg Phenacetin, 50 mg Coffein, 22,8 mg Mebhydronin) und zur symptomatischen Behandlung sogenannter Erkältungskrankheiten oder Schmerzzustände gedacht ist. Außerdem gab er ihr Transpulmin-Balsam, der durch seinen Gehalt an ätherischen Ölen nach Auftragen auf den Oberkörper das Abhusten erleichtern soll. Für eine Behandlung der zu diesem Zeitpunkt sicher schon schwer kranken V. K. waren diese Maßnahmen völlig unzureichend. Es steht aber dahin, ob Herr Dr. K. die Schwere der vorliegenden Krankheit zu diesem Zeitpunkt erkannt hat. Er hätte sie aber erkennen müssen und auch mit großer Wahrscheinlichkeit erkennen können, wenn er Frau K. untersucht hätte und insbesondere die Lungen abgehorcht hätte.
Wenn man den Befund der Lungen zum Zeitpunkt der Obduktion, also des Todes am 14. 3. 1981, zurückrechnet, dann war diese Lungenentzündung am 11. 3. 1981 in einer Ausdehnung und in einem Stadium, welches allein durch Beklopfen und Behorchen mit Sicherheit als Lungenentzündung zu erkennen ist. Man muß davon ausgehen, daß am 11. 3. 1981, also am 4. Krankheitstage, die beim Tode außerordentlich ausgedehnte Lungenentzündung durch Nachweis einer sogenannten Dämpfung bei der Perkussion, durch Verstärkung des sogenannten Stimmfremitus bei der Betastung, durch bronchiales Atemgeräusch und klingende Rasselgeräusche bei der Auskultation und durch sogenannte Bronchophonie mit sehr großer Wahrscheinlichkeit hätte erkannt werden können, wenn Herr Dr. K. die Kranke untersucht hätte. Aber auch durch das ausschließliche Betrachten der Kranken hätte ihr schwerkranker Zustand, die bestehende Atemnot und der Hustenreiz festgestellt werden können.
Bei der Obduktion stellte sich heraus, daß der gesamte linke Lungenunterlappen und die angrenzenden Abschnitte des linken Oberlappens von entzündlichen Infiltrationen im Sinne einer Pneumonie befallen waren. Zusätzlich bestanden im rechten Lungenoberlappen wie im linken Lungenoberlappen herdförmige pneumonische Infiltrationen. Der die Sektion durchführende Pathologe bezeichnet den pneumonischen Entzündungsprozeß als „massiv".
Die Lappenpneumonie im linken Lungenunterlappen war zum Zeitpunkt der Autopsie im Stadium der sogenannten gelben Hepatisation. Sie war also zeitlich kurz vor der Lösung. Daraus kann man rückschließen, daß diese lobäre Pneumonie zum Zeitpunkt des Arztbesuches am Abend des 11. 3. 1981 bereits bestand und mit den Methoden der körperlichen Untersuchung mit großer Sicherheit erkennbar gewesen wäre.
Wenn eine Frau gegen Ende einer Schwangerschaft fieberhaft erkrankt, dann ist u. a. zu befürchten, daß die Geburt vorzeitig in Gang kommt. Deshalb wäre es für Herrn Dr. K. ratsam gewesen, die Kranke noch am gleichen Abend in ein Krankenhaus zu überweisen, in dessen

Ärztliches Versagen

innerer Abteilung sie optimal behandelt werden konnte, wo aber zugleich eine geburtshilfliche Station zur Verfügung stand, um beim Ingangkommen des Geburtsvorganges auch einen günstigen Verlauf der Geburt zu gewährleisten. Offenbar ist von Herrn Dr. K. aber eine Krankenhauseinweisung nicht einmal erwogen worden, letztlich deshalb, weil er die Kranke nicht untersuchte und dadurch den Ernst der Situation nicht erkannte, der ihm andererseits aber sogar ohne körperliche Untersuchung wegen des bestehenden Fiebers, des ständigen Hustens und der Atemnot der Kranken hätte klar werden müssen.

Eine Lungenentzündung in der durch die Obduktion aufgezeichneten Ausdehnung ist zwar auch heute noch ein schweres Krankheitsbild. Bei den heute bestehenden Möglichkeiten der Beherrschung der der Lungenentzündung zugrunde liegenden Infektion mit breit wirksamen Antibiotika wäre es mit großer Wahrscheinlichkeit gelungen, das Leben der Kranken und damit auch das Leben des Kindes zu retten, welches andererseits in dieser Reifungsphase, das heißt im 8. Monat der Schwangerschaft durch die Anwendung solcher Medikamente in keiner Weise gefährdet war. Das Risiko einer so schweren Lungenentzündung besteht letzten Endes darin, daß es im Zusammenhang mit dem ausgedehnten infektiös-toxischen Entzündungsprozeß der Lungen zum Versagen der Herz-Kreislaufregulation kommen kann. Ein toxisches Schocksyndrom kann sich in dieser Situation entwickeln, welches aber unter stationären Behandlungsbedingungen mit Wahrscheinlichkeit zu beherrschen gewesen wäre. Aber selbst für den Fall, daß sich Frau V. K. einer Krankenhauseinweisung widersetzt hätte, wäre es für Herrn Dr. K. geboten gewesen, Antibiotika unmittelbar am Tage seines Besuches zur Behandlung einzusetzen, im übrigen aber der Kranken und ihren Eltern das Risiko weiterer häuslicher Behandlung mit den dort bestehenden geringeren Möglichkeiten auseinanderzusetzen. Das hat Herr Dr. K. aber nicht getan, offenbar deshalb nicht, weil er die Gefährlichkeit der Situation nicht erkannte. Es wäre aus meiner Sicht auch geboten gewesen, die Kranke unbedingt am nächsten Tage wieder aufzusuchen, weil eine fieberhaft erkrankte Schwangere sich immer in einer Risikosituation befindet. Das Argument der Rechtsanwälte „der Gesundheitszustand von Frau K. war am 11. 3. 1981 in keiner Weise besorgniserregend", kann deshalb nicht stichhaltig sein. Es war auch nicht richtig, sie zur weiteren Behandlung auf den Gynäkologen zu verweisen, denn wegen der sicher schon bestehenden Lungenentzündung stand das Risiko für die Frau, unter Umständen aber auch für ein vorzeitiges Ingangkommen der Geburt ganz im Vordergrund.

Es ist aus meiner Sicht auch keine stichhaltige Argumentation der Rechtsanwälte, wenn sie ausführen, „hätten die Eltern oder die Kranke selbst gleichwohl eine weitere Behandlung durch den Beschuldigten gewünscht, so wäre es an ihnen gewesen, durch einen weiteren Anruf am folgenden oder nächstfolgenden Tage den Beschuldigten wieder zur Kranken zu holen. Da dies unterblieben ist, durfte Dr. K. davon ausgehen, daß entweder aufgrund der von ihm eingeleiteten Behandlung eine Besserung eingetreten war, oder daß die Behandlung von einem Fachkollegen übernommen wurde". Es ist aus meiner Sicht nicht vertretbar, gewissermaßen von den Eltern zu erwarten, daß sie den Ernst der Situation durchschauten, den nicht einmal Herr Dr. K. erkannt hat.

Herrn Dr. K. ist aus meiner Sicht der Vorwurf nicht zu ersparen, daß ihm Fehler unterlaufen sind. So wäre es unbedingt erforderlich gewesen, die Kranke zu untersuchen. Aber auch ohne Untersuchung mußte er erkennen, daß eine fiebernde und offenbar ernstlich erkrankte Schwangere gegen Ende der Schwangerschaft in klinische Behandlung gehört, nicht zuletzt auch, um das Leben der Leibesfrucht nicht zu gefährden, wenn die Geburt unter häuslichen Bedingungen und ohne entsprechende Vorbereitungen für eine Hausgeburt ingang gekommen wäre. Schließlich hätte er von sich aus spätestens am folgenden Tage das Risiko für die

Ärztliches Versagen

Kranke und die Leibesfrucht bedenken müssen und erneut und aus eigenem Antrieb einen Hausbesuch machen müssen.

Man kann mit großer Wahrscheinlichkeit unterstellen, daß eine am 11. und 12. März 1981 eingeleitete adäquate Behandlung das Leben der Frau K. und damit das ihres ungeborenen Kindes hätte retten können. Die von Herrn Dr. K. angewandten Behandlungsmaßnahmen waren in Anbetracht der Schwere der Erkrankung, die er aber offensichtlich nicht erkannt hat, völlig unzulänglich.

Der Tod der V. K. und dann zugleich der Tod ihres ungeborenen Kindes wäre bei Beachtung der Grundsätze ärztlichen Handelns – Untersuchung der Kranken, Einleitung einer adäquaten Behandlung, Überweisung in ein Krankenhaus – mit großer Wahrscheinlichkeit vermeidbar gewesen. Selbst bei einem nicht ganz auszuschließenden fatalen Ausgang für die Mutter wäre bei stationärer Krankenhausbehandlung mit großer Wahrscheinlichkeit zumindest das Leben des Kindes zu retten gewesen.

Kommentar

Ein Arzt macht sich schuldig, wenn er durch unterlassene körperliche Untersuchung das Leben eines Kranken gefährdet.

Herz – Kreislauf

Fragestellungen aus dem Herz-Kreislaufgebiet (traumatische Herzschädigung, koronare Herzkrankheit, Herzinfarkt, Endokarditis, Herzleistungsfähigkeit)

 Manifestierung eines Herzhinterwandinfarktes durch traumatische Herzschädigung – Arbeitsunfall – bei vorherbestehender koronarer Herzkrankheit.

Gutachten für eine Berufsgenossenschaft.

E. Fritze

Fragestellung

Im Rahmen der Beweiserhebung im Widerspruchsverfahren soll dieses Gutachten zur Frage des ursächlichen Zusammenhanges des bei W. L. am 13. 5. 1976 etwa 1½ Stunden nach dem hier zur Diskussion stehenden Arbeitsunfall festgestellten Herzhinterwandinfarktes mit diesem Unfall Stellung nehmen.
Mit Bescheid der Berufsgenossenschaft vom 3. 8. 1978 wurde dieser Zusammenhang nicht anerkannt. Dabei stützte sich die Berufsgenossenschaft auf das Gutachten des Herrn Dr. P. Gegen diesen Bescheid hat W. L. Widerspruch eingelegt und trägt vor, der Herzinfarkt stehe mit dem Unfall vom 13. 5. 1976 in ursächlichem Zusammenhang. Das Gutachten wird nach dem Inhalt der Akten erstattet.

Vorgeschichte

W. L. berichtet am 25. 10. 1977 der Berufsgenossenschaft, daß er am 13. 5. 1976 gegen 9.30 Uhr durch eine herabschlagende hintere Lkw-Bracke einen Unfall erlitten habe. Die Bracke – gemeint ist die hintere Verschlußklappe des Aufbaus eines Lastwagens – sei ihm gegen die Brust geschlagen, so daß er rückwärts in bereits abgekipptes Erdreich stürzte. Außer vorübergehendem Luftmangel und kurzem Schmerz hatte er zunächst keine Beschwerden und führte sogar noch weitere Fahrten mit dem Lastwagen durch. Etwa 1½ Stunden nach diesem Ereignis traten beim Fahren des Lastwagens plötzlich heftige Brustschmerzen mit Ausstrahlung in den Hals und beide Arme und starke Übelkeit auf, so daß W. L. sich mit einem Taxi zunächst nach Hause, dann zu seinem Hausarzt fahren ließ, der elektrokardiographisch das Vorliegen eines Herzhinterwandinfarktes feststellte.
In einem Krankenhaus, in welchem W. L. vom 13. 5. bis 18. 6. 1976 stationär behandelt wurde, wurde der typische elektrokardiographische und enzymatische Verlauf eines Herzhinterwandinfarktes beobachtet.
In einem Bericht zur Unfallanzeige – ein angestellter Kraftfahrer bestätigt als Zeuge den Unfallhergang – wird beschrieben, daß W. L. zum Abkippen der geladenen Erdmassen die unteren Verschlüsse der Lkw-Bracke löste. Dabei fiel die Klappe auch aus der oberen Halterung und schlug ihm flach gegen die Brust, so daß er rückwärts auf bereits abgeladenes Erdreich stürzte. Auch durch den Zeugen wird bestätigt, daß die Lkw-Bracke sehr schwer war.
Seit diesem Ereignis vermag der selbständig das Fuhrunternehmen betreibende W. L. nicht mehr körperlich mitzuarbeiten, weil schon bei geringen Anstrengungen und bei Aufregungen Angina-pectoris-Anfälle auftreten.
Auf Veranlassung einer LVA wurde deswegen im Frühjahr 1978 in einer kardiologisch ausgerichteten Rehabilitationsklinik ein Heilverfahren durchgeführt. Bei selektiver Koronarangiographie ergab sich dabei eine diffuse kalzifizierende koronare 3-Gefäß-Erkrankung mit 50%iger proximaler Stenose und weiteren peripheren Wandunregelmäßigkeiten im Bereich des Ramus descendens anterior, im proximalen und mittleren Drittel des Ramus circumflexus und stenosierende Wandveränderungen im gesamten Verlauf der rechten Herzkranzarterie mit einer 80%- bis 90%igen Stenose am Übergang vom proximalen zum mittleren Drittel. Wegen der Lokalisation und der diffusen Natur dieser Veränderungen wurde eine koronarchirurgische Intervention nicht für angezeigt gehalten. Als Ausdruck der bestehenden

allgemeinen Arteriosklerose fand sich auch eine hämodynamisch noch nicht wirksame Stenose der A. subclavia rechts. Risikofaktoren der koronaren Herzkrankheit waren Adipositas, arterielle Hypertonie, Hyperlipidämie, Tabakabusus.

Dem von einem ärztlichen Gutachter grundsätzlich angenommenen kausalen Zusammenhang zwischen einem stumpfen Brustkorbtrauma und dem Auftreten eines Herzinfarktes, vor allem, wenn die Herzkranzarterien bereits vorgeschädigt sind, hielt ein anderer ärztlicher Gutachter entgegen, daß es sich allenfalls nur um eine leichtere Prellung gehandelt haben könne, die nicht geeignet war, schwerwiegende, das heißt infarktauslösende Verletzungen durch Einrisse der Koronararterieninnenwand auszulösen. Auf den für unwahrscheinlich gehaltenen ursächlichen Zusammenhang stützte sich der ablehnende Bescheid der Berufsgenossenschaft.

Beurteilung

Es kann nicht Aufgabe eines ärztlichen Gutachters sein, der Art und der Intensität der bei dem Unfall entstandenen Brustkorbprellung nachzugehen. Es ist vielmehr Aufgabe der Berufsgenossenschaft, die Richtigkeit des Unfallherganges, wie er von W. L. dargestellt wird, festzustellen. Durch einen Zeugen in dem Bericht zum Unfallhergang ist belegt, daß die Lkw-Bracke sehr schwer war, daß diese dem W. L. gegen die Brust schlug, so daß er rückwärts zur Erde stürzte. Das dem ablehnenden Bescheid der Berufsgenossenschaft zugrunde liegende ärztliche Gutachten liegt also mit seiner Argumentation außerhalb des Aufgabenbereiches eines ärztlichen Gutachters.

W. L., geboren am 2. 3. 1925, der bis auf eine Lungenentzündung im Alter von 40 Jahren niemals ernstlich krank war und bis zu dem hier zur Diskussion stehenden Ereignis als selbständiger Fuhrunternehmer auch zeitweise als Lkw-Fahrer mitarbeitete, war also 51 Jahre alt, als er den hier zur Diskussion stehenden Unfall erlitt und etwa 1½ Stunden später bei ihm ein Herzhinterwandinfarkt festgestellt wurde. Seit gut 30 Jahren war er Zigarettenraucher mit einer Tagesdosis von etwa 15 Zigaretten.

Der Unfall trat ein, als L. in Vertretung eines ausgefallenen Kraftfahrers einen 8-t-Daimler-Benz-Lkw Allradkipper ablud. Die hintere Metallklappe dieses Fahrzeuges, die etwa 50 cm hoch und 2,20 m breit ist, schlug ihm nach dem Lösen der unteren Verschlüsse flach auf die Mitte der Brust. Durch den Schlag gegen die vordere Brustkorbmitte stürzte er rückwärts und schlug mit dem Rücken auf aufgeschüttetes Erdreich. Er war nach seinen Angaben kurzfristig etwas benommen und hatte auch Schmerzen im Brustbereich. Diese Sensationen hätten jedoch nur wenige Minuten angehalten, so daß er sich wieder beschwerdefrei an das Steuer des Fahrzeuges setzen und weiterfahren konnte. Vorher habe er mit Hilfe eines anderen Lkw-Fahrers, der Zeuge B., die hintere Bracke des Lastwagens wieder ordnungsgemäß befestigt. Etwa 45 Minuten später stellte sich Übelkeit ein, und als W. L. sich deswegen mit einem Taxi nach Hause fahren ließ, traten starke Schmerzen in der Brust mit Beklemmungsgefühl und Ausstrahlung in den Hals und beide Schulterregionen auf. Etwa 2 Stunden nach dem Unfall wurde die vom Hausarzt schon gestellte Diagnose „Herzinfarkt" im Krankenhaus bestätigt.

W. L. wurde seit diesem Ereignis und der anschließenden Krankenhausbehandlung nicht mehr arbeitsfähig. Durch eine selektive Koronarangiographie wurde das Vorliegen einer schweren diffusen 3-Gefäß-Erkrankung des Herzkranzgefäßsystems mit 50%iger Stenose des Ramus descendens anterior und mit 80- bis 90%iger Stenose der rechten Herzkranzarterie bei diffusen Veränderungen der übrigen Gefäßabschnitte festgestellt. Die Kontraktilität der linken Herzkammer war deutlich eingeschränkt. Wegen dieser eingeschränkten Herzfunktion wurde W. L. von dem behandelnden Kardiologen für nicht mehr arbeitsfähig gehalten.

Die gutachtlich zu beantwortende Frage ist also, ob die Manifestierung des Herzhinterwandinfarktes bei W. L. mit Wahrscheinlichkeit durch das angeschuldigte stumpfe Brustkorbtrau-

Herz – Kreislauf

ma verursacht wurde. Ursache eines Herzinfarktes sind in der Regel die arteriosklerotischen oder atheromatösen Prozesse in der Wand der Herzkranzgefäße, die zur Einengung der Gefäßlichtung über einen kritischen Bereich führen, wie bei W. L. durch die Koronarangiographie auch festgestellt wurde. Durch diese Einengung der Herzkranzgefäße an sich kommt es aber in der Regel noch nicht zum Herzmuskelinfarkt, wenn diese auch die Voraussetzung darstellt. Vielmehr wird der Herzmuskelinfarkt, also die Durchblutungstörung des Versorgungsgebietes des entsprechenden Herzkranzgefäßastes dadurch manifest, daß an der Stelle der eingeengten Gefäßlichtung ein Blutgerinnsel entsteht. Außerdem kann auch erhöhter Sauerstoff-, das heißt Blutbedarf des Herzmuskels durch stärkere Arbeit des Herzens, so bei körperlicher Anstrengung oder nervösen Belastungen, den Infarkt manifest werden lassen.

Durch meinen Mitarbeiter Professor Dr. Rosenkranz und zum Teil mit mir gemeinsam wurde das Problem der Herzschäden durch stumpfe Gewalteinwirkung auf den Brustkorb wissenschaftlich, das heißt im Tierexperiment und klinisch bearbeitet. Im ‚Handbuch der gesamten Unfallheilkunde', Ferdinand-Enke-Verlag, Stuttgart, wurden unsere eigenen Erkenntnisse zu diesem Problem und die in der Literatur niedergelegten Beobachtungen zusammengetragen. Bis heute haben sich darüber hinaus keine grundsätzlich neuen Gesichtspunkte ergeben. Bei Arbeits-, Verkehrs-, Sport- und anderen Unfällen kommt es nicht gar so selten auch zu stumpfer Traumatisierung des Brustkorbs, die eine traumatische Schädigung des Herzens zur Folge haben kann. Man weiß seit langem, daß solche nicht penetrierenden stumpfen Verletzungen zur Schädigung des Herzens führen können. Früher unterschied man die eher mit funktionellen Herzrhythmusstörungen einhergehende Commotio cordis von der mit organischen Herzschäden verbundene Contusio des Herzens. Eine sichere Trennung zwischen diesen beiden Begriffen und Ereignissen ist aber nicht möglich, so daß es besser ist, von einer „traumatischen Herzschädigung" zu sprechen.

Nach eigenen Untersuchungen an über 500 Brustkorbverletzten liegt die Häufigkeit einer traumatischen Herzschädigung bei etwa 3% der stumpfen Brustkorbtraumen. Dabei ist allerdings zu berücksichtigen, daß solche traumatischen Herzschäden wahrscheinlich nicht selten unerkannt bleiben, weil die Verletzungen anderer Organe augenfälliger sind, oder weil die Herzschädigung bei zu später elektrokardiographischer Untersuchung schon nicht mehr faßbar oder nicht mehr klar zu erkennen ist.

Brustkorb, Lungen und Herzbeutel verleihen dem Herzen einen gewissen Schutz gegenüber traumatischen Einwirkungen auf den Brustkorb. Die Wahrscheinlichkeit zur Entstehung einer traumatischen Herzschädigung nimmt aber mit der Intensität der Gewalteinwirkung nicht unbedingt zu. Bei schweren Verletzungen, die etwa mit Rippenbrüchen einhergehen, ist sie sogar eher seltener. Am ehesten kommt es zur Schädigung des Herzens, wenn die unmittelbar darüberliegenden Brustwandbereiche in umschriebenem Bezirk stoßartig getroffen werden und die dadurch entstehende Druckwelle verlustlos das Herz trifft und sich über das Blut auch auf die Hinterwand des Herzens fortpflanzt. Solche Beobachtungen traumatischer Herzschädigung sind von anderen Autoren und von uns vielfach beschrieben worden: Große-Brockhoff, Meessen, Randerath, Schmincke, Spühler, Rosenkranz und Fritze u. a. Offenbar kommt es bei solchen Ereignissen zu stoßartiger Deformierung des elastischen Brustkorbskeletts und zur Prellung des der Brustwand anliegenden Herzteils sowie zu einer Art Schleuderbewegung des Herzens nach rückwärts. Durch Contrecoup-Wirkung können auch Verletzungen der Hinterwand des Herzens zustande kommen. Die über das Blut sich fortpflanzende Druckwelle kann mit dieser plötzlichen Drucksteigerung im Herzen sogar zum Zerreißen oder Abreißen einer Herzklappe führen. Mit besonders starker Druckwirkung ist aber zu rechnen, wenn das Herz zwischen der Vorder- und Hinterwand des Brustkorbs durch ein Trauma kurzfristig zusammengepreßt wird, wie es bei L. offensichtlich mit dem Ablauf des Unfalles der Fall gewesen ist.

Solche Prellungen des Herzens können zu Verletzungen der Herzmuskulatur oder der Herzhäute führen. Besonders aber kann es zu traumatischen Verletzungen der Herzkranzgefäße und insbesondere zu Blutungen in die Wand dieser Koronararterien kommen. Besonders häufig kommt es zu Verletzungen der Gefäßinnenhaut über arteriosklerotischen Herden, also an solchen Stellen, die durch arteriosklerotische Prozesse schon die Lichtung des Gefäßes mehr oder weniger einengen. Begünstigt durch die Verletzung der Herzinnenhaut entsteht dann ein Blutgerinnsel, eine Koronarthrombose, die den Blutzufluß zum Versorgungsgebiet des Herzkranzgefäßastes unterbricht. Es ist klinische Erfahrung, aber auch durch Tierversuche zum Beispiel von Külbs und Strauss bestätigt, daß bei vorgeschädigten Herzkranzgefäßen durch stumpfe Brustkorbtraumen eher nachhaltige Schädigungen eintreten als bei gesunden Gefäßen. Unter mehr als 500 Brustkorbverletzten konnten mein Mitarbeiter R. und ich bei etwa 1,5% der Fälle das Bild eines Herzmuskelinfarktes nachweisen. Autoptisch wurden in solchen Fällen Intimarisse an den Herzkranzgefäßen mit Thrombose, intramurale Blutaustritte mit Vorwölbung in die Lichtung des Gefäßes und dadurch bedingtem Gefäßverschluß und Blutungen aus atheromatösen Geschwüren beobachtet (Arenberg, Beeler, Friedberg, Meessen, Staemmler, Tillmann). Naturgemäß vergeht bis zur vollen Ausbildung einer die Gefäßlichtung verschließenden Thrombose, die sich etwa an der Stelle eines verletzten atheromatösen Herdes ausbildet, einige Zeit. Deshalb spricht im Falle des W. L. die Latenzzeit zwischen dem Unfall und dem Auftreten von auf das Herz zu beziehenden Schmerzen eher für einen Zusammenhang als dagegen. Bei L. bildete sich dann, objektiviert zuerst nach etwa 1½ Stunden und während der nachfolgenden stationären Krankenhausbehandlung, das klassische Bild eines Herzhinterwandinfarktes mit entsprechenden elektrokardiographischen Veränderungen und mit der Aktivierung entsprechender Herzmuskelenzyme aus.

Die gutachtliche Beurteilung einer traumatischen Herzschädigung ist naturgemäß immer schwierig, weil es gilt, die Bedeutung des Traumas von der einer Vorkrankheit und im Falle des L. von der Bedeutung der sicher schon vorher bestehenden koronaren Herzkrankheit abzugrenzen. Wir haben für die Annahme eines kausalen Zusammenhanges im Handbuch der Unfallheilkunde folgende Voraussetzungen gefordert:

1. Das Trauma muß den Bereich des Herzens in umschriebenem Bezirk stoßartig getroffen haben,
2. das zeitliche Intervall zwischen dem Brusttrauma und dem Auftreten der ersten subjektiven und objektiven Symptome muß kurz sein, wir haben als längstes beschwerdefreies Intervall den Zeitraum von 24 Stunden angegeben.
3. Eine für das Schicksal des Verletzten entscheidende, also richtunggebende Verschlimmerung eines bereits vor dem Unfall bestehenden Herzleidens durch die traumatische Herzschädigung ist nur dann anzunehmen, wenn dieses Leiden im weiteren Verlauf erhebliche Progredienz erkennen läßt.

Für den Fall des W. L. ist zu unterstellen, daß er zwar zum Zeitpunkt des Unfalles sicher schon eine schwere koronare Herzkrankheit bzw. stenosierende Koronararteriosklerose gehabt hat. Er ist aber bis dahin beschwerdefrei und in seiner Berufstätigkeit nicht beeinträchtigt gewesen. In engem zeitlichen Zusammenhang mit dem Brusttrauma ist ein Herzmuskelinfarkt manifest geworden, und dieser hat dazu geführt, daß W. L. bis heute nicht wieder arbeitsfähig geworden ist. Man wird deshalb nicht umhin kommen, bei ihm durch den Unfall eine richtungweisende Verschlimmerung der vorherbestehenden koronaren Herzkrankheit

Herz – Kreislauf

anzunehmen, indem diese seitdem zur Belastungs-Angina-pectoris führt. Es ist zwar möglich, daß bei ihm auch ohne dieses Brustkorbtrauma eines Tages ein Herzmuskelinfarkt aufgetreten wäre. Es ist aber nicht zu sagen, wann dieses Ereignis eingetreten wäre, zumal bis dahin von Seiten des Herzens offensichtlich keine Erscheinungen bestanden.
Die gestellte gutachtliche Frage ist also dahingehend zu beantworten, daß es mit Wahrscheinlichkeit bei W.L. durch den Unfall zur richtungweisenden Verschlimmerung der vorher bestehenden stenosierenden Koronararteriensklerose und damit zum Herzmuskelinfarkt gekommen ist. Es ist anzunehmen, daß das Trauma, also der Unfall, zu einer Verletzung der Arterienwand, dadurch zu einer Thrombusbildung und zur Manifestierung des Herzmuskelinfarktes geführt hat. Die erst seitdem bestehenden Herzbeschwerden im Sinne der Angina pectoris sind damit aber zunächst noch nicht geklärt, denn zur Angina pectoris kommt es durch unzureichende Blutversorgung bzw. Sauerstoffversorgung eines Herzmuskelabschnittes auf der Grundlage der diesen versorgenden verengten Herzkranzarterienäste. Der durch Koronarangiographie mehr als ein Jahr nach dem Ereignis festgestellte objektive Befund einer 3-Gefäß-Erkrankung zeigte zwar hochgradige Einengung an den Herzkranzarterien, aber keinen Kranzarterienverschluß mehr. Die einzige Erklärung für die seit dem Ereignis bestehenden und auftretenden Angina-pectoris-Attacken ist die Vermutung, daß der durch das Trauma mit Wahrscheinlichkeit bewirkte Thrombus, der zur Ursache des Herzmuskelinfarktes wurde, indessen teilweise rekanalisiert wurde. Die dadurch verbliebene Einengung des Gefäßbettes wäre bei dieser fraglos spekulativen, aber pathophysiologisch wohl begründbaren Vorstellung Ursache der seitdem unter Belastungen auftretenden Angina-pectoris-Anfälle. Nicht das arteriosklerotische Grundleiden wurde durch den Unfall und seine Folgen verschlimmert, sondern es wurde die traumatische Herzschädigung zu einer wesentlichen Mitursache für den Eintritt des Herzmuskelinfarktes.
Mit Wahrscheinlichkeit ist aber auch anzunehmen, daß es dadurch zu einer verbliebenen stenosierenden Einengung eines Gefäßastes kam, der wahrscheinlich im weiteren Verlauf in den koronararteriosklerotischen Prozeß einbezogen wurde, und der seinerseits die Angina-pectoris-Attacken unterhält. Nicht die primäre koronare Herzkrankheit des W.L., sondern ihre lokale Verschlimmerung durch eine traumatische Herzschädigung und Manifestierung eines Myokardinfarktes über eine Koronarthrombose, die wahrscheinlich im weiteren Verlauf teilweise wieder durchgängig wurde, ist die Ursache des verbliebenen Zustandsbildes.
Die MdE durch Unfallfolgen ist deshalb zunächst und für die Dauer der bei geringen Belastungen schon auftretenden Angina-pectoris-Attacken mit 100% anzunehmen.

Kommentar

Art und Intensität des den Brustkorb treffenden Traumas bestimmen die Manifestierung einer traumatischen Herzschädigung ebensosehr wie eine Vorschädigung des Herzens bzw. seiner Herzkranzgefäße im Sinne einer Koronararteriosklerose. Die Kriterien für die Annahme einer traumatischen Herzschädigung sind in der Beurteilung diskutiert. Häufig verbirgt sich eine traumatische Schädigung des Herzens unter einer Polytraumatisierung. Deshalb sollte bei jedem Unfallverletzten frühzeitig eine elektrokardiographische und eine röntgenologische Untersuchung des Herzens durchgeführt werden, weil elektrokardiographische Kurvenveränderungen und Größenveränderungen des Herzens neben Rhythmusstörungen die sichersten Kriterien für die Annahme einer traumatischen Herzschädigung sind.

Herz – Kreislauf

Zusammenhang einer Herzhinterwandnarbe mit einem etwa ein Jahr vorher durch Arbeitsunfall eingetretenen schweren Brustkorbtrauma.

Gutachten für eine Berufsgenossenschaft.

W. Jaedicke

Fragestellung

Auf Veranlassung der Berufsgenossenschaft soll geklärt werden, ob zwischen dem Arbeitsunfall vom 16. 3. 79 und der nach dem EKG-Verlauf zu vermutenden und durch Linksherzkatheter am 5. 2. 80 gesicherten Herzhinterwandnarbe ein ursächlicher Zusammenhang besteht und, wenn ja, wie weit durch diese Veränderungen am Herzen sowie die übrigen unfallbedingten Folgeerkrankungen auf internem Fachgebiet die Erwerbsfähigkeit auf Dauer eingeschränkt ist (Zusatzbegutachtung zum chirurgischen Hauptgutachten).

Vorgeschichte

Bis zum Unfalltag hatte A. G., geboren am 5. 3. 1929, keine ernsteren Vorerkrankungen. Am 16. 3. 79 Sturz von einem zusammenbrechenden, gut 4 m hohen Gerüst, an Verletzungen Rippenserienfraktur links der 5. bis 9. Rippe, Ausbildung eines instabilen Thorax mit Hämatopneumothorax, Schambeinastbruch rechts, deswegen Krankenhausbehandlung vom 16. 3. bis 21. 4. 79, zunächst Intensivstation, dann Allgemeinstation. Im routinemäßig angefertigten Elektrokardiogramm vom 16. 3. 79 breite, infarkttypische Q-Zacken in den Extremitätenableitungen III und aVF, am 17. 3. 79 zusätzlich diskrete ST-Hebungen in diesen Ableitungen, die in weiteren Registrierungen bis 18. 4. 79 nicht mehr nachweisbar waren. Serologische Befunde aus dieser Zeit – herzspezifische Fermente – liegen nicht vor. Kardiale Komplikationen, wie Rhythmusstörungen oder Stauungssymptome traten während der Krankenhausbehandlung nicht auf. Komplikationsloser Heilungsverlauf bis auf initiales Alkoholentzugsdelir.

Jetzige Beschwerden

Dauernd Atemnot mit deutlicher Zunahme bei allen körperlichen Belastungen, Schwarzwerden vor den Augen mit Schwindel. Herzschmerzen, die als Dauerschmerz im linken Brustkorb von stechend-umschriebenem Charakter geschildert werden, unabhängig von Belastungen, deutliche Besserung auf die vom Hausarzt verschriebenen Herzmedikamente (Kalzium-Antagonisten). Immer noch wegen des Herzens krank geschrieben.

Befund

Bei der körperlichen Untersuchung bis auf bronchitische Geräusche und eine leichte Adipositas keine Besonderheiten. Röntgenologisch normal großes, wohl geformtes Herz (absolutes Herzvolumen 830 ml, relatives Herzvolumen 10,7 ml/kg bei einem Normbereich von 9,7–12,7 ml/kg). Knöchern überbaute Rippenserienfrakturen mit teilweise deutlich verschobenen Fragmenten und umschriebener, teilweiser verkalkter Pleuraschwiele links, feine laterale Zwerchfelladhaerenz links. Lungenfunktionsprüfung (Bodyplethysmographie und Spirometrie, Blutgasbestimmung) ergibt durchweg Normalwerte. Laborchemisch durchweg Normalwerte, speziell auch für Blutfette, Blutzucker und Harnsäure.

Kardiologischer Befund

Vor-EKG's siehe oben. Jetzt: regelmäßiger Sinusrhythmus, Linkslagetyp, großes Q (0,04″) in Ableitung III, etwas kleiner in Ableitung aVF und in II, mäßige terminale T-Negativierungen (0,2 mV) in Ableitung III und aVF, sonst normales Elektrokardiogramm. Belastungs-EKG im relativen Steady-State bei 50 und 100 Watt im Liegen zeigt Anstieg der Herzfrequenz nur auf 112/min, womit A. G. nicht ausbelastet ist. Normale Blutdruckregulation (Maximalwert 160/95 mm Hg). Im Belastungs-EKG kein zusätzlicher diagnostischer Befund zum Ruhe-EKG bei Abbruch wegen Kopfschmerzen und Herzstichen. Einschwemmkatheter: A. G. leistet im relativen Steady-State 50, 100 und 150 Watt, Abbruch wegen allgemeiner Erschöpfung mit einer Herzfrequenz von 155/min (ausbelastet). In Ruhe und bis zu dieser Belastungsstufe findet sich ein normales Herzminutenvolumen (Maximalwert 17,6 l/min), normale Drucke im Lungenkreislauf und in Pulmonalkapillarstellung. Mit Linksherzkatheter findet sich beim Lävokardiogramm eine zwar nicht paradox pulsierende, aber sich doch aneurysmatisch aus der Kammerkontur nach hinten vorwölbende, größere akinetische Zone, die etwa

Herz – Kreislauf

die Hälfte der Hinterwand von der Basis bis zur Mitte umfaßt, während sich das gesamte übrige Myokard hyperkontraktil verhält. Das enddiastolische Ventrikelvolumen ist mit 96 ml/m² noch normal, die Auswurffraktion mit 51% nur geringfügig erniedrigt. Die Kranzarterien sind bei Normalversorgungstyp völlig unauffällig, keinerlei Wandunregelmäßigkeiten. Das 24-Stunden-Langzeit-EKG zeigt bis auf eine kurze Phase eines idioventrikulären Rhythmus mit einer Frequenz von 66/min bei einer Sinusfrequenz von 61/min und ganz vereinzelten monotopen ventrikulären Extrasystolen durchweg regelmäßigen normalen Sinusrhythmus.

Beurteilung

Die Vorgeschichte des A. G. ist bis zum Unfall am 16. 3. 79, speziell hinsichtlich des Herzens unauffällig. Er betrieb zwar bis zu diesem Zeitpunkt massiven Tabakabusus mit etwa 30 Zigaretten täglich, verneint aber ausdrücklich Stenokardien oder infarktverdächtige Ereignisse. EKG-Registrierungen vor dem Unfall wurden nicht durchgeführt. Am Unfalltag selbst wurden in der primär versorgenden chirurgischen Klinik EKG-Registrierungen angefertigt, die sofort den Verdacht auf eine traumatische Herzschädigung lenkten. Dieser Verdacht war deswegen begründet, da sich zwar von Anfang an bis zum Zeitpunkt der gutachtlichen Untersuchung Q-Zacken in Ableitung III und aVF fanden, zusätzlich aber primär auch Kammerendteilveränderungen, die anfangs einen deutlichen Formwandel zeigten, zunächst ST-Hebungen, dann Ausbildung von deutlichen T-Negativierungen, die sich wiederum allmählich zurückbildeten, in den für einen Hinterwandinfarkt typischen Ableitungen. Die Diagnose einer im Vergleich zum EKG-Befund relativ ausgedehnten, aneurysmatischen Hinterwandnarbe ließ sich dann etwa 1 Jahr nach dem Unfall durch die Herzkatheterisierung sichern, wobei sich als weiterer bemerkenswerter Befund ein völlig unauffälliges Kranzarteriensystem fand, also das Bild einer größeren umschriebenen Narbe mit normalem Koronarogramm.

Grundsätzlich sind zwei Entstehungsmöglichkeiten einer solchen kompakten Narbe im Rahmen eines schweren Brustkorbtraumas denkbar: 1. durch direkte Gewalteinwirkung auf das Herz, wobei entweder eine Gefäßtraumatisierung mit Thrombusbildung und auf diese Weise ein Infarkt ausgelöst wurde, oder die direkte traumatische Schädigung des Myokards ohne den Umweg über eine Mangeldurchblutung, und als 2. Entstehungsvorgang, was aber das Vorbestehen einer Koronarinsuffizienz voraussetzen würde, daß es durch die Unfallbelastungen, speziell durch einen stärkeren Blutverlust und/oder Ausbildung eines Schockzustandes zu einer so schweren Koronarinsuffizienz kommt, daß sich Nekrosen bzw. ein Infarkt ausbildet. Dieser zweite Entstehungsmechanismus kann bei dem A. G. aufgrund des normalen Koronarogramms für ausgeschlossen gelten. Zum einen ist die Anamnese für das Vorbestehen einer Koronarinsuffizienz bei dem sich als Bauarbeiter erheblich belastenden Mann unauffällig, zum anderen schließt das jetzt völlig normale Koronarogramm, auch wenn es erst ca. 1 Jahr nach dem Unfall angefertigt wurde, einen solchen Entstehungsmechanismus weitgehend aus.

Die Voraussetzung für den ersten Entstehungsmechanismus über direkte traumatische Auswirkungen am Herzen, sei es über die Koronararterien oder direkt auf das Myokard, ist ein adäquates Trauma. Daß eine solche adäquate schwere Brustkorbverletzung bei A. G. vorgelegen hat, ist eindeutig durch die Rippenserienfrakturen und die damit verbundenen Komplikationen belegt. Das jetzt normale Koronarogramm schließt eine traumatische Koronarläsion mit Thrombusbildung zwar nicht absolut sicher aus, da es gerade bei jüngeren Menschen mit sonst unauffälligem Kranzarteriensystem innerhalb eines Jahres zu einer vollständigen spontanen Lyse bzw. zum Abbau eines Koronarthrombus kommen kann. Das Fehlen jeglicher Veränderungen an dem dazugehörigen Kranzgefäß, das, wie üblich, in mehreren

Herz – Kreislauf

Ebenen dargestellt wurde, macht aber den zweiten Entstehungsmechanismus über die direkte Gewalteinwirkung auf das Myokard wahrscheinlicher. Für die gutachtliche Fragestellung ist aber diese Differenzierung ohne Bedeutung.

Die Frage der weiteren Belastbarkeit läßt sich in drei Teilfragen untergliedern: 1. Wieweit ist die aktuelle Leistungsfähigkeit des Herz-Kreislaufsystems durch die unfallbedingte Myokardnarbe beeinträchtigt? 2. Wie ist die Prognose speziell vom Herzen her zu sehen, d. h. besteht die Gefahr einer Verschlimmerung des Leidens, speziell bei besonderen Tätigkeiten? 3. Gehen unabhängig von der möglicherweise beeinträchtigten Leistungsfähigkeit des Herzens von einem solchen Narbenzustand spezielle Gefahren aus, die den Einsatz in bestimmten Berufsgruppen unmöglich machen würden?

Zur Frage 1.: Die Leistungsfähigkeit des Herzens wurde durch eine objektive und besonders empfindliche Methode, nämlich die Einschwemmkatheteruntersuchung in Ruhe und unter Belastung untersucht. Hierbei zeigte sich eine normale Herzfunktion bis zu 150 Watt Belastung. Dabei muß berücksichtigt werden, daß 150 Watt Belastung einer körperlichen Schwerarbeit, beispielsweise in der Schwerindustrie, sonstiger manueller Schwerarbeit oder auch Waldarbeit entspricht. Die erreichte Leistungsfähigkeit am Fahrradergometer entspricht der Altersnorm. Die normalen hämodynamischen Werte bei dieser Belastung bedeuten, daß der durch die Narbe am Herzen nachgewiesene Verlust an kontraktilem Myokard durch das Restmyokard ohne Einsatz sogenannter Kompensationsmechanismen voll übernommen werden kann. Als weiterer Beleg dafür kann die ungewöhnlich heftige Kontraktion der Restmuskulatur (Vorderseitenwand und Spitze) angesehen werden, wie sie sich als Hyperkinesie im Ventrikulogramm darstellt. Da auch die Lungenfunktionsprüfung keinerlei Funktionsanomalien durch die Thoraxverletzung nachweisen konnte, findet die A. G. subjektiv empfundene Atemnot kein objektives Korrelat. Seine Thoraxschmerzen sind nicht als Ausdruck einer Koronarinsuffizienz zu deuten, was allein aufgrund ihrer atypischen Charakteristik anzunehmen war, jetzt aber objektiv durch Einschwemmkatheter und Koronarangiographie belegt ist.

Zur 2. Teilfrage, der weiteren Prognose, sind ebenfalls die Normalbefunde der Einschwemmkatheteruntersuchung als wesentliches Kriterium zu werten. Das Fehlen von Kompensationsmechanismen, speziell eines krankhaften Füllungsdruckanstiegs des linken Ventrikels, wie er beim Einschwemmkatheter indirekt durch den Pulmonalkapillardruck gemessen wird, bedeutet, daß das Herz „ohne Mühe" mit der Narbe fertig wird. 1 Jahr nach dem Unfall kann mit Sicherheit davon ausgegangen werden, daß alle Umbauvorgänge und Anpassungsvorgänge am Herzen abgeschlossen sind, so daß dieser Zustand als endgültig angesehen werden kann. Man weiß aus vergleichbaren Untersuchungen an Kranken mit Herzmuskelentzündung und entsprechenden Narben, daß bei abgeschlossenem Prozeß, wenn die Herzgröße wie bei Herrn A. G. normal ist, und auch die Hämodynamik in Ruhe und unter Belastung im Normbereich liegt, die langfristige Prognose praktisch einem gleichaltrigen Gesunden entspricht. Es bleibt die Frage, ob durch ungewöhnlich schwere körperliche Belastungen nicht doch auf Dauer eine Überforderung des Restmyokards resultieren kann, beispielsweise durch langsam progrediente Hypertrophie, besonders dann, wenn weitere mit zunehmender Alterung häufige schädigende Herzfaktoren wie eine zunehmende Hypertonie o. ä., hinzutreten. Diese Frage läßt sich nicht sicher beantworten, jedoch kann aus pathophysiologischen Daten doch auf eine größere Anfälligkeit eines solchen Herzens für zusätzliche Schäden geschlossen werden. Deshalb ist A. G. für Berufe mit körperlicher Schwerstarbeit nicht mehr geeignet.

Die Frage nach einer besonderen Gefährdung durch zusätzliche Komplikationen der Myokardnarbe ist zu verneinen. Hierbei ist in erster Linie an Herzrhythmusstörungen, die ja eng

Herz – Kreislauf

mit der myokardialen Schädigung des Herzens korrelieren, zu denken oder auch an die Möglichkeit von Embolien. Die Frage nach Rhythmusstörungen konnte durch das Langzeit-EKG beantwortet werden, wo sich lediglich eine relativ harmlose ventrikuläre Arrhythmie während der Nachtstunden fand, während in den Tagstunden unter Belastung, auch während der Ergometrie, keinerlei Rhythmusstörungen nachzuweisen waren. Entsprechend wurden auch keine auf Rhythmusstörungen verdächtigen Beschwerden geklagt. Die Neigung zu Schwindel kann nach dem normalen Langzeit-EKG als sicher nicht kardial bedingt eingestuft werden. Die Gefahr einer Gerinnselbildung in dem am Kontraktionsprozeß nicht mehr teilnehmenden Narbenareal ist 1 Jahr nach dem Ereignis sicher als äußerst gering anzusehen. Die größte Gefahr besteht in Analogie zum frischen Herzinfarkt innerhalb der ersten Stunden bis Tage, wenn es im Infarktgebiet bzw. an der Stelle des Myokarduntergehens zu einer Entzündungsreaktion kommt. Sobald die Umbauvorgänge am Herzen aber abgeschlossen sind und sich eine feste Narbe mit glatter Oberfläche gebildet hat, kann die Gefahr bei sonst gut kontraktilem Myokard als minimal angesehen werden. Es bestehen deshalb keine Bedenken, den A. G. auch auf Leitern und Gerüsten arbeiten zu lassen.

Zusammenfassung

Folgende Gesundheitsstörungen konnten im Zusammenhang mit dem chirurgischen Hauptgutachten als Unfallfolge festgestellt werden: Knöchern fest verheilte Rippenbrüche der 5. bis 9. Rippe links mit mäßig ausgedehnter Pleuraschwarte und Zwerchfellverwachsungen ohne Auswirkungen auf die bronchopulmonale Funktion.
Knöchern fest verheilter oberer Schambeinastbruch rechts.
Reizlose Tracheotomienarbe ohne einengende Wirkung auf die Luftröhre.
Mittelgroße, aneurysmatische Hinterwandnarbe bei sehr guter Funktion des Restmyokards, normalem Kranzarterienbefund und auch unter schwerer körperlicher Arbeit völlig normaler Bruttohämodynamik.
Die Minderung der Erwerbsfähigkeit durch die genannten chirurgischen und internistischen Leiden ist auf Dauer auf ca. 20% zu schätzen, bedingt durch die gering reduzierte Einschränkung der Eignung für Berufe mit körperlicher Schwerstarbeit. In seinem erlernten Beruf als Maurer ist Herr A. G. als arbeitsfähig anzusehen.

Kommentar

Die Anerkennung der durch die Lävokardiographie eindeutig dokumentierten Hinterwandnarbe als Unfallfolge ist berechtigt, da einerseits ein adäquates Trauma, belegt durch die Rippenserienfraktur wie den Hämatopneumothorax, vorgelegen hat, andererseits bei leerer Anamnese ein frisches kardiales Geschehen auch durch den EKG-Verlauf sehr wahrscheinlich gemacht wird. Bei der Häufigkeit sogenannter „stummer Infarkte" bleibt aber doch eine gewisse Unsicherheit, daß es sich um einen alten Befund handelt, was sich nur durch Vor-EKG's hätte ausschließen lassen, die aber nicht vorliegen. Doch ist diese Annahme wegen der glattwandigen Kranzarterien mit diskrepant ausgedehnter Narbe so unwahrscheinlich, daß sie die Ablehnung des Zusammenhangs nicht rechtfertigen würde. Für die Beurteilung der Prognose sind die wichtigsten Parameter die Herzgrößenbestimmung und Belastungsuntersuchungen mit Messung von Förderleistung und Füllungsdrucken, wobei sich als zusätzliche Methoden die Suche nach Rhythmusstörungen (Langzeit-EKG und Ergometrie) empfiehlt.

Herz – Kreislauf

Literatur

Altmaier, J.: Die Contusio cordis. In: Unfallseminar Bochum-Duisburg-Essen, Heft 3: Thoraxverletzungen, Seite 83–95 (1981)

Rosenkranz, K. A.: Die traumatische Herzschädigung. Gebr. Giulini GmbH, Ludwigshafen 1970

Tödlicher Arbeitsunfall durch Absturz aus großer Höhe oder Herztod durch Koronarthrombose?

Zusammenhangsgutachten im Widerspruchsverfahren für eine Berufsgenossenschaft.

E. Fritze

Vorgeschichte

Der zum Zeitpunkt des Ereignisses – Arbeitsunfall? – 47 Jahre alte Mann hatte zwar 7 Jahre vorher über gewisse Herzsensationen geklagt, die vom Hausarzt als „koronare Belastungsinsuffizienz bzw. als Römheldscher Symptomenkomplex durch Meteorismus" gedeutet wurden. Dieser nur selten konsultierte Hausarzt rekonstruierte aus seinen Aufzeichnungen lediglich diagnostische Aussagen wie „labile Hypertonie", aber auch „leicht hypotone Blutdrucklage". Elektrokardiographische Kurven aus der Zeit von wenigen Wochen bis wenigen Monaten vor dem Unfall zeigten bei Gliedmaßen- und Brustwandableitungen einen völlig normalen Kurvenverlauf. Über Risikofaktoren, Rauchgewohnheiten usw. waren Auskünfte nicht zu gewinnen.

Am Tage des zur Diskussion als Unfall stehenden Ereignisses hatte der sich offenbar nicht krank fühlende Mann die Aufgabe, hinter dem im Steuerstand sitzenden Kranführer auf der oberen Bühne eines 125 m hohen Kranes diesen bei seiner Arbeit zu beobachten, um im Fall seines Ausfalles eingreifen zu können, und die Funktion, die Verständigung zwischen der Montagekolonne und dem Kranführer zu gewährleisten. Während der Montagearbeiten stürzte der Mann unbeobachtet und aus zunächst ungeklärter Ursache von der oberen Bühne des Kranes ab. Die Schutzeinrichtungen der Bühne waren auch nach dem Ereignis in einwandfreiem Zustand. Es tauchte der Verdacht auf, daß der unerklärliche Absturz durch eine akute innere Krankheit verursacht wurde.

Pathologisch-anatomische Beurteilung

Bei der etwa 4 Monate nach dem zunächst als Unfall angesehenen Ereignis nach Exhumierung der Leiche durchgeführten Obduktion fand sich neben zahlreichen Frakturen der Extremitäten und der Rippen, völliger Zerreißung von Milz und Leber, Abriß des Darmes, Einriß der linken Zwerchfellhälfte und der Harnblase sowie multiplen Lungenzerreißungen durch die Frakturenden der Rippen bei nur geringgradiger Atheromatose der Aorta in allen Abschnitten der Herzkranzschlagadern eine hochgradige verkalkende und stenosierende Arteriosklerose. Makroskopisch und histologisch zeigte sich, daß die Herzvorderwand fast ausschließlich aus faserreichem Bindegewebe mit nur spärlichen Resten quergestreifter Muskulatur als Ausdruck eines früher durchgemachten Herzmuskelinfarktes bestand. Entzündliche Veränderungen fanden sich an keiner Stelle des Herzens. Als Todesursache sah der begutachtende Pathologe einen reiskorngroßen Thrombus in der Nähe des Abganges des Ramus circumflexus der Arteria coronaria sinistra an, der an einer starken Einengung der Gefäßlichtung durch ein arteriosklerotisches Beet saß, aber mit der Innenwand des Gefäßes nicht verhaftet war. Die Herzhinterwand zeigte lediglich eine geringe Verbreiterung des interstitiellen Bindegewebes, aber auch hier keine entzündlichen Zellinfiltrationen.

Das Herz war an seiner Basis von den großen Gefäßen abgerissen. Abgesehen von der großflächigen Narbe der Herzvorderwand war der Herzmuskel abgeblaßt und von gelb-braun-rötlicher Farbe. Im Gegensatz zu der stark ausgeprägten und sich auf alle Äste erstreckenden stenosierenden Koronararteriosklerose fanden sich im Bereich der Aorta und den übrigen großen Gefäßen lediglich geringe, nicht verkalkte und nicht geschwürsartig aufgebrochene atheromatöse Beete.

Sowohl in der Brusthöhle als auch in der Bauchhöhle fanden sich jeweils nur etwa 50 ml Blut, die Lungen enthielten kein nennenswertes Oedem und keine Blutungen in die Alveolen.

Herz – Kreislauf

Der begutachtende Pathologe sah als Ursache des Todes und des Absturzes vom Kran einen „ganz frischen Herzinfarkt" an. Gemeint war offenbar, daß ein akuter Herztod durch Koronarthrombose eingetreten war und den Absturz verursachte. Aus der nur geringfügigen blutigen Durchtränkung der traumatisierten Weichteile folgerte er zusätzlich, daß der Tod bereits auf der Kranbühne als „Sekunden-Herztod" eintrat, die schweren Verletzungen beim Aufprall auf dem Erdboden also nach dem vorher eingetretenen Tod erfolgten.
Widerspruch gegen den einen Arbeitsunfall als Todesursache ablehnenden Bescheid der Berufsgenossenschaft wurde mit der Begründung erhoben, „daß es nicht erwiesen ist, daß der Tod durch Herzinfarkt bereits vor dem Absturz eintrat". „Vielmehr besteht die Wahrscheinlichkeit, daß der Herzinfarkt erst nach dem Absturz und vor dem Aufprall auf den Boden eingetreten ist."

Fragestellung

Dieses Gutachten soll sich zu der Frage äußern, ob ein Reinfarkt des Herzens bzw. eine akute Koronarthrombose Ursache des Absturzes gewesen sei, oder ob ein Unfall vorliege, bei welchem der sogenannte Reinfarkt bzw. die Koronarthrombose während des Absturzes eingetreten sei.

Beurteilung

Diese Beurteilung mußte davon ausgehen, daß bei dem übergewichtigen Mann in allen Ästen der Herzkranzarterien eine schwere stenosierende Arteriosklerose und im Ramus circumflexus der Arteria coronaria sinistra ein frisches Blutgerinnsel vorlag. Ausdruck der sicher schon seit Jahren bestehenden relativen Mangelversorgung der Herzmuskulatur mit Sauerstoff bzw. mit Blut war die ausgedehnte Narbe der Herzvorderwand nach einem offenbar „stumm" durchgemachten Herzmuskelinfarkt. Durch den kleinen Thrombus in der Nähe seines Abganges wurde der Ramus circumflexus plötzlich und vollständig verschlossen, wodurch ein akuter Herztod entweder im Sinne einer Asystolie oder im Sinne von Kammerflimmern ausgelöst wurde. Der terminologischen Bezeichnung der Todesursache durch den begutachtenden Pathologen als „akuter Herzinfarkt" mußte widersprochen werden, weil ein infarzierter Muskelabschnitt nicht nachzuweisen war. Vielmehr war davon auszugehen, daß der Tod auf dem Boden einer akuten Koronarinsuffizienz so schnell eintrat, daß es zur Infarzierung von Muskelgewebe gar nicht mehr kommen konnte. Entsprechende Veränderungen der Herzmuskulatur im Versorgungsbereich der Arteria coronaria sinistra bzw. ihres Ramus circumflexus wurden histologisch auch nicht gefunden.
Das Fehlen solcher infarktspezifischen Veränderungen der Herzwandmuskulatur bei einer verschließenden Koronarthrombose ist aber ein wichtiger Hinweis dafür, daß der Tod sehr schnell nach Manifestierung des Koronararterienverschlusses durch ein frisches Blutgerinnsel eingetreten ist. Leider wurde der Aufbau des Thrombus nicht näher beschrieben, sondern lediglich festgestellt, daß es sich um einen frischen und nicht an der Gefäßwand haftenden Thrombus handelte, was bedeutet, daß unmittelbar nach der Unterbrechung des Blutstromes durch den Thrombus die Herztätigkeit gestört war und ein wirksamer Kreislauf des Blutes nicht mehr bestanden hat. Es ist ein dem Kliniker durchaus geläufiger Mechanismus, daß mit einer den Blutstrom unterbrechenden Koronarthrombose entweder ein akuter Herzstillstand oder auch Herzkammerflimmern eintritt, beides Ereignisse, die eine Kreislauffunktion nicht mehr ermöglichen. Für diese Deutung spricht auch, daß die traumatisierten Gewebe und Organe nur relativ geringe Einblutungen zeigten, weil die zusammengebrochene Kreislauffunktion Blutungen aus Gefäßverletzungen gar nicht mehr möglich machte.
Der Widerspruchsbegründung, das Blutgerinnsel im Ramus circumflexus sei nicht vor dem Absturz, sondern erst während des Sturzes entstanden, ist entgegenzuhalten, daß der Absturz von dem 125 m hohen Kran sicher nur wenige Sekunden gedauert hat, bis der Körper auf dem Boden aufschlug. Diese Absturzdauer ist nach physikalischen Gesetzen ziemlich ge-

Herz – Kreislauf

nau zu errechnen. Die Entstehung eines Blutgerinnsels braucht aber ohne Frage eine längere Zeit. Selbst bei der Annahme, daß das Blutgerinnsel außerordentlich frisch gewesen ist, so mußte doch die Blutgerinnung schon weitgehend abgelaufen gewesen sein. Die Gerinnung des Blutes bis zur Entstehung eines Gerinnsels, das heißt bis zur Retraktion des geronnenen Blutes zum Thrombus, dauert mit Sicherheit mehrere Minuten. Man darf davon ausgehen, daß der Ablauf der Blutgerinnung, welcher in einer Reaktionskette hintereinander sich abspielender enzymchemischer Reaktionen besteht, mindestens eine Zeit von 3 Minuten, wahrscheinlich von 5 Minuten, erfordert. Die Zeitdauer des Sturzes hätte also zur Thrombusbildung gar nicht ausgereicht.

Man könnte aber auch argumentieren, daß das Blutgerinnsel im Ramus circumflexus der linken Herzkranzarterie erst nach dem Aufschlag auf dem Erdboden entstanden sei. Dem widerspricht aber, daß die fehlenden oder doch nur sehr geringfügigen Einblutungen in die Körperhöhlen und in die verletzten Weichteile mit Wahrscheinlichkeit annehmen lassen, daß zu diesem Zeitpunkt schon keine Kreislauffunktion mehr bestanden hat. Anderenfalls müßten zumindest im Bauchraum als Folge der Zerreißung von Leber und Milz größere Blutungen gefunden worden sein. Dabei ist aber zu bedenken, daß durch den Aufschlag auf den Erdboden das Herz von den großen Gefäßen abgerissen wurde, was zum momentanen Zusammenbruch der Kreislauffunktion führte. Auch dadurch kann die Entstehung von Blutungen in die Körperhöhlen und Gewebseinblutungen verhindert worden sein.

Der internistische Gutachter wird also der gutachtlichen Beurteilung des Pathologen zustimmen, daß der Getötete auf der Bühne des Baukranes einen plötzlichen Herztod durch eine akute Koronarthrombose bei schwerer stenosierender Koronararteriosklerose und schon früher erlebtem Myokardinfarkt erlitten hat und dann tot bzw. sterbend vom Kran abgestürzt ist.

In diese Diskussion muß aber einfließen, ob Stillstand der Kreislauffunktion schon den Eintritt des Todes, oder ob erst der Hirntod das entscheidende Kriterium darstellt. Auf jeden Fall ist davon auszugehen, daß die Ursache des Absturzes nicht ein „Unfall", sondern ein akutes Versagen der Herz-Kreislauffunktion war. Dieser Kreislaufstillstand trat wahrscheinlich unmittelbar in dem Augenblick ein, als das frische Blutgerinnsel den Blutstrom in einem Ast des Herzkranzgefäßsystems unterbrach. Anderenfalls wäre der Getötete nicht unbeobachtet abgestürzt, sondern hätte durch Schmerzzeichen und dergleichen das Ereignis noch zu erkennen geben können. Deshalb wäre für den Betroffenen mit großer Wahrscheinlichkeit auch keine Überlebenschance gewesen, wenn diese akute Koronarthrombose nicht auf einem 125 m hohen Kran, sondern zu ebener Erde und unter günstigeren medizinischen Versorgungsbedingungen eingetreten wäre.

Kommentar

Der Getötete ist bei schwerer stenosierender Koronararteriosklerose, die vor Monaten bis Jahren schon unbemerkt zu einem Herzmuskelinfarkt geführt hatte, einem akuten Herztod durch eine frische Koronarthrombose erlegen. Dieser akute Herztod ist mit Wahrscheinlichkeit die Ursache des Absturzes aus 125 m Höhe gewesen. Anhand des zeitlichen Ablaufes der Blutgerinnung wird der Widerspruchsbegründung widersprochen, daß der Koronarthrombus erst während des Sturzes entstanden sein könne.

Herz – Kreislauf

 Durch psychischen Streß manifestierter Herzmuskelinfarkt – Arbeitsunfall – bei einem 32jährigen Fernfahrer.

Gutachten zur Frage des ursächlichen Zusammenhanges für eine Berufsgenossenschaft.

E. Fritze

Fragestellung

Das Gutachten soll zu der Frage Stellung nehmen, ob ein ursächlicher Zusammenhang zwischen der betrieblichen Tätigkeit und dem erlittenen Herzmuskelinfarkt anzunehmen ist, oder ob dem Geschehen vom 22. 1. 1979 lediglich die Bedeutung einer Gelegenheitsursache zukommt. Falls der betrieblichen Tätigkeit die rechtliche Bedeutung eines entschädigungspflichtigen Arbeitsunfalles zukommt, soll beantwortet werden, ob und welche Behandlungsmaßnahmen angezeigt sind.
Das Gutachten stützt sich auf die Kenntnis der Akten, auf die eigenen Angaben, die der Fernfahrer J.A. anläßlich seiner Untersuchung am 22. 11. 1979 machte, und auf den bei dieser Untersuchung erhobenen Untersuchungsbefund.

Vorgeschichte

Weder den persönlichen Angaben noch den Aufzeichnungen der zuständigen Krankenversicherung sind Hinweise für früher durchgemachte Krankheiten zu entnehmen. Bei den regelmäßigen und auch elektrokardiographischen Untersuchungen, die wegen des Berufes als Fernfahrer durchgeführt wurden, wurde niemals ein Hinweis auf eine koronare Herzkrankheit gefunden. Am 30. 7. 1976 und zuletzt am 7. 6. 1977 hatten die elektrokardiographischen Kurven auch bei körperlicher Belastung einen regelrechten Verlauf.
Die Darstellung der Verkehrspolizei entspricht der eigenen Schilderung des Ablaufs der Ereignisse des Herrn J.A.
Am 22. 1. 1979 erlebte J.A. das hier zur Diskussion stehende Ereignis. In der frühen Dämmerung dieses Tages kam sein Lastzug bei dem Versuch, eine Anhöhe zu überwinden, infolge spiegelglatter Fahrbahn ins Rutschen, rutschte rückwärts und kam quer auf der Straße schließlich zum Stillstand. J.A. stieg aus, um die Unfallstelle zu sichern, rutschte dabei selbst aus und stürzte, als er einen Pkw die Anhöhe herunter auf sich zufahren sah. Nach seiner Schilderung war er in unmittelbarer Gefahr überfahren zu werden. Er weiß nicht anzugeben, ob eine Prellung an der rechten Schulter durch Anfahren oder durch den Sturz zustande kam. Unmittelbar nach dem Aufrichten, als Zeit gibt er 1½ Minuten an, kam es zu starken Schmerzen in der linken Brustseite, die in den linken Arm ausstrahlten. Während der Vernehmung durch die herbeigeholte Polizei kam es zum „Zusammenbruch". Die Polizei veranlaßte seinen Transport in ein Krankenhaus.
Bis zum 25. Lebensjahr, also bis vor 7 Jahren, hat J.A. aktiv Fußball gespielt, er hat über 10 Jahre täglich bis zu 20 Zigaretten geraucht. Die Familienvorgeschichte ist unauffällig.

Befund

Der körperliche Untersuchungsbefund ist völlig regelrecht, elektrokardiographisch stellt sich das Bild eines abgelaufenen penetrierenden Herzvorderwand-Spitzeninfarktes dar. Der röntgenologische Befund der Brustorgane und insbesondere des Herzens ist unauffällig, die wegen der auch therapeutischen Fragestellung der Berufsgenossenschaft durchgeführte selektive Koronarangiographie zeigte einen kompletten proximalen Verschluß des Ramus descendens ant. der linken Herzkranzarterie bei unauffälligem Befund des Ramus circumflexus und der rechten Koronararterie. Bei der Laevokardiographie fand sich eine große Akinesie der Herzvorderwand und spitzennahen Hinterwand ohne dyskinetische Aussackung im Sinne eines Aneurysmas. Die Auswurffraktion war unter 60% reduziert. Bis zur Belastung mit 100 Watt war die Hämodynamik noch normal, stärkere Belastung war nicht möglich. Die Ergebnisse der zahlreich durchgeführten Laboratoriumsuntersuchungen blieben unauffällig.

Herz – Kreislauf

Beurteilung

Der zu diesem Zeitpunkt erst 32 Jahre alte J. A., von Beruf Fernfahrer und bis dahin niemals ernstlich krank gewesen und bei gelegentlichen ärztlichen und auch elektrokardiographischen Untersuchungen als gesund angesehen, geriet in der Frühe des 22. 1. 1979 beim Befahren einer Anhöhe auf Glatteis mit seinem Lastzug ins Rutschen. Der Lastzug rutschte langsam rückwärts, es gelang A. aber, ihn quer zur Fahrbahn zum Stehen zu bringen. Nach seiner eigenen Schilderung, die sich mit den in den Akten enthaltenen Erhebungen der Polizei deckt, stieg er aus dem Führerhaus aus, um die Unfallstelle zu sichern, weil die Straße durch den querstehenden Lastzug blockiert war. Als er einen Pkw die Anhöhe herunterkommen sah, den er warnen wollte, rutschte er selbst aus, stürzte und entging nur mit Mühe der Gefahr überfahren zu werden. Dieser Pkw kam zum Stehen, durch einen nachfolgenden Kraftwagen kam es aber zu einem Auffahrunfall.

J. A. verspürte unmittelbar nach dem Aufstehen, er gibt einen Zeitraum von 1½ Minuten an, starke ziehende Schmerzen in der linken Brustseite, die in den linken Arm ausstrahlten. Zunächst maß er diesen Erscheinungen keine Bedeutung zu, während der Vernehmung durch die herbeigeholte Polizei brach er aber vor Schmerzen zusammen. Mit heftigen Schmerzen und schon im Kreislaufschock wurde er von einem durch die Polizei herbeigeholten Krankenwagen in ein Krankenhaus eingeliefert, wo das Vorliegen eines Herzvorderwandinfarktes festgestellt wurde. Am 10. 2. erfolgte die Verlegung in ein Heimatkrankenhaus, die stationäre Behandlung dauerte bis 26. 3. 1979.

J. A. klagt jetzt, das heißt zum Zeitpunkt der gutachtlichen Untersuchung, über bei körperlichen Belastungen auftretende stenokardische Beschwerden und über mangelnde Leistungsfähigkeit. Aus vorliegenden ärztlichen Befundberichten geht hervor, daß 1976 und 1977 bei eingehenden Untersuchungen einschließlich elektrokardiographischer und belastungselektrokardiographischer Untersuchungen niemals ein krankhafter Befund und insbesondere nicht am Herzen festgestellt wurde.

Auch der jetzt zu erhebende Untersuchungsbefund ist allein durch die elektrokardiographischen Residuen eines abgelaufenen Herzvorderwand-Spitzeninfarktes gekennzeichnet. Der einzige faßbare Risikofaktor ist der Tabakgebrauch. J. A. hat über etwa 10 Jahre täglich 10 bis 20 Zigaretten geraucht. Im übrigen liegt bei ihm aber keiner der bekannten Risikofaktoren vor.

Die aus der zugleich therapeutischen Fragestellung der Berufsgenossenschaft und nach eingehender Besprechung der Situation durchgeführte Koronarangiographie und Laevokardiographie zeigte den kompletten proximalen Verschluß des Ramus descendens ant. bei unauffälligem Ramus circumflexus und unauffälliger rechter Koronararterie. Es fand sich eine große Akinesie der Herzvorderwand und der spitzennahen Teile der Herzhinterwand ohne Aneurysmabildung. Die Auswurffraktion des linken Herzens war deutlich reduziert.

Wenn auch der koronarangiographische Befund hinsichtlich vor dem Ereignis vorhandener Veränderungen keine entsprechenden Aufschlüsse bietet, wird man annehmen müssen, daß der am 22. 1. 1979 eingetretene Herzmuskelinfarkt auch und wohl in entscheidendem Ausmaße durch eine koronararteriosklerotische Verengung an der später nachgewiesenen Verschlußstelle bedingt war. Der enge zeitliche Zusammenhang mit dem verständlicherweise aufregenden und die endogenen Streßreaktionen aktivierenden Ereignis müssen aber annehmen lassen, daß die Manifestierung des Herzmuskelinfarktes gerade zu diesem Augenblick durch die Auswirkungen dieser Streßreaktion wesentlich mitverursacht wurde.

J. A. hatte große Schwierigkeiten, den bei Bergauffahrt ins Rückwärtsrutschen gekommenen Lastzug quer zur Fahrbahn zum Stehen zu bringen. Die sich daran anschließenden Ereignis-

Herz – Kreislauf

se mit seinem Bemühen, Unfälle zu verhindern und mit der Gefahr, von den die Anhöhe herunterkommenden und bei den gegebenen Glatteisverhältnissen nicht zu beherrschenden Fahrzeugen überfahren zu werden, haben ohne Zweifel eine zusätzliche Beanspruchung der Streßmechanismen bewirkt. Diese über nervöse und hormonale Regulationen sich abspielende Streßreaktion führt, wie aus pathologisch-anatomischen Beobachtungen bekannt ist, an den Herzkranzgefäßen und insbesondere in unmittelbarer Nähe arteriosklerotischer Herde zu oedematöser Verdickung der Gefäßinnenhaut, zu einem Intimaoedem, welches sich dann der arteriosklerotisch bedingten Einengung des Blutstromes noch überlagert. Durch dieses Intimaoedem, vielleicht auch durch einen eintretenden Defekt der Intima oder durch eine Blutung in die Gefäßwand oder auch durch einen hinzutretenden Thrombus kann die Blutzufuhr zu dem entsprechenden Herzmuskelabschnitt weitgehend oder vollständig unterbrochen werden. Es kommt zu einer Durchblutungsstörung des versorgten Abschnitts der Herzmuskulatur, also zum Herzmuskelinfarkt.

Im allgemeinen nehmen die Sachkenner dieser Materie an, und in vielen ähnlichen gutachtlichen Fragestellungen wurde auch von mir so geurteilt, daß dieses den arteriosklerotischen Koronararterienprozeß verschlimmernde und überlagernde Ereignis nicht mehr Bedeutung als die einer sogenannten Gelegenheitsursache hat. Im Falle des J. A. spricht aber neben dem engen zeitlichen Zusammenhang zwischen der Manifestierung des Herzmuskelinfarktes und den die Streßreaktion verursachenden Ereignissen die relative Jugendlichkeit und der Befund der Koronarangiographie dafür, daß diese Ereignisse die Bedeutung einer wesentlichen Mitursache gehabt haben. Der auf Glatteis rutschende Lastzug, die Gefahr, daß in diesen die Fahrbahn blockierenden Lastzug andere Fahrzeuge infolge des Glatteises hineinfahren, dabei das erlebte Risiko, selbst durch ein solches Fahrzeug überfahren zu werden, stellen auch für einen Lastzugfernfahrer ungewöhnlich schwere nervliche Belastungen dar, die sehr wohl geeignet sind, eine Notfallsreaktion, wie die Streßreaktion sie darstellt, auszulösen. Man muß im Falle des J. A. davon ausgehen, daß der von ihm am 22. 1. 1979 erlebte Herzmuskelinfarkt bei zwar vorherbestehender und offensichtlich umschriebener, das heißt auf einen kleinen Abschnitt der linken Herzkranzarterie beschränkter Koronararteriosklerose durch die Ereignisse dieses Tages wesentlich mitverursacht wurde. Man darf unterstellen, daß es bei J. A. durch diese Ereignisse zu erhöhter Herzfrequenz und wahrscheinlich auch zu nicht unerheblicher Blutdrucksteigerung kam, so daß dem Herzen erhebliche Mehrarbeit zugemutet wurde und mit dem dadurch erhöhten Blutbedarf der Herzmuskulatur ein wahrscheinlich noch komplexeres Bündel von Ursachen wirksam wurde, so daß es zu totalem Verschluß des Ramus descendens anterior an einer proximal gelegenen Stelle kam, wobei die übrigen Bereiche der linken und rechten Herzkranzarterie völlig unauffällig sind, also keine koronararteriosklerotischen Herde erkennen lassen.

Bei dieser Argumentation wird ausdrücklich darauf verzichtet, die heute gelegentlich wieder diskutierte Möglichkeit des Auftretens sogenannter Koronarspasmen anzuführen, weil solche Spasmen in der Regel bei Koronararteriographien beobachtet werden, bei denen also zugleich die dabei erforderlichen Manipulationen und das verwendete Kontrastmittel zumindest mitwirken. Man nimmt allerdings heute an, daß bei nicht zirkulären arteriosklerotischen Herden der ausgesparte Wandbezirk noch mit einem Spasmus zu reagieren vermag, was man vor einigen Jahren noch für ausgeschlossen hielt.

Mit Wahrscheinlichkeit ist also davon auszugehen, daß J. A. am 22. 1. 1979 auf dem Boden einer herdförmigen Koronararteriosklerose einen Herzmuskelinfarkt erlitt, dessen Manifestierung durch die ihn psychisch im Sinne einer Streßreaktion erheblich beanspruchenden Ereignisse wesentlich mitbegünstigt oder mitverursacht wurde. Damit sind die Voraussetzungen zur rechtlichen Anerkennung als Unfall gegeben.

Herz – Kreislauf

Bei dem jetzt erst 33 Jahre alten J.A. besteht also ein Zustand nach durch Arbeitsunfall wesentlich mitbedingtem Herzmuskelinfarkt. Seitdem fortbestehende und bei körperlicher Beanspruchung manifest werdende stenokardische Beschwerden und die ausgedehnte Vernarbung eines großen Teils der Herzvorderwand mit Übergang auf die Hinterwand bedeuten eine erhebliche Beeinträchtigung der Leistungsfähigkeit des Herzens bzw. des J.A. Nach dem koronarangiographischen Befund ist ein operativer Eingriff im Sinne eines Bypass wahrscheinlich nicht sinnvoll, weil der narbige Prozeß naturgemäß irreversibel ist. Eine endgültige Entscheidung darüber wird aber erst durch die weitere Beobachtung des Krankheitsverlaufes möglich sein. Im übrigen sind konservative, das heißt medikamentöse Behandlungsmaßnahmen, wahrscheinlich auch rehabilitive Maßnahmen angezeigt. J.A. ist, da das Ereignis zum Zeitpunkt dieser Begutachtung noch nicht 1 Jahr zurückliegt, zunächst als krank und nicht arbeitsfähig anzusehen. Da er wahrscheinlich nicht mehr im Beruf als Fernfahrer tätig sein kann, ist die Umschulung für einen anderen Beruf anzustreben. Die MdE durch Arbeits- oder Berufsunfall ist zunächst auf 100% zu schätzen.

Die gutachtlich gestellten Fragen werden wie folgt beantwortet:

1. Es ist mit Wahrscheinlichkeit ein ursächlicher Zusammenhang zwischen der betrieblichen Tätigkeit und dem am 22. 1. 1979 erlittenen Herzmuskelinfarkt im Sinne der wesentlichen Mitverursachung anzunehmen. Es ist dagegen nicht wahrscheinlich, daß diese betriebliche Tätigkeit besonderer Art lediglich die Bedeutung einer Gelegenheitsursache hatte.
2. Zur Zeit und bis auf weiteres besteht bei J.A. eine MdE durch Berufsunfall von 100%.
3. Es ist wahrscheinlich für lange Zeit ärztliche Behandlung erforderlich, die alle Möglichkeiten der Rehabilitation und der Therapie ausschöpft.

Kommentar

Der Ablauf der Ereignisse und die dadurch bewirkte psychische Belastung – akuter Streß – mit allen dadurch gegebenen Auswirkungen auf das Herz-Kreislaufsystem überschreiten die berufsübliche Beanspruchung eines Lkw-Fernfahrers in solchem Ausmaß, daß diese Ereignisse und der dabei manifest gewordene Herzmuskelinfarkt die versicherungsrechtliche Bedeutung eines Unfalles gewinnen. Damit sind dieser Herzmuskelinfarkt und seine Folgen nach den Regelungen der gesetzlichen Unfallversicherung zu beurteilen.

Herz – Kreislauf

 Herzmuskelinfarkt bei schwerer Koronararteriosklerose, das Gewicht der sogenannten Risikofaktoren und des Faktors psycho-sozialer Streß für die Entwicklung der Koronararteriosklerose.

Gutachten zur Frage des ursächlichen Zusammenhanges eines Arbeitsunfalls mit der Manifestierung eines Herzinfarktes für eine Berufsgenossenschaft.

E. Fritze

Fragestellung

G. B., geboren am 21. 2. 1935 erlitt im Alter von 37 Jahren am 28. 8. 1972 durch Arbeitsunfall schwere Kopfverletzungen, die zur linksseitigen Taubheit, zu rechtsseitiger hochgradiger Schwerhörigkeit und zum Ausfall des Gleichgewichtsorgans beiderseits führten. Er verstarb am 7. 3. 1976, also etwa 3½ Jahre nach dem Unfall, plötzlich an einem akuten Herztod. Durch Obduktion wurde als Todesursache das Vorliegen einer schweren Koronararteriensklerose bei genuiner Hypertonie und dadurch bewirktes Herzversagen bei akuter Koronarthrombose festgestellt.
Die Gutachten des Herrn Prof. Dr. G., Pathologisches Institut einer Universität, vom 1. 7. 1976 und des Herrn Prof. Dr. S., Pathologisches Institut einer anderen Universität, vom 19. 1. 1978 nehmen einen Zusammenhang zwischen dem Unfall vom 28. 8. 1972 und dem am 7. 3. 1976 plötzlich eingetretenen Tod nicht an. Der Tod sei durch die Unfallfolgen auch nicht um mindestens 1 Jahr vorverlegt worden.
Dagegen führt Herr Prof. Dr. Sch., Arzt für Innere Medizin und Kardiologe, in seinem Gutachten vom 7. 9. 1978 aus, daß der Tod durch die Unfallfolgen um mindestens 1 Jahr vorverlegt wurde.
Dieses Gutachten soll die Frage beantworten, ob dem Gutachten des Herrn Prof. Dr. Sch. zu folgen ist, oder aus welchen Gründen diesem Gutachten nicht zu entsprechen ist. Dieses Gutachten stützt sich auf die Kenntnis des Akteninhalts und insbesondere der genannten Gutachten.

Vorgeschichte

G. B., dessen Vater im Alter von 74 Jahren nach einem Herzereignis verstarb, war, abgesehen von Kinderkrankheiten, niemals ernsthaft krank. Er arbeitete nach der Schulzeit zunächst als Maurer, dann in der Landwirtschaft, später in einem Betonwerk und danach in einer Glockengießerei. Bis zum Eintritt des Unfalles war er in einer Färberei tätig und arbeitete daneben als Maurer. In dieser Tätigkeit erlitt er den hier zur Diskussion stehenden Unfall. B. hat also immer körperlich ziemlich schwere Arbeiten leisten können.
Vom 28. 12. 1964 bis 19. 1. 1965 war er nach den Unterlagen der Krankenkasse krank wegen Lumbago und Hypertonie. Es wurde also im Alter von 29 Jahren zum ersten Mal eine Erhöhung des Blutdrucks erwähnt. Späteren Angaben über die Blutdrucklage ist sein wechselndes Verhalten zu entnehmen, im August 1972 mit 135/80 mm Hg, im Januar 1973 mit 150/100 mm Hg; im März 1973 mit 140/90 mm Hg, im Januar 1974 mit 180/120 mm Hg, aber auch wieder mit 140/95 mm Hg, im Juni 1975 mit 175/100 mm Hg und mit 150/100 mm Hg.
Bei 178 cm Größe wird das Körpergewicht mit 110 kg und später mit 116 kg angegeben. Andere Hinweise über sogenannte Risikofaktoren für arteriosklerotische Gefäßprozesse finden sich in den Unterlagen nicht, es bestand kein Hinweis für das Vorliegen einer Fettstoffwechselstörung, von Diabetes mellitus oder Hyperurikämie. B. war Nichtraucher.
Durch den Unfall vom 28. 8. 1972 kam es zu Frakturen der rechten Hinterhauptschuppe und zu Querfrakturen beider Felsenbeine. Schon 6 Stunden nach dem Ereignis wurde der fast völlige Verlust des Hörvermögens und der vollständige Ausfall der Gleichgewichtsorgane objektiv festgestellt. B. klagte seitdem häufig über Kopfschmerzen.
Durch das 1. Rentengutachten vom 8. 1. 1974 wurde wegen dieser Unfallfolgen eine MdE von 80% angenommen, als unfallunabhängiges Leiden wurde die Neigung zu labilem Bluthochdruck angegeben. In einem orthopädischen Gutachten vom 3. 6. 1975 wurden die Beschwerden im Bereich der Halswirbelsäule auf unfallunabhängige degenerative Veränderungen zurückgeführt.
G. B. verstarb im Alter von 41 Jahren plötzlich.
Die am Tage nach dem Tode durchgeführte Obduktion der Leiche ergab nach übereinstimmender Darstellung

in den Gutachten aus dem Pathologischen Institut, in dem die Sektion durchgeführt wurde, und in dem weiteren Gutachten aus einem anderen Pathologischen Institut bei massiver Linksherzhypertrophie und einem Herzgewicht von 640 g eine geringe allgemeine Arteriosklerose der Aorta und der großen Aortenäste, eine atheromatöse Koronararteriensklerose vom hypertonischen Verteilungstyp mit mäßiggradigen Stenosen der rechten Kranzarterie und hochgradiger Stenose des Ramus descendens der linken Kranzarterie 2,5 cm nach dem Abgang. Die atheromatösen Intimaherde im Ramus descendens der linken Kranzarterie zeigten ein akutes Oedem und den Verschluß der Restlichtung durch einen frischen Thrombus an der Stelle der hochgradigen Stenose. Im übrigen fanden sich disseminierte feinfleckige Myokardfibrosen und ausgeprägte feintropfige Herzmuskelverfettung besonders subendokardial in der Wand der linken Herzkammer. Das Herz war schlaff dilatiert, es fanden sich ein hämorrhagisches Lungenoedem, Blutfülle und Zyanose der inneren Organe, also Stauungszeichen.

Im übrigen wurde der Zustand nach Schädelbasisfraktur im Bereich des rechten Hinterhauptbeines, ein alter Hirnkontusionsherd an der Orbitalfläche des rechten Stirnhirnlappens, ein alter Kontusionsherd im linken Temporallappen, ein alter Kontusionsherd an der Orbitalfläche und am Pol des linken Stirnhirnlappens mit teilweiser Zerstörung der Hirnrinde beschrieben.

Bei allgemeiner Fettsucht wird eine Lipomatosis des Herzens und eine Leberzellverfettung gefunden.

Die Todesursache wird im Versagen des Herzens bei akuter Koronarthrombose auf dem Boden einer stenosierenden Atheromatose und Arteriosklerose bei Bluthochdruck gesehen. Dabei wird im Gutachten des Prof. Dr. G. als Hauptleiden „genuine Hypertonie", im Gutachten des Prof. Dr. S. „die stark einengende Koronarsklerose" angesehen und ausgeführt, „es ist eine andere Frage, ob diese schweren Gefäßveränderungen ihrerseits durch eine langjährige Hochdruckkrankheit hervorgerufen waren".

Nach dem Gutachten des Prof. Dr. Sch. war die seit 1964 beobachtete Hypertonieneigung zunächst labil, die festgestellten Blutdruckwerte lagen im Laufe der Jahre aber zunehmend höher.

Beurteilung

G. B. ist also am 7. 3. 1976, also etwa 3½ Jahre nach dem am 28. 8. 1972 erlittenen Unfall, der zu mehreren Schädelfrakturen, zum Verlust des Gehörs und des Gleichgewichtssinnes beiderseits und zu mehreren Hirnkontusionen führte, wie der Autopsiebefund darstellt, im Alter von 41 Jahren an einer akuten Koronarthrombose verstorben. Nach der Beurteilung des Gutachters Prof. Dr. G. wurde wegen des erheblich überhöhten Herzgewichtes und der ausgeprägten Muskelhypertrophie des linken Herzens als Hauptleiden eine genuine Hypertonie, also ein Bluthochdruck unbekannter Ursache angenommen. Dieser Bluthochdruck führte nach Ansicht des Gutachters zu einer schweren atheromatösen Koronararteriensklerose, als deren Ausdruck die disseminierten kleinfleckigen Herzmuskelnarben angesehen werden. Schließlich entwickelte sich auf dem Boden der stenosierenden Koronararteriensklerose eine Koronarthrombose im absteigenden Ast der linken Herzkranzarterie, wodurch es zum akuten tödlichen Herzversagen kam. Der Gutachter weist darauf hin, daß der Bluthochdruck ursächlich der wichtigste Faktor für die Entstehung und den Verlauf einer Herzkranzgefäßverkalkung ist. Er betont als weiteren wichtigen Risikofaktor die bestehende starke Fettsucht. Der Gutachter kommt zu dem Urteil, daß die Folgen des Unfalles vom 28. 8. 1972 keinen Einfluß auf die Todesursache und auf den Zeitpunkt des Todes hatten. „Die Folgen des Unfalles vom 28. 8. 1972 haben an der Entstehung der akuten Koronararterienthrombose weder unmittelbar noch mittelbar mitgewirkt. Der Tod des B. ist durch die Folgen des Unfalles vom 28. 8. 1972 nicht vorverlegt worden."

Im Gutachten des Herrn Prof. Dr. S. geht dieser davon aus, daß im wissenschaftlichen Schrifttum keinerlei Beweise für eine zentrale Hochdruckgenese existieren, daß also auch im Falle des B. kein Hinweis für die Annahme besteht, daß der Bluthochdruck auf dem Boden des Hirntraumas entstanden sei. Diese Ansicht wird auch dadurch gestützt, daß die bei der Obduktion gefundenen alten Hirnkontusionsherde so lokalisiert waren, daß sie zu Lebzeiten keine neurologischen Ausfallserscheinungen verursachten, abgesehen von der unmittelbaren Schädigung der Gehör- und Gleichgewichtsorgane.

Herz – Kreislauf

Aus meiner Sicht ist Herrn Prof. Dr. Sch. darin zuzustimmen, daß im Falle des B. nicht eigentlich die Hochdruckkrankheit, sondern die hochgradig einengende Koronarschlagaderverhärtung als Grundleiden zum Tode geführt hat. Der Bluthochdruck ist nur einer der möglichen Risikofaktoren im Ursachenbündel für die Entstehung einer Atheromatose bzw. Arteriosklerose der Herzkranzgefäße. Es ist meines Erachtens zwar problematisch die verschiedenen Risikofaktoren für die Entwicklung einer Arteriosklerose nach ihrer Bedeutung zu gewichten. Fraglos ist aber der Bluthochdruck und besonders in seiner labilen Form nur einer dieser Risikofaktoren. Andere Risikofaktoren sind Stoffwechselstörungen, die mit erhöhten Blutfettwerten bzw. erhöhten Cholesterinwerten und mit der Erhöhung einzelner Fraktionen und der Verminderung anderer Fettfraktionen einhergehen, aber auch andere Stoffwechselstörungen wie Diabetes mellitus und Gicht, schließlich und nicht zuletzt aber auch die Fettleibigkeit und vor allem das Zigarettenrauchen. Es ist dem Gutachten des Herrn Prof. Dr. S. darin zuzustimmen, daß bei B. der Risikofaktor Fettleibigkeit schon viele Jahre vor dem Unfall bestand und dadurch das Risiko beträchtlich erhöht wurde, an einer der möglichen Manifestationen der koronaren Herzkrankheit in relativ frühem Alter zu erkranken. Leider liegen keine Unterlagen darüber vor, ob bei B. auch noch andere Risikofaktoren bestanden haben, zumal relativ häufig bei Fettleibigkeit zugleich eine manifeste oder unterschwellige Form der Zuckerkrankheit, Fettstoffwechselstörungen und Gicht nach aller Erfahrung vorkommen. Nach den in den Akten enthaltenen Angaben scheint B. aber nicht geraucht zu haben.

Es ist Herrn Prof. Dr. S. weiter darin zuzustimmen, daß bei B. die Risikofaktoren Fettleibigkeit und Bluthochdruck Ursache der stenosierenden Koronararteriosklerose waren und sich unfallunabhängig und wahrscheinlich schon lange vor dem Unfall entwickelt haben. Dem widerspricht nicht, daß bei B. keine entsprechenden subjektiven Beschwerden oder gar eine Einschränkung der Arbeitsfähigkeit vorgelegen haben.

Prof. Dr. S. kommt wie Prof. Dr. G. zu der Schlußfolgerung, daß ein ursächlicher Zusammenhang zwischen dem Unfall und dem Eintritt des Todes bzw. dem zum Tode führenden Leiden nicht anzunehmen ist.

Herr Prof. Dr. Sch. geht in seinem Gutachten zwar auch davon aus, daß bei B. die Risikofaktoren Bluthochdruck und Adipositas vorgelegen haben. In ihrer Bedeutung wertet er zwar den Bluthochdruck als Risikofaktor für die Entstehung einer Arteriosklerose als erheblich, nach seiner Ansicht kommt „der Adipositas bei geringer Ausprägung kein besonderer Krankheitswert zu. Bei stärkerer Ausprägung und längerem Bestehen wird sie unter anderem als Risikofaktor bei der Entstehung der Arteriosklerose angesehen". Prof. Dr. Sch. will mit dieser Formulierung offensichtlich dem Übergewicht als Risikofaktor eine geringere Bedeutung beimessen. Es ist zwar zuzugeben, daß die Ansichten über die Bedeutung und das Gewicht der verschiedenen Risikofaktoren wissenschaftlich nicht einheitlich sind. Ich habe oben schon auf die Problematik hingewiesen, die in der Gewichtung der Risikofaktoren liegt. Es sei aber doch festgehalten, daß bei B. ein erhebliches Übergewicht von 30 bis 40 kg bestanden hat, wenn man wie üblich davon ausgeht, daß das Durchschnittsgewicht eines 178 cm großen Mannes bei 78 kg, sein Idealgewicht mit der – nicht unwidersprochen – längsten Lebenserwartung etwa bei 71 kg anzunehmen ist.

Herr Prof. Dr. Sch. mißt in seinem Gutachten den Unfallfolgen Taubheit bzw. Schwerhörigkeit und Ausfall der Gleichgewichtsorgane bei häufigen Kopfschmerzen besondere Bedeutung zu. Es ist ihm ohne weiteres darin zuzustimmen, daß das Unfallerlebnis für B. „einen tiefen Einschnitt in seine Persönlichkeit" bedeutet hat.

Wissenschaftlich nicht haltbar ist aber die Schlußfolgerung des Herrn Prof. Dr. Sch., daß „bei längerem Bestehen sowohl der körperlichen Inaktivität durch die Unfallfolgen als auch

Herz – Kreislauf

dem damit einhergehenden psycho-sozialen Streß als Risikofaktoren für die Fortentwicklung der Arteriosklerose eine nicht unerhebliche Bedeutung" zukomme.

Es ist zwar richtig, daß einige Autoren dem Faktor „psycho-sozialer Streß" nahezu bevorzugte Bedeutung zusprechen. Jeder Arzt mit einiger Erfahrung auf diesem Gebiet wird aber die psychische Situation eines Kranken nicht für bedeutungslos im Ursachenbündel des Herzinfarktes halten. Diesem psycho-sozialen Streß „eine nicht unerhebliche Bedeutung für die Fortentwicklung der Arteriosklerose" zuzumessen, ist aber nach dem heutigen Stand unseres Wissens nicht mehr als eine interessante Hypothese. Wenn diese Hypothese richtig wäre, müßten Menschen mit jahrzehntelangen Krankheitszuständen wie zum Beispiel bei Querschnittslähmungen, Menschen in Gefangenschaft oder im Kriege ein größeres Arterioskleroserisiko haben oder gehabt haben als unter sogenannten normalen Bedingungen lebende Menschen. Das ist aber keineswegs der Fall. Es gibt bis heute nicht nur keinen Beweis, sondern auch nicht die Wahrscheinlichkeit für die Annahme, daß körperliche Inaktivität und psycho-sozialer Streß für die Fortentwicklung einer Arteriosklerose einen wesentlichen Grund darstellen.

In dem Bericht über ein Symposium zum Thema „Brain and Heart-Infarct" – Springer-Verlag 1977 – wird der Stand unseres heutigen Wissens über die Arteriosklerose insbesondere an den Hirn- und Herzkranzgefäßen dargestellt. Neben deutschen Experten auf diesem Gebiet haben darin zahlreiche ausländische Sachkenner ihre Ansichten formuliert. Dabei wurde gerade dem Bluthochdruck in der Genese der Atheromatose bzw. Arteriosklerose besondere Aufmerksamkeit geschenkt. Gestützt auf epidemiologische Studien, klinische Erfahrungen und experimentelle Untersuchungen haben die an diesem Symposium teilnehmenden Wissenschaftler die Bedeutung der schon genannten Risikofaktoren für die Entwicklung der Arteriosklerose unterstrichen, den psycho-sozialen Streß und ähnliche Mechanismen haben sie dabei aber kaum erwähnt.

Die von Herrn Prof. Dr. Sch. gezogene Schlußfolgerung, der Tod des G. B. sei durch die Folgen des Unfalles über die damit verbundenen Faktoren Bewegungsarmut und psychischer Streß um mindestens 1 Jahr vorverlegt worden, diese Faktoren seien also eine wesentliche Mitursache dafür, daß die Lebenserwartung des B. um mindestens 1 Jahr verkürzt wurde, hat nach dem heutigen Stand unseres Wissens und unserer Kenntnisse über die Entstehung der Arteriosklerose nicht die versicherungsrechtlich und auch wissenschaftlich zu fordernde Wahrscheinlichkeit für sich. Der Argumentation des Herrn Prof. Dr. Sch. vermag ich also nicht zu folgen.

In einer erneuten Stellungnahme für das Klageverfahren vor einem Sozialgericht stellt Prof. Dr. Sch. zwar klar, daß er hinsichtlich des erheblichen körperlichen Übergewichtes und seiner Bedeutung als Risikofaktor meinen gutachtlichen Ausführungen zustimmt. Ohne neue Argumente wiederholt er aber seine Ansicht, daß Bewegungsarmut und psychischer Streß im Zusammenspiel mit den anderen Risikofaktoren „einen nicht unerheblichen (nicht zu negierenden) Anteil an der Zunahme der Gefäßsklerose und damit am Fortschreiten (nicht an der Entstehung der koronaren Herzkrankheit) zuzumessen sei". Er fährt fort „der Einwirkungsursache (anerkannte Schädigungsfolge) wird von mir ein relativ geringer Anteil an Wirkung im Gesamtzusammenhang der Risikofaktoren zugemessen".

Diese Formulierungen sind aus meiner Sicht widersprüchlich, wenn der Bewegungsarmut und dem psychischen Streß im Zusammenspiel mit den anderen Risikofaktoren „ein nicht unerheblicher Anteil" an der Zunahme der Gefäßsklerose und als Erläuterung des Begriffes „nicht unerheblich" von einem „nicht zu negierenden" Anteil gesprochen wird. Übertragen auf die rechtlichen Begriffe bedeuten diese Formulierungen einmal mit „nicht unerheblich",

Herz – Kreislauf

daß der Einflußanteil also erheblich und damit wahrscheinlich ist, wogegen der „nicht zu negierende Anteil" höchstens die Möglichkeit in Erwägung zieht.
Auch die weitere Ausführung des Herrn Prof. Dr. Sch. „der Einwirkungsursache (anerkannte Schädigungsfolge) wird von mir ein relativ geringer Anteil an Wirkung im Gesamtzusammenhang der Risikofaktoren zugemessen, in der Verkürzung der Lebensdauer um ein Jahr steht dieser Ursache ein relativ geringer Zeitanteil gegenüber", ist meines Erachtens versicherungsrechtlich widersprüchlich. Wenn den Unfallfolgen, nämlich der beidseitigen Taubheit oder Schwerhörigkeit und den Gleichgewichtsstörungen nur relativ geringe Bedeutung im Zusammenwirken der Risikofaktoren zukommt, so ist die Annahme einer Verkürzung der Lebenserwartung um ein Jahr meines Erachtens inadäquat. Im Falle des G.B. würde diese Formulierung bedeuten, daß durch die Unfallfolgen der im März 1977 zu erwarten gewesene tödliche Ausgang auf März 1976 vorverlegt wurde. Das ist aber keineswegs „ein relativ geringer Zeitanteil". Herr Prof. Dr. Sch. geht dann auf die Beziehungen zwischen Bewegungsmangel und Fettstoffwechselstörungen ein, die keineswegs zu bestreiten sind. Die von ihm zitierten wissenschaftlichen Untersuchungen vergleichen aber den Einfluß eines Ausdauertrainings auf den Fettstoffwechsel. Ausdauertraining ist aber doch keineswegs mit den durchschnittlichen Lebensgewohnheiten eines 41jährigen Mannes, welches Alter G.B. zum Zeitpunkt seines Todes hatte, gleichzusetzen. Auch die zitierten wissenschaftlichen Ansichten der verschiedenen Autoren, die mir wohl bekannt sind, bedeuten keineswegs, daß körperliche Inaktivität und psycho-sozialer Streß wesentliche Bedeutung für die Entstehung einer Koronararteriosklerose haben, sondern vielmehr lediglich, daß *auch diesen Faktoren eine gewisse Rolle* zukommt. Es ist aber wissenschaftlich heute unbestritten, daß die wesentlichen Risikofaktoren für die Entstehung der im übrigen ursächlich nicht geklärten Atheromatose und Arteriosklerose der Arterienwände, die mit Fetteinlagerung in die Gefäßinnenhaut einhergeht, neben Erbbedingungen die von mir in meinem Gutachten angeführten Faktoren wie Bluthochdruck, Tabakrauchen, körperliches Übergewicht, Stoffwechselstörungen usw. sind, ohne daß ich diese Faktoren mit ihrer Reihenfolge zugleich gewichten möchte.
Es ist wissenschaftlich heute höchstens die Formulierung vertretbar, daß psycho-sozialer Streß möglicherweise dabei auch eine gewisse Bedeutung hat. Das Gewicht dieses Faktors reicht aber meines Erachtens nicht aus, im Falle des G.B. eine Verkürzung der Lebenserwartung von einem Jahr anzunehmen. Ich habe schon oben ausgeführt, daß viele andere Gesundheitsstörungen, wie zum Beispiel Lähmungen, mit Bewegungsmangel und psycho-sozialem Streß verbunden sind, daß man aber bei diesen Leiden keineswegs eine Begünstigung der Koronararteriosklerose beobachtet hat oder beobachten kann.
Dem stimmt letztendlich Herr Prof. Dr. Sch. selbst zu, wenn er formuliert, daß „eine endgültige wissenschaftliche Stellungnahme heute noch gar nicht möglich ist".
Das bedeutet aber, daß man diese Faktoren, nämlich Bewegungsmangel und psycho-sozialer Streß nicht als wesentlich für die Verkürzung der Lebenserwartung um ein Jahr ansehen darf. Dieser meiner Ansicht entspricht der heutige wissenschaftliche Stand des Arterioskleroseproblems, aber auch seine versicherungsrechtliche Auslegung in der gesetzlichen Unfallversicherung.
Meine in diesem Gutachten formulierte Ansicht entspricht vollständig der der Vorgutachter Prof. Dr. S. und Prof. G., die als besondere Sachkenner des Forschungsgebietes „Arteriosklerose" aus der Sicht der pathologischen Anatomie gelten müssen.

Herz – Kreislauf

Kommentar

Sehr häufig ist bei Begutachtungen eine Stellungnahme zur Ätiologie und Pathogenese der allgemeinen Arteriosklerose und der Koronararteriosklerose wie zur Bedeutung der Faktoren psycho-sozialer Streß und Immobilität erforderlich. Wie auch bei der Beantwortung anderer gutachtlicher Fragen hat sich der Gutachter mit seinem Urteil auf den derzeitigen Stand des Wissens, dabei aber auf den allgemein anerkannten Wissensstand, das ist die Lehrmeinung, zu stützen. Hypothesen, auch wenn sie noch so sehr einleuchten mögen, sind keine geeigneten Argumente zur Beantwortung versicherungsrechtlicher Fragen. Dabei wird der Gutachter bei fraglichen oder fehlenden Erkenntnissen wie in diesem Fall zur Ätiologie der Koronararteriosklerose den derzeitigen Erkenntnisstand erläutern müssen.

Falls zur Beantwortung einer versicherungsrechtlichen Frage dem Gutachter selbst das nötige Wissen fehlt, ihm aber der bessere Erkenntnisstand eines anderen Arztes oder Wissenschaftlers bekannt ist, hat er auch dieses zu erläutern und ggf. einen anderen Gutachter mit größerer Sachkompetenz vorzuschlagen.

 ## Manifestierung eines Herzmuskelinfarktes mehrere Stunden nach beruflicher körperlicher Anstrengung und nervöser Belastung, Gelegenheitsursache oder wesentliche Mitursache im rechtlichen Sinne eines Arbeitsunfalls?

Gutachten zur Zusammenhangsfrage für eine Berufsgenossenschaft.

E. Fritze

Fragestellung

Dieses Gutachten über den am 25. 9. 1927 geborenen F. S., der anläßlich des hier zur Diskussion stehenden Ereignisses vom 13. 6. 1980 also 52 Jahre alt war, soll sich dazu äußern, ob der Beurteilung der Zusammenhangsfrage im Gutachten des Professors Dr. M. vom 19. 3. 1982 zuzustimmen ist.

Herr Prof. Dr. M. hatte in seiner gutachtlichen Beurteilung ausgeführt, „daß mit an Sicherheit grenzender Wahrscheinlichkeit die koronare Herzkrankheit durch die schwere körperliche Überlastung am 12. 6. 1980 und durch die extreme psychische Überforderung am Abend des gleichen Tages eine richtungweisende Verschlimmerung erfahren hat. Diese Verschlimmerung führte in der Nacht zum 13. 6. 1980 zum Auftreten eines Myokardinfarktes. Somit ist zwar der Herzinfarkt vom 13. 6. 1980 und seine unmittelbaren Folgen als berufsbedingt anzusehen, die koronare Herzkrankheit, die diesem Infarkt zugrunde lag, ist jedoch nicht berufsbedingt".

Vorgeschichte

Dieser Beurteilung lag folgender Tatbestand zugrunde:

Aus der Vorgeschichte des F. S. geht hervor, daß mindestens seit 1976 Beschwerden und Symptome einer koronaren Herzkrankheit bestanden. Bei Belastungen und Erregungen traten stenokardische Herzschmerzen auf. Schon seit 1970 war das Vorliegen eines Bluthochdrucks bekannt, und im Juli 1976 kam es zu Hirndurchblutungsstörungen, und man vermutete nach dem damals registrierten elektrokardiographischen Befund das Vorliegen eines „alten Herzhinterwandinfarktes". Es wurde von einem „akuten Mittelhirnsyndrom bei Koronarin-

Herz – Kreislauf

suffizienz und fraglichem Herzinfarkt" gesprochen. Der Hausarzt hatte schon Monate vorher das Vorliegen einer „Myodegeneratio cordis" angenommen, also wahrscheinlich einen von der Norm abweichenden elektrokardiographischen Befund registriert.

Am 12. 6. 1980 führte F. S. als selbständiger Fuhrunternehmer mit einem 10-t-Lastwagen Baustellenfahrten durch und brach dabei mit dem Fahrzeug in einem Erdloch ein. Offenbar unter sehr großer körperlicher Anstrengung mußte er den Wagen abladen und aus dem Erdloch befreien. Nach diesem ohne subjektive Beschwerden überwundenen Ereignis führte F. S. in den folgenden Stunden weitere Fahrten mit seinem Lastkraftwagen durch. Am Abend des gleichen Tages gegen 20.00 Uhr hatte er dann eine aufregende berufliche Auseinandersetzung mit einem Kunden, die aber auch nicht mit subjektiv empfundenen Herzbeschwerden einherging. Erst in der Nacht gegen 2.00 Uhr, nach der eigenen Darstellung des F. S. aber schon etwa ab 21.00 Uhr, also etwa einen viertel bis einen halben Tag nach dem Zwischenfall mit dem Lastkraftfahrzeug trat mit Vernichtungsschmerz in der Brust die Symptomatik eines akuten Herzinfarktes auf. Sein Vorliegen wurde durch den am folgenden Morgen aufgesuchten Hausarzt und während des anschließenden Krankenhausaufenthaltes bis 18. 7. 1980 bestätigt.

Aus dem Krankheitsbericht dieser Klinik geht hervor, daß der Vater des F. S. an einem Herzinfarkt verstorben ist, daß bei ihm selbst seit 10 Jahren ein nur unregelmäßig behandelter Bluthochdruck bekannt ist. 1976 kam es zu einer einmaligen heftigen Schmerzattacke in der Brust mit Sehstörungen, und seitdem treten bei körperlichen Belastungen gelegentlich Herzschmerzen mit Atembeklemmung auf. Weitere Risikofaktoren neben dem Bluthochdruck waren Übergewicht und Hypertriglyceridämie.

Beurteilung

Es ist also davon auszugehen, daß F. S. mindestens seit 1976 an einer koronaren Herzkrankheit mit Krankheitswert litt, was bedeutet, daß gelegentlich und besonders bei körperlicher Belastung Herzschmerzen auftraten. F. S. konnte jedoch in seinem Beruf als selbständiger Fuhrunternehmer und Kraftwagenfahrer arbeiten. Mit einiger Wahrscheinlichkeit ist davon auszugehen, daß das Ereignis im Jahre 1976 bereits Ausdruck einer koronaren Herzkrankheit, vielleicht ein Angina pectoris-Anfall oder gar ein Herzmuskelinfarkt. Die bei solch einem Ereignis infolge der damit verbundenen Kreislaufregulationsstörung auftretende Hirnsymptomatik ist keinesfalls ungewöhnlich. Seit dem am 13. 6. 1980 erlittenen Herzmuskelinfarkt klagt F. S. schon bei geringen Belastungen über Atemnot und Stenokardie. Seine berufliche Tätigkeit als Lastkraftwagenführer vermag er nicht mehr auszuüben. Zusammengefaßt bietet also der Krankheitsverlauf des F. S. den charakteristischen Ablauf einer koronaren Herzkrankheit, die schließlich zum Herzmuskelinfarkt führt. Er hat mit familiärer Belastung, mit körperlichem Übergewicht, Bluthochdruck, mit langjährigem Zigarettenmißbrauch und mit allerdings diskreten Fettstoffwechselstörungen die typischen Risikofaktoren für die Entwicklung einer koronaren Herzkrankheit und mit dem Auftreten entsprechender Herzbeschwerden etwa seit 1976 auch die Symptomatik, also einer Durchblutungsnot des Herzmuskels unter bestimmten Bedingungen wie körperliche Anstrengungen oder nervöse Beanspruchungen.

Am 13. 6. 1980 erlitt F. S. etwa 6 bis 8 Stunden nach einer schweren körperlichen Anstrengung in seinem Beruf als Lastkraftwagenführer und einige Stunden nach einer zusätzlichen Aufregung einen Herzmuskelinfarkt. Das bedeutet, daß entweder erhöhter Blut- bzw. Sauerstoffbedarf der Herzmuskulatur oder die zusätzliche Einengung der Lichtung eines arteriosklerotisch stenosierten Herzkranzgefäßabschnittes zum Beispiel durch Intimaoedem oder durch ein Blutgerinnsel die akute Durchblutungsstörung des versorgten Herzmuskelabschnittes manifest werden ließ. In jüngster Zeit werden auch Spasmen selbst arteriosklerotisch stenosierter Kranzgefäßabschnitte als Ursache diskutiert. Pathologisch-anatomisch bzw. bei feingeweblicher Untersuchung findet man aber fast immer eine Thrombose als Ursache. Der frühere Streit, ob dieser Thrombus erst nach manifestem Herzinfarkt entstanden sein könnte, dürfte heute eher im gegenteiligen Sinne entschieden sein. Arteriosklerotische oder atheromatöse Herzkranzgefäßverengungen, zusätzliche Thrombusentwicklung oder Intimaoedem an einer stenosierten Gefäßstelle gelten als die wesentlichen Voraussetzungen und Ursachen der Manifestierung eines Herzmuskelinfarktes. Die arteriosklerotische koronare Herzkrankheit ist also das Grundleiden eines Herzmuskelinfarktes.

Es wurde schon ausgeführt, und es wird auch im Gutachten des Herrn Prof. Dr. M. davon ausgegangen, daß F. S. mindestens seit 1976 an einer koronaren Herzkrankheit litt, die auch die Ursache des am 13. 6. 1980 aufgetretenen Herzmuskelinfarktes war. Der gutachtlichen Beurteilung des Prof. Dr. M., daß mit an Sicherheit grenzender Wahrscheinlichkeit diese koronare Herzkrankheit durch die schwere körperliche Überlastung am 12. 6. 1980 und durch die psychische Überforderung am Abend dieses Tages eine richtungweisende Verschlimmerung erfahren hat, ist aber nicht zu folgen. Die Ausführungen des Gutachters, „daß diese Verschlimmerung zum Auftreten des Myokardinfarktes in der Nacht zum 13. 6. 1980 führte", und dieser somit als berufsbedingt, die koronare Herzkrankheit, die diesem Infarkt zugrunde liegt, dagegen als nicht berufsbedingt anzusehen sei, sind in sich widersprüchlich. Offenbar wollte der Gutachter lediglich ausdrücken, daß die Ereignisse des 12. 6. 1980 zur Mitursache der Manifestierung des Herzinfarktes wurden. Das mag trotz des über Stunden dauernden zeitlichen Abstandes bis zur Manifestierung zwar möglich sein, als wahrscheinlich kann es aber nicht gelten.

Selbst wenn der Herzmuskelinfarkt in unmittelbarem zeitlichen Zusammenhang mit der körperlich anstrengenden Arbeit am 12. 6. 1980 oder mit der am Abend dieses Tages wirksam gewordenen nervösen Beanspruchung manifest geworden wäre, wäre die eigentliche Ursache des Ereignisses immer noch die vorherbestehende koronare Herzkrankheit, die als solche anatomisch nicht durch solche Belastungen verschlimmert worden sein kann.

Schon wegen des relativ lockeren zeitlichen Zusammenhanges von 4 bis 8 Stunden ist es aber auch nicht wahrscheinlich, daß diese Ereignisse für die Manifestierung des Infarktes Bedeutung hatten. Selbst wenn man eine solche Bedeutung annehmen wollte, wäre es entscheidend für die Annahme eines ursächlichen Zusammenhanges, ob diese Ereignisse vom 12. 6. 1980 das Gewicht lediglich einer sogenannten Gelegenheitsursache oder das einer wesentlichen Mitursache hatten.

Nahezu alle Sachkenner dieser Materie sind sich darin einig, daß die Bedeutung der Ausprägung der koronaren Herzkrankheit für die Manifestierung eines Herzmuskelinfarktes die scheinbarer Auslösungsfaktoren weit überwiegt. Im Falle des F.S. können die beruflichen körperlichen Anstrengungen, die im übrigen für einen Lastkraftwagenführer durchaus berufsspezifisch sind, und auch die nervösen Beanspruchungen am Abend lediglich das Gewicht einer Gelegenheitsursache im versicherungsrechtlichen Sinne haben.

Der Beruf eines Fuhrunternehmers oder des Führers eines schweren Lastkraftwagens ist immer einmal mit körperlichen Anstrengungen und/oder nervösen Beanspruchungen verbunden. Solche Belastungen gehören also zum Berufsbild. Anderseits hätte aber jede andere körperliche oder nervöse Beanspruchung des täglichen Lebens bei der vorherbestehenden Grundkrankheit einen Herzmuskelinfarkt manifest werden lassen können, zumal F. S. schon seit 1976 auch eine entsprechende subjektive Symptomatik geboten hat.

Der Gutachter Prof. Dr. M. hat bei seiner Argumentation für die Annahme eines ursächlichen Zusammenhanges zwischen den Ereignissen vom 12. 6. 1980 und dem am frühen 13. 6. 1980 eingetretenen Herzmuskelinfarkt die rechtliche Definition der Ursache – wesentliche mitwirkende Ursache, Gelegenheitsursache – nicht berücksichtigt. Die von ihm gewählte Formulierung „richtunggebende Verschlechterung einer vorbestehenden koronaren Herzkrankheit" ist in dieser Form zumindest unrichtig.

Herz – Kreislauf

Die Annahme eines solchen versicherungsrechtlichen Zusammenhanges wie in der gutachtlichen Beurteilung des Herrn Prof. Dr. M. wird auch dadurch nicht richtiger, daß, worauf im Akteninhalt hingewiesen wird, entsprechende Rechtsentscheide vorliegen. Das genaue Studium des Textes dieser Entscheidungen zeigt lediglich, daß ein „berufliches Ereignis wesentliche Teilursache sein *kann*". Für den Fall des F.S. kann man aber nur folgern, daß der in relativ lockerem zeitlichen Zusammenhang manifest gewordene Herzmuskelinfarkt *nicht* durch die Ereignisse des 12. 6. 1980 wesentlich mitverursacht wurde.

Kommentar

Sehr häufig ist gutachtlich die Entscheidung erforderlich, ob ein Ereignis lediglich als Gelegenheitsursache für die Manifestierung einer Gesundheitsstörung anzusehen ist oder als wesentliche Mitursache. Wesentliche Mitursache bedeutet aber und hat das Gewicht einer ungewöhnlichen und erheblichen, das heißt „wesentlichen" Einwirkung.

Nicht selten werden einem Gutachter rechtliche Entscheidungen entgegengehalten, die seiner Ansicht als medizinischer Sachverständiger widersprechen. Der ärztliche Gutachter sollte sich durch solche rechtlichen Entscheidungen nicht von seiner sachverständigen Meinung abbringen lassen, sondern bedenken, daß auch Rechtsentscheidungen von falschen medizinischen Zusammenhängen ausgehen können. Dieser Standpunkt bringt nicht selten Schwierigkeiten mit sich, weil die Vertreter des Rechts nur ungern akzeptieren, daß eine rechtliche Entscheidung auch unrichtig sein kann. Andererseits hat ein rechtswirksam erteilter Bescheid etwa eines Versorgungsamtes oder einer Berufsgenossenschaft oder ein rechtskräftiges Urteil eines Gerichtes für den weiteren Verfahrensverlauf erhebliches Gewicht. Wenn der ärztliche Gutachter nach seinem sachverständigen Wissen aber mit dem rechtswirksam erteilten früheren Bescheid nicht übereinstimmt und von dessen inhaltlichen Voraussetzungen für seine gutachtliche Beurteilung nicht auszugehen vermag, muß er diese Schwierigkeit erläutern. Er überläßt damit den zuständigen rechtlichen Instanzen die Entscheidung. Niemals darf der ärztliche Gutachter „in dubio pro reo" entscheiden, dieses Recht hat allein die rechtliche Instanz.

Oberschenkelschußbruch mit langjährig rezidivierender Fisteleiterung, Tod durch rezidivierenden Herzmuskelinfarkt bei stenosierender Koronararteriosklerose.

Gutachten im Versorgungsrecht – Wehrdienstbeschädigung – für ein Sozialgericht.

E. Fritze

Fragestellung

1. Ist der am 9. 4. 1980 eingetretene Tod des M. mit Wahrscheinlichkeit ursächlich auf die bei ihm anerkannten Schädigungsfolgen oder auf sonstige Gesundheitsstörungen zurückzuführen, die mit Wahrscheinlichkeit ursächlich im Sinne der Entstehung oder der Verschlimmerung auf schädigende Einwir-

Herz – Kreislauf

kungen des Wehrdienstes oder der Kriegsgefangenschaft oder auf die anerkannten Schädigungsfolgen zurückzuführen sind?
2. Wurde die Lebenserwartung mit Wahrscheinlichkeit durch die anerkannten Schädigungsfolgen oder durch Gesundheitsstörungen, die wahrscheinlich ursächlich im Sinne der Entstehung oder der Verschlimmerung auf schädigende Einwirkungen des Wehrdienstes oder der Kriegsgefangenschaft zurückzuführen sind, um mindestens 1 Jahr verkürzt?
3. Ist den versorgungsärztlichen Stellungnahmen vom ... zuzustimmen, oder warum nicht?

Vorgeschichte nach den Akten des Versorgungsamtes und des Sozialgerichtes

Bescheid des Versorgungsamtes über die Anerkennung einer MdE von 80% als Schädigungsfolgen wegen: Narben am rechten Oberschenkel und Neigung zu Fistelbildungen nach Schußbruchverletzung des rechten Oberschenkelknochens.
Versteifung des rechten Kniegelenkes in Streckstellung. Erhebliche Bewegungseinschränkung im rechten Hüftgelenk. Hochgradige Bewegungseinschränkung im rechten Sprunggelenk mit Spitzfußstellung des rechten Fußes. Bewegungseinschränkung der Zehen und Mittelfußgelenke des rechten Fußes. Muskelverschmächtigung am rechten Fuß.
Versorgungsärztliche Stellungnahme:

M. ist am 9. 4. 1980 an einem Reinfarkt bei Koronararteriosklerose verstorben. Der Tod ist keine Schädigungsfolge. Es ist nicht wahrscheinlich, daß die anerkannten Schädigungsfolgen für die Entstehung und den Verlauf der koronaren Herzkrankheit von ursächlicher Bedeutung waren. Die anerkannten Schädigungsfolgen haben den Tod nicht um ein Jahr früher eintreten lassen.
Bericht aus der Medizinischen Klinik ... über die stationäre Behandlung vom 26. 3. 1980 bis zum Tode am 9. 4. 1980:

Diagnose: Rezidivierender Myokardinfarkt.

Aufnahme mit dem Befund eines akuten Herzvorderwandinfarktes, gesichert durch den elektrokardiographischen Verlauf und durch die erhöhte Aktivität der infarktspezifischen Fermente. Nach Verlegung von der Intensivstation und Besserung am 9. 4. 1980 plötzliches kardiales Ereignis mit Herz- und Atemstillstand. Reanimationsmaßnahmen hatten keinen Erfolg. Erneuter Anstieg der infarktspezifischen Fermente.
Die Obduktion ergab bei Linksversorgungstyp eine deutliche stenosierende Koronararteriosklerose im vorderen und hinteren Ast des Ramus descendens. Große transmurale Narbe nach Hinterwandinfarkt. Fast ebenso großer Myokardinfarkt im Stadium der granulationsgewebigen Reparation im Bereich der Vorderwand. Sehr großer frischer, nicht transmuraler Myokardinfarkt mit verfetteten Myolysen und beginnender leukozytärer Infiltration im Vorderwand-Septum-Bereich.
Ärztliche Bescheinigung behandelnder Ärzte, daß die Schädigungsfolgen zu hochgradiger Unbeweglichkeit und damit zwangsläufig zur Adipositas führte, die für sich schon einen Risikofaktor darstellt und die Entwicklung einer Gefäßarteriosklerose begünstigt.
Versorgungsärztliche Stellungnahme, daß die Fettleibigkeit nicht ursächlich auf Schädigungsfolgen zurückgeführt werden könne.
Das Versorgungsamt lehnt die Gewährung einer Witwenbeihilfe ab.
Widerspruch und entsprechender Widerspruchsbescheid führten zur Klage mit der Begründung: Die erhebliche Gehbehinderung erforderte einen stark erhöhten Energiebedarf im Stehen und Gehen. Es wird nicht geltend gemacht, daß der Infarkt als Folge der Schädigung zu bewerten ist, sondern, daß der Reinfarkt durch den erhöhten Energieverbrauch so wesentlich gefördert wurde, daß die Lebenserwartung um mindestens 1 Jahr verkürzt wurde.
Das Landesversorgungsamt argumentiert: Der Tod wurde durch die Schädigungsfolgen nicht vorverlegt. Die anerkannt gewesenen Schädigungsfolgen stellten für das zum Tode führende Leiden keine Bedingung dar, der Verlauf der zum Tode führenden Krankheit wäre ohne die Schädigungsfolgen der gleiche gewesen.
Durch den Gutachter ist die Frage zu beantworten, ob starke Gehbehinderung und chronisch-rezidivierende Fisteleiterung ursächlich oder mitursächlich für die Entwicklung einer Koronararteriosklerose waren und damit für den Tod durch rezidivierenden Herzmuskelinfarkt.

Beurteilung

Grundlage der gutachtlichen Beurteilung muß neben dem Bescheid des Versorgungsamtes über die anerkannten Schädigungsfolgen der ärztliche Bericht über die stationäre Behandlung vom 26. 3. bis zum Tode des M. am 9. 4. 1980 sein. Aus diesem Bericht geht eindeutig hervor, daß M. am 26. 3. 1980 wegen eines akuten Herzvorderwandinfarktes aufgenommen wurde. Nach vorübergehender Besserung verstarb er am 9. 4. 1980 unter einer Symptomatik und mit Untersuchungsbefunden, die einen erneuten Herzmuskelinfarkt bzw. eine schwere

Herz – Kreislauf

Herzrhythmusstörung als Todesursache annehmen lassen müssen. Das bestätigte sich durch den Obduktionsbefund, bei welchem sich ein sehr ausgedehnter frischer Herzmuskelinfarkt im Bereich der Herzvorderwand und des Septums fand. Außerdem fand sich ein im Stadium der Reparation sich histologisch darstellender etwas weniger großer Herzvorderwandinfarkt. Dieser entsprach dem Ereignis, welches am 26. 3. 1980 zur Krankenhausaufnahme führte. Schließlich deckte die Obduktion auf, daß M. schon in früherer Zeit und offenbar unbemerkt einen Herzhinterwandinfarkt durchgemacht hatte, der sich durch eine Narbe zu erkennen gab.

Dieser Obduktionsbefund bestätigt also die klinisch gestellte Diagnose, daß M. an dem Rezidiv eines Herzmuskelinfarktes akut verstorben ist, welches dem zur Krankenhausaufnahme führenden Herzmuskelinfarkt nach etwa 13 Tagen folgte. Ursache dieser Herzmuskelinfarkte war eine schwere stenosierende Koronararteriosklerose. Die Lokalisation des zum Tode führenden letzten Herzmuskelinfarktes in der Herzvorderwand und im Septum des Herzens erklärt, daß es akut zu einer Störung der Erregungsbildung und/oder der Erregungsleitung gekommen ist, wahrscheinlich also zu einem akuten Herzstillstand als Todesursache.

M. war 64 Jahre alt, als er an den Auswirkungen dieser koronaren Herzkrankheit mit rezidivierenden Herzmuskelinfarkten verstarb. Er war also in einem Lebensalter, in welchem die koronare Herzkrankheit zu den häufigsten Todesursachen überhaupt gehört. Als Ursachen der koronaren Herzkrankheit bzw. der Koronararteriosklerose sieht man neben dem Lebensalter bei genetisch bestimmter Disposition eine Reihe von Risikofaktoren an, zu denen neben Bluthochdruck und Tabakrauchen Fett-, Zucker- und Harnsäurestoffwechselstörungen, aber auch körperliches Übergewicht zählen. Aus den in den Akten enthaltenen ärztlichen Untersuchungsbefunden geht hervor, daß M. an einem Bluthochdruck litt und übergewichtig war. Er war auch Raucher. Allerdings wurden gelegentlich in den letzten Lebensjahren auch normale Blutdruckwerte registriert, so daß M. wahrscheinlich an einer sogenannten labilen Hypertonie gelitten hat. Es ist aber müßig, das Vorhandensein solcher Risikofaktoren als Ursache der zum Tode führenden koronaren Herzkrankheit retrospektiv aufdecken zu wollen, denn es ist wissenschaftlich unzweifelhaft, daß eine Arteriosklerose bzw. eine Koronararteriosklerose sich überwiegend oder sogar ausschließlich aus endogenen Ursachenbündeln entwickelt und schicksalhaft fortschreitet.

Bei M. war durch den letzten Bescheid des Versorgungsamtes vom Jahre 1976 der Folgezustand nach Oberschenkelschußbruch mit langjährig rezidivierender Fisteleiterung und mit erheblicher Funktionsstörung aller Gelenke des rechten Beines als Schädigungsfolge anerkannt. Der Argumentation der Hausärzte ist aber darin keinesfalls zu folgen, daß die erhebliche Bewegungsbehinderung zwangsläufig zur Adipositas führe. Vielmehr ist es wissenschaftlich anerkannt, und eigene Untersuchungen haben bestätigt, daß eine Erschwerung des Gehvermögens keinesfalls als Ursache von Übergewicht und Fettleibigkeit gelten kann, zumal die Gehbehinderung vermehrte körperliche Anstrengung beim Gehen und dadurch eher erhöhten Energieverbrauch mit sich bringt. Es ist ebenso wissenschaftlich erwiesen, daß der Energieverbrauch durch körperliche Arbeit gegenüber der übermäßigen Zufuhr energiereicher Nahrung oder Getränke von zweitrangiger Bedeutung ist. Der Argumentation der Hausärzte ist also nicht zu folgen. Man kann im Falle des M. auch nicht von einer frühzeitigen Gefäßsklerose sprechen, denn er erreichte ein Lebensalter, in welchem eine allgemeine Arteriosklerose und/oder eine Koronararteriosklerose durchaus relativ häufig die auch bei M. durch die Obduktion nachgewiesene Ausprägung hat.

Gelegentlich wird einer Fisteleiterung, wie sie bei M. bis Mitte der sechziger Jahre zeitweise bestanden hat, eine begünstigende Bedeutung für die Entwicklung einer Arteriosklerose zugemessen. Diese Vorstellung hat aber keine allgemeine wissenschaftliche Anerkennung ge-

Herz – Kreislauf

funden. Vielmehr gilt als allgemeines ärztlich-medizinisches Wissen, daß die allgemeine Arteriosklerose und die Koronararteriosklerose neben genetischen Faktoren die schon genannten Risikofaktoren zur Ursache haben. Keinesfalls ist es wahrscheinlich, daß die bei M. anerkannten Schädigungsfolgen die Entwicklung der zum Tode führenden koronaren Herzkrankheit wesentlich mit beeinflußt haben. Man kann auch nicht annehmen, daß es durch diese Schädigungsfolgen zu einer Vorverlegung des Eintritts des Todes um wenigstens 1 Jahr gekommen ist. Den versorgungsärztlichen Stellungnahmen vom ... ist also darin zuzustimmen, daß die anerkannten Schädigungsfolgen für den Eintritt des Todes in zeitlicher Hinsicht, aber auch für die Entstehung der den rezidivierenden Herzinfarkten zugrunde liegenden Arteriosklerose ursächlich mit Wahrscheinlichkeit keine Bedeutung gehabt haben.

Es ist auch nicht der Argumentation in der Klagebegründung zu folgen, daß der Reinfarkt durch den erhöhten Energieverbrauch so wesentlich gefördert wurde, daß die Lebenserwartung um wenigstens ein Jahr verkürzt worden ist. Der Tod an einem Herzmuskelinfarkt ist Folge der durch die atheromatösen und arteriosklerotischen Ablagerungen und Einengung der Gefäßlichtung bewirkten mangelhaften Blut- bzw. Sauerstoffversorgung der entsprechenden Herzmuskelabschnitte. Keinesfalls kann aber ein etwa durch Gehbehinderung bedingter erhöhter Energieverbrauch einen solchen Sauerstoffmangel im Herzmuskelbereich begünstigen, weil das Ausmaß eines möglicherweise erhöhten Energieverbrauchs durch Gehbehinderung gering ist.

Der Tod des M. durch rezidivierenden Herzmuskelinfarkt bei stenosierender Koronararteriosklerose ist mit Wahrscheinlichkeit nicht ursächlich auf die bei ihm anerkannten Schädigungsfolgen oder auf sonstige Gesundheitsstörungen zurückzuführen, die mit Wahrscheinlichkeit ursächlich im Sinne der Entstehung oder der Verschlimmerung auf schädigende Einwirkungen des Wehrdienstes oder der Kriegsgefangenschaft zurückzuführen sind. Seine Lebenserwartung wurde mit Wahrscheinlichkeit auch nicht um mindestens 1 Jahr verkürzt. Den versorgungsärztlichen Stellungnahmen ist zuzustimmen.

Kommentar

Der Stand der medizinisch-wissenschaftlichen Diskussion zur Bedeutung chronischer Entzündungsprozesse für die Entwicklung einer koronaren Herzkrankheit und die dazu bestehende kontroverse wissenschaftliche Diskussion wurde zur Begründung des fehlenden ursächlichen Zusammenhanges dargestellt.

Herz – Kreislauf

 ## Manifestation eines akuten Herzmuskelinfarktes durch Hyperimmunreaktion nach Pockenschutzimpfung, Arbeitsunfall?

Gutachten zur Zusammenhangsfrage für eine Berufsgenossenschaft.

E. Fritze

Fragestellung

E. S., geboren am 9. 1. 1922, hat am 25. 6. und am 2. 7. 1979 in einem Gesundheitsamt Pockenschutzimpfungen erhalten, die wegen eines vorgesehenen beruflichen Aufenthaltes in Sambia erforderlich waren. In zeitlich unmittelbarem Anschluß an die zweite Impfung ist ein Herzvorderwandinfarkt aufgetreten. Dieses Gutachten soll zur Frage des ursächlichen Zusammenhanges zwischen den Pockenschutzimpfungen und dem manifest gewordenen Herzvorderwandinfarkt Stellung nehmen, für den Fall der Annahme eines ursächlichen Zusammenhanges soll zu den Folgen des Ereignisses und der dadurch bedingten Minderung der Erwerbsfähigkeit Stellung genommen werden.

Vorgeschichte

Nach dem Inhalt der Akten und der eigenen Darstellung des E. S. war dieser vor diesem Ereignis niemals ernstlich krank, wie auch Vorsorgeuntersuchungen in früheren Jahren auswiesen, er habe während seines ganzen Lebens und bis zu dem hier zur Diskussion stehenden Ereignis regelmäßig Sport, Leichtathletik, Turnen und Wanderungen, betrieben, habe niemals geraucht und nur gelegentlich etwas Alkohol getrunken. Von 1941 bis 1945 leistete er Militärdienst bei der Marine und war während dieser Zeit wiederholt auch in tropischen Gebieten. Zu Beginn der Militärzeit wurde er gegen Pocken schutzgeimpft.

Am 25. 6. 1979 und am 2. 7. 1979 wurde er in einem Gesundheitsamt deswegen gegen Pocken schutzgeimpft, weil der indessen 57jährige Richtmeister in Sambia die Aufstellung von Maschinen überwachen sollte. Schon nach der Impfung vom 25. 6. 1979 mit Vaccinia-Antigen bekam er Brustschmerzen und fühlte sich nicht wohl. Unmittelbar im Anschluß an die eigentliche Pockenschutzimpfung am 2. 7. 1979 traten starke Brustschmerzen mit Ausstrahlung in den linken Arm auf, und er fühlte sich krank. Trotz sehr schlechten Befindens und fast ständigen Drucks in der Herzgegend arbeitete er am 3. 7. zwar noch, wachte aber in der Nacht vom 3. zum 4. 7. 1979 mit heftigen Schmerzen in der Brust auf und kam deswegen in stationäre Krankenhausbehandlung, wo ein Herzvorderwandinfarkt festgestellt wurde. Schon während der stationären Behandlung bis zum 9. 8. 1979 nahm man die Entwicklung eines Herzwandaneurysmas an. Während des anschließenden Heilverfahrens von Mitte September bis Mitte Oktober 1979 in einem kardiologisch ausgerichteten Rehabilitationszentrum wurde das Bestehen eines Herzwandaneurysmas nach Anteroseptalinfarkt bestätigt, die Ventrikelfunktion war echokardiographisch eingeschränkt, bis zu einer Belastungsstufe mit maximal 125 Watt traten weder pektanginöse Beschwerden noch Rhythmusstörungen auf. E. S. klagt aber bis heute bei starken körperlichen Anstrengungen und besonders bei kaltem Wetter über typische Stenokardien. Unter sinnvoller Medikation wurde er bis heute nicht wieder arbeitsfähig.

Befund

Die im Januar 1982 durchgeführte gutachtliche Untersuchung ergab bis auf ein geringes Übergewicht von 81 kg bei 174 cm Größe bei der körperlichen Untersuchung keinen auffälligen Befund. Elektrokardiographisch stellte sich das Reaktivstadium nach Herzvorderwand-Spitzen-Septum-Infarkt mit Verdacht auf Aneurysma-Bildung dar. Blutstatus und umfangreiche Serumanalysen boten insbesondere keinen Hinweis für Stoffwechselstörungen, das Blutdruckverhalten auch unter körperlicher Belastung, die Lues-Reaktionen und die quantitativ bestimmten Immunglobuline waren ebenso unauffällig wie der röntgenologische Befund des Herzens bzw. der Brustorgane.

Beurteilung

Herr E. S. ist ein jetzt 58 Jahre alter Mann, der bis zu dem hier zur Diskussion stehenden Herzereignis niemals ernstlich krank war. Er hat nie geraucht, wenig Alkohol getrunken und bis zu dem erlebten Herzinfarkt regelmäßig sportlichen Ausgleich durch Wanderungen,

Herz – Kreislauf

Leichtathletik und Turnen gehabt. Er war allerdings während seines ganzen Lebens etwas übergewichtig.

Am 25. 6. 1979 und am 2. 7. 1979 wurde er gegen Pocken schutzgeimpft. Wohl wegen der fast 4 Jahrzehnte zurückliegenden Pockenschutzimpfung in der Militärzeit erhielt er am 25. 6. 1979 eine Vorimpfung mit Vaccinia-Antigen und am 2. 7. 1979 die eigentliche Pockenschutzimpfung, wie aus dem vorliegenden Impfpaß hervorgeht. Die Schutzimpfung gegen Pocken wurde deshalb erforderlich, weil er als Richtmeister im Auftrage seiner Firma nach Sambia sollte, um dort die Aufstellung einer Maschine zu leiten.

Schon nach der Impfstoffapplikation am 25. 6. 1979 – Vaccinia-Antigen – verspürte E.S. nach seinen Angaben einen unangenehmen Brustschmerz. Nach der eigentlichen Pockenschutzimpfung am 2. 7. 1979 kam es unmittelbar, das heißt nach seinen Angaben wenige Minuten später zu heftigem Unwohlsein mit brennenden Schmerzen in der Brust, die über den ganzen Tag anhielten und am folgenden Tag, an dem E.S. noch arbeitete, zwar geringer waren, aber anhielten. Am Abend dieses 3. 7. 1979 fühlte S. sich ausgesprochen krank, in der Nacht zum 4. 7. 1979 wachte er dann mit heftigen Brustschmerzen auf, die zur Krankenhauseinweisung führten. Schon während dieser bis zum 9. 8. 1979 während Krankenhausbehandlung wurde der Verdacht auf die Entwicklung eines Herzwandaneurysmas geäußert, dieser Verdacht bestätigte sich während einer anschließenden Rehabilitationskur in einem kardiologischen Zentrum. Zwar war bei echokardiographischer Untersuchung die Ventrikelfunktion deutlich eingeschränkt, die Belastbarkeit des E.S. erwies sich aber als relativ gut. Der jetzt zu erhebende Untersuchungsbefund bestätigt das Vorliegen eines Zustandes nach Herzvorderwandinfarkt, also eines Narbenstadiums, wobei nach dem elektrokardiographischen Kurvenverlauf auch jetzt der Verdacht auf das Vorliegen eines Herzwandaneurysmas besteht, wenn dieses sich auch bei röntgenologischer Durchleuchtung nicht nachweisen läßt.

Nach dem heutigen Wissensstand besteht kein Zweifel daran, daß ein Herzmuskelinfarkt immer auf dem Boden einer koronaren Herzkrankheit manifest wird, das heißt arteriosklerotischer Veränderungen umschriebener oder auch diffuser Art in den Herzkranzarterien. Für die Entwicklung solcher arteriosklerotischer bzw. atheromatöser Gefäßprozesse sind neben dem Lebensalter bestimmte Risikofaktoren von Bedeutung, von denen im Falle des E.S. aber lediglich ein und wenig schwerwiegender Risikofaktor vorliegt, nämlich mäßige körperliche Übergewichtigkeit. Im übrigen finden sich aber keine Hinweise für das Bestehen von als Risikofaktoren bekannten Stoffwechselstörungen, es besteht kein Bluthochdruck, S. hat niemals geraucht, er hatte niemals eine luetische Infektion. Allerdings ist der Vater an einem Schlaganfall, also auch an einer arteriellen Krankheit verstorben, und die Tochter leidet seit der Kindheit an Diabetes mellitus. Diese beiden Faktoren sind natürlich nur mit großer Unsicherheit als familiäre Risikomomente für S. selbst anzusehen, der über typische Angina-pectoris-Anfälle bei stärkerer körperlicher Anstrengung und bei kaltem Wetter klagt.

Schon im Zusammenhang mit der ersten Antigengabe bei der Schutzimpfung bzw. Vorimpfung am 25. 6. 1979, besonders aber und in unmittelbarem zeitlichen Zusammenhang mit der durch die Pockenschutzimpfung am 2. 7. 1979 applizierten Antigenmenge kam es zu heftigen Brustschmerzen, welche retrospektiv als Angina pectoris und als Initialphase des in der Nacht vom 3. zum 4. 7. 1979 manifest werdenden Herzmuskelinfarktes anzusehen sind. Wenn E.S. auch am 3. 7. 1979 bei fortbestehenden Beschwerden und Krankheitsgefühl noch arbeitete, ist also ein enger zeitlicher Zusammenhang zwischen der aus beruflichen Gründen erforderlich gewesenen Pockenschutzimpfung und der Manifestierung des Herzmuskelinfarktes gegeben.

Es wurde schon ausgeführt, daß als zugrunde liegendes Leiden bei einem Herzmuskelinfarkt immer eine koronare Herzkrankheit anzunehmen ist. Für die Manifestierung des Herzmus-

Herz – Kreislauf

kelinfarktes in einem gegebenen Augenblick müssen aber noch andere Mechanismen hinzutreten.
Diese sind zum Beispiel in einer besonderen Beanspruchung des Herzens durch körperliche Anstrengung mit dadurch bewirktem vermehrten Sauerstoffbedarf des Herzmuskels zu sehen. Häufig werden aber auch andere Mechanismen wirksam, die die durch die koronare Herzkrankheit bewirkte Einengung der Lichtung eines Herzkranzgefäßabschnittes zusätzlich verstärken und schließlich zu einem völligen Verschluß der Gefäßlichtung, also zu einer Unterbrechung der Blutzufuhr zu dem von diesem Gefäß versorgten Herzmuskelabschnitt führen. Solch ein Verschluß entsteht häufig, nicht wenige Autoren behaupten sogar immer, durch eine sich einem arteriosklerotischen Herd auflagernde arterielle Thrombose, also durch ein Blutgerinnsel. Man hat Gründe anzunehmen, daß die Entstehung einer solchen lokalisierten Thrombose durch Schwellung oder Verletzung der Innenhaut des Gefäßes am Ort eines arteriosklerotischen Herdes begünstigt wird. Solch ein Intimaoedem oder solch eine Intimaruptur kann durch verschiedene Ursachen provoziert werden, so zum Beispiel durch eine massive Streßreaktion oder auch als Ausdruck einer hyperergischen Reaktionskette. Solche Überempfindlichkeitsreaktionen im Sinne einer Hyperergie oder eines anaphylaktischen Geschehens mit Entstehung humoral außerordentlich wirksamer Stoffe als Ergebnis der Überempfindlichkeitsreaktion wie zum Beispiel Serotonin und Histamin spielen sich in den Gefäßwänden der kleinen Arterien und Arteriolen ab. Es ist zuzugeben, daß die Bedeutung solcher Überempfindlichkeitsreaktionen für die Manifestierung eines Herzmuskelinfarktes nicht einheitlich beurteilt wird. Es gibt aber eine Reihe und sehr renommierter Fachleute, die solchen anaphylaktisch-hyperergischen Reaktionen für die Manifestierung eines Herzmuskelinfarktes auf der Grundlage einer koronaren Herzkrankheit nicht geringe Bedeutung zusprechen. Ein solcher Mechanismus ist auch im Falle des E. S. wahrscheinlich gegeben. Da zudem der zeitliche Zusammenhang zwischen der Applikation des Antigens, eben dem Pockenimpfstoff, mit der Manifestierung des Herzmuskelinfarktes außerordentlich eng ist, wird man dem durch diese Antigengabe provozierten Stimulus des Immunsystems eine wesentliche Bedeutung nicht absprechen können.
Ohne Zweifel war E. S. zumindest schon als Soldat, wahrscheinlich auch schon in der Kindheit ein oder mehrmals Pockenschutzimpfungen unterzogen worden. Durch die seitdem verstrichene Zeit war der Impfschutz möglicherweise nicht mehr ausreichend, unterschwellig waren im Immunsystem aber sicher noch Lymphozyten existent, die die Potenz zur Bildung von Antikörpern gegen Pockenvirusantigen besaßen. Diese Antikörper produzierenden Zellen wurden durch die Erstschutzimpfung, die aus Vorsichtsgründen mit abgetöteten Viren am 25. 6. 1979 vorgenommen wurde, schon aktiviert und stimuliert. Mit nicht geringer Wahrscheinlichkeit wurde durch die eigentliche Schutzimpfung, also die Gabe von zwar abgeschwächten, aber lebenden Pockenviren, am 2. 7. 1979 diese Immunreaktion noch einmal und in höchstem Maße aktiviert. Damit war aber die Möglichkeit für eine hyperergische oder anaphylaktische Reaktion gegeben, und es ist mit Wahrscheinlichkeit anzunehmen, daß im Falle des E. S. bei vorherbestehender koronarer Herzkrankheit das im Rahmen der hyperergischen Reaktion entstehende Intimaoedem zu einem Koronararterienverschluß geführt hat, also der koronaren Herzkrankheit eine Richtung im Sinne der Infarktmanifestierung gegeben hat. Nicht zuletzt wegen des engen zeitlichen Zusammenhanges, den man für solche hyperergisch-anaphylaktischen Reaktionen mit Minuten bis Stunden oder Tage ansetzen darf, ist mit Wahrscheinlichkeit anzunehmen, daß ein Intimaoedem sich einem arteriosklerotischen Herd aufpfropfte und entweder dadurch zur Unterbrechung der Blutzufuhr führte oder für die sekundäre Entstehung einer Thrombose an der stenosierten Gefäßlichtung zum Anlaß wurde. Jedenfalls ist diese Deutung des bei E.S. in engem zeitlichen Zu-

sammenhang mit den Schutzimpfungen manifest gewordenen Herzmuskelinfarktes wissenschaftlich wahrscheinlicher als die Annahme eines zeitlich zufälligen Zusammentreffens.
Zwar ist davon auszugehen, daß mit Wahrscheinlichkeit die Voraussetzungen für die Manifestierung eines Herzmuskelinfarktes bei E.S. vorher bestanden, also daß auch vielerlei andere Ereignisse des täglichen Lebens einen Herzmuskelinfarkt hätten manifest werden lassen können. Da E.S. bis dahin aber völlig beschwerdefrei und auch arbeitsfähig war und sogar regelmäßig Sport zu treiben vermochte, ist mit Wahrscheinlichkeit davon auszugehen, daß der zur wiederholten Pockenschutzimpfung beschriebene Hyperimmunmechanismus eine wesentliche Ursache für die Manifestierung des Herzmuskelinfarktes gerade zu diesem Zeitpunkt war und mit Wahrscheinlichkeit seinen Eintritt um mindestens 1 Jahr vorverlegt hat. Damit ist die bei E.S. durchgeführte Pockenschutzimpfung als wesentlich verschlimmernd mitwirkende Ursache des Herzmuskelinfarktes mit seinen Folgen und Auswirkungen anzusehen. Diese Auswirkungen beschränken sich aber allein auf die Folgen des Herzmuskelinfarktes, die weitere Entwicklung der koronaren Herzkrankheit wird dadurch nicht beeinflußt. Die bewirkte Minderung der Erwerbsfähigkeit wird also allein durch die unmittelbaren Auswirkungen und Folgen des Herzvorderwand-Spitzen-Septal-Infarktes mit Ausbildung eines Herzwandaneurysmas bedingt.
Die gestellten Fragen sind also wie folgt zu beantworten:

1. Es ist ein ursächlicher Zusammenhang zwischen den Pockenschutzimpfungen vom 25. 6. und 2. 7. 1979 und dem zeitlich unmittelbar danach eingetretenen Herzmuskelinfarkt mit Wahrscheinlichkeit anzunehmen.
2. Diese Wirksamkeit der durchgeführten Pockenschutzimpfungen gilt allein für die unmittelbaren Auswirkungen und Folgen des Herzmuskelinfarktes, nicht für die weitere Entwicklung der koronararteriosklerotischen Herzkrankheit.
3. Der zwischen dem 2. 7. und 4. 7. 1979 manifest gewordene Herzmuskelinfarkt bedingte eine Minderung der Erwerbsfähigkeit infolge der als Unfall anzusehenden Reaktion auf die Pockenschutzimpfungen von 100% für die Dauer eines halben Jahres, also bis 31. 12. 1979, von 75% für die Dauer weiterer 3 Monate, also bis 31. 3. 1980 und von diesem Zeitpunkt an zunächst von 50%.

Kommentar

E.S. wurde Ende 1980 und Ende März 1981 gutachtlich nachuntersucht. Durch den relativ objektiven Nachweis des Herzwandaneurysmas bei einer kymographischen Untersuchung war davon auszugehen, daß der bei ihm „wesentlich unfallbedingte" Herzmuskelinfarkt eine Dauerschädigung, das heißt eine dauernde Beeinträchtigung mit sich bringt. Die bestehende Minderung der Erwerbsfähigkeit wird im wesentlichen durch die Beeinträchtigung der körperlichen Leistungsfähigkeit, durch das Risiko auftretender Herzrhythmusstörungen bei Herzwandaneurysma und schließlich durch die Angina-pectoris-Attacken bestimmt. Auch für die Festsetzung der Dauerrente nach 2 Jahren war eine MdE durch Unfallfolgen von 50% anzunehmen.

Herz – Kreislauf

Tod durch Herzinfarkt während einer anstrengenden beruflichen Auslandsreise. Unfall?

Gutachten zur Zusammenhangsfrage für ein Sozialgericht.

W. Jaedicke

Fragestellung:

Es soll aufgrund der Aktenlage beantwortet werden, ob der Tod des Herrn P. am 27. 10. 76 durch einen Herzinfarkt bzw. seine Komplikationen Folge der beruflichen Belastungen bei einer Dienstreise durch Kanada ist.

Vorgeschichte

Die Unfallmeldung an die Berufsgenossenschaft erfolgte durch den Hausarzt, der den Zusammenhang zwischen Herzinfarkt und Tod durch die besonderen Belastungen eines 20stündigen Fluges nach Kanada in Gebiete von 1200 m Höhe mit ungewöhnlichen Temperaturen gegeben sah. An Vorerkrankungen bescheinigt der Hausarzt, der den P. seit 1970 kennt, die langjährige Behandlung einer allergischen Hauterkrankung, 1971 Harnleiterstein links, in den folgenden Jahren gelegentliche hypertone Kreislaufstörungen, in den letzten Wochen vor Antritt der Dienstreise erstmalig leichte Stenokardien, keine stationären Behandlungen. Aus dem Arztbrief des Hospitals vom 26. 10. 76 ergibt sich: schwerer Angina-pectoris-Anfall am 12. 10. 76, nachdem bereits seit 10 Tagen ständig zunehmende Stenokardien, kaum noch auf Nitropräparate ansprechend, nach dem EKG mit ausgedehnter linkspräkordialer Ischämie und einem leichten Anstieg der herzspezifischen Fermente (CK max. 189 U/l). Diagnose eines intramuralen Vorderwandinfarktes, Stabilisierung durch Beta-Rezeptorenblocker und Nitrate, so daß für den 26. 10. 76 Entlassung und Rückflug nach Deutschland vorgesehen war. Der mit Schreibmaschine geschriebene Brief enthält eine handschriftliche Anmerkung, daß nämlich um 3.00 Uhr des für die Entlassung vorgesehenen Tages plötzlich schwerste Brustschmerzen, Ausdehnung des Infarktes und/oder eine Ruptur des Papillarmuskels aufgetreten wären, trotz aller Anstrengungen der Kardiologen auf der Intensivstation Tod um 5.00 Uhr. In einem zweiten Brief des zugezogenen Kardiologen aus Kanada vom 2. 11. 76 wird bestätigt, daß am vorgesehenen Entlassungstag nachts plötzlich ein ausgedehnter Infarkt auftrat, und der P. im kardiogenen Schock verstarb.

Weitere Einzelheiten zur Vorgeschichte trägt ein Vorgutachter bei, daß er nämlich Herrn P. seit 1974 kenne, bereits damals eine mäßige Hypertonie, ebenso Neutralfett- und Harnsäureerhöhung im Serum feststellte. Bereits im Februar 1976 während einer früheren Dienstreise nach Kanada seien Stenokardien beim Aufenthalt oberhalb 1000 m und erneut einige Wochen vor Antritt der letzten Dienstreise nach Kanada, beispielsweise beim Frühsport und beim strammen Gehen aufgetreten. Objektivierung der Koronarinsuffizienz durch ein positives Belastungs-EKG (100 Watt Belastung). Daraufhin Abraten von der Dienstreise, was von P. abgelehnt wurde, Verordnung von Antianginosa.

Zu den beruflichen Belastungen wurde ein Zeuge, der die Dienstgeschäfte von Herrn P. in Kanada fortsetzte, verhört. Er schilderte, daß nach einem sehr straffen Terminplan für eine noch unzulänglich erschlossene Kohlenlagerstätte in relativ kurzer Zeit eine Vorplanung zum Bau eines kompletten Bergwerkes mit Kosten- und Wirtschaftlichkeitsberechnung erstellt werden sollte. Hierfür hätte Herr P. unter extremen klimatischen Bedingungen sehr hart arbeiten müssen: Reisen im raschen Wechsel vom Flugzeug zum Hubschrauber und zum Landrover, dauernde zeitliche Umstellung wegen Verkehrsschwierigkeiten, Büroarbeiten unter erheblichen Schwierigkeiten wegen der fremden Sprache ohne Übersetzer, auch keine anderen Hilfskräfte wie Hilfsingenieure etc. Diese Arbeiten seien nur mit einem über das übliche Maß hinausgehenden Einsatz zu bewältigen gewesen. Noch im Krankenhaus wurde der Zeuge durch Herrn P. in das Projekt eingewiesen, wobei Herr P. auch an Besprechungen außerhalb des Krankenhauses teilnehmen wollte, was aber vom behandelnden Klinikarzt abgelehnt wurde. Besonders weist der Zeuge auf einen Klimasturz etwa 24 Stunden vor Eintritt des tödlichen Infarktes hin, wobei es bei Sturmgeschwindigkeiten über 160 km/Std. zu einem massiven Temperaturanstieg um mehr als 20° gekommen sei.

Aufgrund dieser medizinischen und beruflichen Daten erfolgt zunächst eine gutachtliche Äußerung eines Internisten. Der Zusammenhang zwischen den beruflichen Belastungen und dem tödlichen Infarkt wird abgelehnt, unter Hinweis auf die Risikofaktorenbelastungen und den üblicherweise schicksalhaften Verlauf der Grundkrankheit, einer koronaren Mangeldurchblutung. Nach der hierauf erfolgten Klage beim Sozialgericht wird im Auftrag des Gerichtes ein Gutachten von dem mitbetreuenden Internisten erstattet. Dieser Gutachter kommt zu dem Resultat, daß der Tod von Herrn P. mit

Herz – Kreislauf

Wahrscheinlichkeit auf seine am 2. 10. 76 nach Kanada angetretene Dienstreise zurückzuführen sei, wobei er sich insbesondere auf die Aussage des Zeugen mit den darin geschilderten Belastungen bezieht, die bei dem vorgeschädigten Herzen bzw. bei der eingeschränkten Durchblutungsreserve zum vorzeitigen Auftreten des Infarktes hätten führen müssen und damit wesentliche Teilursache des Todes gewesen seien. Er weist besonders darauf hin, daß Herr P. noch während seines Krankenhausaufenthaltes durch die Einweisung seines Nachfolgers weiterhin beruflichen Belastungen ausgesetzt war, was zusammen mit dem Klima eine weitere entscheidende Ursache für den Reinfarkt mit Todesfolge gewesen sei.

Beurteilung

Medizinisch stellt sich dieser Fall so dar, daß Herr P., belastet mit den typischen Risikofaktoren der koronaren Herzerkrankung, nämlich vor allem Hypertonie, Hyperlipidämie und Hyperurikämie, in einem für diese Erkrankung typischen Lebensalter von gut 50 Jahren, etwa ½ Jahr vor seinem Tode beginnend, unter typischen Angina-pectoris-Beschwerden litt, die sich etwa 6 Wochen vor Beginn der Dienstreise deutlich verstärkten, 10 Tage danach bei erheblichen psychischen und physischen Arbeitsbelastungen in eine Präinfarktangina mit Auftreten eines intramuralen, subendokardialen Infarktes übergingen. Dann kam es zur Stabilisierung dieses Zustandes innerhalb von 14 Tagen, so daß P. für entlassungsreif und flugfähig gehalten wurde. Unter dem Bild eines ausgedehnten frischen Vorderwandinfarktes kam es schließlich zum akuten Herztod.

Für die gutachtliche Beurteilung muß davon ausgegangen werden, daß ein Herzinfarkt nicht als Berufskrankheit, sondern nur als Berufsunfall anerkannt werden kann. Dazu ist es erforderlich, daß der Herzinfarkt auf ein konkretes körperliches und/oder seelisches schädigendes Ereignis innerhalb einer Arbeitsschicht zurückzuführen ist, daß also ein enger zeitlicher Zusammenhang zwischen dem angeschuldigten Ereignis und dem Auftreten des Herzinfarktes besteht, in der Regel nicht mehr als 24 Stunden. Übertragen auf diesen konkreten Fall bedeutet das, ob sich besondere Belastungen kurz vor dem Eintritt des Innenschichtinfarktes oder aber am Tage vor dem Tode belegen lassen. Dabei müssen diese besonderen Belastungen weit über die sonstigen beruflichen Belastungen hinausgehen, oder aber mit extremen seelischen Belastungen im Sinne einer existentiellen Bedrohung, z. B. lebensbedrohliche Situationen, einhergehen.

Auf diese für eine Anerkennung als Berufsunfall entscheidenden zeitlichen Zusammenhänge sind die Vorgutachter nicht eingegangen. Während man für das Auftreten des ersten subendokardialen Infarktes die besonderen beruflichen Belastungen möglicherweise noch als wesentlichen Manifestationsfaktor ansehen könnte, gilt das nicht für den tödlichen Reinfarkt. Vielmehr ist das Auftreten zunächst einer instabilen Angina pectoris, dann eines Schichtinfarktes und schließlich eines großen transmuralen Infarktes als typischer, eigengesetzlicher Ablauf der koronaren Herzerkrankung zu sehen, belegt durch eine Reihe von Untersuchungen, die die schlechte Prognose von Kranken mit fortbestehender Angina pectoris nach einem Schichtinfarkt ergeben haben. Pathogenetisch liegt diesem schubartigen Krankheitsverlauf eine zunächst langjährige, allmähliche Lumeneinengung der Kranzgefäße durch Wandveränderungen zusammen mit thrombotischen Auflagerungen zugrunde, die erst bei erheblicher Einengung von mehr als ⅔ des Lumens überhaupt zu Symptomen führen, wonach dann ganz geringe weitere Ereignisse ausreichen, um schlagartig die Durchblutungssituation krisenartig zu verschlimmern. Dem Schichtinfarkt liegt also eine hochgradige, proximal gelegene Einengung eines großen Gefäßes zugrunde. Ein winziges Intimaödem oder geringes Wachstum einer Thrombose reichen dann aus, den transmuralen Infarkt herbeizuführen.

Akute, weit über das durchschnittliche Maß hinausgehende Belastungen des Herrn P. kurz vor dem zweiten, tödlichen Herzinfarkt ließen sich durch die eingehende Zeugenbefragung

Herz – Kreislauf

nicht nachweisen. Vielmehr hatte sich sein Zustand bereits so weit gebessert, daß er, wie durch den fertiggestellten Entlassungsbericht dokumentiert, für entlassungsfähig gehalten wurde. Der von dem Zeugen wie auch von dem Erstgutachter hervorgehobene Klimasturz etwa 24 Stunden vor dem Tod bzw. Reinfarkt kann nicht als extreme Belastung gewertet werden, da P. während dieser Zeit in einem normal ausgestatteten Krankenhaus lag und damit vor klimatischen Extrembedingungen wohl geschützt war. Aus dem Krankenhausbericht ergibt sich weiterhin noch, daß die beruflichen Belastungen in Form von Besprechungen mit dem Nachfolger auf Anraten der Ärzte gerade in den letzten Tagen vor dem Tode beendet waren, so daß dem Tod eher eine Schonungsperiode vorausging. Schließlich gehören solche Diskussionen zu den berufstypischen Aufgaben eines leitenden Angestellten.
Zusammenfassend muß damit der Tod des Herrn P. als berufsunabhängiges, schicksalhaft aufgetretenes Ereignis bei typischem Verlauf der Grundkrankheit „koronare Herzerkrankung", aufgefaßt werden.

Kommentar

Die gutachtliche Frage eines Zusammenhangs zwischen beruflichen Belastungen und Herzinfarkt ist häufig, vor allem deswegen, weil in Laienkreisen in aller Regel ein solcher Zusammenhang angenommen wird, ohne daß bisher, bis auf Ausnahmefälle, ein eindeutiger wissenschaftlicher Beweis für einen solchen Zusammenhang erbracht werden konnte. Wie in diesem Falle, sind speziell zwei Bedingungen zu prüfen, nämlich erstens ein enger zeitlicher Zusammenhang zwischen beruflicher Belastung und Infarkt, der in der Regel 24 Stunden nicht überschreiten soll, und zweitens eine akute Überlastung, sei sie seelischer und/oder körperlicher Natur, die weit über die sonstige Beanspruchung durch die Beschäftigung hinausgehen muß. Im oben dargestellten Fall ließ sich ein solcher enger zeitlicher Zusammenhang ebenso wenig nachweisen, wie eine unmittelbar dem tödlichen Infarktereignis vorausgehende extreme Belastungssituation, so daß der ursächliche Zusammenhang zwischen Berufstätigkeit und Tod abgelehnt werden mußte. Diese Auffassung wurde vom Sozialgericht und nach Berufung auch vor dem Landessozialgericht bestätigt.

Literatur

Hartung, M., M. Kenter, H. Raithel: Zur Frage des Ursachenzusammenhangs zwischen Myokardinfarkt und Beruf. Arbeitsmed., Sozialmed., Präventivmed. **14**, 240–244 (1979)

16 Bagatellverletzung im Beruf als Ursache einer bakteriellen Endokarditis.

Gutachten zur Zusammenhangsfrage für eine Berufsgenossenschaft.

E. Fritze

Fragestellung

Dieses Gutachten soll sich zu der Frage äußern, ob der Tod des H. T. mit Wahrscheinlichkeit ursächlich auf den Unfall vom 14. 1. 1980 zurückzuführen ist, und ob dem zu dieser Frage schon von dem Pathologen Prof. Dr. S. erstatteten Gutachten zuzustimmen ist.

Vorgeschichte

Am 14. 1. 1980 zog sich H. T. eine Prellung des linken Zeigefingers mit Blutung unter dem Nagel zu. Beim Öffnen der Pkw-Tür wurde der Finger eingeklemmt. Röntgenologisch bestand keine Knochenverletzung. Am 21. 1. 1980 nahm H. T. seine Berufsarbeit wieder auf. Am 19. 3. 1980, also mehr als 8 Wochen später wurde eine Rötung des gesamten linken Handrückens bis 5 cm oberhalb des Handgelenkes festgestellt, im übrigen eine „alte verkrustete Wunde mit Teilamputation des Nagels am Endglied". Die Diagnose lautete „Lymphangitis". In den folgenden Tagen kam es zu Fieberschüben mit Übelkeit, Brechreiz, Schüttelfrost und Anschwellung mit Schmerzen im Handgelenkbereich. Am 2. 4. 1980 schloß die chirurgische Krankenhausabteilung die ambulante Behandlung ab, „nachdem die Wunde des linken Zeigefingers sauber war, rezidivierend aber immer noch Schwellungen auftraten".
An diesem Tage wurde H. T. auf die interne Krankenhausabteilung verlegt, wo man einen Herzklappenfehler der Aortenklappe feststellte. Im Blut wurden hämolysierende Streptokokken der serologischen Gruppe B wiederholt nachgewiesen. Unter der Behandlung mit einem halbsynthetischen Penicillinpräparat kam es zu einem anaphylaktischen Schock. Am 30. 4. 1980 traten während eines erneuten hohen Temperaturanstiegs zunehmende Zeichen der Herzinsuffizienz auf, das Aorteninsuffizienz-Geräusch nahm an Lautstärke zu, die Blutdruckamplitude war insbesondere durch den sehr niedrig liegenden diastolischen Blutdruck sehr groß. Der Kranke wurde in eine kardiologische Abteilung verlegt, „da der endokarditische Prozeß progredient war, die Aortenklappenschlußfähigkeit zunehmend schlechter wurde, womit eine prothetische Klappenoperation notwendig werden konnte".
Am 10. 8. 1979, also etwa 5 Monate vor der Verletzung des linken Zeigefingers, wurde H. T. wegen Herzbeschwerden eingehend untersucht. Nach dem Bericht des Herrn Prof. Dr. L. wurden die Beschwerden als „funktionell" gedeutet. „Für eine organische Herzerkrankung besteht nach dem klinischen, röntgenologischen, elektrokardiographischen und echokardiographischen Befund kein Anhalt."
Am 6. 5. 1980 verstarb H. T., 43 Jahre alt, im kardiogenen Schock nach akuter Aortensegelperforation infolge foudroyant verlaufender bakterieller Endokarditis, wie die Obduktion zeigte.
Der die Obduktion durchführende Pathologe beschreibt in seinem Gutachten, daß H. T. am 6. 5. 1980 an akutem Linksherzversagen infolge Klappenperforation nach einer Aortenklappenendokarditis verstarb. „Da die Obduktion keine weitere Eintrittspforte für die Erreger ergab und auch sonst keine Erkrankungen wie beispielsweise Bronchiektasen vorlagen, muß das schließlich zum Tode führende Leiden mit ausreichender Wahrscheinlichkeit als Folge der banal erscheinenden Verletzung am linken Zeigefinger gedeutet werden."

Beurteilung

H. T., geboren am 15. 5. 1937, zum Zeitpunkt seines Todes also 43 Jahre alt, arbeitete zunächst als Schlosser, Kraftfahrer und Gastwirt, seit April 1977 als Eisenbieger, als er am 14. 1. 1980 den hier zur Diskussion stehenden Unfall erlitt. Auf dem Wege zur Arbeit klemmte er sich beim Öffnen der Wagentüre den linken Zeigefinger ein.
Wegen gewisser Herzbeschwerden wurde im August 1979 durch Prof. Dr. L. eine eingehende Untersuchung vorgenommen, die Herzbeschwerden wurden als funktionell gedeutet, eine organische Herzkrankheit wurde ausgeschlossen. Man wird also davon ausgehen dürfen,

Herz – Kreislauf

daß H. T. noch ein halbes Jahr vor dem hier zur Diskussion stehenden Unfall herzgesund war.
Trotz seiner Verletzung am 14. 1. 1980 fuhr H. T. zur Arbeit und zeigte bei dieser Gelegenheit Mitarbeitern den blutunterlaufenen Nagel. Gegen Mittag ging er aber nach Hause und wurde gegen 18.00 Uhr von Herrn Prof. Dr. R. als Durchgangsarzt untersucht. Es wurde eine Blutung unter dem Nagel und Druckschmerzhaftigkeit des Endgliedes festgestellt, eine Fraktur konnte nicht nachgewiesen werden. In hausärztlicher Behandlung heilte in den folgenden Tagen die Wunde weitgehend ab, und T. war ab 21. 1. 1980 wieder arbeitsfähig. Am 19. 3. 1980, also mehr als 2 Monate nach dem Unfall, wurde anläßlich einer Nachuntersuchung festgestellt, daß eine Rötung des gesamten Handrückens links bis oberhalb des Handgelenkes mit Schmerzhaftigkeit bestand. Am linken Zeigefinger fand sich zu dieser Zeit noch ein Rest der Verletzung, „eine alte verkrustete Wunde mit Teilamputation des Nagels am Endglied". Es wurde eine Lymphbahnentzündung angenommen, die Extremität wurde durch Gipsschale ruhiggestellt, und es wurde ein Penicillin-Präparat verordnet. In den nächsten Tagen kam es aber zu Fieberschüben mit Schüttelfrösten, so daß H. T. in die innere Abteilung der Krankenanstalt eingewiesen wurde. Dort wurde das Vorliegen einer bakteriellen Endokarditis mit hämolysierenden Streptokokken der serologischen Gruppe B als Erreger festgestellt. Solche Fieberschübe waren schon gegen Ende März aufgetreten, sie gingen mit Übelkeit, Brechreiz und Kreislaufkollaps, lokal mit Schwellung und Schmerzen im Handgelenk einher. Man muß annehmen, daß diese mit Schüttelfrösten verlaufenden Fieberattacken einer bakteriellen Streuung oder der embolischen Verschleppung infizierten Materials entsprachen.
Trotz antibiotischer Behandlung entsprechend der Erregerempfindlichkeit gelang es nicht, die angenommene bakterielle Endokarditis zu beherrschen. Als Komplikation kam es auch noch zu einer allergisch-anaphylaktischen Reaktion auf ein halbsynthetisches Penicillin-Präparat. Anfang Mai kam es zu akuter Verschlechterung, weswegen unter dem Bilde der massiven Herzinsuffizienz die Verlegung in ein kardiologisches Zentrum erfolgte, um dort möglicherweise einen operativen Eingriff an der erkrankten Herzklappe vornehmen zu können.
Am 6. 5. 1980 verstarb H. T. plötzlich. Die zum Tode führende „dramatische Verschlechterung" wurde mit einer vermuteten Perforation eines Aortenklappensegels oder eines Abrisses erklärt.
Die Obduktion der Leiche bestätigte die schon klinisch gestellte Diagnose. Neben einem kleinen Nagel- und Hautdefekt am Endglied des linken Zeigefingers fand sich eine ulzeropolypöse, das heißt mit Geschwürbildung und Thromben einhergehende Herzklappenentzündung der Aortenklappe mit Perforation eines Klappensegels. Im übrigen fanden sich Hinweise für eine teils frische, teils vernarbende Herzmuskelentzündung, im übrigen aber im Bereich des Magens und der Nieren Veränderungen, welche offenbar durch embolische Verschleppung infizierter Thromben aus dem Gebiet der erkrankten Herzklappe verursacht waren. Das Gutachten des die Sektion durchführenden Prof. Dr. S. kam zu dem Ergebnis, „da die Obduktion keine weitere Eintrittspforte für Erreger ergab, und auch sonst keine Erkrankungen vorlagen, muß das schließlich zum Tode führende Leiden mit ausreichender Wahrscheinlichkeit als Folge der banal erscheinenden Verletzung am linken Zeigefinger gedeutet werden".
Dieser gutachtlichen Beurteilung ist ohne Frage zuzustimmen. Es ist aber zu betonen, daß der Zusammenhang zwischen der erlittenen Verletzung des linken Zeigefingers am 14. 1. 1980 nicht zuletzt wegen der durch ärztliche Untersuchungsbefunde belegten Brückensymptome wahrscheinlicher ist, als es der pathologisch-anatomische Gutachter mit seiner vorsichtigen Formulierung ausdrückt.

Herz – Kreislauf

Es ist durch Untersuchungsbefunde belegt, daß H. T. noch ein halbes Jahr vor der hier zur Diskussion stehenden sogenannten Bagatellverletzung herzgesund war. Nach dem auch von ihm als wenig bedeutsam empfundenen Unfall vom 14. 1. 1980 nahm er schon 7 Tage später seine Arbeit wieder auf, bot aber am 19. 3. 1980, als er sich zur Nachuntersuchung vorstellte, den Befund einer auf dem Lymphwege fortschreitenden Entzündung. Gegen Ende März 1980 traten wiederholt Schüttelfröste und Fieberattacken auf, und bei der stationären Aufnahme in eine innere Abteilung am 2. 4. 1980 wurde eine Aortenklappeninsuffizienz festgestellt und ihre Entstehung durch eine bakterielle Endokarditis angenommen. Zu diesem Zeitpunkt, also Anfang April 1980, war die bakterielle Herzklappenentzündung also schon vollständig ausgeprägt und hatte schon zu einem deutlichen Ventildefekt der Aortenklappe geführt. Man darf daraus folgern, daß zu diesem Zeitpunkt diese bakterielle Herzklappenentzündung sicher schon ein bis zwei Monate oder auch länger ablief. Dem behandelnden Chirurgen war es zwischen dem 19. 3. und dem 2. 4. 1980 unzweifelhaft, daß diese Lymphbahnentzündung mit der Verletzung des linken Zeigefingers ursächlich in Verbindung stand. Es ist deshalb aber auch kaum zweifelhaft, daß aus diesem Krankheitsgeschehen heraus und wahrscheinlich über eine Verschleppung der Erreger auf dem Lymphwege und schließlich ins Blut die Herzklappenentzündung verursacht wurde. Diese bakterielle Herzklappenentzündung wurde anläßlich der Obduktion durch den Nachweis einer ulzeropolypösen Endokarditis bewiesen. Sie hatte dadurch akut zum Tode geführt, daß der geschwürige Prozeß zur Perforation eines Klappensegels und damit zu akuter Herzinsuffizienz führte.

Kommentar

Die zum Tode führende bakterielle Herzklappenentzündung des H. T. ist also als Folge des Unfalles vom 4. 1. 1980 anzusehen. Der Tod steht in unmittelbarem ursächlichen Zusammenhang mit dem Unfall und seinen Folgen.
Der gutachtlichen Beurteilung der Zusammenhangsfrage durch den pathologisch-anatomischen Gutachter ist uneingeschränkt zuzustimmen.
Der eindeutige medizinische Sachverhalt macht die Annahme eines ursächlichen Zusammenhanges zwischen der Bagatellverletzung – Arbeits-Wegeunfall – und dem späteren Tod einfach. Schwierigkeiten entstehen in anderen ähnlichen Fällen nicht selten dadurch, daß die primäre Verletzung indessen abgeheilt ist. Dann können Brückensymptome den ursächlichen Zusammenhang wahrscheinlich machen.

Herz – Kreislauf

 ## Arbeitseinsatzfähigkeit unter Tage bzw. bergmännische Berufsfähigkeit bei kombiniertem Aortenvitium.

Gutachten für die Bundesknappschaft als Träger der Rentenversicherung im Bergbau.

W. Jaedicke

Fragestellung

Es soll beantwortet werden, ob der am 12. 8. 1933 geborene H. W. wegen seines Herzleidens noch für eine Untertagetätigkeit, speziell als Hauer, einsatzfähig ist.

Vorgeschichte

Als herzunabhängige Vorerkrankungen des unter Tage arbeitenden Hauers sind zu nennen in der Kindheit Masern, Scharlach, Diphtherie, von 1962 bis 1975 rezidivierende Ulcera duodeni, 1978 Krankenhausbehandlung wegen Herpes zoster. Vom 1. 3. bis 22. 4. 1982 in einer Rehabilitationsklinik wegen Zunahme der seit mehr als 10 Jahren bestehenden thorakalen Beklemmungsgefühle. Dort Feststellung eines kombinierten Aortenvitiums bei normalem Einschwemmkatheterbefund bis 80 Watt Belastung. In der abschließenden Beurteilung wurde H. W. für nicht mehr fähig gehalten, körperliche Arbeiten zu verrichten.

Beschwerden

Seit gut 10 Jahren Luftnot bei Anstrengungen, die in der letzten Zeit deutlich zugenommen hat. Er könne aber noch 2 Etagen ersteigen, müsse dann stehenbleiben. Bei der Tätigkeit unter Tage als Hauer bestehen keine entsprechenden Beschwerden. Außerdem häufig stechende Schmerzen in der Brust unabhängig von körperlichen Belastungen in einem umschriebenen Bezirk unterhalb der linken Brustwarze. Ein erhöhter Blutdruck sei bisher noch nicht festgestellt worden, Nichtraucher, kein Diabetes bekannt, keine erhöhten Blutfette.

Befund

Muskelkräftiger, athletischer Mann ohne kardiale Stauungssymptome, am Herzen etwas betonter Spitzenstoß, Schwirren über der Aorta, lautes rauhes systolisches Geräusch über der Aorta mit Fortleitung in beide Karotiden, hochfrequentes diastolisches Decrescendogeräusch direkt im Anschluß an den 2. Herzton. Blutdruck 160/80 mm Hg.

Das EKG zeigt einen ausgeprägten Linkstyp bei regelmäßigem Sinusrhythmus, linkspraecordial schlanke, aber überhöhte QRS-Komplexe mit einem Sokolow-Lyon-Index von 4,6 mV. Leichte muldenförmige ST-Senkungen könnten durch die Digitalismedikation bedingt sein.
Bei der Ergometrie leistet der Pat. 6 min lang 50 und 2 min 100 Watt, Abbruch wegen Luftnot bei einer Herzfrequenz von 94/min und einem Blutdruckanstieg auf 180/105 mm Hg, so daß der Kranke seitens des Herzens bei weitem noch nicht ausbelastet ist. Im Belastungs-EKG im Vergleich zum Ruhe-EKG kein zusätzlicher Befund.
Phonokardiographisch bestätigt sich das systolische Geräusch über der Aorta mit einem frühsystolischen Maximum, 1. und 2. Herzton gut abgrenzbar, direkt im Anschluß an den 2. Herzton leises hochfrequentes diastolisches Decrescendogeräusch.
In der Karotispulskurve guter Steilanstieg, gut abgrenzbare Aortenklappeninzisur, Halbgipfelanstiegszeit mit 70 ms normal. Angedeutetes Hahnenkammphänomen.
Im Echokardiogramm normal großer Ventrikel mit mäßiger bis mittelgradiger Linkshypertrophie (Kammerseptum 15 und Hinterwand 13 mm). Aortenklappe verkalkt, aber noch gut erkennbare Öffnungsbewegung. Flattern des vorderen Mitralsegels als Zeichen einer Aorteninsuffizienz.
Röntgenologisch mäßig linksvergrößertes Herz mit einem absoluten Volumen von 1025 ml und relativen Volumen von 13,5 ml/kg Körpergewicht (oberster Normwert 12,7 ml/kg), deutlich dilatierte Aorta ascendens bei allgemeiner Aortenelongation.
Labordiagnostik und Lungenfunktionsprüfung unauffällig.

Linksherzkatheterbefund

Druckgradient an der Aortenklappe 15 mm Hg. Normaler früh- und enddiastolischer Druck im linken Ventrikel. Angiographisch normales Kontraktionsverhalten des etwas hypertrophierten linken Ventrikels mit normaler Auswurffraktion. Geringfügige Kontrastmittelregurgitation durch die zwar verkalkte, aber nicht wesentlich deformierte und noch gut mobile Aortenklappe, angiographisch Grad I einer Aorteninsuffizienz.

Herz – Kreislauf

Beurteilung

Zentrale Frage der jetzigen Begutachtung ist die Schwere des Herzklappenfehlers, und wie weit dadurch die Belastbarkeit des H.W. eingeschränkt ist. Die Analyse der Symptomatik ergibt, daß eine erhebliche Diskrepanz zwischen weitgehend beschwerdefrei geleisteter Untertagetätigkeit mit schwerer körperlicher Arbeit einerseits und erheblicher Atemnot bei Alltagsbelastungen besteht. Die geschilderten Schmerzen im Brustkorb, die auswärts als Hinweis auf eine Koronarerkrankung gedeutet wurden, sind für eine solche Erkrankung atypisch und lassen viel eher an Thoraxschmerzen extrakardialer Genese denken. Daß ohnehin ein hämodynamisch nicht so schwerwiegender Herzfehler vorliegt, wurde schon durch die vorher durchgeführte Einschwemmkatheteruntersuchung in Ruhe und unter Belastung nahegelegt, da sich dabei auch bei mittelschwerer Belastung eine völlig normale Hämodynamik des linken und rechten Ventrikels fand.

Die Suche nach einer objektiven Ursache für die geschilderte Atemnot als entscheidendem Beschwerdekomplex verlief ergebnislos: eine pulmonale Ursache wird durch das normale Ergebnis der Lungenfunktionsprüfung ausgeschlossen bei röntgenologisch unauffälligem Lungenbefund. Die Atemnot ist aber auch nicht auf eine Herzerkrankung zu beziehen, da neben dem normalen Einschwemmkatheterbefund jetzt auch bei der Ergometrie keine Hinweise auf eine höhergradig eingeschränkte Leistungsfähigkeit des Herzens bestehen, dokumentiert durch den geringen Pulsanstieg bis zur maximal erreichten Belastungsstufe.

Nach dem Auskultationsbefund ist das Vorliegen eines kombinierten Aortenvitiums zu bestätigen. Die weiteren, nichtinvasiven Methoden ergeben einerseits Hinweise für eine gewisse hämodynamische Wirksamkeit: deutliche Linkshypertrophie im EKG, allerdings ohne Linksschädigungszeichen, Linksbetonung des Herzens im Röntgenbild mit geringer Vergrößerung, aber echokardiographisch lediglich mäßige Auswirkungen in Form einer Wandverdickung des linken Ventrikels bei sehr guter Kontraktilität, nach Phonokardiogramm und Karotispulskurve ebenfalls nur relativ leichtes Aortenvitium.

Die exakte Klärung des Herzbefundes ergibt der Linkskatheter mit einem nur geringfügigen Druckgradienten an der Aortenklappe, so daß eine schwerere Stenosierung dieser Herzklappe ausgeschlossen ist. Auch die Undichtigkeit der Klappe (Insuffizienz) ist nach der direkten Kontrastdarstellung hämodynamisch bedeutungslos. Die Funktion der linken Kammer ist sowohl nach den gemessenen Druckwerten wie auch nach dem angiographischen Kontraktionsverhalten normal. Eine Durchblutungsstörung des Herzens ist durch den unauffälligen Kranzarterienbefund ausgeschlossen.

Danach handelt es sich um einen Klappenfehler, der eine geringfügige Druckbelastung für den linken Ventrikel bedeutet, dem Schweregrad einer geringfügigen Hypertonie entsprechend, während die hämodynamischen Auswirkungen der Aorteninsuffizienz mit etwa 10% Rückflußvolumen vom Schlagvolumen von der hämodynamischen Auswirkung vernachlässigt werden können. Die in geringer Diskrepanz dazu stehenden deutlicheren Hypertrophiezeichen (Echokardiogramm und EKG) können zum einen durch die Kombination des leichten Herzfehlers mit der schweren körperlichen Arbeit bedingt sein und zusätzlich durch eine labile Hypertonie, da immerhin wiederholt Werte zwischen 140/100 bis 160/80 mm Hg gemessen wurden.

Zusammenfassend findet sich damit ein hämodynamisch geringfügiges kombiniertes Aortenvitium, das einer leichten Hypertonie gleichzusetzen ist, bei guter Muskelfunktion und normaler Muskeldurchblutung. Bei der Geringfügigkeit dieser Befunde ist H.W. als normal belastbar anzusehen, kann also auch schwere körperliche Arbeit unter Tage weiter verrichten. Regelmäßig kontrollbedürftig ist vor allem der grenzwertige Blutdruck.

Herz – Kreislauf

Kommentar

Das Gutachten unterstreicht die gelegentliche Notwendigkeit einer kompletten invasiven kardiologischen Diagnostik. Die Notwendigkeit ist vor allem gegeben, wenn sich mit nichtinvasiven Methoden der Schweregrad eines Herzklappenfehlers oder anderer Herzkrankheiten nur sehr grob oder mit hoher Fehlerquote abschätzen läßt, wie es gerade bei Aortenstenosen der Fall ist, zum anderen, wenn zwischen kardio-pulmonaler Leistungsfähigkeit einerseits und der zu verantwortenden Belastbarkeit andererseits erhebliche Diskrepanzen bestehen. Auch diese Situation ist gerade bei Aortenfehlern, aber auch bei Kardiomyopathien nicht selten, wo die Kranken noch gut leistungsfähig und weitgehend beschwerdefrei sein können, andererseits durch belastungsinduzierte Synkopen oder schwerwiegende Arrhythmien akut gefährdet sind.

Dabei ist eine solche invasive Diagnostik selbstverständlich nicht duldungspflichtig, sollte aber empfohlen werden, wenn sich auch therapeutische Konsequenzen oder solche für die Belastbarkeit im privaten Bereich ergeben.

Darüber hinaus läßt sich durch solche Untersuchungen eine langjährige überflüssige erzwungene körperliche Schonung sowie die unnötige Rolle eines Herzkranken ersparen.

Im vorliegenden Fall hätte weder die kardiologische Funktionsdiagnostik (Fluß-, Druck- und Volumenbeziehung in Ruhe und unter Belastung) noch die alleinige morphologische Beurteilung der Schwere des Klappenfehlers ausgereicht. So hätte durchaus ein hämodynamisch höhergradig wirksames Aortenvitium mit dadurch eingeschränkter Belastbarkeit bei noch völlig normaler Myokardfunktion vorliegen können, andererseits ein hämodynamisch geringfügiges Aortenvitium festgestellt werden können, dabei aber, objektiviert durch eine Belastungsuntersuchung doch schon eine deutliche myokardiale Funktionsstörung.

 ## Berufs- oder Erwerbsunfähigkeit wegen Extrasystolie?

Gutachten für eine Landesversicherungsanstalt.

W. Jaedicke

Fragestellung

Besteht Berufs- oder Erwerbsunfähigkeit wegen der durch Voruntersuchungen festgestellten Herzerkrankung?

Vorgeschichte nach Aktenlage

Die Vorgeschichte der am 13. 3. 1927 geborenen J.C. ist etwa bis zum 45. Lebensjahr bis auf Operationen (Appendektomie, Hallux valgus-Operation, Hysterektomie) unauffällig. Seit dieser Zeit, also etwa 10 Jahre vor der jetzigen Untersuchung erfolgte orthopädische und internistische Betreuung wegen Halswirbelsäulenbeschwerden, Finger- und Handschmerzen bei starker Beanspruchung der Hände. Wegen seit dem 15. Lebensjahr bestehender Herzschmerzen sowie eines in den letzten Jahren häufiger bemerkten unregelmäßigen Pulsschlags war J.C. 1980 beim Hausarzt, der gehäufte Extrasystolen während einer fahrradergometrischen Belastung feststellte, dann erfolgte Nov. bis Dez. 1980 Behandlung in der Inn. Abteilung eines Krankenhauses wegen einer monotopen ventrikulären Extrasystolie, Hypertonie und Hyperurikämie. Etwa ein Jahr später, im Dez. 1981, stellt J.C. Rentenantrag mit einer Bescheinigung ihres Hausarztes über eine labile arterielle Hypertonie, HWS-Syndrom mit migräneartigen Kopfschmerzen, chroni-

Herz – Kreislauf

scher Bronchitis leichteren Grades, Verschleißerscheinungen der Daumensattelgelenke, Knick-, Senk- und Spreizfuß mit Hallux valgus, Zustand nach Unterleibsoperation und ventrikulärer Extrasystolie.

Diese Diagnosen werden im wesentlichen in dem von der Landesversicherungsanstalt eingeholten Gutachten bestätigt, wobei eine Herzrhythmusstörung wahrscheinlich auf dem Boden einer Herzmuskelerkrankung angenommen wird. J. C. wird unter der Voraussetzung einer ausreichenden medikamentösen Beeinflussung der Herzrhythmusstörung für alle leichten körperlichen Arbeiten vollschichtig für arbeitsfähig angesehen. Da sie weiterhin krank geschrieben bleibt und diese ausreichende medikamentöse Beeinflussung nicht gelang, wird dieses internistisch-kardiologische Gutachten veranlaßt.

Beschwerden

Seit Jahrzehnten, in den letzten 10 Jahren verstärkt, Druck- und Engegefühl in der Mitte des Brustbeines, zum Teil ausstrahlend in die linke Brustkorbhälfte sowie in den Rücken, völlig unabhängig von körperlichen Belastungen, eher bei Wetterwechsel auftretend, auch unabhängig von körperlichen Bewegungen, zusätzlich Herzjagen, wobei der Herzschlag nicht wesentlich beschleunigt sei, das Herz aber bis zum Hals schlage, oft verbunden mit starken Angstgefühlen, besonders nachts, wenn sie beim Pulszählen die Unregelmäßigkeit des Herzschlages bemerke. Außerdem habe sie oft Schwindel, beim Aufrichten aus der Hocke auch kurzes Schwarzwerden vor den Augen, gelegentlich Schweregefühl in den Unterschenkeln, abendliche Schwellungen im Bereich der Sprunggelenke, beim Bergaufgehen Luftnot.

Befund

Herz und Lungen regelrecht bis auf ein akzidentelles Geräusch. Keine kardialen Stauungszeichen. Auch sonst ist der internistische Befund regelrecht.

Kardiologischer Befund

Im EKG Rhythmusstörung durch vereinzelte monotope rechtsschenkelblockartige ventrikuläre Extrasystolen, leichte muldenförmige ST-Senkungen unter Digitalis-Medikation, sonst Normalbefund.
Ergometrie: Belastung über 6 min mit 50 und 2 min mit 100 Watt mit Pulsanstieg bis auf 124/min, womit J. C. seitens des Herzens noch nicht ausbelastet ist. Noch normale Blutdruckregulation bis 190/100 mm Hg auf der höchsten Belastungsstufe, Abbruch wegen Hitzegefühl im Kopf und Luftnot, erst einige Minuten nach der Belastung Auftreten von Brustschmerzen. Im Belastungs-EKG mäßige Zunahme der bereits in Ruhe vorhandenen Erregungsrückbildungsstörungen.
24-Stunden-Speicher-EKG: Als Grundrhythmus regelmäßiger Sinusrhythmus, phasenweise über 10–15 min monotope ventrikuläre Extrasystolie, max. 5 Extrasystolen/min.
Echokardiogramm und Herzvolumen (röntgenologisch) ergeben Normalbefunde.

Beurteilung

Als einziger von der Norm abweichender Befund am Herzen ist eine Rhythmusstörung in Form einer monotopen ventrikulären Extrasystolie festzustellen. Alle weiteren kardiologischen Untersuchungen ergeben keinen sicheren Hinweis für eine Herzerkrankung. Es ist zwar anamnestisch ein gelegentlich erhöhter Blutdruck bekannt, jetzt allenfalls eine Grenzwerthypertonie. Eine wesentliche Beeinflussung des Herzens durch den Hypertonus läßt sich aber durch das fehlende Hypertrophie-EKG und den normalen echokardiographischen Befund ohne Hinweis auf eine linksventrikuläre Hypertrophie ausschließen. Die vermutete Durchblutungsstörung des Herzens ist durch diese Untersuchungen nicht zu bestätigen. Das EKG ist in diesem Zusammenhang nur begrenzt verwertbar, da Digitalis-Medikation erfolgt, die die gleiche elektrokardiographische Veränderung bewirkt wie eine Durchblutungsstörung. Die Symptomatik sowohl während der Ergometrie, also unter standardisierten Bedingungen, wie auch die spontan berichteten Beschwerden sind als völlig atypisch für eine Durchblutungsstörung anzusehen.

Auch im anderen Sinne, daß nämlich die bestehende Herzrhythmusstörung eine wesentliche Symptomatik verursachen könnte, sind die Untersuchungsergebnisse negativ. Die Extraschläge sind wegen ihrer geringen Häufigkeit nicht in der Lage, wesentliche Auswirkung auf die Pumpleistung des Herzens zu haben, sondern können allenfalls bei gesteigerter Sensibilität als kurzes unangenehmes Gefühl in der Herzgegend wahrgenommen werden.

Herz – Kreislauf

Es wurde der J.C. weitere diagnostische Abklärung mittels Einschwemmkatheter empfohlen, um eine kardiale Dysfunktion mit einer empfindlicheren Methode nachzuweisen, was aber abgelehnt wurde.

Auch die Wiederholung des Belastungs-EKG's nach einer Digitalispause, um trotz der atypischen Beschweren elektrokardiographisch eine Koronarinsuffizienz sicherer ausschließen zu können, wurde abgelehnt.

Zusammenfassend läßt sich also bei ergometrisch annähernd normaler kardio-pulmonaler Leistungsfähigkeit eine isolierte monotope ventrikuläre Extrasystolie geringen Schweregrades nachweisen im Sinne einer sogenannten idiopathischen oder primären Rhythmusstörung. Gravierende Rhythmusstörungen in Form einer sehr häufigen Extrasystolie oder gar in Art repititiver Arrhythmien (ventrikuläre Tachykardien) wurden früher nie dokumentiert und konnten auch jetzt trotz Langzeit-EKG und Ergometrie nicht nachgewiesen werden. Somit ist J.C. als normal belastbar anzusehen und bedarf keiner speziellen Herztherapie. Die Berufs- und Erwerbsfähigkeit ist daher allein durch Verschleißerscheinungen am Bewegungsapparat eingeschränkt, so daß die Beurteilung des Vorgutachters für die noch möglichen beruflichen Tätigkeiten zu akzeptieren ist: alle leichten körperlichen Tätigkeiten unter Ausschluß einseitiger Körperhaltungen und ungewöhnlicher klimatischer Belastungen und unter Ausschluß rein manueller Tätigkeiten sind zumutbar.

Kommentar

Dieses Gutachten wurde als Beispiel ausgewählt wegen häufig auftauchender Probleme, nämlich einmal die Beurteilung von Rhythmusstörungen und zum anderen die Beurteilung bei Ablehnung wichtiger Untersuchungen. Zum ersten Problemkreis, der Abklärung von Rhythmusstörungen, ist anzumerken, daß selbstverständlich die Art der Rhythmusstörung zu objektivieren ist, wozu insbesondere auch die Vorbefunde mit herangezogen werden müssen, daneben ihr aktuelles Ausmaß, am besten dokumentiert durch eine Ergometrie sowie zumindest eine 24-Stunden-Langzeit-EKG-Registrierung unter möglichst alltäglichen Bedingungen, gleichwertig neben dieser speziellen Rhythmusdiagnostik hat aber auch die Abklärung der der Rhythmusstörung zugrundeliegenden Herzerkrankung zu erfolgen, in diesem Falle der Frage nach einer Koronarinsuffizienz oder nach einer schwereren Myokardschädigung durch eine Hypertonie. Diese Frage ist deswegen von besonderer Bedeutung, weil die Wertigkeit einer Rhythmusstörung, speziell ihre prognostische Bedeutung, ganz entscheidend von der zugrundeliegenden Herzerkrankung abhängt. Ventrikuläre Rhythmusstörungen auch höheren Schweregrades bis hin zu ventrikulären Salven bei gesundem Myokard können als relativ gutartig angesehen werden, während entsprechende Rhythmusstörungen bei schwereren Myokardschäden eine prognostisch ungünstige Bedeutung haben und auch als Warnarrhythmien im Sinne einer besonderen Gefährdung aufgefaßt werden können.

Zum zweiten Problemkreis ist anzumerken, daß die Objektivierung der Myokardfunktion durch Einschwemmkatheter wünschenswert gewesen wäre, aber abgelehnt wurde, ebenso das im digitalisfreien Intervall durchgeführte Belastungs-EKG. Somit mußte sich die Diagnostik einer Koronarinsuffizienz allein auf die Symptomatik stützen, die selbstverständlich täuschen kann. Doch gilt im Gutachterwesen der Grundsatz, daß nur die Diagnosen für die Arbeitsfähigkeit relevant sind, die aufgrund der bestehenden Angaben und Befunde gestellt werden können, die also wahrscheinlich sind, während nur mögliche Störungen, die nur durch weitere Diagnostik wahrscheinlich gemacht werden können, keine Berücksichtigung finden. Selbstverständlich muß J.C. über die Konsequenzen aufgeklärt werden.

Fragestellungen zum Verlust von Gliedmaßen (Hochdruck, Arteriosklerose, koronare Herzkrankheit, Übergewicht als Folgen?)

19) Wird die Entwicklung einer allgemeinen Arteriosklerose und Koronararteriosklerose durch den Zustand nach Doppelbeinamputation begünstigt?

Gutachten zur Zusammenhangsfrage für eine Berufsgenossenschaft.

E. Fritze

Fragestellung

1. Ist der akute Herztod des H.R. am 8.7.1979 im Alter von fast 65 Jahren mit Wahrscheinlichkeit ursächlich auf die Folgen des Unfalles vom 30.3.1949 – Zustand nach Oberschenkelamputation bei schon bestehender kriegsdienstbedingter Unterschenkelamputation des anderen Beines – zurückzuführen?
2. Wurde der Tod des H.R. durch die Unfallfolgen um mindestens 1 Jahr vorverlegt?
3. Ist die Beantwortung der Frage, ob Unfallfolgen den Tod des H.R. wesentlich mitverursacht haben, aus Gründen des medizinischen Erkenntnisstandes nicht eindeutig möglich?

Vorgeschichte

Am 30.3.1949 erlitt der am 17.11.1914 geborene, zu diesem Zeitpunkt also 34 Jahre alte H.R., der seit einer Kriegsverwundung im Jahre 1941 nach Amputation des linken Unterschenkels eine Prothese trug, durch einen Wegeunfall einen offenen Zertrümmerungsbruch der oberen Unterschenkelhälfte mit Beteiligung des Kniegelenkes und mit ausgedehnter Weichteilwunde an der Vorderseite des rechten Oberschenkels, der die Amputation des rechten Beines an der Grenze zwischen mittlerem und unterem Oberschenkeldrittel erforderlich machte. Außerdem kam es zu einem offenen Bruch aller Mittelhandknochen der rechten Hand.
Schon anläßlich des Abschlußgutachtens der Sonderstation für Schwer-Unfallverletzte der gewerblichen Berufsgenossenschaften wurde neben dem Zustand nach Oberschenkelamputation rechts und der Funktionsbeeinträchtigung der rechten Hand eine Erhöhung des Blutdrucks und körperliches Übergewicht festgestellt. Nach Besserung der Gebrauchsbehinderung der rechten Hand und auch der Gehfähigkeit mit Prothese nahm der Bescheid der Berufsgenossenschaft vom 25.11.1955 eine MdE wegen Unfallfolgen von 85% an. 1972 und 1975 waren wegen Stumpfneuralgien, Gehunfähigkeit und Wirbelsäuleninsuffizienz bzw. wegen Osteoporose, Osteochondrose und Spondylarthrose nach Oberschenkelverlust stationäre Behandlungen erforderlich.
Im November 1976 kam es durch einen weiteren Unfall zur Prellung des linken Unterschenkelstumpfes und des Kniegelenkes. 1977 hatte sich der Zustand dieses Kniegelenkes erheblich verschlechtert, man stellte fest, daß H.R. seit der letzten stationären Behandlung unbemerkt einen Herzinfarkt durchgemacht hatte. 1979 waren wegen Stumpfschmerzen und Rückenschmerzen wiederum mehrwöchige stationäre Behandlungen notwendig, die Schmerzen hatten zu erheblichem Arzneimittelabusus geführt.
Am 8.7.1979 soll H.R. bei einer Stuhlentleerung unter den Zeichen eines Herzinfarktes mit Kammerflattern zusammengebrochen sein, Reanimationsversuche blieben erfolglos.
Die am 10.7.1979 durchgeführte Obduktion und das darauf sich gründende Gutachten des Prof. Dr. H. führten zu dem Urteil, daß H.R. an den Folgen eines Linksherzversagens bei fortgeschrittener allgemeiner Schlagaderverhärtung mit besonderer Ausprägung am Herzkranzgefäßsystem verstarb. „Diese Erkrankung ist im wesentlichen als schicksalhaft anzusehen. Ein entscheidender Einfluß der Unfallfolgen auf die zum Tode führende Erkrankung läßt sich selbst bei Wertung der psychischen Streßsituation nach dem derzeitigen Erkenntnisstand nicht beweisen."

Verlust von Gliedmaßen

Ein anderer Gutachter, Herr Dr. D., kam in einer Stellungnahme zu diesem Obduktionsgutachten zu der Ansicht: „Dem Kliniker ist bekannt, daß bei einer Einschränkung der arteriellen Strombahn durch Verlust beider Beine arteriosklerotische Veränderungen wesentlich früher und intensiver aufzutreten pflegen, als dies sonst üblich ist. Die Lebenserwartung beidseitig Amputierter ist allein aufgrund dieser Fakten um etwa 10 Jahre gegenüber der Lebenserwartung der übrigen Bevölkerung vermindert. Der Doppelbeinamputierte muß darüber hinaus soviel Energie aufbringen, daß man einen Zusammenhang zwischen dem Herztod und dem Zustand nach Amputation nicht ablehnen kann. Zwischen Übergewicht, Arteriosklerose und Lebenserwartung besteht eine lineare Beziehung. Wenn das Übergewicht des H.R. durch Immobilität, Stumpfbeschwerden mit Abszeßbildung, Phantomschmerzen und arthrotischen Beschwerden den Folgen der Kriegsverletzung und den Unfallfolgen zur Last zu legen ist, dann ist auch die zum Tode führende allgemeine Schlagaderverhärtung zu den Folgen des Übergewichtes zu zählen. Nicht die Arteriosklerose war für H.R. schicksalhaft, sondern der doppelte Beinverlust mit konsekutiver Adipositas durch erzwungene Immobilität und vermehrte Herz-Kreislaufbelastung durch den Verlust weiter Gefäßprovinzen führten zum Herztode."

Beurteilung

Der am 17. 11. 1914 geborene H.R. ist also am 8. 7. 1979, fast 65 Jahre alt, bei einer Stuhlentleerung unter den Zeichen eines Herzinfarktes oder akuten Herztodes verstorben. Die am 10. 7. 1979 vorgenommene Obduktion ergab das Vorliegen einer schweren allgemeinen verkalkenden und ulzerierenden Arteriosklerose und insbesondere einer ausgedehnten Koronararteriosklerose im Sinne einer sogenannten 3-Gefäß-Krankheit der Koronararterien mit vollständigem altem thrombotischem Verschluß der proximalen 10 Zentimeter der rechten Herzkranzarterie, mit subtotalem, altem thrombotischem und arteriosklerotischem Verschluß des Ramus descendens anterior der linken Kranzarterie in den proximalen 5 cm und mit arteriosklerotischer Einengung der Lichtung des Ramus circumflexus der linken Kranzarterie um 50% in den proximalen 3 Zentimetern. Im Bereich der Herzhinterwand fanden sich frische Herzmuskelnekrosen. Bei mäßig ausgeprägter konzentrischer Hypertrophie der linken Herzkammer bestand das Bild eines terminalen Lungenoedems, also eines akuten Linksherzversagens. Bei allgemeiner Adipositas lag das Körpergewicht der Leiche bei einer vom Scheitel bis zum Unterschenkel-Amputationsstumpf gemessenen Länge von 135 cm bei 69 kg.
H.R. hatte durch eine Kriegsverletzung 1941 eine linksseitige Unterschenkelamputation erlitten. Am 30. 3. 1949 kam es durch Wegeunfall zu schweren Verletzungen des rechten Beines und der rechten Hand, das rechte Bein mußte im Oberschenkel amputiert werden, die operative Versorgung der offenen Fraktur der rechten Mittelhand führte zu einer gewissen bleibenden Funktionsbeeinträchtigung. Im weiteren Verlauf führten Entzündungen am Amputationsstumpf mit Abszeßbildung wiederholt zu stationärer und zu ambulanter Behandlung, eine Nachamputation des rechten Oberschenkelstumpfes wurde erforderlich.
Bei einer gutachtlichen Untersuchung im Juli 1951 wurde zum ersten Male auf eine seit dem Unfall entstandene allgemeine Adipositas hingewiesen. Wiederholte Entzündungen am Oberschenkelstumpf und Phantomschmerzen, etwa ab 1974 auch Rückenschmerzen, führten zu wiederholten stationären Behandlungen. Spondylarthrosis und Osteochondrosis wurden den Auswirkungen der Unfallfolge und der Immobilität zugeschrieben. 1977 wurde anläßlich einer der häufigen Krankenhausbehandlungen festgestellt, daß H.R. indessen einen Herzinfarkt durchgemacht hatte. Am 8. 7. 1979 ist H.R. dann eines akuten Herztodes gestorben, dem nach dem Ergebnis der Obduktion bei schwerer allgemeiner Arteriosklerose eine zum Teil lichtungverschließende, im übrigen stenosierende schwere Koronararteriosklerose im Sinne einer sogenannten 3-Gefäß-Krankheit zugrunde lag.
Herr Prof. Dr. H. kam auf der Grundlage des Obduktionsbefundes zu dem gutachtlichen Ergebnis, daß „bei Wertung der Vorgeschichte, der besonderen Persönlichkeitsstruktur des

Verlust von Gliedmaßen

Verstorbenen, seiner Berufsanamnese, der pathologisch-anatomischen Befunde und der einschlägigen wissenschaftlichen Erkenntnisse festgestellt werden muß, daß der Tod des H.R. Folge eines schicksalhaften Leidens war. Ein fördernder Einfluß der Unfallverletzungsfolgen auf das zum Tode führende schicksalhafte Leiden kann nicht bewiesen werden". Diese gutachtliche Beurteilung wurde begründet:

1. H.R. war mit 65 Jahren in einem Lebensalter, in welchem eine derartige generalisierte Schlagadererkrankung primär als schicksalhaft anzusehen ist.
2. Nach Diskussion der Bedeutung der sogenannten Risikofaktoren für die Entwicklung einer Arteriosklerose wird für den Fall des H.R. die Rolle des aktenkundigen Nikotinabusus und der Fettsucht betont.
3. Es wird unterstellt, daß H.R. durch die Verletzungsfolgen mit Verlust beider Beine und dadurch bedingter starker Immobilität, aber auch durch ständige Schmerzen über Jahre einer physischen und psychischen Streßsituation ausgesetzt war, daß aber „andererseits bisher wissenschaftlich nicht schlüssig bewiesen werden konnte, daß derartige psychische Streßsituationen die primär schicksalhafte Erkrankung Schlagaderverhärtung entscheidend fördern können".
4. Es wurde die Bedeutung der chronisch-rezidivierenden Entzündungen des Amputationsstumpfes angesprochen, aber davon ausgegangen, daß „derartige Entzündungen zwar im Rahmen der Entstehung der allgemeinen Schlagaderverhärtung diskutiert wurden, ein Beweis für den fördernden Einfluß derartiger Entzündungen auf das Fortschreiten der allgemeinen Schlagaderverhärtung aber nicht erbracht werden konnte".

„Ein entscheidender Einfluß der Unfallfolgen auf die zum Tode führende Erkrankung läßt sich selbst bei Wertung der psychischen Streßsituation nach dem derzeitigen Erkenntnisstand nicht wahrscheinlich machen."

Dieser Argumentation des pathologisch-anatomischen Gutachtens widerspricht Herr Dr. D., indem er unterstellt, „daß bei einer Einschränkung der arteriellen Strombahn durch Verlust beider Beine arteriosklerotische Veränderungen wesentlich früher und intensiver aufzutreten pflegen, als dies allgemein üblich ist". Die Lebenserwartung von Doppelbeinamputierten sei deswegen um 10 Jahre geringer als die der übrigen Bevölkerung. Der Gutachter unterstellt, daß das Übergewicht des H.R. durch Immobilität entstanden sei, weswegen auch die zum Tode führende allgemeine Schlagaderverhärtung zu den Folgeerscheinungen des Übergewichtes gehöre.

Dieser Argumentation des Herrn Dr. D. ist nach dem heutigen Stand unserer Erkenntnisse über die Entstehung der allgemeinen Arteriosklerose und der Koronararteriosklerose keinesfalls zuzustimmen. So ist dem Kliniker keineswegs bekannt, also allgemein anerkanntes medizinisches Wissen, daß bei einer Einschränkung der arteriellen Strombahn durch Verlust beider Beine arteriosklerotische Veränderungen früher und intensiver aufzutreten pflegen, als bei anderen Menschen. Es ist auch nicht bewiesen, daß die Lebenserwartung von Doppelbeinamputierten verkürzt sei. Mit meinen Mitarbeitern Prof. Dr. Rosenkranz, Dr. Drews und Dr. Bauer habe ich 1962 zur Herz- und Kreislaufsituation bei Doppelbeinamputierten und zur Häufung von Übergewichtigkeit, Arteriosklerose, Bluthochdruck und Herzschäden bei Amputierten Stellung genommen. Unter 54 in mehrtägiger stationärer Beobachtung von uns untersuchten Doppelbeinamputierten, 53 Männern und einer Frau, deren Amputationszeit durchschnittlich 17,6 Jahre, in einzelnen und den älteren Fällen sogar 30 Jahre zurücklag, ergaben sich solche Zusammenhänge, wie sie Herr Dr. D. anführt, ganz und gar nicht. Doppelbeinamputation hatte keineswegs regelhaft Fettleibigkeit zur Folge. Vielmehr lag das Körpergewicht in den verschiedenen Altersgruppen und natürlich nach dem Gliedverlust

Verlust von Gliedmaßen

korrigiert im gleichen Bereich wie bei gesunden Menschen entsprechenden Lebensalters. Es ergab sich auch keine Begünstigung des Bluthochdrucks oder Förderung der Arteriosklerose oder auch nur einer nachteiligen Auswirkung auf die Leistungsfähigkeit des Herzens. Wir kamen durch diese Untersuchungen, gestützt durch Angaben in der medizinischen Literatur, zu der Schlußfolgerung, daß pathophysiologisch und versicherungsrechtlich Herz- und Kreislaufschäden, Hochdruck oder Übergewicht bei Amputierten ursächlich nicht auf den Gliedverlust zurückzuführen sind. Die Argumentation des Herrn Dr. D. kann daher nicht stichhaltig sein, sie ist spekulativ, wie seine versicherungsrechtliche Beurteilung irrationalen Kriterien folgt.

Das Gutachten des Herrn Prof. Dr. H. hat sich dagegen eingehend mit den Auswirkungen chronischer Entzündungsprozesse und der chronischen Streßsituation auf das arterielle Gefäßsystem auseinandergesetzt. Es ist dem Gutachter darin zuzustimmen, daß diese gelegentlich als begünstigende Faktoren angesehenen Mechanismen nach unserem heutigen Wissen keine andere Bedeutung als die einer interessanten Hypothese haben, wissenschaftlich aber nicht bewiesen oder auch nur wahrscheinlich gemacht sind. So wurde gelegentlich die pathogenetische Mitwirkung chronischer Entzündungsprozesse als „möglicher Kofaktor" der Koronararteriosklerose diskutiert, von anderen wurde dem sogenannten psychosozialen Streß in der Genese des Herzinfarktes Bedeutung zugemessen, die Sachkenner dieser Materie im In- und Ausland konnten aber dadurch nicht überzeugt werden. In einem internationalen Symposion über „Brain and Heart Infarct" im Jahre 1977, veröffentlicht im Springer-Verlag, wurden chronische Entzündungsprozesse oder psychosozialer Streß als mögliche Ursachen der koronaren Herzkrankheit nicht einmal ernsthaft erwähnt. Es existieren auch keine wissenschaftlichen Argumente für die Annahme, daß solche Faktoren einen wesentlich verschlimmernden oder begünstigenden Einfluß auf die Entstehung und auf das Fortschreiten der Arteriosklerose bzw. Atheromatose haben. Das bedeutet nicht, daß bei der Manifestierung eines Herzmuskelinfarktes über die Beeinflussung der Fließeigenschaften des Blutes akute Streßsituationen nicht auch eine Rolle spielen können, nicht aber für die Entstehung einer arteriellen Gefäßkrankheit im Sinne der Arteriosklerose, für deren Entstehung und Entwicklung neben dem Lebensalter eine ganze Reihe sogenannter Risikofaktoren bekannt und wissenschaftlich anerkannt sind. Die Antworten auf die gutachtlich gestellten Fragen lauten:

Zu 1. Der Tod des H. R. ist nicht mit Wahrscheinlichkeit ursächlich auf die Folgen des Unfalles vom 30. 3. 1949 zurückzuführen.

Zu 2. Der Tod des H. R. ist infolge der Unfallfolgen nicht um mindestens 1 Jahr früher eingetreten, als er ohne diese Unfallfolgen zu erwarten gewesen wäre.

Zu 3. Nach dem heutigen Stand des medizinischen Wissens und der medizinischen Erkenntnisse ist die Beantwortung der Frage, ob Unfallfolgen den Tod des H. R. wesentlich verursacht oder mitverursacht haben, bei Anwendung des sogenannten Wahrscheinlichkeitsprinzips durchaus möglich.

Kommentar

Die Anpassungsmechanismen des Herz-Kreislaufsystems an wechselnde hämodynamische Bedingungen sind außerordentlich groß, wie schon die Anpassung an körperliche Anstrengungen, Ausdauerleistungen usw. zeigt. Die Einschränkung der arteriellen und naturgemäß auch der venösen Strombahn durch Verlust großer Extremitätenabschnitte oder sogar beider Beine verur-

Verlust von Gliedmaßen

sacht keinesfalls Schwierigkeiten der adaptativen Kreislaufregulationsmechanismen. Frühere eigene Untersuchungen haben gezeigt, daß Doppelamputation keineswegs zum Bluthochdruck, zu Übergewicht und/oder Arteriosklerose führt; bei 54 untersuchten Doppelbeinamputierten lag das Körpergewicht im gleichen Bereich wie bei gesunden Menschen entsprechenden Lebensalters, Bluthochdruck oder Arteriosklerose waren ebenfalls nicht häufiger oder ausgeprägter als in gesunden Vergleichsgruppen entsprechenden Lebensalters.

Kriegsbedingter Beinverlust und akuter Herztod bei koronarer Herzkrankheit.

Gutachten im Versorgungsrecht für ein Landessozialgericht.

W. Jaedicke

Fragestellung

Ist die Herzerkrankung des K. F., geboren am 10. 1. 1920, (Hochdruckherz mit Koronarinsuffizienz) durch die anerkannten Schädigungsfolgen, nämlich Beinamputation mit weiteren sekundären Verschleißerscheinungen am Bewegungsapparat in ihrer Entstehung beeinflußt worden? Ist ein verschlimmernder Einfluß anzunehmen? Sind die Schädigungsfolgen mit Wahrscheinlichkeit für den Tod des Beschädigten eine von mehreren Mitursachen, haben sie eine mindest gleichwertige Bedeutung neben anderen Faktoren im Sinne einer wesentlichen Bedingung? Trat der Tod durch den verschlimmernden Einfluß der Schädigungsfolgen erheblich, also um mindestens ein Jahr früher ein als ohne die Auswirkungen der Schädigungsfolgen zu erwarten gewesen wäre?

Vorgeschichte

25. 8. 44 Granatsplitterverletzung des rechten Beines, Gasbrandinfektion, 4. 9. 44 Beinamputation in Höhe des rechten Oberschenkels. 1953 bei reizlosen Stumpfverhältnissen und weitgehender Beschwerdefreiheit kriegsbedingte MdE von 70% anerkannt. 1976 Erhöhungsantrag wegen weiterer Folgen der Kriegsverletzung: Verschleißerscheinungen am Hüftgelenk und der Lendenwirbelsäule. Zunächst Ablehnung des Antrages, da die Verschleißerscheinungen auch allein altersbedingt sein könnten, Intervention eines orthopädischen Gutachters und des Hausarztes, daraufhin erneuter Bescheid mit Anerkennung der Verschlimmerung durch eine teilweise KDB-bedingte Hüftgelenksarthrose links, so daß die MdE auf 80% erhöht wurde.
Aus Arztbriefen und Krankenhausberichten ergibt sich, daß Herr K.F. etwa seit Mitte der 70er Jahre unter zunehmender Belastungsdyspnoe litt, 1976 Objektivierung einer akuten Lungenstauung bei Tachyarrhythmia absoluta durch Röntgen- und EKG-Untersuchungen, Digitalisierung und Entwässerung. 1977 dekompensierte Globalinsuffizienz des Herzens mit Lungenödem, die auf eine seit 1969 dokumentierte Hypertonie und zusätzliche Koronarsklerose zurückgeführt wurde, zusätzlich Feststellung eines latenten Diabetes mellitus und einer Hyperurikämie. Einige Wochen später Tod im Notarztwagen: Verdacht auf Herzinfarkt bzw. akuter Herztod.
Von den Hinterbliebenen wird beim Versorgungsamt beantragt, das Herzleiden wie auch den Tod als kriegsbedingt anzuerkennen. Begründet wird der Antrag durch Bescheinigung des Hausarztes, der den vorzeitigen Tod des F. durch die dauernd notwendige Verabreichung von Analgetika und Antirheumatika bei enormer seelischer Belastung durch das Kriegsleiden bedingt sieht. Auch der behandelnde Internist führt aus, daß er keine Zweifel daran habe, daß der vorzeitige Tod des K.F. mit dem anerkannten Kriegsleiden in kausalem Zusammenhang stehe, da Herr F. durch die Beinamputation massiv körperliche wie seelische Mehrbelastungen gehabt hätte, die zu einer vorzeitigen Degeneration der Kranzgefäße und schließlich zum vorzeitigen Tod geführt hätten. Der Antrag der Angehörigen wird vom Versorgungsamt abgelehnt, da nach allgemeiner Lehr-

Verlust von Gliedmaßen

meinung die Koronarsklerose von verschiedenen Ursachen, familiären Einflüssen, Bluthochdruck, Überernährung, Nikotinkonsum, Störungen des Kohlenhydrat-, Fett- und Purinstoffwechsels, beeinflußt würde, und daß der Einfluß der Beinamputation deswegen zu vernachlässigen sei.

In einem internistischen Gutachten wird ausgeführt, daß nach allgemeiner Auffassung ein Zusammenhang zwischen ein- oder beidseitiger Oberschenkelamputation und dem vorzeitigen Entstehen einer Arteriosklerose nicht besteht, so daß das Herzleiden auch nicht als mittelbare Folge der Amputation angesehen werden

könne. Allerdings sei durch die Beinamputation und die dadurch gegebene Gehbehinderung das vorgeschädigte Herz zusätzlich belastet worden und der Tod deswegen wahrscheinlich um mindestens ein Jahr früher eingetreten als ohne diese Beinamputation. Hiergegen wird vom Versorgungsamt vorgebracht, daß es sich beim Tod im Notarztwagen um einen plötzlichen Tod gehandelt habe. Bevor eine Lebensverkürzung durch das Kriegsleiden diskutiert werden könne, müsse ein Zusammenhang zwischen dem Kriegsleiden und der Herzerkrankung nachgewiesen werden. Zur Klärung dieser Frage wird dieses Gutachten erstellt.

Beurteilung

Zur Frage, welche Herzerkrankung bei K.F. vorgelegen hat: Leider wurde weder eine Obduktion noch eine eingehende Herzuntersuchung durchgeführt. Zur Verfügung stehen lediglich der Krankenhausbericht, der Arztbericht des betreuenden Internisten und Befunddaten in gutachtlichen Untersuchungen. Daraus ist zu entnehmen, daß K.F. schon in den 50er Jahren auffallend korpulent war. Es wird wiederholt über grenzwertige Blutdruckwerte berichtet. In seinem Befundbericht von 1977 führt der behandelnde Internist als Diagnose ein Linksherzversagen auf dem Boden einer Koronarsklerose mit schneller absoluter Arrhythmie an. Im Krankenhaus wenige Wochen später wird eine dekompensierte Globalinsuffizienz des Herzens mit beginnendem Lungenödem, labiler Hypertonie und latentem Diabetes mellitus festgestellt. Nach der Todesbescheinigung scheint K.F. akut unter dem Bild eines frischen Herzinfarktes verstorben zu sein.

Aus diesen Indizien muß als wahrscheinlichste, wenn letztlich auch nicht mit Sicherheit bewiesene Diagnose ein durch langjährigen Hochdruck vorgeschädigtes Herz mit zusätzlicher Mangeldurchblutung der Kranzarterien angenommen werden. Für diese Deutung können als Indiz die auf Röntgenaufnahmen festgestellten Verkalkungen der Becken- und Beinschlagadern gelten.

Zur Frage des Zusammenhanges zwischen Beinamputation als anerkannter Schädigungsfolge und dem Herzleiden: Bis heute läßt sich beim Großteil der Kranken die Ursache eines Bluthochdrucks nicht klären. An äußeren Einflüssen ist lediglich eine relativ enge Beziehung zwischen Überernährung und Ausmaß der Blutdruckerhöhung gesichert, während körperliche oder seelische Überlastungen zwar akut zu einer Blutdrucksteigerung, aber nicht zu einer Hochdruckkrankheit führen. Auch die zweite Komponente der Herzschädigung, die Arteriosklerose der Kranzarterien, hängt nicht oder kaum von psychischen oder physischen Belastungen ab. Vielmehr ist sie außer durch Lebensalter und Erbfaktoren durch eine Kombination sogenannter Risikofaktoren, im wesentlichen Stoffwechselerkrankungen bedingt, von denen heute die Blutfetterhöhung, der Diabetes mellitus und die Harnsäureerhöhung im Blut gesichert sind. Von diesen Risikofaktoren hat zumindest eine Zuckerkrankheit entsprechend dem Krankenhausbericht mit Wahrscheinlichkeit bei K.F. vorgelegen. Zusätzlich ist der Bluthochdruck selbst als ein entscheidender Risikofaktor der koronaren Herzerkrankung anzusehen. Aufgrund dieser heutigen Erkenntnisse ist ein Zusammenhang zwischen den äußeren Lebensbedingungen, wie sie durch die Amputation erzwungen werden, von vornherein äußerst unwahrscheinlich. In Übereinstimmung damit haben zahlreiche Verlaufsbeobachtungen an einer großen Zahl Beinamputierter keine gehäuften Hochdruckerkrankungen oder Herzerkrankungen im Vergleich zu einer nicht beinamputierten Normalbevölkerung ergeben. Somit ist in Übereinstimmung mit dem internistischen Vorgutachter ein Zusammenhang zwischen Beinamputation und der Herzerkrankung von K. F. sehr unwahrscheinlich.

Zur dritten Frage, ob die unabhängig von den Kriegsschäden entstandene Herzerkrankung durch die anerkannten Schädigungsfolgen in ihrem Verlauf verschlimmert wurde und damit vorzeitig zum Tode führte, wird sowohl vom Hausarzt, wie auch vom vorbegutachtenden Internisten argumentiert, daß K. F. wegen seiner Beinamputation alle alltäglichen Verrichtungen mit einer größeren Anstrengung als ein Gesunder verrichten mußte und dadurch sein Herz stärker belastete. Dieser Argumentation ist nicht zu folgen. Eine höhere physische Kraftausübung in nennenswertem Ausmaße wäre allenfalls dann anzunehmen, wenn K. F. trotz seiner Beinamputation mindestens die gleichen physischen Leistungen wie ein Gesunder bei seiner Arbeit und im Alltag vollbracht hätte. Dies ist aber in keiner Weise belegt. Im Gegenteil wird von den Angehörigen, wie auch aus dem Antrag auf besondere berufliche Betroffenheit ersichtlich, darauf hingewiesen, daß Herr F. gerade physisch nicht so einsatzfähig gewesen sei wie ein vergleichbarer gesunder Bauingenieur und deswegen nur leichtere Arbeiten habe verrichten können, was zu finanziellen Einbußen geführt habe. Es spricht aber auch nichts dafür, daß eine Beinamputation oder dadurch bewirkte körperliche Mehrbelastung zu einer Beschleunigung des koronaren Herzleidens führen kann. Darüber hinaus hat ein einmal dekompensiertes Herz aus sich selbst heraus die Tendenz, zur weiteren Verschlechterung der Muskelfunktion zu führen, da es unter wesentlich schlechteren Bedingungen mit höherem Sauerstoffverbrauch arbeitet als ein gesundes, nicht dilatiertes Herz. In jedem Fall ist das eigengesetzliche Fortschreiten der im Verlaufe von vielen Jahren entstandenen Koronarsklerose zusammen mit der mangelnden Erholungsfähigkeit bzw. Rückbildungsfähigkeit eines durch langjährigen Hochdruck geschädigten Herzens von so dominierender Bedeutung für die weitere Prognose des Herzleidens, daß eine etwas größere oder kleinere körperliche Belastung bei einem Mann, der zu diesem Zeitpunkt schon nicht mehr berufstätig war, zu vernachlässigen ist. Von daher ist im Gegensatz zum internistischen Vorgutachter ein wesentlicher verschlimmernder Einfluß der Beinamputation auf das unabhängig davon entstandene Herzleiden sehr unwahrscheinlich bzw. von untergeordneter Bedeutung, so daß der Todeszeitpunkt durch die Kriegsfolgen nicht vorverlegt wurde.

Ein weiterer denkbarer Einfluß des Kriegsleidens auf das Herzleiden wurde vom Hausarzt angesprochen, daß nämlich durch die zahlreichen verordneten Schmerzmedikamente das Herz geschädigt wurde. Hierzu ist anzumerken, daß die üblichen nicht steroidalen und steroidalen Antiphlogistika keine direkte kardiotoxische Wirksamkeit besitzen. Indirekt ist jedoch ein Einfluß über eine sogenannte Analgetikaniere bzw. Phenacetinniere möglich. Durch eine medikamentös induzierte Nierenschädigung kann ein Bluthochdruck entstehen, der dann wiederum das Herz schädigt. Für diese mittelbare Auswirkung des Kriegsleidens auf das Herz fehlt bei K. F. das Zwischenglied der Nierenschädigung: Noch bis kurz vor seinem Tode, nämlich bei der Krankenhausbehandlung, fanden sich keine mit den heutigen Methoden faßbaren Hinweise auf eine nennenswerte Nierenschädigung, so daß das Vorliegen einer Analgetikaniere ausgeschlossen werden kann und damit ein dadurch ausgelöster Hochdruck. Mit größter Wahrscheinlichkeit hat ein sogenannter essentieller Hochdruck, der häufigsten Hochdruckform, bei K. F. vorgelegen.

Zusammenfassung

Herr K. F. ist mit hoher Wahrscheinlichkeit an einem akuten Herzinfarkt bei erheblich vorgeschädigtem Herzen verstorben. Dabei dürfte diese Herzschädigung als Kombinationsscha-

Verlust von Gliedmaßen

den aus langjährigem essentiellen Hochdruck und Durchblutungsstörungen des Herzens infolge einer Koronarsklerose aufzufassen sein. Das Herzleiden ist unabhängig von der Beinamputation entstanden und auch nicht durch die Kriegsfolgen in nennenswerter Weise beeinflußt worden, so daß der Tod durch das Kriegsleiden nicht vorverlegt wurde.

Kommentar

Die Zusammenhangsfrage zwischen Extremitätenverlust und Bluthochdruck sowie nachfolgende Herzerkrankung war früher speziell im Versorgungswesen häufig. Doch hatten bereits ausgedehnte Untersuchungsreihen nach dem 1. Weltkrieg und erneut nach dem 2. Weltkrieg gezeigt, daß die Beinamputation weder zu einer Häufung von Übergewichtigen, noch Hochdruckkranken, noch Herzkranken führt. Von daher ist ein solcher Zusammenhang auch nach heutigem Erkenntnisstand grundsätzlich abzulehnen und lediglich ein Zusammenhang über den Umweg eines starken Analgetikaverbrauchs, Nierenschädigung und renal ausgelöster Hypertonie möglich. Die Besonderheit dieses Gutachtens liegt in der zusätzlichen Fragestellung, ob nämlich ein verschlimmernder Einfluß der Gehbehinderung durch Amputation auf eine Herzerkrankung mit Herzinsuffizienz gegeben ist. Das ist in aller Regel nicht der Fall, da die Gehbehinderung viel öfter zu einer Einschränkung der körperlichen Aktivität und damit auch zu einer Reduzierung der Anforderungen an das Herz führt als zu einer Überlastung. Vielmehr besitzen Herzerkrankungen, wenn sie einmal ein gewisses Stadium erreicht haben, eine so hohe Eigengesetzlichkeit unabhängig von äußeren Belastungen, daß von vorneherein durch den Myokardzustand allein eine schlechte Prognose gegeben ist. In diesem Zusammenhang kommt einer Dilatation des Herzens, wie sie besonders gut durch röntgenologische Herzvolumenbestimmung erfaßt werden kann, eine besondere Bedeutung zu, da die Herzgröße für die meisten Herzerkrankungen der aussagefähigste prognostische Parameter ist.

Literatur

Cimbal, G.: Amputationsfolgen auf innerfachärztlichem Gebiet. Med. Sach. **74,** 9–12 (1978)

Rosenkranz, K. A., Drews, A., Bauer, H. R., Fritze, E.: Zur Herz- und Kreislaufsituation bei Doppelbeinamputierten. Klin. Wschr. **40,** 355 (1962)

Fragestellungen aus dem Bereich der Atmung (Asthma bronchiale, obstruktives Atemwegssyndrom, Lungenembolie, pulmonaler Hochdruck, Pneumokoniose, Karzinom)

 Beruflich bedingtes, allergisches Asthma bronchiale durch Holzstaub (BK Nr. 4301).

Gutachten für eine Berufsgenossenschaft.

E. Fritze

Fragestellung

Ist dem Gutachten des Herrn Prof. Dr. M. vom 23. 7. 1979 darin zuzustimmen, daß bei dem am 8. 5. 1949 geborenen H. D. durch berufliche Sensibilisierung bei seiner Tätigkeit als Schreiner ein allergisches Asthma bronchiale entstanden ist?
Wie hoch ist ggf. die Minderung der Erwerbsfähigkeit zu schätzen?

Vorgeschichte

Aus dem Akteninhalt und den eigenen Angaben des H. D. ergibt sich, daß er als Kind keine wesentlichen Krankheiten durchmachte und nur selten an Erkältungsinfekten litt. Mit 14 Jahren begann er seine Ausbildung als Tischler und Klavierbauer und arbeitete in diesem Beruf bis Januar 1978. Mit 22 Jahren mußte er sich einer Nasenoperation unterziehen. Etwa seit dem 25. Lebensjahr, also nach etwa 10jähriger beruflicher Tätigkeit, kam es beim Kontakt mit Holzstaub zum Tränen der Augen und zu Fließschnupfen. Im weiteren Verlauf und etwa vom 27. Lebensjahr an kam es bei solchen Kontakten zusätzlich zu schweren Atemnotanfällen. Zum ersten Mal traten diese zusammen mit einem sogenannten Nesselfieber mit Schwellungen der Augenlider und der Lippen auf. In geringerer Ausprägung wiederholte sich diese Urticaria auch späterhin mehrfach. Zunehmend wurden solche Anfälle auch beim Kontakt mit stark riechenden Stoffen ausgelöst, die zur Oberflächenbehandlung von Holz verwendet werden.
Traten diese Anfälle anfangs nur während der beruflichen Arbeit auf, kam es mit zunehmender Häufigkeit im weiteren Verlauf auch zu Asthmaanfällen zu Hause, so daß schließlich auch der Schlaf dadurch gestört wurde.
Durch intrakutane Allergietestung, mit nasalen und mit inhalativen Provokationstests bestätigte sich das Vorliegen einer aktuellen Allergie gegen Tannenholzstaub, außerdem eine latente Überempfindlichkeit gegen zahlreiche weitere Holzstäube, in geringem Grade auch gegen Pferdehaar, Hausstaub und Schimmelpilze.
Durch Lungenfunktionsanalyse wurde eine mittelschwere obstruktive Ventilationsstörung mit leichter Lungenüberblähung nachgewiesen.
H. D. mußte seinen Beruf als Tischler aufgeben und arbeitet seit März 1981 nach Umschulung in einem Ingenieurbüro als Zeichner. Aber auch bei dieser Tätigkeit kommt es wiederholt – etwa im Abstand von 4 bis 8 Wochen und damit wesentlich seltener als früher – zu Hause und während der Arbeit zu Asthmaanfällen, zum Beispiel, wenn er beim Durchpausen von Zeichnungen salmiakhaltige Lösungsmittel verwenden muß, aber auch durch den beim Radieren entstehenden Staub. Zur Zeit stehen Nießanfälle und Fließschnupfen im Vordergrund, es besteht aber ständig Husten, manchmal morgens mit zähem Auswurf.
Stationäre Behandlungen und klimatische Kuren brachten jeweils nur vorübergehende Besserung.
Das Gutachten des Herrn Prof. Dr. M., durch dessen Untersuchung mit umfangreicher Allergietestung die spezifische Sensibilisierung gegen Tannenholzstaub gesichert und im Serum ein erheblich erhöhter Ig E-Spiegel festgestellt wurde, beurteilte das bestehende allergische Asthma bronchiale als entschädigungspflichtige Berufskrankheit im Sinne der Ziffer 4301 der BeKV und zwar seit dem Zeitpunkt der Beendigung der berufli-

Atmungsorgane

chen Tätigkeit als Tischler. Die Minderung der Erwerbsfähigkeit durch diese Berufskrankheit wurde auf 20% geschätzt.

Befund

Der körperliche Untersuchungsbefund ist durch die beidseitige starke Behinderung der Nasenatmung und durch den in Inspirationsstellung verharrenden Brustkorb bei überwiegender Bauchatmung, also durch Hinweise auf eine Lungenblähung gekennzeichnet. Jetzt, 4 Jahre nach dem Berufswechsel, liegt der Serumspiegel an Ig E im Normbereich, ebenso der alpha-1-Antitrypsin-Spiegel und die durchgeführten chemischen Serumanalysen, Blutstatus usw. Elektrokardiographisch mag eine gewisse Rechtsherzbelastung anzunehmen sein, der röntgenologische Befund der Atmungsorgane ist unauffällig. Die Lungenfunktionsprüfung ergibt Hinweise für eine obstruktive Belüftungsstörung leichten Grades, aber auch für eine wahrscheinlich emotional ausgelöste Hyperventilation mit respiratorischer Alkalose.

Beurteilung

H. D. war bei fehlender familiärer und individueller Allergiebelastung etwa 10 Jahre in seinem Beruf als Tischler tätig, als zunächst nur beim Kontakt mit Holzstaub Augentränen und Fließschnupfen auftraten, also Symptome, die für ein allergisches Geschehen charakteristisch sind. Wenige Monate später kam es bei solchen Kontakten zusätzlich zu Atemnotanfällen und zugleich anfangs und in schwächerer Form mehrfach zu generalisierter Urticaria mit Schwellungen der Lider und der Lippen. Auch diese Symptomatik ist für ein allergisches Geschehen typisch. Im weiteren Verlauf nahmen die Asthmaanfälle an Häufigkeit und Schwere zu und traten schließlich auch zu Hause und während der Nachtruhe auf. Immer waren sie aber besonders stark beim Kontakt mit Säge- und Schleifstäuben, aber auch bei der Oberflächenbehandlung mit Holzschutzmitteln. Durch mehrere Allergietestungen und insbesondere durch die sehr eingehend durchgeführte Allergietestung, die der gutachtlichen Beurteilung durch Herrn Prof. Dr. M. zugrunde liegt – Intrakutantestung, nasale und inhalative Provokationstestung – wurde nachgewiesen, daß es sich um eine Tannenholzstauballergie handelt. Herr Prof. Dr. M. weist in seinem Gutachten schlüssig nach, daß D. sich diese Allergie durch seine berufliche Tätigkeit als Tischler zugezogen hat, wenn es indessen auch zugleich und sekundär zu einer allgemeinen Überempfindlichkeit der Schleimhäute der Atemwege gekommen ist, die auch auf den Kontakt mit Holzschutzmitteln und anderen die Schleimhäute irritierenden Stoffen im Sinne einer toxischen Reaktion reagieren. Auch der eindeutig erhöhte Serumspiegel an Immunglobulin E weist auf die allergische Sensibilisierung mit großer Schlüssigkeit hin.
Nach den im Gutachten des Herrn Prof. Dr. M. mitgeteilten Befunden, nach der seiner gutachtlichen Beurteilung zugrunde liegenden Argumentation und nach dem jetzigen Untersuchungsbefund kann auch aus meiner Sicht kein Zweifel daran bestehen, daß H. D. sich durch seine berufliche Tätigkeit eine Allergie und ein allergisches Asthma bronchiale zugezogen hat.
Der bei der jetzigen gutachtlichen Untersuchung zu erhebende Befund ist überwiegend durch die bestehende Erschwerung der Nasenatmung und durch die überwiegende Bauchatmung bei in Inspirationsstellung verharrendem Brustkorb gekennzeichnet. Die Lungenfunktionsprüfung ergibt das Vorliegen einer jetzt allerdings relativ leichten obstruktiven Ventilationsstörung, das Elektrokardiogramm zeigt gewisse Hinweise vermehrter Rechtsherzbelastung, der röntgenologische Befund der Atmungsorgane ist unauffällig.
Auf die Durchführung von erneuten Provokationstests wurde verständlicherweise verzichtet, weil diese mit einer Verschlimmerung des Zustandes verbunden sein können. Die auf eine obstruktive Ventilationsstörung hinweisende Erhöhung des Atemwegswiderstandes ließ sich durch Gabe eines Spasmolytikums sofort normalisieren, und es ist anzunehmen, daß zu an-

Atmungsorgane

deren Zeiten und bei anderen Gelegenheiten die Symptome der Bronchialobstruktion durchaus auch ausgesprochener als bei der jetzigen Untersuchung sein können. Andererseits zeigt die körperliche Untersuchung insbesondere des vegetativen Nervensystems, und läßt das Ergebnis der Lungenfunktionsprüfung annehmen, daß, wie es nahezu immer der Fall ist, sich auch bei H.D. im Zusammenhang mit dem primär allergisch provozierten Asthma bronchiale eine psycho-vegetative Labilität entwickelt hat, die zur Hyperventilation führt, aber auch bei der Auslösung von Atemnotanfällen mitwirken kann.
Andererseits sind bei H.D. zur Zeit dieser Begutachtung Zeichen der aktuellen allergischen Sensibilisierung nicht mehr nachzuweisen. Die durch den beruflichen Kontakt mit Holzstaub vor Jahren entstandene Überempfindlichkeitsreaktion ist indessen weitgehend unterschwellig geworden, wenn sie naturgemäß durch erneuten Allergenkontakt auch mit Sicherheit wieder exazerbieren würde. Es ist als das positive Ergebnis der beruflichen Umschulung anzusehen, daß bei H.D. sich das beruflich erworbene Asthma bronchiale indessen gebessert hat. Andererseits ist aber davon auszugehen, daß die Irritabilität der Schleimhäute der Atemwege und der Nase naturgemäß nicht nur bestehengeblieben ist, sondern sich sogar verbreitert hat, daß also auch beim Kontakt mit anderen Riechstoffen, ohne daß gegen diese eine echte Sensibilisierung im allergischen Sinne bestehen muß, Symptome wie Fließschnupfen und obstruktive Atemnot auftreten können. Wie bei jedem Asthma bronchiale, so spielt auch bei H.D. die individuelle Bereitschaft zur Entwicklung eines solchen allergischen Mechanismus eine wesentliche Rolle.
Da aber bei H.D. kein Zweifel daran möglich ist, daß trotz aller individuellen Bereitschaft die berufliche Holzstaubexposition dieses allergische Asthma bronchiale manifest werden ließ und auch den fortbestehenden Zustand der Hyperreagibilität der Schleimhäute der Atemwege entstehen ließ, halte ich es für berechtigt, auch weiterhin eine MdE von 20% als Folge der anerkannten Berufskrankheit anzunehmen. Das scheint mir um so mehr deswegen berechtigt zu sein, weil nicht nur eine wenn auch geringe Atemwegsobstruktion auch in der jetzigen anfallsfreien Zeit besteht, sondern sich auch gewisse Hinweise auf vermehrte Belastung des rechten Herzens finden, die mit einiger Wahrscheinlichkeit als Folge des primär allergischen Asthma bronchiale anzusehen sind. Es ist aber zu betonen, daß weitere Verschlechterungen dieses Zustandsbildes, welche durchaus möglich sind, keinesfalls mehr der anerkannten Berufskrankheit – Holzstauballergie – zur Last zu legen sind, sondern vielmehr dann dem individuellen Anteil an diesem Geschehen zuzuschreiben sind.
Die gestellten Fragen sind dahingehend zu beantworten:

Zu 1. Dem Gutachten des Herrn Prof. Dr. M. vom 23. 7. 1979 ist darin zuzustimmen, daß es sich bei H.D. um ein beruflich erworbenes allergisches Asthma bronchiale handelt (BK 4301).

Zu 2. Diese Berufskrankheit bedingt bei H.D. auch über das Ende der beruflichen Umschulung hinaus eine Minderung der Erwerbsfähigkeit von 20%.

Es ist davon auszugehen, daß weitere Verschlechterungen des Zustandsbildes nicht den Auswirkungen der anerkannten Berufskrankheit zuzuschreiben sind.

Kommentar

Nach der gültigen Liste der Berufskrankheiten wird nach der Nr. 4301 nur dann eine durch allergisierende Stoffe aus dem Berufsmilieu verursachte obstruktive Atemwegskrankheit als Berufskrankheit anerkannt, wenn sie zur Aufgabe der beruflichen Tätigkeit gezwungen hat. Die

Atmungsorgane

Zahl der beruflich möglichen inhalativen Antigene ist fast unbegrenzt. Organische, das heißt tierische und pflanzliche Allergene, und chemische Allergene können durch Sensibilisierung über die Atemwege zur humoralen Immunantwort entweder unter dem Bild der allergischen Sofortreaktion mit Asthma bronchiale oder der allergischen Spätreaktion mit allergischer Alveolitis führen. Die allergologische Diagnostik hat diesen unterschiedlichen Reaktionen Rechnung zu tragen. Die Annahme der beruflichen Verursachung einer allergischen Atemwegsobstruktion hat zur Voraussetzung, daß die Allergenexposition auf den Arbeitsplatz beschränkt ist, oder daß zumindest der nicht berufliche Allergenkontakt weit unter der Exposition am Arbeitsplatz liegt. Die gutachtliche Beurteilung ist dadurch erschwert, daß die Symptomatologie des Asthma bronchiale nicht nur durch allergische Sensibilisierung, sondern durch viele andere asthmogene Reize entstehen kann. Andererseits führt das primär allergische Asthma bronchiale zu gesteigerter bronchomotorischer Erregbarkeit gegenüber vielerlei anderen Reizen durch eine Art reflektorischer Bahnung. Deshalb ist es besonders nach längerem Krankheitsverlauf oft schwierig, die berufliche Sensibilisierung durch die verschiedenen Allergietests zu objektivieren, von denen die inhalativen Provokationstests die sichersten Ergebnisse versprechen, aber auch mit einem gewissen Risiko belastet sind.

22) Verschlimmerung der als Berufskrankheit anerkannten Silikose eines Ofenmaurers durch hinzugetretene Lungenblutungen (BK Nr. 4101).

Gutachten für eine Berufsgenossenschaft, veranlaßt durch die beantragte Anerkennung einer Verschlimmerung.

E. Fritze

Fragestellung

1. Welche Berufskrankheit liegt vor?
2. Welche Gesundheitsstörungen sind Folge der Berufskrankheit?
3. Worin besteht ggf. eine Verschlimmerung bzw. Befundänderung gegenüber der letzten Rentenfeststellung?
4. Welche MdE wird durch Folgen der Berufskrankheit verursacht, ab wann besteht ggf. eine Verschlimmerung?
5. Welche Gesundheitsstörungen stehen mit der Berufskrankheit nicht im Zusammenhang?
6. Ist eine Nachuntersuchung erforderlich und wann?

Vorgeschichte

Dem Inhalt der Akten und den eigenen Angaben des W.D. ist zu entnehmen, daß er etwa 16 Jahre als Ofenmaurer bzw. an Glasschmelzöfen gearbeitet hat. Schon nach etwa 10jähriger staubexponierter Tätigkeit sei bei einer Reihenuntersuchung der Verdacht auf das Vorliegen einer Silikose geäußert worden, eine Berufskrankheit wurde aber nicht anerkannt. Als er nach etwa einjähriger Arbeitslosigkeit vor 3 Jahren eine neue Tätigkeit in einem Glaswerk antreten wollte, wurde bei der Einstellungsuntersuchung durch den Gewerbearzt die Staublungenkrankheit festgestellt, so daß er diese Tätigkeit nicht übernehmen konnte. Durch ein internisti-

Atmungsorgane

sches und lungenfunktionsdiagnostisches Gutachten wurde ab Februar 1977 eine Berufskrankheit nach Ziffer 4101, also eine Silikose anerkannt. Wegen nur geringer kardio-respiratorischer Beeinträchtigung wurde eine MdE von 20% angenommen. Durch ein weiteres Gutachten und Bescheid der Berufsgenossenschaft wurde die MdE ein Jahr später auf 30% erhöht. Nach einer stationären Behandlung im August 1979 wegen „Hämoptoe bei ausgeprägten silikotischen Infiltrationen" wurde der Verschlimmerungsantrag gestellt. Wegen der auch bei der Krankenhausentlassung noch bestehenden Blutbeimengungen zum Auswurf wurde weiterhin Arbeitsunfähigkeit angenommen. Wegen des seit vielen Jahren bestehenden Hustens mit Auswurf und besonders wegen der hinzugetretenen Blutbeimengungen zum Auswurf wurde wiederholt dem Verdacht auf das Vorliegen einer Tuberkulose nachgegangen, der Auswurf wurde mikroskopisch und kulturell untersucht, Bronchoskopie, Bronchographie und Lungenfunktionsprüfung, bei der es zu einem Pneumothorax kam (!), konnten den Verdacht nicht bestätigen.

Befund

Der körperliche Untersuchungsbefund ist bei dem jetzt 39jährigen W.D., der mit einem Gewicht von 82 kg bei 173 cm Größe etwas übergewichtig ist, weitgehend unauffällig. Bis auf eine Beschleunigung der Erythrozytensenkungsreaktion von 44 mm/1 Std. n.W. bieten auch die hämatologischen und blutchemischen Befunde keine Besonderheiten. Auch das Elektrokardiogramm zeigt regelrechten Kurvenverlauf.

Die bodyplethismographische Lungenfunktionsanalyse ergibt keinen Anhalt für eine obstruktive Belüftungsstörung. Das thorakale Gasvolumen liegt im oberen Grenzbereich, Vitalkapazität und 1-Sekunden-Kapazität sind normal. Der arterielle Sauerstoffdruck ist in Ruhe erniedrigt, steigt jedoch bei Belastung deutlich an, ohne allerdings den Normbereich ganz zu erreichen. Es wird das Vorliegen einer leichten Störung des respiratorischen Gasaustausches angenommen.

Bei Röntgenaufnahmen des Brustkorbs in 2 Ebenen, bei Schichtaufnahmen beider Lungen mit 1 cm Abstand sowie bei rotierender Durchleuchtung ergibt sich im rechten Lungenoberlappen eine gut 5 cm große flächenhafte Verschattung mit Ausläufern zum Hilus, zum Mediastinum und zur seitlichen Brustwand. Links sitzt dem Hilus eine noch etwas größere flächenhafte Verschattung auf. Beide Hili sind nach oben verzogen, und die Bronchien erscheinen dadurch deformiert. In der Umgebung der Lungenschwielen finden sich wabige Aufhellungen, das linke Lungenunterfeld ist als Folge der Schrumpfung und Verziehung des Hilus etwas überbläht.

Im wiederholt kleine Blutbeimengungen enthaltenden Auswurf sind säurefeste Stäbchen weder mikroskopisch noch kulturell nachweisbar.

Beurteilung

Bei W.D. handelt es sich um einen jetzt erst 39 Jahre alten Mann, der nach etwa 16jähriger Quarzstaubexposition im Glasschmelzofenbau an einer röntgenologisch sehr ausgeprägten Silikose mit massiven Schwielenbildungen beider Lungen leidet. Als Folge dieser Silikose und der dadurch bewirkten Verziehung und Deformierung des Bronchialsystems besteht eine zeitweise eitrige Bronchitis, dem Auswurf sind seit mehr als einem Jahr häufig kleinere und größere Blutmengen beigefügt. Der dadurch gegebene Verdacht des Vorliegens einer aktiven Tuberkulose ließ sich bei vielfachen Auswurfuntersuchungen und auch jetzt nicht bestätigen. Die röntgenologische Untersuchung der Brustorgane zeigt, daß es durch die mit der schwieligen Silikose einhergehenden Verziehungen des Lungengerüstes auch zu sekundären emphysematösen Veränderungen gekommen ist. Dagegen ist eine Einschmelzung in einem der silikotischen Ballungsherde nicht zu erkennen. Es ist aber zu betonen, daß solche Einschmelzungen sich nicht selten dem Nachweis entziehen, wenn sie flüssigkeitsgefüllt sind und keinen Anschluß an das Bronchialsystem haben.

Die Herkunft der Blutbeimengungen zum Auswurf kann aber durchaus auch aus sekundären emphysematösen Lungenveränderungen herrühren bzw. durch die deformierende Bronchitis verursacht sein.

Nach dem röntgenologischen Bild und auch im Vergleich mit den bei früheren Untersuchungen gewonnenen Röntgenbefunden finden sich keine Hinweise für das Vorliegen einer begleitenden Tuberkulose aktiver Natur, wohl aber ist einigen kalkdichten Einlagerungen in den schwieligen Lungenprozessen mit Wahrscheinlichkeit zu entnehmen, daß bei der Ent-

Atmungsorgane

wicklung dieser röntgenologisch ausgeprägten schwieligen Silikose eine Tuberkulose mitgewirkt haben kann, die aber zur Zeit mit Wahrscheinlichkeit inaktiv ist.
Die vorliegende Silikose ist nach der Internationalen Klassifikation mit Cm1aiem/ Cm1hiem zu bezeichnen.
In einem gewissen Widerspruch zu dieser röntgenologisch durchaus als schwer zu bezeichnenden Silikose in beiden Lungen steht das Ergebnis der Lungenfunktionsanalyse, welche lediglich relativ geringe Störungen des respiratorischen Gasaustausches nachweisen läßt. Diese Störungen der Atmungsfunktion sind gegenüber früheren gutachtlichen Lungenfunktionsprüfungen unverändert, das heißt die Beeinträchtigung der Ventilation hat nicht zugenommen. Wenn auch bei dem vorliegenden röntgenologischen Schweregrad der Silikose eine gewisse Belastung des rechten Herzens mit großer Wahrscheinlichkeit anzunehmen ist, so ist andererseits eine wesentliche Auswirkung dieser Berufskrankheit auf das rechte Herz und auf den Lungenkreislauf zumindest ohne eingreifende, das heißt invasive Untersuchungsmethoden nicht nachzuweisen. Weder der körperliche Untersuchungsbefund noch das elektrokardiographische Bild bieten Hinweise für eine Rechtsherzbelastung.
Diese nur relativ geringen Auswirkungen der röntgenologisch schwer erscheinenden Silikose auf die Atmung und auf die Funktion des Herz-Kreislaufsystems sind nur mit der Jugend des W. D. zu erklären, weil erfahrungsgemäß die Kompensationsmöglichkeiten des jugendlichen Organismus relativ gut sind.
Trotzdem wird man aber im Falle des W. D. eine Verschlimmerung seit der letzten Begutachtung deswegen anerkennen müssen, weil es seitdem zu einer Verschlimmerung der Bronchitis und damit einhergehend zu Blutbeimengungen zum Auswurf gekommen ist. Diese Hämoptysen stellen nicht nur eine Gefahr dar, weil sogar lebensbedrohliche große Blutungen möglich sind, sie beeinträchtigen darüber hinaus die Möglichkeit des W. D., wieder einen Arbeitsplatz zu finden, erheblich.
Auf der einen Seite ist also mit den verfügbaren funktionsanalytischen Untersuchungsmethoden, die naturgemäß auch einen gewissen methodischen Fehlerbereich haben, eine Verschlechterung gegenüber dem früheren Untersuchungsbefund nicht nachzuweisen, auf der anderen Seite ist zu berücksichtigen, daß die seitdem durch die aufgetretenen Lungenblutungen gefährlich gewordene Bronchitis ihrerseits eine erhebliche Beeinträchtigung und eine Beschränkung der Arbeitseinsatzfähigkeit bedeutet. Damit ist aber auch eine Erhöhung der anzunehmenden Minderung der Erwerbsfähigkeit zu begründen.
In Phasen der Exazerbation dieser Bronchitis mit dem Auftreten von Lungenblutungen ist W. D. als krank anzusehen, im übrigen ist die Annahme einer MdE durch die vorliegende Berufskrankheit Silikose seit Juli 1979 von 40% vorzuschlagen. Dabei sind regelmäßige, das heißt vierteljährliche Auswurfuntersuchungen notwendig, weil es immerhin nicht unwahrscheinlich ist, daß eines Tages doch die Mitwirkung einer noch aktiven Tuberkulose erkannt wird, weil dadurch für W. D. selbst und für seine Umgebung ein zusätzliches Risiko gegeben ist.
Die gutachtlich zu gebenden Antworten sind:

Zu 1. Es liegt eine Silikose – Pneumokoniose – als Berufskrankheit vor.
Zu 2. Neben relativ geringen Auswirkungen auf die Atmungsfunktion, die gegenüber der letzten maßgeblichen Bescheiderteilung unverändert sind, besteht eine deformierende Bronchitis mit häufigen Blutbeimengungen zum dann meist eitrigen Auswurf.
  Die Ausprägung dieser Bronchitis hat gegenüber der letzten Rentenfestsetzung zugenommen, was sich insbesondere in dem wiederholt aufgetretenen Bluthusten ausdrückt.

Atmungsorgane

Zu 3. Seit dem Auftreten dieser Blutbeimengungen zum Auswurf im Juli 1979 ist eine MdE von 40% durch die Folgen der Berufskrankheit anzunehmen. Während auftretender Exazerbationen dieser Bronchitis mit Bluthusten ist W. D. als krank und behandlungsbedürftig anzusehen.

Zu 4. Unabhängig von der anerkannten Berufskrankheit besteht bei W. D. keine wesentliche Gesundheitsstörung.

Zu 5. Neben ¼jährlichen Auswurfuntersuchungen ist eine gutachtliche Nachuntersuchung in einem Jahr anzuraten, zumal damit zu rechnen ist, daß die Auswirkungen der anerkannten Berufskrankheit zunehmen.

Kommentar

Die am häufigsten im Kohlebergbau, aber auch in anderen durch quarzhaltigen Staub belasteten Berufen vorkommende Silikose als Sonderform der Pneumokoniosen wird versicherungsrechtlich nach ihren Auswirkungen auf die Atmungsfunktion und auf den kleinen Kreislauf beurteilt. Eine Bronchitis tritt relativ häufig als Komplikation hinzu. Blutbeimengungen zum Auswurf müssen immer an eine begleitende aktive Tuberkulose denken lassen (Siliko-Tuberkulose). Eine deformierende Bronchitis wie im vorliegenden Fall kann ihrerseits zum Blutungsrisiko, das heißt zu mehr oder weniger großen Blutbeimengungen zum Auswurf führen und sich dadurch wie im geschilderten Begutachtungsfall auf die Höhe der Minderung der Erwerbsfähigkeit auswirken.

 ## Silikose, kompliziert durch aktive kavernöse Tuberkulose; Siliko-Tuberkulose (BK Nr. 4102).

Röntgenologisch-wissenschaftliches Gutachten für ein Sozialgericht in einem Klageverfahren gegen den Träger der gesetzlichen Unfallversicherung.

V. Wiebe

Auf Veranlassung des Sozialgerichtes in ... wird über A. M. das nachfolgende Gutachten erstattet. Das röntgenologische Gutachten wird dem klinischen Gutachter, Herrn Dr. med. ..., übersandt werden. Dieser wird das Ergebnis des fachröntgenologischen Gutachtens zusammenfassend berücksichtigen.

Das Gutachten stützt sich auf hier am 3. 1. 83 durchgeführte Röntgenuntersuchungen sowie auf den Vergleich dieser Aufnahmen mit früheren Röntgenübersichtsaufnahmen der Thoraxorgane des A. M. vom 31. 8. 79, 23. 6. 80 und 13. 5. 81 (5 Aufnahmen).

Vorgeschichte

Von Herrn A. M. wird eine 20jährige berufliche Steinstaubexposition, eine chronische Bronchitis und die Neigung zur Blutdrucksteigerung angegeben.

Fragestellung

Liegt eine pulmonale Silikose vor? Wie ist deren Ausmaß? Wie ist deren Verlauf? Liegen Begleiterkrankun-

Atmungsorgane

gen der Lungen vor? Finden sich krankhafte Veränderungen der Herzform und Herzgröße?

Befund

Röntgenaufnahmen der Thoraxorgane pa, Röntgenaufnahmen der Thoraxorgane in Bauchlage in 2 Eb. mit Oesophagogramm zur Herzvolumenbestimmung nach Rohrer und Kahlstorf, sowie Röntgenschichtaufnahmen der Lungen in Rückenlage sagittal (8–17 cm, 1 cm Abstand) vom 3. 1. 83:
Zwerchfellkuppeln: Beide Zwerchfellkuppeln stehen tief, sind etwas abgeflacht und mehrfach ausgezipfelt.
Pleurabegleitstreifen: Der thorakale Pleurabegleitstreifen ist über dem gesamten rechten Lungenoberlappen kulissenförmig erheblich verbreitert.
Lungenfelder, Lungenhili und Mediastinum: Die zentralen Anteile des re. Lungenoberlappens werden von einer flächenhaften rundlichen Verschattung eingenommen, in welcher sich eine 5,5 cm große Aufhellungsfigur nachweisen läßt. Diese ist nach kaudal mit einem Spiegel begrenzt. Die Verschattung geht breit in den rechten Lungenhilus über, welcher nach lateral an die Verschattung herangezogen ist. Eine 7 cm große flächenhafte, aus nodulären Rundherden konglomerierte Verschattung findet sich im linken Lungenoberlappen. Der linke Lungenhilus ist etwas nach kranial und lateral an diese Verschattung herangezogen. Im linken Lungenmittelgeschoß findet sich ferner eine 4,5 cm große flächenhafte rundliche, aus nodulären Herden konglomerierte Verschattung. In ihrer Nachbarschaft und insbesondere im linken Lungenmittelfeld erkennt man dicht gestreute runde noduläre Herde. Die Lungenbasen, Retrokardial- und Retrosternalraum sowie die Umgebung der flächenhaften Verschattungen sind vermehrt strahlentransparent. In beiden Lungenhili und im Mediastinum erkennt man rundliche bis etwa 1 cm große ringförmige Verkalkungsfiguren.

An der linken Kammerkontur und der Vorderwand des Herzens finden sich ausgedehnte schleierige pleuroperikardiale Adhäsionen. Das absolute Volumen des Herzens berechnet sich nach Rohrer und Kahlstorf auf 975 ml. Die Herzbucht ist etwas betont. Die Brustaorta ist mäßiggradig erweitert und verläuft geschwungen.
Die Rö.-Schichtaufnahmen zeigen in der Nachbarschaft der flächenhaften Lungenverschattungen insbesondere subpleural größere rundliche Aufhellungsbezirke, teilweise mit septalen Begrenzungen. Die Aufhellungsfigur im re. Lungenoberlappen erweist sich auf den Schichtaufnahmen als 7 cm große unregelmäßig ovale allseits geschlossene Ringfigur, die lufthaltig ist. Der Randwall der Ringfigur ist wechselnd breit und steht teilweise breitflächig mit der Pleura und mit dem re. Lungenhilus in Verbindung. Die Innenkontur der Ringfigur zeigt knospenartige Gewebsprotrusionen. Von medial zieht ein Segmentbronchus des re. Lungenoberlappens mit einem Lumen von 3 bis 4 mm in die Ringfigur. Die Distraktion insbesondere des re. Lungenhilus läßt sich auf den Schichtaufnahmen gut erkennen (Abb. 1). Die Kaliber der Hilusarterien liegen an der oberen Grenze der Norm.

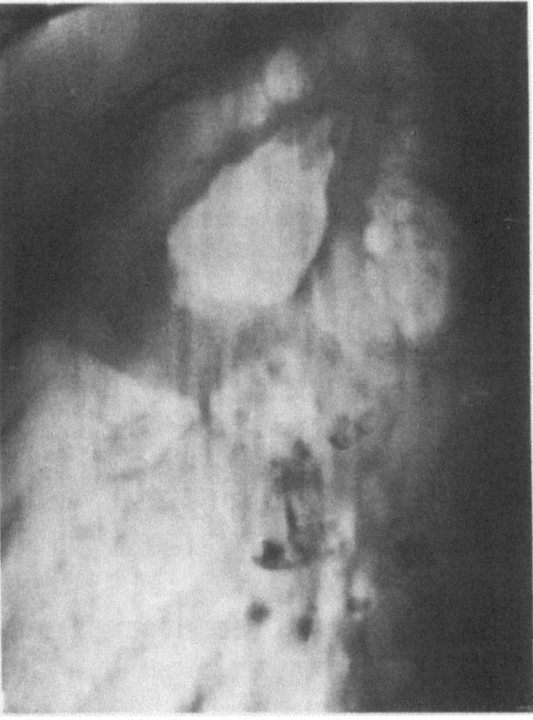

Abbildung 1: Röntgenschichtaufnahme des rechten Lungenobermittelfeldes. Silikotuberkulöse Kaverne in einer zentralen Schwiele des rechten Lungenoberlappens. Drainagebronchus an der medialen unteren Zirkumferenz der Kaverne. Umgebende Emphysemblasen. Eierschalenverkalkungen des rechten, nach latero-kranial verzogenen Lungenhilus.

Atmungsorgane

Beurteilung

Unter Voraussetzung einer Quarzstaubexposition und im Zusammenhang mit dem Verlauf entspricht das Verschattungsbild der Lungen dem einer hochgradigen dicht gestreuten kleinherdigen nodulären und ausgedehnt schwieligen Silikose. Nach ILO 1980 ist das Ausmaß zu klassifizieren: 3/3 r/r C. In der Schwiele des re. Lungenoberlappens befindet sich ein 7 cm großes luft- und sekrethaltiges Kavum. Dieses Kavum hat röntgenologisch-differentialdiagnostisch die Kriterien eines Hohlraumes infektiöser Genese; es liegt somit eine kavernöse Tuberkulose des re. Lungenoberlappens und daher eine Silikotuberkulose vor. Im Vergleich mit den auswärtigen Voraufnahmen bis zum 13. 4. 81 ist die Kaverne neu aufgetreten. Seit 1981 neu aufgetreten ist auch die flächige Verschattung der Lingula. Wegen dieser schnellen Entwicklung und wegen der für eine rein silikotische Schwiele ungewöhnlichen Lage muß dieser Herd ebenfalls als silikotuberkulös angesehen werden. Insgesamt haben die nodulären und schwieligen Lungenherde, die Distraktion des re. Lungenhilus und die Begleitreaktion der Pleura über dem re. Lungenoberlappen deutlich zugenommen.

Als Bestätigung der röntgenologischen Diagnose zeigt sich eine sogenannte Eierschalensilikose der Lymphknoten in den Lungenhili und im Mediastinum.

Zusätzlich läßt sich ein ausgeprägtes diffuses und in der Nachbarschaft der Schwielen bullöses Lungenemphysem nachweisen. Dieses hat gegenüber den Voraufnahmen etwas zugenommen.

Unter Zugrundelegung eines Körpergewichtes von 65,5 kg errechnet sich bei dem Patienten ein relatives Herzvolumen von 14,9 ml/kg Körpergewicht. Dieser Wert liegt etwas über der Norm. Das Herz ist demnach insgesamt geringgradig vergrößert. Es bietet diskrete Zeichen der links- wie auch rechtsventrikulären Belastung. Die Brustaorta ist mittelgradig elongiert und dilatiert.

Kommentar

Die gutachtliche Röntgenuntersuchung war in diesem Fall die entscheidende diagnostische Maßnahme. Sie ergab die bisher nicht anerkannte Berufskrankheit einer hochgradigen Silikose mit dem klinischerseits nicht erwarteten Befund einer hinzugetretenen floriden kavernösen Lungentuberkulose. Es lag demnach eine Silikotuberkulose vor. Die Tuberkulose wurde durch mikroskopische und kulturelle Sputumuntersuchung bestätigt. Unter dem Einfluß der aufgepfropften Tuberkulose war die Silikose in den letzten drei Jahren vor der Begutachtung – wie typisch – rapide fortgeschritten. Die typischen Röntgenzeichen der pulmonalen Silikose sind gering bis dicht gestreute kleine runde Herde bis 1 cm Größe, die unter Betonung der Obergeschosse in allen Lungenfeldern liegen und sich im Verlauf nicht verkleinern. Dazu treten über 1 cm große flächenhafte, das heißt schwielige Verschattungen auf, die von Emphysemblasen umgeben sind und die die angrenzenden Strukturen durch Schrumpfung distrahieren.

Die häufig auftretenden silikotuberkulösen Kavernen haben im Gegensatz zu der sogenannten idiopathischen Schwieleneinschmelzung unregelmäßige Form und Wandung, Gewebspartikel im Innern und deutlich darstellbare Drainagebronchien. Das röntgenologische Ausmaß der Silikose wurde, wie heute allgemein üblich, mittels Standardfilmen nach der Klassifikation der ILO 1980 bestimmt.

Zunächst wird die gutachtliche Beurteilung durch die behandlungsbedürftige Silikotuberkulose bestimmt. Nach ihrer Ausheilung bestimmt die Einschränkung der Atmungsfunktion den Grad der MdE, gegebenenfalls zusätzlich die Auswirkungen auf den kleinen Kreislauf und das rechte Herz.

Atmungsorgane

 **Siliko-Sklerodermie?
Ein ätio-pathogenetischer Zusammenhang
zwischen Silikose und Sklerodermie?**

Gutachten zur Zusammenhangsfrage für das Berufungsverfahren
einer Berufsgenossenschaft vor einem Sozialgericht.

E. Fritze

Fragestellung

Das Gutachten soll die Frage beantworten, ob es sich bei dem bei O. K. bestehenden und als Siliko-Sklerodermie bezeichneten Krankheitsgeschehen um eine Berufskrankheit nach Nr. 4101 der Anlage 1 zur BeKV handelt, oder ob eine Berufskrankheit nach § 551, Abs. 2 RVO, vorliegt.
Außerdem soll dieses Gutachten zu der Frage Stellung nehmen, ob die vom technischen Aufsichtsdienst festgestellte Exposition gegenüber Betonstaub mit Quarzanteilen aus medizinischer Sicht ausreichend ist.

Vorgeschichte nach Aktenlage

O. K. hat etwa 14 Jahre lang als Steinmetz gearbeitet und war in den letzten Jahren bei Verlegearbeiten von Natursteinplatten aus Granit und anderen Steinarten, wobei in geringem Umfange Nacharbeiten mit Schneiden und Schleifen vorzunehmen waren, nach den Ermittlungen des technischen Aufsichtsdienstes einer „geringen Quarzstaubentwicklung möglicherweise ausgesetzt". Außerdem führte er zur Befestigung der Platten Bohrarbeiten im Beton durch, wobei es zu erheblicher Staubbelastung kam. „Der zermahlene Betonstaub enthält naturgemäß auch Quarzanteile. Genaue Mengenangaben können nicht gemacht werden."
(Anmerkung: Granit ist ein Material, welches zwischen 10 und 40% freie kristalline Kieselsäure, also Quarz, enthält. Durch die Inhalation des Staubes kann es zu einer Silikose der Atmungsorgane kommen. Betonstaub enthält in Abhängigkeit von der Art und der Menge des verwendeten Sandes ebenfalls Quarz in wechselndem Anteil. Die Inhalation solchen Staubes kann zu einer Silikose der Atmungsorgane führen.)
Während einer stationären Behandlung in einer Klinik für Rheumakranke wegen schmerzhafter Bewegungseinschränkung der Fingergelenke wird die Diagnose „progressive Sklerodermie vom akrosklerotischen Typ mit Raynaud-Symptomatik" gestellt, und es wird ein „klarer ursächlicher Zusammenhang mit der Steinstaubexposition" von dem behandelnden Prof. Dr. Sch. angenommen. Der Berufsgenossenschaft wird die Anerkennung des Leidens als Berufskrankheit und Invalidisierung empfohlen.
Bei einer späteren Behandlung in der inneren Abteilung eines Krankenhauses wird aber ein Zusammenhang zwischen dem jetzt als „primär-chronische Polyarthritis" bezeichneten Krankheitsbild und der Steinstaubexposition abgelehnt, „da dieses zwei vollständig voneinander verschiedene Krankheitsbilder sind".
Bei erneuter stationärer Beobachtung in der Rheumaklinik wird das Krankheitsbild als „progressive systemische Sklerodermie bei Steinstaubexposition (Pneumokoniose mit Hiluslymphom)" bezeichnet, und es wird auf den Nachweis antinukleärer Faktoren in hohem Titer hingewiesen. Der röntgenologische Lungenbefund wird dahingehend beschrieben, „daß eine beginnende Lungenfibrose nicht sicher auszuschließen" sei.
Herr Prof. Dr. W., ein erfahrener Pneumokoniose-Gutachter, kann das Vorliegen einer eindeutigen Pneumokoniose nicht feststellen. Röntgenologisch fand sich lediglich eine „etwas vermehrte Lungengrundzeichnung, wobei nur stellenweise und vorwiegend in den basalen Partien einzelne Tüpfelherde zu erkennen sind". „Beide Lungenwurzeln sind verdichtet und verbreitert, ohne daß man daraus auf eine Silikose schließen könnte." Es wird diskutiert, daß „als Folge der unabhängig von der früheren Staubexposition aufgetretenen progressiven Sklerodermie eine geringfügige interstitielle Lungenfibrose vorliegt".
Herr Prof. Dr. Sch. nimmt gegenüber dem Staatlichen Gewerbearzt zu dieser gutachtlichen Beurteilung noch einmal dahingehend Stellung, daß „der Gutachter leider keinerlei Wissen über den Zusammenhang zwischen Steinstaubexposition und progressiver Sklerodermie an den Tag gelegt habe". „Auch das Kaplan-Syndrom mit der typischen Morphologie des Lungenbildes in Verbindung mit einer nodösen chronischen Polyarthritis ist bekannt. Leider scheint aber in Deutschland das Analogon im Bereich der Kollagenose Sklerodermie, nämlich die Siliko-Sklerodermie noch kaum bekannt zu sein."

Atmungsorgane

Im Zusammenhang mit dem Klageverfahren bei einem Sozialgericht weist Herr Prof. Dr. Sch. auf eine Dissertation zum Thema „Silikose und Sklerodermie" hin, in welcher „dieser Zusammenhang eingehend dargestellt, statistisch belegt und mindestens theoretisch begründet wird".

Beurteilung

Die nach dem Anschreiben der Berufsgenossenschaft von mir zu beantwortende 1. Frage, ob es sich bei dem Krankheitsbild der Siliko-Sklerodermie um eine Berufskrankheit nach Nr. 4101 handelt, ist eindeutig zu verneinen.
Berufskrankheiten sind solche, die in der Liste der Berufskrankheiten aufgeführt sind, das ist unter Nr. 4101 die Quarzstaublungenerkrankung (Silikose), unter Nr. 4102 die Staublungenerkrankung in Verbindung mit aktiver Lungentuberkulose (Siliko-Tuberkulose). Es handelt sich also um Lungenkrankheiten durch Quarzstaub. Nach den in den Akten enthaltenen ärztlichen Befunden, so aus der Rheumaklinik, wo zunächst kein Anhalt für Silikose oder Lungenfibrose, später aber „Hili vergrößert, jetzt etwas verstärkte Lungenzeichnung rechts, die an eine beginnende Lungenfibrose denken läßt", röntgenologisch beschrieben wurde, von dem Gutachter Prof. Dr. W. röntgenologisch „die Hili verdichtet und geringfügig verbreitert, die Lungengrundzeichnung vermehrt" geurteilt wurde, ist davon auszugehen, daß eine eindeutige Silikose der Lungen bei O.K. nicht vorliegt. Diese ist erst anzunehmen, wenn entsprechende Herdbildungen in gewisser Zahl und Ausdehnung in den Lungen röntgenologisch zu erkennen sind. Das ist aber nach der eingehenden Beschreibung des Röntgenbefundes durch den Gutachter Prof. Dr. W., der ein ausgewiesener Sachkenner des Krankheitsbildes Silikose ist, nicht der Fall.
Weiter ist zu beantworten, ob eine Berufskrankheit nach § 551, Abs. 2 RVO, bei K. vorliegt. Seit 1963 gibt es die Möglichkeit, auch nicht in der Anlage 1 zur BeKV stehende Krankheiten nach § 551 Abs. 2 RVO zu entschädigen, wenn folgende Bedingungen erfüllt sind:

1. Es gibt indessen neue Erkenntnisse, das heißt neue arbeitsmedizinische oder epidemiologische Untersuchungsergebnisse, die bei der Bearbeitung der geltenden BeKV noch nicht bekannt waren,
2. der Kausalzusammenhang zwischen gesundheitsschädigenden beruflichen Einwirkungen und der vorliegenden Krankheit ist versicherungsrechtlich wahrscheinlich,
3. die entsprechende Arbeit bedingt ein erhebliches höheres Gefahrenrisiko als es für die übrige Bevölkerung besteht.

Herr O.K. leidet an einer progressiven Sklerodermie mit Einschränkung von Gelenkfunktionen. Herr Prof. Dr. Sch. bezeichnet dieses Leiden als Siliko-Sklerodermie, offenbar um mit dieser Bezeichnung einen Kausalzusammenhang auszudrücken. Die Sklerodermie ist eine Krankheit aus dem rheumatischen Formenkreis, auch als sogenannte Kollagenose bezeichnet, über deren Ursache und Entstehungsmechanismen so gut wie nichts bekannt ist. Man weiß lediglich, daß es sich um eine Krankheit mit gesteigerter und auch fehlgeleiteter Immunreaktion, um eine sogenannte Autoaggressionskrankheit handelt, wie auch die serologisch-immunologischen Untersuchungsbefunde bei O.K. zeigen. Keinesfalls liegen aber auch nur wahrscheinliche Erkenntnisse arbeitsmedizinischer oder epidemiologischer Untersuchungen vor, die es wahrscheinlich machen, daß eine Staubexposition die Entstehung der Krankheit wesentlich begünstigt. Sowohl von Herrn Prof. Dr. Sch. als auch von Herrn Prof. Dr. W. werden aus der Literatur epidemiologische Beobachtungen zitiert, die aber bis heute keineswegs wissenschaftliche Anerkennung gefunden haben. Einzelbeobachtungen, wie sie von Bonard-Brun, Kalb, Vogel, Urai, Kintzen, Schmidt über je einen Fall von Silikose und

Atmungsorgane

gleichzeitiger Sklerodermie beschrieben wurden, oder die wenigen Beobachtungen von Falck, Thieme und von Günther und Schuchardt können einen ursächlichen Zusammenhang keineswegs wahrscheinlich machen, und selbst die epidemiologischen Untersuchungen von Erasmus und Mitarbeitern an 8000 Bergleuten in Südafrika mit 16 Fällen von progressiver Sklerodermie im Vergleich von nur einem Fall unter 25 000 männlichen Kranken haben noch keine statistische Beweiskraft. Unter vielen Tausend Bergleuten mit Silikose, die ich während meiner 20jährigen Tätigkeit am Bergmannsheil in Bochum gesehen und untersucht habe, und unter den vielen tausend Bergleuten mit Staubexposition, aber ohne Silikose, die von meinen Mitarbeitern und mir aus Gründen der Prävention untersucht wurden, war nicht ein einziger Fall von Sklerodermie. Wenn aber einige Fälle darunter gewesen wären, würde das nach statistischen Regeln nicht mehr als ein „Zufall" sein.

In meiner wissenschaftlichen Arbeit habe ich mich vorzüglich mit den Beziehungen zwischen Staubexposition und Silikose einerseits, rheumatischen Krankheiten und Kollagenosen andererseits befaßt. Dabei hat sich lediglich ergeben, daß eine bestehende Kollagenose vom Typ der progressiven chronischen Polyarthritis geeignet ist, den Verlauf einer Silikose und ihres röntgenologischen Erscheinungsbildes zu verändern. Keinesfalls fand sich aber ein Hinweis dafür, daß Staubexposition die Entwicklung einer Kollagenose wesentlich begünstigt. Dabei sei nicht bestritten, daß der in das Gewebe eingelagerte Staub die Wirkung eines Adjuvans im immunologischen Sinne haben kann. Entscheidend für die Entstehung einer Kollagenose ist aber die individuelle immunologische Situation, die wahrscheinlich genetisch verankert ist. Deshalb sagen auch die Beobachtungen von Radman an 60 männlichen Kranken mit progressiver Sklerodermie, unter denen ein erheblicher Teil gegenüber quarzhaltigen Stäuben exponiert war, statistisch lediglich aus, daß die Autoren eine entsprechende Population untersucht haben, in welcher das Zusammentreffen beider Faktoren relativ häufig war. Keinesfalls können solche statistisch-epidemiologischen Untersuchungen zu seltenen Krankheitsbildern, wie es die Sklerodermie nun einmal ist, wissenschaftliche Beweiskraft haben, oder auch nur die Wahrscheinlichkeit für einen ursächlichen Zusammenhang stützen. Auch die von Herrn Prof. Dr. Sch. angeführten Beobachtungen aus der Literatur und seine eigenen Untersuchungen vermögen das nicht.

Ich habe mich zuletzt im Jahre 1974 in der Deutschen Medizinischen Wochenschrift zum Thema der „Lungenveränderungen bei rheumatoider Arthritis" geäußert und habe dabei auch die Bedeutung der Staubexposition auf der Grundlage der Beobachtungen in meiner Klinik und unserer wissenschaftlichen Untersuchungen berücksichtigt. 1973 habe ich zu einer Leseranfrage zum sogenannten Kaplan-Syndrom, einer besonderen Form von Lungenveränderungen bei staubexponierten Bergleuten, die zugleich eine chronische Polyarthritis, also im weiteren Sinne eine Kollagenose haben, geantwortet: Beim Kaplan-Syndrom sind die Lungenveränderungen Ausdruck der rheumatischen Reaktionslage. Keinesfalls ist die Polyarthritis aber Folge der Silikose oder der Staubexposition. Bei Bergleuten hat die chronische rheumatoide Arthritis keine größere Häufigkeit als in anderen Bevölkerungsgruppen. Das gleiche gilt ohne Frage auch für die hier zur Diskussion stehende Kollagenose, nämlich für die progressive Sklerodermie, deren Bezeichnung als Siliko-Sklerodermie nicht mehr als einen verbalen Trick darstellt, einen kaum vermutbaren Zusammenhang zu stützen.

Den Ausführungen des Herrn Prof. Dr. Sch. zu der hier zur Diskussion stehenden versicherungsrechtlichen und wissenschaftlichen Frage vermag ich also nicht zu folgen, und dieser wird mir zubilligen, daß ich sowohl mit den Problemen Staubexposition und Silikose als auch mit denen der chronischen Polyarthritis und der Kollagenosen vertraut bin.

Ich soll in diesem Gutachten weiterhin die Frage beantworten, ob die von O.K. betriebene Tätigkeit als Steinmetz oder Steinsetzer in den Jahren 1965 bis 1979 eine ausreichende Expo-

sition bedeutet hat, um eine Quarzstaublungenkrankheit entstehen zu lassen, die allerdings nach den vorliegenden röntgenologischen Befunden bei ihm nicht vorliegt. Es ist eine überraschende Erkenntnis aus der Beschäftigung mit den Problemen der Staublungenkrankheit, daß bisweilen schon kurze Expositionszeiten genügen, eine solche Pneumokoniose entstehen zu lassen. Andererseits ist es bekannt, daß massive Exposition über 3 oder 4 Jahrzehnte keineswegs zu einer Pneumokoniose führen muß. In diesen Beobachtungen drückt sich aus, daß auch bei der Entstehung einer Pneumokoniose oder Silikose individuelle Faktoren neben der Staubexposition eine große Rolle spielen. Grundsätzlich ist deshalb davon auszugehen, daß die Expositionsart und Expositionszeit bei O. K. geeignet war, unter Umständen eine Silikose entstehen zu lassen.
Wie Herr Prof. Dr. W. und im Gegensatz zur Ansicht von Herrn Prof. Dr. Sch. bin ich der Meinung, daß bei O.K. eine entschädigungspflichtige Berufskrankheit nach Nr. 4101 der Anlage 1 zur Berufskrankheitenverordnung in der Fassung vom 8. 12. 1976 nicht besteht, daß aber auch eine Berufskrankheit nach § 551, Abs. 2 RVO, nicht anzunehmen ist. Keinesfalls ist der Auffassung des Herrn Prof. Dr. Sch. zuzustimmen, daß die bei O.K. vorliegende Sklerodermie durch Staubexposition verursacht wurde. Seine Argumentation bedeutet eine wissenschaftlich unerlaubte Vereinfachung der heute bekannten ätio-pathogenetischen Wirkung des Quarzstaubes einerseits, der Genese der Sklerodermie im Sinne einer Autoaggressionskrankheit andererseits.

Kommentar

Das Sozialgericht hatte sich in seinem Urteil der Auffassung des Prof. Dr. Sch. angeschlossen und die Berufsgenossenschaft zur Anerkennung einer Siliko-Sklerodermie als Berufskrankheit nach § 551 Abs. 2 RVO verurteilt. Die Berufsgenossenschaft stützte die Berufung gegen dieses Urteil vor dem Landessozialgericht mit dem hier erstatteten Gutachten. Durch Ermittlungen bei anderen Berufsgenossenschaften und beim Hauptverband der gewerblichen Berufsgenossenschaften konnte festgestellt werden, daß es bisher noch kein einziges Ermittlungsverfahren zum Krankheitsbild einer Siliko-Sklerodermie gegeben hat. Das Landessozialgericht folgte der Argumentation dieses Gutachtens: Die Sklerodermie ist nicht als Folge einer nicht zur Rente berechtigenden Silikose und damit nicht als Berufskrankheit zu entschädigen. Sie ist auch nicht nach § 551 Abb. 2 RVO als Berufskrankheit anzuerkennen.

Atmungsorgane

(25) Bronchialkarzinom bei Asbestose

Gutachten für eine Berufsgenossenschaft.

G. Reichel

Fragestellung

1. Leidet der Versicherte C.D. an einer durch Asbest oder durch quarzhaltige Feinstäube hervorgerufenen Berufskrankheit?
2. Seit wann liegt ggf. eine Berufskrankheit vor?
3. Wie hoch ist ggf. die durch die Berufskrankheit hervorgerufene MdE zu schätzen?

Vorgeschichte

C. D. war von 1924 bis 1946 Reparaturschlosser. Er wurde vorwiegend in Kesselanlagen beschäftigt. Er hatte während dieser Zeit Kontakt mit Asbestisolierungen. Von 1947 bis 1948 war er Gedingeschlepper in einer Kohlenzeche unter Tage, von 1948 bis 1973 arbeitete er als Schlosser in einer Elektrofirma. Seit 1973 geht er keiner Erwerbstätigkeit mehr nach.

1952 wurde bei einer Reihenuntersuchung eine Lungentuberkulose festgestellt. Es wurde deswegen ein Heilverfahren durchgeführt. Seit 1962 gilt die Lungentuberkulose als inaktiv.

Im Herbst 1981 erkrankte C.D. an Husten, Luftmangel und mit Gewichtsverlust. Als Ursache wurde ein Lungentumor im rechten Oberlappen festgestellt, die Geschwulst wurde operativ entfernt. Nach dem histologischen Befund handelte es sich um ein subpleural gelegenes, hochdifferenziertes und stellenweise deutlich verhornendes Plattenepithelkarzinom mit einer darüberliegenden Pleurafibrose.

Befund

Der Untersuchungsbefund zeigt einen jetzt 73jährigen Mann in reduziertem AZ und EZ mit angedeuteter Anstrengungsdyspnoe. Er klagt über zunehmende Atemnot, Husten und Auswurf. Außerdem beobachtete er im letzten Jahr einen erheblichen Gewichtsverlust. Von 1950 bis 1981 rauchte er 10–15 Zigaretten täglich.

Am Thorax findet sich eine Narbe nach Mediastinoskopie und eine große Operationsnarbe nach Teilresektion des rechten Oberlappens. Das vesikuläre Atemgeräusch hatte ein etwas verlängertes Exspirium.

Der Blutdruck war mit 180/100 etwas erhöht. Der elektrokardiographische und der röntgenologische Herzbefund waren unauffällig.

Die Rö.-Übersichtsaufnahme des Brustkorbs zeigt die Zwerchfellkuppeln tiefstehend und flach ausgezogen. Beide Rippenzwerchfellwinkel sind obliteriert. Es finden sich mäßiggradig ausgedehnte Pleuraschwielen beiderseits. Im Bereich des dorsalen Rippenzwerchfellwinkels besteht eine zarte Zwerchfellverkalkung. Außerdem finden sich ausgedehntere, multiforme, teilweise gruppierte und dichte Lungenverschattungen im Bereich der Lungenspitze, die nach dem röntgenologischen Aspekt einer im fibrosierten und indurierten Stadium befindlichen pulmonalen Tuberkulose entsprechen. Bei den kleinen diffus gestreuten Herdchen kann es sich bei entsprechender Exposition um die Manifestation einer pulmonalen Asbestose handeln. Kein Hinweis besteht für das Vorliegen eines Tumorrezidivs oder von Metastasen.

Lungenfunktion

VC	3,2 (– 8%)	IGV	3,5 l
FEV	1,9 (–25%)	PaO_2	71
FEV%	52 (– 7%)	$PaCO_2$	35
Rt	7,3 cm $H_2O\ l^{-1}$ sec	ph	7,37

Beurteilung

Der Versicherte C.D. war als Reparaturschlosser von 1924 bis 1946 vorwiegend in Kesselanlagen beschäftigt. Während dieser Zeit hat er bei Reparaturarbeiten Asbestisolierungen abgeschlagen und Öfen zu Reparaturzwecken ausgebrochen.
Von 1947 bis 1948 war er als Gedingeschlepper in einer Kohlenzeche unter Tage tätig.

Atmungsorgane

In den Jahren von 1924 bis 1948 haben also die Voraussetzungen zur Entwicklung einer Asbestose bzw. einer Silikose vorgelegen. Im Herbst 1981 erkrankte er an Husten und Auswurf, mit Atemnot und Gewichtsabnahme. Im März 1982 wurde bei einer Teilresektion des Lungen-Oberlappens ein Plattenepithelkarzinom mit einer darüberliegenden Pleurafibrose festgestellt. Im tumorfreien Randgewebe fand sich eine leichte interstitielle Fibrose. Im Lungengewebe zeigten sich im übrigen vereinzelte Asbestkörperchen und Staub, der in seiner Zusammensetzung Asbest entsprach.

Über beiden Lungenfeldern findet sich bei dem 73jährigen reduzierten Mann hypersonorer Klopfschall mit verlängertem Exspirium und ex- und inspiratorisches Giemen und Brummen.

Röntgenologisch zeigen sich flach ausgezogene, multiple gewellte und zeltförmig ausgezipfelte Zwerchfelle. Beide Zwerchfellrippenwinkel sind obliteriert. Im linken dorsalen Rippenzwerchfellwinkel besteht eine zarte Zwerchfellverkalkung.

Die Pleurabegleitschatten sind bds. diffus verbreitert, aber nicht verkalkt. Die Verbreiterung betrifft insbesondere die basalen Abschnitte. Der Befund entspricht einer ausgedehnteren zirkulären pleuralen und diaphragmalen Verschwartung.

Die Lungenfelder sind von einer teilweise kleinflächigen, teilweise aber auch kleinherdigen Verschattung aller Größen und Formen durchsetzt. Die Verschattungen sind in den Lungenspitzen gruppiert und sind von rundlichen und polygonalen Aufhellungsbezirken mit septaler Begrenzung umgeben.

Die Zuordnung der röntgenologischen Lungenveränderungen ist schwierig, da in den Jahren von 1952 bis 1962 eine behandlungsbedürftige Oberlappentuberkulose bestanden hat. Die ausgedehnten multiformen, teilweise gruppierten und teilweise diffusen Lungenverschattungen entsprechen mit großer Wahrscheinlichkeit einer im fibrosierten und indurierten Stadium befindlichen Lungentuberkulose. Es ist jedoch nicht auszuschließen, daß es sich insbesondere bei den kleineren diffus gestreuten Herdchen im Mittel-Unterfeldbereich um die Manifestation einer pulmonalen Asbestose oder auch geringfügigen Silikose handelt.

Für die Beurteilung des Versicherungsfalles ist daher das Ergebnis der histologischen Untersuchung von ausschlaggebender Bedeutung. Abgesehen von dem hochdifferenzierten, verhornenden Plattenepithelkarzinom wurde im tumorfreien Randgewebe eine leichte interstitielle Fibrosierung nachgewiesen. Nach dem Ergebnis der rasterelektronenmikroskopischen Elementanalyse ist eine erhöhte Asbeststaubablagerung anzunehmen.

Unter Berücksichtigung dieser Befunde und der röntgenologisch nachweisbaren diffus gestreuten Herddurchsetzung mit zarter Verkalkung im Bereich des Zwerchfelles wird man mit Wahrscheinlichkeit annehmen müssen, daß neben dem Bronchialkarzinom eine auf Asbeststaubeinwirkung zurückgehende geringe Asbestose vorliegt.

Zusammenfassend waren also bei dem Versicherten in den Jahren 1924 bis 1948 die arbeitstechnischen Voraussetzungen zur Entwicklung einer Silikose und einer Asbestose gegeben.

Er erkrankte im Herbst 1981 an einem im linken Lungen-Oberlappen lokalisierten Plattenepithelkarzinom.

Nach dem röntgenologischen Bild und dem histologischen Befund des Operationspräparates ist mit Wahrscheinlichkeit anzunehmen, daß bei geringer Asbestose ein Karzinom entstanden ist.

Die Voraussetzungen zur Annahme einer Berufskrankheit im Sinne der Ziffer 4104 sind also erfüllt. Die auf die Berufskrankheit und ihre Folgeerscheinungen zurückgehende MdE ist seit Herbst 1981 auf 100% zu schätzen.

Atmungsorgane

Kommentar

Unter Nr. 4103 der Liste der Berufskrankheiten ist die Staublungenkrankheit durch Asbeststaub – Asbestose – unter Nr. 4104 die Asbeststaublungenerkrankung in Verbindung mit Lungenkrebs als Berufskrankheit anzuerkennen. Voraussetzung der Anerkennung eines Bronchialkarzinoms als Berufskrankheit ist also das Vorliegen einer Asbestose. Keinesfalls ist ein Bronchialkarzinom bei stattgefundener Asbeststaubexposition, aber ohne gleichzeitig bestehende Asbestose als Berufskrankheit anzuerkennen. Nach Nr. 4105 ist ein Mesotheliom des Rippenfells und/oder des Bauchfells dann als Berufskrankheit anzuerkennen, wenn es durch Asbeststaub verursacht wurde. Es braucht zur Anerkennung also keine Asbestose zu bestehen. Vielmehr ist der rechtliche Zusammenhang dann anzunehmen, wenn das Mesotheliom mit Wahrscheinlichkeit durch Asbest verursacht wurde. Diese Wahrscheinlichkeit ist in der Regel nur dann gegeben, wenn in unmittelbarer örtlicher Beziehung zum Mesotheliom Asbestnadeln in das Gewebe eingelagert sind. Dieser Nachweis ist in der Regel nur histologisch zu führen.

26) Bronchialkarzinom bei Teer-, Quarzstaub-, Benzol- und Asbeststaubexposition.

Gutachten für ein Sozialgericht im Unfallversicherungsrecht.

G. Reichel

Fragestellung

1. Leidet der Kläger A.B. an einer Berufskrankheit im Sinne der Anlage 1 (BeKV)?
2. Ist ggf. das bestehende Bronchialkarzinom auf eine Berufskrankheit ursächlich zurückzuführen?
3. Wurde das Bronchialkarzinom durch die berufliche Tätigkeit verursacht, und erfüllt das Leiden nach neueren Erkenntnissen die Merkmale einer Berufskrankheit (§ 551,2 RVO)?

Vorgeschichte

Der Versicherte A.B. war vom April 1951 bis Januar 1958 als Arbeiter in einem Steinbruch tätig. Während dieser Zeit hat eine gefährdende Quarzstaubexposition bestanden.
Seit Januar 1958 wurde er in einem Asphalt-Mischwerk, in dem Straßenasphalt hergestellt wurde, beschäftigt. Nach den Ermittlungen des Technischen Aufsichtsdienstes hatte er dabei Bitumen zusammen mit Kalksteinmehl und Zusätzen zu mischen. Der Bitumen wurde in flüssiger Form zugesetzt. In einer Übergangszeit von 1958 bis 1960 wurden dem Bitumen Steinkohlenteeröl und Teerdestillate zugesetzt.

Das Gemisch wurde bei 180° C verarbeitet, so daß mit der Entwicklung von bitumen- und teerhaltigen Dämpfen zu rechnen ist. Der Mischvorgang erfolgte seit etwa 1970 von einem zentralen Leitstand aus, der räumlich vom eigentlichen Mischer getrennt war, so daß seit 1970 ein nennenswerter Kontakt mit Gasen und Dämpfen nicht mehr bestanden hat.
A.B. hat außerdem gelegentlich Benzol in Unkenntnis seiner Gefährlichkeit zum Reinigen von Pumpen, Schläuchen und Rohrleitungen sowie Maschinenteilen benutzt, so daß während seiner Berufstätigkeit vorübergehend Benzolkontakt vorgelegen hat.
Für eine vom Kläger behauptete Asbeststaubexposition geben die Ermittlungen des Technischen Aufsichtsdienstes keine Hinweise.

Befund

Der 47jährige Mann in reduziertem Allgemein- und Ernährungszustand hat Anstrengungsdyspnoe. Seine Beschwerden bestehen in Atemnot bei geringster körperlicher Anstrengung verbunden mit Husten und Auswurf, Gewichtsverlust und Minderung der Leistungsfähigkeit. Seit 1951, also fast 30 Jahre lang, hat er 10–15 Zigaretten täglich geraucht.
Seit 1980 ist er Nichtraucher.

Atmungsorgane

An den Thoraxorganen findet sich der Zustand nach Pneumektomie links mit abgeschwächtem Atemgeräusch über der linken Brustseite.

Lungenfunktion

VC 2,5 l (–42%)
FEV 1,5 (–53%); FEV % 60%;
Rt 2,6 cm H_2O l^{-1} sec; IGV 3,2 l (–30%)
PaO_2 83; $PaCO_2$ 37; pH 7,43 (Ruhe)
PaO_2 81; $PaCO_2$ 37; Ph 7,4 (40 Watt)

Der Rö.-Befund des Brustkorbs zeigt eine weichteildichte homogene Verschattung des linken Hemithorax. Das Mediastinum einschließlich Trachea und Herz sind stark nach links verlagert. Die rechte Lunge ist in geringer Streuung von hauptsächlich mittelfleckigen und größeren rundlichen Herden durchsetzt. Es handelt sich um einen Fibrothorax links nach Pneumektomie bei Silikose q/q 1/1.
Der histologische Befund des Operationsresektates ergibt ein verhornendes Plattenepithelkarzinom. Im Tumorgewebe findet sich kein Hinweis für Silikose oder Asbestose, keine Asbestkörperchen.

Beurteilung

Der Kläger A.B. war von April 1951 bis Januar 1958 als Arbeiter in einem Steinbruch tätig. Während dieser Zeit hat eine gefährdende Quarzstaubexposition bestanden.
Ab Januar 1958 wurde er in einem Asphaltmischwerk an einer Anlage beschäftigt, in der Straßenasphalt hergestellt wurde. Nach den Ermittlungen des Technischen Aufsichtsdienstes hat seit dem Jahre 1960 nur noch Bitumen als Bindemittel Verwendung gefunden. Man muß jedoch unterstellen, daß in der Übergangszeit von 1958 bis 1960 dem Bitumen Steinkohlenteeröl, Erdöl und Teerdestillate zugefügt wurden.
Für die Beurteilung der Expositionsbedingungen ist von Bedeutung, daß der Mischvorgang seit etwa 1970 von einem zentralen Leitstand aus erfolgte, der räumlich vom eigentlichen Mischer völlig getrennt ist, so daß seit 1970 ein nennenswerter Kontakt mit Gasen und Dämpfen nicht mehr bestanden hat.
Von A.B. wird außerdem angegeben, daß er gelegentlich Benzol in Unkenntnis seiner Gefährlichkeit zum Reinigen von Pumpen, Schläuchen, Rohrleitungen und Maschinenteilen benutzt habe, so daß während seiner Berufstätigkeit auch eine Benzolexposition möglich war.
Er erkrankte im Februar 1980 an einem Bronchialkarzinom. Wegen des Karzinoms wurde eine Pneumektomie links durchgeführt.
Der jetzt 47jährige klagt über Husten, Auswurf und Atemnot. Es besteht der Zustand nach Pneumektomie links.
Die jetzt angefertigten Röntgenbilder lassen in Übereinstimmung mit den Vorbefunden erkennen, daß am 7.5.1980 ein verhornendes zentrales Plattenepithelkarzinom des linken Lungenoberlappenbronchus vorgelegen hat, welches am 2.7.1980 in einer Speziallungenklinik radikal entfernt wurde. Postoperativ bildete sich aus dem Sero-Pneumothorax ein Fibrothorax aus. Dieser ist seit dem 14.4.1981 nachweisbar und führt zu einer restriktiven Ventilationsstörung. Zum Zeitpunkt der Untersuchung finden sich keine Anhalte für ein Rezidiv des Krebsleidens.
Im übrigen bestehen in der verbliebenen Lunge Verschattungen, die unter Berücksichtigung der von 1951 bis Januar 1958 stattgefundenen Quarzstaubexposition in einem Steinbruch an das Vorliegen einer beginnenden Silikose denken lassen (q r 1/1).
Die Silikose hat nach ihrem röntgenologischen Bild und dem histologischen Untersuchungsbefund des resezierten Lungenteils nur eine geringfügige Ausdehnung, so daß ihr kein Krankheitswert zukommt. Die geringfügige Ausprägung der Silikose ist auch nicht geeignet, kardio-respiratorische Ausfallserscheinungen hervorzurufen, die zur Annahme einer MdE

Atmungsorgane

berechtigen. Aus diesem Grunde sind die Voraussetzungen zur Annahme einer Berufskrankheit im Sinne der Ziffer 4101 nicht erfüllt.

Zwischen dem operativ entfernten Bronchialkarzinom und der Silikose kann ein Ursachenzusammenhang nicht hergestellt werden. Dieses Problem war in der Vergangenheit Gegenstand vieler Untersuchungen und statistischer Ermittlungen.

Alle bisher vorliegenden klinischen und pathologisch-anatomischen Erfahrungen haben jedoch keinerlei Hinweis dafür ergeben, daß eine Silikose die Entstehung von Bronchial- oder Lungenkrebsen verursacht oder wesentlich begünstigt. Im vorliegenden Versicherungsfall scheidet also die Silikose als Teilursache des Bronchialkarzinoms aus.

Für eine vom Kläger behauptete Asbeststaubexposition geben die Ermittlungen des Technischen Aufsichtsdienstes und das Ergebnis der histologischen Untersuchung des Operationspräparates keinerlei Hinweis. Die jetzige Röntgenuntersuchung und die vorliegenden 12 Übersichtsaufnahmen seit dem Jahre 1980 lassen keinen Anhalt für asbestinduzierte Pleura- oder Lungenveränderungen erkennen. Nach der Berufsanamnese und dem vorliegenden klinischen Befund ist das Bestehen einer Asbestose in Verbindung mit Lungenkrebs (Ziff. 4104) nicht anzunehmen.

Möglicherweise hatte A. B. vorübergehend beim Säubern von Pumpen, Schläuchen, Rohrleitungen und Maschinenteilen Kontakt mit benzolhaltigen Dämpfen. Der klinische Befund läßt jedoch keinerlei Hinweis für eine akute oder chronische Vergiftung mit dieser Substanz erkennen. Benzol führt u. a. zu einer Schädigung des hämatopoetischen Systems, zu isolierter Thrombopenie und/oder Anaemie. Es sind auch Agranulozytosen und Leukämien sowie durch Gefäßwandschädigung bedingte hämorrhagische Diathesen beschrieben worden. Benzol gilt nicht als Bronchialkarzinomursache. Der vom Prozeßvertreter gemachte Einwand, Aminoverbindungen des Benzols könnten Blasenkrebs erzeugen, ist zwar richtig. Bei den Amino- und Nitroverbindungen des Benzols handelt es sich jedoch um eine Stoffgruppe, die weitgehend andere Eigenschaften als das Benzol aufweist. Die Berufskrankheitenverordnung wird dieser Tatsache dadurch gerecht, daß sie diese Erkrankungen unter Ziffer 1304 von den Erkrankungen durch Benzol oder seine Homologe (Ziffer 1303) trennt.

Zu prüfen wäre weiterhin, ob der Versicherte während seiner Berufstätigkeit mit anderen Stoffen Kontakt hatte, die geeignet sein konnten, ein Bronchialkarzinom wesentlich mitzubedingen. In diesem Zusammenhang muß daran erinnert werden, daß der Kläger von 1958–1960 in der Asphaltmischanlage als Bindemittel dem Bitumen wahrscheinlich ein Kohlenteeröl oder Erdöldestillat zugesetzt hat. Er war während dieser Zeit wahrscheinlich in gewissem Umfang Teerdämpfen ausgesetzt. Die Expositionsbedingungen haben sich bereits im Jahre 1960 insofern entscheidend verändert, als nur noch Bitumen Verwendung fand, das im Hinblick auf die krebserzeugende Wirkung anders als Teerstoffe zu beurteilen ist (1). Teerstoffe haben zweifellos eine krebserzeugende Wirkung. Schon seit 1775 ist bekannt, daß nach langem, intensiven Kontakt mit Teer- oder Teerprodukten sich ein Hautkrebs entwickeln kann (Skrotalkrebs der Kaminfeger). In Deutschland sind Hautkrebse oder zur Krebsbildung neigende Hautveränderungen durch Ruß, Rohparaffin, Teer, Anthrazit, Pech oder ähnliche Stoffe unter der Nr. 5102 in der Anlage der BeKV als Berufskrankheit aufgeführt. Die Ziffer 5102 betrifft jedoch nur Hautkrebse und ist auf das bei A. B. vorliegende Bronchialkarzinom nicht anwendbar.

Da die jetzt gültige Anlage 1 zur BeKV keine entsprechende Ziffer für das Bronchialkarzinom enthält, ist zu fragen, ob eine Entschädigung nach § 551, Abs. 2 möglich ist. Dazu müßten allerdings folgende Voraussetzungen erfüllt sein:

1. Die berufliche Einwirkung muß nach den Erkenntnissen der medizinischen Wissenschaft geeignet gewesen sein, ein Bronchialkarzinom wesentlich mitzuverursachen.

Atmungsorgane

2. A. B. muß einer Personengruppe angehören, die dieser Einwirkung bei der Arbeit in erheblich höherem Maße als die übrige Bevölkerung ausgesetzt war.
3. Die medizinischen Erkenntnisse müssen bei der letzten Ergänzung der Anlage 1 zur BeKV noch nicht in ausreichendem Maße vorgelegen haben oder ungeprüft geblieben sein.

Zu 1. Bei Verbrennung oder Destillation von Teer, Teerölen und anderem fossilen Material werden polyzyklische aromatische Kohlenwasserstoffe freigesetzt. Die Aufnahme solcher Kohlenwasserstoffe kann über die Haut und die Atmung erfolgen. Für viele der mehr als 100 Substanzen umfassenden Gruppe besteht starker Verdacht eines humankarzinogenen Risikos.

In der Diskussion spielt dabei das Benzo(a)pyren seit fast 50 Jahren wegen seiner leichten Nachweisbarkeit und seiner starken Karzinogenität im Tierversuch eine besondere Rolle. Das Benzo(a)pyren wird daher auch als leicht erfaßbare Leitsubstanz für die Beurteilung des Karzinomrisikos durch polyzyklische aromatische Kohlenwasserstoffe herangezogen.

Der seit langem bekannte und in der BK-Liste aufgeführte Hautkrebs bei Teerarbeiten geht auf den Einfluß von Ruß, an dem solche Substanzen adsorbiert sind, zurück. Das gilt jedoch zunächst ausschließlich für den Befall der Haut.

Zu 2. Epidemiologische Untersuchungen bei Asphaltarbeitern oder bei Arbeitern in Asphaltmischwerken, deren Ergebnisse ein erhöhtes Bronchialkarzinomrisiko annehmen lassen, gibt es nicht. Auf der anderen Seite liegen zahlreiche Berichte über eine Häufung von Bronchialkarzinomen bei Gasgeneratoren- und Kokereiarbeitern vor, die auf die Einwirkung polyzyklischer Kohlenwasserstoffe zurückgeführt werden. Aufgrund der in den Jahren 1936–1979 durchgeführten epidemiologischen Untersuchungen läßt sich allerdings auch bei dieser Personengruppe die Frage, ob und an welchem Arbeitsplatz die berufliche Exposition einen Lungenkrebs wesentlich mitverursacht, nicht eindeutig beantworten. Das hängt u. a. damit zusammen, daß diese Substanzen fast ubiquitär vorkommen. Diese Substanzgruppe ist der wichtigste krebserzeugende Stoff im Zigarettenkondensat, in Abgasen von Kraftfahrzeugen, Haushaltsöfen, Ölheizungen, Kohlenkraftwerken usw. In diesem Zusammenhang wird von einer atmosphärischen Verunreinigung, d. h. einer nichtberufsbedingten Benz(a)pyrenbelastung von 30–130 ng/m³ in der Stadt und von 10 ng/m³ auf dem Land berichtet, die im Winter unter schlechten klimatischen Bedingungen – Inversionslagen – bis auf 400 ng/m³ kurzfristig ansteigen kann.

Der wichtigste außerberufliche Emitent ist zweifellos das Zigarettenrauchen. So liefert 1 Zigarette etwa 25 ng/m³ Benz(a)pyren. Es besteht auch Einigkeit darüber, daß das Rauchen die häufigste exogene Lungenkrebsursache ist.

A. B., der über fast 30 Jahre etwa 10–15 Zigaretten täglich rauchte, hat nach unseren heutigen Erkenntnissen ein 8–12fach höheres Bronchialkarzinomrisiko als ein Nichtraucher.

Unter diesen Umständen ist es natürlich außerordentlich schwierig, ein mögliches berufsbedingtes Risiko von dem außerberuflichen Risiko abzugrenzen, selbst wenn es nach den bislang vorliegenden Untersuchungsergebnissen gewisse Anhaltspunkte dafür gibt, daß die Berufsgruppe der Kokereiarbeiter an bestimmten Betriebspunkten mit einer Schichtbelastung von über 30 000 ng/m³ an polyzyklischen aromatischen Kohlenwasserstoffen ein erhöhtes Bronchialkarzinomrisiko hat. Dieses übersteigt jedoch auch bei langjähriger Exposition kaum das 3fache nichtexponierter und liegt damit wesentlich niedriger als beim langjährigen Zigarettenraucher.

Atmungsorgane

Im vorliegenden Versicherungsfall ist außerdem darauf hinzuweisen, daß A. B. einer langjährigen, den Kokereiarbeitern vergleichbare Exposition nicht ausgesetzt war. Allenfalls in den Jahren von 1958 bis 1960 ist eine nennenswerte berufliche Belastung zu vermuten. Die bei der Zubereitung von Straßenbelägen an Teermischanlagen in der heutigen Form gemessenen Benzo(a)pyrenkonzentrationen liegen nach den Erfahrungen von Blome (1) unter 50 ng/m^3 und entsprechen damit etwa der Umweltbelastung. Hierbei ist allerdings zu beachten, daß diese Werte nur für solche Mischanlagen repräsentativ sind, die ausschließlich Bitumen verwenden. Vergleichbare oder ähnliche Arbeitsplatzbedingungen können für A. B. aber für den Zeitraum ab 1960, auf alle Fälle ab 1970 bis heute unterstellt werden. Wenn überhaupt ein Vergleich mit der Situation von Kokereiarbeitern angestellt werden kann, ist zu verlangen, daß die Exposition in vergleichbarer Höhe langjährig vorgelegen hätte. Dies war jedoch nicht der Fall.

Es ist daher nicht wahrscheinlich zu machen, daß zwischen der Berufstätigkeit von A. B. an der Asphaltmischanlage und seiner Erkrankung an einem Bronchialkarzinom ein ursächlicher Zusammenhang besteht.

Zu 3. Für Kokereiarbeiter haben die den Gesetzgeber beratenden Fachausschüsse die vorliegenden Erkenntnisse in der Zwischenzeit wiederholt überprüft. Nach ihrer Ansicht reichen die neu gewonnenen Erkenntnisse nur aus, ein Bronchialkarzinom bei teerexponierten Kokereiarbeitern teilursächlich auf die berufliche Tätigkeit zu beziehen. Herr A. B. zählt jedoch nicht zu dieser Risikogruppe. Eine mit den Kokereiarbeitern vergleichbare Belastung mit teerhaltigen Inhalationsstoffen hat nicht vorgelegen.

Die Fragen der Beweisanordnung vom 23. 8. 1982 sind wie folgt zu beantworten:

1. Bei A. B. besteht eine geringfügige Silikose, der kein Krankheitswert zukommt und die zu keiner Rückwirkung auf die kardio-respiratorische Funktion führt, so daß sich eine auf die Silikose zurückgehende Minderung der Erwerbsfähigkeit nicht begründen läßt.
Eine Asbeststaublungenkrankheit liegt bei A. B. nicht vor.
2. Die Silikose steht mit dem bei A. B. operativ entfernten Bronchialkarzinom in keinem ursächlichen Zusammenhang, weder im Sinne der Verursachung noch der wesentlichen Verschlimmerung.
Zwischen der angegebenen Benzolinhalation und dem Bronchialkarzinom kann ein Ursachenzusammenhang nicht hergestellt werden.
3. Es läßt sich nicht wahrscheinlich machen, daß das Bronchialkarzinom auf die berufsbedingte Einwirkung von Teerdämpfen an der Asphaltmischanlage zurückzuführen ist.

Kommentar

Polyzyklische aromatische Kohlenwasserstoffe, wie sie bei der Verbrennung und Destillation von Teer, Teerölen und anderem fossilen Material freigesetzt werden, gelten als karzinogen. Deshalb ist der Hautkrebs bei Teerarbeitern in die Liste der Berufskrankheiten aufgenommen. Zwar wird auch über die Häufung von Bronchialkarzinomen bei Gasgeneratoren- und Kokereiarbeitern berichtet, einigermaßen gesicherte ätio-pathogenetische Zusammenhänge liegen aber nicht vor. Andererseits sind polyzyklische Kohlenwasserstoffe die wichtigsten karzinogenen Inhaltsstoffe im Zigarettenkondensat, in Abgasen von Kraftfahrzeugen usw. Bei langjährigen Zigarettenrauchern mit hohem täglichen Zigarettenverbrauch ist mit größerer Wahrscheinlichkeit darin die Ursache eines Bronchialkrebses zu sehen als in entsprechender beruflicher Exposition. Selbst bei Kokereiarbeitern, bei denen an bestimmten Betriebspunkten ein erhöhtes Bronchialkarzinomrisiko anzunehmen ist, übersteigt dieses Risiko jedoch auch bei langjähriger Exposition kaum das dreifache nicht entsprechend exponierter Personen und liegt damit wesentlich niedriger als bei langjährigen Zigarettenrauchern.

Atmungsorgane

 ## Bronchialkarzinom bei beruflicher Zinkchromat- und Asbestexposition

Gutachten für eine Berufsgenossenschaft.

G. Reichel

Fragestellung und Vorgeschichte

1. Steht das bei dem Versicherten im Januar 1981 festgestellte Bronchialkarzinom mit der Berufstätigkeit in einem ursächlichen Zusammenhang?
2. Liegt eine Berufskrankheit vor?

Bei Herrn B. wurde im Januar 1981 wegen eines Bronchialkarzinoms die Resektion des linken Lungenunterlappens und eine anschließende Strahlentherapie durchgeführt. Der Allgemeinzustand des Versicherten ist nach Auskunft des Hausarztes in der Zwischenzeit so schlecht geworden, daß ihm eine gutachtliche Untersuchung nicht mehr zuzumuten ist.
In diesem Versicherungsfall ist zunächst zu prüfen, ob das Bronchialkarzinom ursächlich auf Arbeiten mit Zinkchromat zurückzuführen ist. Zinkchromat gilt als ein Stoff, der beim Menschen erfahrungsgemäß bösartige Geschwülste – Chromatkrebs – zu verursachen vermag.

Beurteilung

Zur Beurteilung der Zusammenhangsfrage sind die Arbeitsplatzbedingungen entscheidend. Der Versicherte hat in dem Zeitraum von 1974 bis 1979 gelegentlich mit einer Sprühdose Zinkchromat auf kleinere Flächen (100–500 cm²) aufgesprüht. Den Unterlagen ist ferner zu entnehmen, daß die vorgeschriebenen Schutzmaßnahmen angeordnet und auch – soweit bekannt – durchgeführt wurden. Über die näheren Expositionsbedingungen, besonders im Hinblick auf die am Arbeitsplatz auftretenden Konzentrationen von Zinkchromat, ist nichts bekannt. Nach der Arbeitsplatzschilderung muß man jedoch davon ausgehen, daß, wenn überhaupt, gelegentlich und nur in geringem Umfang ein inhalativer Kontakt mit Zinkchromat bestanden hat. Man wird in dieser Annahme noch dadurch bestärkt, daß sich in den Akten keine Hinweise für Gesundheitsstörungen finden, die auf die Einwirkung von nennenswerten Zinkchromatmengen zurückzuführen wären, wie z. B. Reizerscheinungen im Bereich der oberen Luftwege, der Haut oder Schleimhäute.
Im allgemeinen gilt zwar, daß bezüglich der Krebsentstehung durch Zinkchromate eine Schwellendosis nicht angegeben werden kann. Es besteht jedoch eine deutliche Dosis-Wirkungsbeziehung. Das bedeutet, daß zwar auch geringe Dosen von Zinkchromat die Entwicklung von bösartigen Tumoren begünstigen können, statistisch ist jedoch die Wahrscheinlichkeit hierfür geringer als bei der Einwirkung höherer Dosen. Das kommt auch in den epidemiologischen Studien an den in der Chromatindustrie Beschäftigten zum Ausdruck. Für das Bronchialkarzinomrisiko ist nach dieser Untersuchung wegen der zunehmend geringeren inhalativen Belastung ein rückläufiges Erkrankungsrisiko für den Zeitraum zwischen 1941 und 1960 zu beobachten. Das Morbiditätsrisiko betrug noch in dem Zeitraum von 1941–1945 das 29,9fache, im Zeitraum von 1956–1960 nur noch das 4,1fache des Risikos Nichtexponierter. Die mittlere Latenzzeit für die Krebsentstehung durch Chromate wird mit 15 Jahren bei einer Schwankungsbreite von 5–47 Jahren angegeben.
Bei der Beurteilung des beruflichen Karzinomrisikos ist im vorliegenden Versicherungsfall auch zu berücksichtigen, daß Herr B. 35 Jahre lang (von 1945 bis 1980) im Mittel 20 Zigaretten täglich geraucht hat. Für männliche Raucher liegt das Karzinomrisiko bei 20 Zigaretten/tgl. um das 17,5fache höher als beim männlichen Nichtraucher. Es übertrifft daher bei wei-

Atmungsorgane

tem das in der Chromatindustrie heute anzunehmende Krebsrisiko. Dabei muß noch berücksichtigt werden, daß dem statistischen Erkrankungsrisiko durch Zinkchromat nur solche Fälle zugrunde liegen, die eine wahrscheinlich wesentlich höhere inhalative Belastung mit Zinkchromat hatten, als im vorliegenden Fall. Schon allein die Tatsache, daß der Versicherte starker Raucher war, und nur in geringem Umfange Zinkchromat ausgesetzt war, spricht gegen die Wahrscheinlichkeit, daß das vorliegende Bronchialkarzinom wesentlich durch die berufliche Belastung mit Zinkchromat mitbedingt wurde.
Berücksichtigt man außerdem die Latenzzeit für die Krebsentstehung, so muß man feststellen, daß die mittlere Latenzzeit für einen Chromatlungenkrebs – 15 Jahre – im vorliegenden Versicherungsfall wesentlich unterschritten wird. Alle vorliegenden Erkenntnisse sprechen dafür, daß sich das Bronchialkarzinom bei B., begünstigt durch Zigarettenrauchen, unabhängig von der Zinkchromateinwirkung entwickelt hat. Die Förderung der Karzinomentwicklung durch Zinkchromat ist zwar möglich, aber nicht wahrscheinlich.
Herr B. hatte während seiner Berufstätigkeit auch kurzfristig Umgang mit asbesthaltigen Bremsbelägen. Da er diese gefeilt, geschliffen und geschmirgelt hat, muß auch die Einwirkung asbesthaltiger Feinstäube unterstellt werden, wenn auch über den Umfang und die näheren Belastungsumstände keine näheren Angaben vorliegen. Die versicherungsrechtliche Anerkennung eines Bronchialkarzinoms bei Asbestarbeiten ist nach dem derzeitig geltenden Recht nur möglich, wenn das Bronchialkarzinom in Verbindung mit einer Asbestose auftritt (Ziff. 4104). Die vorliegenden Unterlagen lassen jedoch nicht erkennen, daß neben dem Bronchialkarzinom in der Lunge Folgen einer Asbeststaubinhalation feststellbar waren. Es ist auch zu bedenken, daß die Latenzzeit zur Entwicklung eines asbestinduzierten Bronchialkarzinoms bei B. relativ kurz ist.
Die vorliegenden Untersuchungsergebnisse, die bei der Beurteilung des vorliegenden Versicherungsfalles zur Verfügung standen, sind relativ spärlich. Es fehlen sowohl Angaben über die Arbeitsplatzbelastung in quantitativer Hinsicht, als auch klinische Daten (z.B. Chromgehaltsmessungen im Blut und Urin, eingehendere Röntgenuntersuchungen der Thoraxorgane).
Es ist daher der Berufsgenossenschaft zu empfehlen, beim Ableben des Versicherten eine pathologisch-anatomische Untersuchung durchführen zu lassen. Dabei ist die Frage zu prüfen, ob ein erhöhter Chromgehalt im Lungengewebe nachweisbar ist, und ob sich bei histologischer und elektronenmikroskopischer Untersuchung des Lungengewebes Anhaltspunkte für Asbestinhalationsfolgen ergeben, die eine Entschädigung nach Ziff. 4104 ermöglichen.
Zusammenfassend ist somit zu den Fragen der Berufsgenossenschaft festzustellen:

1. Es läßt sich aufgrund der vorliegenden Untersuchungsbefunde, der Krankheitsvorgeschichte und der Berufsanamnese nicht wahrscheinlich machen, daß die Berufstätigkeit für das Karzinomleiden wesentlich teilursächlich war.
2. Eine Berufskrankheit im Sinne der Anlage 1 BeKV liegt nach den jetzigen Erkenntnissen nicht vor.

Kommentar

Wenn bei einem vorliegenden Bronchialkarzinom gutachtlich nicht wahrscheinlich zu machen ist, daß ein Chromatkrebs vorliegt oder zugleich eine Asbestose besteht, muß der Gutachter unter Umständen schon zu Lebzeiten der Berufsgenossenschaft die Durchführung einer Obduktion nach dem Tode empfehlen. In einem solchen oder in ähnlichen Fällen sollte der Gutachter die Berufsgenossenschaft darauf hinweisen, daß der Inhalt des Gutachtens dem Versicherten nicht zur Kenntnis gebracht werden darf.

Atmungsorgane

 ## Hartmetallfibrose (BK Nr. 4107)

Gutachten für eine Berufsgenossenschaft.

G. Reichel

Fragestellung

1. Leidet der Versicherte an einer durch Hartmetallstäube verursachten Lungenfibrose (Ziff. 4107)?
2. Seit wann liegt ggf. eine Berufskrankheit vor?
3. Wie hoch ist ggf. die durch die Hartmetallstaublunge hervorgerufene MdE zu bewerten?
4. Wann wird eine Nachuntersuchung empfohlen?

Vorgeschichte

Der Versicherte war von 1943–1949 in der Landwirtschaft beschäftigt, von 1950–1957 Hilfsarbeiter und Bauhelfer bei verschiedenen Baufirmen.
Seit 1957 ist er in einer Hartmetallfabrik beschäftigt. Er hat von 1957 bis etwa 1960 Werkzeugbestandteile aus vorgesintertem Material gepreßt, gefräst und geschliffen. Bei dieser Tätigkeit hat eine Staubexposition bestanden. Auch in den folgenden Jahren, in denen er aus Graphit Gußformen herstellte, mußte er immer wieder die aus vorgesintertem Material gepreßten Teile bearbeiten, so daß auch während dieser Zeit mit weiterer Hartmetallstaubexposition zu rechnen ist. Die fertiggestellten Graphitformen wurden mit Aluminiumoxyd beschichtet.
Im Januar 1981 traten erstmals Husten und Auswurf auf. Röntgenologisch wurde ein verdächtiger Lungenbefund festgestellt. In einem Krankenhaus wurde deshalb eine Lungenbiopsie durchgeführt. Die histologische Untersuchung ergab eine interstitielle Lungenfibrose. Im Biopsiematerial fanden sich außerdem Ablagerungen von Magnesium, Aluminium, Silicium, Phosphor, Schwefel, Chrom, Eisen, Titan und Wolfram. Die Zusammensetzung der Staubpartikel läßt unter Berücksichtigung der beruflichen Exposition auf Hartmetallstaubablagerungen in der Lunge als Ursache der Lungenfibrose schließen.

Befund

Der 53jährige Mann schildert seine Beschwerden als Husten, Auswurf und allgemeines Unwohlsein. Er raucht seit 20 Jahren etwa 20 Zigaretten täglich.
Der körperliche Untersuchungsbefund bot keine Auffälligkeiten. Über den Lungen fand sich seitengleicher Klopfschall und vesikuläres Atemgeräusch ohne katarrhalische Nebengeräusche.
Die Herz-Kreislauffunktion war bei regulärem elektrokardiographischem und röntgenologischem Herzbefund mit einem Blutdruck von 130/80 ausgeglichen. Hinweise für Rechtsherzüberlastung ergaben sich nicht.

Rö.-Übersichtsaufnahme der Brustorgane

Die Zwerchfelle stehen hoch, sind etwas unscharf konturiert. Bei vermehrter Strahlentransparenz ergibt sich in beiden Lungen eine streifig-unregelmäßig gefleckte Zeichnung im Sinne der Kategorie t 2/2. Die Hili sind nicht verdichtet. Angedeutete Pleuraauflagerungen bds. im Sinne der Kategorie 2a.
Der röntgenologische Befund ist für einen interstitiellen Lungenprozeß im Sinne einer beginnenden Lungenfibrose charakteristisch.

Lungenfunktionsprüfung

VC	3,2 l (−18%)
FEV	2,3 l (−20%)
FEV%	70%
Compliance	0,140 cm $H_2O\ l^{-1}$ sec
Rt	1,66 cm $H_2O\ l^{-1}$ sec
IgV	3,5 l

Beurteilung

Der Versicherte hat von 1957 bis 1960 und zeitweise auch in den folgenden Jahren in einer Hartmetallfabrik Werkzeugbestandteile aus vorgesintertem Material gepreßt, gefräst und geschliffen.

Atmungsorgane

Nach der Berufsanamnese sind die arbeitstechnischen Voraussetzungen zur Entwicklung einer Berufskrankheit im Sinne der Ziff. 4107 erfüllt.

Der Versicherte beobachtete Anfang 1981 erstmals Atembeschwerden mit Husten und Auswurf. Die Beschwerden, die sich indessen etwas gebessert haben, führten im November 1981 zu einer Untersuchung in einer Spezialklinik. Dort wurde eine interstitielle Lungenfibrose festgestellt. Im Biopsiematerial fanden sich Staubablagerungen aus Hartmetallstaubbestandteilen, die eine enge topographische Beziehung zu der Fibrose aufwiesen.

Bei unauffälligem körperlichen Untersuchungsbefund insbesondere der Atmungsorgane und des Herz-Kreislaufsystems ergibt sich röntgenologisch entsprechend den Vorbefunden in beiden Lungen eine unregelmäßige streifig-fleckige Zeichnung im Sinne der Kategorie t 2/2 mit angedeuteten Pleuraauflagerungen. Der Befund ist für einen interstitiellen Lungenprozeß im Sinne einer beginnenden Lungenfibrose charakteristisch.

Die funktionelle Untersuchung läßt eine restriktive Ventilationsstörung mit herabgesetzter Vitalkapazität und verminderter Compliance erkennen. Der bodyplethysmographische Untersuchungsbefund zeigt dagegen keine Auffälligkeiten. Auch die Arterialisierung des Blutes in Ruhe und während einer körperlichen Belastung muß als normal angesehen werden.

Der Versicherte hat also über mindestens 4 Jahre vorgesintertes Material bei der Hartmetallherstellung verarbeitet und war dadurch staubexponiert. Die arbeitstechnischen Voraussetzungen zur Entwicklung einer auf Hartmetall zurückgehenden Lungenfibrose sind also erfüllt.

Nach dem röntgenologischen und histologischen Lungenbefund besteht eine Lungenfibrose, die zu einer leichten restriktiven Ventilationsstörung mit herabgesetzter Vitalkapazität geführt hat.

Die Voraussetzungen zur Annahme einer Berufskrankheit im Sinne der Ziff. 4107 sind also gegeben.

Die auf die Berufskrankheit zurückgehende MdE ist seit der stationären Krankenhausaufnahme (7. 7. 1981) auf 20% zu schätzen. Eine Nachuntersuchung ist nach Ablauf von 2 Jahren angezeigt.

Toxisches Lungenoedem durch Reizgasinhalation (BK Nr. 1302)

Gutachten im Widerspruchsverfahren für eine Berufsgenossenschaft.

E. Fritze

Fragestellung

Wird durch Folgen der Berufskrankheit nach Wegfall der Arbeitsunfähigkeit im Sinne der Krankenversicherung eine MdE in rentenberechtigender Höhe verursacht?

Vorgeschichte

Aus dem Akteninhalt und den eigenen Angaben des P.P., geboren am 3. 7. 1923, ergibt sich, daß dieser am 7. 4. 19.. beim Abflammen einer Fußbodenbeschichtung in einem geschlossenen Raum den dabei entstan-

Atmungsorgane

denen Dämpfen ausgesetzt war. Schon während der Arbeit verspürte er Atemnot und Hustenreiz, kurz vor ihrer Beendigung trat Schüttelfrost auf und Benommenheit, und er mußte die Arbeit unterbrechen. Er fuhr aber noch mit seinem eigenen Kraftfahrzeug nach Hause und nahm den mitarbeitenden Kollegen mit, der die gleichen Symptome hatte und offenbar sich noch schlechter fühlte. Zu Hause kam es aber bei P. P. zu weiterer Verschlechterung und schließlich zu einer Art Kollaps, so daß er gegen 19.00 Uhr ins Krankenhaus eingewiesen wurde. Der Durchgangsarzt und der im Krankenhaus behandelnde Arzt berichten, daß erhebliche Atemnot und starker Hustenreiz, Benommenheit und Schwindelgefühl bestanden. Über beiden Lungen waren auskultatorisch mittelblasige Rasselgeräusche festzustellen. Die röntgenologische Durchleuchtung der Lungen zeigte beiderseits diffuse feinfleckige Infiltrationen. Das Krankheitsbild wurde als toxisches Lungenoedem durch die Einatmung von Dämpfen oder Gasen gedeutet, die beim Abflammen der Bodenbeschichtung frei wurden.

Die Herstellerfirma der Bodenbeschichtung gab an, daß darin zykloaliphatische Amine, Isozyanat und als Verdünnungsmittel Methylenchlorid enthalten waren.

Der Staatliche Gewerbearzt nahm an, daß die Intoxikation durch die kombinierte Einwirkung von Methylenchloriddämpfen und deren Zersetzungsprodukte (z. B. Phosgen) zustande kam.

Am Ende der 14tägigen Krankenhausbehandlung waren das Lungenoedem und das bronchitische Syndrom abgeklungen, und es fanden sich keine nennenswerten restriktiven oder obstruktiven Ventilationsstörungen mehr. Unabhängig von dieser Berufskrankheit fanden sich bei dem 52jährigen P. P. Hinweise für eine koronare Herzkrankheit mit linksventrikulären Erregungsrückbildungsstörungen im Elektrokardiogramm. Das ärztliche Gutachten aus dem behandelnden Krankenhaus nahm nach Wegfall der Arbeitsunfähigkeit keine meßbare Minderung der Erwerbsfähigkeit an, gegen den entsprechenden Bescheid der Berufsgenossenschaft erhob P. P. Widerspruch.

Bei röntgenologischen Untersuchungen einen Monat, sechs und etwa 12 Monate nach dem Ereignis wurde das Vorliegen eines „Lungenemphysems mit Zeichen einer chronischen Bronchitis bzw. einer Bindegewebsvermehrung" angenommen.

Bei der gutachtlichen Untersuchung waren der körperliche Untersuchungsbefund des etwas übergewichtigen 54jährigen Mannes unauffällig, röntgenologisch ergaben sich Hinweise für eine chronische Lungenüberblähung bei im übrigen unauffälligem Lungenbefund. Die Röntgenaufnahmen des Brustkorbs vom 1., 3. und 10. Tag nach dem Ereignis zeigten bei weitgehend unauffälligem Befund an den Zwerchfellen, am Herzen und an den großen Gefäßen in beiden Lungen, rechts mehr als links eine massive Durchsetzung mit linsengroßen weichen Fleckschatten, die im rechten Mittelfeld seitlich zu einer etwa haselnußgroßen Infiltration konfluierten. Am 3. Krankheitstag waren die Infiltrationen im wesentlichen unverändert, erschienen aber etwas dichter, die größere Infiltration im rechten seitlichen Mittelfeld war weitgehend verschwunden, dagegen war rechts infraclaviculär eine wolkige Trübung entstanden. Am 10. Tag nach dem Ereignis waren die Lungenveränderungen praktisch vollständig verschwunden, die Zeichnung des Lungengrundgerüstes erschien noch mäßig verstärkt.

Die Lungenfunktionsprüfung ergab keine Hinweise für eine obstruktive oder restriktive Belüftungsstörung und auch nach Provokation mit Azetylcholin keine überschießende bronchospastische Reaktion. Lediglich das thorakale Gasvolumen war etwas vermehrt. Alle hämatologischen und blutchemischen Untersuchungsbefunde hatten unauffällige Ergebnisse.

Beurteilung

Bei Herrn P. P. handelt es sich um einen jetzt 54jährigen, wenig übergewichtigen Mann, bei dem sich mit mäßiger Lungenblähung und gewissen Zeichen der allgemeinen Arteriosklerose im wesentlichen altersabhängige Veränderungen finden. P. P. erlitt am 7. 4. 19.. bei der Arbeit durch Inhalation von Dämpfen, die beim Abflammen einer aufgetragenen Bodenbeschichtung entstanden, eine Reizgasintoxikation der Atemwege wahrscheinlich durch Methylenchlorid oder seine Zersetzungsprodukte, möglicherweise unter Mitwirkung von Isozyanat. Er erkrankte innerhalb weniger Stunden relativ schwer mit den Zeichen eines toxischen Lungenoedems und kam in stationäre Krankenhausbehandlung. Die zu dieser Zeit gewonnenen Röntgenbilder der Lungen zeigen eindeutige Veränderungen im Sinne eines toxisch-entzündlichen Geschehens in den Lungen, wie sie durch Reizgasintoxikationen zu beobachten sind. Innerhalb weniger Tage bildeten sich diese Lungenveränderungen zurück, und schon bei der Krankenhausentlassung war die anfangs mäßig beeinträchtige Lungenfunktion wieder normal. Ein damals gewonnenes Elektrokardiogramm zeigte gewisse Verän-

Atmungsorgane

derungen im Sinne von Erregungsrückbildungsstörungen vorwiegend im Bereich des linken Herzens, wie sie die jetzt registrierten Kurven nicht mehr erkennen lassen.
Es ist mit großer Wahrscheinlichkeit anzunehmen, daß die am 7. 4. 19.. entstandene Berufskrankheit durch Inhalation toxischer Reizgase die Lungenveränderungen und wahrscheinlich auch den Herzbefund und das insgesamt schwere Krankheitsbild verursacht hat. Nach insgesamt etwa 7wöchiger Krankheitsdauer hat P. P. seine berufliche Tätigkeit wieder aufgenommen. Die Berufsgenossenschaft hat das Vorliegen einer Berufskrankheit mit Bescheid vom 9. 2. 19.. anerkannt, aber eine Verletztenrente nicht gewährt, weil die ärztlichen Untersuchungsbefunde und Gutachten keine verbliebene Funktionsstörung im Bereich der Lungen und des Herzens nachweisen ließen. Auch die jetzige gutachtliche Untersuchung bietet keinen Hinweis dafür, daß die anerkannte Berufskrankheit vom 7. 4. 19.. Auswirkungen auf den Gesundheitszustand hinterlassen hat. Die von P. jetzt noch geklagte Atemnot bei körperlichen Anstrengungen erklärt sich zwanglos mit den in Abhängigkeit vom Lebensalter vorhandenen Veränderungen, also mit Lungenblähung und gewissen Zeichen der beginnenden Gefäßsklerose. Es ist kein Grund anzunehmen, daß das Ausmaß dieser Lungenblähung durch die abgelaufene Berufskrankheit verursacht oder wesentlich mitverursacht wurde, wie auch der damalige Herzbefund heute mit elektrokardiographischer Untersuchung nicht mehr nachzuweisen ist.
Die gutachtlich gestellte Frage wird dahingehend beantwortet, daß nach Wegfall der Arbeitsunfähigkeit im Anschluß an den Unfall vom 7. 4. 19.. bei P. P. keine Minderung der Erwerbsfähigkeit durch die anerkannte Berufskrankheit mehr bestand.

Kommentar

Akutes Lungenoedem durch Reizgase, so durch Halogenkohlenwasserstoffe, Stickoxyde, Fluor-, Chlor- und andere Verbindungen werden nach der Liste der Berufskrankheiten als Berufskrankheit oder als Unfall anerkannt, wenn die Substanz in der Liste nicht aufgeführt ist. In der Regel hinterlassen die oft schweren Krankheitsbilder aber keine Dauerfolgen, also zum Beispiel verbleibende Ventilationsstörungen, deshalb ist auch keine Minderung der Erwerbsfähigkeit nach Abschluß der Behandlung und Wiederaufnahme der Berufstätigkeit anzunehmen.

Atmungsorgane

 Unfallbedingtes postthrombotisches Syndrom, pulmonaler Hochdruck durch rezidivierende Lungenembolien.

Gutachten für eine Berufsgenossenschaft.

W. Jaedicke

Fragestellung

Welche Folgen des Unfalles vom 5. 3. 80 liegen bei B. T., geb. am 15. 10. 1927, auf internistischem Fachgebiet vor, und wie weit mindern sie die Erwerbsfähigkeit?

Vorgeschichte

Der jetzt 55 Jahre alte Mann war bis zum Unfall am 5. 3. 80 mit schwerer körperlicher Arbeit in der Landwirtschaft beschäftigt. An Vorerkrankungen ergeben sich eine 1945 durchgemachte Lungenentzündung, 1956 operative Entfernung eines Oxalatsteines aus dem Harnleiter, etwa seit 1955 Knie- und Schulterschmerzen, vom Hausarzt als Verschleißerkrankung gedeutet. Mehrere Berufsunfälle beim Umgang mit Bullen ohne bleibende Folgen.
Am 5. 3. 80 erlitt Herr B. T. einen Berufsunfall beim Verladen von Bullen mit einer Oberschenkelprellung rechts, Gesäßprellung links mit Blutergüssen und Schulterprellung rechts. Herr B. T. lag dann im April und Mai 1980 wegen einer akuten Lungenembolie, die sich mit einer Synkope manifestierte, im Krankenhaus, wo als Emboliequelle eine ausgedehnte Thrombophlebitis im Bereich der rechten unteren Extremität festgestellt wurde. Bereits damals bestand Verdacht auf einen Zusammenhang mit dem erst 5 Wochen zurückliegenden Unfall. Sowohl der Hausarzt wie auch die Ärzte einer Klinik, wo Herr T. im März 1982 zur Implantation eines Herzschrittmachers bei Sinusknotensyndrom war, bestätigten diesen Zusammenhang zwischen den Lungenembolien und dem Unfall vom März 1980. Ein chirurgisches Gutachten zu dieser Zusammenhangsfrage kam aber zu einem anderen Ergebnis. Das wurde damit begründet, daß im Durchgangsarztbericht nur eine Oberschenkelprellung, aber keine des Unterschenkels erwähnt war, außerdem wurde das zeitliche Intervall von mehreren Wochen zwischen Unfall und erster ärztlicher Behandlung wegen Unterschenkelthrombophlebitis geltend gemacht.
B. T. schildert, daß er bei dem Unfall von einem Bullen in die Luft geschleudert wurde und sowohl auf den Unter- wie auch Oberschenkel sehr hart aufprallte. Da das gesamte Bein blau war, erfolgte Vorstellung beim D-Arzt zur Objektivierung des Unfalles. Trotz starker Schmerzen, die etwa ab 3. Tag vor allem in der rechten Wade bestanden, arbeitete er in seinem Betrieb aber weiter. Innerhalb der nächsten Wochen kam es zu zunehmender Belastungsdyspnoe bei nur geringer Schwellung des rechten Beines. Wegen dieser Belastungsdyspnoe nahm er schließlich Urlaub. Am Urlaubsort am 9. 4. 80, ca. 4 Wochen nach dem Unfallereignis, kam es zu einer Synkope. Bei der Krankenhausbehandlung war das rechte Bein stark geschwollen, so daß eine chirurgische Thrombektomie erwogen wurde. In den folgenden Monaten war T. überwiegend bettlägerig wegen der starken Beinschwellung rechts, den ersten Arbeitsversuch etwa 1 Jahr später mußte er wegen massiver Belastungsdyspnoe abbrechen.

Beschwerden

Atemnot bereits nach 2 Etagen Treppensteigen, so daß er stehenbleiben müsse, dabei Druckgefühl auf der Brust, Schmerzen im rechten Bein (Wade und Kniekehle), im Laufe des Tages deutlich zunehmende Beinschwellung mit starkem Spannungsgefühl rechts.

Befund

Bei der körperlichen Untersuchung erhebliche Adipositas, konsistenzvermehrtes und geschwollenes rechtes Bein, objektiviert durch eindeutige Umfangsdifferenzen, keine äußerlich erkennbare Varikosis. Herz- und Lungenbefund klinisch unauffällig. Auch im EKG im wesentlichen unauffälliger Befund, speziell keine Rechtsbelastungszeichen. Röntgenologisch mäßig rechtsvergrößertes Herz bei unauffälligem Lungenbefund. Phlebographisch weitgehende Verlegung der tiefen Beinvenen rechts bis zur Leiste. Venendruckmessung: hochgradige Abflußstörung entsprechend einem postthrombotischen Syndrom Stadium III–IV nach May und Nissel. Beim Einschwemmkatheter bereits in Ruhe eindeutiger Befund einer zumindest mittelgradigen pulmonalen Hypertonie mit erheblicher Widerstandserhöhung: mittlerer Pulmonalisdruck 38, mittlerer Pulmonalkapillardruck 12 und mittlerer Vorhofdruck rechts 12 mm Hg, bei einem auf 3,8 l/min ernied-

Atmungsorgane

rigten Herzminutenvolumen, daraus errechneter Pulmonalarteriolenwiderstand von dem 4fachen der Norm. Hämodynamisch somit rechtsventrikuläre Ruheherzinsuffizienz bei zumindest mittelschwerer pulmonaler Hypertonie. Lungenfunktionsprüfung (Spirometrie und Bodyplethysmographie): Normalwerte. Lungenszintigramm: sehr ausgedehnte Perfusionsausfälle rechts, links nur einzelne fragliche Ausfälle.

Beurteilung

An wesentlichen, die Leistungsfähigkeit des B. T., wie auch seine gesundheitliche Zukunft bestimmenden Erkrankungen, konnten festgestellt werden:

1. eine zumindest mittelgradige pulmonale Hypertonie, also Drucksteigerung im Lungenkreislauf, bedingt durch eine erhebliche Widerstandserhöhung im Pulmonalkreislauf bei klinisch und durch entsprechende Labormethoden ausgeschlossener Lungenfunktionsstörung,
2. eine schwere Blutabflußstörung im rechten Bein, die sich morphologisch dokumentiert durch einen Verschluß großer Venenabschnitte durch Thrombosen.

Zu der unter 1. genannten Gesundheitsstörung ist anzumerken, daß ein solcher Lungenhochdruck auf drei Wegen zustandekommen kann: erhöhte Strömungswiderstände in den Atemwegen mit dadurch reduzierter Belüftung der Lungenoberfläche und entsprechend reduziertem Sauerstoffgehalt im arteriellen Blut (Cor pulmonale alveolare), durch vernarbende bzw. infiltrierende Prozesse im Lungengewebe mit einer dadurch erhöhten Versteifung und Schrumpfung der Lunge bzw. mangelnder Entfaltbarkeit, was zusammen mit der dadurch bedingten mangelnden Belüftung der Alveolen ebenfalls zu einer Erniedrigung des Sauerstoffdrucks im Blut führt (Cor pulmonale parenchymatosum) und als dritte Form ein Lungenhochdruck durch direkte Veränderungen an den Lungengefäßen (Cor pulmonale vasculare). Da Veränderungen der Lungen- und Atemwege bei Herrn T. ausgeschlossen werden konnten, handelt es sich zweifelsohne um ein Cor pulmonale vasculare, also Lungenhochdruck durch Gefäßveränderungen. Die häufigste Ursache hierfür sind rezidivierende Lungenembolien, also in die Lungenstrombahn verschleppte Blutgerinnsel, wogegen angeborene Formen und erworbene Formen, beispielsweise durch bestimmte Medikamente, ausgesprochen selten sind. Da Herr T. bis zum Unfallzeitpunkt bei seiner schweren körperlichen Arbeit in der Landwirtschaft voll arbeitsfähig war und erste Symptome dieses pulmonalen Hochdrucks in Form einer zunehmenden Atemnot bei Anstrengungen erst nach dem Unfall auftraten, hat sich diese Erkrankung also erst nach dem Unfall manifestiert, so daß eine angeborene Form (typisches Manifestationsalter 15. bis 20. Lebensjahr) ausgeschlossen ist. Bei Herrn T. liegt eine klassische Emboliequelle, von der aus Blutgerinnsel in die Lunge verschleppt werden können, nämlich eine ausgedehnte ältere Thrombose am rechten Bein, vor. Von da her muß zwischen diesem Lungenhochdruck einerseits und der Blutabflußstörung am rechten Bein (postthrombotisches Syndrom) andererseits ein ursächlicher Zusammenhang angenommen werden. Dieser Zusammenhang wird stark gestützt durch das für abgelaufene Embolien typische Lungenszintigramm.

Somit bleibt nur noch zu erörtern, ob zwischen Unfall und postthrombotischem Syndrom am rechten Bein ein ursächlicher Zusammenhang besteht. Für einen solchen Zusammenhang spricht von vorneherein, daß die Thrombose oder wie sie medizinisch nicht ganz korrekt in den Vorgutachten bezeichnet wurde, die Thrombophlebitis, im Unfallzusammenhang entstanden ist. Der Argumentation des Vorgutachters, daß nach dem Durchgangsarztbericht lediglich der Oberschenkel, nicht aber der Unterschenkel geprellt bzw. gequetscht wurde und deswegen eine unfallbedingte Thrombophlebitis nicht im ganzen Bein entstehen konnte, ist nicht zu folgen. Zum einen hat B. T. glaubhaft geschildert, daß bei dem Unfall das gesamte Bein durch die Stürze verletzt wurde („übersät mit blauen Flecken"). Zum anderen kann sich die Thrombosierung einer Vene auch nach distal, also entgegen dem Blutstrom ausgebreitet haben, wenn sie primär am Oberschenkel entstanden ist. Außerdem ist eine andere Ursache für das Auftreten einer tiefen Venenthrombose als der Unfall nicht ersichtlich, sei es eine vor dem Unfall bestehende Venenerkrankung, sei es eine nach dem Unfall unabhängig von diesem aufgetretene Venenschädigung.

Auch das mehrwöchige Intervall zwischen Unfall und erster Hausarztkonsultation ist kein Gegenargument gegen den ursächlichen Zusammenhang. Insbesondere hat der vorbegutachtende Chirurg die zwischenzeitlich von B. T. empfundenen Beschwerden überhaupt nicht gewürdigt. Diese sind aber sehr charakteristisch für eine sich allmählich entwickelnde Thrombose im rechten Bein, die dann bei der Krankenhausaufnahme am Urlaubsort ca. 6 Wochen später eindeutig festgestellt wurde. Dabei ist es für die abschließende Beurteilung der Arbeitsfähigkeit von relativ untergeordneter Bedeutung, ob es sich in den ersten Wochen um eine relativ leichte Venenthrombose mit nur geringer Abflußstörung gehandelt hat und dadurch relativ geringer Symptomatik, oder aber um einen relativ indolenten oder ungewöhnlich arbeitswilligen Menschen, wobei nach der Persönlichkeit des B. T. eher diese zweite Annahme berechtigt ist. Entscheidend für den gesundheitlichen Zustand des B. T., seine weitere Arbeitsfähigkeit und für die Prognose ist der Hochdruck im Lungenkreislauf, der auch aus relativ diskreten Thrombosen entstanden sein kann. In diesem Zusammenhang ist es bemerkenswert, daß sich sowohl die Symptome des Lungenhochdrucks wie auch der Venenthrombose rechts etwa simultan entwickelt haben, so daß schließlich die Arbeitsunfähigkeit durch die Atemnot als Ausdruck der rezidivierenden Lungenembolien bedingt wurde und weniger durch die Schwellung des rechten Beines.

Die traumatische Entstehung der Thrombose kann sowohl durch direkte Schädigung des Venensystems bedingt gewesen sein oder aber auch durch die erzwungene Ruhigstellung des Beines infolge der verletzungsbedingten Schmerzen, wobei am wahrscheinlichsten eine Kombination dieser beiden Mechanismen ist.

Zusammenfassend ist also zwischen Lungenhochdruck und postthrombotischem Syndrom am rechten Bein ein ursächlicher Zusammenhang durch von dort ausgehende rezidivierende Lungenembolien mit weitgehender Verlegung der Lungenstrombahn anzunehmen. Die Venenthrombose wiederum ist als direkte Unfallfolge aufzufassen, belegt durch einen ausreichend engen zeitlichen Zusammenhang, belegt durch Brückensymptome und fehlenden Hinweisen für eine andere Emboliequelle. Für diesen Zusammenhang spricht auch der enge zeitliche Zusammenhang zwischen ersten Symptomen des Lungenhochdrucks und dem vorausgegangenen Unfall.

Beurteilung der weiteren Erwerbsfähigkeit

Der Lungenhochdruck hat zu einer so erheblichen Belastung des rechten Herzens geführt, daß die rechte Herzkammer jetzt nicht mehr in der Lage ist, dokumentiert durch den Einschwemmkatheter, unter Ruhe-Bedingungen ein normales Pumpvolumen aufrechtzuerhalten. Bei einem Zeitraum von 2½ Jahren zwischen ersten Lungenembolien und Begutachtung ist mit keiner wesentlichen Rückbildung der Gefäßveränderungen im Lungenkreislauf zu rechnen, auch bei adäquater Behandlung (Antikoagulation oder Sperrmaßnahmen in den großen Venen), so daß der jetzige Zustand als Dauerzustand anzusehen ist. Bei der hochgradig eingeschränkten Leistungsbreite des Herzens besteht damit unfallbedingte Berufs- und Erwerbsunfähigkeit auf Dauer und eine MdE durch Unfallfolgen von 100%.

Atmungsorgane

Kommentar

Traumabedingte tiefe Venenthrombosen mit nachfolgenden Lungenembolien sind relativ häufige Unfallfolgen. Dabei können die Symptome auch einer ausgedehnten Thrombose zunächst hinter den direkten Verletzungsfolgen über längere Zeit verborgen bleiben und sich beispielsweise häufig erst beim Aufstehen und damit stärkerer Belastung des Venensystems manifestieren oder aber zunächst auch als Primärsymptome eine Lungenembolie hervorrufen. Die Erkennung der zur Diskussion stehenden Erkrankung bedarf einer adäquaten Diagnostik, die sowohl die anatomischen Verhältnisse wie die Funktionseinbuße des erkrankten Organs erfaßt. Phlebographie und Venendruckmessung lassen den Schweregrad und die Auswirkungen erfassen. Für die Lungenembolie ist die Einschwemmkatheteruntersuchung mit Bestimmung von Pulmonalkapillardruck, Pulmonalarteriendruck und Herzminutenvolumen zur Festlegung des Pulmonalarteriolenwiderstandes die Methode der Wahl, wobei eine pulmonalbedingte Hypertonie durch entsprechende Lungenfunktionsuntersuchungen ausgeschlossen werden muß.

Die Methode zur Darstellung der Gefäßveränderungen der Lungenstrombahn ist die Pulmonalisangiographie. Dabei handelt es sich jedoch um eine belastendere und gefährlichere Methode als die genannten Verfahren, so daß man sich mit dem Ausschluß anderer Lungenhochdruckanalysen begnügen darf. Das Lungenszintigramm ist sehr unspezifisch und nur bei eindeutig größeren segmentalen Ausfällen aussagefähig.

 ## Postthrombotisches Syndrom nach multiplen Prellungen, Tod durch multiple Lungenembolien nach fast 20 Jahren.

Gutachten zur Zusammenhangsfrage für eine Berufsgenossenschaft.

E. Fritze

Fragestellung

Das nach Aktenlage zu erstattende Gutachten soll die Frage beantworten, ob der Unfall vom 12. 1. 1961 mit Wahrscheinlichkeit die alleinige oder eine wesentlich mitwirkende Ursache für den Tod des G. H. am 10. 5. 1980 war.

Vorgeschichte

G. H. erlitt am 12. 1. 1961 durch Arbeitsunfall eine Prellung der linken Brustkorbhälfte mit Frakturen der 8. und 9. Rippe bei sekundärem Brustfellerguß, eine Kopfprellung und Prellungen des linken Oberschenkels, beider Kniegelenke und beider Fußgelenke. Die Folgen dieses Unfalles wurden durch Bescheid der Berufsgenossenschaft vom 15. 8. 1961 mit der Bemerkung anerkannt, „die Beweglichkeit im linken Fußgelenk ist behindert, es besteht eine geringe Druckempfindlichkeit und eine örtliche Gelenkschwellung". Die Minderung der Erwerbsfähigkeit durch Unfallfolgen wurde von zunächst 40%, später 30%, schließlich durch Bescheid vom 15. 1. 1963 auf 10% reduziert. Als Unfallfolge wurde in diesem Bescheid lediglich „eine geringe Pleuraschwiele im Bruchbereich" angeführt.

Mehr als 8 Jahre später, nämlich im Mai 1971 kam G. H. in die stationäre Behandlung einer Universitätsklinik wegen „tachykarder Rhythmusstörung" bei Verdacht auf Lungenembolie und zerebrale Ischämie. Dabei bestand zugleich eine Thrombophlebitis des linken Unterschenkels und des linken Armes, später auch des rechten Unterschenkels, aber auch Bluthochdruck, Diabetes mellitus und Hyperurikämie. Im Oktober 1971 war erneute stationäre Behandlung erforderlich wegen

Atmungsorgane

einer Thrombose der Vena axillaris rechts. Der rechte Arm war erheblich geschwollen, gerötet und bewegungsschmerzhaft. Bei der diagnostischen Suche nach einer Ursache der Thromboseneigung fand sich lediglich bei einer Urographie eine „stumme Niere" links.

Im März 1974 wurde aus der gleichen Medizinischen Universitätsklinik ein Gutachten mit den Diagnosen erstattet: Rechtsbelastung des Herzens, postthrombotisches Syndrom des linken Unterschenkels, Zustand nach zerebraler Minderdurchblutung bei Kreislaufstillstand durch Lungenembolie, chronische Pyelonephritis mit Niereninsuffizienz, Diabetes mellitus, Hyperurikämie. Es wurde argumentiert, „somit bestanden Thrombosen und postthrombotische Syndrome an beiden Beinen und besonders am linken Bein ununterbrochen seit dem 1961 erlittenen Unfall, bei dem es zu einer Prellung und zur Distorsion der Fußgelenke kam". „Die Lungenembolien und die dadurch hervorgerufenen Gesundheitsstörungen sind Folge des Unfalles, ... als Folge einer Rezidivthrombose bei postthrombotischem Syndrom des linken Beines ist es jetzt zu rezidivierenden Lungenembolien und zur Rechtsbelastung des Herzens gekommen." Die Minderung der Erwerbsfähigkeit wurde zunächst auf 100%, dann auf 60% und schließlich ab März 1974 wegen der eingetretenen Besserung auf 40% geschätzt. „Dabei ist zu berücksichtigen, daß erneut auftretende Störungen in Form einer Embolie oder einer Herzinsuffizienz im weiteren Verlauf zu einer höheren MdE führen können," wurde erläutert.

Der Bescheid der Berufsgenossenschaft vom 24. 7. 1974 mit der zusätzlichen Anerkennung des „postthrombotischen Syndroms am linken Unterschenkel, rezidivierender Lungenembolien und Rechtsbelastung des Herzens" mit einer MdE von 40% führte zum Klageverfahren und durch Urteil eines Sozialgerichtes vom 30. 6. 1976 zur Anerkennung einer MdE von 80% wegen:

1. Rechtsbelastung des Herzens, Cor pulmonale
2. postthrombotisches Syndrom beider Beine, Zustand nach zerebraler Minderdurchblutung bei Kreislaufstillstand durch Lungenembolie mit Störungen der geistigen Leistungsfähigkeit im Antriebs- und Gemütsverhalten, chronische Pyelonephritis mit Niereninsuffizienz nach Dauerkatheter.

Am 17. 4. 1980 kam G. H. mit den Zeichen ausgeprägter Rechtsherzinsuffizienz in stationäre Krankenhausbehandlung und verstarb am 10. 5. 1980. Das Gutachten des Prof. Dr. R., erstattet auf der Grundlage der am 12. 5. 1980 durchgeführten Obduktion, beschreibt als pathologisch-anatomische Diagnosen:

Alte, organisierte Thromben in den Unter- und Oberschenkelvenen links mit ausgeprägten Zeichen der chronisch-venösen Insuffizienz im linken Unterschenkelbereich,

rezidivierte alte und frischere Thromboembolien in allen Lungenarterienhauptästen,

ausgeprägte Hypertrophie und starke Dilatation beider Herzkammern und Vorhöfe,

Zeichen der akuten und chronischen Blutstauung im kleinen und großen Kreislauf,

Narbenzustand nach Herzhinterwandinfarkt,

pyelonephritische Schrumpfniere links,

Arterio-Arteriolosklerose der rechten Niere.

„Da eine Kausalkette zwischen Unfalltrauma, Beinvenenthrombosen, rezidivierten Lungenembolien und schließlich dem Eintritt des Todes im Herzversagen gegeben ist, stellt der Unfall vom 12. 1. 1961 eine wesentlich mitwirkende Ursache für den Tod dar."

Beurteilung

Der am 3. 12. 1911 geborene G. H. verstarb also am 10. 5. 1980 im Alter von 68 Jahren unter den Zeichen des nicht zu beherrschenden Herzversagens, nachdem er am 17. 4. 1980 mit den Symptomen ausgeprägter Atmungs- und Rechtsherzinsuffizienz in stationäre Behandlung gekommen war. Durch den Arbeitsunfall vom 2. 1. 1961 erlitt G. H. Prellungen des Brustkorbs mit Rippenbrüchen und Ausbildung eines Brustfellergusses, eine Prellung des Kopfes und Prellungen des linken Oberschenkels, beider Kniegelenksbereiche und beider Fußgelenksbereiche.

Im Jahre 1971 kam es im Zusammenhang mit einer ausgeprägten Thromboseneigung an beiden Beinen, aber auch im Bereich des rechten Armes zu einer Lungenembolie mit zeitweiligem Kreislaufstillstand, daraus resultierender Hirndurchblutungsstörung und Nierenversagen. Bei der diagnostischen Suche nach einer Ursache der Thromboseneigung wurde urographisch eine „stumme Niere" links beobachtet, schließlich wurde bei den mehrfachen stationären Behandlungen in einer medizinischen Universitätsklinik das Bestehen eines Diabetes mellitus und einer Hyperurikämie festgestellt. Das aus dieser Klinik im März 1974 erstattete Gutachten kam zu der Beurteilung, daß das im Mai 1971 manifest gewordene schwe-

Atmungsorgane

re Krankheitsbild durch eine Lungenembolie mit akuter Herzinsuffizienz und Herzrhythmusstörungen hervorgerufen wurde. Als Ausgangspunkt der Lungenembolie wurde eine tiefe Beinvenenthrombose angesehen, zumal bei der Krankenhausaufnahme eine Schwellung des linken Unterschenkels bis zum Knie und Zeichen eines postthrombotischen Syndroms bestanden. Nach vorübergehender Besserung kam es im weiteren Verlauf wiederholt zu rezidivierenden Lungenembolien mit schweren Störungen der Atmung und des Kreislaufs, und im Juni 1971 mußte G. H. deswegen über fast 14 Tage beatmet werden. Bei der während der langdauernden Bewußtlosigkeit notwendigen Dauerkatheterisierung entstand ein aufsteigender Harnwegsinfekt, der trotz entsprechender Behandlung nicht beherrscht werden konnte. Die Thrombose des linken Beines wurde ursächlich im Zusammenhang mit dem Unfall vom 12. 1. 1961 gesehen. Mit Bescheid der Berufsgenossenschaft vom 24. 7. 1974 über die Anerkennung des postthrombotischen Syndroms am linken Unterschenkel, zeitweise wiederkehrender Lungenembolien und Rechtsbelastung des Herzens sowie durch das Urteil des Sozialgerichtes vom 30. 6. 1976 wurde diese Beurteilung rechtswirksam. G. H. erhielt zunächst die Vollrente und später eine Rente nach einer MdE von 80%.
1978 wurden durch Bescheid der Berufsgenossenschaft zusätzlich auch Störungen der geistigen Leistungsfähigkeit im Antriebs- und Gemütsverhalten anerkannt.
Am 17. 4. 1980, zu diesem Zeitpunkt 68 Jahre alt, wurde G. H. mit den Zeichen einer schweren Rechtsherzinsuffizienz in ein Krankenhaus aufgenommen, wo er am 10. 5. 1980 verstarb. Die von Prof. Dr. R. durchgeführte Obduktion und gutachtliche Beurteilung des Zusammenhanges des zum Tode führenden Leidens mit dem Unfall vom 12. 1. 1961 ergab die Bestätigung, daß G. H. in einer Insuffizienz des Herzens und des Kreislaufs sowie der Atmung verstarb. Es bestätigte sich das Vorliegen von älteren und frischeren Thrombosen im Bereich des linken Beines, die mit großer Wahrscheinlichkeit zu den zum Zeitpunkt des Todes nicht mehr ganz frischen Thromboembolien in alle Lungenarterienhauptäste geführt hatten. Im Bereich des kleinen und des großen Kreislaufes fanden sich die Zeichen der akuten und chronischen Blutstauung. Die zu Lebzeiten beobachtete „stumme Niere links" entsprach einer pyelonephritischen Schrumpfniere. Der Gutachter sah die Rechtsherzinsuffizienz mit erheblicher Ausweitung der rechten Herzkammer und Überdehnung der Trikuspidalklappe als führendes Geschehen an. In Übereinstimmung mit der gutachtlichen Beurteilung aus der Medizinischen Universitätsklinik sah er das Unfalltrauma aus dem Jahre 1961 als wesentliche Ursache der Entstehung der Beinvenenthrombose an. Auch der bei der Obduktion festgestellte und zu Lebzeiten offenbar unbemerkt abgelaufene Herzhinterwandinfarkt könne „auch als Folgeschaden der Rechtsherzbelastung angesehen werden". Ausdrücklich wurde aber betont, daß „zumindest in der Entwicklung der koronaren Insuffizienz und auch als Ursache für den abgelaufenen Herzinfarkt ein Zusammenhang zu den abgelaufenen Lungenembolien hergestellt werden könne", da die Einschränkung der Lungenfunktion bzw. der im Zusammenhang mit einer Lungenembolie aufgetretene Blutdruckabfall eine Sauerstoffminderversorgung des Herzmuskels bei bestehender Koronararteriosklerose habe provozieren können. Prof. Dr. R. kommt zu der gutachtlichen Schlußfolgerung, „da eine Kausalkette zwischen Unfalltrauma, Beinvenenthrombosen, rezidivierten Lungenembolien und schließlich dem Eintritt des Todes im Herzversagen zu konstruieren ist, stellt der Unfall vom 12. 1. 1961 eine wesentlich mitwirkende Ursache für den Tod dar".
Dieser gutachtlichen Beurteilung ist auch aus meiner Sicht zuzustimmen. Das in den Akten dargestellte Krankheitsgeschehen des G. H. seit dem Unfall vom 12. 1. 1961, dazu die rechtswirksam erteilten Bescheide über den ursächlichen Zusammenhang der linksseitigen Beinvenenthrombose mit dem Unfall machen es sehr wahrscheinlich, daß auch die seit 1971 rezidivierend aufgetretenen Lungenembolien und die sich daraus entwickelnde Rechtsherzin-

Atmungsorgane

suffizienz Unfallfolgen sind. Allerdings ist an keiner Stelle in den Akten erwähnt, daß es unmittelbar im Zusammenhang mit oder nach dem Unfall, bei welchem G. H. ohne Frage Prellungen beider Beine und Gelenksdistorsionen erlitt, zum ersten Auftreten eines thrombotischen Geschehens gekommen ist. Durch die versicherungsrechtliche Anerkennung unter anderem mit dem Urteil des Sozialgerichtes ist aber davon auszugehen, daß die im weiteren Verlauf aufgetretenen Beinvenenthrombosen im ursächlichen Zusammenhang mit dem Unfall standen. Dann sind aber auch die im Jahre 1971 wiederholt aufgetretenen Lungenembolien und der dabei mehrfach eingetretene Kreislaufstillstand mit Hirndurchblutungsstörung, schließlich aber auch die sich daraus entwickelnde Rechtsherzinsuffizienz im Sinne eines Cor pulmonale mit Wahrscheinlichkeit als Unfallfolge anzusehen. Es sei dahingestellt, ob und welche Bedeutung das zeitweise erhebliche körperliche Übergewicht, die allgemeine Arteriosklerose, die diabetische Stoffwechselstörung, die Koronararteriosklerose und Narbe nach Herzhinterwandinfarkt für den schließlich eingetretenen Tod haben. Es ist aber mit Wahrscheinlichkeit anzunehmen, daß die Folgen des Unfalltraumas vom 12. 1. 1961 mit rezidivierenden Beinvenenthrombosen und chronischem Status varicosus mit rezidivierenden Lungenembolien und schließlich sich entwickelnder Rechtsherzinsuffizienz wesentliche Mitursache für den am 10. 5. 1980 eingetretenen Tod unter dem Bilde der globalen Herzinsuffizienz und Atmungsinsuffizienz des zu diesem Zeitpunkt 68 Jahre alten G. H. waren.

Kommentar

Zwar ist medizinisch nicht belegt, daß es unmittelbar im Zusammenhang mit oder nach dem Unfall, der zu Prellungen beider Beine und zu Gelenksdistorsionen führte, zu einer Thrombose kam. Da aber schließlich durch Urteil eines Sozialgerichtes das postthrombotische Syndrom rechtswirksam anerkannt war, sind auch die erst 10 Jahre später rezidivierend aufgetretenen Lungenembolien und die daraus entstehende Rechtsherzinsuffizienz Unfallfolgen. Wenn auch Übergewicht, Diabetes mellitus, allgemeine Arteriosklerose, Koronararteriosklerose und Narbe nach Herzhinterwandinfarkt für den Tod fast 20 Jahre nach dem Unfall Bedeutung haben können, so ist doch versicherungsrechtlich mit Wahrscheinlichkeit anzunehmen, daß die Folgen des Unfalltraumas mit rezidivierenden Beinvenenthrombosen und Status varicosus, mit rezidivierenden Lungenembolien und sich entwickelnder Rechtsinsuffizienz wesentliche Mitursache für den Eintritt des Todes unter dem Bilde der globalen Herzinsuffizienz und Atmungsinsuffizienz waren.

Atmungsorgane

 Kanzerogene in den Bratdämpfen von Fett und Fleisch als Ursache eines Bronchialkrebses?

Gutachten zur Frage eines ursächlichen Zusammenhanges für eine Berufsgenossenschaft.

E. Fritze

Fragestellung

Dieses Gutachten über Herrn E. F. soll zur Frage des Vorliegens einer Berufskrankheit im Sinne von § 551 Absatz 1 RVO in Verbindung mit der Anlage zur geltenden Berufskrankheiten-Verordnung bzw. nach § 551 Absatz 2 RVO Stellung nehmen und bei Annahme des Vorliegens einer Berufskrankheit die MdE schätzen.

Vorgeschichte

Im Januar 1978 wird bei E. F., der seit vielen Wochen über Heiserkeit klagt, eine beidseitige Stimmbandlähmung zunächst unklarer Genese festgestellt. Der HNO-Arzt rät dazu, die Tätigkeit als Wurstbrater aufzugeben, da die dabei auftretenden Dämpfe zu einer Entzündung im Kehlkopfbereich führen und akute Lebensgefahr heraufbeschwören können. Erst im August 1978 entsteht wegen chronischen Hustenreizes der Verdacht, daß dem Krankheitsgeschehen ein Geschwulstprozeß zugrunde liege. Im Oktober 1978 wird durch Bronchoskopie und Schleimhauthistologie ein kleinzelliges Bronchialkarzinom als Ursache der jetzt als linksseitig bezeichneten Rekurrenzparese gesichert. Da der HNO-Arzt den Verdacht hat, daß der Lungenkrebs durch die jahrelange Exposition gegenüber Bratdämpfen verursacht sein könne, meldet er den Verdacht des Vorliegens einer Berufskrankheit der Berufsgenossenschaft.

Beurteilung

Bei Herrn E. F., der 75 Jahre alt ist, soll die Frage beantwortet werden, ob die Ursache des bei ihm vorliegenden Lungenkrebses, der über Tochtergeschwülste zur Stimmbandlähmung geführt hat, mit Wahrscheinlichkeit in seiner mehrjährigen Tätigkeit als Würstchenbrater zu sehen ist. Es soll also die Frage beantwortet werden, ob die Einatmung der beim Braten entstehenden Dämpfe mit Wahrscheinlichkeit die Entstehung des Lungenkrebses verursacht oder wesentlich mitverursacht haben. Wie der Staatliche Gewerbearzt auch schon ausgeführt hat, liegen keinerlei Beobachtungen darüber vor, daß die berufliche Exposition, wie sie beim Braten von fetthaltigem Fleisch gegeben ist, zu einer Häufung von Krebsen der Atemwege oder auch der Haut führt. Deshalb sind die bei solchen Arbeitsprozessen auftretenden chemischen Stoffe auch nicht in die geltende Liste der Berufskrankheiten bzw. in die Verordnung zur Änderung der 7. Berufskrankheitenverordnung vom 8. 12. 1976 aufgenommen.
Welche Möglichkeiten einer Schädigung durch Kontakt mit den beim Braten oder Grillen fetthaltigen Fleisches bzw. fetthaltiger Wurst auftretenden Dämpfen sind theoretisch vorstellbar? Die Zahl der Stoffe, die im Prinzip die Entstehung eines Krebses und so auch einer Geschwulst der Atemwege zu begünstigen vermögen, ist außerordentlich groß. Man darf davon ausgehen, daß in der Regel mehrere Substanzen wirksam werden, wie es zum Beispiel auch für die Kanzerogene im Tabakrauch anzunehmen ist. Wenn Fette länger und übermäßig und insbesondere wiederholt erhitzt werden – über 250 °C –, entstehen auch chemische Substanzen mit krebserzeugender Wirkung. In der Regel werden solche Temperaturen aber beim Braten gar nicht erreicht. Die Temperatur des Backfettes zum Beispiel für Pommes frites liegt bei etwa 180 °C bis 300 °C. Die im Fett enthaltene Substanz, aus welcher im wesentlichen krebser-

Atmungsorgane

zeugende Stoffe entstehen können, sind die Sterine, deren wichtigstes das Cholesterin ist. Aber auch durch Rösten, Braten oder Räuchern von Fleisch entstehen krebserzeugende Substanzen, wie sie ähnlich auch im Tabakrauch enthalten sind. Sowohl die aus Cholesterin wie die aus Eiweiß entstehenden Kanzerogene sind aber im wesentlichen nicht flüchtig, sondern bleiben im Bratfett bzw. im Bratfleisch, so daß nur der Verzehr solcher Substanzen eine vermehrte Aufnahme von krebserzeugenden Stoffen mit sich bringt. Dabei ist davon auszugehen, daß trotz des häufigen Verzehrs solcher gebratenen Fette und von gebratenem Fleisch die Chance, an Krebs zu erkranken, außerordentlich gering ist. Als noch viel geringer ist dieses Risiko aber bei der Inhalation oder beim Hautkontakt der beim Bratvorgang entstehenden Dämpfe anzusehen. Dabei handelt es sich im wesentlichen um Wasserdampf, der Spuren von flüchtigen Bestandteilen aus dem Fett, aber auch Teer und Rußbestandteile enthält. Auch solche Derivate von Kohlenwasserstoffen können theoretisch kanzerogen wirken, ihre Konzentration ist aber in der Regel zu gering.

Krebszellen oder Krebsgewebe entstehen durch Änderungen der Sequenz der Nukleinsäuren, also des Erbgutes, die zu Änderungen von Zelleigenschaften, zu Mutationen führen. Solche Mutationen treten spontan oder als Folge exogener Einwirkungen auf. Als mutationsauslösende Faktoren sind auch Strahlen aus dem ultravioletten Bereich, ionisierende Strahlen, eine Reihe chemischer Substanzen und dabei auch solche aus organischen Grundstoffen wie Methylcholantren, Benzpyren und andere bekannt. Aber auch die Virusgenese einiger menschlicher und tierischer Tumoren gilt heute als sehr wahrscheinlich. In der Regel sind mehrere Faktoren wirksam gewesen, wenn es zur Zellmutation gekommen ist.

Bei einer Anzahl von chemischen Stoffen hat man nach häufigem Kontakt eine Krebshäufung beobachtet, weswegen solche Geschwülste durch Arsen, Chrom, Halogenkohlenwasserstoffe, durch Röntgenstrahlen, radioaktive Isotope und andere ionisierende Strahlen, durch Asbest u.s.w. in die Liste der Berufskrankheiten aufgenommen wurden, wenn die Lokalisation des Krebsleidens entsprechend ist. Als häufigste und wichtigste Ursache des Lungenkrebses bzw. des Bronchialkarzinoms gilt heute das aktive Rauchen, wogegen die Bedeutung des sogenannten passiven Rauchens noch nicht bewiesen ist.

Im Falle des E. F. ist also davon auszugehen, daß der jahrelange Kontakt mit den beim Braten von Würstchen entstehenden Dämpfen nicht die Ursache des bei ihm vorliegenden metastasierenden Bronchialkrebses ist. Es bestehen keine medizinisch-wissenschaftlichen Erkenntnisse oder auch nur geringe Hinweise dafür, daß ein solcher beruflicher Kontakt die Entstehung eines Bronchialkrebses verursachen oder wesentlich mitverursachen kann. Es ist also unwahrscheinlich, daß bei E. F. eine Berufskrankheit im Sinne von Abs. 1 oder Abs. 2 RVO des § 551 vorliegt.

Kommentar

Die zunächst etwas abwegig erscheinende gutachtliche Fragestellung bot die Gelegenheit, zur Kanzerogenität chemischer Stoffe und damit zur Krebsentwicklung durch Berufskrankheiten oder Berufsunfälle aus allgemeiner Sicht Stellung zu nehmen.

Zwerchfellschäden

Fragestellungen zu Zwerchfellschäden (Ruptur, Hernie, Relaxatio) nach stumpfen Brust-Bauch-Traumen

 Zwerchfellruptur durch Wegeunfall, angeborene Zwerchfellhernie?

Gutachten zur Zusammenhangsfrage im Widerspruchsverfahren für eine Berufsgenossenschaft.

E. Fritze

Fragestellung und Vorgeschichte

Nach dem Anschreiben der Berufsgenossenschaft leidet A. M. unter Beschwerden nach einer angeblichen Zwerchfellruptur, die er auf die Folgen eines Arbeitsunfalles zurückführt. Die Beschwerden traten verstärkt auf, als er während seiner Arbeit am 30. 4. 1977 eine schwere PVC-Rolle aufzufangen versuchte. Im Verlauf des Heilverfahrens stellte sich aber heraus, daß A. M. 1969 einen Verkehrsunfall erlitten hatte, auf den nunmehr die Zwerchfellruptur zurückgeführt wurde. Ein ärztlicher Gutachter, Herr Dr. S., operierte A. M. am 11. 5. 1977 wegen seit 10 Tagen bestehender Ileussymptomatik. Er beschreibt das Vorliegen einer „Zwerchfellruptur", die „von der linken Mamillarlinie bis zur vorderen Axillarlinie rechts reichte mit Verlagerung des Magens und Querdarmes in den Thorax". Er beschreibt weiter, daß „es sich um eine große Zwerchfellhernie handelte ..., es kann sich sehr wohl um eine traumatische Zwerchfellhernie gehandelt haben".

Weitere Erhebungen deckten auf, daß A. M. bereits 1969 einen Verkehrsunfall mit einem Schleudertrauma der Halswirbelsäule erlitten hatte. Wegen Oberbauchbeschwerden wurde eine internistische und röntgenologische Untersuchung durchgeführt, die das Vorliegen eines „seltenen Zwerchfellbruchs zwischen sternalem und costalem Zwerchfellansatz aufdeckte. Teile des Querdarms lagen im Brustkorb. Sehr wahrscheinlich handelte es sich „um einen nicht traumatischen angeborenen Zwerchfellbruch. Das angegebene Unfalltrauma hat wahrscheinlich nur zufällig zur Entdeckung der Hernie geführt".

Ein Gutachten aus einer chirurgischen Universitätsklinik erläuterte den definitorischen Unterschied von Zwerchfellrupturen mit ihrer stets akuten Symptomatik und angeborenen Zwerchfellhernien. Weil dem Operationsbericht eindeutig zu entnehmen war, „daß eine peritoneale Auskleidung im Thorax, also ein Bruchsack mit Peritoneum vorlag, wird das Vorliegen einer Zwerchfellhernie angenommen und ihre traumatische Entstehung für unwahrscheinlich gehalten. Die angeschuldigten Unfälle haben lediglich vorübergehend Symptome der intrathorakal verlagerten Eingeweideorgane hervorgerufen".

Beurteilung

Es geht um die Frage, ob es sich bei Herrn A. M., als er im Mai 1977 operiert wurde, um eine Zwerchfellhernie oder um eine Zwerchfellruptur gehandelt hat, und welche Bedeutung für die Entstehung die angeschuldigten Ereignisse gehabt haben. Röntgenologisch ist diese differentialdiagnostische Frage niemals mit Sicherheit zu beantworten, sondern es ist lediglich die eine oder die andere Möglichkeit für wahrscheinlicher zu halten.

Wird aber zugleich die klinische Symptomatik berücksichtigt, welche im Falle der Zwerchfellruptur in der Regel durch in zeitlich unmittelbarem Zusammenhang mit einem

Zwerchfellschäden

adäquaten Trauma auftretende heftige Symptome gekennzeichnet ist, dagegen im Falle einer Zwerchfellhernie, die oft zufällig entdeckt wird und mit zeitlich uncharakteristischem Auftreten von Beschwerden von seiten der in den Bruchsack verlagerten Organe verbunden ist, so mag eine differentialdiagnostische Differenzierung mit einiger Wahrscheinlichkeit auch ohne einen operativen Eingriff gelingen.
Bei einer Zwerchfellhernie tritt an kongenital bestehenden Schwachstellen des Zwerchfells, wie sie sich aus der foetalen Entwicklung dieses den Bauchraum vom Brustraum trennenden und für die Atmung funktionell wichtigen Muskels ergeben, infolge des im Bauchraum herrschenden wechselnd hohen Druckes Bauchinhalt hindurch. Keineswegs selten sind solche Brüche im Bereich der Durchtrittsstelle von Speiseröhre und großer Körperschlagader. In anderen Bereichen des Zwerchfelles, an Muskellücken, können ebenfalls solche Brüche entstehen. In der Regel sind solche Zwerchfellbrüche zwar von Geburt an angelegt, sie entstehen aber erst im Laufe des Lebens und nehmen auch an Ausdehnung zu. Es ist verständlich, daß bei dieser Genese der in den Brustkorb verlagerte Bauchinhalt – Magen, Darmteile, Leber usw. – von Bauchfell überzogen ist, welches den sogenannten Bruchsack bildet. Meist kommt es erst im Erwachsenenalter bei solchen Zwerchfellhernien zu Beschwerden oder Symptomen, die sich durch die mehr oder weniger ausgeprägte Abschnürung insbesondere von Magen- oder Darmanteilen erklären.
Zur Entstehung einer Zwerchfellruptur bedarf es einer massiven Traumatisierung, die zu akuter Drucksteigerung im Bauch Anlaß gibt. Diese relativ seltenen Ereignisse führen zu einer Zerreißung des Zwerchfells, abhängig von der Lokalisation des Traumas, aber auch begünstigt durch Schwachstellen des Zwerchfelles. In der Regel zerreißt bei einer Zwerchfellruptur aber auch das den Bauchinhalt überziehende Peritoneum. Es ist verständlich, daß ein solch schweres Trauma, welches zur Zerreißung eines Zwerchfellabschnittes mit Durchtritt von Bauchinhalt führt, in der Regel zu akut heftiger Symptomatik führt. Allerdings kann diese akute Symptomatik wieder abklingen, und das Geschehen kann im weiteren Verlauf zu intermittierend auftretenden Schmerzen Anlaß geben.
Diese definitorischen Erläuterungen über die verschiedene Genese von Zwerchfellhernie und Zwerchfellruptur wurden zum Verständnis vorangestellt, aber auch deshalb, weil diese Begriffe auch von Ärzten nicht selten durcheinandergebracht werden und zum Beispiel von einer traumatischen Zwerchfellhernie gesprochen wird. Dazu kommt, daß man auch noch eine Relaxatio des Zwerchfells abgrenzen muß, wenn es an einer angeborenen Schwachstelle zur Degeneration und Atrophie der Zwerchfellmuskulatur kommt, also eine Muskelschwäche des Zwerchfells Ursache der Vorwölbung von Bauchinhalt in den Brustkorb ist. Möglicherweise ist die Relaxatio des Zwerchfells nur eine Variante der angeborenen Zwerchfellhernie.
Ich habe 1962 in einer wissenschaftlichen Zusammenstellung auf die Problematik der posttraumatischen Entstehung der Relaxatio des Zwerchfells und der Zwerchfellhernie hingewiesen. In der Regel dürfte ein Trauma nur der Anlaß sein, eine vorherbestehende Zwerchfellhernie oder eine Relaxatio diaphragmatica zu entdecken.
A. M. hatte am 24. 5. 1969 einen relativ leichten Wegeunfall. Erst am 28. 5. 1969 suchte er wegen Schmerzen in der Halswirbelsäule und wegen Brustschmerzen beim tiefen Atmen seinen Hausarzt auf. Erst am 16. 6. 1969 klagte er über Oberbauchbeschwerden, und die röntgenologische Untersuchung deckte das Vorliegen eines Zwerchfellbruches auf. Wegen der Lokalisation im Bereich der Larreyschen Spalte, also im Bereich einer der angeborenen Schwachstellen des Zwerchfelles, nahm der untersuchende Röntgenologe das Vorliegen einer angeborenen Zwerchfellhernie an, die bei dieser Gelegenheit zufällig entdeckt wurde. Zu der angeratenen Operation konnte sich A. M. nicht entschließen, sondern erst nach ei-

Zwerchfellschäden

nem neuerlichen Ereignis am 30. 4. 1977, als er bei der Arbeit eine umstürzende schwere PVC-Rolle aufzufangen versuchte, und sich in den folgenden Tagen eine Ileussymptomatik entwickelte, wurde schließlich am 11. 5. 1977 die Operation durchgeführt. Der operierende Chirurg sprach von einer traumatischen Zwerchfellhernie. Im Operationsbericht wird aber beschrieben, daß die in den Brustkorb eingedrungenen Bauchorgane von Bauchfell überzogen waren. Der Gutachter aus der chirurgischen Universitätsklinik, Herr Prof. Dr. K., schildert die herrschende Lehrmeinung, wenn er formuliert, „dieses spricht eindeutig gegen eine traumatische Entstehung dieser Hernie. Eine peritoneale Auskleidung ist bei traumatischen Hernien in der Regel nicht zu erwarten".

Zwar vermag ich dieser apodiktischen Formulierung des Prof. Dr. K. nicht zu folgen, denn es ist bei einem adäquat schweren Trauma vorstellbar, daß dieses zur wesentlichen Mitursache der Manifestierung einer Zwerchfellhernie bei angeborenen Schwachstellen des Zwerchfells werden kann. Ein solch schweres Trauma hat A. M. aber weder am 24. 5. 1969 erlitten, als es bei einem Auffahrunfall zu einem Schleudertrauma der Halswirbelsäule kam, das Ereignis vom 30. 4. 1977 kann aber deswegen vernachlässigt werden, weil die Verlagerung von Bauchinhalt in den Brustkorb schon 1969 röntgenologisch festgestellt wurde.

Wie auch Herr Prof. Dr. K. in seinem Gutachten ausführt, sprechen die Lokalisation der Hernie, das Bestehen eines peritonealen Bruchsackes, das Fehlen eines adäquaten Traumas und erheblicher weiterer Verletzungsfolgen gegen eine unfallbedingte Entstehung der schließlich 1977 durch Operation beseitigten Zwerchfellhernie. Auch das gleichzeitige Vorliegen einer Hiatushernie bei A. M., also einer weiteren Schwachstelle des Zwerchfelles, macht die angeborene Natur der operierten Zwerchfellhernie wahrscheinlich. Ein ursächlicher Zusammenhang zwischen den angeschuldigten Ereignissen aus den Jahren 1969 und 1977 im Sinne der Entstehung oder Mitverursachung ist daher unwahrscheinlich.

 ## Relaxatio diaphragmatica durch Unfalltrauma?

Gutachten zur Zusammenhangsfrage für eine Berufsgenossenschaft.

E. Fritze

Fragestellung

Dieses Gutachten über Herrn L. K. soll zu der Frage Stellung nehmen, ob eine am 7. 2. 1980 festgestellte „unvollkommene Zwerchfellähmung", gemeint ist aber eine Relaxatio diaphragmatica rechts, Folge eines Ereignisses vom 23. 11. 1979 sei, als L. K. beim Transportieren eines schweren Putzaufzuges von der Leiter abrutschte und für kurze Zeit heftige Schmerzen in der Brust verspürte. Arbeitsunfähigkeit durch Krankheit hat zu keiner Zeit vorgelegen. Erst etwa 4 bis 6 Wochen später kam es zu zunehmender Atemnot.

Vorgeschichte

Bei sogenannter rotierender röntgenologischer Durchleuchtung in einer Lungenklinik war die hochstehende rechte Zwerchfellhälfte vermindert, jedoch nicht paradox atembeweglich. In dem komprimierten rechten

Zwerchfellschäden

Lungenunterlappen bestanden plattenförmige Atelektasen. Man nahm eine traumatisch bedingte Phrenicusparese an, und ein ärztliches Gutachten akzeptierte den Zwerchfellbefund als Folge des Ereignisses vom 23. 11. 1979 und nahm wegen gewisser Beeinträchtigungen der Atmungsfunktion eine MdE durch Unfallfolgen von 30% an.

Die anfangs ausschließlich zur Verfügung stehenden Röntgenaufnahmen des Brustkorbs von Februar, März und Juli 1980 zeigten einen zunehmenden Hochstand des im übrigen glatt gewölbten rechten Zwerchfelles bei im übrigen unauffälligem Lungen-, Brustfell- und Herzbefund.

Erst auf mein Drängen wurden Röntgenaufnahmen des Brustkorbs aus den Jahren 1957, 1961, 1965, 1969, 1973 und 1977 beschafft, die durchweg das rechte Zwerchfell wie normal geringfügig höherstehend als links zeigten, der Lungen-, Herz- und Gefäßbefund war unauffällig. Auch bei der zeitlich letzten Röntgenaufnahme des Brustkorbs vom 17. 2. 1977, also etwa 2½ Jahre vor dem angeschuldigten Ereignis bestand noch keine Relaxatio diaphragmatica.

Beurteilung

Der am 8. 4. 1932 geborene L. K. rutschte also am 23. 11. 1979 beim Transport einer schweren Last von der Leiter ab und „verlor dabei die Gewalt über seinen Oberkörper". Er verspürte einen kurzen heftigen Schmerz in der rechten Brustseite, der nach kurzer Zeit wieder abklang, so daß er weiterarbeitete und schließlich auch mit seinem Kraftfahrzeug nach Hause fuhr und zunächst beschwerdefrei war. Im weiteren Verlauf und besonders seit Januar 1980 machte sich aber immer stärkere Atemnot bemerkbar, die ihn schließlich am 8. 2. 1980, also 2½ Monate nach dem Ereignis zum Arzt führte. Dieser stellte durch röntgenologische Untersuchung einen Hochstand des rechten Zwerchfelles fest. Die am 19. 2. 1980 in einer Lungenklinik durchgeführte Durchleuchtung unter Rotation ergab dann, daß die hochstehende rechte Zwerchfellhälfte sich zwar vermindert mit der Atmung bewegte, jedoch nicht „paradox atembeweglich" war. „Da das Mediastinum röntgenologisch unauffällig" erschien, formulierte der untersuchende Röntgenologe, daß er für die rechtsseitige Relaxatio diaphragmatica keine Erklärung habe. Er diskutierte aber die Möglichkeit, daß sich im weiteren Verlauf „eine komplette Phrenicusparese entwickeln" könne, offenbar weil er an einen noch nicht erkennbaren Geschwulstprozeß dachte. Ein ärztliches Gutachten vom 8. 8. 1980 bestätigte dann den röntgenologischen Durchleuchtungsbefund aus der Lungenklinik, daß das rechte Zwerchfell zwar wesentlich höher stehe als das linke, aber „synchron mit der Atmung verschieblich" sei, und es finde sich „keine paradoxe Atemverschieblichkeit".

Man darf also davon ausgehen, daß es sich bei L. K. um eine Relaxatio des Zwerchfells und nicht um eine Lähmung oder Schwäche des das Zwerchfell versorgenden N. phrenicus handelt. Beide Prozesse gehen zwar mit einem Hochstand eines Zwerchfellanteiles einher, sie haben aber ganz verschiedene Ursachen. Eine Parese oder vollständige Lähmung des N. phrenicus führt zum Zwerchfellhochstand infolge Schädigung des Funktionsausfalles dieses Nerven, welcher in der Tiefe des Brustkorbs verläuft und das Zwerchfell innerviert. Das Zwerchfell steht mehr oder weniger hoch im Brustraum und verschiebt sich bei der Atmung infolge der fehlenden Innervation gegenüber dem anderen Zwerchfell gegensinnig, das heißt paradox. Leider wird der Begriff Phrenicusparese synonym für eine vollständige Lähmung gebraucht, obgleich er im eigentlichen Sinne nur eine Funktionsschwäche ausdrückt. Eine Relaxatio des Zwerchfelles oder von Teilen des Zwerchfelles geht zwar auch mit Hochstand des betreffenden Anteils einher, dieser ist aber Folge einer degenerativen Atrophie der Zwerchfellmuskulatur.

Man muß also davon ausgehen, daß bei L. K. Mitte Februar 1980 eine Relaxatio des rechten Zwerchfelles festgestellt wurde, die er selbst wegen des dabei aufgetretenen Schmerzes und wegen der in der Folgezeit sich entwickelnden Atemnot auf das Ereignis vom 23. 11. 1979 zurückführt. Durch Röntgenbilder des Brustkorbes aus den Jahren 1957 bis zuletzt vom

Zwerchfellschäden

17. 2. 1977 ist belegt, daß zu dieser Zeit noch keine Relaxatio diaphragmatica bestand. 2½ Jahre vor dem angeschuldigten Ereignis waren also der röntgenologische Befund des Zwerchfells und wahrscheinlich auch seine Funktion normal.
Zwerchfellähmungen durch Schädigung des N. phrenicus können durch bestimmte Infektionen, durch Unfälle mit Schädigung des Rückenmarks in Höhe des Halsmarks, vor allem aber durch Geschwulstprozesse oder entzündliche Geschehen im Mediastinum entstehen. Die Ursache der Relaxatio des Zwerchfelles ist dagegen nicht geklärt, in dem angesehenen Buch „Differentialdiagnose innerer Krankheiten" von R. Heggelin, herausgegeben von W. Siegenthaler, wird sie als angeboren bezeichnet. Das ist aber wahrscheinlich nicht oder nur teilweise richtig, wie sich aus eigenen Untersuchungen ergibt, die 1962 zusammen mit meinem Mitarbeiter Dr. Dickmans unter dem Titel „Zur traumatischen Genese der sogenannten Relaxatio diaphragmatica" veröffentlicht wurden. Dabei wurden 5 Fälle von Relaxatio diaphragmatica beschrieben, welche mit großer Wahrscheinlichkeit im Zusammenhang mit Brust- oder Bauchtraumen entstanden waren. Durch röntgenologische Vorbefunde war sichergestellt, daß es sich nicht um zufällige Feststellung einer Relaxatio handelte, weil in allen 5 beobachteten Fällen vor oder kurz nach dem Unfall das Zwerchfell und die Zwerchfellfunktion röntgenologisch unauffällig waren. Unsere Beobachtungen führten zu der Erkenntnis, daß eine unmittelbar durch das Trauma entstehende Relaxatio diaphragmatica ungewöhnlich ist. In 4 von den beobachteten 5 Fällen fanden sich aber in der Umgebung des später betroffenen Zwerchfellanteiles erhebliche entzündliche Veränderungen, wie eine Rippenfellentzündung, Lungenentzündung oder subphrenischer Abszeß. Wir nahmen an, daß diese Häufigkeit entzündlicher Prozesse im Anschluß an das Trauma und auf der Seite der erst mit einer gewissen Latenzzeit sich entwickelnden Relaxatio diaphragmatica weniger an eine unmittelbare traumatische Schädigung als Ursache denken lassen muß als vielmehr daran, daß entzündliche Prozesse im Zwerchfellbereich in der Pathogenese eine Rolle spielen. Im Falle des L. K. ist zwar auch belegt, daß 2½ Jahre vor dem Ereignis noch keine Relaxatio diaphragmatica bestand. Über ein entzündliches Geschehen im Anschluß an das Ereignis vom 23. 11. 1979 ist dem Inhalt der Akten nichts zu entnehmen. Der unmittelbar nach dem Ereignis bestehende heftige Schmerz in der rechten Brustseite klang nach kurzer Zeit wieder ab. Erst etwa 4 bis 6 Wochen später trat zunehmend Atemnot auf, die sich zwanglos mit der im Februar 1980 erstmals bei röntgenologischer Durchleuchtung festgestellten Veränderung des rechten Zwerchfelles im Sinne eines Hochstandes erklärt. Für die gutachtliche Beurteilung ist also davon auszugehen, daß etwa 8 bis 10 Wochen nach dem Ereignis passende Brückensymptome objektiv festgestellt wurden. Dadurch und im Zusammenhang mit den bis zum Jahre 1977 objektiv festgestellten regelrechten Zwerchfellverhältnissen wird es wahrscheinlich, daß die Relaxatio diaphragmatica Folge des Ereignisses vom 23. 11. 1979 ist, wie immer der pathogenetische Entstehungsmechanismus auch gewesen sein mag. Wahrscheinlich ist es durch das Ereignis zu einer Verletzung der Zwerchfellmuskulatur und sekundär zu ihrer Degeneration gekommen, denn es ist aus den wenigen pathologisch-anatomischen Beobachtungen bekannt, daß es sich dabei um eine degenerative Atrophie der Zwerchfellmuskulatur handelt.
Nach den bis zum Jahre 1977 und ab 19. 2. 1980 vorliegenden Röntgenbefunden ist es wahrscheinlich, daß die bei L. K. bestehende Relaxatio diaphragmatica Folge des Ereignisses vom 23. 11. 1979 ist, das damit das versicherungsrechtliche Gewicht eines Unfalles gewinnt. Die MdE durch Unfallfolgen mag wegen der Beeinträchtigung der Atmung auf 30% zu schätzen sein. Es ist aber zu empfehlen, im Zusammenhang mit einer anzuratenden gutachtlichen Nachuntersuchung eine Lungenfunktionsprüfung durchzuführen, um den durch die Unfallfolgen bewirkten Grad der MdE exakter beurteilen zu können.

Zwerchfellschäden

Kommentar

Im ärztlichen Sprachgebrauch werden offenbar wegen des ähnlichen röntgenologischen Erscheinungsbildes die Begriffe Ruptur, Hernie und Relaxatio des Zwerchfells nahezu synonym verwendet, obgleich die pathogenetischen Bedingungen und der anatomische Befund diese verschiedenen Zwerchfellschäden eindeutig trennen lassen. Das ist bei der gutachtlichen Beurteilung solcher Zwerchfellschäden aber zu bedenken, eine Entscheidung wird nicht selten erst bei Kenntnis des Operationsbefundes oder unter Berücksichtigung bestimmter diagnostischer Kriterien möglich sein, deren versicherungsrechtliche bzw. gutachtliche Interpretation die Rechtsbegriffe der Wahrscheinlichkeit bzw. der Möglichkeit zu bedenken hat.

Angiologie

Angiologische Fragestellungen (Lymphoedem, posttraumatische Thrombose, Arterienruptur)

Lymphoedem, posttraumatisch oder unfallunabhängig?

Zusammenhangsgutachten für eine Berufsgenossenschaft.

H. Straub

Fragestellung

Das Gutachten soll die Frage beantworten, ob ein ursächlicher Zusammenhang zwischen einem Verkehrsunfall und einer Beinschwellung besteht. Im Falle eines Zusammenhangs soll Stellung genommen werden zur Minderung der Erwerbsfähigkeit und zur Durchführung von Heilmaßnahmen.

Vorgeschichte

Eine zum Zeitpunkt des Unfalls 20jährige Frau erleidet auf dem Weg zur Arbeit als Beifahrerin einen Verkehrsunfall. Es kommt zu einer Prellung des linken Kniegelenks am Armaturenbrett. Im D-Arztbericht werden keine Wunden vermerkt, es wird lediglich Druckschmerz an der Vorderseite des Kniegelenks und Schmerz bei endgradiger Beugung festgestellt.
Bei der chirurgischen Nachschau nach Ablauf einer Wochen besteht lediglich noch Druckschmerz an der Vorderseite des Kniegelenks. Weitere 5 Tage später stellt die Patientin sich mit einer diskreten Schwellung im Bereich des linken Unterschenkels erneut beim D-Arzt vor. Durch eine Phlebographie läßt sich eine tiefe Beinvenenthrombose ausschließen.
Bei stationärer Behandlung mit konsequenter Ruhigstellung schwillt das Bein dann ab.
6 Monate später tritt erneut eine, jetzt aber wesentlich ausgeprägtere Schwellung des linken Unterschenkels auf. Die Haut ist rot gefärbt, die Rötung scharf begrenzt, das Bein insgesamt überwärmt. Trotz erneuter stationärer Behandlung ist die Schwellung diesmal nicht mehr rückläufig. Die junge Frau kann seit diesem Zeitpunkt nur mit Mühe einen Schuh am linken Fuß tragen. Die Schwellung ist derb und zeigt keine wesentliche Zunahme über den Tag hin.

Befund

Der körperliche Untersuchungsbefund entspricht einem fortgeschrittenen Lymphoedem. Die Schwellung ist auf Unterschenkel und Fuß begrenzt. Umfangsvermehrung zur Gegenseite 1–2 cm. Es handelt sich um ein derbes Oedem, in das Dellen nicht eingedrückt werden können.
Die Zehenrückenhaut läßt sich nicht abheben. Klinische Zeichen der chronisch-venösen Insuffizienz wie Hautatrophie oder ein abgeheiltes Ulcus fehlen ebenso wie varikös veränderte Venen. Die arterielle Durchblutung ist nach dem Ergebnis der mechanischen Oszillographie und der Ultraschalldopplersonographie unauffällig.
Ultraschalldopplersonographisch läßt sich an den Venen eine Abflußstörung oder eine Klappendysfunktion nicht nachweisen.
Im Patent-Blau-Test fleckige Ausbreitung des Farbstoffs entsprechend einem Lymphoedem. Kein kutaner Reflux im Bereich des Kniegelenks. Der Befund bestätigt sich in einer gutachtenunabhängig später durchgeführten Lymphographie.

Beurteilung

Die Beinschwellung geht im vorliegenden Fall auf ein Lymphoedem zurück. Ein postthrombotisches Syndrom ist durch Phlebographie und Ultraschalldopplersonographie ausgeschlossen worden. Der körperliche Befund entspricht einem Lymphoedem. Die Diagnose ist bestätigt durch einen Farbstofftest.

Angiologie

Bei der Frage, ob die lymphogene Beinschwellung mit dem angeschuldigten Trauma in versicherungsrechtlich relevantem Zusammenhang steht, sind grundsätzlich 3 Möglichkeiten zu erörtern.

a) Es handelt sich um ein rein zufälliges, zeitliches Zusammentreffen bei der Entwicklung eines primären Lymphoedems (versicherungsrechtlich irrelevant).
b) Es handelt sich um ein posttraumatisch dekompensiertes primäres Lymphoedem. In diesem Falle könnte das Unfallereignis im Sinne einer wesentlichen Teilursache richtunggebend für den weiteren Verlauf und damit versicherungsrechtlich von Bedeutung sein.
c) Im Falle des echten posttraumatischen Lymphoedems wäre das Unfallereignis alleinige Ursache der Beinschwellung.

Ein echtes posttraumatisches Lymphoedem scheidet im vorliegenden Fall aus, da einerseits der Farbstofftest den Befund eines primären Lymphoedems ergab und andererseits das Unfallereignis auch von seiner Art her nicht typisch war für die Auslösung eines posttraumatischen Lymphoedems. Derartige Störungen sind in der Regel nur dann zu erwarten, wenn anatomisch vorgegebene Engpässe des Lymphgefäßabflusses wie die mediale Kniegelenksregion oder die Leistenregion von einem erheblichen Trauma nach Art tiefgreifender Riß- und Schnittverletzungen getroffen werden.

Ein posttraumatisch dekompensiertes primäres Lymphoedem ist im vorliegenden Fall sicher zu erwägen, aber es ist zu berücksichtigen, daß es nach anamnestischen Angaben erst mit einem gewissen zeitlichen Abstand nach dem Unfall zu einer leichten und nur vorübergehenden Schwellung gekommen ist. Weiterhin ist zu berücksichtigen, daß es sich um ein eher geringes Trauma handelte, das mit Prellung der Patella auch keine für die Auslösung eines Lymphoedems typische Stelle betraf. Vor allen Dingen ist aber zu bedenken, daß die eigentliche, anhaltende Schwellung des Beines erst viel später im Verlaufe eines Erysipels aufgetreten ist.

Beim posttraumatisch dekompensierten primären Lymphoedem ist die Ursache der Erkrankung eine anlagemäßig vorhandene Lymphgefäßanomalie. Das Trauma führt lediglich zur Manifestation der Erkrankung.

Im vorliegenden Verlauf ist es durch den Unfall nur zu einer kurzzeitigen und geringen Schwellung gekommen, die eigentliche Dauerschädigung mit der erheblichen Schwellung des Beines ist Folge eines später unfallunabhängig aufgetretenen Erysipels. Für den Fall der Annahme eines Zusammenhangs käme also nur eine vorübergehende, nicht richtunggebende Verschlimmerung in Frage.

Der Beginn eines primären Lymphoedems kann in aller Regel von einem Erkrankten nicht datiert werden. Zumeist werden äußere Einflußmomente, die Anlaß zu einer genaueren Selbstbetrachtung waren, als Ursache angeschuldigt. Dieses gilt keineswegs nur für den Fall eines Rentenbegehrens.

Frau R. war zum Zeitpunkt des Unfalls in dem typischen Manifestationsalter eines Lymphoedems. Nach medizinischer Wahrscheinlichkeit handelt es sich im vorliegenden Fall um den natürlichen Verlauf eines primären Lymphoedems, wobei der Unfall möglicherweise nur ein Anlaß war, die Schwellneigung bewußt zu erkennen. Der weitere Verlauf mit der ersten echten Dekompensation im Anschluß an ein Erysipel entspricht dem typischen Spontanverlauf der Erkrankung. Es besteht damit kein versicherungsrechtlicher Zusammenhang zwischen dem angeschuldigten Unfallereignis und dem Lymphoedem.

Angiologie

Kommentar

Vor allem bei Erkrankung mit schleichendem Beginn verleitet ein rein zufälliges zeitliches Zusammentreffen mit einem Unfallereignis zur Annahme eines kausalen Zusammenhangs. Handelt es sich, wie im vorliegenden Fall, lediglich um ein Bagatelltrauma, das zudem eine für die Auslösung eines posttraumatischen Lymphoedems untypische Lokalisation betraf, so ist die Annahme eines posttraumatischen Lymphoedems in aller Regel abzulehnen. Die Diagnose läßt sich auch durch einen Farbstofftest bzw. eine Lymphographie sichern. Nicht selten dekompensiert ein vorher latentes primäres Lymphoedem durch ein Trauma. Ob in einem solchen Falle das Trauma versicherungsrechtlich verantwortlich für den weiteren Verlauf der Erkrankung gemacht werden kann, hängt zum einen vom Ausmaß des Traumas zum anderen vom weiteren Verlauf der Erkrankung ab. Die Konstellation im vorliegenden Fall von Bagatelltrauma mit nur vorübergehender Schwellung und erst unfallunabhängig später aufgetretener echter Dekompensation spricht gegen die Annahme eines versicherungsrechtlichen Zusammenhangs, wobei das Geschehen entweder gedeutet werden kann als Bagatelltrauma mit unbedeutender einmaliger vorübergehender Verschlimmerung oder im Sinne des unfallunabhängigen primären Lymphoedems.

Ruptur einer Arterie im zeitlichen Zusammenhang mit berufsbedingter körperlicher Belastung.

Zusammenhangsgutachten für eine Berufsgenossenschaft.

H. Straub

Fragestellung

In dem Gutachten soll nach Aktenlage Stellung genommen werden zur Frage, ob zwischen dem zum Tode führenden Leiden und der Betriebsarbeit des Versicherten ein versicherungsrechtlicher Zusammenhang besteht.

Vorgeschichte

Der 49jährige Herr S. sucht am 25. 9. 79 während der Arbeitszeit seinen Hausarzt auf. Er berichtet, daß es beim Beladen eines Lkws akut zu anhaltenden Schmerzen im Bereich der rechten Schulter gekommen sei. In der darauffolgenden Frühstückspause sei der Hals stark angeschwollen. Die Röntgenaufnahme des Thorax zeigte eine deutliche Verbreiterung des oberen Mediastinums mit Verlagerung der Trachea nach links. Es erfolgte Einweisung ins Krankenhaus, wo bei Aufnahme der Blutdruck mit 150/100 mm Hg gemessen wurde.

Wenige Stunden später ist der Blutdruck nicht mehr meßbar, die linke Arteria femoralis nicht mehr tastbar. Im protrahierten Volumenmangelschock erfolgt eine Angiographie, die den Verdacht auf eine Blutung aus einem kleineren arteriellen Ast im Bereich der rechten Thoraxappertur ergibt. Die sofortige Thorakotomie deckt als Blutungsquelle den Truncus thyreo-cervicalis rechts etwa 1 cm distal des Ursprungs auf. Infolge der massiven Blutung war es zu einem großen intrathorakalen und intramediastinalen Hämatom und einem ausgedehnten Aneurysma spurium der gesamten Aorta thoracalis gekommen. Nach erfolgreicher Operation und Beherrschung einer blutungs- und transfusionsbedingten Koagulopathie bildet sich ein hepatorenales Syndrom mit massivem Ikterus und dialysepflichtigem Nierenversagen aus. Am Folgetag mittelschwere gastrointestinale Blutung aus einem kleinen Ulcus duodeni an der Bulbusvorderwand, die auf konservative Weise gestillt werden kann. In der zweiten postoperativen Woche er-

Angiologie

neute Koagulopathie mit massiver Blutung aus dem Bronchialbaum. Tod an einer diffusen Obstruktion der tiefen Atemwege.
Bei der Obduktion findet sich neben Blutungs- bzw. Operationsfolgen eine mäßiggradige allgemeine Arteriosklerose der großen Gefäße sowie eine ausgeprägte Hypertrophie der linken Herzkammer. Die zum Tode führende Kausalkette wird hergestellt über eine Blutung aus dem Truncus thyreo-cervicalis, eine Mediastinitis zu einem protrahierten Schock und zu einer respiratorischen Insuffizienz.
Die Nachforschungen der Berufsgenossenschaft ergeben beim Hausarzt Hinweise darauf, daß zu Lebzeiten röntgenologisch eine Erweiterung der Brustaorta mit Kalkeinlagerungen festgestellt wurde sowie eine Linksherzhypertrophie.
Nachforschungen bei der Ehefrau, den Arbeitskollegen und beim Arbeitgeber ergeben keine genauen Angaben über die berufliche Tätigkeit beim Symptombeginn. Der Arbeitgeber beschreibt die geforderte Tätigkeit als das Führen eines Lkws sowie das Schließen der Bracken des Lkws.

Ein vorausbefragter Gutachter kommt zur Auffassung, daß das Gefäßsystem vorgeschädigt gewesen sei. Hierfür sprächen die röntgenologischen Zeichen der Erweiterung und Kalkeinlagerung in die Brustaorta, die Linksherzhypertrophie und die Tatsache, daß trotz protrahiertem Schock die Blutdruckwerte lange im Sinne einer Hypertonie erhöht waren. Darüber hinaus sei die bei der Obduktion festgestellte muskuläre Hypertrophie des linken Ventrikels nur durch einen langjährigen Hypertonus zu erklären. Bei dem Lebensalter deutlich vorausgehenden arteriosklerotischen Gefäßveränderungen sei es durchaus denkbar, daß im Rahmen der Hypertonie ein Aneurysma des Truncus thyreo-cervicalis sich herausgebildet habe. Durch die berufsbedingte körperliche Belastung sei es zur Ruptur gekommen. Der Vorgutachter ist der Meinung, daß die Betriebsarbeit die Ruptur damit mittelbar hervorgerufen habe. In diesem Sinne sei der Tod des Herrn S. bei vorgeschädigtem Gefäßsystem mittelbar durch das Hochwuchten der Bracken des Lkws hervorgerufen worden, und es sei anzunehmen, daß diese Kraftanstrengung die Lebensdauer des Herrn S. um mindestens 1 Jahr verkürzt habe.

Beurteilung

Hinsichtlich des Ablaufs des Geschehens liegen lückenlose Darstellungen erst von dem Zeitpunkt an vor, als S. den Hausarzt aufsuchte. Was vorher ablief, ist nicht völlig klar. Bei retrospektiver Befragung wird über das Heben schwerer Lasten beim Beladen eines Lkws berichtet. Nach Angaben des Arbeitgebers gehört der Beladevorgang des Lkws selbst nicht zur geforderten Betriebsarbeit.
Keine der Schilderungen beinhaltet ein eigentliches Trauma, ein irgendwie stoß- oder schlagartiges lokales Einwirken auf die Region der späteren Gefäßruptur.
Das Gefäßsystem des Verstorbenen war, wie schon der Vorgutachter feststellte, durch eine Arteriosklerose geschädigt. Es muß davon ausgegangen werden, daß zumindest lokal im Rupturbereich eine ganz außergewöhnliche Schädigung, wahrscheinlich in Form eines arteriellen Aneurysmas vorgelegen hat.
Die Spontanruptur einer kleinen muskulären Arterie, wie der Arteria thyreo-cervicalis, stellt eine absolute Rarität dar. Mit keiner noch so schweren körperlichen Belastung (Heben, Tragen oder Pressen) ist es möglich, einen gesunden Truncus thyreo-cervicalis zur Ruptur zu bringen. Wenn unter einer Arbeitstätigkeit, ohne daß Gewalteinwirkung von außen vorliegt (Hieb, Schlag oder Stich), der Truncus thyreo-cervicalis rupturiert, so muß ein Gefäßleiden zugrunde liegen. In einem solchen Fall kann aber eine körperliche Tätigkeit nicht mehr alleinige Ursache der Ruptur sein, sie kann allenfalls als Teilursache in Anspruch genommen werden, wenn es sich nicht ohnehin um ein rein zufälliges zeitliches Zusammentreffen handelt. Wenn die berufliche Tätigkeit aber nur Anlaß oder Auslöser ist, muß die Frage beantwortet werden, ob dieser Anlaß von seinem Ausmaß her die alltägliche körperliche Belastung in erheblichem Maße überschritten hat. Ist dies nicht der Fall, so muß davon ausgegangen werden, daß jede andere alltägliche Belastung in engem zeitlichen Zusammenhang mit dem angeschuldigten Ereignis die gleiche Wirkung hervorgerufen hätte.
Die Tätigkeit des Herrn S. beinhaltet nach Angaben des Arbeitgebers das Fahren eines Lkws und das Vorbereiten der Ladefläche für das Be- und Entladen (Schließen und Öffnen der

Angiologie

Bracken). Diese Tätigkeit läßt keine besonderen Belastungsmomente erkennen, die über das Maß alltäglicher Belastung (Tragen eines Bierkastens, Verschieben des Wohnzimmerschrankes beim Tapezieren, Wechsel eines Pkw-Rades) hinausgehen. Es muß im Gegenteil angenommen werden, daß die Belastung sogar geringer war als andere Belastungen, die sich S. alltäglich zumutete.

Falls sich S., was nicht seine eigentliche Aufgabe war, im Rahmen der kollegialen Arbeitshilfe z. B. beim Beladevorgang selbst außergewöhnlich stark belastet haben sollte, muß man fordern, daß diese Belastungsmomente nachgewiesen werden. Auch dann wäre es allerdings allein deshalb sehr fragwürdig anzunehmen, daß der Tod dadurch um mindestens 1 Jahr früher eingetreten ist, da Gefäßveränderungen nach Art eines Aneurysmas in der Regel eine so progressive Tendenz haben, daß mit Wahrscheinlichkeit in den nachfolgenden Monaten die Belastbarkeit des Gefäßes in einem solchen Ausmaß abgenommen hätte, daß noch wesentlich geringere Belastungen eine Ruptur hätte auslösen können. Somit handelt es sich im vorliegenden Fall versicherungsrechtlich um den schicksalhaften Ablauf eines anlagemäßigen Leidens. Das angeschuldigte Belastungsmoment während der beruflichen Tätigkeit stellt nicht mehr als eine Gelegenheitsursache dar, die den fatalen Ausgang des Grundleidens letztendlich nur auslöste, falls es sich nicht ohnehin um ein rein zufälliges zeitliches Zusammentreffen handelt. Ein rechtswirksamer Zusammenhang besteht weder im Sinne der direkten Todesursache noch im Sinne des um 1 Jahr vorverlegten Ablebens.

Kommentar

Beim vorliegenden Zusammenhangsgutachten liegt die Problematik in der Würdigung einer beruflichen Belastung als Teilursache. Die Ruptur eines Truncus thyreo-cervicalis kann nicht ursächlich allein auf eine körperliche Belastung, wie z. B. Heben eines Gegenstandes, zurückgeführt werden, da eine gesunde Arterie auch durch schwerste körperliche Arbeitsbelastung nicht zur Ruptur kommt. Wenn es sich nicht ohnehin um ein rein zufälliges Zusammentreffen handelt, müssen weitere unmittelbare Einwirkungen gegeben sein. Die angeschuldigten Belastungsmomente wären in diesem Falle also lediglich Teilursache.

Sie können aber nur dann als Teilursache in Anspruch genommen werden, wenn nicht von anderen alltäglichen Anlässen zum gleichen Zeitpunkt die gleiche Wirkung hätte hervorgerufen werden können.

Im vorliegenden Fall beinhaltet die Tätigkeit keine Verrichtungen, die sich nach Art und Ausmaß von alltäglichen Belastungen unterscheiden. Deswegen konnten die Belastungsmomente, auch wenn sie letztendlich Auslöser des fatalen Verlaufes gewesen sein sollten, nicht wie im Vorgutachten angenommen, entscheidende Teilursache sein. Es handelt sich im vorliegenden Fall um eine sogenannte Gelegenheitsursache.

Angiologie

Unfallbedingte Thrombose bei venöser Vorschädigung.

Gutachten für eine Berufsgenossenschaft.

H. Straub

Fragestellung

In dem Gutachten soll aufgrund von Aktenlage und persönlicher Untersuchung Stellung genommen werden zur Frage, ob ein rechtswirksamer Zusammenhang besteht zwischen einem Arbeitsunfall und einer Beinvenenthrombose. Im positiven Fall soll Stellung genommen werden zur MdE und zu weiteren Behandlungsmaßnahmen.

Vorgeschichte

Am 16. 3. 79 wird Herr B. nach einem Sportunfall mit Prellung wegen Beinschwellung stationär aufgenommen. Röntgenologisch läßt sich eine tiefe Unterschenkelvenenthrombose und ein flottierender Thrombus der Vena femoralis/poplitea nachweisen. Nach 72stündiger Fibrinolysebehandlung stellt sich phlebographisch das Venensystem der Extremität vollständig und ohne irgendeinen Hinweis auf verbleibendes thrombotisches Material dar. Herr B. wird anschließend noch über ein halbes Jahr ambulant mit einem gesinnungshemmenden Medikament behandelt.
Am 23. 2. 81 kommt es zu einem Arbeitsunfall mit Mittelfußknochenfraktur des gleichen rechten Beins. Im Anschluß an eine 4wöchige Ruhigstellung im Gipsverband fällt eine starke Schwellung des ganzen rechten Beines auf. Es läßt sich phlebographisch eine tiefe Unter- und Oberschenkelvenenthrombose sichern. Eine erneute Fibrinolysebehandlung erfolgt nicht, da angenommen wird, daß die Thrombose schon mehrere Wochen besteht. Im Anschluß an eine 5wöchige stationäre konservative Behandlung ergeben Kontrollphlebographien die Ausbildung eines Kollateralkreislaufes bei unverändertem Verschluß des tiefen Venensystems.
Bei einer ambulanten Untersuchung am 31. 7. 81 läßt sich mit nichtinvasiver Untersuchungstechnik ein relativ frisches postthrombotisches Syndrom ohne wesentliche degenerative Hautveränderungen aber mit Schwellneigung und dopplersonographisch nachweisbarer Venenklappendysfunktion sichern. Die Antithrombin III-Bestimmung zu diesem Zeitpunkt ergibt einen Normalwert von 97%.
Bei persönlicher Befragung verneint Herr B. die familiäre Belastung mit Thrombosen oder Varikosis. Er charakterisiert seine berufliche Tätigkeit im Walzwerk als eine überwiegend im Stehen, vor allen Dingen aber unter hohen Temperaturen auszuübende Arbeit. Nach der Thrombose im Jahre 1979 habe er sein Bein beschwerdefrei voll belasten können. Seit der 2. Thrombose müsse er wegen der erheblichen Schwellneigung des rechten Beines einen kurzen Kompressionsstrumpf mittlerer Kompressionsklasse tragen und stehe unverändert unter Antikoagulantientherapie. In den letzten Monaten vor der gutachtlichen Untersuchung ist es zu einer immer deutlicher werdenden Venenzeichnung am Unterschenkel gekommen.

Befund

Der rechte Unterschenkel weist in Wadenhöhe einen Mehrumfang von 3,5 cm auf. Er ist tastbar verdichtet. Bei Daumendruck verbleiben flache Dellen. Es besteht eine ausgeprägte Stamm- und Seitenastvarikosis der Vena saphena magna am rechten Unterschenkel, weniger deutlich ausgeprägt am rechten Oberschenkel. Dyspigmentierung, Ulcus oder Narben liegen nicht vor. Die peripheren arteriellen Pulse lassen sich an beiden Beinen regelrecht tasten. Das linke Bein zeigt keine Varikosis und keine Zeichen der chron. venösen Insuffizienz.
Durch Oszillographie und Ultraschalldopplerdruckmessung läßt sich eine arterielle Durchblutungsstörung ausschließen.
Ultraschalldopplersonographisch findet sich an der Vena femoralis in Leistenbandhöhe eine mäßig ausgeprägte venöse Abflußstörung mit herabgesetzter Atemmodulation auch bei forcierter Atmung, in Verbindung damit besteht ein deutlicher Reflux als Ausdruck einer ausgeprägten Venenklappendysfunktion. Im Bereich der mutmaßlichen Vena poplitea läßt sich ein venöses Gefäß ableiten mit komplett insuffizienter Venenklappenfunktion, die mit Kompressions- und Dekompressionsmanöver an Wade und Oberschenkel bestätigt wird. Die Venen der linken unteren Extremität sind dopplersonographisch unauffällig.
Venenverschlußplethysmographisch ist die venöse Kapazität am rechten Bein im Vergleich zur linken Seite auf die Hälfte vermindert. Der maximale venöse Abstrom beträgt nur 30% der linken Seite.
Bei der peripheren Venendruckmessung kommt es im Arbeitsversuch mit 10 Zehenständen nur zu einem Druckabfall von 16 mm Hg. Die Druckanstiegszeit ist mit 8 sec gegenüber einer Abfallszeit von 12 sec stark verkürzt.

Angiologie

Bei den orientierenden Laboruntersuchungen findet sich weder im Blutbild mit Thrombozytenzahl noch im Gerinnungsstatus einschließlich Antithrombin III-Bestimmung ein von der Norm abweichender Wert. TPZ-Verminderung durch Marcumarbehandlung auf 18%.
Phlebographisch erfolgt der Abfluß im Unterschenkelbereich hauptsächlich über multiple insuffiziente perforierende Venen und über das oberflächliche Venensystem. Infolge Überlagerung entzieht sich das tiefe Venensystem am Unterschenkel weitgehend der Beurteilung.
Im Oberschenkelbereich liegt eine nicht vollständige Rekanalisation vor. Der Blutabfluß erfolgt über zahlreiche tiefe Kollateralvenen. Der venöse Beckenabstrom ist unauffällig.

Beurteilung

Der Versicherte erlitt im Anschluß an den Arbeitsunfall vom 23. 2. 81 eine tiefe Venenthrombose des rechten Unter- und Oberschenkels. Schon 2 Jahre zuvor war es in gleicher Lokalisation zu einer tiefen Venenthrombose gekommen. Die Erkrankung im Jahre 1979 konnte durch Thrombolyse aber zu einer vollständigen Rückbildung gebracht werden. Es lag damit zum Zeitpunkt des Arbeitsunfalls am 23. 2. 81 trotz vorausgehender Thrombose kein postthrombotisches Syndrom vor. Die Folgen des Arbeitsunfalls, bei dem es zu Mittelfußknochenbrüchen am rechten Bein kam, wurden mit einer 4wöchigen Ruhigstellung im Gipsverband behandelt. Nach Abnehmen des Gipsverbandes bestand als Ausdruck einer Thrombose eine ausgeprägte Schwellung. Die Auflösung der Thrombose war aus medizinischen Gründen nicht mehr möglich. Im weiteren Verlauf kam es zu einer Kollateralisation der Venenverschlüsse. Dieses findet Ausdruck im zunehmenden Auftreten äußerlich sichtbarer Krampfadern.
Zum Zeitpunkt der gutachtlichen Untersuchung besteht eine chronisch-venöse Insuffizienz im Schwellungsstadium I. Der Blutabstrom erfolgt bei röntgenologisch unverändert nachweisbarem Verschluß der tiefen Venen im Oberschenkel z. T. über tiefe Kollateralvenen, z. T. über das Vena saphena magna-System. Ausdruck der insuffizienten Abflußbedingungen sind die meßbare Schwellung des Beines und der verminderte passive Abstrom des Blutes bei der Venenverschlußplethysmographie sowie die erhebliche Verminderung des Druckabfalls bei der Venendruckmessung. Ausdruck der erheblichen Störung der Venenklappenfunktion sind die kurze Druckanstiegszeit in der Venendruckmessung und das Ergebnis der Dopplersonographie. Im relativ kurz gehendem Verlauf von 9 Monaten seit dem Unfall ist es bisher nicht zu wesentlichen trophischen Hautveränderungen gekommen.
Bei der Zusammenhangsfrage zwischen einem Unfall und einer Thrombose in einem postthrombotisch vorgeschädigten Bein ist üblicherweise der Vorschädigung eine erhebliche Bedeutung zuzumessen, denn das postthrombotische Syndrom disponiert bekanntermaßen zum Auftreten weiterer Thrombosen. Unter Würdigung der Bedeutung der Vorerkrankung liegt dann zumeist nur eine einmalige vorübergehende Verschlimmerung vor.
Im vorliegenden Fall ist aber zu berücksichtigen, daß durch die Thrombolysetherapie die vorausgehende Thrombose weitestgehend beseitigt war, so daß ein postthrombotisches Syndrom im eigentlichen Sinne nicht mehr vorlag. Da sich darüber hinaus auch keine Hinweise auf eine vermehrte individuelle Thromboseneigung gewinnen lassen, muß davon ausgegangen werden, daß der Arbeitsunfall alleinige Ursache der Thrombose und ihrer Folgen ist. Das gesamte Ausmaß des postthrombotischen Syndroms ist damit Unfallfolge aus dem Unfall vom 23. 2. 81.
Die MdE beträgt zum Zeitpunkt der gutachtlichen Untersuchung 20%. Sie erhöht sich für den vorausgegangenen Zeitraum der Antikoagulation mit Marcumar wegen der erhöhten Blutungsneigung auf 30%.

Angiologie

Der Versicherte bedarf der mindestens 2mal jährlichen Verordnung eines langen Kompressionsstrumpfes. Ein Einsatz an heißen und stark schmutzigen Arbeitspunkten ist wegen der Notwendigkeit, einen Kompressionsstrumpf tragen zu müssen, nicht zumutbar. Weitere Behandlung mit Antikoagulation zu Lasten der BG ist nicht erforderlich.

Es wird eine Kontrolluntersuchung nach Ablauf von 12 Monaten empfohlen, da wegen der erst nach etwa 1 bis 2 Jahren abgeschlossenen Anpassungsreaktionen (Rekanalisation, Kollateralisation) frühestens zu diesem Zeitpunkt ein erster vorläufiger Endzustand erreicht sein wird.

Kommentar

Die Problematik im vorliegenden Fall liegt in der Würdigung der vorausgegangenen Thrombose als Vorschaden für die Thrombose, die in zeitlichem Zusammenhang mit dem Arbeitsunfall aufgetreten ist.

Üblicherweise wird in diesen Fällen geurteilt, daß der vorausgehenden Thrombose erhebliche, zumeist überwiegende Bedeutung für das Entstehen der späteren Thrombose zukommt. Dieses gilt bei genauer Betrachtung allerdings nur dann, wenn die erste Thrombose zu einem postthrombotischen Syndrom geführt hat, denn nur das postthrombotische Syndrom disponiert zu weiteren Thrombosen.

Ein postthrombotisches Syndrom lag in diesem Fall aber als Ergebnis der Therapie nicht vor. Da darüber hinaus auch keine weiteren unfallunabhängigen thrombosefördernden Umstände bestanden, ist die im adäquaten zeitlichen Zusammenhang mit dem Arbeitsunfall aufgetretene Thrombose versicherungsrechtlich Folge des Unfalls.

38) Postthrombotisches Syndrom durch Trauma – Unfall – bei bestehendem Tumorleiden (Hypernephrom).

Zusatzgutachten für einen chirurgischen Hauptgutachter im Auftrage einer Berufsgenossenschaft.

H. Straub

Fragestellung

Gestützt auf Aktenkenntnis und Untersuchung soll zum versicherungsrechtlichen Zusammenhang zwischen einem Arbeitsunfall und einer Beinvenenthrombose Stellung genommen werden, im Falle der Annahme eines Zusammenhangs soll die MdE geschätzt werden.

Vorgeschichte

Bei einem Arbeitsunfall am 20. 2. 75 erleidet Herr O. eine Sprunggelenksverrenkungsfraktur am linken Bein in Verbindung mit Prellung und Wunden am rechten Unterschenkel. Nach osteosynthetischer Versorgung und insgesamt 3½monatiger stat. Behandlung bestand bei

Angiologie

Entlassung eine Schwellneigung im Bereich der linken Knöchelregion. Mit Bescheid über die Anerkennung einer vorläufigen Rente am 1. 2. 76 wird u. a. die Schwellneigung des Fußes als Unfallfolge anerkannt. Bei einer Begutachtung am 25. 5. 76 wird neben der Schwellung auch eine Dyspigmentierung des Unterschenkels festgestellt. Im Bescheid über die Feststellung der Dauerrente erfolgt die Anerkennung von Schwellneigung und Blutumlaufstörungen als Unfallfolgen. Bei einer weiteren Begutachtung am 30. 4. 78 ist es zur Zunahme der venösen Insuffizienzzeichen gekommen. Es wird jetzt eine bläulich-livide Hautverfärbung neben ausgedehnter fleckig bräunlicher Dyspigmentierung beschrieben. Im Bereich der Operationsnarbe hat sich ein Narbenaufbruch eingestellt. Im Januar 1982 komnt es durch den scheuernden Arbeitsschuh zu einer Druckstelle, später zu einem Aufbruch der Narbe über der Achillessehne. Es erfolgt Behandlung mit Ruhigstellung auf einer Gipsschiene. Mitte Februar 1982 stellt sich Herr O. bei noch liegendem Gipsverband mit einer Schwellung und starkem Schmerzgefühl zur Nachuntersuchung vor. Die röntgenologische Venendarstellung ergibt einen kompletten Verschluß der tiefen Venen des linken Beines im Ober- und Unterschenkelbereich. Auf eine Gerinnselauflösung mit Streptokinase wird bei Zustand nach Nephrektomie im Jahre 1976 wegen eines metastasierten Hypernephroms verzichtet. Es erfolgt stattdessen eine dosisreduzierte Heparintherapie über mehrere Tage ohne anschließende Dauerantikoagulation. Bei der Entlassung besteht immer noch eine sehr starke Schwellung. Nach vorübergehender Wickelbehandlung wird ein Kompressionsstrumpf angemessen. Hierunter kommt es aber in kurzer Zeit zu erneutem Aufbrechen der Narbe über der Ferse, so daß der Durchgangsarzt vom weiteren Tragen eines Kompressionsstrumpfes abrät.
Bei der Nephrektomie im Juli 1976 wird histologisch ein Hypernephrom festgestellt, deswegen erfolgt eine Bestrahlung. Im Jahre 1981 wird eine isolierte Metastase hinter dem linken Ohr entfernt und nachbestrahlt. Für die Zeit nach dieser Behandlung lassen sich malignomverdächtige Beschwerden oder Symptome nicht erfragen. Desweiteren ergibt sich kein Hinweis für familiäre Belastung mit Thrombosen oder Varikosis.

Befund

Das linke Bein zeigt einen Mehrumfang in Wadenhöhe und oberhalb der Sprunggelenksgabel von 1,5 cm. Es verbleiben prätibial nach Daumendruck geringe Druckdellen. Die Haut ist narbig atrophisch verändert mit bräunlicher Dyspigmentierung in Höhe des linken Sprunggelenkes, über der Ansatzstelle der Achillessehne findet sich eine verschorfte kleine Wunde. Es besteht eine geringgradige retikuläre Varikosis an der medialen Seite des linken Unterschenkels. Der rechte Unterschenkel ist unauffällig.
Eine arterielle Durchblutungsstörung ist nach Pulsstatus, Oszillographie und Ultraschalldopplerdruckmessung auszuschließen.
Bei der Ultraschalldopplersonographie der Venen kommt über der linken Vena femoralis am Leistenband eine verminderte Atemmodulation in Verbindung mit deutlichem Reflux beim Valsalvamanöver zum Nachweis. Desgleichen über der Vena poplitea bei Kompressions- und Dekompressionsmanöver an Wade und Oberschenkel deutliche Zeichen der Venenklappenfunktionsstörung. Auf der rechten Seite unauffällige Verhältnisse.
Venenverschlußplethysmographisch ist die venöse Kapazität am linken Bein mit 1,2 ml/100 ml Gewebe auf weniger als die Hälfte der rechten Seite (2,6 ml) vermindert. Dieses gilt auch für den passiven venösen Abstrom mit 32 ml gegenüber 76 ml/100 ml Gewebe/Min.
Bei der peripheren Venendruckmessung kommt es im Arbeitsversuch unter 10 Zehenständen nur zu einem Druckabfall von 6 mm Hg, Druckabfalls- und Druckanstiegszeit sind nicht abzugrenzen.
Phlebographisch sind distale Vena femoralis, Vena poplitea und ein tiefer Unterschenkelfaszikel verschlossen. Der Blutabfluß erfolgt kollateral über oberflächliche Venen des Vena saphena magna-Systems.
Bei den Laboruntersuchungen unauffälliger Befund im Blutbild und im Gerinnungsstatus: kein Hinweis auf ein florides Tumorleiden.

Beurteilung

Herr O. erlitt am 20. 2. 75 einen Arbeitsunfall, in dessen Folge eine Beinvenenthrombose aufgetreten sein dürfte, die klinisch inapperent verlief. Dieses ist den persönlichen Angaben und den objektiv erhobenen Befunden anläßlich mehrerer gutachtlicher Nachuntersuchungen zu entnehmen. Schwellneigung und Blutumlaufstörungen wurden rentenrechtlich als Unfallfolgen anerkannt. Während einer Ruhigstellung im Gipsverband, die durch Spätkomplikationen des Arbeitsunfalls erforderlich wurde, kam es im Februar 1982 zu einer phlebographisch nachgewiesenen Rethrombose im linken Unter- und Oberschenkel.
Unabhängig davon wurde im Jahre 1976 wegen eines Hypernephroms die rechte Niere operativ entfernt und 1981 eine solitäre Metastase hinter dem linken Ohr. In beiden Fällen wur-

Angiologie

de nachbestrahlt. Bei der gutachtlichen Untersuchung findet sich eine chronisch-venöse Insuffizienz im Stadium II mit Schwellneigung und atrophischen Hautveränderungen. Phlebographisch ist es unter Destruktion der Venenklappen zu einer Teilrekanalisation im Bereich der tiefen Unterschenkelleitvenen und im Bereich der Vena femoralis im proximalen Oberschenkel gekommen. Die Vena poplitea und die distalen Anteile der Vena femoralis sind weiterhin verschlossen. Den erheblichen postthrombotischen Veränderungen der Venenmorphologie entspricht das Ergebnis der funktionellen Messung. Der passive Rückstrom des Blutes (Venenverschlußplethysmographie) ist mittelgradig gestört, die aktive venöse Drainage (Phlebodynamometrie) ist schwerstgradig gestört. Letzteres geht im wesentlichen auf die auch ultraschalldopplersonographisch nachweisbare schwere Destruktion der Venenklappen zurück.

Eine gleichzeitige arterielle Durchblutungsstörung läßt sich ausschließen.

Die Laborwerte ergeben keine Auffälligkeiten, insbesondere keinen Hinweis auf vermehrte Thromboseneigung im Sinne der familiären Disposition (Antithrombin-III-Mangel), darüber hinaus auch keine Hinweise auf ein florides Tumorleiden.

Hinsichtlich der versicherungsrechtlichen Einordnung der Thrombose ist zu berücksichtigen, daß ein metastasierendes, wenngleich operiertes Hypernephrom vorlag. Tumoren dieser Art haben durchaus eine Neigung im Sinne des paraneoplastischen Syndroms das Auftreten von Thrombosen zu begünstigen. Nach Radikaloperation des Tumors im Jahre 1976 ist, abgesehen von einer ebenfalls radikaloperierten Metastase, das Tumorleiden aber nicht weiter in Erscheinung getreten.

Andererseits muß davon ausgegangen werden, daß schon das Unfallgeschehen im Jahre 1975 zu einer ersten Thrombose im linken Unterschenkel geführt hat, die während der chirurgischen Behandlungsphase inapperent abgelaufen sein muß. Bei späteren Untersuchungen und Begutachtungen wurden entsprechende Beschwerden geklagt und waren Zeichen einer „Blutumlaufstörung" nachweisbar. Das wurde auch rentenrechtlich anerkannt.

Die zur Beurteilung anstehende Thrombose vom Februar 1982 ist während der Ruhigstellung im Gipsverband aufgetreten, also unter erheblich thrombosedisponierenden Umständen. Die Ruhigstellung war ihrerseits zur Behandlung der Unfallfolgen erforderlich.

Bei Abwägung aller Einflußmomente spricht die Kombination einer Ruhigstellung mit einem vorbestehenden postthrombotischen Syndrom in erheblichem Maße für einen Unfallzusammenhang. Dagegen ist die Annahme einer unfallunabhängigen Thromboseneigung im Sinne eines paraneoplastischen Syndroms bei einem Kranken ohne sonstige Zeichen eines floriden Tumorleidens eher hypothetisch, zumindest kommt diesem Einflußmoment keine wesentliche Bedeutung zu.

Es muß somit versicherungsmedizinisch davon ausgegangen werden, daß, wenngleich gewisse unfallunabhängige begünstigende Faktoren bestanden haben können, die Thrombose in rechtlich wesentlichem Maße durch den Unfall bzw. die Unfallfolgen bedingt worden ist. Die MdE wird wegen des funktionell ungünstigen Zustandes und der schon fortgeschrittenen Hautveränderungen auf 30% (dreißig) geschätzt. Da mit einer weiteren Verschlechterung zu rechnen ist, wird eine weitere angiologische Begutachtung nach Ablauf von 2 Jahren empfohlen.

Kommentar

Im Unfallgutachten ist eine differenzierte Aussage zum Ausmaß der Funktionsstörung gefordert (% MdE). Diese muß sich notwendigerweise auf eine differenzierte und vor allen Dingen

Angiologie

reproduzierbare Meßmethodik stützen. Daneben ist die Frage zu klären, ob die nachgewiesenen Veränderungen allein Folge des Unfalls oder auch Folge unabhängiger Erkrankungen sind.

Wenn es sich im vorliegenden Fall um ein florides Tumorleiden und eine erstmals aufgetretene Thrombose gehandelt hätte, so hätte man wohl mit Wahrscheinlichkeit das Tumorleiden im Sinne eines paraneoplastischen Syndroms als wesentliche Teilursache für die Thrombose in Anspruch nehmen müssen. Unter der vorliegenden Konstellation aber, daß schon primär nach dem Arbeitsunfall eine Thrombose inapparent verlaufen ist, daß danach ein postthrombotisches Syndrom bestand und andererseits keine floriden Tumorzeichen nachweisbar sind, gewinnen die Unfallfolgen entscheidende Bedeutung für die rentenrechtliche Beurteilung der Thrombose.

Die Prognose einer Erkrankung ist für den Gutachter im Begutachtungsverfahren für die gesetzliche Rentenversicherung nur insofern von Bedeutung, als abgeschätzt werden muß, ob mit Wahrscheinlichkeit eine Besserung in absehbarer Zeit zu erwarten ist. In diesem Falle würde nur eine Zeitrente gewährt, oder es würden entsprechende Heilmaßnahmen eingeleitet.

Im vorliegenden Fall der Begutachtung für die gesetzliche Unfallversicherung ist dagegen vom Gutachter auch dazu Stellung zu nehmen, ob mit Wahrscheinlichkeit eine Verschlechterung zu erwarten ist, denn der Träger der gesetzlichen Unfallversicherung ist verpflichtet, von sich aus zur Wahrung der Interessen des Versicherten im Falle einer Verschlimmerung tätig zu werden. Das ist gerade beim postthrombotischen Syndrom zu berücksichtigen, da es häufig nach einer relativ symptomarmen Frühphase zu ausgedehnten Veränderungen kommt, die die Erwerbsfähigkeit erheblich einschränken können. Entsprechend dem Entschädigungscharakter der Unfallrente ergibt sich damit eine zunehmende Entschädigung. Wenn, wie im vorliegenden Fall, bei noch relativ günstigem Zustand mit dadurch bedingter geringer MdE aufgrund ausgedehnter morphologischer und vor allen Dingen funktioneller postthrombotischer Veränderungen erwartet werden muß, daß es zu einer Verschlimmerung kommt, so ist vom Gutachter darauf hinzuweisen, wobei eine Zeit von 2–3 Jahren bis zur nächsten Begutachtung angemessen ist.

Fragestellungen zu Infektions- und Tropenkrankheiten (im Gesundheitsdienst, erhöhte Gefährdung durch mangelhafte Hygiene, im Unfallzusammenhang)

 ## Hepatitis-A- und Lambliasis-Infektion in Südamerika als Berufskrankheiten? (BK Nr. 3101)

Gutachten für eine Berufsgenossenschaft.

E. Fritze

Fragestellung

Dem Gutachter werden von der Berufsgenossenschaft folgende Fragen vorgelegt:

1. Besteht eine entschädigungspflichtige Berufskrankheit nach der geltenden Berufskrankheitenverordnung?
   Welche Berufskrankheit liegt ggf. vor?
2. Wie ist der jetzige Untersuchungsbefund, welche Folgen einer Berufskrankheit liegen vor?
3. Welche Gesundheitsstörungen bestehen unabhängig von den Folgen einer Berufskrankheit?
4. Wie hoch ist die Minderung der Erwerbsfähigkeit wegen Folgen der Berufskrankheit ab Eintritt des Versicherungsfalles zu schätzen?
5. Ist ein Arbeitsplatzwechsel erforderlich, um eine Berufskrankheit zu verhüten oder eine Verschlimmerung zu vermeiden?
6. Welche Maßnahmen sind im übrigen zu empfehlen?

Vorgeschichte

Aus dem Akteninhalt und den persönlichen Angaben des Herrn Dr. J.B., geboren am 7.3.1929, ergibt sich, daß er seit 1970 beruflich wiederholt in Südamerika, in Indien, China und Indonesien war. Zuletzt reiste er am 11.9.1980 nach Südamerika und erkrankte dort etwa am 20.9.1980 in Buenos Aires mit heftigen Durchfällen. Er konsultierte in Bogota einen Arzt, ohne daß die verordneten Maßnahmen Besserung brachten. Nach Rückkehr in die Bundesrepublik am 18.10.1980 bestanden die Durchfälle fort, außer durch den Hausarzt wurden Untersuchungen durch einen Arzt für Tropenkrankheiten, in einem Institut für Tropenmedizin und schließlich stationäre Behandlungen in einer Medizinischen Universitätsklinik und in einer weiteren Klinik durchgeführt. Dr. J.B. nahm in dieser Zeit etwa 12 kg an Gewicht ab.
In dem Tropeninstitut wurde eine Lambliasis-Infektion festgestellt. Die Behandlung mit Tiberal führte relativ schnell zur Beseitigung der Parasiten aus dem Stuhl. Kurz nach dieser Behandlung kam es zu einer Gelbsucht mit vorübergehender Hellfärbung des Stuhles und dunkler Harnfarbe. Während der stationären Behandlung in der Medizinischen Universitätsklinik vom 26.11. bis 5.12. wurde das Vorliegen einer Hepatitis infectiosa vom Virus-Typ-A und eine Psoriasis vulgaris festgestellt. Kurz vor der Entlassung war die Aktivität der sogenannten leberspezifischen Enzyme nur noch wenig erhöht, es wurde von einem raschen und unkomplizierten Verlauf der Krankheit gesprochen. Bei wiederholten Stuhluntersuchungen wurden Parasiten bzw. Zysten von Lamblien oder Amöben nicht mehr nachgewiesen. Es wurden Antikörper gegen das Virus-A nachgewiesen. Im weiteren Verlauf wurde in einer anderen Medizinischen Klinik wegen immer noch oder wieder vermehrter Aktivität beider Serumtransaminasen und des Enzyms gamma-GT bei vergrößerter und konsistenzvermehrter Leber vom 11. bis 14.2.1981 eine stationäre Beobachtung durchgeführt. Sonographisch war neben der Milz auch die Leber etwas vergrößert. Laparoskopisch erschien die Leber fast normal, histologisch nach Biopsie ließen sich eine zellige Infiltration in den Portalfeldern, die Aktivierung von Kupferzellen und kleine Zellinfiltrate sinusoidal nachweisen. Das histologische Bild wurde als leichte, noch persistierende Hepatitis gedeutet. Bis gegen Ende Februar hatten sich alle Untersuchungsbefunde normalisiert. Das Krankheitsbild wurde als protrahiert verlaufende Hepatitis-A angesehen, die Prognose wurde für günstig gehalten.

Infektions- und Tropenkrankheiten

Der zuständige Staatliche Gewerbearzt schlug die Anerkennung der Hepatitis-A als Berufskrankheit nach Nr. 3101 vor. Die Berufsgenossenschaft ging aber davon aus, daß „eine erhöhte, über das normale Maß hinausgehende Ansteckungsgefahr durch die berufliche Tätigkeit im Ausland nicht gegeben war". Dem setzte Herr Dr. J. B. entgegen, und es wurde durch die Firma bestätigt, daß Herr Dr. J. B. während seines Südamerika-Aufenthaltes, der ihn außer nach Argentinien noch nach Chile, Peru, Equador, Columbien und Brasilien führte, zwar in Hotels der 1. Klasse wohnte, aber wiederholt in „landestypischen Restaurants" und in der Kombüse von Kriegsschiffen mit seinen Geschäftspartnern zum Essen gehen mußte und vielfach Kontakt mit der einheimischen Bevölkerung hatte.

Ab 30. 4. 1981 konnte Dr. J. B. seine berufliche Tätigkeit wieder aufnehmen.

Der im August 1981 im Zusammenhang mit dieser Begutachtung erhobene Untersuchungsbefund war bis auf den Nachweis wenig ausgeprägter Psoriasisherde völlig unauffällig. Mit Titer von 1:1024 waren aber noch Antikörper gegen das Virus-A nachweisbar, IgM-spezifische Hepatitis-A-Virus-Antikörper ließen sich nicht nachweisen.

Beurteilung

Die gutachtliche Untersuchung des zu diesem Zeitpunkt 53jährigen Herrn Dr. J. B. ergab also das Vorliegen einer gering ausgeprägten Psoriasis, hinsichtlich der hier zur Diskussion stehenden infektiösen Hepatitis-A aber lediglich den immunologischen Hinweis dafür, daß Dr. J. B. entsprechend der Vorgeschichte eine infektiöse Hepatitis-A durchgemacht hat, die aber zu diesem Zeitpunkt mit großer Wahrscheinlichkeit folgenlos ausgeheilt war.

Wie vor den früheren Auslandsreisen, so unterzog sich Dr. J. B. auch vor seiner Abreise nach Südamerika einer ärztlichen Untersuchung und wurde als gesund beurteilt.

Wenige Tage nach seinem Eintreffen in Südamerika erkrankte er aber mit Durchfällen und konsultierte deswegen in Bogota auch einen Arzt. Trotz einer Behandlung blieben die Durchfälle bestehen, und nach Rückkehr von der Reise suchte Dr. B. zunächst deswegen seinen Hausarzt, dann einen Arzt für Tropenkrankheiten, schließlich ein Institut für Tropenmedizin auf, wo man eine Darminfektion mit Lamblien feststellte und eine entsprechende medikamentöse Behandlung durchführte, die relativ schnell zur Beseitigung der Parasiten führte. Wenige Tage nach dieser Behandlung und damit etwa 14 Tage nach Rückkehr von der Südamerika-Reise kam es mit entsprechenden Oberbauchbeschwerden zu einer Gelbsucht mit vorübergehender Hellfärbung des Stuhles und Dunkelfärbung des Harnes. Während der deswegen notwendigen stationären Behandlung in der Medizinischen Universitätsklinik wurde das Vorliegen einer infektiösen Virushepatitis vom Typ-A festgestellt. Relativ schnell kam es zur Rückbildung der eine Leberparenchymschädigung anzeigenden Parameter. Allerdings erfolgte die Entlassung bei noch bestehender geringgradiger Aktivierung der sogenannten Leberenzyme GOT und GPT sowie gamma-GT, der alkalischen Phosphatase und auch der Leucinaminopeptidase. Im weiteren Verlauf kam es aber zu einem Rezidiv der Gelbsucht, deswegen erfolgte zunächst hausärztliche Behandlung, schließlich im Februar 1981 eine mehrtägige stationäre Beobachtung in einer anderen Medizinischen Klinik mit Laparoskopie und Leberbiopsie. Es wurde eine noch bestehende leichte sogenannte persistierende Hepatitis festgestellt, das Krankheitsbild wurde als protrahiert verlaufende, prognostisch aber günstige Hepatitis-A interpretiert.

Das hat auch der weitere Krankheitsverlauf belegt, denn am 1. 5. 1981 konnte Herr Dr. J. B. bei relativem Wohlbefinden seine berufliche Tätigkeit wieder aufnehmen, und der bei der jetzigen gutachtlichen Untersuchung, also mehr als 1 Jahr später erhobene Untersuchungsbefund zeigt, daß die ab Anfang November 1980 abgelaufene Hepatitis-A offenbar vollständig abgeheilt ist.

Herr Dr. J. B. führt diese Virusinfektion und auch die nachgewiesene Infektion mit Lambliasis auf den Aufenthalt in Südamerika zurück. Es ist durch die Firma bestätigt, daß er wäh-

Infektions- und Tropenkrankheiten

rend des Aufenthaltes in verschiedenen Staaten Südamerikas fast immer in erstklassigen Hotels wohnte, daß er aber aus beruflichen Gründen wiederholt genötigt war, in landestypischen Restaurants oder auf Kriegsschiffen zu essen und dadurch, aber auch durch seine eigentliche berufliche Tätigkeit engen Kontakt mit der einheimischen Bevölkerung hatte. Es kann aber kaum ein Zweifel daran bestehen, und der Staatliche Gewerbearzt hat in seiner Stellungnahme diese Ansicht auch geäußert, daß die Nahrungsaufnahme in landestypischen Restaurants Südamerikas und wahrscheinlich auch auf Kriegsschiffen für Europäer ein überdurchschnittliches Risiko bedeutet, mit Infektionen des Magen-Darm-Kanals zu erkranken. Es ist deshalb wahrscheinlich, daß sowohl die Infektion mit dem relativ harmlosen Parasiten Lamblia intestinalis wie die Infektion mit dem Hepatitis-Virus-A auf diese Weise, das heißt durch berufliche Einflüsse begünstigt, erworben wurde. Es ist zwar zuzugeben, daß auch unter den hygienischen Bedingungen der Bundesrepublik sowohl Infektionen mit Lamblien, als auch Hepatitis-A-Virus-Infektionen vorkommen. Die Häufigkeit solcher Infektionen und der Übertragung der Erreger bzw. der Parasiten ist aber unter den hygienischen Bedingungen Südamerikas, wie mir aus eigener Beobachtung geläufig ist, erheblich größer als in der Bundesrepublik oder unter europäischen Verhältnissen. Deshalb ist mit großer Wahrscheinlichkeit anzunehmen, daß bei Dr. J. B. sowohl die im Tropeninstitut nach seiner Südamerikareise festgestellte Lambliasis, die durch Behandlung schnell beseitigt wurde, als auch die Hepatitis infectiosa vom Virus-Typ-A durch berufliche Einflüsse erworben wurde und deshalb als Berufskrankheit nach Ziffer 3101 der geltenden BKVO anzuerkennen sind.

Herr Dr. J. B. war also mit dem Zeitpunkt seiner Rückkehr nach Deutschland am 18. 10. 1980 durch Berufskrankheit krank. Dabei spielt die relativ harmlose Lambliasis eine untergeordnete Rolle. Es ist aber davon auszugehen, daß die Infektion mit diesem Parasiten wahrscheinlich gleichzeitig mit der durch das Virus der Hepatitis-A erfolgte. Die Behandlung dieser parasitären und der Virusinfektion erfolgte zum Teil stationär, zum anderen Teil in häuslicher Betreuung. Ab 30. 4. 1981 konnte Dr. B. seine berufliche Tätigkeit wieder aufnehmen. Die manifeste Hepatitis infectiosa dauerte etwa bis gegen Ende Februar oder Anfang März 1981.

Mit der gebotenen Erholungszeit ist davon auszugehen, daß Herr Dr. J. B. bis etwa am 30. 4. 1981 durch Berufskrankheit eine MdE von 100% hatte. Von diesem Zeitpunkt an für ein weiteres halbes Jahr waren ihm gewisse diätetische Beschränkungen ärztlich angeraten und waren auch bei retrospektiver Beurteilung sinnvoll, so daß bis 31. 10. 1981 noch eine MdE von 20% wegen abgelaufener Hepatitis anzunehmen ist. Ab 1. 11. 1981 ist dagegen eine Minderung der Erwerbsfähigkeit durch die erworbenen Berufskrankheiten nicht mehr gegeben, weil deren Auswirkungen zu diesem Zeitpunkt mit Wahrscheinlichkeit und endgültig abgeklungen waren.

Entsprechend wurden die gutachtlich gestellten Fragen beantwortet.

Kommentar

Die Anerkennung einer Infektions- oder Tropenkrankheit bei beruflichen Reisen in südliche und in hygienischer Sicht unterentwickelte Länder als Berufskrankheit hängt von den entsprechenden seuchenhygienischen Bedingungen, von der jeweiligen Tätigkeit und von den durch den Beruf bedingten Unterbringungs- und Ernährungsmöglichkeiten ab. Bei Wohnung und Ernährung in einem Hotel von europäischem Standard ist in der Regel keine erhöhte In-

Infektions- und Tropenkrankheiten

fektionsgefährdung anzunehmen, anders ist die Gefährdung zu beurteilen, wenn Unterbringung und Ernährung in landeseigentümlichen Gasthäusern oder enge Kontakte mit der Bevölkerung aus Berufsgründen nicht zu vermeiden sind, oder wenn die beruflichen Aufgaben z. B. in malariaverseuchte Gebiete führen. Der Gutachter hat also die epidemiologischen Infektionsbedingungen ebenso wie die besonderen Eigentümlichkeiten der beruflichen Tätigkeit zu berücksichtigen. Dabei kommen ihm eigene Erfahrungen durch Aufenthalte in entsprechenden Ländern oft zustatten.

40 Inokulation einer infektiösen Virus-B-Hepatitis durch Bluttransfusionen im Unfallzusammenhang.

Gutachten zur Zusammenhangsfrage für eine Berufsgenossenschaft.

E. Fritze

Fragestellung

Es soll beantwortet werden, ob die bei dem am 16. 12. 1934 geborenen H.P. einige Monate nach dem am 16. 5. 1980 erlittenen schweren Unfall aufgetretene Leberkrankheit als mittelbare Unfallfolge anzusehen ist, oder ob es sich um ein unfallunabhängiges Leiden handelt.

Vorgeschichte

H.P. erlitt durch Arbeitsunfall am 16. 5. 1980 eine schwere Pfählungsverletzung der Dammgegend, durch die die Urethra freigelegt wurde, eine Symphysensprengung und eine vordere Beckenringfraktur links, außerdem eine geschlossene Oberschenkeltrümmerfraktur links und einen Bruch der 8. Rippe links. Während der stationären Behandlung kam es zu einer Lungenentzündung mit zunehmender Ateminsuffizienz, so daß über mehrere Wochen Intensivbehandlung erforderlich war. Schließlich entwickelte sich eine Harnwegsentzündung und eine Oberarmvenenthrombose. Am 11. 10. 1980, also erst nach 5 Monate dauernder stationärer Behandlung konnte P. mit Gehstützen und ohne Belastung des linken Beines aus der stationären Behandlung entlassen werden. Während der weiteren ambulanten Behandlung trat eine Gelbsucht auf mit Erhöhung des Serumbilirubinspiegels bis 6,5 mg%, mit vermehrter Aktivierung der Serumenzyme gamma-GT, GPT, GOT und alkalische Phosphatase und mit Erhöhung der beta- und gamma-Globulinfraktion bei verminderter Albuminfraktion im Elektropherogramm. HBs-Antigen war zunächst isoliert nachweisbar, später auch HBs-Antikörper.
Bei wiederholter Laparoskopie und Leberbiopsie stand das Bild der cholostatischen Hepatitis im Vordergrund, so daß zumindest zeitweise auch an eine toxische Genese der Hepatopathie gedacht wurde.

Beurteilung

H.P. war 45 Jahre alt, als er am 16. 5. 1980 durch Arbeitsunfall eine schwere Pfählungsverletzung mit Freilegung der Harnröhre, einen Beckenringbruch und andere Frakturen erlitt. Im Schockzustand kam er in ein Krankenhaus, wegen einer hinzutretenden Lungenentzündung mit Atmungsinsuffizienz war er über 3 Wochen in Intensivbehandlung, als Komplikation stellte sich noch eine Zystitis und eine Oberarmvenenthrombose ein. Bei der Entlassung nach 5monatiger stationärer Behandlung war das linke Bein zwar noch nicht belastbar, P. war aber insgesamt relativ beschwerdefrei.

Infektions- und Tropenkrankheiten

Während der weiteren ambulanten Krankenhausbehandlung trat im Februar 1981, also rund 4 Monate nach der Krankenhausentlassung und etwa 9 Monate nach dem Unfall, mit entsprechenden Beschwerden eine Gelbsucht auf, die u. a. wegen des Nachweises von HBs-Antigen und später in Erscheinung tretenden entsprechenden Antikörpern im Serum als Infektion mit dem Hepatitis-Virus-B gedeutet wurde. Bei den vielfach durchgeführten Serumanalysen stand die Aktivierung der Enzyme gamma-GT und der alkalischen Phosphatase im Vordergrund, die Transaminasen GPT und GOT waren mittelgradig aktiviert. Die elektrophoretisch nachgewiesene Dysproteinämie mit Erhöhung der gamma- und beta-Globulinfraktionen wurde als Ausdruck der Hepatitis gedeutet.
Die behandelnde Chirurgische Klinik wies in einem Bericht ausdrücklich darauf hin, daß P. während der stationären Behandlung mehrere Blutkonserven erhalten hatte. Damit sollte ausgedrückt werden, daß es sich wahrscheinlich um eine Übertragung des Hepatitis-Virus-B durch Blutkonserven handle. Diesen Verdacht bestätigte die Medizinische Klinik, in der H. P. wegen des Gelbsuchtleidens behandelt wurde, deswegen zunächst nicht, weil nach der Serumenzymkonstellation und nach dem makroskopischen Bild der Leber bei Laparoskopie die Zeichen der Cholostase im Vordergrund standen. Die vermehrte Aktivierung der Serumtransaminasen war indessen fast normalisiert. Da HBs-Antigen im Serum schließlich nicht mehr nachweisbar war, dagegen aber HBs-Antikörper, postulierte man, daß P. zwar eine Virus-Hepatitis-B durchgemacht habe, daß aber die stationäre Behandlung wegen einer cholostatischen Hepatitis erfolgte, die im Zusammenhang mit einer Ende 1981 vorgenommenen erneuten Leberspiegelung und Leberbiopsie in erster Linie als Ausdruck eines nutritiv-toxischen Leberschadens gedeutet wurde. Dabei dachte man wohl in erster Linie an eine alkohol-toxische Leberschädigung, zumal bei der Leberbiopsie 2 Monate nach Beginn der Leberkrankheit der feingewebliche Untersuchungsbefund lediglich noch die Zeichen einer geringen Cholostase, der Epithelverfettung, der ausgeprägten Siderose und eine uncharakteristische periportale Mesenchymaktivierung und Rundzellinfiltration zeigte.
Dieser Interpretation der sich relativ schnell zurückbildenden Hepatitis ist meines Erachtens nicht uneingeschränkt zu folgen, weil einmal auch die durch eine infektiöse Hepatitis bewirkte Leberparenchymschädigung mit Cholostase einhergehen kann, weil zum anderen die Leberspiegelungen und die Gewinnung von Lebergewebe erst am 15. März und am 22. April 1981 durchgeführt wurden, also zu einer Zeit, zu welcher die Zeichen der entzündlichen Leberparenchymschädigung schon wieder weitgehend abgeklungen sein konnten.
Die Virushepatitis Typ-B, eine von mindestens 3 heute bekannten Formen der infektiösen Hepatitis, wird durch das Virus-B verursacht. Dieses Virus-B ist wahrscheinlich identisch mit dem sogenannten Dane-Partikel, dem Viruskern mit Außenhülle. Auf der Oberfläche des Dane-Partikels ist das HBs-Antigen (S=Surface) lokalisiert. Der Nachweis dieses Antigens ist der früheste Indikator für das Vorliegen einer akuten Infektion, seine Persistenz für eine chronische Infektion. Antikörper gegen das HBs-Antigen zeigen die Überwindung einer Infektion und die nachfolgende Immunität gegenüber dem B-Virus an. Diese Antikörper treten im allgemeinen ein bis vier Monate nach Beginn der Krankheitssymptome auf, ihr Erscheinen kann aber erheblich verzögert sein.
Diese Antikörper können auch passiv durch Transfusionen von Blut oder Blutprodukten übertragen werden oder durch Immunisierung entstehen. Untersuchungen zum Nachweis des HBc- und des HBe-Antigens bzw. der entsprechenden Antikörper wurden bei H. P. nicht durchgeführt. Der Nachweis von HBs-Antigen und etwa 4 bis 6 Wochen später von Antikörpern gegen dieses Antigen bei klinischen und laboratoriumstechnischen Hinweisen für eine Leberkrankheit macht im Falle des P. sehr wahrscheinlich, daß er im Februar und März 1981 eine infektiöse Hepatitis vom Virus-Typ-B durchmachte.

Infektions- und Tropenkrankheiten

Die Übertragung des Virus B der infektiösen Hepatitis erfolgt vorwiegend auf parenteralem Wege, also durch Blut und infiziertes Injektionsmaterial. Trotz aller Bemühungen um die Herstellung virusfreier Blutkonserven ist es bis heute nicht möglich, die Virusübertragung durch Bluttransfusionen völlig auszuschließen. Allerdings ist das Risiko einer Infektionsübertragung in den letzten Jahren deutlich geringer geworden. Man hat aber auch erkannt, daß die Virusübertragung auch über den Magen-Darm-Kanal und durch Geschlechtsverkehr möglich ist, wenn auch dieser Übertragungsweg offenbar seltener ist. Bei stattgefundenen Bluttransfusionen und passender Inkubationszeit geht man auch heute noch davon aus, daß die Infektion dadurch eintrat.
Die Inkubationszeit bis zur Manifestierung der Hepatitis als Krankheit wird mit 50 bis 90 Tagen, aber auch noch bis 240 Tagen angenommen, zumal die Erreger sich geraume Zeit im Organismus befinden können, ehe die Krankheit manifest wird.
H.P. ist also innerhalb einer möglichen Inkubationszeit nach mehrfachen Bluttransfusionen anläßlich der durch den Unfall bedingten operativen Eingriffe an einer infektiösen Hepatitis erkrankt, im Beginn der Erkrankung wurde durch den Nachweis von HBs-Antigen die Infektion mit dem Virus B und im weiteren Verlauf mit dem Nachweis von HBs-Antikörpern die Überwindung der Krankheit wahrscheinlich gemacht. Parallel dazu bewegte sich die Aktivität der sogenannten Serumtransaminasen GPT und GOT und des Enzyms gamma-GT. Die noch einige Zeit darüber hinaus persistierende vermehrte Aktivierung des Enzyms alkalische Phosphatase drückt lediglich die cholostatische Komponente der Krankheit aus.
Zwar ist es zutreffend, wie der Arztbericht aus der behandelnden Klinik ausführt, daß der serumenzymatische Krankheitsverlauf im Falle des H.P. deswegen auffällig ist, weil die Zeichen der Cholostase, also der Gallenstauung, so deutlich im Vordergrund standen, wie es eher bei toxisch bedingten Leberparenchymkrankheiten, zum Beispiel durch Medikamente zu beobachten ist. Aber gerade bei der Infektion mit dem Hepatitis-Virus-B stehen nicht selten ebenfalls die Zeichen der Cholostase im Vordergrund, und man nimmt an, daß es sich dabei wahrscheinlich um eine Kombination von Entzündung mit toxischer Schädigung der Leberzellen durch die Krankheit selbst handelt. Es ist aber auch möglich, daß solche Zeichen der Cholostase dann in den Vordergrund treten und sogar über einige Zeit persistieren, wenn gleichzeitig toxische Einwirkungen wirksam werden, wie durch die Anwendung von Chemotherapeutika und mancher Antibiotika oder auch durch Alkoholkonsum.
Es ist nach einem schweren Unfall mit Gewebszertrümmerungen, mit operativen Eingriffen, Bluttransfusionen, Verabfolgung von Chemotherapeutika und Antibiotika so naheliegend, daß das sogenannte klassische Bild der infektiösen Hepatitis B durch andere Leberparenchymschädigungen überdeckt wird, so daß die Ablehnung eines mittelbaren ursächlichen Zusammenhanges zwischen dem Unfall und den notwendigen Behandlungsmaßnahmen einerseits, dem Auftreten einer HBs-Antigen-positiven Hepatitis innerhalb der Inkubationszeit andererseits nicht zu rechtfertigen ist. Offenbar ist H.P. aber relativ schnell mit dieser Infektion fertig geworden, wie das schnelle Verschwinden des HBs-Antigens im Serum und das Auftreten der entsprechenden Antikörper ebenso zeigt wie der im April 1981 gewonnene leberbioptische Befund.
Aufgrund des in den Akten geschilderten Krankheitsverlaufs und der darin dargestellten Befunddaten ist es also wahrscheinlich, daß die Leberkrankheit des H.P., die im Februar 1981 auftrat, als mittelbare Unfallfolge anzusehen ist. Die zum Zeitpunkt der Krankenhausbehandlung und der durchgeführten Leberspiegelungen im Vordergrund stehenden Zeichen der Cholostase mögen durch zusätzliche Einwirkungen begünstigt worden sein, es kann sich aber auch um eine sogenannte cholostatische Verlaufsform der Virus-Hepatitis B gehandelt haben, denn daß eine Infektion mit diesem Virustyp eingetreten ist und überwunden wurde,

ist durch den Nachweis des entsprechenden Antigens im Februar 1981 sichergestellt. Ebenso sichergestellt ist, daß der Organismus sich mit diesem Virusantigen auseinandersetzte, indem entsprechende Antikörper im weiteren Verlauf auftraten. Man darf davon ausgehen, daß diese Leberkrankheit bei H.P. eine gute Prognose hat.

Kommentar

Wenn auch in jüngster Zeit durch entsprechende Vorsorge bei der Spenderauswahl die Häufigkeit der Übertragung des Virus B oder des Virus Non-A-Non-B bei Transfusionen von Blut oder Injektionen von Blutbestandteilen deutlich zurückgegangen ist, so ist ein solcher Infektionsweg doch auch heute nie ganz ausgeschlossen. Nahezu ausgeschlossen ist dagegen die Übertragung solcher Virusinfektionen oder auch bakterieller Infektionen durch Instrumente oder Eingriffe. Andererseits ist das Risiko der Hospitalinfektion besonders auf Intensivstationen keineswegs gering. Bei entsprechenden gutachtlichen Fragen hat der Gutachter die jeweiligen Bedingungen sorgfältig zu analysieren, ggf. auch die Prüfergebnisse der überwachenden Gesundheitsämter zu berücksichtigen.

41 Hepatitis B als Berufskrankheit bei einem Zahntechniker.

Gutachten zur Zusammenhangsfrage für eine Berufsgenossenschaft.

E. Fritze

Fragestellung

Die Berufsgenossenschaft stellt dem Gutachter die Frage, ob die bei D.R., geboren am 16.7.1958, festgestellte chronische Hepatitis-B auf die betriebliche Tätigkeit im Dental-Labor zurückzuführen und als Berufskrankheit anzuerkennen sei.

Vorgeschichte nach Aktenlage

Der in einem Dental-Laboratorium tätige D.R. erkrankte im Juni 1978 an einer akuten infektiösen Hepatitis, die durch Nachweis des Antigens im Serum als Hepatitis-B identifiziert wurde. Nach 8-wöchiger stationärer Krankenhausbehandlung waren alle körperlichen Zeichen der Krankheit, aber auch die erhöhte Aktivität der entsprechenden Leberenzyme normalisiert, es bestand lediglich noch eine diskrete Erhöhung des Serumbilirubinspiegels.
Die behandelnden Ärzte erstatteten die Anzeige über die möglicherweise vorliegende Berufskrankheit, und im Februar 1980 kommt Herr Prof. Dr. F. als Gutachter zu dem Urteil, daß durch den Umgang mit getragenen Zahnprothesen, mit Gips- und Wachsabdrücken von Gebissen, durch den Kontakt mit getragenen Zahnkronen und sonstigem Material, den D.R. als Zahntechniker ständig hatte, eine überdurchschnittliche Infektionsgefährdung wie bei Zahnärzten gegeben sei, „zumal es bei Zahntechnikern bei der Bearbeitung dieser Materialien leicht zu Verletzungen kommt". Es wird mit Wahrscheinlichkeit das Vorliegen einer entschädigungspflichtigen Berufskrankheit angenommen. Der Grad der MdE durch diese Berufskrankheit wird vom Zeitpunkt der Erkrankung im Juni 1978 bis zur Wiederaufnahme der Berufstätigkeit im September 1978 auf 100%, seitdem bis zur gutachtlichen Untersuchung auf 40% geschätzt, vom Zeitpunkt dieser gutachtlichen Untersuchung an wegen der indessen eingetretenen Entwicklung zu einer chronischen Hepatitis B mit jetzt wieder deutlicher entzündlicher Aktivität auf 50% geschätzt.
Diese gutachtliche Beurteilung soll sich dazu äußern, ob der von Herrn Prof. Dr. F. vertretenen Ansicht zur Anerkennung als Berufskrankheit zuzustimmen ist.

Infektions- und Tropenkrankheiten

Beurteilung

Wenn es richtig ist, wie Herr Prof. Dr. F. in seinem Gutachten beschreibt, daß D. R. bei seiner Arbeit als Zahntechniker häufig mit nicht gereinigten und nicht desinfizierten Prothesen, Gebißabdrücken und anderem Material menschlicher Gebisse in Kontakt kommt, dann ist davon auszugehen, daß bei ihm eine überdurchschnittliche Infektionsgefährdung vorliegt. Die infektiöse Virushepatitis gehört zu den am meisten verbreiteten Infektionskrankheiten. In der Bundesrepublik wird in einem Jahr mit etwa 50 000 bis 100 000 Neuerkrankungen gerechnet. Ihre Häufigkeit ist wahrscheinlich noch wesentlich größer als die der gemeldeten Infektionen, weil die Krankheit nicht selten inapparent oder mit geringer Symptomatik verläuft. Man kennt heute mindestens 3 verschiedene Virustypen als Erreger, nämlich das Virus-A, Virus-B und Virus Non-A-Non-B. Die Hepatitis-A wird fäkal-oral übertragen und ist durch verhältnismäßig kurze Inkubationszeit von 15 bis 20 Tagen gekennzeichnet. Der Erreger, ein RNS-Virus, gehört zur Gruppe der Picorna-Viren. Der Krankheitsverlauf einer Hepatitis-A ist im allgemeinen leicht und komplikationslos. Unerkannte und subjektiv unbemerkte Infektionen sind sehr häufig.

Die Hepatitis-B wird in erster Linie durch Blut und Blutprodukte oder durch engen körperlichen Kontakt, so auch fäkal-oral, übertragen. Die Inkubationszeit schwankt zwischen 50 und 150 Tagen. Der Erreger der Hepatitis-B ist ein DNS-Virus. Der Krankheitsverlauf ist in der Regel wesentlich schwerer als der der Hepatitis-A oder der Non-A-Non-B-Infektion. Allerdings kommen auch abortive Verlaufsformen und inapparente Verläufe nicht selten vor. Man rechnet damit, daß 5 bis 15% der Hepatitis-B-Infektionen in ein chronisches Stadium übergehen, die Kranken werden zu chronischen Virusträgern, die entweder hinsichtlich der Leber gesund sein können, oder aber die Zeichen einer sogenannten persistierenden oder chronisch-aktiven Hepatitis zeigen. Die chronisch-aktive Hepatitis geht nicht selten in eine Leberzirrhose über und kann dann auch den Boden für die Entwicklung eines primären Leberzellkarzinoms bilden.

Die Hepatitis Non-A-Non-B wird durch den serologischen Ausschluß der beiden anderen Formen festgestellt. Als Erreger ist wahrscheinlich mit mehreren verschiedenen Viren zu rechnen, für deren Nachweis es aber noch keine brauchbare Methode gibt. Die Inkubationszeit schwankt wegen der verschiedenen Erreger in weiten Grenzen zwischen 2 Wochen und 26 Wochen. Der Krankheitsverlauf dieser hauptsächlich parenteral übertragenen Infektion ähnelt der der Hepatitis-B. Diese Hepatitis Non-A-Non-B gilt heute als die häufigste Form der durch Blut und Blutpräparate und insbesondere durch Transfusion übertragenen Hepatitis.

Bei D. R. ist die Erkrankung an einer Hepatitis mit dem Virus-Typ-B durch den Nachweis der verschiedenen Virusantigene während der akuten Krankheitsphase eindeutig belegt. Trotz des primär scheinbar gutartigen Verlaufs, denn zum Zeitpunkt der Entlassung aus stationärer Behandlung schien die Krankheit zur Ruhe gekommen zu sein, wurde bei der gutachtlichen Untersuchung im Januar 1980 erkannt, daß die Infektion sich zu einer chronischen Hepatitis mit deutlicher entzündlicher Aktivität und mit den immunologischen Zeichen einer autoimmunen Prägung entwickelt hatte.

Es wurde im Gutachten des Herrn Prof. Dr. F. überzeugend dargelegt, daß D. R. innerhalb der sogenannten Inkubationszeit der Krankheit in dem Dentalbüro gearbeitet hat und bei seiner Tätigkeit in überdurchschnittlichem Maße mit infektiösem Material in Kontakt kam. Die Übertragung des Virus-B erfolgt zwar vorwiegend parenteral, das heißt durch Kontakt mit infiziertem Blut oder durch Injektion von Blutbestandteilen, es ist aber auch der fäkal-orale Infektionsweg gesichert. Gerade durch Speichel, der nicht selten und insbesondere

Infektions- und Tropenkrankheiten

nach zahnärztlichen Manipulationen kleine Blutmengen enthält, ist eine Übertragung des Erregers der Hepatitis-B gegeben.

Zwar ist der Erkrankung an einer infektiösen Hepatitis nicht anzusehen, auf welche Weise und durch welchen Infektionsweg sie erworben oder übertragen wurde. Wie bei Ärzten und Pflegepersonal ist aber auch bei Zahnärzten eine überdurchschnittliche Infektionsgefährdung anzunehmen, die in zahlreichen epidemiologischen Statistiken als 10fach höher als in der übrigen Bevölkerung geschätzt wird. Diese überdurchschnittliche Infektionsgefährdung besteht auch bei anderem ärztlichen Hilfspersonal wie bei technischen Assistenten, sie ist aber auch bei zahnärztlichem Hilfspersonal und bei Zahntechnikern gegeben, wenn diese mit speichelbenetztem Material Umgang haben. Nach Nr. 3101 der gültigen BeKVO gilt die versicherungsrechtliche Beurteilung der infektiösen Hepatitis im Rahmen der Unfallversicherung auch dann, wenn die Versicherten nicht im eigentlichen Gesundheitsdienst tätig sind, sondern durch eine andere Tätigkeit der Infektionsgefahr in ähnlichem Maße wie im Gesundheitsdienst ausgesetzt sind.

Herr Prof. Dr. F. hat mit Recht in seinem Gutachten darauf hingewiesen, daß die Infektionsgefährdung der Zahntechniker durch die entsprechende Berufsgenossenschaft bisher zu wenig oder gar nicht bedacht wurde. Er erläutert die Notwendigkeit der Desinfektion von Materialien aus den Zahnarztpraxen vor ihrem Versand zu den Zahntechnikern. Dabei ist allerdings auf die Schwierigkeiten dieser Desinfektion hinzuweisen, da die die verschiedenen Formen der infektiösen Hepatitis übertragenden Viren und insbesondere der Virus-B außerordentlich resistent gegenüber den üblichen Desinfektionsmethoden sind.

Die gutachtlich gestellte Frage ist dahingehend zu beantworten, daß mit großer Wahrscheinlichkeit der gutachtlichen Beurteilung des Herrn Prof. Dr. F. in seinem Gutachten zuzustimmen ist, daß also Herr D. R. sich bei seiner beruflichen Tätigkeit mit Wahrscheinlichkeit mit den Viren der Hepatitis-B infiziert hat. Es ist also das Vorliegen einer Berufskrankheit anzuerkennen.

Für die Zukunft sollte es Aufgabe der Staatlichen Gewerbeärzte sein, durch entsprechende Anordnungen sich der Vermeidung oder Verringerung dieser Infektionsgefährdung anzunehmen. Da die Züchtung der Erreger der Hepatitis B auf Gewebekulturen bisher nicht gelungen ist, ist der Nachweis des Ausmaßes der Infektionsgefährdung im Beruf als Zahntechniker nur durch epidemiologische Studien nachzuweisen.

Eine überdurchschnittliche Infektionsgefährdung ist aber mit Wahrscheinlichkeit anzunehmen.

Kommentar

Für Ärzte, Pflege- und Laboratoriumspersonal ist die erhöhte Infektionsgefährdung insbesondere durch Viren der infektiösen Hepatitis durch große epidemiologische Studien eindeutig nachgewiesen. Das Gutachten erläutert, daß zahnärztliches und zahntechnisches Personal in gleicher Weise gefährdet sein kann. Die Gefährdung von zahntechnischem Personal könnte allerdings durch entsprechende prophylaktische Maßnahmen vermindert werden. Auf die Möglichkeit der Schutzimpfung gegen die Infektion mit dem Virus der Hepatitis-B sei hingewiesen. Ob bei fehlendem Impfschutz eine Haftung des Arbeitgebers anzunehmen ist, muß zur Zeit noch offengelassen werden, sollte auch von den jeweiligen Bedingungen wie Angebot der Schutzimpfung und ihre Verweigerung abhängen.

Infektions- und Tropenkrankheiten

 Hepatitis B – chronisch-aggressive, in Zirrhose übergegangene Verlaufsform – bei einer Laborhelferin.

Gutachten für eine Berufsgenossenschaft.

B. May, U. Schwegler

Fragestellung

Laut Gutachtenauftrag soll bei Frau M. M., geb. 1943, zu folgenden Fragen Stellung genommen werden:

1. Welche Folgen der Berufskrankheit liegen jetzt vor?
2. Welche von der Berufskrankheit unabhängigen krankhaften Veränderungen haben Sie festgestellt?
3. Im welchem Grade ist die Erwerbsfähigkeit der Erkrankten durch die Folgen der Berufskrankheit jetzt gemindert?
4. Ist zu erwarten, daß die durch die Berufskrankheit geminderte Erwerbsfähigkeit sich bessern wird, ggf. bis wann voraussichtlich?
5. Sind zur Behebung, Besserung, Linderung oder zur Vermeidung einer Verschlimmerung der Folgen der Berufskrankheit Heilmaßnahmen angezeigt, ggf. welche?
6. Zu welchem Zeitpunkt halten sie eine Nachuntersuchung für erforderlich?

Vorgeschichte

Frau M., die seit 3 Jahren als MTA-Helferin im Krankenhaus beschäftigt ist, erkrankte im April 1981 an einer HBs-Ag-positiven Hepatitis. Sie wurde deswegen ca. 6 Wochen stationär behandelt. Wegen eines protrahierten Krankheitsverlaufes wurde gegen Ende des stationären Aufenthaltes eine Laparoskopie durchgeführt, bei der sich sowohl makroskopisch als auch histologisch das Bild einer chronischen aggressiven Hepatitis fand. Die nach Entlassung regelmäßig durchgeführten laborchemischen Kontrollen durch den Hausarzt zeigten unverändert mäßiggradig erhöhte Transaminasen bei subjektivem Wohlbefinden. Von Anfang Februar bis Mitte März 1982 wurde ein Heilverfahren in einer Kurklinik durchgeführt. Die dort vorgenommene Laparoskopie ergab sowohl makroskopisch als auch histologisch eine chronisch-aggressive Hepatitis mit zirrhotischem Umbau, weshalb eine immunsuppressive Therapie mit Cortison in absteigender Dosierung eingeleitet wurde. Unter der Cortisonbehandlung kam es zu einem deutlichen Abfall der Transaminasen. Im Juni 1982 wurde durch den Hausarzt erneut ein Transaminasenanstieg festgestellt, weshalb die Cortisontherapie abgesetzt wurde.

Frau M. bezieht wegen der als Berufskrankheit anerkannten Lebererkrankung eine vorläufige Rente nach einer MdE von 50%. Die Familienvorgeschichte ist wie Eigenanamnese, insbesondere bestand keine Lebererkrankung vor 1981.

Beschwerden

Rasche Ermüdbarkeit bei allgemeiner Abgeschlagenheit mit Kraftlosigkeit, aber keine abdominellen Beschwerden, keine Nahrungsunverträglichkeit, keine Verdauungsstörungen.

Untersuchungsbefund

39jährige, adipöse Frau in gutem AZ. Gewicht 72 kg bei einer Größe von 167 cm. Kein Ikterus, keine sekundären Leberhautzeichen. Leber ca. 1 cm unter dem rechten Rippenbogen tastbar, von derber Konsistenz, druckschmerzhaft, im übrigen unauffälliger Befund.

Laborchemische Untersuchungen

GOT	76 U/l
GPT	74 U/l
Gamma-GT	55 U/l
GLDH	7,7 U/l
CHE	normal
Prothrombin nach Quick	55%
Serum-Albumin	47,7 relativ%
Serum-Gamma-Globulin	33,9 relativ%
Gesamteiweiß	normal
IgG im Serum	2263 mg%
IgM	271 mg%
IgA	normal

Hepatitis-Serologie

HBs-Ag	positiv (Titer 1:51 200)
Anti-HBs	negativ
HBe-Antigen	positiv
Anti-HBc	positiv (Titer 1:3200)
Anti-HBe	negativ

Leberfunktionsanalyse
Exkretorische Leberfunktion: ICG 8,5 min. (normal unter 3 min.), BSP 41,47 min. (normal unter 10 min.)

Infektions- und Tropenkrankheiten

Metabolische Funktion: GEK 4,56 mg/kg/min. (normal über 7 mg/kg/min.

Oberbauchsonographie
Normalgroße Leber mit leichtgradig verdichtetem Parenchymreflexmuster, keine portalen Stauungszeichen, Galle und Ductus choledochus o. B. Milz normal groß. Pankreas und beide Nieren regelrecht.

Rö.-Speiseröhre und Magenfundus
Unauffällig, insbesondere kein Hinweis für Oesophagusvarizen.

Beurteilung

Frau M. erkrankte während ihrer Tätigkeit als MTA-Helferin im April 1981 an einer Hepatitis B. Während der stationären Behandlung wurde laparoskopisch und histologisch eine chronisch-aggressive Hepatitis diagnostiziert. Im Rahmen eines Anschlußheilverfahrens wurde 6 Monate später sowohl makroskopisch als auch histologisch bereits ein beginnender zirrhotischer Umbau festgestellt. Die daraufhin eingeleitete Cortison-Therapie führte zunächst zu einem Rückgang der Transaminasenaktivität. Wegen eines erneuten Transaminasenanstieges wurde die Cortison-Therapie im Juni 1982 vom Hausarzt abgebrochen. Seitdem sind die leberspezifischen Laborwerte immer mäßiggradig erhöht. Frau M. bezieht aufgrund der Lebererkrankung eine vorläufige Rente nach einer MdE von 50% (fünfzig) (BK Nr. 3101).
Diese Begutachtung dient der erstmaligen Feststellung einer Dauerrente gemäß § 1585 Abs. 2 RVO.
Bei der 3tägigen stationären Untersuchung wurden, abgesehen von unbestimmtem Krankheitsgefühl mit rascher Ermüdbarkeit, Abgeschlagenheit und Kraftlosigkeit, keine Beschwerden angegeben. Die Leber war konsistenzvermehrt palpabel und druckschmerzhaft. Sekundäre Leberhautzeichen oder Hinweise für das Vorliegen einer portalen Hypertension fanden sich nicht.
Laborchemisch besteht jedoch im Vergleich zu dem in der Kurklinik erhobenen Befund eine erhebliche Verschlechterung.
Die Serum-Protein-Elektrophorese zeigt eine hochgradige Vermehrung der Gamma-Globuline auf 33,9 relativ% bei einer Verminderung der Albuminfraktion auf 47,7 relativ% bei normalem Gesamteiweißgehalt. Die Serum-Immunglobuline IgG und IgM sind stark erhöht. Das Prothrombin ist mit 55% erheblich erniedrigt, die Transaminasen sind unverändert mäßiggradig erhöht bei hoher GLDH und normaler CHE.
Die Leberfunktionsanalyse zeigt mit stark erniedrigter Galactose-Eliminationskapazität, mit einer auf nahezu das 3fache erhöhten ICG-HWZ und einer auf das 4fache der Norm erhöhten BSP-HWZ das typische Bild einer Leberzirrhose. Hierfür spricht auch die Umkehrung des de Ritis-Quotienten. Die Hepatitis-Serologie ist unverändert positiv für HBs-Ag, Anti-HBc und auch HBe-AG, was für hohe Infektiosität spricht. Weder sonographisch noch röntgenologisch ergibt sich ein Hinweis für eine portale Hypertension. Die histologische Sicherung der Diagnose war wegen der erheblich erniedrigten Prothrombin-Zeit nach Quick bzw. der dadurch gegebenen Blutungsgefahr nicht möglich.

zu 1. Als BK-Folge liegt eine Leberzirrhose mit deutlichen Aktivitätszeichen ohne Anhalt für portale Hypertension vor.
zu 2. Wesentliche andere, von der BK unabhängige Erkrankungen konnten nicht festgestellt werden.
zu 3. Die MdE aufgrund der Leberkrankheit (BK) beträgt vom Zeitpunkt der Untersuchung an 80% (achtzig).
zu 4. Ein Stillstand des zur Zeit fortschreitenden zirrhotischen Umbauprozesses ist möglich, jedoch zeitlich nicht abzusehen.

Infektions- und Tropenkrankheiten

zu 5. Ein erneutes Kurheilverfahren in einer entsprechenden Kurklinik zur Besserung der BK-Folgen halten wir für angezeigt.

zu 6. Eine Nachuntersuchung sollte spätestens in 12 Monaten durchgeführt werden.

Kommentar

Wie in den meisten Fällen bei ärztlichen, pflegerischem und Laboratoriumspersonal ist die Erkrankung an einer Hepatitis infectiosa B als Berufskrankheit anerkannt. Anläßlich der Begutachtung zur Festsetzung der Dauerrente nach 2 Jahre währender vorläufiger Berentung wird der Übergang der chronisch-aggressiven Hepatitis in eine Leberzirrhose trotz geringer subjektiver Symptomatik wahrscheinlich gemacht. Damit ist eine Verschlimmerung anzunehmen und eine Erhöhung des MdE Grades berechtigt.

43 Hepatitis infectiosa vom Typ Non A/Non B nach einem Unfall mit schweren Weichteilblutungen unter gerinnungshemmender Medikation – Marcumar – und nach intravenöser Applikation von Gerinnungsfaktoren.

Gutachten für eine Berufsgenossenschaft.

B. May, U. Schwegler

Im Auftrag einer landwirtschaftlichen Berufsgenossenschaft wird dieses Gutachten über Herrn E. H., geb. 1926, erstattet.
Es stützt sich auf die BK-Akte, die Krankenakte und auf die Ergebnisse der gutachtlichen Untersuchung im Mai 1983.

Fragestellung

1. Welche Unfallfolgen liegen auf ihrem Fachgebiet vor?
   1 a) Ist die Hepatitis als Unfallfolge anzusehen?
2. In welchem Grad (Prozent) mindern diese Unfallfolgen die Erwerbsfähigkeit und seit wann?
3. Welche unfallunabhängigen Gesundheitsstörungen haben Sie festgestellt?
4. Ist eine Nachuntersuchung erforderlich und ggf. wann etwa?
5. Ist wegen der Unfallfolgen ärztliche Behandlung noch erforderlich?

Vorgeschichte

Herr H. erlitt im Januar 1980 einen Jagdunfall mit Schrotschußverletzung des rechten Unterbauches. Da der Versicherte damals nach einem Myokardinfarkt unter Marcumar-Langzeitmedikation stand, kam es zu schwersten Weichteilblutungen mit Entwicklung eines Schockzustandes. Während der 4wöchigen stationären Behandlung mit zweimaliger operativer Revision der Bauchdeckenwunden wurden mehrfach Gerinnungsfaktoren i.v. verabreicht. Bluttransfusionen wurden nicht gegeben. Herr H. erholte sich schließlich und konnte nach sekundärer Wundheilung aus der Behandlung entlassen werden.
Vier Monate später erkrankte er an einer akuten Hepatitis. Laborchemisch fand sich: Bilirubin 2,7 mg%, GOT 256 U/l, GPT 200 U/l, Gamma-GT 261 U/l. Die Serumproteinelektrophorese zeigte das Bild einer akuten Entzündung. Die serologischen Untersuchungen auf Hepatitis B waren negativ. Wegen des protrahierten Krankheitsverlaufs wurde bereits 5 Wochen nach

Infektions- und Tropenkrankheiten

Krankheitsbeginn eine Laparoskopie durchgeführt. Makroskopisch fand sich das Bild einer akuten Leberentzündung. Die histologische Diagnose lautete: chronisch-aggressive Hepatitis mit starker entzündlicher Aktivität. Aufgrund des histologischen Befundes wurde eine immunsuppressive Therapie mit Kortikosteroiden und Imurek eingeleitet. Zu dieser Zeit war die Transaminasenaktivität im Serum bereits wieder normal, es fand sich lediglich noch eine leicht erhöhte Gamma-GT. Laborchemische Zeichen einer chronischen Leberentzündung bestanden nicht, keine Gamma-Globulinvermehrung, keine Verminderung der CHE, keine Störung der Prothrombinsynthese. Die immunsuppressive Therapie wurde bis Oktober 1982, also etwa über 2 Jahre, fortgesetzt.

Eigenanamnese
1972 und 1976 Myokardinfarkt, im übrigen keine wesentlichen Vorerkrankungen, insbesondere keine Lebererkrankung.

Beschwerden
Unverträglichkeit fetter Speisen, die jedoch auch schon vor der Hepatitis bestand.

Alkoholkarenz seit Beginn der Hepatitis. Regelmäßige Medikamenteneinnahme:

Colfarit 2 × 1
Isoket ret. 40 mg 2 × 1
Rytmonorm 150 2 × 1
Adalat 2 × 1
Beloc 1 × 1

Untersuchungsbefund

57jähriger, mäßig adipöser Mann in mittlerem AZ. Gewicht 75 kg bei einer Größe von 169 cm. Kein Ikterus, keine sekundären Leberhautzeichen.
5 cm lange reizlose Narbe oberhalb des rechten Leistenbandes als Folge der Schrotschußverletzung. Im übrigen unauffälliger Organbefund.

Laborchemische Untersuchungen
Keinerlei Auffälligkeiten, insbesondere Transaminasen, Gamma-GT, CHE, GLDH, Serumproteinelektrophorese, Immunglobuline im Normbereich. Hepatitis-B-Virusserologie negativ. Anti-HAV positiv, Anti-HAV-IgM negativ.

EKG
SR 65/min. Breites tiefes Q in II, III und aVF bei Zustand nach Hinterwandinfarkt.

Oberbauchsonographie
Leber normal groß, Parenchymreflexmuster mittelgradig homogen verdichtet. Keine intrahepatischen Stauungszeichen, Gallenblase und Ductus choledochus unauffällig. Milz, Pankreas und Nieren o. B.

Leberfunktionsanalyse
Exkretorische Leberfunktion: ICG-HWZ 2,78 min. (normal unter 3 min.), BSP-HWZ 7,52 min. (normal unter 10 min.)
Metabolische Leberfunktion: GEK 5,877 mg/kg/min. (größer als 7 mg/kg/min.)

Beurteilung

Herr H. erlitt im Januar 1980 einen Jagdunfall mit Schrotschußweichteilverletzung im Bereich des rechten Unterbauches.
Er stand damals nach zweimaligem Myokardinfarkt unter Marcumarmedikation. Dadurch kam es zu einer ausgedehnten Weichteilblutung mit Entwicklung eines Schockzustandes.
Während der vierwöchigen stationären Behandlung waren mehrfach intravenöse Gaben von Gerinnungsfaktoren erforderlich. Trotz dieser Komplikation erholte sich Herr H. schließlich und konnte bereits nach 4 Wochen entlassen werden.
Vier Monate später erkrankte er an einer akuten Hepatitis. Laborchemisch war die Transaminasenaktivität um 300, die Hepatitis B-Virusserologie war negativ, es fand sich ein positives Anti-HAV bei negativem Anti-HAV-IgM, was lediglich für eine früher durchgemachte Hepatitis A spricht. Die Diagnose lautete deshalb:

Hepatitis vom Typ Non A/Non B.

Unter konservativer stationärer Therapie kam es nur zu einem zögernden Abfall der Transaminasen. Wegen des protrahierten Krankheitsverlaufes wurde bereits nach 6 Wochen eine Laparoskopie vorgenommen. Makroskopisch bot sich das Bild einer akuten Leberentzündung. Die histologische Diagnose lautete:

Chronisch-aggressive Hepatitis mit starker entzündlicher Aktivität.

Infektions- und Tropenkrankheiten

Obwohl sich die Transaminasen weitgehend normalisiert hatten und die Serumproteinelektrophorese keine Gamma-Globulinvermehrung zeigte, wurde allein aufgrund des histologischen Befundes eine immunsuppressive Therapie mit Imurek und Ultralan eingeleitet, die bis zum Herbst 1982 fortgesetzt wurde. Das Absetzen dieser Therapie erfolgte auf ein fachinternistisches Gutachten hin, in welchem wegen der noch bestehenden immunsuppressiven Therapie eine abschließende Beurteilung als nicht möglich angesehen wurde. Die jetzige Begutachtung im Mai 1983 erfolgte nach einer sechsmonatigen Therapiepause, so daß die Voraussetzungen zur Klärung der Zusammenhangsfrage zwischen Hepatitis und Jagdunfall gegeben sind.
Bei der klinischen Untersuchung ergaben sich keinerlei Auffälligkeiten. Die Leber war nicht tastbar vergrößert, es bestand kein Ikterus, keine sekundären Leberhautzeichen. Als Beschwerden wurde lediglich Unverträglichkeit von fetten Speisen angegeben, die auch schon vor der Hepatitis bestanden.
Die laborchemischen Untersuchungen waren ebenfalls unauffällig, sämtliche Laborparameter einschließlich Transaminasen, Gamma-GT, CHE, GLDH, Gerinnungsstatus, Serumproteinelektrophorese und Immunglobuline waren normal. Die Hepatitis-Virusserologie zeigte lediglich das Bild einer früher durchgemachten Hepatitis A. Sonographisch war die Leber normal groß mit homogen verdichtetem Parenchymreflexmuster. Die Leberfunktionsanalyse erbrachte eine normale exkretorische Leberfunktion bei geringer Einschränkung der metabolischen Gesamtkapazität der Leber unter Belastung.
Zusammenfassend findet sich also weder klinisch noch laborchemisch noch sonographisch ein Anhalt für eine aktive Leberentzündung. Die histologische Untersuchung wurde in einem so frühen Krankheitsstadium vorgenommen, daß eine Bewertung nur unter Berücksichtigung der damaligen klinischen und laborchemischen Befunde erfolgen kann. Rückblickend hat es sich bei der Lebererkrankung im Mai 1980 um eine Hepatitis vom Typ Non A/Non B gehandelt. Der Krankheitsverlauf war protrahiert, was für diesen Hepatitistyp nicht ungewöhnlich ist und keinesfalls den Schluß auf eine aggressive Verlaufsform zuläßt. Das damalige histologische Bild ist nur so zu erklären, daß die Leber bereits vor der Infektion vorgeschädigt war, am ehesten nutritiv-toxisch. Durch die zusätzliche infektiöse Entzündung ist es zu histologisch schwerwiegenderen Veränderungen gekommen als bei einer vor der Infektion völlig gesunden Leber. Diese Doppelschädigung des Organs kann histologisch durchaus das Bild einer chronisch aggressiven Hepatitis imitieren, besonders wenn die Punktion in einem relativ frühen Stadium der Erkrankung erfolgt. Der histologische Befund ist keinesfalls für die Diagnose einer chronisch-aggressiven Hepatitis beweisend. Aufgrund des Zeitintervalls (ca. 3 Monate nach i.v. Verabreichung von Gerinnungsfaktoren) und der laborchemischen Konstellation muß davon ausgegangen werden, daß es sich bei der Lebererkrankung im Mai 1980 um eine akute Hepatitis des Typs Non A/Non B mit protrahiertem Verlauf gehandelt hat. Eine Indikation zur immunsuppressiven Therapie war zu keinem Zeitpunkt trotz der histologischen Diagnose gegeben.
Die Hepatitis ist jetzt vollkommen ausgeheilt, die geringgradige Einschränkung der metabolischen Funktion ist eher auf nutritiv-toxische Schädigungen zurückzuführen.
Die im Gutachtenauftrag gestellten Fragen werden wie folgt beantwortet:

zu 1. Als Unfallfolge findet sich eine ausgeheilte Hepatitis vom Typ Non A/Non B.
zu 1a) Die Hepatitis muß als Unfallfolge angesehen werden.
zu 2. Eine messbare MdE aufgrund der Hepatitis liegt nicht vor.
zu 3. Unfallunabhängig besteht eine koronare Herzkrankheit mit Zustand nach zweimaligem Myokardinfarkt.

Infektions- und Tropenkrankheiten

zu 4. Eine Nachuntersuchung ist bei gleichbleibenden laborchemischen Befunden und unveränderter Klinik nicht erforderlich, anderenfalls in 1 Jahr.

zu 5. Eine ärztliche Behandlung ist nicht notwendig. Es sollten jedoch in regelmäßigen Abständen (etwa alle 6 Monate bei Beschwerdefreiheit) Kontrollen der leberspezifischen Laborparameter zu Lasten der Berufsgenossenschaft durch den Hausarzt vorgenommen werden.

Kommentar

Die retrospektive Beurteilung des Krankheitsverlaufs und der dabei erhobenen Befunddaten erlaubt mit Wahrscheinlichkeit die Schlußfolgerung, daß es durch die intravenöse Gabe von Gerinnungsfaktoren zur Infektion mit dem Virus NON-A/NON-B und zur Hepatitis infectiosa kam. Die in einer sehr frühen Phase der Erkrankung durchgeführte Laparoskopie und Leberbiopsie führte mit Wahrscheinlichkeit zur Fehlinterpretation des histologischen Bildes und damit zur nicht angezeigten immunsuppressiven Therapie. Die Krankheit ist indessen ausgeheilt, Nachuntersuchungen zu Lasten der Berufsgenossenschaft sind aber ratsam, weil ein Wiederaufflackern der Krankheit immerhin nicht völlig ausgeschlossen ist.

Stumpfes Bauchtrauma

Fragestellungen nach stumpfen Bauchtraumen mit Organverletzungen (Milzruptur, Leber-, Darm-, Pankreasverletzung usw.).

 Milzruptur, Pankreasverletzung, Rippenbrüche und Pneumothorax durch Wegeunfall. Versicherungsrechtliche Wertung des Milzverlustes.

Gutachten für eine Berufsgenossenschaft.

E. Fritze

Fragestellung

Das Gutachten soll sich mit der Frage auseinandersetzen, in welchem Grade der zum Zeitpunkt des Wegeunfalles vom 29. 6. 1972 32 Jahre alte K. K. durch die Unfallfolgen ab 1. 1. 1976 in seiner Erwerbsfähigkeit gemindert ist. Das Gutachten stützt sich auf die Kenntnis der Akten und der darin enthaltenen Untersuchungsbefunde. Die gutachtliche Beurteilung berücksichtigt die Literatur zum Problem des Milzverlustes und eigene Beobachtungen und Veröffentlichungen dazu: Folgen des posttraumatischen Milzverlustes, Therapiewoche **26**, 4751–4752 (1976).
Begutachtung nach Milzverletzungen, Unfallmedizinische Tagung am 15./16. 10. 1977 in Baden-Baden.

Vorgeschichte

Der Wegeunfall am 29. 6. 1972 – Verkehrsunfall – führte bei K. K. zu einer Kontusion des Brustkorbs mit Rippenserienbrüchen der 5. bis 7. Rippe links und sekundärem Spannungspneumothorax links, zu einer stumpfen Bauchverletzung mit Zerreißung der Milz und des Pankreasschwanzes. Die Behandlung erfolgte durch Laparotomie und dabei Splenektomie, der Pneumothorax wurde durch Saugdrainage behandelt. Bei der Entlassung aus stationärer Behandlung nach etwa 6 Wochen waren die Rippenbrüche knöchern verheilt, der Lungenbefund war auch röntgenologisch unauffällig. K. K. versuchte etwa ein viertel Jahr später, seine Arbeit wieder aufzunehmen, kam aber wegen Schwindelattacken und Schmerzen beim tiefen Atmen und im linken Oberbauch bald und vorübergehend wieder in stationäre Behandlung. Wegen „Empfindlichkeit bei tiefer Atmung im linken Brustkorbbereich und wegen Empfindlichkeit der linken Oberbauchnarbe bei Zustand nach Milzverlust und nach Verletzung der Bauchspeicheldrüse" wurde ab Ende Januar 1973 für die Dauer eines Jahres eine MdE von 30% anerkannt. Im weiteren Verlauf formulierte ein chirurgischer Gutachter, daß der Verlust der Milz mit druckempfindlicher Narbe als Dauerrente eine MdE von 15% bedinge, ein internistisches Gutachten kam zu dem Urteil, „da sich erfahrungsgemäß 2 Jahre nach Milzexstirpation die Störungen des Blutbildungssystems kompensiert haben, ist eine meßbare MdE nicht mehr zu begründen".
Im Klageverfahren vor einem Sozialgericht wurde von Prof. Dr. M. als Chirurg und von Prof. Dr. W. als Internist geurteilt, daß auf chirurgischem Gebiet meßbare Unfallfolgen nicht mehr bestehen, dagegen im internistischen Bereich als Folge des Milzverlustes wegen der Bedeutung dieses Organs bei immunologischen Abwehrreaktionen eine MdE von 20% anzunehmen sei.
Das für das Sozialgericht erstattete Gutachten veranlaßte die Berufsgenossenschaft zur Einholung dieses weiteren Gutachtens, wobei sie unter anderem von der publizierten Eigenbeobachtung (W. Jantke) einer zweizeitigen Milzzerreißung eines Arztes ausgehend eine andere gutachtliche Beurteilung erwartete. Dieser Autor beschrieb die an sich selbst beobachteten Spätsymptome des Milzverlustes, deren zweizeitige Ruptur offenbar im Zusammenhang mit einer Virusinfektion eintrat und stützte sich zugleich auf 32 als Chirurg beobachtete Fälle nach Milzentfernung. Er kam zu dem Ergebnis, „daß dem Milzverlust eine wesentliche und bleibende Bedeutung auf die Dauer nicht zugemessen werden kann. Nur wo in Einzelfällen, vor allem bei älteren Menschen, die Anpassung versagt, können Dauerschäden, die als besondere Ausnahmen zu beweisen wären, entstehen".

Stumpfes Bauchtrauma

Beurteilung

Herr K.K. hat also im Alter von 32 Jahren durch einen Wegeunfall neben mehreren Rippenbrüchen des linken Brustkorbs und einem dadurch verursachten Spannungspneumothorax mit einem stumpfen Bauchtrauma eine traumatische Milzzerreißung und eine Verletzung der Bauchspeicheldrüse erlitten. Die Milz mußte im Rahmen der operativen Versorgung entfernt werden. K.K. klagt seitdem und bis zur gutachtlichen Untersuchung durch Herrn Prof. Dr. W. im Jahre 1978 über zeitweilig auftretende starke Schmerzen im linken Oberbauch und im Rücken, die so heftig sein können, daß er nicht mehr zu gehen vermöge. Außerdem klagt er über Völlegefühl, Blähungen und Unverträglichkeit bestimmter Speisen.
Bei der gutachtlichen Untersuchung durch Herrn Prof. Dr. W. ergab sich bis auf die operationsbedingte Narbe kein wesentlicher krankhafter Befund. Wesentliche Verwachsungen im Bauch waren auch durch röntgenologische Untersuchung des Magen-Darm-Traktes nicht zu objektivieren. Auch aus den übrigen in den Akten enthaltenen Untersuchungsbefunden geht hervor, daß die von K.K. geklagten Schmerzen nicht durch objektive Befunddaten zu belegen waren.
Im Gegensatz zu der Beurteilung durch Herrn Prof. Dr. W. führt der Gutachter Herr Dr. K. aus, daß der Verlust einer vorher gesunden Milz zu keinerlei Dauerschäden führe, da das übrige retikulo-endotheliale Gewebe des Organismus im Laufe einiger Monate die Funktionen des entfernten Organs übernehme. Demgegenüber weist Herr Prof. Dr. W. auf die Rolle der Milz als immunologisches Abwehrorgan hin und nimmt wegen der Folgen des Organverlustes eine MdE von 20% als dauernde Unfallfolgen an.
Die veröffentlichte Eigenbeobachtung des Herrn Dr. W. Jantke, der im Zusammenhang mit einer Infektionskrankheit eine zweizeitige Milzruptur – also nicht durch eine traumatische Milzschädigung – erlitt, ist als Hintergrund für das hier gutachtlich zu beantwortende Problem wenig geeignet. Die Betonung der über geraume Zeit vorhandenen allgemeinen Symptome muß im Falle des Dr. Jantke nicht unbedingt auf den Milzverlust selbst bezogen werden, sondern kann genauso gut Ausdruck der der „spontanen Milzruptur" zugrunde liegenden Krankheit, wahrscheinlich einer Virusinfektion, gewesen sein. Dem widerspricht auch nicht, daß der Autor dieser Publikation aus der Beobachtung von 34 Begutachtungsfällen mit traumatisch bedingtem Milzverlust die relativ lange bestehenbleibenden und dann abklingenden Allgemeinbeschwerden stützt und zu dem Ergebnis kommt, „daß dem Milzverlust eine wesentliche und bleibende Bedeutung auf die Dauer nicht zugemessen werden kann".
In eigenen wissenschaftlichen Untersuchungen und Arbeiten haben wir uns zu den Folgen des posttraumatischen Milzverlustes und zu seiner versicherungsrechtlichen Beurteilung geäußert und uns dabei auf die entsprechende internationale und deutsche Literatur gestützt. Die operative Entfernung der Milz wird seit langem nach ihrer traumatischen Verletzung oder auch als therapeutische Maßnahme bei hämatologischen Krankheiten durchgeführt, ohne daß die funktionelle Bedeutung dieses Organs und die seines Ausfalles für den Organismus bekannt waren. Rückschlüsse auf die Funktionen der Milz aus den Folgen ihrer Entfernung sind ohnehin nur mit Vorbehalten möglich, sei es wegen der Mitverletzung anderer Organe bei Bauchtraumen, sei es wegen eines anderen und meist hämatologischen Grundleidens. Auch die Ergebnisse von Tierversuchen sind wegen der besonderen entwicklungsgenetischen Voraussetzungen nur mit Vorsicht auf die menschlichen Milzfunktionen zu übertragen.
Erst Erkenntnisse der letzten 15 bis 20 Jahre über die Funktionen der Blutzellen, insbesondere der Lymphozyten, bei Gesunden und bei Immunkrankheiten vor allem des hämato-

Stumpfes Bauchtrauma

poetischen Systems, und die Einführung neuer Techniken zur Untersuchung der Milzfunktionen bzw. der Funktionen der blutbildenden Gewebe vermittelten neue Gesichtspunkte auch über die Funktionen der Milz. Zu diesen Funktionen gehört die Differenzierung von Lymphozyten und hämatopoetischen Stammzellen, die Eliminierung im Blutstrom befindlicher Fremd- und Autoantigene und schließlich die Synthese bestimmter Antikörper nach Antigenzufuhr auf dem Blutwege. Ob die Milz darüber hinaus als Blutspeicher eine Bedeutung hat, wie früher angenommen wurde, ist heute eher fraglich geworden. Das Organ muß aber insgesamt als ein Regulationsorgan des blutbildenden Gewebes im weitesten Sinne und als Organ der Immunabwehr gelten.

Nach operativer Milzentfernung ist das Auftreten von Polyglobulien gelegentlich und vorübergehend beobachtet worden. Charakteristisch sind aber Jolly-Körperchen-haltige rote Blutkörperchen nach Milzexstirpation, also von Kernreste enthaltenden roten Blutzellen, die von der gesunden Milz aus dem Blutstrom eliminiert werden. Vorübergehend und in der Frühphase nach Milzverlust ist auch eine Leukozytose, das heißt eine Vermehrung der weißen Blutkörperchen zu beobachten, später gefolgt von einer Lymphozytose vor allem der sogenannten B-Lymphozyten. Die T-Lymphozyten sind dagegen eher vermindert. Besonders eindrucksvoll ist aber die Thrombozytose nach Milzverlust, die sich langsamer als die Leukozytose entwickelt, meist aber über längere Zeit, nämlich über Monate bis Jahre andauert, vermehrte Thromboseneigung, aber auch Blutungen mit sich bringen kann.

Die Beobachtungen gestörter Immunabwehr nach Milzverlust sind zwar nicht einheitlich, zeigen aber, daß nach der Entfernung einer traumatisch geschädigten Milz bestimmte Immunglobuline vermindert sind. Die vor allem bei Kindern, aber auch bei gesunden Erwachsenen nach Milzexstirpation beobachtete Verminderung besonders der IgM-Immunglobuline erklärt die Infektionsanfälligkeit solcher Menschen. Gerade in den letzten Jahren wurden Beobachtungen bekannt, daß bedrohliche Lungenentzündungen noch nach 10 und mehr Jahren dem Milzverlust zuzuschreiben sind.

Wenn auch mit der operativen Entfernung der Milz ⅓ bis ¼ des lymphatischen Gewebes und des retikuloendothelialen Systems des Organismus entfernt werden, so scheint nach unserem heutigen Wissensstand der Milzverlust vorwiegend in der Zeit unmittelbar nach dem Verlust des Organs und besonders bei Kindern zur Minderung der zellulären und der humoralen Infektabwehr und damit zu vermehrter Infektionsanfälligkeit zu führen.

Als Folge der meist großen Blutungen in den Bauchraum nach traumatischer Milzruptur ist immer mit ausgedehnten Verwachsungen zu rechnen. Diese sind trotz entsprechender Beschwerden von seiten des Magen-Darm-Traktes röntgenologisch keineswegs immer zu objektivieren. Es ist zwar richtig, daß posttraumatische Verwachsungen im Bauch nur dann zu Symptomen führen, wenn sie eine Passagestörung im Magen-Darm-Bereich bewirken. Keineswegs gelingt aber deren röntgenologischer Nachweis immer, weil die gleichmäßige Konsistenz des bei der Röntgenuntersuchung verwendeten Kontrastbreies nicht mit dem normalen Darminhalt zu vergleichen ist.

Als Ursache solcher oft heftigen, offensichtlich mit der Darmperistaltik verbundenen Schmerzen ist aber auch an eine Splenosis zu denken. Darunter werden posttraumatisch entstandene und in der folgenden Zeit wachsende Milzimplantate verstanden, die durch die Zerreißung der Milz und Aussaat kleiner Milzteilchen im Bauchraum entstehen. Diese Splenosis führt zu oft erheblichen abdominellen Schmerzen und sogar zu Darmstenosen, wie sich bei zahlreichen Relaparotomien gezeigt hat. Das Krankheitsbild wurde zwar schon 1907 in Deutschland beobachtet und beschrieben, geriet dann aber in Vergessenheit und wurde schließlich in der englischen und amerikanischen Literatur seit 1939 als Splenosis erneut dargestellt.

Stumpfes Bauchtrauma

Die lange Zeit vorherrschende Meinung und sozialmedizinische Beurteilung des posttraumatischen Milzverlustes als funktionell weitgehend bedeutungslos ist also zu revidieren. Störungen der Immunabwehr, hämatologische Folgen insbesondere mit Thromboseneigung, Störungen der Peristaltik im Magen-Darm-Bereich, sei es durch Verwachsungen oder durch die Auswirkungen einer Splenosis bedeuten für den Betroffenen eine zwar nicht große, aber funktionell eindeutige Beeinträchtigung. Deshalb ist es auch im Falle des K. K. berechtigt, wie Herr Prof. Dr. W. in seinem Gutachten vorgeschlagen hat, eine dauernde MdE durch Unfallfolgen anzunehmen. Nach unseren eigenen Erfahrungen an über 100 Fällen durch stumpfe Bauchtraumen entstandener Milzzerreißungen ist es berechtigt, im Falle des K. K. eine MdE von 20% als Dauerfolgen anzunehmen.

45 Stumpfes Bauchtrauma beim Schulsport, Milzruptur und Folgen des Milzverlustes.

Gutachten für einen Gemeinde-Unfallversicherungsverband.

E. Fritze

Fragestellung

Auf Veranlassung eines Gemeinde-Unfallversicherungsverbandes wird über das am 11. 4. 1968 geborene, zum Unfallzeitpunkt also noch nicht 10 Jahre alte Kind H. W. folgendes Gutachten zur Zusammenhangsfrage erstattet. H. W. hat beim Schulrodeln eine Bauchprellung erlitten, die zur operativen Entfernung der Milz führte. Dieses Gutachten soll folgende Fragen beantworten:

1. Welche Beschwerden werden von H. W. geklagt?
2. Welcher objektive Befund ist zu erheben?
3. Besteht mit Wahrscheinlichkeit ein ursächlicher Zusammenhang zwischen dem Unfall vom 20. 2. 1978, den subjektiven Beschwerden und den objektiven Krankheitserscheinungen?
4. Worin bestehen die Unfallfolgen?
5. Wie hoch ist die Minderung der Erwerbsfähigkeit vom Tage nach dem Unfall bis zur gegenwärtigen gutachtlichen Untersuchung unter Berücksichtigung der indessen eingetretenen Schulfähigkeit zu schätzen?
6. Sind wegen der Unfallfolgen Behandlungsmaßnahmen angezeigt?

Vorgeschichte

Aus dem Inhalt der Akten und den eigenen Angaben bzw. aus der Darstellung der Mutter ergibt sich, daß die Schulklasse am 20. 2. 1978 unter Aufsicht der Klassenlehrerin rodelte. H. W. stürzte mit seinem Schlitten und rutschte gegen eine Pfahl. Er wurde zunächst nach Hause gebracht, dann aber zum Hausarzt und schließlich in ein Krankenhaus, weil heftige Bauchbeschwerden bestanden. Bei der sofort vorgenommenen Operation wurde eine Milzruptur festgestellt, die Milz wurde operativ entfernt, und nach komplikationslosem Verlauf konnte H. W. am 4. März 1978 aus stationärer Behandlung entlassen werden. Schon wenige Tage später ist er wieder zur Schule gegangen.

Der Junge klagt über zeitweise heftige Schmerzen im linken Oberbauch und seit dem Unfall über häufige Erkältungen. Er ißt aber alles, der Stuhlgang ist geregelt, und der Junge turnt in der Schule auch wieder mit.

Im Zusammenhang mit dem Unfall bzw. mit der deswegen notwendigen Operation hat H. W. mehrere Blutübertragungen bekommen.

Im übrigen sind die eigene Vorgeschichte bis auf eine Tonsillektomie und auch die Familienvorgeschichte unauffällig.

Befund

Der körperliche Untersuchungsbefund ist bis auf die feste und reizlose Narbe nach Milzexstirpation unauffällig. Es besteht keine Druckschmerzhaftigkeit des Bauches, und es sind durch Auskultation keine Hinweise für eine Darmstenose zu gewinnen.

Stumpfes Bauchtrauma

Auch die Laboratoriumsuntersuchungen wie die Erythrozyten-Senkungsreaktion, das elektrophoretische Serumeiweißbild, der Gehalt des Serums an Immunglobulinen sind unauffällig. Es besteht keine Anämie, die Zahl der Thrombozyten und Leukozyten ist regelrecht, mit nur 22% segmentkernigen neutrophilen Granulozyten und 70% Lymphozyten findet sich aber eine auffällige relative Lymphozytose. Viele role Blutkörperchen enthalten Jollykörperchen.

Röntgenologisch ist der Befund der Brustorgane bis auf eine geringe Verwachsung des linken medialen Zwerchfells unauffällig, auf eine röntgenologische Untersuchung des Magen-Darm-Traktes wurde ausdrücklich verzichtet.

Beurteilung

Der 10jährige H. W. erlitt also am 20. 2. 1978 beim Schulrodeln durch Sturz vom Schlitten ein stumpfes Bauchtrauma mit Zerreißung der Milz, die noch am gleichen Tage operativ entfernt werden mußte. In diesem Zusammenhang erhielt er auch Bluttransfusionen. Nach komplikationslosem operativen Verlauf wurde er am 4. 3. 1978 aus der stationären Behandlung entlassen und konnte schon wenige Tage später wieder zur Schule gehen. Der Junge klagt über gelegentlich auftretende krampfartige Bauchbeschwerden im Operationsgebiet, und von seinen Eltern wurde häufiges Auftreten sogenannter Erkältungsinfekte beobachtet.

Es ist zu unterstellen, daß es mit der Zerreißung der Milz und der damit verbundenen Blutung in den Bauchraum, aber auch mit dem operativen Eingriff zu Verwachsungen im Bauch gekommen ist. Diese sind nach den geschilderten Symptomen und Beschwerden nicht so erheblich, daß dadurch die Passage des Darminhalts wesentlich beeinträchtigt wird. Auf eine röntgenologische Untersuchung des Magen-Darm-Kanals wurde bei dem 10jährigen Jungen bewußt verzichtet. Es ist aber anzunehmen, daß die geschilderten gelegentlich auftretenden Schmerzen im Operationsgebiet mit solchen Verwachsungen im Bauchraum im Zusammenhang stehen.

Als weitere Folge des erlittenen Unfalles wurde die Milz operativ entfernt. Die Milz ist ein Organ der Blutbildung, insbesondere hat ihre Funktion aber Beziehungen zur zellulären und humoralen Immunabwehr, das heißt zur Verteidigung des Organismus gegen eingedrungene Erreger und andere Noxen. Es ist bekannt, daß durch Entfernung der Milz und insbesondere bei Kindern vorübergehend – meist für mehrere Jahre – eine Neigung zu Infekten dadurch begünstigt wird, daß die Milz als immunologisch wirksames Organ ausgefallen ist. Man hat aber gerade in jüngster Zeit auch Beobachtungen beschrieben, bei denen noch nach 10 und mehr Jahren schwere und nicht beherrschbare Entzündungen der Atmungsorgane auf den Verlust der Milzfunktion zurückgeführt werden mußten.

Man wird also im Falle des H. W. die beobachtete Neigung zu Erkältungsinfekten zumindest für einige Jahre als durch den Unfall und seine Folgen verursacht ansehen müssen. Dem widerspricht nicht, daß einerseits die Menge der Immunglobuline im Serum bei quantitativer Bestimmung normal ist, daß andererseits sogar eine relative Lymphozytose besteht.

H. W. hat im Zusammenhang mit dem Unfall und dem operativen Eingriff Bluttransfusionen erhalten. Eine bei Bluttransfusionen nicht ganz ungewöhnliche Übertragung von Hepatitiserregern hat aber offenbar nicht stattgefunden. Jedenfalls findet sich kein Hinweis dafür, daß bei H. W. eine Leberkrankheit vorliegt, Antigene der entsprechenden Hepatitisviren oder ihre Antikörper sind im Serum nicht nachweisbar.

Die gutachtlich gestellten Fragen sind zusammenfassend wie folgt zu beantworten:

1. Gelegentlich auftretende und zum Teil heftige Schmerzen im Operationsbereich, wahrscheinlich im Zusammenhang mit unfall- oder operationsbedingt entstandenen Verwachsungen, und die Neigung zu sogen. Erkältungskrankheiten sind als Folge des Unfalles bzw. des Milzverlustes anzusehen.

Stumpfes Bauchtrauma

2. Als erwerbsmindernde Unfallfolgen bestehen bei H.W. der Zustand nach stumpfem Bauchtrauma mit Milzzerreißung und operativer Entfernung der Milz, anzunehmende Verwachsungen im Bauch, beeinträchtigte Immunabwehr.
3. Die dadurch bedingte Erwerbsminderung ist für die Zeit vom Unfalltage bis zum 15.3.1978 auf 100%, danach als Rekonvaleszenzphase bis 15.6.1978 auf 50%, ab 16.6.1978 für die Dauer mindestens eines Jahres auf 25% zu schätzen.
4. Behandlungsmaßnahmen sind wegen der Unfallfolgen zunächst nicht erforderlich, Erkältungsinfekte und andere Infektionen sollten Anlaß zu ärztlicher Behandlung sein.
5. Eine gutachtliche Nachuntersuchung in einem Jahr ist vorzuschlagen.

Kommentar

Die gutachtliche Beurteilung von Organverletzungen nach stumpfen Bauchtraumen erfolgt nach den funktionellen Auswirkungen und Folgen solcher Verletzungen. Die Beurteilung von Organverlusten hängt von der dadurch bedingten Minderung der Erwerbsfähigkeit ab. Naturgemäß ist der Verlust eines paarig angelegten Organs wie einer Niere bei guter Funktion der verbliebenen Niere versicherungsrechtlich anders zu bewerten als zum Beispiel die Resektion eines Darmabschnittes oder eines Teils der Leber. Lange Zeit war man der Meinung, daß der Verlust der Milz nach Überwindung der unmittelbaren Operationsfolgen bedeutungslos sei. Heute gilt als gesichert, daß der Verlust der Milz zwar eine zeitlich begrenzte, aber doch nicht als unerheblich anzusehende Beeinträchtigung der Immunabwehr bedeutet. Dazu kommt, daß es bei traumatischen Milzrupturen, die die häufigste Ursache der Organentfernung sind, immer zu erheblichen Blutungen in den Bauchraum und dadurch zu Verwachsungen kommt. Solche Verwachsungen können zu röntgenologisch nachweisbaren Darm-Passage-Störungen führen, aber auch, wenn solche Passagebehinderungen nicht nachzuweisen sind, müssen solche Verwachsungen nicht bedeutungslos sein. Die Funktionsbeeinträchtigung ist für die gutachtliche Beurteilung entscheidend. Selten kommt es nach traumatischen Milzrupturen zum Krankheitsbild der Splenosis mit unter Umständen erheblichen subjektiven Beschwerden und objektiven Funktionsbeeinträchtigungen insbesondere des Darmtraktes.

Stumpfes Bauchtrauma

46 Zweizeitige Milzruptur – Spätruptur – mit einem Intervall von 19 Monaten nach Polytrauma durch Arbeitsunfall?

Gutachten für eine Berufsgenossenschaft.

U. Schwegler, B. May

Fragestellung

Auf Veranlassung einer Berufsgenossenschaft soll dieses Gutachten dazu Stellung nehmen, ob es sich bei der Milzerkrankung des Herrn A. M., geb. 1936, vom Juni 1982 mit Wahrscheinlichkeit um eine Folge des Unfalls vom November 1980 handelt.

Bei dem Versicherten sind als Folgen des Arbeitsunfalles vom November 1980, als er bei Schachtarbeiten während eines Kanalbaues von nachrutschenden Erdmassen bis zum Hals verschüttet wurde, eine Gehirnerschütterung, ein Speichenbruch rechts, eine Prellung mit oberflächlichen Hautabschürfungen am Schädel und ein Bluterguß im Bereich des linken Kniegelenkes als Unfallfolgen anerkannt. Wegen der Unfallfolgen wurde Herr M. vier Wochen stationär behandelt. Arbeitsunfähigkeit bestand bis Januar 1981. Wie den Krankenblättern zu entnehmen ist, bestanden während des gesamten Krankenhausaufenthaltes keinerlei abdominelle Beschwerden. Auch in der Folgezeit war Herr M. nie wegen einer abdominellen Symptomatik in ärztlicher Behandlung.

Mitte Juni 1982 kam es plötzlich aus völligem Wohlbefinden heraus zu heftigen linksseitigen Thorax- und Flankenschmerzen verbunden mit Atemnot und Schweißausbruch. Im Krankenhaus wurde die Diagnose „Zweizeitige Milzruptur" gestellt. Sonographisch zeigte sich eine erhebliche Flüssigkeitsmenge im Abdomen; durch eine Probepunktion wurde ein Hämatoperitoneum festgestellt.

Laparoskopisch fanden sich die Bauchorgane überzogen mit Blutmengen, eine Blutungsquelle konnte nicht dargestellt werden. Computertomographisch wurde eine intrasplenische Blutung mit Aufbuckelung der Oberfläche in Höhe der kranialen Etage bzw. des kranialen Milzpoles sowie freie Flüssigkeit im Abdomen nachgewiesen. Ein chirurgischer Eingriff erfolgte nicht. Unter konservativer Therapie – Bluttransfusionen – kam es zu allmählicher Resorption des intraabdominellen Hämatoms. Herr M. konnte nach 4 Wochen beschwerdefrei entlassen werden.

Beurteilung

Wie aus den Berichten der behandelnden Ärzte hervorgeht, wurde im Rahmen der stationären Behandlung eine primäre Milzerkrankung ausgeschlossen. Trotz des langen Zeitintervalles von etwa 19 Monaten wurde die Diagnose „Zweizeitige Milzruptur als Folge des Arbeitsunfalles vom November 1980" gestellt.

Aus der Literatur geht hervor, daß die zweizeitige Milzruptur insgesamt ein relativ seltenes Krankheitsbild ist. Nach M. Schaumann verlaufen 15% aller Milzrupturen zweizeitig. Weller, Cotta und Schiefer geben die Häufigkeit mit 8–28% an. Die Dauer des symptomfreien Intervalles beträgt im allgemeinen Stunden bis Wochen. Weller, Cotta und Schiefer geben eine Intervallzeit von 12 Stunden bis 9 Wochen an. Fasol, Kreuzer, Salem und Wense fanden als längste Intervalldauer eine Zeit von 14 Tagen. Bodner gibt als längstes freies Intervall zwischen Trauma und akut auftretenden Symptomen 3 Monate an. Müller beobachtete einen Fall, bei dem die Dauer des freien Intervalles 2 Jahre betrug. Als häufigste Ursachen einer traumatischen Milzruptur werden Verkehrs- und schwere Arbeitsunfälle angegeben (Braun, Michalke und Sanatger). Der Mechanismus der zweizeitigen Milzruptur wird nach Weller, Cotta und Schiefer dahingehend erklärt, daß eine Parenchymruptur zustande kommt, jedoch die Milzkapsel intakt bleibt. Unterhalb der Kapsel bildet sich ein Hämatom und verursacht eine so starke Überdehnung, daß es schließlich zu einer Berstung der Kapsel mit Austreten von Blut in die freie Bauchhöhle kommt. Das freie Intervall dauert so lange wie die Kapsel intakt ist. Erst später, mit Anstieg des intrakapsulären Druckes, kommt es dann nach Stunden, Tagen oder Wochen (nach Müller in einem Fall nach 2 Jahren) zur Berstung der maximal gedehnten Kapsel.

Zusammenfassend ist ein ursächlicher Zusammenhang der Milzerkrankung vom Juni 1982 des Herrn M. mit dem Arbeitsunfall im November 1980 durchaus wahrscheinlich, zumal eine andere Ursache dieses Ereignisses nicht zu erkennen ist, vor allem kein hämatologisches oder Tumorleiden mit primärer Milzbeteiligung vorliegt. Das symptomfreie Intervall ist mit 19 Monaten zwar außergewöhnlich lang, aber nicht unwahrscheinlich.

Kommentar

Eine Spätruptur der Milz nach einem stumpfen Bauchtrauma ist nur dann anzunehmen, wenn ein primäres hämatologisches Leiden, etwa eine myeloische Leukämie oder ein anderes mit Splenomegalie einhergehendes Leiden auszuschließen ist. Milzrupturen sind bei hämatologischen Leiden schon durch geringe Traumatisierung des Organs beobachtet worden.

Literatur

1. Bodner, E.: Ein Beitrag zur traumatischen zweizeitigen Milzruptur. Zbl. Chir. 98 (1973) 150–155
2. Braun, L., Michalke, H. J., Sanatger, R.: Die Milzruptur – Bericht über 44 Fälle. Mschr. Unfallheilk. 77, 476–484 (1974)
3. Fasol, P., Kreuzer, W., Salem, G., Wense, G.: Über die zweizeitige Milzruptur MMW 114 (1972) 2057–2060
4. Engelmann, K., Hitzler, N.: Bemerkenswerter Fall einer zweizeitigen Milzruptur und 2 Beobachtungen von Narbenbildungen nach Milzblutungen, sogenannte primäre Milztumoren. Brun's Beitr. Klin. Chir. 146 (1929) 605–620
5. Müller, J. X.: Die traumatische Spätblutung der Milz. Brun's Beitr. Klin. Chir. 171 (1941) 376–411
6. Weller, S., Cotta, H., Schiefer, W.: Zweizeitige Milzruptur. Aktuelle Traumatologie 6 (1979) 335–339

Stumpfes Bauchtrauma

 Traumatische Leberruptur, Thrombose der Lebervenen (Budd-Chiari-Syndrom), portale Hypertension, Leberzirrhose nach stumpfem Bauchtrauma – Arbeitsunfall.

Gutachten für eine Berufsgenossenschaft.

U. Schwegler, B. May

Fragestellung

Auf Veranlassung einer Berufsgenossenschaft wird über Herrn E. B., geb. 1932, dieses Gutachten nach Aktenlage erstattet.
Das Gutachten soll zu folgenden Fragen Stellung nehmen:

1. Ist ein ursächlicher Zusammenhang zwischen der hochgradigen Stauungsfibrose mit beginnender Leberzirrhose, dem völligen Verschluß der Milzvenen, der Vena mesenterica superior und der Pfortader, den Oesophagusvarizen, der Ausbildung einer Leberfibrose sowie der Magenoperation und dem Arbeitsunfall vom März 1955 aufgrund des Sachverhaltes praktisch zweifelsfrei zu bejahen, oder kommen Möglichkeiten einer anderen Verursachung dieser Erkrankungen in Frage?
2. Von welchem Zeitpunkt an ist eine Verschlimmerung anzunehmen?
3. Wie lauten die als Verschlimmerung anzuerkennenden Unfallfolgen?
4. Wie lautet die Zusammenfassung der jetzt bestehenden Unfallfolgen?
5. Wie hoch ist die Gesamt-MdE rückwirkend vom Verschlimmerungszeitpunkt an zu schätzen?
6. Sind besondere Heilmaßnahmen angezeigt?

Zusammenfassend stellen sich die für die gutachtliche Stellungnahme relevanten Ereignisse folgendermaßen dar:
Im März 1955 zog sich Herr B. infolge eines Arbeitsunfalls einen Schädelbruch, eine Fraktur der linken Handwurzel und des rechten Unterarmes, schließlich durch Bauchtrauma eine Nierenquetschung und eine Leberruptur zu. Die Leberruptur mußte tamponiert werden. Außerdem waren Bluttransfusionen notwendig.
Im Anschluß an diesen Arbeitsunfall hatte Herr B. zunächst keine abdominellen Beschwerden. Wegen rezidivierender Ulcera duodeni et ventriculi wurde 1970 eine ⅔-Magenresektion nach Billroth II durchgeführt. Intraoperativ wurde eine Leberbiopsie entnommen. Das histologische Bild des Leberpunktats zeigte eine hochgradige Stauungsfibrose mit beginnender Zirrhose. 1978 trat als Ausdruck der portalen Hypertension eine Oesophagusvarizenblutung auf. Außerdem wurde ein Ulcus pepticum jejunum beschrieben. Es waren erneut Bluttransfusionen notwendig. Im Dezember 1978 wurde schließlich eine Thrombose der Vena lienalis, der Vena mesenterica superior und der Vena portae, also ein sog. Budd-Chiari-Syndrom, diagnostiziert.
In dem Vorgutachten vom Juni 1979 finden sich folgende krankhafte Befunde: Neben einer Anämie Zeichen der Retention gallepflichtiger Substanzen mit Erhöhung des Bilirubins und der alk. Phosphatase. Gering erhöht waren die zellständigen Enzyme GOT und GPT bei gleichzeitiger Erhöhung der Gamma-GT. Eine Lebersynthesestörung zeigte sich in einer Erniedrigung der CHE und einer Verminderung des Serum-Albumins. Außerdem bestand eine deutliche Vermehrung der Gamma-Globuline und eine leicht beschleunigte BKS. Eine Vermehrung der Serumimmunglobuline A, die typisch für eine alkoholtoxische Schädigung ist, konnte nicht nachgewiesen werden.
Die Hepatitis-Virus-Serologie ergab einen positiven Antikörpernachweis sowohl für Hepatitis B als auch für Hepatitis A, HBs-AG oder Anti-HAV IgM konnte nicht nachgewiesen werden, was für eine vollständige Ausheilung der Infektionen spricht.
Aufgrund dieser Befunde und der Vorgeschichte kommen die Vorgutachter zu dem Schluß, daß der Versicherte durch die Folgen des Arbeitsunfalles mit sich hieraus ergebenden Abflußstörungen infolge der Vernarbung an einer Stauungsfibrose der Leber mit portaler Hypertension leidet. Weiterhin wurde eine chronische Leberparenchymschädigung diagnostiziert, die auf eine Alkoholschädigung der Leber zurückgeführt wurde. Da eine Hepatitis vom Typ Non A/Non B nicht ausgeschlossen werden konnte, schlugen die Gutachter absolute Alkoholkarenz mit anschließender Nachuntersuchung einschließlich Leberblindpunktion vor. Die rezidivierenden Magenulcera, die letztlich zur B II-Resektion des Magens führten, wurden ebenfalls auf die Lebererkrankung zurückgeführt, möglicherweise im Zusammenhang mit vermindertem Histamin- und Gastrinabbau in der erkrankten Leber.

Stumpfes Bauchtrauma

Beurteilung

Anhand des Akteninhalts ergeben sich also folgende Diagnosen:

1. Zustand nach Hepatitis A
2. Zustand nach Hepatitis B
3. Zustand nach Leberruptur
4. Leberfibrose bei Verdacht auf Leberzirrhose
5. Chronisches Budd-Chiari-Syndrom
6. Zustand nach B-II-Magenresektion wegen rezidivierender Magen-Darmulcera.

Zu den im Gutachtenauftrag gestellten Fragen ist wie folgt Stellung zu nehmen:

1. Ein ursächlicher Zusammenhang zwischen der hochgradigen Stauungsfibrose mit beginnender Leberzirrhose und chronischem Budd-Chiari-Syndrom einerseits und dem Arbeitsunfall vom 15. 3. 1975 andererseits ist mit Wahrscheinlichkeit anzunehmen.
Wie Henry L. Bockus in Gastroenterology, vol. III, Third Edition, W. B. Saunders Company, zum Budd-Chiari-Syndrom darlegt, kommen neben anderen Ursachen auch Traumata für die Genese eines chronischen Budd-Chiari-Syndroms (Thrombose der Lebervenen) in Betracht. 1966 beschreiben Hales und Scatlift in Annals of Internal Medicine, vol. 65, 768, ein entsprechendes Fallbeispiel. Zur Symptomatologie eines Budd-Chiari-Syndroms gehört die portale Hypertension mit venösen Kollateralen. Die Leber zeigt histologisch das Bild einer massiven Stauungsfibrose.
Den in den Akten enthaltenen Unterlagen ist kein Hinweis auf eine andere Genese des Budd-Chiari-Syndroms zu entnehmen, insbesondere ist eine entzündliche Genese ebenso unwahrscheinlich wie eine alkoholtoxische Ursache. Wie schon von den Vorgutachtern dargelegt, ist ein sog. hepatogenes „Ulcusleiden" bekannt, so daß auch das Ulcusleiden mit Wahrscheinlichkeit letztlich über die Lebererkrankung auf den Arbeitsunfall zurückzuführen ist.
2. Wir stimmen mit den Vorgutachtern überein, daß eine Verschlimmerung der Unfallfolgen seit 1970, dem Zeitpunkt der nachgewiesenen ausgeprägten portalen Hypertension, die auf das chronische Budd-Chiari-Syndrom zurückzuführen ist, besteht.
3. Die als Verschlimmerung anzuerkennenden Unfallfolgen finden, wie schon zum Punkt 2 geäußert, ihren Ausdruck in dem entstandenen Budd-Chiari-Syndrom mit seinen Folgen, nämlich der anzunehmenden Leberfibrose bzw. schon -zirrhose mit portaler Hypertension einerseits, andererseits dem Zustand nach B II-Resektion des Magens wegen rezidivierender Ulcera und auch danach noch aufgetretener Ulcera peptica jejuni.
4. Es ist zusammenzufassen, daß Herr B. infolge einer Traumatisierung der Leber, d. h. einer Leberruptur, an einem Budd-Chiari-Syndrom erkrankt ist, das zu portaler Hypertension führte, die ihrerseits ihren Ausdruck in Oesophagusvarizenblutungen fand, aber auch zu einer hochgradigen Stauungsfibrose führte mit, – wie den klinischen Befunden zu entnehmen ist –, jetzt nicht mehr ausgeschlossener Leberzirrhose. Dieser Verdacht sollte mittels Leberbiopsie und histologischer Begutachtung abgeklärt werden.
Die beschriebenen rezidivierenden Magenulcera, die eine B II-Resektion notwendig machten, sind ebenfalls als Unfallfolge anzuerkennen, da sie mit Wahrscheinlichkeit ihre Ursache in dem Leberleiden haben.
5. Die Gesamt-MdE, rückwirkend vom Verschlimmerungszeitpunkt an, ist mit 100% anzunehmen, da die Prognose eines Budd-Chiari-Syndroms insbesondere bei Berücksichtigung des bisherigen Verlaufs insgesamt ungünstig ist. Wie Henry L. Bockus (Gastroenterology,

Stumpfes Bauchtrauma

vol. III, Third Edition, W. B. Saunders Company) beschreibt, ist ein Überleben bei der chronischen Form des Budd-Chiari-Syndroms für Jahre möglich, eine Heilung jedoch nicht.
6. Besondere Heilmaßnahmen erübrigen sich.

Kommentar

Es ist zwar nicht häufig, daß eine traumatische Leberruptur zur Thrombose der Lebervenen im Sinne eines Budd-Chiari-Syndroms führt, im geschilderten Begutachtungsfall ist die schwerwiegende Komplikation aber mit Wahrscheinlichkeit anzunehmen. Die daraus sich entwickelnde Stauungsfibrose der Leber bzw. Leberzirrhose führte einerseits zur portalen Hypertension und zu Oesophagusvarizenblutungen, andererseits war sie die Ursache eines rezidivierenden Geschwürsleidens des Magens, das zur ⅔-Resektion des Magens führte. Diese mit Wahrscheinlichkeit unfallabhängige Entwicklung ist naturgemäß differentialdiagnostisch von anderen Ursachen des Budd-Chiari-Syndroms abzugrenzen.

Traumatische Pankreaszyste und gastro-pankreatische Fistel nach stumpfem Bauchtrauma – Schulunfall.

Gutachten für einen Gemeindeunfallversicherungsverband

B. May, U. Schwegler

Das Gutachten stützt sich auf die Kenntnis der Akten des Gemeindeunfallversicherungsverbandes, auf die Krankenunterlagen unserer Klinik sowie auf die Ergebnisse der 3tägigen stationären Untersuchung im Oktober 1981.

Vorgeschichte

Im Dezember 1974 Schulunfall: Der Versicherte wurde von einem Mitschüler bei einem Streit in den Bauch getreten. Am Abend des gleichen Tages erfolgt die stationäre Einweisung in eine Chirurgische Klinik wegen heftiger Bauchschmerzen. Dort wurde nach erfolgloser 3wöchiger konservativer Therapie eine Laparotomie vorgenommen, bei der eine etwa kindskopfgroße Pankreaszyste entfernt wurde. Etwa 4 Wochen später war wegen einer gastro-pankreatischen Fistel eine Relaparotomie erforderlich. Es wurde eine ⅔ Magenresektion nach Billroth-II mit gleichzeitiger Splenektomie durchgeführt. Ein taubeneigroßer Defekt des Pankreas wurde durch eine Dünndarmschlinge gedeckt.
Im übrigen ist die eigene und die Familienvorgeschichte unauffällig.

Beschwerden
Völlegefühl, Unverträglichkeit von Fett und Milch, häufiges Aufstoßen, Meteorismus. Durchfallartiger Stuhl postprandial, insbesondere nach fettreichen Mahlzeiten, Leistungsverminderung.
Appetit gut, Gewicht konstant. Stuhlgang teilweise breiig und durchfallartig. Alkohol wenig, Nikotin verneint.

Untersuchungsbefund

23jähriger untergewichtiger Patient (65,6 kg bei einer Größe von 183 cm). Haut gut durchblutet, kein Ikterus, keine Cyanose, keine Ödeme, übriger Organbefund unauffällig.

Stumpfes Bauchtrauma

17 cm lange reizlose, feste Narbe im Bereich des linken Oberbauches bei sonst regelrechtem Abdominalbefund.

Laborchemische Befunde
Serum-Eisen 228 Gamma%, Serum-Ferritinspiegel 14 ng/100 ml (Normal über 25 ng/ml), Lipase und Diastase im Normbereich, Serum-Protein-Elektrophorese unauffällig.
Orale Glukose-Belastung nach Gabe von 100 g Glukose: Nüchternwert 75 mg%, 1 Stunden-Wert 100 mg%, 2 Stunden-Wert 60 mg%, 3 Stunden-Wert 75 mg%. Im Nüchternurin Spuren von Glukose.
Glukosekonzentration im 4-Stunden-Sammel-Urin 0,2%.
Vitamin B 12 Serumspiegel: 390 pg/ml (Normal 200–900 pg/ml).
Serumfolsäurespiegel: 9,7 ng/ml (normal 3–20 ng/ml).
Vitamin D3-Serumspiegel: (25-Hydroxy-Cholecalciferol) 23 ng/ml (normal 10–62 ng/ml).
Lactose-Belastungstest (orale Applikation von 50 g Lactose).

Nüchternblutzucker	75 mg%
Blutzucker n. 30 min.	100 mg%
Blutzucker n. 60 min.	65 mg%
Blutzucker n. 90 min.	80 mg%

D-Xyloseresorptionstest (orale Gabe von 5 g D-Xylose):

Nüchternwert	2,1 mg%
1 Std.-Wert	16,7 mg%
2 Std.-Wert	11,1 mg%

Ausgeschiedene Xylose im 5 Std.-Sammelurin 2,40 g.
α-Chymotrypsin im Stuhl 12 U/g (erniedrigt)
Stuhlgewicht 370 g/24 Std. (erhöht)
Pankreolauryltest: T/K-Quotient < 10 (pathologisch)
Oberbauchsonographie
Normal große Leber mit geringgradig verdichtetem Leberparenchymreflexmuster. Gallenblase und Ductus choledochus regelrecht. Pankreas wegen Luftüberlagerung nicht beurteilbar. Zustand nach Splenektomie. Nieren beidseits unauffällig.

Diagnosen
Zustand nach stumpfem Bauchtrauma 1974 mit Pankreaseinriß, Pankreaspseudozystenbildung sowie komplizierender gastropankreatischer Fistelbildung.
Zustand nach ⅔ Resektion des Magens und Zustand nach Splenektomie.
Pankreasinsuffizienz.

Beurteilung

Im Dezember 1974 erlitt Herr M. als 16jähriger Schüler ein stumpfes Bauchtrauma mit Pankreasriß und Pankreaspseudozystenbildung. Nach operativer Entfernung der Pankreaspseudozyste kam es zu einer gastro-pankreatischen Fistelbildung, wodurch eine Relaparotomie mit ⅔ Resektion des Magens und Splenektomie erforderlich wurde.
Bei der jetzigen gutachtlichen Untersuchung klagte er über starkes Völlegefühl, Fettunverträglichkeit, häufiges postprandiales Aufstoßen, vermehrten Meteorismus sowie durchfallartige Stühle, insbesondere nach fettreichen Mahlzeiten.
Laborchemisch war eine geringgradige Glukosurie im 4-Stunden-Sammelurin (0,2%) sowie ein sehr niedriger 2-Stundenwert nach oraler Glukosebelastung von 60 mg% auffällig. Die beobachtete Glukosurie ist verdächtig auf eine latente diabetische Stoffwechsellage, der sehr niedrige 2-Stundenwert von 60 mg% ist vermutlich Folge der Magenresektion nach Billroth-II mit einer Tendenz zur postprandialen Hypoglykämie, wie man es bei einem Spätdumping-Syndrom beobachtet. Auffällig ist ein deutlich verminderter Serumferritinspiegel, der trotz des leicht erhöhten Serum-Eisen-Spiegels auf eine Reduktion des Gesamtkörpereisens hinweist. Für eine Vitamin B 12- oder Folsäureresorptionsstörung besteht kein Anhalt. – Klinisch-chemisch liegt eine manifeste Pankreasinsuffizienz vor.
Zusammenfassend läßt sich feststellen, daß der Patient durch die erlittenen Verletzungen sowohl hinsichtlich seiner Lebensqualität sowie auch hinsichtlich seiner Erwerbsfähigkeit deutlich beeinträchtigt ist. Nicht zuletzt gefährdet ist er durch das erhöhte Magenkrebsrisiko bei Zustand nach B-II-Resektion, aber auch durch die mit dem Milzverlust verbundene erhöhte Infektionsgefährdung, besonders in den ersten Jahren nach dem Ereignis. Daher halten wir eine Erwerbsminderung von 50% für angemessen. Diese Erwerbsminderung ist als Dauerrente anzusehen, eine gutachtliche Nachuntersuchung ist nur im Falle einer Befundverschlechterung erforderlich. Ein Kurheilverfahren zur Stabilisierung des Zustandes ist empfehlenswert.

Stumpfes Bauchtrauma

Kommentar

Alle Schüler sind gegen Schulunfälle und ähnliche Ereignisse in der Schule durch den zuständigen Gemeindeunfallversicherungsverband versichert. Hier ist es bei einer Balgerei zu einem stumpfen Bauchtrauma gekommen, das primär zu einer Pankreaspseudozyste, sekundär zu einer gastro-pankreatischen Fistel, zur Magenresektion nach Billroth-II und zur Splenektomie führte. Sowohl die unmittelbaren als auch die mittelbaren Unfallfolgen sind als Schulunfall anzuerkennen. Die Minderung der Erwerbsfähigkeit ergibt sich aus der funktionellen Beeinträchtigung, aber auch durch die mit der Magenresektion und dem Milzverlust gegebenen Risiken.

49) Hemicolektomie und Ileo-Transversostomie nach stumpfem Bauchtrauma – Arbeitsunfall.

Gutachten für eine Berufsgenossenschaft.

U. Schwegler, B. May

Auf Veranlassung einer Berufsgenossenschaft wird dieses Gutachten über Herrn A. B., geb. 1934, erstattet.
Es stützt sich auf die Kenntnis der Akten der Berufsgenossenschaft und auf die Ergebnisse einer dreitägigen stationären Untersuchung im Januar 1977.

Fragestellung

Welche Unfallfolgen liegen vor, wie ist der Grad der MdE zu schätzen?

Vorgeschichte

Herr B. erlebt als Fahrer eines LKWs Anfang Januar 1973 einen Unfall mit folgenden Verletzungen: Einriß des Darmgekröses, wodurch eine sofortige Entfernung der Hälfte des Dickdarmes notwendig wurde, mit offenem Tibiakopftrümmerbruch links mit vollständiger Zerstörung des Tibiakopfes, Hüftluxation links, Kniegelenksluxation rechts mit Tibiakopffraktur.

Beschwerden
Täglich vier- bis fünfmal meist breiiger Stuhlgang. Ausgeprägter Meteorismus, besonders nach opulenten Mahlzeiten.

Appetit gut, Körpergewicht konstant, allgemeine Leistungsschwäche. Mäßiger Alkoholkonsum, Nikotin: 10–20 Zigaretten/die.

Untersuchungsbefund

42jähriger normalgewichtiger Mann in gutem AZ. Keine Auffälligkeiten bei der körperlichen Untersuchung. Reizlose Narbe zwischen unterem Sternumende und dem Nabel mit kirschgroßer Narbenhernie. Kein Druckschmerz, keine Resistenzen, regelrechter Tastbefund der Bauchorgane. Rektale Untersuchung o. B.
Unauffälliger röntgenologischer Befund der Brustorgane, unauffälliges Elektrokardiogramm.

Laborchemische Untersuchungen
Blutbild, Serum-Elektrolyte, Nierenretentionswerte, sog. Leberfermente, Serum-Proteinelektrophorese, Serum-Immun-Globuline, Parameter der Pankreasfunktion normal.

D-Xylosetest
Nach 1 Stunde 27,2 mg% im Serum, nach der 2. Stunde 22,1 mg% im Serum. Ausscheidung 1,5 Gramm: unauffällig.

Schilling-Test
Regelrechte Absorption von Vitamin B 12, 14,3% der verabreichten Radioaktivität wurden in 24 Stunden ausgeschieden.

Stumpfes Bauchtrauma

Rektoskopie
Hämorrhoiden I. Grades ohne entzündliche Schleimhautarrosionen. Im übrigen unauffälliger prokto-rektoskopischer Befund bis 20 cm Höhe.

Coloskopie
Zustand nach Ileotransversostomie. Regelrechte Verhältnisse im Anastomosenbereich. Normale Tonisierung sowie unauffälliger Schleimhautaspekt im Rest-Colon.

Beurteilung

Auf internistischem Fachgebiet liegen folgende Gesundheitsstörungen vor, die als Unfallfolgen aufzufassen sind: Zustand nach Hemicolektomie mit Ileotransversostomie. Kleiner Narbenbruch.
Die von Herrn B. angegebenen Beschwerden müssen nach den Untersuchungsergebnissen in erster Linie auf die Verminderung der wasserresorbierenden Schleimhautfläche im Dickdarm bei Zustand nach Hemicolektomie sowie auf operationsbedingte Verwachsungen zurückgeführt werden. Über wässerige Stühle wurde nicht geklagt, hingegen ist die Stuhlfrequenz und -konsistenz pathologisch. Insgesamt ist der Allgemeinzustand aber befriedigend. Hinweise für einen chronisch-entzündlichen oder malignen Krankheitsprozeß finden sich nicht. Für eine Pankreasinsuffizienz, eine Erkrankung der Gallenblase oder der Leber ergibt sich kein Anhalt. Eine Resorptionsstörung im oberen und unteren Dünndarm erscheint nach dem normalen Ausfall des D-Xylose- und des Schillingtestes ausgeschlossen. Auch die endoskopische Untersuchung des Rest-Colons ergibt keinen pathologischen Befund.
Insgesamt schätzen wir bei Zustand nach Hemicolektomie mit Ileotransversostomie und kirschgroßer Hernie im Bereich der Operationsnarbe die Minderung der Erwerbsfähigkeit auf 30%. Bei gleichbleibenden Beschwerden ist eine Nachuntersuchung nicht angezeigt, Dauerzustand.

Kommentar

Die MdE nach unfallbedingtem Verlust mehr oder weniger großer Darmabschnitte richtet sich nach den funktionellen Auswirkungen und der dadurch gegebenen Beeinträchtigung der Erwerbsfähigkeit. Dabei sind auch Beschwerden durch Verwachsungen zu berücksichtigen.

Arzneimittelschäden

Fragestellungen zu Arzneimittelschäden und -nebenwirkungen (siehe auch Nr. 14, 70, 71).

 Allergische Vasculitis und Nephritis durch Arzneimittelallergie (Ampicillin)

Gutachten zur Zusammenhangsfrage für eine Berufsgenossenschaft.

E. Fritze

Fragestellung

Der am 18. 12. 1961 geborene J. B. zog sich am 23. 9. 1977 eine Rißverletzung am linken Handgelenk zu. Eine Behandlung mit Ampicillin, die wegen der Verletzung notwendig war, führte zu einer allergischen Reaktion. Dieses Gutachten soll klären, ob ein ursächlicher Zusammenhang zwischen dem Unfall vom 23. 9. 1977 bzw. der im Unfallzusammenhang entstandenen allergischen Reaktion mit einer Nierenkrankheit anzunehmen ist. Im Falle der Annahme eines solchen ursächlichen Zusammenhanges soll zur Höhe der Minderung der Erwerbsfähigkeit Stellung genommen werden.

Vorgeschichte nach Aktenlage

Bei einer Notschlachtung am 23. 9. 1977 zog sich J. B. eine Rißverletzung am linken Handgelenk zu. Weil sich eine Phlegmone entwickelte, wurde ein orales Ampicillin-Präparat gegeben, am 27. 9. 1977 war der Prozeß abgeheilt oder doch deutlich gebessert. Allerdings kam es gegen Ende der medikamentösen Behandlung zu einem Arzneimittelexanthem mit Bevorzugung der unteren Extremitäten.
Ab 20. Oktober wurde wegen einer fieberhaften Angina tonsillaris ein orales Penicillin-Präparat verordnet. Dieses Medikament wurde jedoch „nicht mehr vertragen". Es kam zu einem schweren Krankheitsbild mit Effloreszenzen am ganzen Körper, aber mit Bevorzugung der unteren Extremitäten, mit Benommenheit, Schwellungen und Schmerzen der großen und kleinen Gelenke, mit tagelangem, zum Teil kaffeesatzartigen Erbrechen, mit Makrohämaturie, Bauchkrämpfen und Spannungsgefühl beiderseits in der Nierengegend und Nasenbluten. J. B. kam in stationäre Krankenhausbehandlung, wo Corticosteroide angewandt wurden. Er konnte erst am 3. 1. 1978 beschwerdefrei entlassen werden. Es persistierte aber eine Albuminurie und Mikrohämaturie. Im weiteren Verlauf kam es wieder zu makroskopischer Blutausscheidung im Harn, zu starker Eiweißausscheidung, und im Sediment fanden sich rote Blutkörperchen und granulierte Zylinder. Die Eiweißausscheidung im Harn lag zwischen 1,5 und 6,5 g in 24 Stunden. Die Kreatinin-Clearance war bei zweimaliger Bestimmung normal.
Die histologische Untersuchung von durch Biopsie gewonnenem Nierengewebe einschließlich einer immunfluoreszenz-histologischen Untersuchung ergab das Vorliegen einer Glomerulonephritis mit Ablagerung von Immunglobulinen in den Glomerula. Der Befund wurde als Hinweis auf ein Krankheitsbild aus dem Schoenlein-Henoch-Formenkreis interpretiert. Durch Immunelektrophorese wurde ein Antikörpermangelsyndrom mit Verminderung der IgG-Globuline auf 400 mg% nachgewiesen.
Zeitweise wurden erheblich erhöhte Blutdruckwerte um 200/100 mm Hg gemessen.
Ein Gutachten aus einer Medizinischen Universitätsklinik, erstattet auf der Grundlage einer stationären Beobachtung im März 1980, kam zu folgenden Diagnosen:

1. Zustand nach anaphylaktoider Purpura Schoenlein-Henoch mit renaler Manifestation inform einer mesangio-proliferativen Glomerulonephritis mit Makro- und Mikrohaematurie und mit nephrotischem Syndrom, aber in beginnender Rückbildung mit geringer Proteinurie, Hypalbuminämie, Hyperlipidämie und Immunglobulinmangel.

Man nahm mit Wahrscheinlichkeit einen ursächlichen Zusammenhang zwischen der beruflichen Verletzung am linken Handgelenk, der Infektion mit gegen Ampicillin empfindlichen Keimen und der Anwendung dieses Medikamentes einerseits und der anaphylaktoiden Purpura Schoenlein-Henoch mit Übergang in eine chronische Glomerulonephritis mit nephrotischem Syndrom andererseits an.

Arzneimittelschäden

Ein im Oktober 1981 erstattetes Gutachten aus einer anderen Klinik kam zu dem Ergebnis, daß die Eiweißausscheidung indessen geringer geworden war, daß eine Hypalbuminämie und ein Antikörpermangelsyndrom nicht mehr nachzuweisen war. Der Harn enthielt auch keine Erythrozyten mehr. Der Zusammenhang zwischen Unfall und Nierenkrankheit wurde auch in diesem Gutachten mit Wahrscheinlichkeit angenommen, die MdE wurde auf 40% geschätzt.

Beurteilung

Nach dem Akteninhalt und der eigenen Darstellung des Herrn J. B. ist mit Wahrscheinlichkeit davon auszugehen, daß der damals 15 Jahre alte J. B. sich am 23. 9. 1977 bei einer Schlachtung eine Verletzung am linken Handgelenk zuzog, aus der sich eine Phlegmone und Lymphangitis entwickelten. Die Behandlung erfolgte mit einer Salbe und mit einem Ampicillin-Präparat, welches bei der verordneten Originalpackung mit 20 Tabletten und bei der vom Arzt empfohlenen Dosierung von 2 × 1 Tablette täglich wohl über 10 Tage genommen wurde. Gegen Ende dieser Behandlung kam es zu einem „kurzfristigen allergischen Exanthem an beiden Beinen". Wegen einer fieberhaften Angina tonsillaris wurde von dem behandelnden Arzt am 20. 10. 1977 ein hochdosiertes orales Penicillinpräparat mit 1 200 000 I.E. Phenoxymethylpenicillin-K in einer Dosierung von 3 × 1 Tablette täglich verordnet. Diese Medikation wurde nach dem Bericht des behandelnden Arztes „jedoch nicht mehr vertragen". Mit dem Auftreten eines generalisierten Exanthems kam es zu Schwellungen und Schmerzen der großen und kleinen Gelenke, zur Verschlechterung des Allgemeinzustandes mit kaffeesatzartigem Erbrechen, Benommenheit, Bauchkrämpfen und Nasenblutungen und mit einem Harnbefund mit Blut- und Eiweißausscheidung.

Es ist kaum zweifelhaft, daß es sich bei diesem Krankheitsbild um ein allergisches bzw. anaphylaktisches Geschehen handelte. Es ist naheliegend anzunehmen, daß bei schon bestehender Sensibilisierung durch die wenige Tage vorher beendete Ampicillinmedikation, die auch schon zu einem Arzneimittelexanthem führte, dieses Penicillinpräparat eine zusätzliche Steigerung des Sensibilisierungsgrades im Sinne einer anaphylaktischen Reaktion bewirkte.

Es kam zu einer generalisierten Überempfindlichkeitsreaktion im Sinne einer anaphylaktischen Purpura Schoenlein-Henoch, also zu einer Vaskulitis, die sich an den Nierengefäßen als sogenannte mesangio-proliferative Glomerulonephritis und unter dem Bilde einer Nierenentzündung mit nephrotischem Syndrom, mit Makro- und Mikrohämaturie, Albuminurie und Zylindrurie abspielte und schließlich zum Antikörpermangelsyndrom führte. Aus dem weiteren Krankheitsverlauf bzw. aus den später ermittelten Befunden ist zu schließen, daß dieses Antikörpermangelsyndrom nicht ein primärer Defekt war, denn es war bei späteren und gutachtlichen Untersuchungen wieder beseitigt. Mit Wahrscheinlichkeit entwickelte sich dieses Antikörpermangelsyndrom durch den maximalen Antikörperverbrauch im Rahmen des hyperergischen Krankheitsgeschehens.

Es ist müßig, Erwägungen darüber anzustellen, daß wegen der Verletzung mit sekundärer Phlegmone am linken Handgelenk ein Ampicillin-Präparat gegeben wurde, daß andererseits wegen der fieberhaften Tonsillitis etwa 2 Wochen nach Beendigung der ersten Medikation ein Penicillinpräparat angewendet wurde. Es ist mit Wahrscheinlichkeit davon auszugehen, daß die verordnete Medikation wegen der Phlegmone am linken Handgelenk eine wesentliche Mitursache für die Sensibilisierung und damit für den weiteren Krankheitsverlauf war, zumal allergische Kreuzreaktionen zwischen beiden Medikamenten bekannt sind.

Vom 25. 10. 1977 bis 3. 1. 1978 wurde J. B. wegen „allergisch-toxischer Gefäßschädigung mit Nierenbeteiligung" stationär behandelt. Man sah das schwere Krankheitsbild von Anfang an als ein hyperergisch-anaphylaktisches Geschehen an und führte eine entsprechende Behand-

Arzneimittelschäden

lung mit einem Cortison-Präparat durch. In dem im September 1980 aus einer nephrologischen Abteilung nach stationärer Beobachtung erstatteten Gutachten ist überzeugend dargestellt, und es wurde durch Nierenbiopsie bestätigt, daß es sich um eine Glomerulonephritis mit Ablagerung von Immunglobulinen in den Glomerulaschlingen handelte. Dieser histologische Befund wurde als Hinweis auf ein Krankheitsgeschehen aus dem Schoenlein-Henoch-Formenkreis gedeutet.

Dieser Argumentation ist auch aus meiner Sicht zuzustimmen, es ist mit überwiegender Wahrscheinlichkeit ein ursächlicher Zusammenhang zwischen der beruflichen Verletzung am linken Handgelenk, der dabei eingetretenen Infektion und der dadurch veranlaßten Behandlung mit einem Ampicillin-Präparat und der sich schließlich daraus bei erneuter Penicillin-Anwendung aus anderer Krankheitsursache ergebenden anaphylaktischen Reaktion mit allergisch-toxischer Vaskulitis und Nierenbeteiligung im Sinne einer Glomerulonephritis anzunehmen. Der in den früheren Gutachten vorgeschlagenen Minderung der Erwerbsfähigkeit von 40% durch Unfallfolgen ist auf Grund der in den Akten enthaltenen Untersuchungsbefunde und der sich ergebenden prognostischen Erwägungen auch aus meiner Sicht zuzustimmen. Es ist zwar eine gewisse Besserung eingetreten, indem die Eiweißausscheidung im Harn jetzt nur noch relativ gering ist, eine Erythrozyturie nicht mehr besteht und das Antikörpermangelsyndrom nicht mehr nachzuweisen ist. Die Prognose dieses Leidens, das jetzt als chronische Nierenentzündung zu bezeichnen ist, ist aber durchaus ernst, so daß die Annahme einer MdE von 40% durch Unfallfolgen berechtigt ist.

Wegen der ernsten Prognose dieses Leidens sind gutachtliche Nachuntersuchungen im Abstand von 6 bis höchstens 12 Monaten zu empfehlen, um einerseits nachzuweisen, daß tatsächlich eine wesentliche Besserung sich anbahnt oder zu erfassen, welchen Verlauf das prognostisch ernste Leiden in der Zukunft nehmen wird.

Die gutachtlich gestellten Fragen sind entsprechend zu beantworten:

Mit Wahrscheinlichkeit ist ein ursächlicher Zusammenhang zwischen dem Unfall vom 23. 9. 1977, der dadurch bedingten Behandlung mit dem in engem zeitlichen Zusammenhang sich entwickelnden hyperergisch-toxischen Gefäßleiden, das seinerseits zu einer Nierenentzündung führte, anzunehmen. Seit der gutachtlichen Untersuchung im September 1980 ist zunächst für die Dauer eines Jahres eine MdE durch Unfallfolgen von 40% anzunehmen. Spätestens 1 Jahr später ist eine gutachtliche Nachuntersuchung angezeigt.

Kommentar

Nebenwirkungen oder Folgen therapeutischer Maßnahmen spielen insbesondere im Unfallversicherungsrecht keine geringe Rolle. Grundsätzlich werden solche mittelbaren oder sekundären Unfallfolgen wie die Folgen des Unfallereignisses selbst von den Trägern der gesetzlichen Unfallversicherung behandelt, ggf. also entschädigt. Das gleiche gilt für Nebenwirkungen oder Gesundheitsstörungen durch beruflich geforderte Schutzimpfungen.

Fragestellungen zum Diabetes mellitus (Fahrtüchtigkeit, Arbeitsfähigkeit, Verkehrsunfall bei Hypoglykämie, Übernahme ins Beamtenverhältnis, Manifestierung unter Kortikosteroidbehandlung, Unterhaltsmehrbedarf, Schädel-Hirntrauma und Diabetes mellitus)

(51) Zur Fahrtüchtigkeit eines Diabetikers als Fernlastkraftwagenfahrer.

Gutachten gemäß der Straßenverkehrszulassungsordnung.

H. Daweke, I. Bach

Fragestellung

Auf Veranlassung des Oberkreisdirektors des Kreises A vom 1.6.1983 erstatte ich über Herrn K. B., geb. 1.3.1934, Beruf: Fernlastkraftwagenfahrer bezüglich der Kraftfahrtauglichkeit gem. §§ 3, 12, 15b–c und 15e der Straßenverkehrszulassungsordnung vom 6.12.1980 (BGBl. I S. 897) folgendes diabetologisches Gutachten. Das Gutachten stützt sich auf die Kenntnis der polizeilichen Unterlagen sowie auf die Krankenunterlagen aus stationären Behandlungen in der Medizinischen Klinik unseres Krankenhauses von Juli 1969, September/Oktober 1969, März 1977, August bis Oktober 1982 und März/April 1983.

Vorgeschichte

Aktenlage: Nach den polizeilichen Ermittlungsakten verursachte Herr K. B. am 14.5.1983 einen Verkehrsunfall. Als Fahrer eines Lastkraftzuges (30 Tonnen) stieß er nach den Aussagen hinter ihm fahrender Zeugen mit dem Fahrzeug mehrfach gegen die gleichseitige Leitplanke, scherte ohne Betätigung des Richtungsanzeigers nach links auf die Gegenfahrbahn aus, wo er mit einem entgegenkommenden Kleinlastwagen zusammenstieß. Er gab an, kurz vor dem Unfall bewußtlos geworden zu sein und erst wieder aufgewacht zu sein, als die Tür des Fahrzeuges, nachdem es zum Stillstand gekommen war, geöffnet wurde. Der aufnehmende Polizeibeamte hat beobachtet, daß Herr K. B. unmittelbar nach dem Unfall mehrere Stücke Traubenzucker zu sich genommen hat.

Da der Verdacht bestand, daß der Unfall durch eine Unter- oder Überzuckerung bei einer Zuckerkrankheit entstand, sind erhebliche Bedenken an der Kraftfahreignung aufgetreten, weshalb dieses Gutachten zur Kraftfahrtauglichkeit erstellt werden soll.

Bei dem jetzt 49jährigen Patienten besteht seit seinem 15. Lebensjahr, also seit 34 Jahren, ein insulinpflichtiger juveniler Langzeitdiabetes mellitus (Typ Ia-Diabetes mellitus, Zuckerharnruhr) mit folgenden diabetischen Komplikationen: Retinopathia diabetica III. Grades mit beiderseitigen Proliferationen (Gefäßneubildungen) und Einschränkung der Sehfähigkeit, arterielle Verschlußkrankheit mit erheblichen Durchblutungsstörungen beider Beine, eine koronare Herzkrankheit mit Zustand nach Myokard-Vorderwand-Infarkt, eine mäßiggradige Nephropathia diabetica (diabetische Nierenschädigung), eine ausgeprägte periphere Neuropathia diabetica (diabetische Nervenschädigung) insbesondere der unteren Extremitäten sowie eine Encephalopathia diabetica (diabetisch bedingter Verlust höherer geistiger Funktionen).

Bereits 1969 war K. B. zweimal wegen hypoglykämischer Schockzustände in stationärer Behandlung. Er war damals bereits als Kraftfahrer tätig, der Diabetes bestand seit 20 Jahren. Es stellte sich heraus, daß er unsachgemäß dreimal täglich ein mittellang wirkendes In-

Diabetes mellitus

sulin in zu hoher Dosierung, nämlich 3×20 Einheiten Depot-Insulin spritzte und keine Diät einhielt. Er war überinsuliniert, so daß die Insulindosis auf 20 E Depot-Insulin morgens und 8 E Depot-Insulin abends reduziert werden konnte bei einer Diabetesdiät mit 215 g Kohlenhydraten. Der Diabetes war gut einstellbar. Der Kranke war jedoch inkooperativ und verließ bei Einlieferung wegen des zweiten hypoglykämischen Schocks im Oktober 1969 die Klinik gegen ärztlichen Rat.

Bei der stationären Behandlung im Jahre 1977, der Diabetes bestand inzwischen 28 Jahre, wurde vermerkt, daß K. B. eine Diabetesdiät nie eingehalten hat. Er hatte sich zuletzt eigenmächtig mit 3 Einzeldosen von jeweils 10, 20 und 10 E Komb-Insulin eingestellt. Kenntnisse über eine Diabetikerdiät hatte er nicht. Kontrolluntersuchungen zur Überprüfung der Zuckereinstellungen waren nicht durchgeführt worden. Seit einigen Monaten bestand eine Claudicatio intermittens (intermittierendes Hinken) des linken Beines mit einer Gehstrecke von 50 Meter, häufiges Kältegefühl und weißliche Verfärbungen der Zehen des linken Fußes. Es bestand bereits eine Retinopathia diabetika (Gefäßschädigung des Augenhintergrundes durch die Zuckerkrankheit) mit feinen punktförmigen mikroaneurysmalen Blutungen in der Peripherie beiderseits. An den Beinen bestanden arterielle Durchblutungsstörungen.

Im Oszillogramm fehlten die Pulswellen im Bereich beider Füße und im Bereich der Unter- und Oberschenkel waren abgeschwächte Amplituden, links stärker als rechts, nachweisbar. Röntgenologisch ließen sich in den Weichteilen keine Gefäßverkalkungen erkennen. Eine Arteriographie wurde abgelehnt. Bei einer Diabetesdiät mit 250 g Kohlenhydraten ließ sich die Stoffwechsellage erst günstig einstellen, als eine eitrige Sinusitis maxillaris behandelt worden war. Eine Kieferhöhlenspülung mit Antibiotika wurde abgelehnt. Die Insulindosis konnte auf 32 E Depot-Insulin CR morgens und 12 E Depot-Insulin CR am Abend gesenkt werden. Darunter war die Einstellung durchaus zufriedenstellend.

Der Kranke wurde mehrfach eindringlich darauf hingewiesen, daß er fahrlässig und unverantwortlich handele, wenn er als insulinbedürftiger Diabetiker, dazu noch unsachgemäß eingestellt und inkooperativ, den Beruf eines Fernfahrers ausübe. Der Hausarzt wurde dementsprechend unterrichtet. K. B. war jedoch allen Vorhaltungen und Vorschlägen gegenüber völlig uneinsichtig, vorwurfsvoll, aggressiv und inadäquat reagierend, so daß schon 1977 die Diagnose einer Encephalopathia diabetica gestellt wurde. Darauf aufmerksam gemacht, daß der Arzt zum Schutz eines höherwertigen Rechtsgutes die ärztliche Schweigepflicht brechen könne (§ 300 StGB) und die Fahruntüchtigkeit und die Tätigkeit in einem für Diabetiker ungeeigneten Beruf dem Straßenverkehrsamt bzw. den Gesundheitsbehörden melden könne, wurde dem Arzt bedeutet, daß er dann für den Einkommensausfall haftbar gemacht werde. Der befragte Rechtsanwalt hielt es bei der augenblicklichen Rechtsprechung durchaus für möglich, daß der Arzt tatsächlich für das verminderte Einkommen bei Berufswechsel haftbar gemacht werden könne.

Bei der stationären Behandlung im Oktober 1982 waren bei jetzt 33jähriger Dauer des Diabetes eine Zunahme der arteriellen Durchblutungsstörungen an den Beinen, eine hochgradige Nervenschädigung beider Unterschenkel mit Reflexausfällen und Gefühlsstörungen, eine Nierenschädigung und eine Zunahme der Retinopathia diabetica feststellbar.

Der dopplersonographische Befund zeigte einen RR am rechten Oberarm von 130/80, am rechten Oberschenkel 135, rechten Unterschenkel 80, linken Oberschenkel 90, am linken Unterschenkel 80 mm Hg. Nach Belastung mit 40 Steh-Hacken-Bewegungen: rechter Oberschenkel 120, rechter Unterschenkel 70, linker Oberschenkel 120, linker Unterschenkel 65 mm Hg, so daß die arterielle Durchblutungsstörung in beiden Beinen objektiviert wurde. Röntgenologisch waren jetzt Gefäßverkalkungen im Bereich der Art. tibialis posterior und beider Vorfüße im Bereich der Interdigitalarterien nachweisbar.

Nach wie vor hatte Herr K. B. keine Diät eingehalten, eine zu hohe Insulindosis zu falschen Zeiten nach eigenem Ermessen gespritzt. Die Ehefrau habe nie eine Diätberatung mitgemacht und nie eine Diät gekocht. Als Fernfahrer, auch oft im Ausland, könne er keine Diät einhalten.

Ophthalmologisch waren am Augenhintergrund neben Blutungen und Exsudaten auch peripapilläre Gefäßproliferationen nachweisbar, wodurch sich eine deutliche Verschlechterung des Befundes gegenüber dem Jahr 1977 ergab.

Wieder fehlte es an der nötigen Kooperation des Kranken bei der Einstellung des Zuckerstoffwechsellage. Bei einer Diät mit 280 g Kohlenhydraten und der Injektion von 30 und 16 E Depot-Insulin CS war der Diabetes relativ gut einstellbar bei Blutzuckerwerten zwischen 140 und 170 mg/dl im Tagesprofil und einer Glukosurie zwischen 4 und 10 g/die. Alle Versuche, eine Schulung über die Führung des Diabetes und die Selbstkontrolle zu erreichen, waren vergebens.

Die stationäre Behandlung im Frühjahr 1983 erfolgte wegen eines Myokard-Vorderwand-Infarktes bei Koronarsklerose. Nach anfänglicher Behandlung auf der Intensivstation wegen Herzrhythmusstörungen war der weitere Verlauf des Herzinfarktes komplikationslos. Der Diabetes konnte sehr leicht eingestellt werden bei einer Diabetesdiät mit 220 g Kohlenhydraten, 75 g Fett und 95 g Eiweiß (2000 kcal). Es erfolgte eine Umstellung des Insulins auf ein biosynthetisches Humaninsulin mit 32 IE morgens und 18 IE abends (20% Normalinsulinanteil). Aufgrund einer fortgeschrittenen Neuropathie des autonomen Nervensystems spürte der Kranke nun nicht mehr das Auftreten von Hypoglykämien. Nach wie vor war er inkooperativ und war auch nicht bereit, den langjährigen Nikotinabusus, dem neben dem Diabetes mellitus Hauptrisikofaktor für die koronare Herzkrankheit, einzustellen.

Diabetes mellitus

Beurteilung

Ein insulinbedürftiger Diabetes mellitus (Typ I-Diabetes) schließt eine Tätigkeit als Berufskraftfahrer, als Fernfahrer und Kraftfahrer für LKW und auch für PKW aus. Herr K. B. hätte diesen Beruf aus Gründen der Selbstgefährdung und der Gefährdung anderer Verkehrsteilnehmer nie ausüben dürfen. Besonders gefährlich war seine Tätigkeit als Fernfahrer aber wegen der ständigen Inkooperation und Uneinsichtigkeit bei der Führung der diabetischen Stoffwechsellage durch Nichteinhaltung einer Diät, inadäquates Insulininjizieren und Weigerung, eine Selbstkontrolle durchzuführen.

Diese Tatsache und die jetzt vorliegenden schweren diabetischen Komplikationen wie Veränderungen des Augenhintergrundes, schwere arterielle Durchblutungsstörung beider Beine, schwere Nervenschädigungen beider Unterschenkel, Zustand nach Herzinfarkt bei Herzkranzgefäßverkalkung, Schädigung höherer geistiger Funktionen, diabetische Nierenschädigung gestatten auch nicht mehr die Erteilung eines Führerscheins für den privaten PKW.

Wenn auch nach dem Unfall vom 14. 5. 1983 keine Bestimmungen des Blutzuckers gemacht wurden, so ist das Fahrverhalten vor dem Unfall und die Tatsache der vorübergehenden Bewußtlosigkeit mit Besserung nach oraler Einnahme von Zucker so typisch, daß kein Zweifel bestehen kann, daß eine Unterzuckerung zu dem Unfall geführt hat.

Die diabetischen Komplikationen haben zu so schweren Ausfällen geführt wie Sehstörungen, Gefühlsstörungen in den Unterschenkeln und Durchblutungsstörungen beider Beine, einer Einschränkung der Nierenfunktion und der höheren geistigen Funktionen sowie zu einem Herzinfarkt, daß jetzt die Berentung erfolgen sollte.

Kommentar

Dieses Gutachten nimmt zur Frage der Kraftfahrtauglichkeit eines Diabetikers Stellung. Insulinspritzende Diabetiker sollen nicht in Berufen tätig sein, die ihre Mitmenschen und ihre Umwelt gefährden können. Solche Berufe sind z.B. Lokomotivführer, Flugzeugführer, Berufskraftfahrer oder Schrankenwärter. Sie gehören in den sog. Negativ-Berufskatalog für Diabetiker (s. Petzoldt, R.: Sozialmedizinische Aspekte beim Diabetes mellitus, der Diabetiker im Berufsleben in: Mehnert, H., Schöffling, K.: Diabetologie in Klinik und Praxis, Thieme Verlag Stuttgart, 1974, p. 529–531). Die Fahrtüchtigkeit von Diabetikern, auch für den privaten PKW, kann auch eingeschränkt sein durch diabetische Komplikationen, eine labile Stoffwechsellage, aber auch durch die Inkooperativität des Kranken. Die Fahrerlaubnis für Kraftfahrzeuge wird von der Kooperationsbereitschaft der Kranken (regelmäßige Stoffwechselkontrollen, gewissenhafte Behandlung, Berücksichtigung der „Richtlinien für insulinspritzende Diabetiker") abhängig gemacht.

Literatur

Daweke, H. in: Fritze, E. Hrsg.: Die ärztliche Begutachtung. Steinkopff-Verlag 1982

Petzoldt, R., Schöffling, K.: Der Diabetiker im Straßenverkehr in: Mehnert, H., Schöffling, K.: Diabetologie in Klinik und Praxis, Thieme Verlag, 1974

Diabetes mellitus

 Schlecht eingestellter, aber einstellbarer juveniler – Typ I – Diabetes mellitus und Arbeitsfähigkeit.

Gutachten für ein Sozialgericht im Versorgungsrecht.

H. Daweke, I. Bach

Das Gutachten stützt sich auf die Akten des Sozialgerichtes und der Bundesversicherungsanstalt für Angestellte sowie auf eine stationäre Beobachtung vom 10. 08. bis zum 19. 08. 1982.

Fragestellung

Laut Beweisbeschluß soll zu folgenden Fragen Stellung genommen werden:

I.
1. Welche Krankheiten, Gebrechen oder Schwächen der körperlichen oder geistigen Kräfte liegen bei Frau X. Y., geb. am 15. 12. 1952, vor?
2. Werden diese voraussichtlich dauernd vorliegen oder besteht begründete Aussicht, daß sie sich in absehbarer Zeit (wann etwa) wesentlich bessern? Versprechen Heilmaßnahmen (welche) Erfolg?
3. Bestanden diese oder ggf. welche anderen Erkrankungen/Gebrechen seit dem 1. 11. 1980 oder erst seit einem späteren Zeitpunkt (seit wann) und wie lange? Falls sie bis zu drei Monaten vor der Antragstellung bestanden: Seit welchem Tage?
4. Welches Ausmaß hatten jeweils die Krankheiten? Seit wann ist ggf. eine Verschlimmerung oder Besserung eingetreten?

II. Welche Behinderungen ergeben sich hieraus für die geistige und körperliche Leistungsfähigkeit im Erwerbsleben vom ärztlichen Standpunkt aus?
Kann X. Y. Tätigkeiten als Bürohilfe, Telefonistin ausüben? Ggf. mit welchen Einschränkungen, welchen Funktionsbehinderungen und in welchem zeitlichen Umfang (wieviel Stunden täglich)?
Welche Gründe sind für die zugrunde gelegte verminderte Belastungsfähigkeit anzuführen?

III. Welche Arbeiten kann Frau X. Y. noch ohne unmittelbaren Schaden für die Gesundheit und ohne erhebliche (unzumutbare) Schmerzen ausüben?

1. Schwere schwierige Arbeiten
   a) im Stehen oder Umhergehen
   b) im Sitzen

2. Mittelschwere schwierige Arbeiten
   a) im Stehen oder Umhergehen
   b) im Sitzen
3. Leichte Arbeiten
   a) im Stehen oder Umhergehen
   b) im Sitzen

IV. Welche der o. g. Arbeiten kann sie verrichten:
a) Vollschichtig, d. h. für die Dauer eines üblichen Arbeitstages
b) mehr als halbschichtig, d. h. länger als einen halben Arbeitstag (wieviel Stunden täglich)?
c) halbschichtig
d) 2 bis 3 Stunden arbeitstäglich?
Steigt der zeitliche Umfang, wenn z. B. leichte Arbeiten im Sitzen auszuführen sind? Sollten die Arbeiten nur in geschlossenen Räumen verrichtet werden? Wegen welcher Krankheiten?

V. Welche Gründe sind für die zugrunde gelegte verminderte Belastungsfähigkeit anzuführen?

VI.
1. Ist die vorliegende Leistungseinbuße dauernder Natur oder besteht begründete Aussicht, daß sie in absehbarer Zeit behoben sein wird (wann und wodurch voraussichtlich zu beheben)?
2. Für den Fall, daß eine ins Gewicht fallende Leistungseinbuße festgestellt wird: Bestand diese schon während des ganzen zu beurteilenden Zeitraumes (Ziff. I) oder von wann bis wann hat sie in geringerem oder stärkerem Maße (welchem) bestanden?
3. Wie werden etwaige Abweichungen vom Ergebnis der bereits vorliegenden Gutachten begründet?

VII. Bestehen Einschränkungen in Bezug auf die Zurücklegung von Wegen zur bzw. von der Arbeitsstätte?
Falls ja: Welche Wegen kann X. Y. noch zurücklegen, a) zu Fuß, b) mit öffentlichen Verkehrsmitteln, c) mit dem PKW als dessen Fahrerin?

VIII. In welchen Zeiträumen seit November 1980 war Frau X. Y. wegen der schlechten Stoffwechsellage nicht fähig, einer beruflichen Tätigkeit nachzugehen? Oder lassen sich diese Zeiträume nicht genau bestimmen? Handelte es sich um zeitweilig auftretende Schwankungen? Wie lange dauern diese regelmäßig?

Diabetes mellitus

Vorgeschichte

Der Inhalt der Akte der Bundesversicherungsanstalt für Angestellte und des Sozialgerichtes sowie die eigene Darstellung der jetzt 29jährigen Frau ergeben hinsichtlich der gutachtlich zu beantwortenden Fragen, daß beide Großmütter zuckerkrank waren, der Vater leidet an Gicht und wie die Mutter an rheumatischen Beschwerden. Ein 6jähriger Sohn und der Ehemann sind gesund.

1974, im Alter von 21 Jahren, erkrankte sie unter typischem Symptomen an Diabetes mellitus. In einer Klinik der Heimatstadt wurde sie mit 40 Einheiten eines Depot-Insulins bei einer Diät von 2400 kcal mit 20 BE eingestellt. Noch im gleichen Jahr waren erneute stationäre Behandlungen zur Einstellung der Zuckerkrankheit und wegen Unterzuckerung erforderlich.

Frau X.Y. mußte den nach Volksschulbildung ergriffenen Beruf als Friseuse wegen eines chronischen Ekzems an den Händen aufgeben und arbeitete danach bis 1975 als Schreibkraft. Sie war dann krankgeschrieben und stellte 1976 einen Rentenantrag wegen Erwerbsunfähigkeit. Wegen des schwer einstellbaren Diabetes mellitus wurde im November 1977 die Rente wegen Erwerbsunfähigkeit auf Zeit bewilligt.

Während einer Schwangerschaft im Jahre 1975 waren wiederholte stationäre Behandlungen erforderlich, ebenso in den beiden folgenden Jahren. Im Frühjahr 1977 kam es zu einem Koma diabeticum. Später traten Schockzustände auf. Die Blutzuckerwerte schwankten zwischen 700 mg% und 50 mg%. Entsprechend sprach das ärztliche Gutachten zum Rentenantrag von einem „labilen insulinpflichtigen jugendlichen Diabetes mellitus, der schwer einstellbar sei". Bedenken gegen eine berufliche Tätigkeit als Bürogehilfin bestanden aber nicht. Es wurde lediglich empfohlen, Arbeiten in Wechselschicht, an Maschinen und auf Gerüsten zu vermeiden.

Die stationären Behandlungen im Jahre 1976 und wegen eines Koma diabeticum im Frühjahr 1977 zeigten die Labilität der Stoffwechselsituation mit Harnzuckerausscheidungen bis 87 g in 24 Stunden und zeitweiser Azetonurie bei zweimaliger Applikation von 28 Einheiten Depot-Insulin S morgens und 24 Einheiten abends bzw. von 30 und 12 Einheiten Komb-Insulin unter 2200 kcal mit 240 g Kohlenhydraten, 80 g Fett und 105 g Eiweiß.

Am 20.9.1978 bescheinigt der Hausarzt Arbeitsunfähigkeit der Frau X.Y., wegen einer Schwangerschaft sei vielfache und langdauernde stationäre Beobachtung des Zuckerstoffwechsels erforderlich, und nach der Schwangerschaft sei mit großer Wahrscheinlichkeit wieder mit erheblichen Schwankungen der Stoffwechsellage zwischen Schock und Praekoma zu rechnen. Während der jetzt bestehenden Schwangerschaft sei die Einstellung der Zuckerstoffwechselstörung relativ gut.

Die gynäkologische Klinik einer Universität berichtet, daß zum errechneten Termin wegen eines akuten „fetal distress" am 6.4.1979 eine Sectio durchgeführt wurde. Das schwer asphyktische Neugeborene verstarb am 13.4.1979 an irreversiblem Herzstillstand. Es wird darauf hingewiesen, daß die erste Schwangerschaft aus präventiv-kindlicher Indikation am 27.11.1975 in der 38. Schwangerschaftswoche ebenfalls durch Kaiserschnitt beendet wurde.

Am 18.4.1980 wird von dem Chefarzt einer Diabetes-Klinik in einem Gutachten ausgeführt, daß seit einer stationären Einstellung im August 1979 mit 28 und 10 Einheiten Komb-Insulin CS eine gute Einstellung erzielt wurde, nachdem es in den Monaten vorher wiederholt zu hypoglykämischen Schocks mit Bewußtlosigkeit gekommen war. Gewisse Veränderungen im EEG-Befund werden als mögliche Folge solcher Hypoglykämien gedeutet. Bei starker Beeinträchtigung des Sehvermögens fand sich am rechten Auge ein großer Toxoplasmoseherd, beiderseits bestanden aber keine diabetischen Augenhintergrundveränderungen. Der Gutachter kommt zu dem Ergebnis, daß eine ausgeglichenere Stoffwechsellage durchaus erreichbar zu sein scheine, zur Zeit sei es allerdings wegen der schlechten Stoffwechsellage nicht möglich, einer beruflichen Tätigkeit nachzugehen. Nach besserer Einstellung könne Frau X.Y. aber als Bürogehilfin oder Telefonistin wieder tätig werden, wenn die regelmäßige Einnahme der verordneten Diätmahlzeiten gewährleistet sei. Mittelschwere und schwierige Arbeiten, vorwiegend im Sitzen, seien vollschichtig und regelmäßig zumutbar.

Wegen schlechter Stoffwechsellage und wegen eines präpylorischen Magengeschwürs wurde im September 1981 eine längere stationäre Behandlung notwendig. Bei der Aufnahme lag der Blutzuckerspiegel bei 390 mg%, es bestand Glykosurie und Azetonurie. Die Einstellung war durch Hypoglykämien erschwert, sie führte schließlich zur Applikation von 48 und 20 i.E. Komb-Insulin bei 2200 kcal. Dabei schwankten die Blutzuckerwerte um 200–220 mg%.

Wenige Wochen später führte eine erneute stationäre Diabetes-Einstellung zur Gabe von 36 und 4 Einheiten Komb-Insulin CS bei 2000 kcal.

In den letzten Monaten vor dieser Begutachtung kam es zur Infektneigung mit Mittelohrentzündung beiderseits, Furunkulose und Schmerzen im rechten Knie, Behandlung erfolgte u.a. mit Penicillin.

Die Stoffwechsellage wird von Frau X.Y. durch Selbstkontrolle im Harn ein über den anderen Tag mit Clinitest kontrolliert, der Hausarzt bestimmt den Blutzuckerspiegel postprandial alle 8 bis 14 Tage. Zuletzt vor 14 Tagen lag der Blutzuckerspiegel über 400 mg%. Der Augenhintergrund wird etwa halbjährlich untersucht, bisher besteht keine Retinopathie, es wurde aber eine Glaskörperblutung festgestellt.

Befund

Der körperliche Untersuchungsbefund der 29jährigen Frau ist bei Normgewicht weitgehend unauffällig, eben-

Diabetes mellitus

so die Blutsenkungsgeschwindigkeit, das Blutbild, die sogenannten Leberenzyme, Amylase, Elektrolyte, Kreatinin und Harnstoff im Serum.

Kreatinin-Clearance 71,5 ml/min., Triglyceride 338 mg%, bei Kontrolle 113 mg%, Cholesterin 226 mg%, bei Kontrolle 214 mg%, HDL-Cholesterin 37,5 mg%, LDL-Cholesterin 19,4 mg%, HbA-1c 16,5% (!), im Harnstatus Harnzucker bei allen Untersuchungen positiv. Aceton zunächst positiv, ab 13. 8. negativ. Nitrittest positiv, Uricult mit 10^7 positiv.

Blutzuckerwerte unter 2100 kcal mit anteilmäßig 230 g KH, 80 g Fett, 100 g Eiweiß (17 BE):

10. 8. 1982:
– morgens 26 E, abends 8 E Komb-Insulin CS –
10.00 h = 274 mg%
14.00 h = 338 mg%
18.00 h = 225 mg%
22.00 h = 353 mg%
nächtliche Harnzuckerausscheidung 90 g.

11. 8. 1982:
– morgens 32 E, abends 12 E Komb-Insulin CS, vor dem Mittagessen 6 E Altinsulin CS –
nüchtern = 299 mg%
10.00 h = 385 mg%
12.00 h = 163 mg%
14.00 h = 309 mg%
16.00 h = 292 mg%
18.00 h = 256 mg%
22.00 h = 274 mg%
Harnzuckerausscheidung in 24 h = 89,5 g.

12. 8. 1982:
– morgens 36 E Komb-Insulin CS, vor dem Mittagessen 6 E Altinsulin CS, abends 16 E Komb-Insulin CS –
nüchtern = 255 mg%
10.00 h = 292 mg%
12.00 h = 251 mg%
16.00 h = 156 mg%
18.00 h = 292 mg%
22.00 h = 228 mg%
Harnzuckerausscheidung in 24 h = 29,5 g.

13. 8. 1982:
– morgens 36 E Komb-Insulin CS, mittags 10 E Altinsulin CS, abends 20 E Komb-Insulin CS –
nüchtern = 271 mg%
10.00 h = 340 mg%
12.00 h = 243 mg%
15.00 h = 74 mg%
16.00 h = 189 mg%
18.00 h = 178 mg%
22.00 h = 202 mg%
Tagesharnzuckerausscheidung 70,5 g.

15. 8. 1982:
– morgens 38 E Komb-Insulin CS, mittags 8 E Altinsulin CS, abends 20 E Komb-Insulin CS –
nüchtern = 101 mg%
12.00 h = 151 mg%
14.00 h = 136 mg%
18.00 h = 303 mg%
22.00 h = 250 mg%
Harnzuckerausscheidung in 24 h negativ.

16. 8. 1982:
– morgens 38 E Komb-Insulin CS, mittags 8 E Altinsulin CS, abends 20 E Komb-Insulin CS –
nüchtern = 200 mg%
10.00 h = 295 mg%
14.00 h = 240 mg%
16.00 h = 186 mg%
18.00 h = 186 mg%
22.00 h = 141 mg%
Harnzuckerausscheidung in 24 h = 34,5 g.

18. 8. 1982:
– morgens 38 E Insulin Novo Rapitard, mittags 8 E Insulin Novo Actrapid, abends 20 E Insulin Novo Rapitard –
nüchtern = 66 mg%
10.00 h = 271 mg%
12.00 h = 241 mg%
14.00 h = 299 mg%
16.00 h = 198 mg%
18.00 h = 279 mg%
22.00 h = 160 mg%
Harnzuckerausscheidung in 24 h = 67,9 g.

Beurteilung

Bei der jetzt 29jährigen Frau X. Y. besteht also seit dem 21. Lebensjahr ein insulinbedürftiger Typ I-Diabetes mellitus, der im Beginn mit einer täglichen Insulininjektion eines Depot-Insulins bei einer Diät mit 20 BE, verteilt auf 6 Mahlzeiten, eingestellt wurde. 1975 wurde wegen einer Gravidität die Diabeteseinstellung variiert, im November wurde die Kranke durch Sektio von einem gesunden Jungen entbunden. Auch 1978/1979 während einer zweiten Schwangerschaft gelang eine befriedigende Einstellung, das schwer asphyktische und wiederum durch Sektio entbundene Mädchen verstarb nach 7 Tagen. Außerhalb dieser Schwangerschaften war die Stoffwechseleinstellung aber unbefriedigend mit Blutzucker-

Diabetes mellitus

schwankungen bis 600 mg% ambulant und zwischen 120 und 390 mg% bei mehrfachen stationären Neueinstellungen schließlich mit 48 Einheiten und 20 Einheiten Komb-Insulin CS bei 2200 kcal. 1977 kam es zu einem Coma hyperglykämicum, 1981 aber auch wiederholt zu niedrigen Blutzuckerwerten, so daß die Insulindosis unter einer Diät mit 2000 kcal reduziert werden mußte.

Bereits 1976, also mit knapp 24 Jahren, wurde Rentenantrag wegen des schwer einstellbaren Diabetes mellitus gestellt, der zunächst aus formalen Gründen abgelehnt wurde. Am 8. 9. 1978 wurde eine Rente auf Zeit von Februar 1976 bis August 1978 bewilligt. Im Gutachten zum Antrag auf Weiterbewilligung wird eine Neueinstellung des Diabetes mellitus vorgeschlagen. Es bestehen danach keine Bedenken gegenüber einer regelmäßigen körperlichen Belastung, z.B. als Bürogehilfin. Der Hausarzt dagegen hält Frau X.Y. nicht für arbeitsfähig. Das Gutachten sei während einer Schwangerschaft erstellt, in welcher der Blutzucker immer gut einstellbar gewesen sei. Im Anschluß an die Schwangerschaft schwanke Frau X.Y. zwischen Coma und Schock. Deshalb wird eine erneute internistische Begutachtung angeregt in einer Diabetesklinik, die im Oktober 1979 auch durchgeführt wurde. Dabei wurde festgestellt, daß nach Neueinstellung in einer Spezialklinik nach den vorhandenen Unterlagen durchaus eine ausgeglichene Stoffwechsellage erreichbar sei und dann eine Beschäftigung als Bürogehilfin oder Telefonistin mit mittelschweren bis schwierigen Arbeiten im Sitzen durchaus zumutbar sei unter der Voraussetzung, daß die Zeit zur Einnahme der notwendigen Mahlzeiten zur Verfügung gestellt werden. Im April 1982 wird erneut eine Begutachtung erbeten, da Frau X.Y. gegen den Bescheid vom 6. 6. 1980 mit Rentenweitergewährung vom 1. 9. 78 bis zum 31. 10. 80 Einspruch einlegte.

Bei der Untersuchung im August 1982 fand sich

1. ein nicht gut eingestellter Typ I-Diabetes mellitus ohne diabetische Komplikationen,
2. ein Harnwegsinfekt,
3. ein zentraler atrophischer Aderhautherd rechts mit hochgradigem Verfall des Sehvermögens bei mittelstarker Kurzsichtigkeit.

Ad. 1.:

Der seit 1974 bestehende Typ I-Diabetes mellitus ist immer wieder wegen unausgeglichener Stoffwechsellage Grund stationärer Einweisung gewesen mit Wechsel zwischen hohen und zu niedrigen Blutzuckerwerten. Auffällig ist der häufige Wechsel der aufgesuchten Kliniken: eine Klinik der Heimatstadt 1974 Frühjahr und Oktober, November 1974 ein Krankenhaus der Heimatstadt, 1975 eine Diabetesklinik, die gynäkologische Universitätsklinik einer anderen Stadt, 1976 März/April eine andere Klinik der Heimatstadt, Februar 1977 wieder das erste Krankenhaus der Heimatstadt. 1979 Einstellung bei Gravidität in einer Diabetesklinik, später in der gynäkologischen Universitätsklinik, August 1979 wieder eine Klinik der Heimatstadt, 1981 schließlich ein weiteres Krankenhaus der Heimatstadt, anschließend Diabetesklinik. So hat Frau X.Y. allein am Heimatort 5 verschiedene Krankenhäuser aufgesucht.

Die Einstellung im November 1976 und 1981 erfolgte in Spezialkliniken für Stoffwechselerkrankungen. Von beiden Kliniken konnte nachgewiesen werden, daß eine relativ stabile Stoffwechsellage erreichbar ist. 1979 im Bericht einer gynäkologischen Universitätsklinik werden diabetische Augenveränderungen verneint. Im Gutachten der Diabetesklinik Oktober 1979 sind ebenfalls Augenhintergrund und neurologische Untersuchungen ohne Hinweis auf diabetische Komplikationen. Die Untersuchungen der Nierenfunktion ergeben keinen Hinweis auf eine diabetische Nephropathie.

Diabetes mellitus

Bei uns war nachzuweisen, daß der Diabetes mellitus in den zurückliegenden Monaten schlecht geführt war. Die glykosilierten Haemoglobine, das HbA-1c, war mit 16,5% im hochpathologischen Bereich (Normalwerte bis 8%). Die Blutzuckerwerte schwankten unter einer Diät mit 2100 kcal und 26 und 8 E Komb-Insulin CS zwischen 225 und 353 mg% im Tagesprofil, die Harnzuckerausscheidung lag bei 90 g, Aceton war positiv. Unter Beibehaltung des Kombinations-Insulins (langsam wirkende Komponente als Basismedikation und schnell wirkende Anteile als Bolus vor den Mahlzeiten mit Anheben der Dosis und einer Bolusinjektion von Altinsulin vor dem Mittagessen) ließen sich bereits bessere Werte zwischen 70 und 200 mg% erreichen, die Harnzuckerausscheidung war allerdings noch hoch. Wir haben Frau X.Y. im weiteren Verlauf auf ein Hochreinigungs-Insulin umgestellt, wobei die Kombination von Verzögerungs-Insulin zu schnellwirkendem Insulin von 2:1 auf 3:1 umgestellt wurde unter Beibehaltung der Injektion von Altinsulin vor dem Mittagessen. Für eine Neueinstellung war die Beobachtungszeit aber zu kurz. Es ließ sich aber aufzeigen, daß die Blutzuckerwerte auf einem Niveau einzuregulieren sind ohne extreme Schwankungen, so daß man sicher nicht von einem labilen oder Brittle-Diabetes sprechen kann. Es bedarf aber sicher einer kontinuierlich straffen Führung durch einen Spezialisten und des Kooperationswillens der Kranken.
Der vorliegende Typ I-Diabetes mellitus bedeutet nach der Art der erforderlichen Therapie und der Einstellbarkeit (Insulinmenge über 40 E pro die, keine Komplikationen, kein labiler Diabetes mellitus) eine MdE von 40%.

Ad. 2.:
Wir fanden Bakterien im Harn, der Befund ist kontrollbedürftig, er hat keinen Krankheitswert.

Ad. 3.:
Ophthalmologisch wurde ein als konnatal bezeichneter atrophischer Aderhautherd rechts gefunden mit hochgradigem Verfall des Sehvermögens, die Patientin ist praktisch einäugig. Einäugigkeit beinhaltet bei einer Sehschärfe von 0.8 auf dem linken Augen eine Erwerbsminderung von 30%.

Wir beantworten die uns gestellten Fragen wie folgt:

I 1 a Ein schlecht eingestellter, jedoch einstellbarer insulinbedürftiger, juveniler Diabetes mellitus (Typ I-Diabetes mellitus) ohne diabetische Komplikationen.
  1 b Eine Bakteriurie.
  1 c Ein zentraler, atrophischer Aderhautherd rechts mit hochgradigem Verfall des Sehvermögens und eine mittelstarke Kurzsichtigkeit, die Patientin ist praktisch einäugig.

Bis auf 1 b sind die Veränderungen dauernder Natur. Der Diabetes mellitus muß neu eingestellt werden, und zwar über einen stationären Aufenthalt in einer Spezialklinik. Im weiteren bedarf die Stoffwechselerkrankung einer straffen, sicheren Führung durch einen Spezialisten und des Kooperationswillens der Patientin!

I.2   Die Veränderungen 1 a, 1 c bestehen sicher seit dem 1. 11. 1980.
I.4   Der Diabetes mellitus ist unter straffer Führung gut einstellbar. Unter ambulanter Kontrolle sind in den Jahren seit 1974 starke Schwankungen zu verzeichnen, eine Besserung tritt jeweils unter stationärer Führung ein.

Diabetes mellitus

II–V Behinderungen ergeben sich aus dem Typ I-Diabetes mellitus und dem eingeschränkten Sehvermögen rechts. Nach Neueinstellung des Diabetes mellitus und unter Voraussetzung einer geregelten Arbeitszeit mit gleichmäßiger körperlicher Belastung, der Möglichkeit zur Diätverpflegung und zur regelmäßigen Stoffwechsel-Selbstkontrolle ist Frau X. Y. für leichte bis mittelschwere Arbeiten mit Wechsel von Stehen und Umhergehen, vorwiegend im Sitzen in geschlossenen Räumen ohne Anforderung an beidäugiges Sehen vollschichtig und regelmäßig einsetzbar. Unter den o. g. Bedingungen sind die Arbeiten als Telefonistin oder Bürohilfe durchaus zumutbar.

VI.1 Die vorliegende Leistungseinbuße ist dauernder Natur.

VI.2 Die vorliegende Leistungseinbuße wurde im Gutachten
3 der Diabetesklinik im April 1980 gleich beurteilt. Abweichungen bestehen darüber hinaus durch Hinzuziehung des augenfachärztlichen Zusatzgutachtens, welches besagt, daß die Patientin praktisch einäugig ist.

VII. Die Patientin kann Wege zur Arbeitsstätte und zurück zu Fuß, mit öffentlichen Verkehrsmitteln zurücklegen, und nach Neueinstellung und sicherer Führung der Stoffwechselkrankheit unter kooperativem Verhalten ist auch die Benutzung eines PKWs als Fahrerin möglich.
Dazu müssen jedoch die Richtlinien für kraftfahrzeugfahrende Diabetiker beachtet werden. Gewissenhafte Behandlung und regelmäßige Stoffwechselkontrollen sind erforderlich. Außerdem ist dafür bei den vorhandenen Augenveränderungen ein spezielles augenfachärztliches Gutachten erforderlich.

VIII. Die Zeiträume, in denen Frau X. Y. wegen einer schlechten Stoffwechselführung seit November 1980 einer geregelten Tätigkeit nicht nachgehen konnte, sind anhand der zur Verfügung stehenden Akten nicht genau zu bestimmen. Entgleisungen sind bekannt vom 3. 9. 1981 bis 24. 9. 1981 und Neueinstellung vom 5. 10. bis 4. 11. 1981. Es handelte sich bisher immer um zeitweilig auftretende Schwankungen von Tagen bis Wochen. Wie im Gutachten schon gesagt, fehlt der Patientin die Kontinuität der exakten, straffen und sicheren Führung des Diabetes mellitus. Bisher mangelte es an ernsthafter Mitarbeit der Patientin.

Kommentar

Dieses Gutachten schildert die Festsetzung der Minderung der Erwerbsfähigkeit (MdE) bei einer 29jährigen Typ I-Diabetikerin ohne Komplikationen bei bisher schlechter Stoffwechselführung. (Zur Beurteilung der MdE s. Daweke, H. in Fritze, E.: Die ärztliche Begutachtung, 4.9.1.2, S. 339.) Das Gutachten vermittelt auch Kenntnisse darüber, wie schwierig die Stoffwechseleinstellung eines jugendlichen Diabetikers sein kann. Obwohl die Patientin von zahlreichen Spezialisten der Diabetestherapie behandelt worden ist, hat es ihr bisher an ernsthafter Kooperationsbereitschaft gefehlt. Mit kaum 24 Jahren stellt sie den ersten Rentenantrag! Der Verlauf zeigt die Notwendigkeit einer gewissenhaften, ernsthaften Schulung bei Manifestation des Diabetes beim ersten Krankenhausaufenthalt und die Notwendigkeit einer kontinuierlichen, strengen, exakten und fachgerechten Betreuung jugendlicher Diabetiker.
Bei Vorliegen von diabetischen Komplikationen wie Retinopathie, Nephropathie, Makroangiopathie (Coronarsklerose, periphere Verschlußkrankheit, Cerebralsklerose), Polyneuropathie, Neuropathie des autonomen Nervensystems (Enteropathie, Herzrhythmusstörungen, hypotone

Diabetes mellitus

Regulationsstörungen, Blasenentleerungsstörungen) oder Encephalopathie muß die MdE individuell höher bemessen werden.

Bei der Festsetzung der MdE von Typ II-Diabetikern stellt sich häufig die Frage nach der Beurteilung der in mehr als 70% gleichzeitig vorliegenden Adipositas. Die Adipositas führt zu einer Erschwerung der Therapie und einer Verschlechterung der Stoffwechsellage.

Der Gutachter muß in jedem Falle auf einer Gewichtsreduzierung bestehen und darf nicht die MdE aufgrund einer gleichzeitig bestehenden Adipositas höher bemessen.

Häufig sind in diesen Gutachten Berufsempfehlungen für geeignete Berufe für Diabetiker zu geben. Literatur hierzu ist angeführt.

Literatur

1. Danowski, M. D.: Diabetes mellitus: Diagnosis and Treatment. American Diabetes Ass., New York 1964
2. Daweke, H.: Der Diabetiker im Berufsleben. Der Diabetiker 15, 88 (1965)
3. Daweke, H.: Therapie des labilen Diabetes. DMW 93, 1771 (1968)
4. Daweke, H.: in Fritze, E.: Die ärztliche Begutachtung. Steinkopff-Verlag Darmstadt 1982, S. 339 ff. und S. 491 ff
5. Hammes, P. H.: Die berufliche Rehabilitation des Diabetikers. Dissertation, Med. Akademie Düsseldorf, 1965
6. Marble, A., White, P., Bradley, R. F., Krall, L. P.: Joslin's Diabetes mellitus. Lea & Febiger 1971, Philadelphia
7. Mehnert, H.: Labiler Diabetes. DMW 93, 2184 (1968)
8. Mehnert, H., Schöffling, K.: Diabetologie in Klinik und Praxis. Verl. Georg Thieme, Stuttgart, 1974, S. 539 ff.
9. Petrides, P.: Der labile Diabetes. DMW 91, 689 (1966)
10. Schöffling, K.: Die Begutachtung des Diabetes mellitus. DMW 90, 694 (1966)

53) Verkehrsdelikt eines mit Tolbutamid behandelten Diabetikers unter Alkoholeinfluß.

Gutachten in einer Strafsache für ein Amtsgericht.

H. Daweke, I. Bach

Dieses Gutachten in der Strafsache gegen Herrn X. Y., geb. 8. 4. 1936, stützt sich auf die Kenntnis der Gerichtsakten des Amtsgerichts sowie auf die Kenntnis der Krankenberichte der Städtischen Krankenanstalten in D. vom 22. 10. 1967, vom 12. 1. 1970, vom 4. 7. 1977 und vom 7. 7. 1977 und auf die Kenntnis des Krankenberichtes des Krankenhauses in B. vom 12. 2. 1978.

Fragestellung

Es soll zu folgenden Fragen Stellung genommen werden:

1. Ob die von dem Zeugen M. bekundeten Ausfallserscheinungen des Angeklagten zurückzuführen sein können auf die Einnahme von 3 Rastinon-Tabletten (Tolbutamid) am Morgen des Tattages oder
2. ob die Ausfallserscheinungen auf den Zuckerspiegel des Angeklagten, der damals möglicherweise nicht richtig eingestellt gewesen sein mag, zurückzuführen sein können?

Diabetes mellitus

Beurteilung (Vorgeschichte einbezogen)

Herr X.Y. befuhr am 24. 2. 1977 gegen 22 Uhr mit seinem PKW eine aus der Stadt herausführende Straße. Dabei benutzte er die Fahrbahnmitte und fuhr dann plötzlich nach rechts auf einen Parkstreifen. Dadurch wurde der Zeuge M., der mit seinem PKW hinter Herrn X.Y. fuhr, behindert und gefährdet. Er mußte sein Fahrzeug scharf abbremsen, so daß seine neben ihm sitzende Ehefrau mit dem Kopf gegen die Windschutzscheibe stieß. Nach Angaben des Zeugen M. soll der Angeklagte X.Y. unter Alkoholeinfluß gestanden haben.
Die Besatzung eines Funkstreifenwagens suchte Herrn X.Y. in seiner Wohnung auf. Nach langem Schellen und Klopfen öffnete der Bruder des Angeklagten um 23.30 Uhr die Tür. Im Wohnzimmer lag der Angeklagte nur mit Unterwäsche bekleidet auf dem Sofa. Die beiden Polizeibeamten gaben wörtlich an: „Als er aufstand merkte man ihm sofort an, daß er stark unter Alkoholeinfluß stand. Er schwankte beim Gehen und Stehen. Seine Bewegungen waren unkontrolliert. Ein Alkoholtest ergab Stufe 4. Auf Befragen gab X.Y. an, keinen Alkohol getrunken zu haben, seitdem er zu Hause sei".
Die Untersuchung des Blutalkoholgehaltes der anschließend entnommenen Blutprobe ergab einen Wert von 1,44‰, was bei Annahme vollendeter Alkoholresorption zur Tatzeit sowie eines normalen Alkoholumsatzes zwischen Tatzeit und Zeitpunkt der Blutentnahme einem Blutalkoholgehalt von 1,65‰ zum Zeitpunkt der Tat entspricht.
Die Anklageschrift besagt, „Der Angeschuldigte befuhr nach erheblichem Alkoholgenuß in fahruntüchtigem Zustand – Blutalkoholgehalt 1,65‰ – eine aus der Stadt herausführende Straße. Dabei benutzte er die Fahrbahnmitte und hatte trotz Dunkelheit (Tatzeit 22 Uhr) keine Beleuchtung eingeschaltet. In Höhe der Gaststätte ‚Zum Krug' bog er plötzlich nach rechts auf einen dort gelegenen Parkplatz ab. Durch diese Fahrweise des Angeschuldigten wurde der hinter ihm fahrende Zeuge M. gezwungen, so stark abzubremsen, daß seine mit ihm fahrende Ehefrau mit dem Kopf gegen die Windschutzscheibe flog".
Laut Brief des Rechtsanwaltes des Herrn X.Y. fuhr Herr X.Y. gegen 21.45 Uhr von seinem Büro nach Hause. Er aß unterwegs an einer Würstchenbude ein Würstchen und stieg wieder in seinen Wagen. In Höhe der Gaststätte „Zum Krug" entschloß er sich plötzlich, noch ein Bier zu trinken und fuhr deshalb auf den Parkplatz der Gaststätte. Weiter wird angegeben: „Der Angeklagte ist hochgradig Diabetiker. Er hat sich auf Tabletten umstellen lassen, was sich bisher noch nicht reibungslos vollziehen ließ, denn der Angeklagte hat an manchen Tagen den Eindruck, daß trotz ordnungsgemäß eingenommener Medikamente der Zuckerspiegel zu hoch ist, was bei ihm zu Kopfschmerzen, allgemeinem körperlichen Unwohlsein und hin und wieder sogar zu Schwindelanfällen geführt hat". Herr X.Y. gibt an, seit 10 Jahren zuckerkrank zu sein.
Danach müßte die Krankheit im Alter von 31 Jahren manifest geworden sein. Ein solcher sog. jugendlicher Diabetes mellitus ist jedoch meist insulinbedürftig (Typ I-Diabetes). Nur in ganz wenigen, für dieses Alter atypisch verlaufenden Fällen gelingt eine Behandlung nur mit Zuckerdiät und mit blutzuckersenkenden Tabletten.
Da die Art und der Schweregrad der Zuckerkrankheit zur Beantwortung der gestellten Fragen von ausschlaggebender Bedeutung war, schlugen wir vor, durch Zuziehung ärztlicher Unterlagen die gutachtliche Beurteilung zu ermöglichen.
Den vom Amtsgericht zugesandten Unterlagen (Krankengeschichte der Städtischen Krankenanstalten in D.) ist zu entnehmen, daß bereits im Oktober 1967 eine leichte Zuckerstoffwechselstörung bei Herrn X.Y. bestand (mäßig erhöhter Blutzucker, Urinzuckerausscheidung 2,6%). Die Untersuchung des Herrn X.Y. am 11. 1. 1970 zeigte, daß die Zuckerstoff-

Diabetes mellitus

wechsellage zum damaligen Zeitpunkt nicht ganz ausgeglichen war: „Die Zuckerstoffwechsellage ist zur Zeit nicht ganz ausgeglichen, wenn auch eine Gefahrenlage nicht besteht".
Am 4. Juli 1977 wurde augenärztlicherseits in der gleichen Klinik eine Lipaemia retinalis bei Diabetes mellitus festgestellt. Die Untersuchung des Herrn X.Y. ergab wiederum, daß der Diabetes mellitus nicht richtig eingestellt war.
Zur Beurteilung des Schweregrades des Diabetes mellitus bei X.Y. standen noch folgende ärztliche Unterlagen zur Verfügung.
Ein niedergelassener Arzt beschreibt, daß die Untersuchung des Herrn X.Y. am 21. 10. 1975 einen Blutzuckergehalt von 172 mg% ergab, im Urin kein Zucker nachzuweisen. Eine zweite Untersuchung am 23. 9. 1976 ergab einen Blutzucker von 130 mg% und eine Zuckerausscheidung im Urin von 0,3%.
Ein Internist schildert, daß Herr X.Y. vom 11. 7. 1977 bis zum 24. 7. 1977, also nach dem Unfall, in stationärer Behandlung war. X.Y. gab damals an, daß die Zuckerkrankheit seit 1967 bekannt sei und stets mit Tabletten behandelt worden sei. Es wurden Nüchternblutzuckerwerte zwischen 150 und 210 mg% festgestellt. Zu Beginn der stationären Untersuchung konnte im Urin Zucker nachgewiesen werden. Anfänglich bekam Herr X.Y. Insulin, wurde jedoch auf Tabletten umgestellt.
Aus den Unterlagen geht also klar hervor, daß bei Herrn X.Y. trotz des jugendlichen Alters ein sog. Typ II-Diabetes, also ein nicht insulinpflichtiger Diabetes vorlag, der mit blutzuckersenkenden Mitteln zu behandeln war. Die Manifestation der Zuckerkrankheit lag im 31. Lebensjahr. Es handelt sich also um eine milde Form eines sog. Altersdiabetes (Typ II-Diabetes), der jedoch nicht gut eingestellt wurde.

Beantwortung der gestellten Fragen

Zu 1.
Zunächst muß festgestellt werden, daß der Angeklagte zur Tatzeit nicht nur unter der Einwirkung des blutzuckersenkenden Rastinons® (Tolbutamid) gestanden hat, sondern auch unter der Wirkung von Alkohol.
Damit ergibt sich eine zusätzliche Fragestellung: Es kann nämlich bei Verabreichung von Alkohol und Sulfonylharnstoffen, in deren Stoffklasse Rastinon gehört, zu Unverträglichkeitserscheinungen kommen, die dem sog. Antabus-Effekt entsprechen. Durch Hemmung der Acetaldehyddehydrogenase kommt es zur Erhöhung des Acetaldehydspiegels im Blut (Büttner, H. und Podgainy, H., Bressler, R.). Klinisch tritt eine intensive Rötung von Kopf, Hals und oberen Partien des Brustkorbes, eine Steigerung der Herz- und Atemfrequenz auf, und es kann zum Absinken des diastolischen Blutdrucks kommen. Die Erscheinungen stellen sich sehr rasch und unmittelbar nach Alkoholgenuß ein, erreichen ihren Höhepunkt nach etwa 30 Minuten und halten über eine Stunde und länger an.
Es muß also diskutiert werden, ob zur Tatzeit eine solche Unverträglichkeitsreaktion bestanden hat, und es dadurch zum Absinken des Blutdrucks gekommen sein könnte, was wiederum für abnorme Reaktionen im Fahrverhalten verantwortlich gemacht werden könnte. Eine solche Annahme erscheint sehr unwahrscheinlich, da X.Y. bereits 10 Jahre das Präparat Rastinon einnimmt und solche Unverträglichkeitsreaktionen bemerkt und seinem Arzt mitgeteilt haben müßte. Außerdem ist bekannt, daß es beim Vorliegen der Alkohol-Sulfonylharnstoffunverträglichkeit bei längerer Medikation zum Nachlassen der Erscheinungen kommt. Schließlich sind diese Nebenerscheinungen des Medikaments in Kombination mit Alkohol selten.

Diabetes mellitus

Wenn man annimmt, daß X. Y. entgegen seinen Aussagen bereits zum Zeitpunkt des Abbiegens auf den Parkplatz unter Alkoholeinfluß stand, was aus den Akten nicht eindeutig hervorgeht, ergibt sich die Frage, ob das Vorliegen eines mit Rastinon behandelten Diabetes mellitus die Abbaurate des Blutalkohols beeinflußt.
Untersuchungen von Büttner belegen, daß die Blutalkoholabbaurate durch Rastinon nicht beeinflußt wird. Wir selbst konnten nachweisen, daß die Alkoholabbaurate durch das Vorliegen eines Diabetes gegenüber Normalpersonen nicht verändert wird (Idel, G. und Daweke, H.). Dazu wurde bei 10 stationär mit Insulin und 10 ambulant mit Sulfonylharnstoffen behandelten Diabetikern Glukosekonzentration und die Blutalkoholkonzentration (Wittmark- und ADH-Methode), nach oraler, eine Stunde dauernder Aufnahme von 0,8 g/kg Äthylalkohol in halbstündlichem und später stündlichem Abstand über 5 Stunden bestimmt.
Es wurde dabei auch gefunden, daß die Alkoholaufnahme von allen Kranken, auch den mit Sulfonylharnstoff behandelten, gut vertragen wurde, und die Resorptionsverhältnisse für Alkohol bei den Diabetikern normal waren.

Zu 2.
Falls die Ausfallserscheinungen des Angeklagten am Tage der Tat auf den nicht richtig eingestellten Blutzuckerspiegel zurückzuführen sind, muß zunächst die Frage einer Unterzuckerung (Hypoglykämie) diskutiert werden. Die Unterzuckerung ist die Hauptkomplikation bei insulinspritzenden Diabetikern, kann jedoch auch nach Verabreichung von Sulfonylharnstoffen, also von Rastinon, auftreten. Unterzuckerungen durch Sulfonylharnstoffe treten dann ein, wenn bei mildem Typ II-Diabetes genügend Insulinreserven vorliegen, so daß zur guten Stoffwechselführung eine Diabetesdiät ausreichen würde, die Sulfonylharnstofftherapie somit nicht indiziert ist. Außerdem kann es durch Sulfonylharnstoffe zur Unterzuckerung kommen, wenn der Kranke die notwendige regelmäßige Nahrungsaufnahme nicht einhält, die blutzuckersenkenden Tabletten jedoch weiternimmt.
Am 21. 10. 1975 bestand ein Nüchternblutzuckerwert von 172 mg% bei negativem Urinzucker. Eine weitere Untersuchung am 23. 9. 1976 ergab einen Blut- und Urinzuckergehalt von 130 mg% bei 0,3% Zucker im Urin. Somit lag bereits zu dieser Zeit ein manifester Diabetes mellitus vor. 5 Monate nach dem hier zur Debatte stehenden Ereignis war der Diabetes mit Blutzuckerwerten nüchtern zwischen 150 und 210 mg% und Glukosurie eindeutig schlecht eingestellt, so daß sogar vorübergehend Insulin injiziert werden mußte.
Es ist somit unwahrscheinlich, daß Rastinon allein bei Herrn X. Y. in der Lage war, eine Unterzuckerung zu provozieren. Andererseits war die Stoffwechsellage des Angeklagten nicht so entgleist, daß dadurch eine Bewußtseinstrübung (Praecoma diabeticum) vorgelegen haben könnte.
Es muß weiter diskutiert werden, ob die Kombination von Alkohol und Rastinon zu einer Verstärkung der Unterzuckerung geführt haben kann.
Es ist schon seit Anfang des Jahrhunderts bekannt, daß Alkohol allein zu Unterzuckerung führen kann, was nicht nur für Diabetiker, sondern auch für Stoffwechselgesunde gilt. Die Unterzuckerung wird begünstigt, wenn vorher längere Zeit gefastet wurde. Dieses Phänomen ist als „Vagabundenunterzuckerung" bekannt. Dabei kann es sogar zur Bewußtlosigkeit kommen. Diese Schocksituation wird durch Stoffwechselveränderungen der Leber verursacht. So ist es nicht verwunderlich, daß bei Schädigung der Leber Alkohol den Blutzuckerspiegel stärker senkt. Bei solchen Kranken hat man auch die gleichzeitige Gabe von Alkohol und Tolbutamid (Rastinon®) untersucht. Während durch Alkohol der Blutzuckerspiegel um 10% abfiel, kam es durch nachfolgende Tolbutamidgabe zu einem Blutzuckerabfall um ca. 40% des Ausgangswertes (De Moura und Mitarb.). Wir selbst konnten in den schon erwähn-

Diabetes mellitus

ten klinischen Untersuchungen an mit Sulfonylharnstoff behandelten Altersdiabetikern nach Gabe von Alkohol einen raschen Blutzuckerabfall in den ersten beiden Stunden nachweisen, der bei den insulinbehandelten Probanden 47%, bei den mit Sulfonylharnstoff behandelten geringer war, jedoch auch 23% betrug. Hypoglykämien konnten nicht beobachtet werden (Idel, G. und Daweke, H.). Für die Unterzuckerung bei Altersdiabetikern spielt jedoch außer dem Leberstoffwechsel auch das noch vorhandene Insulin eine Rolle. Friedenberg und Mitarb. konnten zeigen, daß bei alkoholisierten Typ II-Diabetikern die Gabe von Zucker zu einer höheren Insulinfreisetzung aus der geschädigten Bauchspeicheldrüse führt, und der Blutzuckerspiegel stärker gesenkt wird als ohne vorherige Gabe von Alkohol. Zu ähnlichen Ergebnissen kamen McMonagle und Felig 1975.

Wenn auch grundsätzlich die Kombination von Alkohol mit Tolbutamid zusätzliche Senkungen des Blutzuckerspiegels auslösen kann, die stärker sind als nach alleiniger Gabe von Alkohol oder Tolbutamid, so ist doch die Voraussetzung für eine das Bewußtsein trübende Unterzuckerung eine relativ normale Ausgangslage der Blutzuckerwerte. Da die Blutzuckerwerte bei Herrn X.Y. nach den vorliegenden Unterlagen eher erhöht waren, ist es unwahrscheinlich, daß zum Zeitpunkt des verursachten Unfallgeschehens eine Unterzuckerung bestanden hat.

Zusammenfassung

Die 1. Frage, ob die bekundeten Ausfallserscheinungen des Angeklagten auf die Einnahme von 3 Tabletten Rastinon am Morgen des Tattages zurückzuführen sein können, muß verneint werden, auch eine verzögerte Abbaurate des Blutalkoholspiegels durch Rastinon ist ausgeschlossen. Die 2. Frage, ob die Ausfallserscheinungen auf den Zuckerspiegel des Angeklagten, der damals möglicherweise nicht richtig eingestellt gewesen sein mag, zurückzuführen sein können, ist zu verneinen, da weder eine Stoffwechselentgleisung – Hyperglykämie schwereren Grades, also ein Praecoma diabeticum – vorgelegen haben kann, noch eine Unterzuckerung – Hypoglykämie durch Rastinon allein oder durch die Kombination von Alkohol mit Rastinon – wahrscheinlich gemacht werden kann.

Kommentar

Anhand eines gerichtlichen Verfahrens gegen einen mit Sulfonylharnstoffen eingestellten Typ II-Diabetiker, der in alkoholisiertem Zustand einen Unfall verursacht haben soll, werden folgende Fragen abgehandelt:
Alkoholunverträglichkeit bei sulfonylharnstoffbehandelten Diabetikern, Auslösung einer Hypoglykämie durch Sulfonylharnstoffe, Auslösung einer Hypoglykämie durch die Kombination Sulfonylharnstoffe und Alkohol, Abbaurate von Äthylalkohol bei Diabetikern, bei sulfonylharnstoffbehandelten Diabetikern und bei sulfonylharnstoffbehandelten alkoholisierten Diabetikern. Hypoglykämien durch Sulfonylharnstoffe oder Pyrimidinderivate (Redul®) können durch Erkrankungen der Nieren, Nebennieren und Leber begünstigt werden, außerdem durch Medikamente wie Phenylbutazon, Salizylate, Cumarine (s. auch Böhm, E.: Zur forensischen Beurteilung von Hypoglykämien unter Behandlung mit oralen Antidiabetika, Dtsch. Z. ges. gerichtl. Med. 64, 217, 1968).
In der Hypoglykämie, die durch Insulin oder Sulfonylharnstoffe ausgelöst wird, kann es zu Trübungen des Bewußtseins, fehlender Selbstkontrolle, Dämmerzuständen und aggressiven

Diabetes mellitus

Handlungen kommen. Der Gutachter wird dann nach Unfällen, Gewaltanwendung, Einbruchsdiebstählen, Kleptomanie und Sexualdelikten nach dem Zusammenhang mit der Diabetestherapie (Insulin oder Sulfonylharnstoffe) gefragt. Nur für Unfälle konnten wir bisher gutachterlich einen solchen Zusammenhang wahrscheinlich machen. Bei einem angefochtenen Vertragsabschluß war eine Einschränkung der freien Willensentscheidung durch eine vorübergehende hypoglykämische Bewußtseinstrübung und dadurch eine Einschränkung der Geschäftstüchtigkeit nicht auszuschließen.
Der Diabetiker unterliegt den gleichen straf- und zivilrechtlichen Konsequenzen wie der Stoffwechselgesunde.

(s. auch Daweke, H. in Fritze, E.: Das ärztliche Gutachten. Steinkopff-Verlag, Darmstadt 1982, 4.5.1.5, S. 342 und Petzold, R., Schöffling, K.: Sozialmedizinische Aspekte beim Diabetes mellitus in.: Mehnert, H., Schöffling, K.: Diabetologie in Klinik und Praxis. Georg Thieme Verlag, Sttgt. 1974, S. 534–536.)

Literatur

Büttner, H.: Äthanolunverträglichkeit beim Menschen nach Sulfonylharnstoffen. Dtsch. Arch. f. klin. Med. 207, 1, 1961

Daweke, H.: Alkoholabbau bei Diabetes mellitus. Dtsch. Med. Wschr. 95, 1621, 1970

Daweke, H., Idel, G., Steiniger, C.: Wenn Diabetiker Alkohol trinken. Diabetes-Journal, 6, 212, 1972

De Moura, M. C., Correia, J. P., Madeira, F.: Clinical alcohol hypoglycemia. Ann. Intern. Med. 66, 893, 1967

Friedenberg, R., Metz, R., Mako, M., Surmaczynska, B.: Differential plasma insulin response to glucose and glucagon stimulation following ethanol priming. Diabetes 20, 397, 1971

Idel, G.: Klinisch-experimentelle Untersuchungen zur Frage des Blutalkoholabbaues bei Diabetes mellitus. Dissertation, Universität Düsseldorf, 1970

McMonagle, J., Felig, P.: Effects of ethanol ingestion on glucose tolerance and insulin secretion in normal and diabetic subjects. Metabolism 24, 625–632, 1975

Podgainy, H., Bressler, R.: Biochemical basis of the sulfonyl-urea-induced antabuse syndrome. Diabetes 17, 679, 1968

Liegt ärztliche Fahrlässigkeit vor, wenn ein aus stationärer Behandlung beurlaubter jugendlicher Typ-I-Diabetiker im hypoglykämischen Zustand einen tödlichen Verkehrsunfall erleidet? Fahrtüchtigkeit des Zuckerkranken.

Gutachten für die Staatsanwaltschaft an einem Landgericht.

H. Daweke, I. Bach.

In der Ermittlungssache gegen Dr. med. A. B. bzw. zur Krankheit und Behandlung des Herrn X.Y., geb. am 18. 10. 1959, gestorben am 14. 7. 1980, wird auf Veranlassung der Staatsanwaltschaft folgendes Gutachten erstattet.

Fragestellung

Ergibt sich aus dem Akteninhalt in Verbindung mit den Krankenpapieren ein fahrlässiges Verhalten des beschuldigten Arztes (zur Zeit des Todes des Herrn X.Y. Assistenzarzt einer Diabetesklinik)? Erlaubte der Krankheitszustand des Verletzten X.Y. eine Beurlaubung?

Diabetes mellitus

Beurteilung (Vorgeschichte einbezogen)

Aus den Unterlagen geht hervor, daß Herr X.Y. seit dem 15. 6. 1980 in stationärer Behandlung einer Diabetesklinik war. Es handelte sich um einen 20jährigen jungen Mann, der seit dem 5. Lebensjahr an einem insulinbedürftigen Diabetes mellitus (Typ I) litt und nach einer Krankheitsdauer von 15 Jahren als sog. Langzeitdiabetiker anzusehen war. Aus den Unterlagen geht hervor, daß in der Diabetesklinik eine Neueinstellung des Diabetes mellitus erfolgte. Am 12. 7., einem Sonntag, wurde Herr Y. beurlaubt, erlitt mit einem Moped einen Unfall in einem nahegelegenen Ort, weswegen er in ein Krankenhaus eingewiesen wurde, wo er am 14. 7. 1980 verstarb.
Die Rechtsanwälte M. und S. stellten am 16. 7. 1980 Strafantrag, weil sie vermuteten, daß Herr X.Y. zur Zeit des Unfalls „wohl unter einem Insulinschock gestanden habe". Eine falsche Behandlung mit Insulin bzw. eine nicht ordnungsgemäße Überwachung eines insulinbehandelten Kranken könne zu einem Insulinschock führen, der einen Zustand nach § 51, Abs. 1 StGB hervorrufe. Die behandelnden Ärzte hätten sich der fahrlässigen Tötung schuldig gemacht.

Aus den Unterlagen der Diabetesklinik geht hervor, daß Herr X.Y. bei der Einweisung am 15. 6. mit 2 Insulininjektionen eingestellt war, und zwar mit 48 E Rapitard-Insulin Novo am Morgen und 32 E Rapitard-Insulin Novo am Abend. Er bekam eine Diabetesdiät mit etwa 2800–2900 Kalorien mit einem Anteil von 360 g Kohlenhydraten, 110 g Eiweiß und etwa 100–110 g Fett. Unter dieser Behandlung zeigten sich schwankende Werte der Zuckerausscheidung. In den ersten Tagen wurden einmal 39 g an einem Tag ausgeschieden, während am 8., 9. und 10. Behandlungstag die Harnzuckerausscheidung fast 70 g und an einem Tag sogar 135 g betrug. Die Blutzuckerwerte waren bis zu diesem Tag etwa im Normbereich; am 26. 6. wurde ein Wert von 65 mg% im Tagesprofil um 7 Uhr morgens registriert, um 10 Uhr ist eine Hypoglykämie, d.h. ein Unterzuckerungszustand, verzeichnet. Aus diesem Grunde wurde am folgenden Tag die Insulindosis auf 44 und 28 E des Rapitard-Insulin Novo reduziert. Da wiederum eine Hypoglykämie auftrat, wurde am folgenden Tag auf 40 und 24 E reduziert. Trotzdem trat an diesem Tage eine Hypoglykämie auf, und auch am 30. 6. ist eine Hypoglykämie um 19.30 Uhr vermerkt, so daß die Insulindosis am 1. 7. auf 40 und 20 E Rapitard-Insulin reduziert wurde. Eine weitere Reduktion der Dosis erfolgte am 2. 7. auf 36 und 20 E Rapitard-Insulin. Die Harnzuckerausscheidung betrug in der Zeit vom 27. 6. bis zum 2. 7. zwischen 2,0 und 34,0 g. Das große Tagesprofil des Blutzuckers vom 3. 7. zeigt 6 Blutzuckerwerte zwischen 195 und 240 mg%, wobei eine Harnzuckerausscheidung von 153,8 g registriert wurde. Folgerichtig wurde die Insulindosis auf 40 und 20 E des erwähnten Insulins leicht erhöht. Eine Kontrolle der Blutzuckerwerte am 7. 7. zeigte um 8.30 Uhr 85 mg% Blutzucker, um 12 Uhr 120 mg% Blutzucker, weswegen folgerichtig am 8. 7. wieder auf 36 und 20 E Insulin reduziert wurde. Die Harnzuckerausscheidung betrug am 8. 7. 16 g, am 9. 7. 0 g, am 10. 7. wurde sie nicht registriert und am 11. 7. betrug sie 93 g. Die Insulindosis von 36 und 20 E Rapitard-Insulin wurde bis zu dieser Zeit weiter gegeben.

Die Einstellung des jugendlichen Diabetikers erfolgte also sachkundig und völlig richtig, wie das in der Diabetesklinik, die von einem erfahrenen und anerkannten Diabetologen geleitet wird, auch nicht anders zu erwarten ist.
Aus den Aufzeichnungen geht hervor, daß die Stoffwechsellage dieses Kranken labil war, wie es bei einem jugendlichen Diabetiker häufig ist. Die in den ersten 10 Tagen eintretende Verbesserung der Stoffwechsellage, die auf die strengere Handhabung der Diabetesdiät zurückzuführen ist, erlaubte eine Reduktion der Insulindosis. Leichte Hypoglykämien, wie sie am 26. 6., 27. 6., 28. 6. und 30. 6. in den Unterlagen registriert sind, sind durchaus üblich und wurden bei der Insulindosierung entsprechend berücksichtigt.
Wie der Chefarzt der Diabetesklinik ausgeführt hat, schied der Kranke am 11. 7., also am Tage vor dem Unfall, 93 g Zucker aus, so daß er zu dem Schluß kam, eine Unterzuckerung infolge einer Insulinüberdosierung am 12. 7. sei als unwahrscheinlich anzusehen. Eine Unterzuckerung ist jedoch bei der labilen Stoffwechsellage eines jugendlichen Diabetikers niemals mit Sicherheit auszuschließen.

Diabetes mellitus

Nach den lückenlosen Stoffwechseldaten, die aus der Diabetesklinik vorliegen, war eine Beurlaubung des X.Y. durchaus vertretbar. Bei jugendlichen Diabetikern ist eine weitere Stabilisierung der Stoffwechsellage durch längeren stationären Aufenthalt nicht zu erwarten. Im Gegenteil ist es häufig günstig, die Kranken in ihre häusliche Umgebung zu entlassen, wo sie sich meist körperlich mehr belasten und auch meist etwas anders ernähren, als es in einer Klinik durchgeführt werden kann. Nach einer nochmaligen Korrektur der Insulindosis ist dann die Endeinstellung oft besser den wirklichen Bedingungen des täglichen Lebens angepaßt. Es ist zu erwähnen, daß die Insulindosis bei der Beurlaubung mit 36 und 20 E des Rapitard-Insulins bedeutend niedriger lag als bei der Einweisung, als sie 48 und 32 E des gleichen Insulins betrug.

Die zweite Frage der Staatsanwaltschaft kann also eindeutig so beantwortet werden, daß der Gesundheitszustand des X.Y. eine Beurlaubung durchaus erlaubte.

Wenn am 12.7., zur Zeit des Unfalls, tatsächlich eine Unterzuckerung bestanden hat, so können die behandelnden Ärzte dafür keineswegs verantwortlich gemacht werden. Der jugendliche Diabetiker wird immer mehr oder weniger häufig eine Unterzuckerung bekommen. Wie sich der Diabetiker bei einer Unterzuckerung verhalten muß, wird ihm durch intensive Schulung klargemacht. Es ist mit Sicherheit anzunehmen, daß Herr X.Y. bei der 15jährigen Dauer seines Diabetes hierüber eingehend unterrichtet war. Es ist dem Gutachter außerdem bekannt, daß gerade in der angeschuldigten Diabetesklinik regelmäßig Schulungsvorträge für Diabetiker stattfinden, die insbesondere die Gefahren der Unterzuckerung und die Selbstkontrolle behandeln.

Das Führen von Kraftfahrzeugen ist insulinspritzenden Diabetikern nicht verboten. Für alle Zwischenfälle, die während des Führens von Kraftfahrzeugen auftreten, sind die Diabetiker selbst voll verantwortlich. Seit vielen Jahren haben die Diabetologen Kraftfahrregeln für insulinspritzende Diabetiker aufgestellt, die jeder Kranke nicht nur kennen muß, sondern auch streng zu befolgen hat. Im einzelnen handelt es sich um folgende Regeln:

1. Im Kraftfahrzeug sollten ausreichende Mengen von schnell resorbierbaren, d.h. rasch wirksam werdenden Kohlenhydraten (also z.B. Traubenzucker) stets griffbereit sein.
2. Bei dem leisesten Verdacht auf Schockzeichen sollte eine Fahrt nicht angetreten werden. Die Eigenmessung des Blutzuckers mittels Teststreifen kann den Verdacht auf Unterzuckerung erhärten.
3. Bei geringstem Verdacht auf Schockzeichen während der Fahrt sollte sofort angehalten werden; der Fahrer sollte Kohlenhydrate zu sich nehmen und abwarten, bis der Schockzustand sicher überwunden ist.
4. Vor einer Fahrt darf der Diabetiker niemals mehr Insulin und auch nicht die übliche Insulinmenge zu einer anderen Tageszeit als sonst spritzen.
5. Vor Antritt einer Fahrt sollten niemals weniger Kohlenhydrate gegessen werden als sonst; empfehlenswert ist eher eine etwas erhöhte Abdeckung mit Kohlenhydraten (1–2 Brot-Einheiten mehr).
6. Bei längeren Fahrten sollte der Diabetiker jede Stunde eine Kleinigkeit essen und alle 2 Stunden eine bestimmte Menge an Kohlenhydraten zu sich nehmen.
7. Nachtfahrten oder andere lange Fahrten, die den üblichen Tagesrhythmus stören, sollten unterlassen werden.
8. Eine Begrenzung der Fahrgeschwindigkeit aus eigenem Entschluß verhilft dem Diabetiker zu erhöhter Sicherheit.
9. Der Diabetiker sollte darauf verzichten, Fahrzeuge mit ihrer Höchstgeschwindigkeit zu fahren.

Bei der Erteilung eines Führerscheins an insulinspritzende Diabetiker sollte nach den Vorstellungen der Diabetologen immer der behandelnde Arzt um eine gutachtliche Stellungnahme ersucht werden. Die Fähigkeit zum Führen eines Kraftfahrzeugs sollte mit dem Kranken besprochen werden, die an schweren diabetischen Komplikationen leiden, insbesondere an Komplikationen, die zu Sehstörungen geführt haben und solchen, die mit einem vorzeitigen Altersabbau einhergehen, der sich vor allem auf die Aufmerksamkeit, die Konzentration und die Fähigkeit zur Umstellung sowie auf das Kritik- und Urteilsvermögen auswirkt. Auch die Kranken, die aufgrund mangelnder Intelligenz oder mangelnder Einsicht

Diabetes mellitus

nicht willens oder in der Lage sind, die ärztlichen Anordnungen und die vorgeschriebenen therapeutischen Maßnahmen einzuhalten, sollten kein Kraftfahrzeug führen.

Ob bei Herrn X.Y. bei der Erteilung des Führerscheins für ein Moped eine gutachtliche Stellungnahme des behandelnden Arztes eingeholt worden ist, ist nicht bekannt und geht jedenfalls aus den Akten nicht hervor. Die Stoffwechselschwankungen, die aus den Unterlagen der Diabetesklinik ersichtlich sind, die jedoch nicht über das übliche Maß des jugendlichen Diabetikers hinausgehen, wären keinesfalls ein Grund gewesen, ihm die Erteilung des Führerscheins zu versagen.

Zusammenfassend beantworten wir die Fragen der Staatsanwaltschaft wie folgt:

1. Ein fahrlässiges Verhalten der behandelnden Ärzte, insbesondere des beschuldigten Assistenzarztes, liegt mit Sicherheit nicht vor.
2. Der Krankheitszustand des Verletzten X.Y. erlaubte durchaus eine Beurlaubung.

Kommentar

Anhand einer staatsanwaltlichen Ermittlung wird die Problematik der Begutachtung der Fahrtüchtigkeit (Führen eines Kraftfahrzeugs) von Diabetikern behandelt. Der Erwerb des Führerscheins verkörpert weltweit eines der Grundrechte des Bürgers, das ihm nur bei nachgewiesener Fahruntauglichkeit verwehrt werden kann. Aus zahlreichen umfangreichen Statistiken geht hervor, daß die Quote der durch den Diabetes, seine Komplikationen und die Folgen seiner Behandlung hervorgerufenen Verkehrsunfälle außerordentlich niedrig liegt (Petrides, P.: Sozialmedizinische Probleme beim Diabetes mellitus, Med. Klin. 77, 475–477, 1982). Die Fahrtauglichkeit sollte individuell durch den behandelnden Arzt beurteilt werden. Die von zahlreichen technischen Überwachungsvereinen geforderten medizinisch-psychologischen Untersuchungen bei diabetischen Kraftfahrern werden für nicht gerechtfertigt gehalten und von den Diabetikern als diskriminierend empfunden. Die Fahrtauglichkeit kann durch diabetesspezifische Komplikationen eingeschränkt werden.

(s. auch Daweke, H. in Fritze, E.: Die ärztliche Begutachtung 4.9.1.6, S. 342 und Petzoldt, R. und Schöffling, K.: Sozialmedizinische Aspekte beim Diabetes mellitus in Mehnert, H., Schöffling, K.: Diabetologie in Klinik und Praxis, Thieme Verlag, Stgt. 1974, S. 533–536.)

Der Diabetiker wird bei einem Straßenverkehrsunfall strafrechtlich und zivilrechtlich verantwortlich gemacht. Die Fortschritte in der diagnostischen Technik der Harnzucker- und Blutzuckerbestimmung mittels Teststreifen gestatten heute jedem Diabetiker die Selbstüberwachung der Stoffwechsellage. Die Bedeutung der Selbstkontrolle wird an der geschilderten Ermittlungssache deutlich.

Diabetes mellitus

 ## Diabetologisches Gutachten zur Anstellung als beamtete Lehrerin

H. Daweke, I. Bach

Fragestellung

Über die Lehramtsanwärterin Frau X.Y., geb. 9. 12. 1953, wird auf Veranlassung des Kreisobermedizinaldirektors für die Anstellungsbehörde folgendes diabetologisches Gutachten erstattet:

Vorgeschichte und Beurteilung

Es handelt sich um einen Typ-I-Diabetes (juveniler, insulinbedürftiger Diabetes mellitus) ohne Komplikationen.
In der Familie ist kein Diabetes bekannt.
Die Kranke gibt an, die üblichen Kinderkrankheiten, auch Röteln, Windpocken und Masern durchgemacht zu haben. Im Oktober 1978, mit 24 Jahren, traten Durst und Gewichtsabnahme auf, und es wurde ein Diabetes mellitus festgestellt. Es erfolgte eine Unterweisung in der Anwendung der Diabetes-Diät, darüber hinaus unterrichtete sich die Patientin im Selbststudium über die Diätetik.
Zunächst Behandlung mit einem Sulfonylharnstoff, Tolbutamid (Rastinon®) 2,0 g/die, wegen auftretender Unterzuckerungen mußte die Tolbutamid-Dosis auf 0,5 g/die gesenkt werden. Seit Herbst 1979 wurden keine Medikamente mehr eingenommen. Nach einer Nasennebenhöhlenentzündung im Dezember 1979 nahm die junge Frau erneut an Gewicht ab, wegen wieder verschlechterter Stoffwechsellage wurde mit Glibenclamid (Euglucon 5®) 2×5 mg behandelt, das Ergebnis war unbefriedigend.

Befund

Aus dem Untersuchungsbefund ist lediglich zu erwähnen, daß die 28jährige Frau etwa 12 kg Untergewicht (Größe 162,5 cm, Gewicht 45,0 kg) hat. Blutsenkung 7/15 mm n.W., Kreatinin-Clearance 86 ml/min., Cholesterin 315 mg/dl, Triglyceride 91 mg/dl. HbA1 14,8%. Elektrokardiogramm 0.B., Röntgen Thorax o.B. Röntgen-Aufnahmen beider Füße: keine intermetatarsalen Gefäßverkalkungen.
Entgleisung des Diabetes mellitus unter 1800 Kalorien – Diabetes-Diät mit anteilig 200 g KH, 85 g Eiweiß, 70 g Fett (15 BE) und morgens und abends je 1 Tabl. Euglucon 5®. Aceton dreifach positiv, 8 Uhr-BZ 384 mg/dl.
Bei der stationären Neueinstellung mit Insulin Rapitard Novo, einem Kombinationsinsulin, 12 und 6 E bei einer Diät mit 2100 kcal mit 230 g KH, 80 g Fett und 100 g Eiweiß, bei intensiver Schulung, insbesondere über die Diabetes-Selbstkontrolle mit dem Teststreifen Diabur für Harnzucker und Haemoglukotest 20–800 für Blutzucker, werden Blutzuckerwerte im Tagesprofil von 8 Uhr=71 mg/dl, 14 Uhr=91 mg/dl, 18 Uhr=146 mg/dl erreicht. Harnzuckerausscheidung 7,2 g/die.
Bei ambulanten Kontrollen in 3–4wöchigen Abständen mit Blutzuckertagesprofil und Harnzuckermessung in zwei 12-Stunden-Portionen ergibt sich eine Gewichtszunahme bis September 1981 auf 49,5 kg. Die Blutzucker-Tagesprofile waren im Jahre 1981 nicht immer ideal, z.B. am 12. November 1981 mit 129, 190 und 196 mg/dl eine Stunde postprandial. Die Glukosurie schwankte zwischen 0 und 40 g/die; die Insulindosis wurde auf 16 und 6 E Insulin Rapitard Novo erhöht.
Im Verlauf des Jahres 1982 Reduktion der zugeführten Kalorienmenge, da die Kranke inzwischen auf 55,0 kg zugenommen hat und nunmehr normgewichtig ist; intensive Schulung über geregelte körperliche Tätigkeit. Darunter deutlich günstigere Blutzuckertagesprofile und Harnzuckerausscheidung nur noch zwischen 0 und 13 g/die. Tagesprofil am 5. 10. 1982: 74, 80 und 148 mg/dl, Harnzucker 1,0 g/die.
Im Herbst 1982 kann Frau X.Y., die Kinderwunsch äußert, überzeugt werden, mittags Alt-Insulin zusätzlich zu spritzen. Insulindosis: morgens 14 E Rapitard, mittags 4 E Actrapid-Insulin Novo, abends 6 E Rapitard-Insulin: Darunter ideale Einstellung. Im Oktober BZ-Tagesprofil: 111, 76 und 81 mg/dl, Aglukosurie. Die geplante Schwangerschaft verläuft ohne Komplikationen: Bei häufigeren Selbstkontrollen und regelmäßigen 14tägigen ambulanten Untersuchungen ideale Blutzuckertagesprofile und meist Aglukosurie. Steigerung der Insulindosis im letzten Trimester auf 16 und 10 E Rapitard und 8 E Actrapid, schließlich auf 24 und 14 E Rapitard und 12 E Actrapid am Mittag.
Im Mai 1983 Entbindung von einem gesunden Mädchen zum Geburtstermin durch Sectio caesarea wegen Wehenschwäche, nicht aus diabetologischer Indikation.
Die ophthalmologische Kontrolle des Fundus zeigt keinen Anhalt für diabetische Retinopathie, es besteht mit 55,5 kg Normgewicht, HbA1 7,1%, also optimale Einstellung der diabetischen Stoffwechselstörung.

Diabetes mellitus

Beurteilung

Es handelt sich also um einen jugendlichen insulinbedürftigen Diabetes mellitus (Typ I), der seit 5 Jahren besteht. Diabetische Komplikationen bestehen nicht, insbesondere keine Komplikationen an den kleinen Blutgefäßen des Augenhintergrundes und keine Einschränkung der Nierenfunktion.
Die Kooperation der Kranken ist als sehr gut zu bezeichnen. Sie macht regelmäßige Selbstkontrollen des Harn- und Blutzuckers und wird regelmäßig in mindestens 4wöchigen Abständen ärztlich mit Blutzucker-Tagesprofil und Harnzuckerausscheidung überwacht. Die Stoffwechseleinstellung und die Kooperation waren über 3 Jahre gut.
Die Einstellung als Beamtin im öffentlichen Dienst kann ärztlicherseits uneingeschränkt befürwortet werden. Der Beruf einer Lehrerin ist für einen jugendlichen Diabetiker als besonders geeignet anzusehen, da er mit regelmäßiger Arbeitszeit und regelmäßigen Pausen verbunden ist.

Kommentar

Bei Einstellung von Diabetikern in pensionsberechtigte Anstellungen im Staatsdienst und vergleichbaren Institutionen muß ein fachärztliches Gutachten von einem diabetologisch erfahrenen Arzt oder einer Diabetes-Klinik erstattet werden. Dazu liegen Richtlinien der Deutschen Diabetes-Gesellschaft vor (s. Daweke, H. in Fritze, E.: Die ärztliche Begutachtung, 4.9.1.7, S. 342/43). Die Richtlinien für die Einstellung und Beschäftigung von nicht schwerbehinderten Diabetikern als Beamte wurden 1982 durch die Deutsche Diabetes-Gesellschaft neu gefaßt und dem Bundesinnenministerium, den zuständigen Landesministerien, den leitenden Medizinalbeamten sowie weiteren zuständigen Dienststellen zugeleitet (Dtsch. Ärzteblatt – Ärztl. Mitt. 79, 45–46, 1982; Dtsch. Med. Wschr. 107, 1078–1079, 1982; Diabetologie-Informationen, Mitteilungsblatt d. Deutschen Diabetes-Gesellschaft 4, 5–6, 1982). Die in Nr. 6 der Diabetesrichtlinien in der Fassung vom 5. Februar 1971 enthaltene Lebensaltersgrenze (25. Lebensjahr) für die Einstellung ist entfallen. Die Richtlinien sind nicht nur bei der Einstellung, sondern auch bei der Beschäftigung von Diabetikern anwendbar. Bei schwerbehinderten Diabetikern können die neuen Richtlinien nicht herangezogen werden. Für diesen Personenkreis gelten vielmehr die Maßstäbe, die allgemein der Einstellung von Schwerbehinderten in den öffentlichen Dienst zugrundegelegt werden. (Rundschreiben des Bundesinnenministers vom 23. 7. 1981 – DI4-211, Abs. 511/23 – „Übernahme von Schwerbehinderten in das Beamtenverhältnis".)
Der Arzt kann eine Verbeamtung nicht befürworten, wenn Gefäßkomplikationen am Augenhintergrund vorliegen, eine Nephropathie oder eine Makroangiopathie bestehen, wenn die Stoffwechselführung wegen mangelnder Kooperation des Diabetikers schlecht ist, wenn die Tätigkeit mit Schichtwechsel und unregelmäßigen Arbeitszeiten verbunden ist, oder wenn die Tätigkeit durch den Eintritt hypoglykämischer Reaktionen Gefahren für den Diabetiker oder die Mitarbeiter mit sich bringen kann, z.B. als Fahrer öffentlicher Verkehrsmittel, an Kraftmaschinen oder Arbeiten auf Gerüsten.

Diabetes mellitus

 ## Manifestierung eines Diabetes mellitus unter Kortikosteroidbehandlung eines als Wehrdienstbeschädigung anerkannten Leberleidens – Schädigungsfolge?

Gutachten im Versorgungsrecht für ein Landessozialgericht.

H. Daweke, I. Bach

Auf Veranlassung des Landessozialgerichtes wird in dem Rechtsstreit des Herrn X.Y. gegen das Land ein fachinternistisches Gutachten erstattet, das sich auf die überlassenen Akten und auf eine stationäre Untersuchung in der Zeit vom 11. 6.–15. 6. 1979 stützt.
Zusätzlich wurde ein augenfachärztliches Gutachten erstellt.

Fragestellung

Laut Beweisbeschluß vom 4. 4. 1979 soll zu folgenden Fragen Stellung genommen werden:

1. Ob die Zuckerkrankheit eine (unmittelbare) Schädigungsfolge ist,
2. ob sie insbesondere als Folge der Behandlung mit Decortin H
   a) entstanden
   b) verschlimmert worden ist,
3. welche Minderung der Erwerbsfähigkeit
   a) durch die Zuckerkrankheit insgesamt,
   b) gegebenenfalls durch den schädigungsbedingten Anteil,
   c) durch die anerkannten und gegebenenfalls zusätzlich anzuerkennenden Schädigungsfolgen

bedingt wird.

Vorgeschichte nach Aktenlage

Am 6. 11. 1969 stellt Herr X.Y. Antrag auf Gewährung von Beschädigtenversorgung nach dem Bundesversorgungsgesetz wegen einer Leberschädigung als Folge einer verschleppten Gelbsucht, die während der Gefangenschaft erworben wurde.
Mehrere ärztliche Bescheinigungen, Arztberichte aus einer Klinik, Unterlagen der WASt. Berlin-Wittenau, Unterlagen aus dem Lazarett eines Kriegsgefangenenlagers in den USA und eine Zeugenaussage beschreiben den Verlauf einer chronischen Hepatitis mit Übergang in eine Zirrhose.
Ein ärztliches Gutachten vom 3. 1. 1972 stellt unter Verwendung der Vorbefunde und einer eigenen Untersuchung einen narbigen Restzustand nach ausgeheilter chronischer Hepatitis mit Leberfibrose fest.
Unter Zugrundelegung der Zeugenaussage eines behandelnden deutschen Arztes während der amerikanischen Kriegsgefangenschaft wird dieses Leiden als Versorgungsleiden (WDB) mit einer MdE von 40% ab November 1969 anerkannt.
Am 11. 3. 1975 beantragt Herr X.Y. über den Verband der Kriegs- und Wehrdienstopfer, Behinderten und Sozialrentner Deutschlands VdK zusätzlich die Anerkennung einer Zuckerharnruhr als Schädigungsfolge unter Vorlage fachärztlicher Bescheinigungen:

1. Krankenbericht über eine stationäre Behandlung im September 1963. U.a. wurde wegen des Leberleidens eine Behandlung mit Prednisolon vom 1. 10. 1963 bis 7. 10. 1963 durchgeführt. Diese Behandlung wurde abgebrochen, weil ein Diabetes mellitus manifest wurde.
2. Schreiben des Hausarztes vom 3. 2. 1975, daß dieser Diabetes mellitus ein Therapieschaden anläßlich der Behandlung des als KB-Leiden anerkannten chronischen Leberzellschadens sei. Der Diabetes mellitus sei mit Diät, anfangs Rastinon, später Glutril und zuletzt Euglucon 5 und mit Silubin retard behandelt worden.

Das versorgungsärztliche Gutachten vom 23. 7. 1975 erörtert, daß der Diabetes mellitus ein anlagebedingtes Leiden sei und durch Medikamente oder andere Einflüsse nicht verschlimmert worden sei. Auch ohne das anerkannte Leberleiden wäre die Zuckerkrankheit in Erscheinung getreten. Die Anerkennung als Kriegsfolge sei nicht zu begründen.
Widerspruch gegen den ablehnenden Bescheid und Klageerhebung führen zu einem ärztlichen Aktengutachten vom 23. 8. 1976 zu der Frage, ob bei einem Kläger eine Zuckererkrankung mit Wahrscheinlichkeit unmittelbar oder mittelbar durch schädigende Einflüsse im Sinne des § 1 des Bundesversorgungsgesetzes entstanden oder verschlimmert sei.
Der Gutachter führt aus, daß der Diabetes mellitus ein anlagebedingtes Leiden sei; auch der Vater von Herrn X.Y. sei Diabetiker gewesen. Bei Manifestation eines Diabetes mellitus gehe ein jahrelanges latentes Stadium voraus, während dieses Vorstadiums habe der Diabetes mellitus bereits einen echten Krankheitswert und sei in

Diabetes mellitus

der Lage, Komplikationen wie Fettleber, Osteoporose, Gefäßkrankheiten zu induzieren. Äußere Einflüsse könnten den Manifestationszeitpunkt des Diabetes mellitus nur vorverlegen und zwar nicht richtunggebend. Dazu zähle auch der Einfluß einer Decortinbehandlung. Diese Decortinbehandlung habe den Diabetes mellitus bei Herrn X.Y. lediglich einmalig und nicht richtunggebend verschlimmert, und diese Verschlimmerung durch eine Decortinbehandlung von nur 7 Tagen sei so gering, daß sie als nicht meßbar bezeichnet werden müsse.

Das Urteil und die Urteilsbegründung des Sozialgerichts vom 20. 10. 1977 heben den Bescheid des Landesversorgungsamtes auf. Das Land wird verurteilt, die Zuckerkrankheit im Sinne der Verschlimmerung als weitere Schädigungsfolge anzuerkennen. In der Begründung wird angeführt, daß die Zuckerkrankheit des Klägers mit Wahrscheinlichkeit durch schädigende Einflüsse nach § 1 BVG im Sinne einer einmaligen nicht richtunggebenden Verschlimmerung verursacht worden sei. Weiter heißt es, daß der Manifestation eines Diabetes mellitus ein Vorstadium vorausgehe, das nicht erkannt werde, wenn sich nicht eine Veranlassung zur Durchführung eines Belastungstests ergebe. Im Vorstadium habe der Diabetes mellitus bereits echten Krankheitswert und sei auch in der Lage, die bekannten Komplikationen hervorzurufen. Äußere Einflüsse könnten den Manifestationszeitpunkt nur und nicht richtunggebend vorverlegen. Dazu zähle auch eine Decortinbehandlung. Die Behandlung des Klägers – seines Leberleidens – mit Decortin habe somit die Latenz der Zuckerstoffwechselstörung in der Weise verschlimmert, daß sie manifest geworden sei. Es handele sich dabei um eine einmalige, nicht richtunggebende Verschlimmerung mit einem MdE-Grad von Null %.

Die Berufung gegen das Urteil wird damit begründet, daß die Zuckerkrankheit im Sinne der Entstehung durch Cortisontherapie anzuerkennen sei.

Dagegen macht das Landesversorgungsamt am 7. 6. 1978 geltend: Die Zuckerkrankheit kann im vorliegenden Fall nicht als im Sinne der Entstehung gelten, da eine familiäre Belastung vorliegt. Daß sich die Zuckerkrankheit in einem Vorstadium befand, stellt nicht eine Annahme dar, sondern beruht auf wissenschaftlichen Grundlagenerkenntnissen, da einer Manifestation eines Diabetes mellitus grundsätzlich ein Vorstadium vorausgeht.

Aus dem Krankheitsbericht geht hervor, daß Herr X.Y. folgende Mengen Decortin H erhalten hat:

Am 1. 10. 1963 40 mg,
am 2. 10. 1963 30 mg,
am 3. 10. 1963 20 mg,
am 4. 10. 1963 10 mg,
am 5. 10. 1963 10 mg,
am 6. 10. 1963 10 mg,
insgesamt 120 mg Decortin H.

Vorgeschichte nach eigenen Angaben

Der 72jährig an Krebs gestorbene Vater habe seit dem 70. Lebensjahr einen Altersdiabetes gehabt. Er selbst sei bis 1934 als Schlosser, dann als Lokführer im Bergbau tätig gewesen. 1937 bis 1944 im Wehr- und Kriegsdienst, Ende 1944 bis 1947 amerikanische Kriegsgefangenschaft. Seit 1948 bis zur Pensionierung 1975 Polizeibeamter.

Während der Kriegsgefangenschaft in Amerika Malaria-Anfälle, die behandelt wurden. Es wurde danach eine Malaria-Prophylaxe betrieben. 1950 Gelbsucht, die nicht erkannt worden sei.

1952 sei in einer Klinik eine Lebererkrankung festgestellt worden, 1955 und 1957 durch Laparoskopie eine Zirrhose. Er habe mehrere Jahre Diät eingehalten und keinen Alkohol genossen. Es seien drei Kuren durchgeführt worden, zwei in einer Leber-, eine 1963 in einer Diabetes-Kurklinik. Zu dieser Zeit seien die Leberwerte sehr schlecht gewesen, deshalb sei ein Decortinstoß durchgeführt worden. Die Therapie mußte nach einigen Tagen wegen der Manifestation eines Diabetes mellitus abgebrochen werden. Dieser Diabetes mellitus wurde mit Diät und Rastinon eingestellt. Die Krankheit wurde ebenso wie das Leberleiden immer überwacht. Eine Krankenhausbehandlung war nicht mehr erforderlich.

Er habe immer sechs Mahlzeiten zu sich genommen, seit 1975 morgens 2 und abends 2 Tabl. Euglucon 5, dazu zunächst Silubin retard 3×1 Tabl., jetzt 2×1 Tabl. Glucophage. Die Blutzuckerwerte seien nicht immer gut.

Diätplan

1. Frühstück 8.00 h:
Joghurt mit Kleie, ½ Brötchen, Butter, Diabetikermarmelade.
2. Frühstück 10.00 h:
1 Brötchen, Butter, Käse.
Mittagessen:
Gemüse, Fleisch, 1–2 Kartoffeln.
Vesper:
1 Sch. Brot, Butter, Wurst oder Kuchen mit Sionon (2 Stück).
abends:
2 Äpfel, 1 Sch. Brot.
Spätmahlzeit:
1–2 Äpfel.

Befund

Der körperliche Untersuchungsbefund des 63jährigen normalgewichtigen Mannes ist unauffällig.

Diabetes mellitus

Laborbefunde

BSG 17/27 mm n. W.
Bilirubin (11. 6. 1979) = 1,4 mg%
Bilirubin (15. 6. 1979) = 0,6 mg%
Bilirubin direkt = 0,1 mg%
Bilirubin indirekt = 1,3 mg%
Eisenspiegel 86 γ%
γ-GT 15 mU
SGOT 8 mU
SGPT 11 mU
GLDH 1,8 mU
ChE 2836 mU
AP 82 mU
LAP 17 mU
LDH 117 mU
HBDH 82 mU
Serum-Amylase 64 WE, Kontrolle 32 WE.
Urin-Amylase 128 WE.
Serum-Amylase 64 WE (13. 6. 1979)
Urin-Amylase 256 WE (13. 6. 1979)
Triglyceride 71 mg%
Cholesterin 235 mg%

Bromthaleinretention 1,0%, normal
Galaktosebelastung mit 40 g Galaktose per os:
nach 90 min. = 78%, normal.
HbA_1c = 11,7%, langfristig unbefriedigende Stoffwechseleinstellung

Blutzuckerwerte

11. 6. 1979: 14.00 h = 198 mg%
18.00 h = 171 mg%
Harnzuckerausscheidung in der Nacht = 1 g in 12 h.

12. 6. 1979: nüchtern = 131 mg%
14.00 h = 154 mg%
18.00 h = 233 mg%
Harnzuckerausscheidung in 24 h = 10,2 g.

13. 6. 1979:
Tagesharnzuckerausscheidung über 12 h = 4 g.

14. 6. 1979: 11.00 h = 187 mg%
14.00 h = 144 mg%
18.00 h = 107 mg%
Harnzuckerausscheidung in 24 h = 9,6 g.

15. 6. 1979: nüchtern = 88 mg%.

Beurteilung

Der 1916 geborene 63jährige X. Y. war bis 1937 im Bergbau tätig, dann wurde er aktiver Soldat. Er nahm bis 1944 am Kriegsdienst teil und geriet 1944 in amerikanische Kriegsgefangenschaft.

Herr X. Y. gibt an, während des Dienstes bei der Marine in ostasiatischen Gewässern 1943 und 1944 in amerikanischer Kriegsgefangenschaft mehrfach Malaria-Anfälle erlitten zu haben. Den Unterlagen des Kriegsgefangenenlagers in USA ist eine Verletzung des linken Zeigefingers im August 1945 zu entnehmen, dabei fand sich bei der Urinuntersuchung Zucker. 1948 wird Herr X. Y. Polizeibeamter. Für 1949 gibt er wiederholte Fieberanfälle an, 1950 sei eine Gelbsucht nicht erkannt worden. Die Krankenunterlagen beginnen im April 1951 mit einem Bericht über die Behandlung einer Knieverletzung und eines Ulcus duodeni im Dezember 1951. Eine Gelbsucht wird anamnestisch nicht erwähnt. Aus dem Jahre 1955 liegt ein Bericht aus einer Klinik vor, in dem erstmals in der Familienanamnese der Diabetes mellitus des Vaters erwähnt wird. 1955 werden Druckgefühl im Oberbauch angegeben, Aufstoßen, Müdigkeit, Übelkeit, Schlappheit, die Leber ist vergrößert. Es findet sich ein Leberschaden, der 1956 im April histologisch abgeklärt wird. Es handelt sich um eine chronische Hepatitis mit Übergang in Zirrhose. 1956, 1958, 1959, 1960, 1961, 1962, 1963 finden stationäre Kontrollen statt, außerdem wird 1960 und 1961 je ein Kuraufenthalt in einem Leberbad und 1963 ein Kuraufenthalt in einer Diabetes-Kurklinik durchgeführt.
Dort trat nach einer sechstägigen Behandlung mit Decortin in der Dosierung 40–30–20–10–10–10 mg an aufeinanderfolgenden Tagen nach 1945 erstmals wieder eine Glukosurie auf, und seitdem – mit 47 Jahren – ist ein Diabetes mellitus bekannt. Blutzuckerbestimmungen sind von 1951 bis 1963 nicht in der Akte zu finden, die Harnzuckerbestimmungen wurden in diesem Zeitraum mehrfach durchgeführt, waren aber bis Oktober 1963 immer negativ.
1969 stellte Herr X. Y. Antrag auf Anerkennung des Leberleidens als Versorgungsleiden. Der Antrag wird zunächst abgelehnt, weil keine Angaben über eine während des Krieges durchgemachte Lebererkrankung vorliegen. Im Widerspruchsverfahren mit Klageführung wird 1972 durch einen Arzt ein Gutachten erstellt, wobei eine Zeugenaussage des behandelnden deutschen Arztes im Kriegsgefangenenlager eine Leberschwellung während des Lageraufenthaltes bescheinigt. Aufgrund dieser Zeugenaussage wird die jetzt bioptisch gefundene Fibrose nach durchgemachter chronischer Hepatitis, die als Restzustand ohne Anhalt für einen aktiven Leberzellschaden angegeben wird, durch Urteil vom 11. 12. 1972 als Versorgungsleiden mit einer MdE von 40% anerkannt.
1975 beantragt Herr X. Y., die Zuckerkrankheit, die unter Behandlung des Leberzellschadens mit Decortin im Oktober 1963 manifest geworden war, als weitere Schädigungsfolge anzuerkennen. Dieser Antrag wird abgelehnt, da die Zuckerkrankheit ein anlagebedingtes Lei-

Diabetes mellitus

den sei, das auch ohne das anerkannte Leberleiden in Erscheinung getreten wäre. Auch gegen diesen Bescheid erhebt Herr X.Y. Klage. Im August 1976 wird durch einen Arzt zu dieser Frage gutachtlich Stellung genommen: Dabei wird festgestellt, daß die bestehende Zuckerkrankheit weder unmittelbar noch mittelbar durch schädigende Einflüsse des Wehrdienstes entstanden sei. Sie sei durch die Decortinbehandlung des als Versorgungsleiden anerkannten Leberleidens einmalig und nicht richtunggebend verschlimmert worden. Die Vorstufe des Diabetes mellitus sei durch die Decortinbehandlung in ein Manifestationsstadium überführt worden, die MdE durch diese einmalige, nicht richtunggebende Verschlimmerung des Diabetes mellitus betrage Null %. Am 20. 10. 1977 wird die Zuckerkrankheit als durch Schädigungsfolgen einmalig und nicht richtunggebend verschlimmert anerkannt. Eine Höherbewertung des MdE-Grades ergibt sich nicht.

Dagegen wird wiederum Berufung eingelegt. Die Zuckerkrankheit sei im Sinne der Entstehung anzuerkennen. Außerdem legt das Versorgungsamt Berufung ein. Der Frage nach der Höhe der Cortisondosierung sei nicht nachgegangen worden. Nur sehr hohe Dosierungen seien in der Lage, die Latenz einer Zuckerstoffwechselstörung so zu verschlimmern, daß eine Manifestation eintritt.

Wir fanden bei der jetzigen stationären Untersuchung:

1. einen mit Diät, Sulfonylharnstoffen und Biguaniden schlecht eingestellten Diabetes mellitus (Typ II) mit beginnender Makroangiopathie und Retinopathia diabetica Grad I.

Wir übernehmen:

2. die Diagnose Fibrose der Leber als Restzustand nach durchgemachter, jetzt ausgeheilter Hepatitis.

Ad. 1.:
Der Vater des Patienten litt an einem Diabetes mellitus. Während der Gefangenschaft wurde anläßlich einer Bagatellverletzung im August 1945 Zucker im Harn festgestellt.
Aus den Jahren 1948 bis 1963 liegen mehrfach Harnuntersuchungen vor, in denen Zucker nie nachweisbar war. 1958 wurde bereits einmal Delphicort und später Cortineurin zur Behandlung der Hepatopathie eingesetzt. Über Höhe der Dosierung und Dauer der Behandlung gibt es keine Angaben. Im Harn war Glukose zu diesem Zeitpunkt einmal negativ gemessen. 1963 unter der Behandlung mit Decortin in der Dosierung von 40–30–20–10–10–10 mg an sechs aufeinanderfolgenden Tagen zeigte sich eine Glukosurie, und es lag bei der weiteren Verfolgung der Werte ein nicht insulinbedürftiger Diabetes mellitus vor, dessen Manifestation mit der sechstägigen Decortingabe im Zusammenhang gesehen wurde.
Zum Verständnis der weiteren Erörterung sollte man zunächst den Verlauf eines Diabetes mellitus von der Konzeption bis zum Tod erläutern. Dieser Verlauf wird gemäß der heute üblichen und nach Vorschlag der Welt-Gesundheits-Organisation auch international verwendeten Stadieneinteilung in drei große Abschnitte eingeteilt. Der klinisch manifeste Diabetes ist durch permanente Hyperglykämie gekennzeichnet. Die klassischen Symptome sind Polyurie, Polydipsie, Schwäche und Gewichtsverlust, die bei schwerer Stoffwechselstörung in Erscheinung treten. Dem manifesten Diabetes sind aber nicht nur alle erkannten und in Behandlung befindlichen Diabetiker zuzuordnen, sondern auch Fälle, die lediglich eine permanente Hyperglykämie aufweisen, die jahrelang bestehen kann, ohne daß der Diabetes erkannt wird.
Vor der Manifestation des Leidens durchläuft die Erkrankung ein Vorstadium, in dem eine Kohlenhydratstoffwechselstörung nur nach Belastung mit einer kohlenhydratreichen Mahlzeit oder mit Zucker nachweisbar ist. Dem klinischen Diabetes geht das Stadium des subklinischen Diabetes (auch als asymptomatischer oder chemischer Diabetes bezeichnet) unmittelbar voraus. Es ist dadurch gekennzeichnet, daß keine Symptome des Diabetes bestehen, keine Beschwerden vorliegen, der Nüchternblutzucker nicht erhöht ist, aber die Standardbe-

Diabetes mellitus

lastungstests mit Glukose pathologisch ausfallen, d.h. der Blutzucker nach Belastung auf pathologisch erhöhte Werte ansteigt. Diesem Stadium voraus, aber auch noch in den zweiten Abschnitt der Erkrankung einzuordnen, geht der latent-chemische oder latente Diabetes. In dieser Phase sind die Standardbelastungstests mit Glukose normal, und nur unter Streßbedingungen wird die pathologische Glukosetoleranz offenbar. Streßbedingungen sind alle Zustände, die zu einer Mehranforderung an die Insulinproduktion führen, vor allem Infektionskrankheiten, Schwangerschaft, Übergewicht und Überproduktion von Wachstumshormon. Experimentell kann man eine solche Streßsituation durch den Cortison-Glukose-Toleranztest schaffen, d. h. es werden vor einer Glukosebelastung Steroide zugeführt.

Während beim jugendlichen Diabetes (Typ I) das Stadium des latenten und subklinischen Diabetes in der Regel rasch durchlaufen wird und sich der Diabetes mit gravierenden Symptomen manifestiert, kann beim Altersdiabetes (Typ II) ein solches Stadium unbemerkt jahrelang andauern. Hinzu kommt, daß sich auch ohne ärztliches Zutun ein diabetesfördernder Faktor, z.B. die Fettsucht, zurückbilden kann. Dadurch kann ein eben manifester Diabetes in das Stadium des asymptomatischen (subklinischen) Diabetes zurückkehren, weil die verringerten Insulinreserven nun ausreichen, die Glukosetoleranz wieder zu verbessern.

Im vorliegenden Fall ist die Annahme des ärztlichen Gutachters, 1963 sei durch die Nebennierenrindenhormonbehandlung eine Diabetesmanifestation erfolgt, nicht haltbar. Der Diabetes mellitus kann ohne weiteres schon vorher manifest gewesen sein, nur wurde die Kohlenhydrattoleranz durch die Nebennierenrindenhormontherapie vorübergehend weiter verschlechtert, so daß eine Glukosurie auftrat, die dann die Diagnose des bisher nicht erkannten Diabetes ermöglichte.

Es läßt sich heute aus den vorliegenden Unterlagen nicht mehr beweisen, ob sich der Diabetes mellitus 1963 vor der Nebennierenrindenhormontherapie im Stadium des subklinischen oder manifesten Diabetes befunden hat. Beides ist möglich, jedoch zur Beurteilung in diesem Falle unwesentlich. Die diabetische Anlage ist im vorliegenden Fall durch den Diabetes mellitus des Vaters beweisbar. Ob bereits 1945 bei der in den Befunden festgehaltenen Glukosurie eine Störung des Kohlenhydratstoffwechsels vorlag, ist rückwirkend ohne Kohlenhydratbelastung und Blutzuckerwerte nicht zu belegen. Damals wurde die Glukose im Harn noch nicht enzymatisch bestimmt. Die gebräuchlichen Reduktionsmethoden wiesen große Fehlermöglichkeiten auf. Möglich ist jedoch, daß damals eine pathologische Glukosetoleranz vorgelegen hat. Unter den bestehenden schlechten Ernährungsverhältnissen der Nachkriegsjahre kann auch ein schon vorliegender manifester Diabetes mellitus in ein subklinisches Stadium zurückgegangen sein. Der Rückgang der Diabeteshäufigkeit in den Kriegs- und Nachkriegsjahren ist statistisch gesichert.

Glucocorticoide haben einen diabetogenen Effekt. Sie stimulieren den Eiweißabbau und die Glukoseneubildung in der Leber, es kommt zum Anstieg des Blutzuckers. Weiterhin hemmt Cortisol die Penetration der Glukose durch die Zellmembran. Diese insulinantagonistischen Faktoren werden bei ausreichender Insulinreserve der Bauchspeicheldrüse durch eine kompensatorisch verstärkte Insulinausschüttung ausgeglichen. Unter Langzeittherapie mit Glucocorticoiden kommt es nur dann zu einer pathologischen Glukosetoleranz, wenn eine genetische Disposition für einen Diabetes mellitus besteht. Unter Verwendung üblicher „physiologischer" Dosen von Glucocorticoiden ist die Erblichkeit des Diabetes mellitus sicher der Hauptfaktor für die Induktion einer pathologischen Glukosetoleranz. Bei einem Teil der Kranken, die mit pharmakologischen Glucocorticddosen behandelt werden, tritt eine Glukosurie auf, die reversibel ist, falls nicht vorher eine Störung der Glukosetoleranz bestanden hat. Selbst bei Cushing-Kranken, einer Erkrankung, die mit der Produktion von großen Mengen Nebennierenrindenhormonen über lange Zeit einhergeht, bilden sich Kohlenhy-

Diabetes mellitus

drattoleranzverschlechterungen zurück. Selbst hier nimmt man heute beim Bestehenbleiben eines Diabetes mellitus nach Beseitigung des Grundleidens eine genetisch bedingte Diabetesanlage als Ursache der Kohlenhydratstoffwechselstörung an. Allgemein gilt, daß die Stoffwechselveränderungen nach Reduktion der Dosis oder Absetzen wieder zurückgehen. Sie sind transitorisch. Das Auftreten eines Diabetes mellitus unter Behandlung mit Nebennierenrindenhormonen zwingt nie zum Absetzen einer notwendigen Therapie.
Im vorliegenden Fall lag mit an Sicherheit grenzender Wahrscheinlichkeit im Jahre 1963 ein subklinischer Diabetes mellitus vor. Dafür spricht die bereits einmal nachgewiesene Glukosurie im Jahre 1945. Es ist aber auch möglich, daß zum Zeitpunkt der Behandlung mit Nebennierenrindenhormonen der Diabetes mellitus bereits manifest, jedoch unerkannt war. Die sechstätige Behandlung mit Nebennierenrindenhormonen mit einer Gesamtdosis von 120 mg Decortin hat die Kohlenhydratstoffwechsellage in jedem Fall verschlechtert, was zu einer Glucosurie führte. Selbst wenn man annimmt, daß sich die Verschlechterung der Kohlenhydratstoffwechsellage so ausweitete, daß ein bis dahin subklinischer Diabetes mellitus manifest wurde, handelt es sich um eine einmalige vorübergehende, nicht richtunggebende Verschlimmerung eines Diabetes, dessen Manifestation nicht meßbar vorverlegt wurde. Ohne den bereits bestehenden subklinischen Diabetes mellitus hätte sich die am 23. 10. 1963 nachgewiesene Glukosurie mit an Sicherheit grenzender Wahrscheinlichkeit als vorübergehende Störung herausgestellt.
Bei der jetzigen gutachtlichen Untersuchung im Juni 1979 war der Diabetes mellitus mit einer 1800 Kal.-Kost, maximaler Dosierung des Sulfonylharnstoffes Glibenclamid (Euglucon 5) und Methylbiguanid (Glucophage) schlecht eingestellt.
Es fanden sich Blutzuckerwerte über 200 mg% bei einer Harnzuckerausscheidung von 10 g in 24 h und ein HbA1c von 11,7%. Außerdem fanden sich diabetische Komplikationen wie Mikroangiopathie und Retinopathia diabetica I. Grades und eine beginnende Makroangiopathie. Der Verlauf auf unserer Station ergab anhand der Blutzucker-Tagesprofile, daß sich unter der exakten Diät in der kurzen Zeit eine Toleranzverbesserung zeigte. Die Stoffwechselstörung muß in einer Spezialklinik neu eingestellt werden.

Ad. 2.:
Die als Schädigungsfolge mit einer MdE von 40% anerkannte Fibrose der Leber als Restzustand nach abgeheilter Hepatitis zeigt keine Aktivitätszeichen. Leberspezifische Fermente, Gamma-Globulin, Immunglobuline, Bromthaleinretention und Galaktoseverwertung sind normal. Die früher gefundene chronische Hepatitis ist als ausgeheilt zu betrachten. Ob der konstruierte Zusammenhang mit Kriegseinflüssen zu Recht besteht, ist anzuzweifeln, aber nicht Thema des Gutachtens.

Wir beantworten die uns gestellten Fragen wie folgt:

Ad. 1 und 2.:
Der bei dem Kläger seit 1963 bekannte Diabetes mellitus ist keine Schädigungsfolge. Es handelt sich um eine anlagebedingte Erkrankung, die erkannt wurde, weil eine schon vorhandene Kohlenhydrattoleranzstörung im vorliegenden Fall durch eine sechstägige Behandlung mit Decortin H einmalig, vorübergehend, nicht richtunggebend verschlechtert wurde. Die Diabetesmanifestation wurde nicht meßbar vorverlegt.

Diabetes mellitus

Kommentar

In diesem Gutachten wird die Manifestation eines Diabetes mellitus im Sinne einer einmalig abgegrenzten, nicht richtunggebenden Verschlimmerung eines anlagebedingten Leidens durch die exogene Zufuhr eines kontrainsulinären Hormons, nämlich Glucocorticoid, abgehandelt. Andere kontrainsulinäre Faktoren sind im Kapitel 4.9.1 Diabetes mellitus, Daweke, H. in Fritze, E.: Die ärztliche Begutachtung, Steinkopff-Verlag, Darmstadt, 1982, S. 336–337 geschildert. Es sind vor allem die Hormone STH und ACTH, Adrenalin und Noradrenalin, Glukagon und Thyroxin. Bei endogener Überproduktion kann der Zusammenhang mit den Grundkrankheiten Akromegalie, ACTH-produzierender HVL-Tumor, Phäochromozytom, Glukagonom und die Hyperthyreose abzuhandeln sein. Zur vorzeitigen Diabetesmanifestation kann es auch durch Kontrazeptiva, eine Reihe von Pharmaka (Diuretika, Antihypertensiva, Psychopharmaka, Catecholamine, Betablocker, Analgetika, Antipyretika) kommen. Diabetesbegünstigend sind auch die Adipositas, Infekte, Eiterungen, Sepsis, Verbrennungen, größere Verletzungen und Operation und die Schwangerschaft. Gutachterlich spielt die Lungentuberkulose und der Einfluß der Tuberkulostatika auf den Kohlenhydratstoffwechsel heute wieder eine Rolle.

Literatur

Bastenie, P. A.: Endocrine Disorders and Diabetes Handbuch des Diabetes mellitus. Band 2, S. 871–912, J. F.-Lehmanns-Verlag, München, 1971.

Bottermann, F., Löffler, G.: Insulinwirkung. Internist 12, 1971, S. 457–462

Mehnert, H., Schöffling, K.: Iatrogener Diabetes in: Diabetologie in Klinik und Praxis. S. 523–524, Georg Thieme Verlag, 1974

Schubert, G. E., Schulter, H. D.: Beitrag zur Klinik des Steroid-Diabetes. Dtsch. med. Wschr. 88 (1963), S. 1174–1188

Scriba, P. C., v. Werder, K.: Wirkungen und Nebenwirkungen der Glucocorticoide. Internist 13, 1972, S. 261–269

57) Der Unterhaltsmehrbedarf – Ernährungsmehrkosten – eines an Diabetes mellitus leidenden Kindes.

Gutachten für ein Amtsgericht.

H. Daweke, I. Bach

Fragestellung

Auf Veranlassung des Amtsgerichtes wird in dem bürgerlichen Rechtsstreit X.Y./Y. über die Klägerin, Kind X.Y., geb. 21. 12. 1973, folgendes fachinternistisches Aktengutachten zur Klärung der im Beweisbeschluß vom 12. 1. 1981 gestellten Fragen erstattet:

1. Wie hoch ist der Unterhaltsmehrbedarf eines an Diabetes leidenden 7 Jahre alten Kindes, das auf strenge Diät angewiesen ist, in Bezug auf die Ernährungskosten prozentual gegenüber gesunden Kindern gleichen Alters zu veranschlagen?
2. Sind über die Ernährungskosten von Diabetikern Erhebungen angestellt worden? Wann und auf welcher Grundlage wurden diese gegebenenfalls geführt und welche Ergebnisse haben sie gebracht?

Diabetes mellitus

Vorgeschichte

Zusammengefaßt ergibt sich aus den Akten, daß die am 21.12.1973 geborene Klägerin X.Y. an einem diät- und insulinbedürftigen Diabetes mellitus leidet, der sich etwa 1977 im Alter von 3–4 Jahren manifestierte. Eine schriftliche Diätanweisung über eine Diabetesdiät existiert vom März 1978 für das damals 4¼jährige Mädchen. Angaben über Stoffwechselbefunde (Blutzucker, Harnzucker, Aceton u.a.), körperliche Untersuchungsbefunde, insbesondere das Gewichtsverhalten, jetzige Diät- oder spezielle Diätbedürfnisse liegen in den Akten nicht vor.

Beurteilung

Für die folgende Beurteilung wird unterstellt, daß das jetzt 7jährige Kind X.Y. zur Zeit neben Insulininjektionen mit einer allgemeinen, nach Nährstoffgehalt nicht näher definierten Diabetesdiät behandelt wird und keine weiteren Faktoren vorhanden sind, die spezielle diätetische Maßnahmen erfordern.

Mehraufwand einer Diabetikerdiät gegenüber einer Normalkost

Der finanzielle Mehraufwand einer Diabetikerdiät ist abhängig von:

1. ernährungsphysiologisch-diätetischen Voraussetzungen,
2. Voraussetzungen der speziellen Lebensmittelauswahl,
3. psychologisch-soziologischen Voraussetzungen.

1. Die ernährungsphysiologisch-diätetischen Voraussetzungen der Diabetesdiät sind bezüglich der Kalorien- und Nährstoffzufuhr von Fall zu Fall verschieden. Sie richten sich nach Körpergröße, Gewicht, Alter, Arbeitsleistung und Stoffwechselsituation. Sie müssen den individuellen Bedürfnissen also angepaßt werden. Dabei gelten folgende Regeln (3, 4, 5):

a) Die Diabetesdiät soll *kalorisch knapp* sein, da eine übermäßige Kalorienzufuhr die Entwicklung eines Übergewichtes und damit die Neigung zur Stoffwechseldekompensation begünstigt.
b) Die Diabetesdiät soll *relativ kohlenhydratarm* sein. Die Höhe der täglichen Kohlenhydratzufuhr richtet sich nach dem individuellen Kalorienbedarf und der individuellen Verwertungskapazität des diabetischen Organismus. Mit Abnahme des Fettgehaltes der Kost und zunehmender muskulärer Arbeit steigt diese Verwertungskapazität für Kohlenhydrate im diabetischen Organismus an. Sogenannte reine Kohlenhydrate (z.B. Traubenzucker, Saccharose, stark zuckerhaltige Lebensmittel wie Bonbons, Kuchen, Schokolade, Marmelade, Honig u.a.) sind streng aus der Diabeteskost fortzulassen. Sogenannte Zuckeraustauschstoffe sind soweit erlaubt, als sie den Kohlenhydrat- und Energiehaushalt nicht belasten. Die meisten Spezialprodukte, die für Diabetiker auf den Markt gebracht wurden, sind ohne echten Nutzen, fast immer entbehrlich und gelegentlich sogar bedenklich. Eine von verschiedenen Ausnahmen macht die Diabetiker-Marmelade; als nicht belastendes Lebensmittel ist sie als Aufstrich kaum zu entbehren.
c) Die Diabetesdiät soll *relativ fettarm* sein. Hohe Nahrungsfettmengen begünstigen die kalorische Überernährung, verschlechtern die Stabilität der diabetischen Stoffwechsellage und fördern wahrscheinlich die Entwicklung der diabetischen Gefäßkrankheiten. Fettreiche Nahrungsmittel (z.B. fettreiche Wurst, fettreicher Aufschnitt, fettreiche Fleisch- und Fischsorten, fettreiche Milchprodukte, fette Saucen u.a.m.) sind daher für eine Diabetikerkost ungeeignet.
d) Die Diabetesdiät muß im Vergleich zur Normalkost verhältnismäßig reich an Eiweiß sein, da die Eiweißzufuhr die relative Kohlenhydrat- und Fettbeschränkung der Diabetesdiät im Rahmen des kalorischen Bedarfs ausgleichen muß.
e) Um den notwendigen Bedarf an Vitaminen und Wirkstoffen zu decken, soll die Diabetikerdiät *abwechslungsreich* sein und täglich Brot, Kartoffeln, Milch, Obst und Gemüse enthalten.

Eine vom theoretischen wie auch praktisch-diätetischen Standpunkt aus vertretbare Nährstoffrelation für eine Diabetes-Dauerdiät ist die folgende:

Kohlenhydrate:
40–50% der Gesamtkalorien (ca. 11 g/100 Kal.)
Fett:
35–40% der Gesamtkalorien (ca. 4 g/100 Kal.)
Eiweiß:
15–20% der Gesamtkalorien (ca. 5 g/100 Kal.)

Diese Nährstoffrelation weicht von der ernährungsphysiologisch wünschenswerten bei Stoffwechselgesunden (KH 45–55%, Fett 25–35%, Eiweiß 12–15% der Gesamtkalorien) durch den etwas geringeren Kohlenhydrat- und den etwas höheren Eiweißgehalt ab.

2. Um diese allgemeinen ernährungsphysiologisch-diätetischen Voraussetzungen der Diabetiker-Diät ein-

Diabetes mellitus

halten zu können, ist eine besondere Lebensmittelauswahl und küchentechnische Zubereitung der Mahlzeiten erforderlich. Hierdurch entsteht der finanzielle Mehraufwand der Diabetikerdiät gegenüber der Normalkost.

Die Reduktion der Fettzufuhr ist durch Verminderung der Streich- (z. B. Butter, Margarine) und Kochfettmengen (z. B. Öl, Speck, Margarine etc.) allein praktisch nicht in ausreichendem Maße möglich. Ein wesentlicher Anteil (etwa 50% der Gesamtmenge) des täglichen Fettkonsums wird mit anderen Lebensmitteln aufgenommen. An erster Stelle stehen hier die eiweißhaltigen Nahrungsmittel. Nach einer großen Faustregel gilt, daß 1 g Nahrungseiweiß etwa 0,4 g Fett mit sich führt (sog. verstecktes Fett).

Der Diabetiker soll daher magere Sorten an Fleisch und Fleischwaren (spezielle Stücke der Schlachttiere, magerer Aufschnitt), Fisch und Fischwaren, Wild und Geflügel bevorzugen. Mit sinkendem Fettanteil dieser Lebensmittel steigen in der Regel ihre Preise. Fettarme Sorten sind zum Teil erheblich teurer als mittelfette oder sogar fette Sorten oder Stücke.

Ein Teil des Eiweißes muß aus ernährungsphysiologischen Gründen aus Milcheiweiß gedeckt werden. Der Diabetiker muß also fettarme Milchprodukte bevorzugen (Magerquark, Buttermilch, Joghurt). Hier macht sich der Preisunterschied eher im günstigen Sinne bemerkbar.

Eine weitere Verteuerung der Diabetesdiät ist durch die Notwendigkeit des täglichen Genusses von Gemüse und Obst gegeben. Diese Lebensmittel geben ein Sättigungsgefühl und sind vitaminreich. Ihre Preise variieren nach Marktlage (Saison), Qualität und Vorratshaltung. Diabetikerdiäten sehen häufig mehrere Gemüsemahlzeiten, meist zwei, am Tage vor. Das billigere Grobgemüse kann jedoch höchstens einmal am Tag angeboten werden. Für die zweite Mahlzeit müssen die teureren Feingemüse zugestanden werden.

Eine weitere Verteuerung der Diabetesdiät kann durch besondere, den Nährstoffrelationen und den Stoffwechselverhältnissen angepaßte geschmackgebende Zutaten entstehen, die die Geschmackseinschränkung durch den relativ geringen Fett- und Kohlenhydratanteil in der Kost ausgleichen können. So müssen kleine Mengen an „Primeurs" zugestanden werden. Hierher gehören auch geschmacksverbessernde Süßstoffe oder Zuckeraustauschstoffe. Von den diätetischen Spezialpräparaten für Diabetiker ist die Diabetiker-Marmelade zu nennen. Sie kostet etwa das Doppelte der üblichen Spitzensorten. Auch Zuckeraustauschstoffe sind teurer. Ihr Preis kann den zehnfachen Betrag des üblichen Kochzuckers ausmachen.

Schließlich kann sich eine Diabetesdiät noch dadurch verteuern, daß eine Reihe von Lebensmitteln nur für das diabetische Familienmitglied eingekauft wird, und einige Gerichte nur für dieses zubereitet werden.

Der Einkauf ist dadurch weniger rationell und bedeutet eine weitere Verteuerung der Diabetesdiät.

3. Die ärztliche Diätverordnung bezieht sich auf den individuellen Nährstoffbedarf, die zweckmäßige Nährstoffkorrelation, die Verteilung der Kohlenhydrate auf die einzelnen Mahlzeiten und die Zufuhr wirkstoffreicher und den diabetischen Stoffwechsel wenig belastender Lebensmittel.

Der Arzt überläßt es dem Diabetiker, die spezielle Auswahl der Lebensmittel aus dem übergroßen Angebot, das heute zur Verfügung steht, selbst zu treffen, da sie von individuellen Geschmacksrichtungen und der Höhe des Einkommens abhängt. Er fordert lediglich, daß die Zufuhr der in den einzelnen Lebensmitteln enthaltenen Nährstoffe in den erlaubten Grenzen bleibt. Um die spezielle Auswahl in diesem Rahmen zu halten, wendet der Diabetiker sog. Austauschtabellen an, in denen die Kohlenhydratmengen der Lebensmittel pro 100 g aufgeführt sind.

Die subjektive Geschmacksrichtung, die für die Auswahl der Lebensmittel maßgebend ist, richtet sich nach verschiedenen Einflüssen, z. B. nach den Ernährungsgewohnheiten im Elternhaus. Die Kosten für eine Ernährungs- oder Diätform hängen im wesentlichen von solchen subjektiven Geschmacksrichtungen ab; sofern keine besonderen finanziellen Begrenzungen eingehalten zu werden brauchen, können sie enorm steigen. Im Normalfall werden sie durch das individuelle Einkommen limitiert.

Aus diesen Zusammenhängen ergibt sich die Schwierigkeit, den finanziellen Mehraufwand für eine Diabetesdiät exakt zu definieren. Bloße ernährungsphysiologisch-diätetische Gesichtspunkte reichen dafür nicht aus. Die Kosten für Diätformen mit gleichem Nährstoffgehalt können außerordentlich variabel sein. Die erforderliche Diät kann mit relativ geringen Kosten, aber auch mit erheblichem finanziellem Aufwand hergestellt werden.

Kalkulation des Mehraufwandes einer Diabetesdiät

Das Fortbildungsinstitut für Ernährungsberatung und Diätetik der Deutschen Gesellschaft für Ernährung an der Universität Düsseldorf hat bereits im Jahre 1966 zum finanziellen Mehraufwand einer Diabetes-Dauerdiät Stellung genommen (4). Inzwischen wurden die Berechnungsunterlagen erweitert (1, 2), wobei das im letzten Jahrzehnt stark ausgeweitete Lebensmittelangebot, Änderungen der Ernährungsgewohnheiten, die dem technischen Fortschritt entsprechende Ausstattung der Haushalte und eine Korrektur der 1966 als allgemein verbindlich angegebenen Relation der energieliefernden Nährstoffe Protein, Fett und Kohlenhydrate berücksichtigt wurden.

Buchenau und Mitarb. (1, 2) haben die Mehrkosten für die Diabetesdiät auf eine Normalkost bezogen, deren Kosten aus 60 detaillierten Speiseplänen mit ca.

Diabetes mellitus

2400 kcal berechnet wurden. Dabei wurden die Verzehrgewohnheiten dem unterschiedlichen Marktangebot der Jahreszeiten angepaßt und die Empfehlungen für die Nährstoffzufuhr der Deutschen Gesellschaft für Ernährung berücksichtigt. Die Nahrungsmittelpreise wurden von Mitarbeitern des Fortbildungsinstitutes im Jahre 1978 in einer Lebensmittelabteilung eines bekannten Großkaufhauses und eines führenden Wild-Geflügel-Feinkostgeschäftes in Düsseldorf ermittelt. Im Vergleich dazu wurden außerdem die Kosten aus den Preisangaben der statistischen Berichte des Landesamtes für Datenverarbeitung und Statistik, Nordrhein-Westfalen, ermittelt.

Für die Diabetesdiät wurden 60 Tagespläne mit täglich 6 Mahlzeiten erstellt, und zwar für eine Einzelperson mit einem Energiebedarf von 2400 kcal einer gemischten Kost, wie sie bei mittlerem Einkommen bevorzugt wird. An diätetischen Lebensmitteln wurden Zuckeraustauschstoffe, Süßstoffe, Diabetikerkonfitüren und Diabetiker-Obstkonserven berücksichtigt, nicht dagegen vom Arzt nicht empfohlene Genußmittel wie Diabetiker-Pralinen, Diabetiker-Schokolade, Diabetiker-Bier und Diabetiker-Wein.

Die Gegenüberstellungen der Preise ergab für die Normalkost DM 9,41 und für die Diabetesdiät DM 11,19 pro Tag. Die Mehrkosten betragen demnach DM 1,78 pro Tag. Beim Vergleich mit den Angaben des Statistischen Landesamtes betragen die Kosten für eine Normalkost DM 7,31 und für die Diabetesdiät DM 8,88 für das Bezugsjahr 1978. Die Endpreise schließen einen Zuschlag von 2% für Gewürze, Koch- und Backzutaten und weitere 20% für Schwund, Verderb und Verlust durch unsachgemäße Verarbeitung im Einpersonenhaushalt ein.

Die Mehrkosten für eine Diabetesdiät betragen also nach diesen Berechnungen 20%. Diese Preisermittlung ist – wie oben ausgeführt – nicht nur auf das Referenzjahr beschränkt.

Dieser Mehraufwand trifft auch für die individuellen Verhältnisse des vorliegenden Falles zu, wenn man den Kalorienbedarf des jetzt 7jährigen Kindes X.Y. zugrundelegt, der etwa 2500±500 Kal. pro Tag beträgt. Dieser Bedarf bezieht sich auf die Untersuchungsergebnisse von Sachsse und Mitarb. (6), die Ernährungserhebungen bei insgesamt 100 diabetischen Kindern beiderlei Geschlechts im Alter von 3 bis 15 Jahren anläßlich stationärer Stoffwechselkontrollen durchführten. Die Untersucher ermittelten bei den diabetischen Kindern gleiche Nährstoffrelationen, wie sie auch für diabetische Erwachsene gefordert werden und oben genannt wurden.

Der relative Mehraufwand von 20% für die Diabetesdiät des Kindes X.Y. ist allerdings nur dann zugrunde zu legen, wenn eine solche Diät, die den ernährungsphysiologisch-diätetischen Anforderungen entspricht, auch tatsächlich eingehalten wird.

Bei der Klägerin X.Y. liegt ein sog. kindlicher diät- und insulinpflichtiger Diabetes mellitus (Typ I-Diabetes) vor. Angaben über die aktuelle Stoffwechsellage, körperliche Untersuchungsbefunde, insbesondere Gewichtsverhalten, jetzige Diät- oder spezielle Diätbedürfnisse liegen in den Akten nicht vor. Für die Beurteilung des medizinischen Sachverhaltes wird unterstellt, daß das jetzt 7 Jahre alte Mädchen neben Insulin zur Zeit mit einer allgemeinen Diabetesdiät von 2500±500 Kal./Tag behandelt wird und keine weiteren Faktoren vorhanden sind, die spezielle diätetische Maßnahmen erfordern.

Die vom Gericht gestellten Fragen beantworten wir wie folgt:

1. Der relative Mehraufwand für die Diabetesdiät eines an Diabetes mellitus leidenden 7 Jahre alten Kindes beträgt 20% gegenüber dem Tagessatz der Kost stoffwechselgesunder Kinder gleichen Alters.
2. Untersuchungen über die Ernährungskosten von Diabetikern wurden 1966 (5) und 1979/80 (1, 2) im Fortbildungsinstitut für Ernährungsberatung und Diätetik der Deutschen Gesellschaft für Ernährung und dem Diabetes-Forschungsinstitut an der Universität Düsseldorf durchgeführt. Zugrunde liegen 60 Modellspeisepläne, die die ernährungsphysiologisch-diätetischen Voraussetzungen einer Diabetesdiät erfüllen und Verzehrgewohnheiten einer mittleren Verbrauchergruppe entsprechen. Nach den Untersuchungen ergibt sich für Diabetiker ein relativer Mehraufwand von 20% für den Tageskostensatz gegenüber dem Stoffwechselgesunder.

Diabetes mellitus

Kommentar

Dieses in einem zivilen Rechtsstreit erstellte diabetologische Gutachten befaßt sich mit den Mehrkosten einer Diabetes-Diät und vermittelt darüber hinaus Kenntnisse über das Prinzip der Diabetes-Diät und den Kalorienbedarf eines kindlichen Diabetikers.

Literatur

1. Buchenau, H., Frenz, R., Gries, F. A.: Methoden der Preisermittlung einer vollwertigen Normalkost als Grundlage für die Berechnung der Relativkosten von Langzeitdiäten. Akt. Ernähr. 4, 241–244, 1979
2. Buchenau, H., Frenz, R., Gries, F. A., Schumacher, W.: Relativkosten einer Diabetes-Diät. Akt. Ernähr. 5, 247–251, 1980
3. Daweke, H., Haase, J., Irmscher, K.: Diätkatalog, Diätspeisepläne, Indikationen und klinische Grundlagen. Springer Verlag Berlin-Heidelberg-New York, 2. Aufl. 1980
4. Gries, F. A., Toeller, M.: Grundlagen der Diabetes-Diät. Akt. Ernähr. Suppl. 2, 1977
5. Jahnke, K., Buchenau, H.: Der finanzielle Mehraufwand einer Diabetes-Dauerdiät. Der Diabetiker 2, 328–331, 1966
6. Sachsse, R., Sachsse, B., Jahnke, K., Daweke, H.: Nahrungsbedarf diabetischer Kinder. Dtsch. Med. Wschr. 49, 2535–2539, 1969

Schädel-Hirn-Trauma durch Arbeitsunfall und Diabetes mellitus, zeitlich begrenzte Manifestierung einer bis dahin unterschwelligen – subklinischen – diabetischen Stoffwechselstörung?

Gutachten im Unfallversicherungsrecht für ein Sozialgericht.

H. Daweke, I. Bach

Auf Veranlassung eines Sozialgerichtes wird das folgende fachinternistische Aktengutachten über Herrn A. B., geb. am 26. 3. 1943, erstattet.

Fragestellung

In diesem Gutachten soll zu folgenden Fragen Stellung genommen werden:

1. War das Ereignis vom 23. 2. 1977 – nach den heutigen Erkenntnissen der Medizinischen Wissenschaft – (herrschende medizinisch-wissenschaftliche Lehrmeinung) geeignet, bei dem Kläger ein Diabetesleiden hervorzurufen, auszulösen oder in seinem Ablauf (vorzeitig, schwerer) wesentlich zu beeinflussen (verschlimmern)?
2. Der Kläger hat ein Trauma erlitten, das sowohl seinen Körper als auch seinen Kopf betroffen hat. Ist eines dieser Traumen nach Art und Schwere geeignet gewesen, das genannte Leiden zur Entstehung oder vorzeitigen oder schwereren Auslösung zu bringen? Welches?
3. Hat der Kläger durch das Ereignis einen Schock im Sinne von zentralen Regulationsstörungen erlitten, wodurch auch der Kohlenhydratstoffwechsel – für dauernd – gestört worden ist?

Weiterhin wird gefordert, sich mit den in den Akten niedergelegten unterschiedlichen ärztlichen Auffassungen begründet auseinanderzusetzen. Darüber hinaus sollen die etwaigen Unfallfolgen auf internem Fachgebiet bezeichnet und der unfallbedingte Grad der MdE auf internem Fachgebiet seit dem 28. 6. 1977, ggf. auch ge-

Diabetes mellitus

staffelt, bewertet werden. Das Gutachten stützt sich auf die Unfallakten der Berufsgenossenschaft und die Sozialgerichtsakte.

Vorgeschichte nach Aktenlage

Der Kläger erlitt am 23. 2. 1977 einen Autounfall. Der erstversorgende Chirurg in einem Kreiskrankenhaus stellte folgende Diagnosen: Commotio cerebri, Prellung der Wirbelsäule, Fraktur der ersten bis achten Rippe links, Platzwunden an Kinn und Stirn. Aufgrund späterer fachneurologischer Untersuchungen wurde statt der Commotio cerebri eine ganz leichte Contusio cerebri angenommen. Eine Computer-Tomographie des Schädels wurde nicht vorgenommen. Weiterhin wurde die Diagnose eines Schädelbasisbruchs gestellt, eine Felsenbeinfraktur vermutet und ein Schulterblattbruch links diagnostiziert. Im Nachschaubericht, der bei der Verlegung in ein Städtisches Krankenhaus angefertigt wurde, werden lediglich chirurgische Diagnosen und Therapiemaßnahmen erwähnt. In der später angeforderten Krankengeschichte heißt es lapidar: „Der Verletzte ist Diabetiker". Die Fotokopie der Fieberkurve ist technisch unzulänglich, so daß ihr nähere Einzelheiten nicht zu entnehmen sind. Im dritten Nachschaubericht vom 29. 3. 1977 wird ein leichter Diabetes mellitus erwähnt, der zu diesem Zeitpunkt mit 2 × 1 Tablette Rastinon® (Tolbutamid) täglich behandelt wurde. Der Fieberkurve aus dem Krankenhaus ist zu entnehmen, daß der Kranke Blutzuckerwerte zwischen 155 und 180 mg% hatte, die in der Folge mit 2 × 1 Tablette Rastinon® auf Werte von 110–80 mg% gesenkt wurden. Nur einmal wurde ein positiver Zuckernachweis im Harn geführt. Die quantitative Bestimmung erbrachte eine Harnzuckerausscheidung von 0,1%. Vier weitere Harnzuckeruntersuchungen während der stationären Behandlung verliefen dann negativ.

Das 1. neurologische Gutachten vom 13. 4. 1977 nimmt eine hirnkontusionelle Schädigung an, im EEG findet sich kein Anhalt für einen Hirnschaden bzw. für ein zerebrales Herdgeschehen. Es wird eine Minderung des Geruchssinns erwähnt.

Nach Entlassung aus dem Krankenhaus am 23. 3. 1977 ambulante Weiterbehandlung. Am 28. 6. 1977 Arbeitsfähigkeitserklärung.

Da Herr A. B. mit Schreiben vom 27. 10. 1977 eine Rente beantragt, wird er vom bisher ihn betreuenden Arzt des Krankenhauses begutachtet. Hierbei werden lediglich neurologische und chirurgische Diagnosen genannt. Auch im nervenfachärztlichen Zusatzgutachten werden lediglich neurologische Diagnosen genannt.

Mit Schreiben vom 22. 1. 1978 bittet Herr B. um Genehmigung eines Kuraufenthaltes, da er geistig und körperlich sehr geschwächt sei. In diesem Zusammenhang weist er darauf hin, daß er durch einen Unfall Diabetiker geworden sei, was eine zusätzliche Belastung seines Gesundheitszustandes darstelle. In einem für die BfA erstellten ärztlichen Gutachten vom 21. 3. 1978 heißt es, daß B. zeitweilig unter Durstgefühl leidet, nach medikamentöser Behandlung sei jetzt noch diätetische Behandlung erforderlich. Als Diagnose wird ein Diabetes mellitus genannt, eine Blutzuckerbestimmung habe am 29. 2. 1978 einen Blutzuckerwert von 170 mg% erbracht, Urinzucker sei negativ gewesen.

Auf Veranlassung des Klägers wird erstmalig eine Untersuchung des Zuckerstoffwechsels durchgeführt.

Ein diabetologisch tätiger Internist kommt in seinem ärztlichen Attest vom 24. 3. 1978 aufgrund mehrerer Belastungstests zu dem Ergebnis, daß bei Herrn A. B. eine Störung des KH-Stoffwechsels im Sinne des latenten Diabetes vorliegt. Der Gutachter führt aus: „... muß bei fehlender familiärer Belastung mit Diabetes aufgrund des unmittelbaren zeitlichen Zusammenhangs mit dem Schädeltrauma bei dem Unfall eine durch diesen herbeigeführte dienzephale Störung des KH-Stoffwechsels angenommen und damit der vorliegende Zustand eines latenten Diabetes als Unfallfolge angesehen werden".

Im ärztlichen Entlassungsbericht einer Kurklinik vom 4. 6. 1978 wird erstmalig erwähnt, daß A. B. nach dem Unfall im erstbehandelnden Krankenhaus wegen des mit 275 mg% deutlich überhöhten Blutzuckers mit Insulin behandelt worden sei. Nach 10 Tagen sei er auf 1,0 g Rastinon®, 2 × täglich, eingestellt worden. Seit Ende Mai 1977 sei er nur mit entsprechender Diät gut eingestellt gewesen. In den ersten 2 Wochen nach dem Unfall habe er 10 kg an Gewicht abgenommen. Glukosetoleranztests und Tolbutamidtest seien negativ gewesen.

Bei der Aufnahme in der Kurklinik Blutzucker 170 mg%, Urinzucker negativ. Zucker sei jedoch im Urin in der Folge immer in Spuren nachweisbar gewesen. Die Nüchternblutzuckerwerte haben, enzymatisch gemessen, 106–89–122 mg% betragen. Im Tagesprofil Anstieg auf maximal 154 mg%. Der Kranke sei unter einer Diabetesdiät mit 19 BE und 0,5 g Rastinon® gut eingestellt gewesen.

Ein innerfachärztliches Zusatzgutachten vom 16. 8. 1978 wies durch einen oralen Glukosetoleranztest einen manifesten Diabetes mellitus nach. Der Gutachter kommt zu folgender Beurteilung: „Das Trauma mit Schädelbasisfraktur war schwer genug, um über das Diencephalon eine endokrine Stoffwechselstörung auszulösen ... es kam als Folge des schweren Traumas mit Schädelbasisfraktur zum Auftreten einer unfallabhängigen Zuckerkrankheit ... die Erwerbsfähigkeit des Verletzten wird dadurch ab 1. 7. 1977 um 20% herabgesetzt".

In einem nervenfachärztlichen Gutachten vom 12. 9. 1978 werden lediglich neurologische Klagen bzw. Befunde beschrieben. Die MdE auf internistischem Gebiet wird übernommen und wird bis zum Jahre 1979 gleichbleibend mit 20% bewertet.

Auf Ersuchen der Berufsgenossenschaft erstattet ein Internist mit Datum vom 17. 1. 1979 ein Gutachten, in welchem er größte Bedenken äußert, den Diabetes mellitus als Unfallfolge anzuerkennen. Er weist darauf hin, daß es durchaus nicht gesichert sei, daß der Kranke erst seit dem Unfall an einem Diabetes mellitus erkrankt sei. Beim derzeitigen Stand der Ermittlung könne ein Kausalzusammenhang des jetzt vorhandenen Diabetes mellitus mit dem Unfall vom 23. 2. 1977 nicht als wahrscheinlich angenommen werden, weder im Sinne der Entstehung noch im Sinne einer Verschlimmerung.

In einer kurzen Stellungnahme weist der erstversorgende Chirurg darauf hin, daß dem Krankenblatt zu entnehmen sei, daß Herr A. B. bis zum Unfall nicht wußte, daß er einen Diabetes habe. Die erhöhten Blutzuckerwerte bis maximal 268 mg% seien erstmals im dortigen Krankenhaus festgestellt worden.

Die Berufsgenossenschaft gewährt bis zum 31. 8. 1978 eine Teilrente. Seit 1. 9. 1978 Minderung der Erwerbsfähigkeit 10%, ab 1. 1. 1979 keine meßbare Minderung der Erwerbsfähigkeit. Der Diabetes mellitus wurde nicht als Folge des Arbeitsunfalls anerkannt, weder im Sinne der Entstehung noch im Sinne der Verschlimmerung.

Klageerhebungen des Herrn A. B. gegen die Berufsgenossenschaft. In der Begründung heißt es, daß der Kläger mit der Beschränkung der Rente und dem Wegfall ab 1. 9. 1978 nicht einverstanden ist. Die Berufsgenossenschaft beantragt am 9. 6. 1979, die Klage abzuweisen. Bezüglich des Diabetes mellitus wird eine fachinternistische abschließende Stellungnahme durch den schon am 17. 1. 1979 begutachtenden Internisten mit Datum vom 5. 5. 1979 vorgelegt. Hierin kommt der Gutachter zu dem Schluß, daß die zwischenzeitlich durchgeführten weiteren Erhebungen keine Änderung der von ihm abgegebenen Beurteilung bedingen. Der Gutachter ist der Ansicht, daß der Diabetes mellitus bereits vor dem Unfall bestanden hat, und daß wegen fehlender Symptome eine entsprechende Diagnostik damals nicht eingeleitet worden sei. Abschließend wird wiederum festgestellt, daß ein Kausalzusammenhang des Diabetes mellitus mit dem Unfall nicht angenommen werden könne, weder im Sinne der Entstehung noch im Sinne einer Verschlimmerung.

Mit Schreiben vom 22. 10. 1979 teilen die beauftragten Rechtsanwälte mit, daß A. B. monatliche Blutzuckerkontrollen durchführen läßt, und daß er täglich 1 Tablette Rastinon® zu sich nimmt. Lediglich nach dem Unfall sei zunächst Insulin gespritzt worden, dann sei er auf Rastinon® umgestellt worden.

In einer ärztlichen Bescheinigung vom 30. 6. 1980 teilt der Hausarzt mit, daß seit der Übernahme der Behandlung am 6. 4. 1977 ein Diabetes mellitus bestehe. Da gelegentlich stationärer Behandlungen wegen einer Lungentuberkulose in den Jahren 1962 und 1963 ein Diabetes nicht festgestellt wurde, bestehe der begründete Verdacht, daß der Autounfall vom 23. 2. 1977 die auslösende Ursache der Zuckerkrankheit sei.

Beurteilung

Zusammenfassend läßt sich von folgendem Tatbestand ausgehen:

Herrn A. B. war vor dem Unfall das Vorliegen eines Diabetes mellitus nicht bekannt. Er zog sich bei dem Unfall eine leichte Hirnkontusion mit Störung des Geruchssinns zu, das Vorliegen eines rechtsseitigen Schädelbasisbruchs wurde vermutet. Nach dem Unfall wurde – der genaue Zeitpunkt ist nicht bekannt – ein maximaler Blutzuckerwert von 268 mg% ermittelt. Da in der Folge mehrere mäßiggradig erhöhte Blutzuckerwerte nachgewiesen wurden, leitete man eine Therapie mit Rastinon® ein. Da sich danach die Stoffwechsellage normalisierte, wurde Rastinon® Ende Mai 1977 abgesetzt. Hierunter konnte offensichtlich eine Dekompensation des Diabetes mellitus nicht beobachtet werden. Etwa im Februar 1978 konnte aufgrund spezieller Belastungstests lediglich ein subklinischer Diabetes mellitus nachgewiesen werden. Bei konstanter geringfügiger Harnzuckerausscheidung und gelegentlichen geringfügigen Blutzuckerüberhöhungen erhielt Herr A. B. ab Mai 1978 neben einer Diabetesdiät erneut Rastinon® in einer minimalen Dosierung von 0,5 g/Tag. Die erneute Durchführung eines oralen Glukosetoleranztests erbrachte im August 1978 deutlich überhöhte Blutzuckerwerte im Sinne eines manifesten Diabetes mellitus.

Wegen der grundsätzlichen Bedeutung des Problems, nämlich des Auftretens eines Diabetes mellitus nach einem Trauma, sind vom früheren deutschen Diabeteskomitee Richtlinien zur Begutachtung eines solchen Zusammenhangs erarbeitet worden (Jahnke, Oberdisse). Danach sind für die medizinische Beurteilung eines Zusammenhanges zwischen Trauma und nachfolgendem Diabetes mellitus folgende Grundvoraussetzungen zu fordern:

1. Es muß sich um einen echten, d. h. permanenten Diabetes handeln.

Diabetes mellitus

2. Vor einem als Manifestationsursache angeschuldigten Trauma dürfen keine diabetischen Symptome bestanden haben.
3. Zwischen dem angeschuldigten Trauma und Diabetes mellitus muß eine unmittelbare zeitliche Beziehung bestehen; dabei muß sich zur Anerkennung einer traumatisch bedingten vorzeitigen Manifestation der nachfolgende Diabetes spätestens innerhalb der ersten 3 Monate nach dem Trauma entwickelt haben und
4. die angeschuldigte Verletzung muß im Hinblick auf ihren behaupteten Einfluß auf den Kohlenhydratstoffwechsel als sog. geeignetes Trauma angesehen werden.

Diese Forderungen gehen von der Grundvoraussetzung aus, daß es sich beim Diabetes mellitus um ein anlagebedingtes Leiden handelt, dem immer eine diabetische Erbanlage zugrunde liegt. Wenn auch im Einzelfall die Familiarität (Vorkommen von Diabetes bei Familienmitgliedern) oft nicht erkennbar ist, so besteht doch an der Erblichkeit kein Zweifel. Für den Gutachter ist es im Einzelfalle belanglos, ob weitere Familienangehörige einen Diabetes hatten oder nicht. Insofern kann der Argumentation des Vorgutachters, des diabetologisch tätigen Internisten, keinesfalls gefolgt werden.

Von dieser Regel gibt es nur eine Ausnahme. Das ist der Diabetes, der sich unmittelbar nach einer traumatischen Zerstörung der Bauchspeicheldrüse entwickelt. Eine Verletzung, die zu einer vollständigen Zerstörung der insulinproduzierenden Zellen der Bauchspeicheldrüse führt, ist jedoch meist nicht mit dem Leben vereinbar. Es sind nur wenige Fälle beschrieben worden (Joslin), bei denen ein Zusammenhang zwischen einem schweren Oberbauchtrauma und einem nachfolgenden Diabetes bei überlebenden Patienten angenommen wurde. Da im vorliegenden Fall ein Bauchtrauma nicht besteht, scheidet die Möglichkeit einer traumatischen Diabetesentstehung mit Sicherheit aus.

Es bleibt somit die Frage zu erörtern, ob ein prinzipiell anlagebedingter, noch nicht manifestierter Diabetes mellitus im subklinischen oder latenten Stadium durch das Schädeltrauma meßbar früher in das manifeste Stadium eingetreten ist, ob also versicherungsrechtlich das Vorliegen einer einmalig abgrenzbaren, nicht richtunggebenden Verschlimmerung oder zumindest einer vorübergehenden Verschlimmerung anzunehmen ist.

Die erste Forderung lautet: Es muß sich um einen echten, d.h. permanenten Diabetes mellitus handeln. Durch diese Forderung sollen alle nur vorübergehend auftretenden Blutzuckersteigerungen von einem permanenten Diabetes mellitus abgegrenzt werden. Bei Schädel-Hirn-Traumen wurde ebenso wie bei Enzephalitiden (Gehirnentzündungen), Meningitiden (Hirnhautentzündungen), Hirntumoren und Subarachnoidalblutungen (Blutung unter die weichen Hirnhäute) gelegentlich erhöhte Blutzuckerwerte beobachtet, die sich nach kurzer Zeit wieder zurückbildeten. Hierfür wurde der Begriff der „extrainsulinären Reizglykosurie" geprägt, die auf zentrale Regulationsmechanismen zurückgeführt wurde.

In den letzten Jahren hat man erkannt, daß diese vom Zwischenhirn kommenden, diabetesfördernd und diabeteshindernd in den Stoffwechsel eingreifenden Impulse Teil eines komplizierten Regulationssystems sind, das als entero-hypothalamo-insuläre Achse bezeichnet wird. Die im Zwischenhirn (Hypothalamus) gelegenen Sättigungs- und Appetitzentren steuern über das unwillkürliche Nervensystem Regulationsvorgänge im Darm, in der Leber und in der Bauchspeicheldrüse (s. Daweke, H. in Fritze, E.: Die ärztliche Begutachtung, 4.9.1 Diabetes mellitus, S. 337/338). Ein entsprechender Mechanismus wurde von zwei Vorgutachtern angenommen. Der zweite führte folgendes aus: „Das Trauma mit Schädelbasisfraktur war schwer genug, um über das Diencephalon (Zwischenhirn) eine endokrine Stoffwechselstörung auszulösen". Hierzu ist zu sagen, daß eine Schädelbasisfraktur lediglich vermutet wird. Der begutachtende Neurologe präzisiert seine Aussage dahingehend, daß die spätere klinische Untersuchung den Verdacht auf einen rechtsseitigen Felsenbeinbruch nahelegt. Diese Vermutung ist insofern von Wichtigkeit, als sie eine direkte Läsion des Hypophysen-

Diabetes mellitus

zwischenhirnsystems schon aufgrund anatomischer Überlegungen unwahrscheinlich erscheinen läßt. Das gilt auch für die Geruchsstörung. Diese beruht auf einer häufig auch nach leichterer Kontusion beobachteten Schädigung der Riechfasern des Riechnerven am Austritt aus dem knöchernen Schädel in den oberen Nasenbereich. Die traumatische oder entzündliche dienzephale Störung ist jedoch als eine Art Störung der Feinregulation des Zuckerstoffwechsels immer vorübergehend. Sie kann wahrscheinlich auch bei Menschen auftreten, die in der Folgezeit nie einen Diabetes mellitus entwickeln. Um so leichter kann es bei dieser Störung zu einer vorübergehenden Manifestation eines vorbestehenden subklinischen oder latenten Diabetes mellitus kommen, der nach Abklingen der akuten Phase wieder in das Stadium des subklinischen oder latenten Diabetes zurückkehrt.

Die Ursache der posttraumatischen Blutzuckererhöhung ist demnach in diesen Fällen auf eine primäre Schwäche des insulinproduzierenden Inselzellapparates zurückzuführen.

Auch in dem vorliegenden Fall lag eine derartige Schwäche des Inselzellapparates vor, die unter der akuten Belastung des Traumas, dem traumatischen Streß mit Mehrbedarf an Insulin und begünstigt durch die Bettruhe mit verminderter Muskeltätigkeit und dadurch verminderter insulinunabhängiger Glukoseverwertung und schließlich als drittem Faktor einer Störung der entero-hypothalamo-insulären Achse zu einer Hyperglykämie mit Glukosurie führte. Nach den Unterlagen entwickelte sich kein permanenter Diabetes mellitus, vielmehr kehrte der Diabetes in der Folge wieder in das subklinische Stadium zurück: Nach ca. 3monatiger Behandlung wurden die blutzuckersenkenden Tabletten abgesetzt, nach ca. 1 Jahr verlief der orale Glukosetoleranztest regelrecht, d.h. die Aufnahme der Glukose in den Magen-Darm-Trakt bewirkte eine physiologische Stimulierung der Insulinfreisetzung. Die intravenösen Belastungstests waren hingegen als Ausdruck einer subklinischen diabetischen Stoffwechsellage eindeutig pathologisch.

Wenn erst im Jahre 1978 ein manifester Diabetes mellitus diagnostiziert wurde, so ist bereits die erste Voraussetzung für eine Anerkennung nicht gegeben, da sich nach dem Unfall kein permanenter Diabetes mellitus einstellte. Die ca. 12 bis 14 Monate nach dem Unfall beobachtete, offensichtlich endgültige Manifestation des Diabetes mellitus kann also nicht dem erlittenen Trauma angelastet werden.

Die 2. Forderung lautet: Vor einem als Manifestationsursache angeschuldigten Trauma dürfen keine diabetischen Symptome bestanden haben. Dieser 2. Grundsatz ist nach den aktenkundigen Aussagen nicht zu widerlegen. Es muß jedoch nochmals betont werden, daß das Fehlen diabetischer Symptome das Bestehen eines subklinischen Diabetes mellitus keinesfalls ausschließt.

Der 3. Grundsatz lautet: Zwischen dem angeschuldigten Trauma und dem Auftreten des Diabetes mellitus muß eine unmittelbare zeitliche Beziehung bestehen; dabei muß sich zur Anerkennung einer traumatisch bedingten vorzeitigen Manifestation der nachfolgende Diabetes spätestens innerhalb der ersten 3 Monate nach dem Trauma entwickelt haben. Dieser Grundsatz ist nur scheinbar erfüllt, ein erhöhter Blutzuckerwert wurde bereits wenige Tage nach dem Unfallgeschehen nachgewiesen. Es handelt sich jedoch um einen kurzfristigen Übergang eines subklinischen oder latenten in einen manifesten Diabetes mellitus im Rahmen des akuten Unfallgeschehens. Später bildete sich die klinische Symptomatik wieder zurück, der Diabetes mellitus dürfte spätestens 3 Monate nach dem Unfall wieder in ein subklinisches oder latentes Stadium zurückgekehrt sein. Somit ist neben der 1. auch diese 3. Forderung nicht erfüllt.

Entscheidend für die Beurteilung ist der 4. Grundsatz: Die angeschuldigte Verletzung muß im Hinblick auf ihren behaupteten Einfluß auf den Kohlenhydratstoffwechsel als geeignetes Trauma angesehen werden. Als „geeignete Traumen" gelten grundsätzlich Schädelhirntraumen, psychische Belastungen und Infekte. Die beiden letztgenannten Möglichkeiten schei-

Diabetes mellitus

den zweifelsfrei aus; „psychische Belastungen" werden nur in ganz seltenen Verläufen mit langdauernder realer Lebensbedrohung anerkannt.

Wenn auch die Schädelhirntraumen als geeignet gelten, so konnte doch nie der Beweis erbracht werden, daß derartige Traumen eine Bedeutung für die Manifestation des Diabetes mellitus haben.

Alle Erfahrungen sprechen vielmehr gegen eine derartige Annahme (umfangreiche Literaturangaben bei Jahnke und Oberdisse sowie Irmscher, Jahnke, Oberdisse und Zimmermann). Es müssen demnach besondere Verhältnisse gegeben sein, wenn ein derartiges Trauma als wesentliche Manifestationsursache des nachfolgenden Diabetes mellitus anerkannt werden kann. Es muß sich 1. um ein besonders schweres Trauma gehandelt haben. Wenn auch neurologischerseits eine leichte Hirnkontusion diagnostiziert worden ist, so muß doch andererseits festgestellt werden, daß im EEG ein Hirnbefund nicht nachgewiesen werden konnte, und daß eine direkte traumatische Schädigung des Hypophysenzwischenhirnsystems aufgrund der Lokalisation der vermuteten Fraktur unwahrscheinlich ist. Eine Computer-Tomographie des Schädels wurde allerdings nicht durchgeführt. Andererseits wird ein kausaler Zusammenhang nur dann anerkannt, wenn sog. Brückensymptome vorliegen. Als solche gelten die Auswirkungen organischer Läsionen im Hypothalamus-Hypophysensystem. Folgende Brückensymptome werden beschrieben: Ausfälle von Hirnfunktionen, die in direkter topographischer Beziehung zur Hypophyse bzw. zum Zwischenhirn stehen, und die somit eine organische Läsion dieser Region wahrscheinlich erscheinen lassen. Hierbei kann eine Läsion der Sehnerven auftreten. Die bei Herrn A.B. nachgewiesene Beeinträchtigung des Geruchssinns ist wahrscheinlich Folge der kontusionellen Schädigung und – wie oben beschrieben – auf Schädigung der fila olfactoria des Riechnerven an der lamina cribriformis des Siebbeins in der vorderen Schädelgrube zurückzuführen. Dieser Schädigung kommt bei der vorliegenden Fragestellung keine Bedeutung zu.

Der Ausfall der Neurohypophyse kann zu einem transitorischen Diabetes insipidus führen, der wegen seiner ausgeprägten Symptomatik der Diagnose nicht entgeht. Im weiteren Verlauf werden als Hypothalamusschädigung Störungen des Wach-Schlaf-Rhythmus, der Temperaturregulation, der Sexualfunktion und vasomotorische Symptome wie Schweißausbrüche und Störungen im Bereich des Sättigungs- und Appetitzentrums mit übermäßigem Eßtrieb (Polyphagie) bei excessiver Zunahme des Körpergewichts – die allerdings gegenüber exogenen oder situativen Gewichtssteigerungen streng abzugrenzen wäre – als Brückensymptome genannt. Derartige Brückensymptome können bei Herrn A.B. nicht nachgewiesen werden. Die vorgebrachten Klagen (insbesondere die angegebene Potenzminderung) haben vielmehr einen funktionell-vegetativen Charakter. Die vegetative Labilität, Kopfdruck, Kopfschmerz sowie die Beeinträchtigung der Aufmerksamkeit, der Konzentrationsfähigkeit und des Merkvermögens wurden aufgrund entsprechender Klagen und Untersuchungsbefunde bereits neurologischerseits diagnostiziert und entsprechend bewertet. Es besteht kein Zweifel, daß auch diese 4. Forderung bei fehlenden Brückensymptomen und bei mangelnder Schwere des Traumas nicht erfüllt ist.

Schließlich sei noch erwähnt, daß die Manifestation eines Diabetes mellitus im 4. Lebensjahrzehnt gegenüber anderen Dekaden zwar relativ selten ist, daß jedoch bei der weiten Verbreitung dieser Erkrankung eine Manifestation auch in diesem Lebensabschnitt durchaus nicht ungewöhnlich ist. Die diesbezügliche Argumentation der Vorgutachter kann nicht als Beweis für eine vorzeitige Manifestation gelten.

3 der 4 diskutierten Grundsätze sind also nicht erfüllt. Aufgrund der dargelegten Tatbestände ist somit weder ein ursächlicher Zusammenhang zwischen Trauma und Diabetes mellitus – auch nicht eine Mitverursachung – noch eine richtunggebende Verschlimmerung des anla-

Diabetes mellitus

gebedingten Diabetes mellitus anzunehmen. Da der Diabetes nach dem Unfall zeitweilig wieder in das subklinische Stadium zurückging, kann auch nicht eine vorzeitige Manifestation des Diabetes mellitus – versicherungsrechtlich als einmalig, abgegrenzte, nicht richtunggebende Verschlimmerung – anerkannt werden.

Der Unfall hat lediglich eine kurzfristige Verschlechterung der diabetischen Stoffwechsellage mit zeitweiligem Auftreten klinischer Symptome bewirkt, so daß versicherungsrechtlich der Tatbestand der vorübergehenden Verschlimmerung eines anlagebedingten Leidens vorliegt. Die Verschlimmerung hat über einen Zeitraum von maximal 3 Monaten bestanden.

Für diesen Zeitraum ist eine MdE von maximal 20% anzunehmen, die jedoch in der Gesamtbeurteilung sicherlich nicht voll anrechnungsfähig wäre. Da diese MdE voll in den Zeitraum der Arbeitsunfähigkeit im Sinne der KV fällt, liegt eine rentenberechtigende MdE nicht vor. Selbst bei Annahme einer vorzeitigen Manifestation des anlagebedingten Diabetes könnte nur eine einmalig abgrenzbare, nicht richtunggebende Verschlimmerung diskutiert werden. In diesem Falle könnte ebenfalls nur eine Vorverlegung des Manifestationstermins für den Zeitraum einiger Monate berücksichtigt werden.

Vollständigkeitshalber sei betont, daß der bei Herrn A. B. schon vor dem Trauma bestehende subklinische oder latente Diabetes mellitus auf das Unfallgeschehen sicherlich keinen Einfluß hatte.

Wir beantworten die vom Sozialgericht an uns gerichteten Fragen wie folgt:

1. Das Ereignis vom 23. 2. 1977 war nach den heutigen Erkenntnissen der medizinischen Wissenschaft und nach der daraus resultierenden medizinisch-wissenschaftlichen Lehrmeinung nicht geeignet, bei dem Kläger ein Diabetesleiden hervorzurufen (permanent), auszulösen oder in seinem Ablauf (vorzeitig, schwerer) wesentlich zu beeinflussen oder zu verschlimmern. Eine vorübergehende Verschlimmerung mit einer maximalen Dauer von 3 Monaten ist anzunehmen.

2. Der Kläger hat ein Trauma erlitten, das sowohl seinen Körper als auch seinen Kopf betroffen hat. Diese Traumen sind nach Art und Schwere nicht geeignet gewesen, das genannte Leiden zur Entstehung oder vorzeitigen oder schwereren Auslösung zu bringen.

3. Aufgrund des schädigenden Ereignisses ist es bei Herrn A. B. zu einer vorübergehenden Störung im neuroendokrinen Regulationssystem (Störung der entero-hypothalamo-insulären Achse, früher extrainsuläre Reizglukosurie genannt) gekommen mit einer vorübergehenden Verschlechterung der Kohlenhydrattoleranz mit kurzfristiger Manifestierung des Diabetes mellitus, wobei ein vorher bestehender latenter oder subklinischer Diabetes anzunehmen ist. Die kurzfristige Verschlechterung der Kohlenhydratstoffwechsellage wurde durch vorübergehende Bettruhe und den traumatischen mit Insulinmehrbedarf einhergehenden Streß begünstigt. Eine dauernde Störung ist auszuschließen, eine wesentliche und zeitlich abgrenzbare Vorverlegung der endgültigen Diabetesmanifestation 13–14 Monate nach dem Unfall kann nicht angenommen werden.

Kommentar

Die Zusammenhangsfrage zwischen Schädeltrauma und Diabetesmanifestation ist deshalb besonders schwierig, weil sie jeweils die Diskussion des neuesten Standes der Erkenntnisse über die Bedeutung einer zentralen Regulation des Kohlenhydratstoffwechsels erfordert. Traumatische Schäden im Hypothalamusbereich werden in Zukunft durch Kernspin-Tomographie exakter erfaßt werden können.

Diabetes mellitus

Einfacher zu beurteilen sind die Folgen von Oberbauchtraumen, da eine vollständige Zerstörung des Pankreas bei der Schwere des erforderlichen Traumas nur selten mit dem Leben vereinbar sein wird. Direkte Schäden des Pankreas können heute durch Computertomographie und endoskopisch-röntgenologische Gangdarstellung des Pankreas besser erfaßt werden.
Bis in die 70er Jahre wurde insbesondere von den Oberlandesgerichten häufig die Zusammenhangsfrage nach länger dauernder seelischer Belastung durch nationalsozialistische Verfolgung und Entstehung bzw. Verschlimmerung eines Diabetes mellitus gestellt. In der älteren Literatur ist in Ausnahmefällen ein Zusammenhang zwischen psychischer Belastung und Diabetesmanifestation anerkannt worden. Diese psychischen Traumen waren durchweg existentielle schwere Notsituationen mit unmittelbarer Bedrohung. Der nachfolgend offen zutage tretende Diabetes schloß sich stets in Stunden, Tagen, höchstens Wochen nach einem solchen definierten Ereignis an. Nach den heutigen Kenntnissen der Pathophysiologie der Zuckerkrankheit muß selbst in diesen Fällen ein zufälliges Zusammentreffen der Ereignisse vermutet werden, wobei lediglich ein vorzeitiger Übergang eines latenten bzw. subklinischen Stadiums in das manifeste Stadium zu diskutieren wäre, weil durch die Streßsituation kontrainsulinär wirkende Faktoren (Adrenalin, Nebennierenrindenhormone) mobilisiert werden. Versicherungsrechtlich handelt es sich auch hier nur um eine einmalig abgegrenzte, nicht richtunggebende Verschlimmerung eines anlagebedingten Leidens. Nur in einem von vielen Fällen konnte von uns ein solcher Zusammenhang wahrscheinlich gemacht werden.
Die Diabetesmanifestation begünstigend wirken außerdem schwere Infekte, Eiterungen, Sepsis, schwere Verbrennungen mit anhaltendem bzw. hohem Fieber, große Operationen und Verletzungen, exogene Zufuhr kontrainsulinärer Hormone, bestimmte Arzneimittel und Chemikalien. Immer ist kritisch zu prüfen, ob die angeschuldigte Ursache einer vorzeitigen Diabetesmanifestation bzw. einer einmalig abgegrenzten, nicht richtunggebenden Verschlimmerung adäquat ist. Stromunfälle, Röntgenuntersuchungen und Hautkontakt mit chlorierten Diphenylen und Trichlorbenzol konnten wir nicht als adäquates Trauma anerkennen. Das kausale Erklärungsbedürfnis der Patienten bei plötzlich einsetzendem Diabetes mellitus ist verständlich.
(s. auch Daweke, H. in Fritze, E.: Die ärztliche Begutachtung, Diabetes mellitus 4.9.1, 4.9.1.1, 4.9.1.3 und 4.9.1.4, S. 335ff.)

Literaturangaben

1. Irmscher, K., Jahnke, K., Oberdisse, K., Zimmermann, H.: Die traumatische Entstehung und Begutachtung endokrinologischer Erkrankungen in: Bürkle de la Camp, H., Schwaiger, M.: Handbuch der gesamten Unfallheilkunde. Bd. II, Verl. Enke, Stuttgart, 3. Aufl. 1966, p. 304–355

2. Jahnke, K., Oberdisse, K.: „Die Begutachtung des Zusammenhanges zwischen Trauma und Diabetes mellitus." Dtsch. Med. Wschr. 86, 2358–2366, 1961

3. Joslin, E. P., Root, H. F., White, P., Marble, A.: „The treatment of Diabetes Mellitus." Verlg.: Lea und Febiger, Philadelphia, 1971, 11. Aufl.

Endokrinologie

Andere – nicht diabetologische – endokrinologische Fragestellungen (euthyreote Struma, Hyperthyreose, Diabetes insipidus, Akromegalie, Riesenwuchs)

 Wehrdiensttauglichkeit bei euthyreoter Struma

Gutachten für ein Verwaltungsgericht.

K. Hackenberg

Fragestellung

Wehrdiensttauglichkeit bei euthyreoter Struma und vegetativer Labilität?

Vorgeschichte

Der 1951 geborene M. L. machte nach Volksschule und Gymnasium mit Abschluß der mittleren Reife eine Lehre als Achatschleifer. Außer einigen Kinderkrankheiten und einem inzwischen operierten Leistenbruch waren keine Erkrankungen vorgekommen. Seit dem 16. Lebensjahr beobachtete er eine Zunahme des Halsumfangs. Er erhielt deshalb ein Schilddrüsenhormonpräparat. Dennoch war in den letzten zwei Jahren Kurzatmigkeit aufgetreten, besonders beim schnellen Laufen (Fußballspielen). In der Schule fiel leichte Ermüdbarkeit und häufig auch Nervosität auf. Mit 19 Jahren erfolgte die Musterung. Laut Beschluß des zuständigen Kreiswehrersatzamtes wurde er aufgrund der ärztlichen Untersuchung mit Tauglichkeitsgrad „tauglich" der Ersatzreserve zugewiesen.

Dagegen erhob der Vater Einspruch mit der Begründung, daß der Sohn an einer ererbten Schilddrüsenstörung leide. Er selbst habe im Krieg eine Schilddrüsenerkrankung durchgemacht. Der Sohn habe jetzt eine Schilddrüsenüberfunktion und habe deshalb auch das Fußballspielen aufgeben müssen.

In der musterungsärztlichen Stellungnahme wurde festgestellt, daß es sich lediglich um eine geringe euthyreote, juvenile, diffuse Struma handele, der ein Krankheitswert nicht zukomme, die auch nicht behandlungsbedürftig sei.

In einem daraufhin veranlaßten Gutachten wurde (1970) im Radiojodtest mit einer T4- und PB ^{127}J-Bestimmung eine euthyreote Stoffwechsellage bei deutlich vergrößerter Schilddrüse festgestellt. Eine Einschränkung der Wehrdiensttauglichkeit bestehe jedoch nicht.

Auf entsprechenden Widerspruch erfolgte (1971) eine erneute Begutachtung in einer medizinischen Universitätsklinik. Die Diagnose lautete: Mäßige Vergrößerung der Schilddrüse ohne Zeichen der Schilddrüsenüberfunktion (wahrscheinlich endemisch bedingte euthyreote Struma), neurovegetatives Syndrom mit Kreislauflabilität. Bedenken gegen eine Ableistung des Grundwehrdienstes bestanden nicht.

Nach einem neuerlichen Einspruch erfolgte diese Begutachtung (1972).

Befund

1,73 m großer, 65 kg schwerer junger Mann von leptosomem Habitus. Deutlicher roter Dermographismus. Keine Ruhe- oder Belastungsdyspnoe. Haut vermehrt durchfeuchtet. Keine endokrinen Augensymptome. Halsumfang 37 cm. Diffuse, weiche Struma der Größe I. Kein Schwirren, keine Halsvenenstauung, keine Lymphknotenschwellungen am Hals. Herzaktion regelmäßig, Frequenz 100/min., Herztöne rein, Herzgrenzen regelrecht, RR 110/70 mm Hg. Übriger Untersuchungsbefund unauffällig.

Ekg. und Belastungs-Ekg.: keine pathologischen Veränderungen.

Allgemeine Laboratoriumsdaten: normal

Grundumsatzbestimmung:
Sollwert 1740 Kalorien
Istwert 2002 Kalorien
Abweichung vom Sollwert + 15,2%
Respiratorischer Quotient 0,81

Radiojodtest: ^{131}J-Aufnahme
nach 2 Stunden 27% Dosis
nach 24 Stunden 58% Dosis
nach 48 Stunden 49% Dosis

Endokrinologie

Geschwindigkeitsindex der Jodidaufnahme 0,47
PB ^{131}J nach 48 Stunden: 0% der Dosis/Liter Serum
PB ^{127}J 6,2 µg/dl
T3 invitro-Test (latente Eiweißbindungskapazität des Serums für invitro zugesetztes ^{131}J-T3): 22,5 (normal)

Szintigramm: An normaler Stelle des Halses mäßig diffus vergrößertes Drüsenbild mit gleichmäßiger Speicherung und glatter Begrenzung.

Diagnose: Jodidaufnahme der Schilddrüse in allen Phasen regelrecht. Hormonphase nicht beschleunigt. Szintigraphisch mäßig diffus vergrößerte Schilddrüse.
Insgesamt: Euthyreote, juvenile, diffuse Struma.

Beurteilung

Bei dem untersuchten M. L. konnten folgende Diagnosen gestellt werden:

1. Blande, juvenile Struma.
2. Zeichen vegetativer Labilität.

Herr L. stammt aus einer mit Schilddrüsenveränderungen belasteten Familie. So gab er an, daß der Vater an einer Schilddrüsenüberfunktion gelitten habe. Über die Art der Behandlung der Überfunktion konnten keine Angaben gemacht werden. Auch die Schwester habe einen „vollen Hals". Bei ihm selbst sei die Schilddrüsenvergrößerung seit mindestens 3, möglicherweise sogar 6 Jahren vorhanden. Die einzigen anamnestischen Beschwerden, die von dieser Schilddrüsenvergrößerung herrührten, seien Kurzatmigkeit bei längerer körperlicher Belastung (Fußballspiel), des weiteren leichte Ermüdbarkeit und Nervosität.

Bei der körperlichen Untersuchung konnte eine Struma der Größe I (sichtbare und tastbare Schilddrüsenvergrößerung) von weicher Konsistenz und ohne knotige Veränderungen getastet werden. Die Halsgefäße waren dadurch nicht komprimiert und nach den Röntgenbildern besteht auch keine Verlagerung oder Einengung der Luftröhre und der Speiseröhre. Der 37 cm betragende Halsumfang hat offenbar im Verlaufe der letzten zwei Jahre abgenommen, obwohl der Patient in der Zwischenzeit nicht behandelt worden ist. Klinische Zeichen einer Schilddrüsenüberfunktion fehlten. So konnten weder typische Hautveränderungen, noch Augensymptome, Gewichtsabnahme, Durchfälle, feinschlägiger Fingertremor, konstant erhöhte Pulsfrequenz festgestellt werden. Die ausnahmsweise durchgeführte Untersuchung des Grundumsatzes zeigte mit einer Abweichung von +15% einen normalen Wert an, der gegen eine Überfunktion der Schilddrüse spricht. Im gleichen Sinne fielen auch die exakteren Kriterien der Schilddrüsenfunktion aus. So waren sowohl die Jodidaufnahme in allen Phasen, als auch die Hormonphase des verabreichten radioaktiven Jods normal. Die euthyreote Stoffwechsellage wurde des weiteren durch die indirekten Parameter, wie das Cholesterin und die direkten, wie das proteingebundene Jod und den T3 invitro-Test belegt, die alle normale Werte anzeigten. Damit können die schon früher erhobenen Befunde von Voruntersuchungen bestätigt werden, die ebenfalls eindeutig für eine normale Schilddrüsenfunktion und gegen eine Hyperthyreose sprachen. Das wiederum bestätigte, vergrößerte Schilddrüsenabbild kann deshalb nur im Sinne einer mäßig vergrößerten juvenilen Struma ohne Funktionsstörungen gedeutet werden. Solche juvenilen Strumen kommen in der Bundesrepublik Deutschland bei etwa 20% der Jugendlichen vor und sind Ausdruck des in der Bundesrepublik endemischen Jodmangels. Sie stellen bei der hier festgestellten Größe keine Beeinträchtigung der Arbeitsfähigkeit bzw. der Wehrtauglichkeit dar. Sie sind einer Therapie durch jodiertes Kochsalz oder jodhaltige Tabletten und schließlich auch Schilddrüsenhormonpräparate zugänglich. Bei einer eventuellen Vergrößerungstendenz wird stets mit Schilddrüsenhormon behandelt, wie es bei Herrn L. offenbar früher geschehen ist. Auch diese Behandlung stellt keine Beeinträchtigung des Gesundheitszustandes dar. Die von Herrn L. angegebenen subjektiven Beschwerden und die festgestellte labile Herzfrequenz,

Endokrinologie

die sich unter Belastung erheblich steigern läßt und sich mit nur geringer Verzögerung normalisiert sowie die klinisch feststellbaren Zeichen einer vermehrten Hautdurchfeuchtung an Händen und Füßen und der rote Dermographismus sprechen für eine Labilität des vegetativen Nervensystems, welche ebenfalls bei Jugendlichen nicht ungewöhnlich ist. In ausgeprägten Fällen werden ärztlicherseits physikalische Maßnahmen und insbesondere körperliches Training empfohlen.

Zusammenfassend wird festgestellt, daß die bei Herrn L. vorliegende, euthyreote blande Struma keine Beeinträchtigung der Wehrtauglichkeit darstellt. Eine Teilnahme an einem 15 Monate dauernden Grundwehrdienst verbunden mit körperlichen Belastungen ist zumutbar. Beschwerden von Seiten der Schilddrüse sind auch bei körperlichen Belastungen nicht zu erwarten. Die weiterhin festgestellten Zeichen einer vegetativen Labilität würden sogar am ehesten durch ein körperliches Training und entsprechende Belastungen gebessert. Auch hier kann die Frage nach der Möglichkeit einer Verschlimmerung ausgeschlossen werden.

Kommentar

Eine euthyreote blande Struma bedeutet keine Beeinträchtigung der Wehrdiensttauglichkeit.

Hyperthyreose und Erwerbsfähigkeit

Gutachten für ein Sozialgericht im Rentenversicherungsrecht.

K. Hackenberg

Fragestellung

Hyperthyreose vom Typ Basedow – Krankheitsverlauf, Begleiterkrankungen, Behinderung der Leistungsfähigkeit im Erwerbsleben?

Vorgeschichte

Die 1932 geborene G.T. erkrankte 1966 an einer Hyperthyreose, die ab 1968 in einer Medizinischen Universitätsklinik einer fraktionierten 131 Jod-Therapie unterzogen wurde. Sie erhielt bis zu einer ersten Begutachtung im Herbst 1970 wegen der Hyperthyreose mit progredienter endokriner Ophthalmopathie insgesamt 22,5 mC 131-Jod. Im jeweiligen Intervall zwischen den therapeutischen Radiojoddosen wurde eine thyreostatische Behandlung mit Methimazol und einem Thyreoidea-siccata-Präparat durchgeführt. Nach dem Verlauf handelte es sich um eine ungewöhnlich therapieresistente Form der Hyperthyreose, die durch die endokrine Mitbeteiligung der Augen kompliziert war. Die Augenbeteiligung bedingte neben vermehrtem Augentränen, häufigem Juckreiz der Augen und einem kosmetisch störenden Hervortreten der Augäpfel eine rasche Ermüdbarkeit und Aufkommen von Kopfschmerzen bei konzentrierter Arbeit, die mit Lesen und Schreiben verbunden ist. Es wurde deshalb 1970 eine weitere Erwerbsunfähigkeit auf Zeit von 2 Jahren konzidiert. Ein stationäres Heilverfahren im Jahre 1971 erbrachte keinerlei Besserung. Die thyreostatische Kombinationstherapie wurde weiter empfohlen. Im März 1973 wurde un-

Endokrinologie

ter fortlaufender Therapie eine Hypothyreose nach Radiojodtherapie festgestellt und eine Beendigung der thyreostatischen Therapie empfohlen. Zwei Monate darauf bestand eine euthyreote Stoffwechsellage. Es wurde die Gabe eines Schilddrüsenkombinationspräparates, bestehend aus 150 µg Thyroxin und 30 µg Trijodthyronin empfohlen. Weitere drei Monate später wurde erneut eine hyperthyreose Stoffwechsellage festgestellt und eine Dosisreduktion der Schilddrüsenhormonsubstitution empfohlen. Unter der Behandlung mit 100 µg Thyroxin und 20 µg Trijodthyronin blieb die Stoffwechsellage zunächst euthyreot. Im Mai 1974 waren die Schilddrüsenparameter wieder im hyperthyreoten Bereich. Es wurde Doppeltsehen beim Blick nach links unten angegeben. Die Hertelwerte maßen rechts 15, links 17 bei einer Basis von 106. Ein 132-Jod-Suppressionstest ergab eine fehlende Supprimierbarkeit der Jodidaufnahme. Die Schilddrüsenhormonsubstitution wurde abgesetzt. Bei weiteren Kontrollen war die Stoffwechsellage euthyreot. Bei der Begutachtung im Jahre 1977 gab die Kranke an Beschwerden starke Nervosität, Herzsensationen mit zeitweise Klopfen bis zum Hals, Auftreten von Übelkeit, ziehende Sensationen im Rücken, niedrige Blutdruckwerte, aufsteigende Kälte von den Beinen bis zum Kopf und Schlafstörungen an. Nach Einnahme von blutdrucksteigernden Medikamenten komme es zu Händezittern und dem Gefühl, als platze der Kopf. Morgens bestehe eine starke Abgeschlagenheit. Der Zustand bessere sich im Laufe des Tages. Ähnlich verhalte es sich mit der insgesamt depressiven Stimmung. Im Haushalt sei sie ausgesprochen ungeschickt. Von Seiten des Halses bemerke sie Schluckstörungen bei grobkörniger Nahrung, Genuß von Äpfeln etc. Der Hals sei dünner geworden. Husten oder Auswurf bestehe nicht. Gelegentlich sehe sie Doppelbilder.

Befund

Bei der 45 Jahre alten, leptosomen Kranken bestand ein normaler Ernährungszustand und ein mittelmäßiger Kräftezustand. Sie wirkte deutlich unruhig. Haut- und sichtbare Schleimhautverhältnisse regelrecht, keine Dyspnoe, keine Oedeme. An beiden Augen imponierte eine Oberlidretraktion. Der Lidschluß war normal. Augenmuskelparesen ließen sich nicht nachweisen. Die Hertelwerte betrugen links 16, rechts 12 bei einer Basis von 103. Am Hals tastete man bei einem Halsumfang von 23 cm oberhalb des Jugulums und vor dem Kehlkopf gelegen zwei kleine Strumaknoten ohne Schwirren mit regelrechter Schluckverschieblichkeit. Lymphknoten ließen sich nicht tasten, eine Halsvenenstauung bestand nicht. Bei der weiteren körperlichen Untersuchung imponierte eine mit 13 cm vergrößerte Leberspanne, ein feinschlägiger Tremor beider Hände, Besenreiservarizen im Bereich beider Unterschenkel.
Ekg., Röntgenuntersuchungen des Thorax und des Schädels ergaben Normalbefunde.
Bei den Laboratoriumsuntersuchungen fanden sich geringe Transaminasenerhöhungen, die bei einer Kontrolle nach vier Wochen normal waren.
Bei den speziellen endokrinologischen Untersuchungen ergaben sich folgende Befunde:

T4 6,7 mikrog/dl (Normalbereich 3,5–11,0)
T3 invitro-Test 107 (Normalbereich 90–120)
T3 Ria 77 ng/dl (Normalbereich 90–155)
Thyreoglobulin-Antikörper: negativ
Prolaktin 4,6 ng/ml
LH 1,6 ng/ml
FSH 1,9 ng/ml (Normalwerte)
TRH-Test: TSH basal 0,5 ng/ml
nach TRH 1,0 ng/ml (positiver TRH-Test)

Beurteilung

Bei der 45 Jahre alten Kranken bestand seit 11 Jahren eine Hyperthyreose, die seit 1968 in gezielter Weise und definitiv behandelt wurde. Es stellte sich heraus, daß es sich um eine ungewöhnlich therapieresistente Form handelte, so daß insgesamt 12 therapeutische 131-Jod-Dosen mit einer Gesamtdosis von 35,5 mC 131-Jod verabreicht werden mußten. Zwischen den einzelnen 131-Jod-Applikationen mußte jeweils wegen erneut aufgetretener Hyperthyreose-Schübe eine thyreostatische Intervallbehandlung durchgeführt werden. Damit war der Verlauf gekennzeichnet durch ein sich über vier Jahre erstreckendes Auf und Ab zwischen Hyperthyreose und euthyreoter Stoffwechsellage. Nachdem im Dezember 1972 die letzte Radiojoddosis verabreicht wurde, entwickelte die Patientin zunächst passager eine Hypothyreose, die über einige Monate hinweg mit der Gabe von Schilddrüsenhormon behandelt werden mußte. Darunter hat sich die Restfunktion der Schilddrüse soweit erholt, daß schließlich eine stabile euthyreote Stoffwechsellage auch ohne Gabe von Schilddrüsenhormonen vorlag. Der Patientin muß zugestimmt werden, wenn sie in ihren Äußerungen immer wieder betonte, daß sie durch die langdauernde Therapie mit dem häufigen Wechsel zwischen Überfunktion und normaler Funktion der Schilddrüse psychisch und auch körperlich

Endokrinologie

stark beeinträchtigt worden sei. Andererseits muß festgestellt werden, daß seit nunmehr drei Jahren die Stoffwechsellage von Seiten der Schilddrüse stabil ist.

Bei der abschließenden Untersuchung lagen die Schilddrüsenparameter Thyroxin und Trijodthyronin im Normbereich. Der positive TRH-Test, der eine normale Stimulierbarkeit des thyreotropen Hypophysenvorderlappenhormons anzeigt, läßt darüber hinaus die Aussage zu, daß auch in letzter Zeit keine wesentlichen Schwankungen der Schilddrüsenhormonkonzentrationen nach oben oder unten vorgelegen haben können. Somit kann von einer dauerhaften und nicht weiter behandlungsbedürftigen, jedoch auch weiter kontrollbedürftigen, kompensierten Hyperthyreose gesprochen werden.

Bei der körperlichen Untersuchung fiel eine vergrößerte Spannweite der Leber auf. Bei der ersten Untersuchung waren Bilirubin, alkalische Phosphatase, Gesamt-Eiweiß, Serumeiweißfraktionen in der Elektrophorese sowie PTT und TPZ normal, während die SGOT und SGPT mäßig erhöht waren. Auch das Serumeisen war eindeutig erhöht. Diese Befundkonstellation wies auf eine Hepatopathie hin, für die anamnestisch keinerlei Erklärung vorlag, wie auch eine chronisch-persistierende oder chronisch-aktive Hepatitis-B ausgeschlossen werden konnte. Bei einer kurzfristigen Kontrolle hatten sich die Transaminasewerte normalisiert, während das Serumeisen bei nun auch geprüfter, erniedrigter Eisenbindungskapazität wiederum erhöht war. Eine abschließende, differentialdiagnostische Klärung der Hepatopathie durch Leberblindpunktion oder Laparoskopie mit gezielter Leberpunktion erfolgte nicht. Die Frage nach einem Zusammenhang mit der Hyperthyreose muß bei bereits drei Jahre lang nachweislich euthyreoter Stoffwechsellage verneint werden.

Die Patientin versicherte glaubhaft, daß sie sich allgemein unwohl fühle. Diese Angabe geht in unterschiedlicher Ausprägung und Wiedergabe durch die gesamte Krankheitsgeschichte. Der immer wiederkehrende Bezug ist das intensive Trauma anläßlich der Geburt ihres Kindes, der kurz darauf erfolgte Tod des Kindes, die langdauernde, sehr wechselvolle Behandlung der Schilddrüsenüberfunktion, die besonders für Frauen kosmetisch schwerwiegend empfundenen Veränderungen der Augen und der zeitweise starke Haarausfall.

Richtungsweisend für die Würdigung der weiterbestehenden Allgemeinbeschwerden der Patientin war die Angabe, daß sie sich besonders am Morgen psychisch und physisch schlecht fühle. Erst gegen Mittag fühle sie sich wohler und sei auch dann in begrenztem Maße in der Lage, ihre Pflichten als Hausfrau zu erfüllen. Da bei nachweislich normalen Gonadotropinwerten ein frühzeitiges Klimakterium ausschied, mußte unter Berücksichtigung der Krankheitsvorgeschichte davon ausgegangen werden, daß es sich um eine larvierte, reaktive Depression handelte. Ein möglichst gezielter psychotherapeutischer und medikamentöser Behandlungsversuch erschien angezeigt. Nach Anamnese und Untersuchungsbefund ließen sich folgende Krankheiten feststellen:

1. Kompensierte Hyperthyreose vom Typ Basedow bei Zustand nach fraktionierter Applikation von insgesamt 35,5 mC 131 Jod.
2. Ätiologisch ungeklärte Hepatopathie.
3. Verdacht auf larvierte reaktive Depression.

Die aufgeführten Krankheitsbilder lassen körperlich leichte Arbeiten, vorwiegend im Sitzen und in geschlossenen Räumen zu. Dabei sollten allerdings solche Tätigkeiten gemieden werden, die mit dauernden oder häufig wiederkehrenden Streßsituationen verbunden sind. In zeitlicher Hinsicht ist eine halbschichtige Tätigkeit als Kontoristin zumutbar, während Tätigkeit mit intensivem Publikumsverkehr, als Verkäuferin oder Kassiererin, zu meiden sind. Nach einer erfolgreich durchgeführten psychotherapeutischen und medikamentösen Behandlung ist davon auszugehen, daß eine mindestens halbtägige Erwerbsfähigkeit besteht.

Endokrinologie

Während der zumutbaren Arbeitszeit ist die Leistung der Patientin zwar quantitativ, aber nicht qualitativ eingeschränkt. Wohlwollendes und nicht hektisches oder durch Leistungsdruck beeinflußtes Betriebsklima vorausgesetzt kann man davon ausgehen, daß unter den üblichen betrieblichen Bedingungen die Arbeit zumutbar ist. Die Regelmäßigkeit der auszuübenden Tätigkeit hängt davon ab, ob es gelingt, die psychische Situation anhaltend zu verbessern.

Kommentar

Eine durch Behandlung kompensierte Hyperthyreose schließt die Möglichkeit zu – wenn auch begrenzter – beruflicher Tätigkeit als Kontoristin nicht aus. Dagegen sind Tätigkeiten mit intensivem Publikumsverkehr oder häufigen erheblichen psychischen Belastungen ungeeignet.

Diabetes insipidus nach Operation eines Hypophysen- und Pinealistumors

Gutachten für ein Sozialgericht im Rentenversicherungsrecht.

K. Hackenberg

Fragestellung

Erwerbsfähigkeit nach Operation eines Hypophysen- und Pinealistumors mit der Folge eines Diabetes insipidus

Vorgeschichte

Der 1954 geborene W. P. bemerkte erstmals 1973 eine zunehmende Gangunsicherheit, eine Einschränkung des Gesichtsfeldes, Doppelbilder und starken Durst mit Trinkmengen von über 6 Litern pro Tag. Bei einer stationären neurologischen Untersuchung wurde ein Hirntumor festgestellt und eine sofortige Verlegung in eine neurochirurgische Universitätsklinik veranlaßt. Bei der transfrontotemporal durchgeführten Operation zeigte sich ein Pinealistumor und zusätzlich ein Tumor im Bereich der Sella. Beide Tumoren wurden entfernt. Postoperativ entwickelten sich Hirndruckzeichen, bei einer Revisionsoperation mußte ein Pudenz-Heyer-Ventil zur Druckentlastung eingelegt werden wegen eines Verschlusses des Aquäducts in Höhe der Vierhügelplatte. Pathologisch anatomisch konnte eine Proliferationstendenz des Tumormaterials nicht ausgeschlossen werden. Deshalb wurden zusätzlich nach einem Intervall von mehreren Wochen Kobaltbestrahlungen durchgeführt. Als medikamentöse Therapie wurde Tegretal® und Pituigan® Schnupfpulver verordnet.

Befund

Bei der 1½ Jahre nach der Operation und Bestrahlung erfolgenden Nachuntersuchung befand sich der nun 21 Jahre alte Patient in gutem Allgemein- und Ernährungszustand. Der Visus des rechten Auges war weitgehend eingeschränkt. Links bestand eine Einschränkung des temporalen Gesichtsfeldes.
Neurologisch ergab sich einschließlich EEG kein pathologischer Befund. Normale Funktion des Pudenz-Heyer-Ventils.
Der Patient fühlte sich wohl, gab aber witterungsabhängiges Druckgefühl im Kopf, die bekannte, starke Visuseinschränkung, eine leichte Ermüdbarkeit beim Laufen, Unsicherheit des Gangs bei längerem Laufen an. Bei intensiven Befragungen zur Anamnese, zur Ausbildung und deren Lerninhalten imponierten die schnelle Ermüdbarkeit und das Nachlassen der Konzentrationsfähigkeit.

Laboratoriumsuntersuchungen:

1. T4 im Serum im euthyreoten Bereich
   TRH-Test: Normaler TSH Basalwert, normaler Anstieg nach TRH.

Endokrinologie

Beurteilung: Euthyreote Stoffwechsellage, intakte thyreotrope Partialfunktion.

2. Cortisol im Serum: Normale Cortisoltagesrhythmik. Freies Cortisol im 24-Stunden-Harn: Normale Ausscheidung.
ACTH-Kurztest nach 0,25 mg Synacthen® i.v.: Normaler Cortisolbasalwert, Anstieg nach ACTH > 10,0 µg/dl gegenüber dem Basalwert.
Metopirontest: Normaler Cortisolbasalwert, zeitgerechter reaktiver Anstieg von 11-Desoxycortisol im Serum nach Metopiron.
Insulinhypoglykämie nach 0,15 E. Alt-Insulin pro kg Körpergewicht i.v.: Normaler Cortisolbasalwert, Anstieg um > 8,0 µg/dl gegenüber dem Basalwert.
Beurteilung: Normale adrenocorticotrope Partialfunktion.

3. Wachstumshormon im Serum 8.00 Uhr nüchtern: Normaler Basalwert.
Insulinhypoglykämie: Normaler Basalwert, regelrechter Anstieg des Wachstumshormon nach Injektion von 0,15 E. Alt-Insulin pro kg Körpergewicht.
Beurteilung: Normale somatotrope Partialfunktion.

4. Testosteron im Serum: Normalwert für erwachsene Männer.
LH-RH-Test: Normale Basalwerte von LH und FSH, regelrechter Anstieg nach LH-RH.
Beurteilung: Intakte gonadotrope Partialfunktion.

5. Prolaktin: nicht gemessen

Gesamtbeurteilung:
Normale Hypophysenvorderlappenpartialfunktionen.
Prüfung der Hypophysenhinterlappenfunktion:
Spezifisches Gewicht im Harn im Durstversuch nach 12stündigem Absetzen von Tegretal und Pituigan. Ausbleibender Anstieg des spezifischen Gewichtes über 1,008 bei gleichzeitig fortbestehender Polyurie, gleichzeitig Anstieg der Osmolalität im Serum.
Beurteilung: Manifester Diabetes insipidus.

Beurteilung

Folgende Diagnosen konnten gestellt werden:

1. Zustand nach Operation eines Pinealistumors und eines sellanahen Tumors.
2. Zustand nach Anlegen eines Pudenz-Heyer-Ventils wegen Aquäductverschlusses in Höhe der Vierhügelplatte.
3. Diabetes insipidus.
4. Verdacht auf hirnorganisches Psychosyndrom.

Bei der Nachuntersuchung des 21 Jahre alten Patienten fühlte sich dieser subjektiv wohl, die schwerwiegenden Visuseinschränkungen wurden von ihm offenbar nicht gravierend bewertet. Bei guter Funktion des Pudenz-Heyer-Ventils waren erneute Hirndrucksymptome nicht aufgetreten. Klinisch ergab sich kein Anhalt für ein Rezidiv eines Hirntumors. Trotz der komplizierten Operation mit Entfernung eines Pinealis- und eines sellanahen Tumors waren alle Hypophysenvorderlappenpartialfunktionen intakt geblieben, so daß eine Substitutionsbedürftigkeit von dieser Seite nicht gegeben war. Dagegen war der schon praeoperativ manifest gewordene Diabetes insipidus weiterhin nachweisbar und ohne Substitution klinisch manifest. Eine weitere Substitution mit einem synthetisch hergestellten und besser dosierbaren Adiuretinpraeparat, wie dem neu entwickelten Präparat Minirin® ist erforderlich. Die intranasale Applikation wurde gut vertragen und konnte von dem Patienten ohne fremde Hilfe angewandt werden.

Aufgrund des Grundleidens mit zwei Hirntumoren und deren lokaler Auswirkungen mit der Folge schwerster Visusveränderungen mit weitgehendem Visusverlust rechts und temporaler Hemianopsie links sowie einem postoperativen Aquäductverschluß mit der Folge einer dauernden Hirndruckentlastung über ein Pudenz-Heyer-Ventil können schwere oder mittelschwere körperliche Tätigkeiten nicht zugemutet werden. Auch eine leichte Tätigkeit ist sowohl durch die Behinderung durch Visuseinschränkung, als auch durch die schnelle körperliche und geistige Ermüdbarkeit mit häufigen Mißempfindungen im Schädel-Hirn-Bereich nicht regelmäßig und voraussagbar möglich. Die Prognose hinsichtlich eines Hirntumorrezidivs muß bei der erst 1½jährigen Nachbeobachtungszeit offen bleiben. Eine sicherere langfristige Beurteilung ist erst nach Ablauf von 5 Jahren nach der Operation zu erwarten.

Endokrinologie

Akromegalie mit Kardiomegalie und Koronarinsuffizienz – Erwerbsfähigkeit?

Gutachten für ein Amtsgericht im Rentenversicherungsrecht.

K. Hackenberg

Fragestellung

Erwerbsfähigkeit bei florider Akromegalie mit begleitender Kardiomegalie und Koronarinsuffizienz?

Vorgeschichte

Die 47 Jahre alte Patientin, die als Friseuse ausgebildet und bis zum 46. Lebensjahr in einer Trinkhalle beschäftigt war, bemerkte erstmals mit 23 Jahren ein Anschwellen der Gelenke im Hand- und Fußbereich. Erst 8 Jahre später wurde anläßlich einer Bagatellverletzung im Krankenhaus der Verdacht auf das Vorliegen einer Akromegalie geäußert. Daraufhin erfolgte in einer Neurochirurgischen Universitätsklinik eine Implantation von Ytrium in die Sella turcica. 6 und 12 Monate später wurde die Patientin nachuntersucht. Wachstumshormon wurde dabei nicht gemessen.
Mit 39 Jahren wurde ein Schilddrüsenadenom operativ entfernt. Seit dem 43. Lebensjahr ist eine arterielle Hypertonie bekannt. In den nächsten 4 Jahren machte sich eine langsame, kontinuierliche Verschlechterung des Allgemeinzustandes bemerkbar mit verminderter physischer Belastbarkeit, Belastungsdyspnoe, Herzrhythmusstörungen, starken frontotemporalen Kopfschmerzen, vollständigem Libidoverlust. Zunahme der Schuhgröße von ehemals 39 auf schließlich 42 und weiterem Anschwellen der Finger.

Befund

Normalgewichtige Frau mit stark vergröberten Gesichtszügen, betonten supraorbitalen Wülsten und Jochbögen, großer, verbreiterter Nase und wulstigen Lippen. Übergroße Ohrmuscheln, Zahnlücken durch Auseianderrücken der Zähne bei vergrößertem Unterkiefer, jedoch keine Makroglossie, keine Gesichtsfeldeinschränkungen. Am Hals reizlose Kragenschnittnarbe nach Strumaresektion, kein Strumarezidiv. Linksverbreitertes Herz, Spitzenstoß außerhalb der MCL im 5. ICR. Leises Systolicum über allen Ostien, einzelne Extrasystolen. Geringe Kyphose der BWS, vergrößerte, breit, plump wirkende „Pratzenhände" und Füße. Abdominalorgane unauffällig.

Laboratoriumsuntersuchungen
Nüchternblutzucker 113 mg/dl, postprandial nach zwei Stunden 143 mg/dl.
Beurteilung: Gestörte Glukosetoleranz

T4 = 6,8 mikrog/dl, T3 = 130 ng/dl,
TSH basal = 2,3 mikroU/ml TSH nach
TRH = 25,4 mikroU/ml.
Beurteilung: Euthyreote Stoffwechsellage.

Cortisol 8.00 Uhr 20,0 mikrog/dl, 12.00 Uhr 12,6 mikrog/dl, freies Cortisol im Urin: 79,2 mikrog pro 24 Stunden.
Beurteilung: Normale Nebennierenrindenfunktion.

LH basal 5,4 mikroU/mo,
LH nach LH-RH: Maximaler Anstieg
auf 67,4 mikroU/ml,
FSH basal 7,6 mikroU/ml,
FSH nach LH-RH: Maximaler Anstieg
auf 27,2 mikroU/ml.
Beurteilung: Altersentsprechend normale gonadotrope Partialfunktion des HVL.

Prolaktin basal kleiner 3,0 ng/ml,
Prolaktin nach TRH 35,4 ng/ml.
Beurteilung: Normale Stimulierbarkeit von Prolaktin bei nicht meßbarem Basalwert.

Wachstumshormon (STH) basal 25,5 ng/ml (obere Normgrenze 6,0 ng/ml,
STH unter Hyperglykämie: Kein Abfall des STH, starre Sekretion mit Serumkonzentrationen um 20,0 ng/dl.
Beurteilung: Floride Akromegalie.

Röntgenuntersuchungen

Rö.-Thorax
Aortal konfiguriertes, deutlich linksverbreitertes Herz mit Einengung des Retrocardialraumes.

Sella-Spezialaufnahme:
Nicht vergrößertes cavum sellae.

Ekg.
Erregungsausbreitungs- und Rückbildungsstörungen. Zeichen der linksventriculären Hypertrophie. Ventrikuläre Extrasystolie in Form eines Bigeminus.

Endokrinologie

Rechtsherzkatheter mit Belastung
Belastungskoronarinsuffizienz. Unauffällige haemodynamische Verhältnisse in Ruhe und unter Belastung. Ventrikuläre Extrasystolie.

24-Stunden-Rhythmusanalyse:
Ventrikuläre Extrasystolie der Klasse IVa nach Lown unter antiarrhythmischer Therapie (3 × 150 mg Propafenon).

Beurteilung

Bei der Patientin konnten folgende Diagnosen ermittelt werden:

1. Floride Akromegalie
2. Kompensierte Herzinsuffizienz
3. Koronare Herzkrankheit und linksventrikuläre Hypertrophie, ventrikuläre Extrasystolie der Klasse Lown IVa.
4. Zustand nach Strumaresektion.

Bei der 47 Jahre alten Kranken, die bereits mit 23 Jahren erste Symptome einer Akromegalie hatte, bei der jedoch die Diagnose erst 8 Jahre später gestellt wurde, liegen nahezu alle klassischen klinischen Symptome einer noch floriden Akromegalie vor. Die Diagnose wird bewiesen durch ein basal stark erhöhtes Wachstumshormon im Serum, das sich unter den Bedingungen der Hyperglykämie bei starrer Sekretion nicht supprimieren läßt. Die vor 16 Jahren erfolgte Implantation einer Strahlungsquelle (Ytrium) hat entweder nur unzureichend gewirkt, oder es ist in der Zwischenzeit zu einer Rezidiventwicklung gekommen. Bekannt ist, daß nach Ytrium-Implantationen in höchstens 50% der behandelten Fälle eine Normalisierung erhöhter STH-Werte erzielt werden kann (2). Neben den sichtbaren, für die Akromegalie charakteristischen Veränderungen ist es offensichtlich auch zu schwerwiegenden Veränderungen infolge einer Splanchnomegalie gekommen. Dazu mußte sich die Kranke einer operativen Schilddrüsenresektion wegen eines Schilddrüsenadenoms unterziehen. Euthyreote Strumen kommen bei Akromegalie in über 50% der Fälle vor. Die zusätzlich festgestellten Erkrankungen des Herzens sind ebenfalls eine schwerwiegende Begleiterkrankung der Akromegalie (3). Bei der seit einem halben Jahr digitalisierten Patientin fanden sich zwar keine kardialen Insuffizienzzeichen, bei der Rechtsherzkatheteruntersuchung fanden sich in Ruhe und unter Belastung bis maximal 75 Watt unauffällige haemodynamische Verhältnisse und regelrechte Druckwerte. Es ist jedoch eindeutig belegt, daß die Kranke vor der Behandlung mit Digitalis und Antiarrhythmica kardial dekompensiert war. Das klinisch und röntgenologisch linksverbreitert erscheinende Herz zeigt im Ekg. Veränderungen im Sinne einer linksventrikulären Hypertrophie und zusätzlich deutliche Erregungsausbreitungs- und -rückbildungsstörungen. Die Erregungsrückbildungsstörungen nehmen unter Belastung weiter zu. Eine arterielle Hypertonie bestand nicht, auch unter Belastung stieg der Blutdruck lediglich von 130/80 auf 180/100 mm Hg an. Das seit einem halben Jahr eingenommene Antiarrhythmicum bewirkte zwar klinisch eine Besserung, erscheint jedoch nach der neuerlichen 24-Stunden-Rhythmusanalyse unzureichend. Insgesamt stellen die Kardiomegalie, die Koronarinsuffizienz und die Herzrhythmusstörungen eine schwerwiegende Begleiterkrankung des Herzens bei bestehender Akromegalie dar, die sowohl Lebenserwartung als auch Lebensqualität reduzieren. Eine operative Sanierung oder alternativ effektive Strahlentherapie der Hypophyse ist dringend indiziert, um die bestehenden Veränderungen und Komplikationen aufzuhalten. Selbst bei optimalem Behandlungsergebnis ist nicht zu erwarten, daß die bisher manifest gewordenen Veränderungen und Komplikationen rückbildungsfähig sind. Die Kranke ist nicht in der Lage, regelmäßig einer Voll- oder Teilzeitbeschäftigung nachzugehen.

Endokrinologie

Literatur

1. Strohmeyer, G.: Innersekretorische Erkrankungen; in Marx H. H. (Hrsg): Medizinische Begutachtung; 4. Auflage; Thieme Verlag, Stuttgart New York 1981
2. Quabbe, H.-J.: Behandlung der Akromegalie; Dtsch. med. Wschr. 107 (1982), 1060–1063
3. Schnellbacher, K.: Das Herz bei endokrinen Erkrankungen, Ernährungsstörungen, Stoffwechsel- und Bluterkrankungen; in Rosskamm, H. und Reindell, H. (Hrsg.): Herzkrankheiten; 2. Auflage; Springer-Verlag; Berlin – Heidelberg – New York 1982

Riesenwuchs und Hypogonadismus nach Schädel-Hirn-Trauma – Arbeitsunfall?

Gutachten für eine Berufsgenossenschaft.

K. Hackenberg

Fragestellung

Riesenwuchs und Hypogonadismus durch Schädel-Hirn-Trauma?

Unfallhergang und Fragestellung

Der am Unfalltag 17½jährige Lehrling stürzte aus 4 m Höhe in einen Schacht und erlitt ein schweres Schädel-Hirn-Trauma mit subduralem Haematom. Es erfolgte eine sofortige Ausräumung des Haematoms in einer Neurochirurgischen Universitätsklinik. Danach erholte sich der Kranke schnell. Bei der Nachuntersuchung nach 6 Monaten fiel eine Körpergröße von 2,04 m und eine fehlende Sekundärbehaarung auf.
Es soll die Frage beantwortet werden, ob bei Riesenwuchs und fehlender Sekundärbehaarung unfallunabhängig oder -abhängig eine ausgeprägte Störung des Hormonhaushaltes anzunehmen sei.

Vorgeschichte

Bei den Großeltern mütterlicherseits besteht ein Altersdiabetes, beide Eltern sind gesund. Körpergröße des Vaters 1,90 m, Körpergröße der Mutter 1,78 m. Eine 14 Jahre alte Schwester ist 1,68 m groß.
Der Kranke selbst wurde wegen eines linksseitigen Kryptorchismus im Alter von 14 Jahren operiert nach vorausgegangener Behandlung mit Gonadotropinen (Primogonyl®-Injektionen). Die Pubertät sei mit etwa 15 Jahren eingetreten. Er müsse sich aber nur etwa alle vier Wochen rasieren.

Erektionen werden bejaht, Pollutionen dagegen verneint. Die Körpergröße habe in den letzten 12 Monaten nicht zugenommen. Es bestehe kein vermehrter Durst, kein nächtliches Trinkbedürfnis. Seit dem Unfall habe er bei Wetterwechsel Kopfschmerzen, Sehstörungen habe er nicht bemerkt.

Befund

18 Jahre alter, hochwüchsiger Mann mit einer Körpergröße von 2,04 m und einem Gewicht von 94 kg. Normale Körperproportionen (Verhältnis Rumpf zu Extremitäten). Kopf äußerlich unauffällig. Mäßige Stirn-, Wangen- und Kinnakne. Halsumfang 38,5 cm. Schilddrüse im Isthmusbereich vergrößert, keine Lymphknotenschwellungen am Hals. Achselbehaarung beidseits vorhanden, keine Gynäkomastie. Pubes horizontal begrenzt und kräftig entwickelt entsprechend einem Pubesstadium IV nach Tanner. Membrum virile hinsichtlich Länge und Umfang dem Erwachsenenalter entsprechend. Beide Tests eutop im gefältelten und pigmentierten Skrotum. Volumen beidseits 14 ml, Konsistenz normal, Nebenhoden unauffällig.

Laboratoriumsuntersuchungen (im Serum)
T4 8,3 mikrog/dl (normal)
TSH 1,0 ng/ml (normal)
Prolaktin 4,4 ng/ml (normal)
STH 14,6 ng/ml (obere Normgrenze 6,0 ng/ml)
STH nach 25 g Glucose i.v. 1,0 ng/ml
LH 1,4 ng/ml (normal)

Endokrinologie

FSH 3,4 ng/ml (obere Normgrenze 2,2 ng/ml beim Erwachsenen)
Testosteron 415 ng/dl (normal)
Cortisol 6,7 mikrog/dl (normal)

Röntgenuntersuchungen
Schädel seitlich: Normales Cavum sellae
Rechte Hand: Knochenalter 18 Jahre, Epiphysenfugen geschlossen.

Beurteilung

Der untersuchte, 18jährige Jugendliche ist Sohn relativ großwüchsiger Eltern. Der einzige Hinweis auf eine Erkrankung mit der möglichen Folge einer Endokrinopathie ist die im Alter von 14 Jahren vorgenommene Operation eines Leistenhodens links. Im übrigen hat sich der junge Mann offenbar regelrecht entwickelt und ist auch normal in die Pubertät gekommen. Mit einer Größe von jetzt 2,04 m liegt er oberhalb der Perzentile 97 altersentsprechender männlicher Jugendlicher. Die Körperproportionen sind regelrecht. Alle Pubertätsmerkmale sind vorhanden, wie Stirn-, Wangen- und Kinnakne, beginnender Bartwuchs am Kinn, Achselbehaarung, Pubesbehaarung, Beschaffenheit des Skrotums, Größe des Membrum virile, Volumen der Testes und Stimmlage. Die vorliegenden Hormonanalysen belegen in ihrer Konstellation eine zu Ende gehende Pubertät, damit ist insbesondere das Verhältnis von LH zu FSH bei normalem Gesamt-Testosteron erklärt. Bei der einmaligen Abnahme und Bestimmung des Wachstumshormons fiel ein erhöhter Wert auf. Dieser ließ sich jedoch unter später durchgeführter Injektion von 25 g Glukose unter den Bedingungen der Hyperglykämie komplett supprimieren. Der positive Suppressionstest schließt damit das Vorliegen einer Akromegalie sicher aus. Es dürfte sich um eine durch die besondere Untersuchungssituation bedingte, durch Streß ausgelöste Erhöhung des basalen Wachstumshormonwertes handeln.

Ein weiteres Längenwachstum wird nicht eintreten, da nach Bestimmung des Knochenalters und dem Zustand der Epiphysenfugen die endgültige Körpergröße erreicht ist.

Bei dem jungen Mann liegt eine blande Struma (Größe 0–I) vor, wie man sie auf Grund des in der Bundesrepublik Deutschland ubiquitären Jodmangels bei 20–25% der altersentsprechenden Jugendlichen beobachten kann. Eine prophylaktische Jodgabe in Form von jodiertem Kochsalz, wie sie in angrenzenden Ländern, wie der Schweiz und Österreich, aber auch in den USA üblich ist, ist wünschenswert. Darüberhinausgehende Maßnahmen erscheinen nicht erforderlich.

Die gutachtliche Fragestellung ist dahingehend zu beantworten, daß bei dem untersuchten Jugendlichen ein konstitutioneller Hochwuchs vorliegt mit zu Ende gehender Pubertät und einer zur Zeit nicht medikamentös behandlungsbedürftigen, kleinen Jodmangelstruma. Eine vermehrte Wachstumshormonsekretion im Sinne einer Akromegalie liegt nicht vor. Unfallbedingte Störungen der Hypophysenvorderlappenpartialfunktionen, die sich in der Regel in einer Verminderung der besonders empfindlichen somatotropen und gonadotropen Partialfunktionen äußern, liegen mit Sicherheit nicht vor.

Kommentar

Sowohl der Wachstumsverlauf, das heißt fehlendes Körperwachstum seit dem durch Arbeitsunfall erlittenen Schädel-Hirn-Trauma, als auch der regelrechte körperliche Entwicklungszustand, schließlich der normale Ausfall der Hormonanalysen lassen annehmen, daß es sich nicht um einen krankhaften Riesenwuchs, sondern um einen konstitutionellen Hochwuchs am Ende der Pubertät handelt. Es besteht kein Hinweis dafür, daß das durch Arbeitsunfall erlittene Schädel-Hirn-Trauma zu Störungen der Hypophysen-Vorderlappen-Funktionen geführt hat.

Endokrinologie

 Hyperthyreose als Verfolgungsschaden?

Obergutachten für ein Oberlandesgericht im Versorgungsrecht.

K. Hackenberg

Fragestellung

Hyperthyreose und Folgeerkrankungen nach nationalsozialistischer Verfolgung?

Vorgeschichte

Bei dem nach Aktenlage zu erstellenden Gutachten soll folgender Verfolgungstatbestand zugrundegelegt werden:

Die im bürgerlichen Rechtsstreit gegen das Land NRW der Bundesrepublik Deutschland auftretende Klägerin A. B. ist die Witwe des 1891 in Lauenburg/Pommern geborenen und 1956 in London verstorbenen M. B. Dieser war Jude im Sinne der nationalsozialistischen Raséngesetzgebung. Er war in den dreißiger Jahren selbständiger Händler in Landesprodukten in Lauenburg. Boykottmaßnahmen, die sein Geschäft ab 1933 allmählich zum Erliegen brachten, veranlaßten den Erblasser, 1937 nach Danzig zu gehen. Hier heiratete er 1938 in zweiter Ehe die Klägerin. Aus dieser Ehe ist ein Kind hervorgegangen. Im gleichen Jahre 1938 begaben sich die Klägerin und der Erblasser auf eine Geschäftsreise nach London. Wegen der immer stärker in Erscheinung tretenden Verfolgungsmaßnahmen gegen Juden entschlossen sich der Erblasser und die Klägerin, in England zu bleiben. Dort war der Erblasser zunächst als Angestellter einer Flüchtlingsorganisation tätig und arbeitete dann bis zu seinem Tode als freier Handelsvertreter.

Nach den vorliegenden Akten stellte Herr M. B. vor seinem Tode 1955 einen Antrag auf Grund des Bundesergänzungsgesetzes zur Entschädigung für Opfer der nationalsozialistischen Verfolgung. Dabei wird im Detail die Frage nach Schaden an Körper und Gesundheit weder bejaht noch verneint. Nach seinem Tode stellte die Klägerin einen Entschädigungsantrag wegen Schadens an Leben. In der Begründung wird betont, daß der Erblasser M. B. als Angestellter einer Flüchtlingsorganisation nur gerade so geringe Einnahmen gehabt habe, daß das Nötigste zum Leben vorhanden war. Mit Beginn des Krieges und infolge der englischen gesetzlichen Einschränkungen hätten Flüchtlinge dann anfänglich keine Arbeitserlaubnis bekommen, so daß der Erblasser weder in seinem Fach (Getreide) noch sonst eine Stellung annehmen konnte. Es sei ihm nur erlaubt gewesen, als freier Vertreter zu arbeiten, was er auch getan habe. Infolge fehlender geschäftlicher Verbindungen und ungenügender englischer Sprachkenntnisse habe jedoch der Verdienst nur gerade für Wohnung, Lebensmittel und notdürftige Kleidung ausgereicht. Trotz des schweren Leidens, das er sich zugezogen hatte, habe er sich nur zweimal innerhalb 18 Jahren für je 14 Tage Urlaub ermöglichen können. Die Art des Leidens wird nicht näher beschrieben.

Mit Bescheid durch den Regierungspräsidenten in K. vom 7. 8. 1959 wird eine Entschädigung wegen Schadens im beruflichen Fortkommen zuerkannt.

Mit Bescheid der Landesrentenbehörde NRW vom 30. 4. 1963 wird der Antrag auf Entschädigung wegen Schadens an Leben abgelehnt. In der Begründung wird angeführt, daß ein Zusammenhang des Todes an Herzschlagaderverschluß mit der im Sinne der Entwicklungsbegünstigung anerkannten Schilddrüsenerkrankung zu verneinen sei, da es sich um zwei verschiedenartige Krankheitsbilder mit verschiedenartiger Entstehungsursache handele. Die im Sinne der Verschlimmerung anerkannte Schilddrüsenerkrankung habe auf die Herzkranzschlagaderverstopfung im Sinne des akuten Herztodes keinen entwicklungsbegünstigenden Einfluß.

Mit weiterem Bescheid der Landesrentenbehörde NRW vom 25. 10. 1966 wird der ablehnende Bescheid erneut ausgesprochen und zur Begründung aufgeführt, daß durch mehrere Rückfragen festgestellt wurde, daß die Schilddrüsenerkrankung etwa erstmalig im Jahre 1932 aufgetreten und im Jahre 1933 behandelt worden sei. Es wird die Auffassung vertreten, daß es sich bei der im Jahre 1941 beschriebenen schweren Thyreotoxikose wahrscheinlich um ein anderes Krankheitsbild gehandelt haben müsse, da der Patient ohne Besserung durch medikamentöse Behandlung und ohne die empfohlene Operation beim Vorliegen einer Thyreotoxikose zu Tode hätte kommen müssen.

Im Widerspruchsverfahren wird durch die Ärztin Dr. med. L. H. aus Tel-Aviv, einer Cousine des Erblassers, angegeben, daß der Gesundheitszustand des B. immer zufriedenstellend gewesen sei, wenn auch eine gewisse Anlage zu einem Herzleiden vorgelegen haben möge. Diese Erkrankung habe jedoch seine Erwerbsfähigkeit „vor Hitler" niemals beeinträchtigt. Sie wisse, daß der Schock der im Jahre 1933 einsetzenden Judenverfolgung, die zwangsmäßige Verpflanzung in ein fremdsprachiges Land unter erschwerten klimatischen Bedin-

Endokrinologie

gungen, die Angst vor Verarmung und das ungewohnte Einarbeiten in die neuen Verhältnisse, der Verlust von Angehörigen und die Gesamtwirkung der damaligen Ereignisse in Deutschland seinen Zustand richtungsgebend verschlimmert habe. Er sei bereits in Berlin im Jahre 1934 aufgrund der ersten stärkeren Erscheinungen mit einem Radiumring in der Charité von Herrn Prof. Gudzent behandelt worden, und sein Zustand habe sich im Laufe der Jahre ständig verschlechtert. Insbesondere seien nervöse Beschwerden wie Atemnot, Herzbeklemmung, Schwindelanfälle und dergleichen hinzugekommen. Die richtungsgebende Verschlimmerung eines selbst anlagebedingten Leidens sei im wesentlichen eine Verfolgungskonsequenz gewesen.

In einem Gutachten des behandelnden Arztes in London, Dr. G.N., vom Februar 1955 wird festgestellt, daß Herr M.B. seit 1946 in Behandlung stand. Der Patient leide an Basedow'scher Erkrankung mit stark erhöhtem Blutdruck, außerdem an Attacken von schwerer Erschöpfung und Depression. Er bekomme oft Anfälle von langdauerndem Herzklopfen (paroxysmale Tachykardie), die oft längere Ruhepausen notwendig machten. In den letzten Monaten bekam der Patient plötzlich und ohne Warnung schwere Schwindelanfälle, bei denen er plötzlich zu Boden fiel. Er habe sich dadurch schwere Muskelzerrungen und Blutungen zugezogen und könne nicht ohne Begleitung ausgehen. Die Berufsfähigkeit betrage nicht mehr als 40–50%. Im Falle einer Zunahme der Schwindelanfälle und Unwirksamkeit einer vorgeschlagenen klinischen Behandlung sei es fraglich, ob der Kranke überhaupt noch weiter seine Tätigkeit als Vertreter ausüben könne.

In einer weiteren ärztlichen Bescheinigung des Dr. G.N., London vom Juni 1962 wird ergänzend die Todesursache durch Koronarthrombose angegeben. Es sei fraglos, daß die erzwungene Auswanderung und die Folgen den frühzeitigen Tod herbeigeführt hätten.

In einem weiteren ärztlichen Gutachten des Dr. C.P. vom 14.11.1962 wird bestätigt, daß Herr M.B. dreimal im Jahre 1941 untersucht worden sei. Er habe damals die Zeichen einer schweren Thyreotoxikose aufgewiesen. Die Pulsfrequenz habe 105 Schläge/min. betragen, der Blutdruck 185/95 mm Hg. Röntgenologisch sei das Herz vergrößert gewesen, die Schilddrüse stark vergrößert. Der Patient sei erregt gewesen, habe gezittert und geschwitzt. Während einer fünfmonatigen Behandlung habe er 5 kg an Gewicht verloren. Nachdem die medikamentöse Behandlung erfolglos gewesen sei, habe er auf eine Operation gedrungen, der Verstorbene habe den Rat nicht befolgen können, da er sein Brot verdienen mußte und die nötige Zeit zur Operation und Rekonvaleszenz nicht ermöglichen konnte. Eine toxische Schilddrüsenerkrankung habe bei dem Verstorbenen seit vielen Jahren bestanden, jedoch habe sich der Zustand wesentlich nach einer Radiumbehandlung im Jahre 1934 gebessert. Es bestehe kein Zweifel, daß die Verschlechterung der Krankheit durch die aufregende Emigration verursacht worden sei und damit verfolgungsbedingt war.

In einer Stellungnahme des Prof. Dr. T. vom 8.3.1963 wird festgestellt, daß erst drei Jahre nach Beendigung der Verfolgungszeit die Erkrankung aufgetreten sei. Eine Entwicklungsbegünstigung hinsichtlich des weiteren Leidensverlaufes sei zu bejahen. Eine abgrenzbare Verschlimmerung des Schilddrüsenleidens sei für die Zeit von 1941 bis zum Tode des Antragstellers am 2.7.1956 anzuerkennen mit einer verfolgungsbedingten MdE in Höhe von 25%.

Laut erneutem Bescheid der Landesrentenbehörde wurde der Antrag wegen Schadens an Leben erneut abgelehnt.

In einem Gutachten des Prof. Dr. B.S. aus dem Jahre 1965 wird zusammenfassend festgestellt, daß ein ursächlicher Zusammenhang des 1956 erfolgten Todes des B. mit erlittenen rassischen Verfolgungen durch die vorhandenen Unterlagen nicht wahrscheinlich gemacht werden können, und daß insbesondere ein Zusammenhang des zum Tode führenden Herzinfarktes mit der zu Lebzeiten wahrscheinlich bestehenden Hyperthyreose nicht wahrscheinlich sei.

Mit Entscheid des Landgerichts in D. vom 9.12.1965 wurde die Klage wegen Schadens an Leben abgelehnt, desgleichen laut Urteil des Oberlandesgerichtes D. vom 12.4.1967.

Nach einem Auflagenbeschluß des Landgerichtes in D. vom 4.1.1968 soll näher geklärt werden, warum B. sich während des Krieges nicht habe wegen seines Basedow-Leidens operieren lassen, obwohl doch die Operation kostenlos gewesen wäre und die Operation allenfalls eine vorübergehende Einbuße der Einkünfte bedeutet hätte. Weiterhin soll unter Beweis gestellt werden, in welcher Weise eine ambulante Behandlung des Basedow-Leidens während des Krieges erfolgt sei.

Dazu gibt Dr. C.P. im ärztlichen Gutachten vom 17.1.1968 an, daß die Behandlung im Jahre 1941 erfolgte. Sie habe aus Beruhigungsmitteln mit einer Kombination von Chinin, Hydrobrom, Valerian, Hyosziamin und Luminal bestanden. Das sei die damals übliche Behandlung von Thyreotoxikosen gewesen, zu einer Zeit, bevor die antithyreoidalen Medikamente (Methylthiouracil) entdeckt wurden. Trotz ärztlichen Rates habe der Patient die Operation wegen des hohen Verdienstausfalles abgelehnt, auch hätte er nur aufgrund eines Armutszeugnisses die Operation kostenfrei erhalten, wozu er nicht berechtigt war.

Mit Bescheid der Landesrentenbehörde vom 27.2.1968 wird eine Entschädigung wegen Schadens an Gesundheit wiederum abgelehnt, desgleichen laut Urteil des Landgerichtes D. vom 29.6.1970.

Laut Auflagen und Beweisbeschluß des Oberlandesgerichtes D. vom 11.2.1971 sollen die behandelnden Ärzte, Dr. C.P. und Dr. G.N., als sachverständige Zeugen vernommen werden. Dabei wird u.a. als neues Faktum festgestellt, daß bei Herrn B. bereits seit 1914 die Basedowsche Erkrankung bekannt gewesen sei. Er sei damals in Bad Nauheim behandelt worden und habe später eine Radiumbehandlung in Berlin bekommen mit einer guten Besserung.

Endokrinologie

Beurteilung

Im Gegensatz zu dem außerordentlich umfangreichen Aktenmaterial sind im vorliegenden Fall des 1956 verstorbenen M. B. die objektivierbaren und medizinisch relevanten Angaben sehr spärlich, so daß eine Beantwortung der im Obergutachten gestellten Fragen besondere Schwierigkeiten aufweist, wie bereits in früheren Gutachten ähnlich betont wurde.

Zunächst ist festzustellen, daß M. B. selbst in seinem ersten Antrag auf Entschädigung im Jahre 1955 zwar Schaden an beruflichem Fortkommen angemeldet, jedoch die Frage nach Schaden an Körper und Gesundheit unbeantwortet gelassen hat. In seinem eigenen Lebenslauf spricht er zwar am Schluß auch von körperlichen Leiden als Folge der im Jahre 1938 bewerkstelligten Emigration und der wirtschaftlichen Schwierigkeiten, ohne jedoch die Art dieser Leiden zu charakterisieren.

Die Cousine des B., Frau Dr. L. H., aus Tel-Aviv stellt 1960 in ihrem Attest fest, daß der Gesundheitszustand des Vetters immer einen zufriedenstellenden Eindruck gemacht habe, wenn auch eine gewisse Anlage zu einem Herzleiden vorgelegen haben möge. Diese Erkrankung habe jedoch seine Erwerbsfähigkeit vor Hitler niemals beeinträchtigt. Erst der Schock, der im Jahre 1933 einsetzenden Judenverfolgung, die Emigration und ihre Konsequenzen hätten den Zustand richtunggebend verschlimmert.

Ohne direkten Hinweis auf eine Schilddrüsenerkrankung fährt sie fort, daß er bereits 1934 in Berlin aufgrund der ersten stärkeren Erscheinungen mit einem Radiumring durch Prof. Gudzent in der Berliner Charité behandelt worden sei. Sein Zustand habe sich im Laufe der Jahre ständig verschlechtert. Es seien Beschwerden wie Atemnot, Herzbeklemmungen, Schwindelanfälle und dergleichen hinzugekommen.

Es bleibt also festzustellen, daß offenbar schon vor 1933 Symptome vorhanden waren, die auf ein Herzleiden hingewiesen haben. Es ist auch denkbar, daß diese Beschwerden schon mit dem nicht ausdrücklich benannten, aber nach Aktenlage zwischen 1932 und 1934 behandelten Schilddrüsenleiden zusammenhängen. Ob es sich bei diesem Leiden um einen Kropf bei normaler Stoffwechsellage oder um eine Überfunktion der Schilddrüse gehandelt hat, geht aus dem Attest nicht hervor.

Dr. C. P. macht in seinem am 1. 10. 1970 abgegebenen Protokoll, das gleichzeitig auch die ausführlichsten Angaben innerhalb der zahlreichen früheren Atteste macht, hinsichtlich der Anamnese die wichtige Aussage, daß schon 1914 bei Herrn M. B. die Basedowsche Erkrankung festgestellt worden sei. Er sei damals in Bad Nauheim behandelt worden. Später sei die Radiumbehandlung erfolgt, die zu einer guten Besserung geführt habe. Erst seit 1938, dem Zeitpunkt der Emigration nach England, sei der Hals wieder angeschwollen. Ferner seien die früheren Beschwerden, wie Zittern, Herzklopfen, Müdigkeit, wieder aufgetreten.

Dr. P., der Herrn M. B. insgesamt dreimal im Jahre 1941 gesehen und behandelt hat, gibt als subjektive Beschwerden an: Herzklopfen, Kurzatmigkeit, Zittern und beträchtliche Gewichtsabnahme. Objektiv wurde festgestellt ein Puls von 105/min., RR 185/95 mm Hg, Zittern, Glotzaugen, eine in beiden Lappen geschwollene Schilddrüse. Das Herz war röntgenologisch linksventrikulär verbreitert. Zwischen der ersten und zweiten Untersuchung innerhalb von 18 Tagen habe der Gewichtsverlust 0,5 kg betragen. Nach Behandlung mit Chinin, Bromhydrat, Baldrian, Luminal etc. sei kein Erfolg eingetreten, so daß der Zustand sich auch nach einem halben Jahr nicht gebessert habe.

Zusammenfassend muß danach festgehalten werden, daß die Basedowsche Erkrankung erstmals 1914 diagnostiziert und behandelt wurde. In den frühen dreißiger Jahren wurde bei dem offensichtlich erfolgten Rezidiv nicht etwa die damals sicher finanziell tragbare und als Therapie erprobte Operation durchgeführt, sondern die erst kurz (ungefähr 6 Jahre) einge-

Endokrinologie

führte Behandlung mit einem Radiumring, über die naturgemäß noch keine Langzeiterfahrungen vorliegen konnten. Die 1941 von Dr. P. angewandte Behandlung hat sich auf rein sedierende Maßnahmen beschränkt. Sie kann als symptomatische Therapie sowohl bei einer Schilddrüsenüberfunktion als auch bei einem Herzleiden ohne Schilddrüsenfunktionsstörungen angewandt werden. Die von Dr. P. aufgeführten Befunde sind insgesamt nicht als schilddrüsenüberfunktionsspezifisch zu bezeichnen. Die Pulsfrequenz war mäßig beschleunigt, der Blutdruck des damals 50jährigen nicht übermäßig erhöht. Angaben über Herzrhythmusstörungen im Jahre 1941 fehlen. In diesem Zusammenhang muß auch erwähnt werden, daß sich M. B. ein Jahr zuvor (1940) subjektiv als 49jähriger offensichtlich in der Lage sah, als Freiwilliger Kriegsdienst zu leisten. Aus welchen gesundheitlichen Gründen er von der Musterungsbehörde zurückgestellt wurde, bleibt offen.

Die Zeit vom Dezember 1941 bis 1946 ist nicht mit verwertbaren medizinischen Angaben belegt. Dr. N., der nach seinen Angaben seit 1946 monatlich etwa zweimal konsultiert wurde, hielt die in Deutschland mindestens 14 Jahre zuvor gestellte Diagnose für so gesichert, daß er keine neuen Tests anstellen ließ und wiederum lediglich mit Sedativa und zuweilen auch Digitalis behandelte, was bei ausschließlicher Erkrankung des Herzens sicher richtig, bei schilddrüsenbedingter Herzsymptomatik als alleinige Therapie aber nicht als ausreichend zu bezeichnen ist, insbesondere dann nicht, wenn sich der Zustand in den letzten drei Jahren (1953 bis 1956) noch verschlimmert hat. Angaben über Ekg.-Befunde fehlen.

Zu den Ausführungen der behandelnden Ärzte, Dr. P. und Dr. N., muß folgendes gesagt werden:

1. Die Operation ist das älteste und sicher erprobteste Verfahren der Behandlung der Schilddrüsenüberfunktion. Es hätte schon früher, auch schon vor der Verfolgung durchgeführt werden können und wäre auch 1941 bzw. 1946 auf die Dauer effektiver gewesen, als die symptomatische medikamentöse Behandlung.
2. Die heute in weitem Umfang mit Erfolg angewandte Therapie mit Radiojod wurde Ende der dreißiger Jahre (ungefähr 1938) zuerst in den angelsächsischen Ländern eingeführt. Sie ist bewährt, effektiv und vermeidet das allerdings geringe Operationsrisiko. Sie wird besonders bei Schilddrüsenüberfunktionen mit Herzbeteiligung empfohlen. Sie wurde bei M. B. nicht angewandt.
3. Die konservativ medikamentöse Behandlung mit Perchlorat- oder Thioharnstoffpräparaten sowie Mercaptoimidazol wird seit 1942 angewandt. Sie ist als Dauertherapie hinsichtlich der ärztlichen Überwachung und der Kosten eher aufwendiger, als die unter 1. und 2. genannten Verfahren. Beim Absetzen kommt es leichter zu Rückfällen. Auch diese Behandlungsform wurde bei M. B. bis 1956 nicht angewandt.
4. Herzinfarkte sind bei Schilddrüsenüberfunktionen insgesamt selten. Sie sind bei knotigen Schilddrüsenvergrößerungen mit Überfunktion häufiger anzutreffen, als bei Überfunktionen mit diffus vergrößerter Schilddrüse oder ohne Vorhandensein eines Kropfes. Herzrhythmusstörungen sind bei Überfunktionen bekannt, nach bisherigen Erfahrungen und den Angaben der Literatur setzt ihr Auftreten jedoch eine anderweitig bedingte (z. B. arteriosklerotisch oder entzündlich bedingte) Vorschädigung des Herzens voraus. Es gilt als selbstverständlich, daß vor oder wenigstens gleichzeitig mit der Behandlung der Herzsymptomatik die Schilddrüsenüberfunktion effektiv behandelt wird. Rhythmusstörungen (Vorhofflimmern mit absoluter Arrhythmie, paroxysmale Tachykardien) können sich mit Normalisierung der Stoffwechsellage zurückbilden, können aber auch persistieren, was offenbar wiederum von der Vorschädigung des Herzens abhängt.
5. Die Ursache der Schilddrüsenüberfunktion ist bis heute ungeklärt. Diskutiert werden neben genetischen Faktoren immunologische Prozesse in der Schilddrüse selbst. Verbindli-

Endokrinologie

che Aussagen über die Ätiologie des im vorliegenden Fall wohl phasenhaften Verlaufes der Hyperthyreose können nicht gemacht werden. Wenn es schon schwierig und eher spekulativ ist, Aussagen über den Charakter der in manchen Zentren intensiver Forschung und Behandlung zugänglichen Hyperthyreose zu machen, ist es fast unmöglich, die Frage der psychogenen Entstehung der Hyperthyreose zu beantworten. Zwar ist häufig über die plötzliche Manifestation einer Schilddrüsenüberfunktion nach einer akuten seelischen Erschütterung berichtet worden, objektive Kriterien, d. h. nachweisbare Funktionserhöhungen unter extremem Streß fehlen aber bis heute. In jedem Fall muß das Motivationsbedürfnis der Kranken berücksichtigt werden. Im Fall des sogenannten „Schreckbasedow" ist ein enger zeitlicher Zusammenhang mit einer akuten Streßsituation zu fordern (einige Tage). Davon kann bei M. B., der 1938 legal ausgewandert ist und keinen akuten persönlichen Verfolgungsmaßnahmen ausgesetzt war, nicht die Rede sein.

Es muß festgestellt und betont werden, daß die Schilddrüsenfunktion bei gesunden und kranken Menschen gegenüber seelischen Erschütterungen sehr widerstandsfähig ist, es ist nicht möglich, die Entstehung oder Unterhaltung der Überfunktion allein aus dem Lebensschicksal des Erkrankten zu deuten.

Nach allem werden die im Gutachten gestellten Fragen wie folgt beantwortet:

1. Herr M. B. hat vor und seit seiner Verfolgung an einer phasenhaft verlaufenden Schilddrüsenüberfunktion gelitten. Seit 1946 bestanden anfallsweise auftretende Herzrhythmusstörungen, seit etwa 1955 zusätzlich Angina pectoris-Anfälle.
2. Seit Auftreten der Angina pectoris-Anfälle bestand Erwerbsunfähigkeit.
3. Ein Zusammenhang der Schäden mit nationalsozialistischen Verfolgungsmaßnahmen kann nicht wahrscheinlich gemacht werden, die Hyperthyreose trat bereits 1914 erstmals auf.
4. Mit an Sicherheit grenzender Wahrscheinlichkeit sind verfolgungsbedingte Umstände nicht verantwortlich zu machen für den Verlauf des Leidens. Das Leiden ist spontan und phasenhaft weiterverlaufen, die Schilddrüsenüberfunktion ist nur 1932 oder 1934 (Radiumring) spezifisch behandelt worden, später nur symptomatisch.

Kommentar

Der Schreck-Basedow, also eine Schilddrüsenüberfunktion durch akute seelische Belastung, ist oft diskutiert, aber hinsichtlich der dabei wirksam werdenden pathogenetischen Mechanismen niemals gesichert oder auch nur wahrscheinlich gemacht worden. Zwar ist die Ursache einer Schilddrüsenüberfunktion in der Regel auch heute nicht zu klären, politische Verfolgung, Gefangenschaft oder andere ähnliche Ereignisse spielen aber nach unserem heutigen Wissensstand keine Rolle.

Neurologie

Neurologische Fragestellungen (iatrogene Schäden peripherer Nerven, nach Myelographie [s. auch Nr. 122], Impfschäden [s. auch Nr. 14], traumatische Epilepsie, Vorschädigung und Trauma)

Iatrogene Schäden peripherer Nerven.

E. Müller

Iatrogene Schäden peripherer Nerven und von Nervengeflechten nach Narkosen, Operationen, Injektionen, Leitungsanästhesien, Punktionen von Venen und Arterien sind bekannt, grundsätzlich nicht immer zu vermeiden. Fragen der Haftpflicht nach und der Aufklärung vor Eingriffen mit solchen Schäden werden von den Gutachterkommissionen für ärztliche Haftpflichtfragen der Ärztekammern, von Versicherungen und Gerichten zunehmend häufig gestellt.

Literatur u. a. bei
Stöhr, M.: Iatrogene Nervenläsionen. Georg Thieme, Stuttgart, New York, 1980

Müller, E. in Die ärztliche Begutachtung, herausgegeben von E. Fritze, Steinkopff-Verlag, Darmstadt, 1982; S. 387, 388

 ## Medianusschädigung nach Kubitalvenenpunktion

E. Müller

Fragestellung

Frage der ärztlichen Haftpflichtversicherung: Hat Dr. X. anläßlich der bei Frau Z.Z. (geb. 17. 8. 1935) am 27. 9. 1982 vorgenommenen Punktion der linken Kubitalvene schuldhaft gehandelt, so daß ein Nervenschaden entstanden ist?

Vorgeschichte

Vergebliche Punktion der linken Kubitalvene am 27. 9. 1982 mit sofort einsetzendem stechend brennendem Schmerz ausstrahlend bis Handgelenkmitte, nach einiger Zeit verschwindend. 24 Stunden später bei Streckbewegungen des linken Unterarms zunehmende, elektrisierende Schmerzen, ausstrahlend in das Versorgungsgebiet des Medianus an der linken Hohlhand.

Befund

Leichte, sehr druckempfindliche Schwellung in der linken Ellbeuge, Beugebehinderung, geringgradige Schwäche des M. opponens pollicis. Trotz Behandlung mit kühlenden Umschlägen, Thrombophob, Analgetikum und Reparil zunehmende Rötung und Schwellung im Bereich der Punktionsstelle, zunehmende Opponensschwäche. Röntgenologisch keine Schäden an Ellbogengelenk und Knochen.
Elektromyogramm/Elektroneurogramm: Drei Wochen nach Verletzung leichte Verzögerung der motorischen Nervenleitgeschwindigkeit im linken Nervus medianus, einzelne Fibrillationspotentiale im Opponens als Zeichen frischer neurogener Schädigung. Sechs Wochen nach Punktion Mißempfindungen im Bereich der linken Hand geringer, motorische Nervenleitgeschwindigkeit im Medianus normal. Volle Arbeitsfähigkeit 10 Wochen nach Kubitalvenenpunktion.

Neurologie

Beurteilung

Durch die vergebliche Kubitalvenenpunktion ist es wahrscheinlich zu einer direkten Stichverletzung mit nachfolgender Umblutung und Ödembildung, zu einer leichten, vorübergehenden Schädigung des Nervus medianus mit Mißempfindungen, Schmerzen und leichten motorischen Ausfällen gekommen. Objektiviert ist der Schaden durch die Elektromyographie und Elektroneurographie. Es handelt sich um eine recht seltene, jedoch durchaus bekannte Komplikation, die vorwiegend nach intravenösen Injektionen und Infusionen, gelegentlich auch nach frustranen Punktionen der Kubitalvene beobachtet wird. Die Schädigung war hier – wie meist – voll rückbildungsfähig. Sie verursachte aber Schmerzen, Bewegungsbehinderungen und vorübergehend Arbeitsunfähigkeit, keinen leistungsmindernden Dauerschaden. Als bekannte, nicht unübliche Komplikation auch bei lege artis vorgenommenen Punktionen der Kubitalvene kann sie in dem vorliegenden Fall nicht auf ein fehlerhaftes Verhalten des Arztes, welcher die Punktion abbrach, zurückgeführt werden. Dem Arzt könnte lediglich vorgehalten werden, daß er angesichts möglicher Medianusschäden bei Kubitalvenenpunktionen nicht eine andere Unterarmvene zu punktieren versuchte. Inwieweit bei den weitgehend üblichen Venenpunktionen in der Ellenbeuge der Arzt grundsätzlich verpflichtet ist, vor dem Eingriff auf die Möglichkeit von Nervenschäden hinzuweisen, wird offengelassen, auch wenn er eine Unterrichtung des Patienten insbesondere bei schwierigen Venenverhältnissen im Hinblick auf sehr weitgehend höchstrichterliche Urteile nicht unterlassen sollte.

Kommentar

Vorsicht bei Punktionen in der Ellenbeuge, insbesondere bei schlechten Venenverhältnissen. Meist harmlose Medianusschäden keine Rarität! Haftpflicht- und Schmerzensgeldansprüche nicht unberechtigt. Fehlerhaftes Verhalten des Arztes ist zu unterstellen, wenn trotz heftiger lokaler Schmerzen mit Ausstrahlen in den Unterarm die Punktion nicht sofort abgebrochen wird. Bei schwierigen Venenverhältnissen und unabdingbarer (?) Punktion der Kubitalvene muß auf Komplikationsmöglichkeiten verwiesen werden.

 ## Genitofemoralis- und Cutaneus-femoris-lateralis-Neuralgie nach Punktion der Arteria femoralis zur Katheterangiographie.

E. Müller

Fragestellung

Fragen der Gutachterkommission für ärztliche Haftpflichtfragen bei der Ärztekammer: Sind die vom Beschwerdeführer Y.Y. (geb. 19.4.1920) geklagten Schmerzen und die Schwäche im rechten Bein, der darauf bezogene erhebliche Schmerzmittelgebrauch und ein daraus angeblich entstandenes Magengeschwür, schließlich auch die allgemeine Hinfälligkeit Folgen der am 2.9.1980 vorgenommenen Punktion der Arteria femoralis mit nachfolgender Kathetereinführung?

Neurologie

Vorgeschichte

Bei dem zur Zeit des Eingriffs 60 Jahre alten, an einem schwer einstellbaren Diabetes und Hochdruck leidenden Kranken, der über ein Jahrzehnt zuvor Unterbauchoperationen rechts (Appendektomie; Lösung von Verwachsungen) durchmachte, wird eine Darstellung der Nierengefäße für indiziert erachtet und nach schriftlicher Einwilligung am 2. 9. 1980 durchgeführt. Während die Nierenarterien in Ordnung waren, fand sich ein partieller Verschluß der rechten Arteria iliaca. Beendigung des Eingriffes nach glatter Punktion ohne allergische Komplikation. Kleineres Hämatom an der Punktionsstelle, übliche Versorgung mit Druckverband.
Sofortige Klagen über Mißempfindungen im Bereich des Genitofemoralis und Cutaneus femoris lateralis rechts, die den Charakter bleibender Neuralgien annehmen. Neurologischer Befund: Empfindungsstörungen im Versorgungsbereich der genannten Nerven, strumpfförmige Hypästhesie/Hypalgesie an beiden Unterschenkeln, Nichtauslösbarkeit der ASR, Abschwächung des rechten PSR, fragliche Umfangsminderung rechter Oberschenkel.
EMG: Zeichen schon älterer neurogener Schäden in der Muskulatur beider Beine, Verzögerung der motorischen Nervenleitgeschwindigkeit aller Beinnerven.
Diagnose: Polyneuropathie bei Diabetes, Meralgia paraesthetica (Neuralgie des Cutaneus femoris lateralis) und Genitofemoralis-Neuralgie. Beide verschwinden erst nach Durchtrennung des Nerven. Frage aus medizinischer Sicht: Polyneuropathie bei Diabetes mit Schwerpunkt rechter Oberschenkel und/oder traumatische Schädigung Cutaneus femoris lateralis und Genitofemoralis, eventuell Femoralisschädigung durch Arterienpunktion?

Beurteilung

Da jeder Eingriff und alle mechanischen Störungen im Bereich der Leistenaponeurose Schäden der durch diese ziehenden Nerven verursachen können, vor allem aber nach Arterienpunktionen in der Regel vorübergehende, seltener bleibende Schäden, geläufig sind, die Neuralgien sofort bzw. sehr kurze Zeit nach dem Eingriff auftraten, spricht kein vernünftiger Grund gegen die Annahme einer Schädigung der Hautnerven durch den lege artis vorgenommenen Eingriff. Ungewöhnlich ist aber die Hartnäckigkeit der Neuralgien, die erst nach Nervendurchtrennung verschwunden und einer nicht als unangenehm empfundenen Hypästhesie gewichen sind. Die Hartnäckigkeit der Neuralgien ist mit einer durch den Diabetes bedingten, wahrscheinlich auch durch alte Narbenbildungen nach den Eingriffen am rechten Unterbauch oberhalb der Leistenaponeurose noch verstärkten Vulnerabilität des peripheren Neuron zu erklären. Mechanopathien und Schwerpunktpolyneuropathien bei Diabetes sind im Bereich physiologischer und pathologisch entstandener Engpässe besonders häufig. Durch die Makroangiopathie im Bereich der Arteria iliaca rechts verstärkte Durchblutungsstörungen der Vasa nervorum können eine weitere Rolle spielen.
Die Punktion der Femoralarterie ist als wesentlicher Faktor anzusehen, der infolge erhöhter Vulnerabilität des peripheren Nervensystems bei Diabetes mellitus und lokalen Narbenbildungen zum Bild der Schwerpunktpolyneuropathie mit traumatisch ausgelöster Neuralgie des Nervus genitofemoralis und N. cutaneus femoris lateralis geführt hat. Diabetische Neuropathie, behaupteter Schmerzmittelabusus, Magenbeschwerden sind keine Folgen des Eingriffs. Die auf die Arterienpunktion zu beziehenden Neuralgien sind nach der Nervendurchtrennung verschwunden. Eine Beeinträchtigung der Leistungsfähigkeit und Lebensqualität besteht nicht mehr. Die durch die Arterienpunktion hervorgerufenen Neuralgien sind mit Sicherheit nicht auf eine fehlerhafte Behandlung zurückzuführen. Inwieweit der Untersucher vor dem Eingriff auch auf die Komplikationsmöglichkeiten im Bereich des peripheren Nervensystems hätte hinweisen können, ist bei extensiver Auslegung der Aufklärungspflicht zu bejahen.

Neurologie

Kommentar

Alle Eingriffe im Bereich der Leistenaponeurose können zu Schäden am N. femoralis, N. cutaneus femoris lateralis, N. genitofemoralis, N. ilioinguinalis, bei Blutungsbereitschaft auch am N. obturatorius führen. Die Nervenschäden sind häufig rückläufig und harmlos. Sie müssen bei Vorschäden, die die Disposition zu lokalen und allgemeinen Störungen des peripheren Neuron erhöhen (vorausgegangene Eingriffe mit Narbenbildungen, etwa Leistenbruch-, Unterbauch-, gynäkologische Operationen; Diabetes mellitus, Alkoholismus) besonders in Rechnung gestellt werden. Extensive Aufklärung ist ratsam.

67 Ischiadicusschädigung nach Totalendoprothese des Hüftgelenks.

E. Müller

Fragestellung

Frage der Gutachterkommission für ärztliche Haftpflichtfragen bei der Ärztekammer: Ist die bei Frau X. X. (geb. 8.1 2. 1910) nach der endoprothetischen Versorgung des linken Hüftgelenkes aufgetretene und bislang nur geringgradig zurückgegangene Ischiadicusschädigung auf ein fehlerhaftes Verhalten des Operateurs zurückzuführen?

Vorgeschichte

Drei Wochen nach der am 14. 9. 1981 wegen Coxarthrose links vorgenommenen totalendoprothetischen Versorgung bemerkt das Pflegepersonal bei den ersten Gehversuchen eine „Peroneusparese".

Die sofortige neurologische Untersuchung ergibt eine hochsitzende Lähmung des linken N. ischiadicus mit besonders starker Beteiligung der Strecker am Unterschenkel. Bis heute nur geringgradige Besserung. Ein Zusammenhang mit der Operation wird für wahrscheinlich erachtet. Der von der Gutachter-Kommission befragte Operateur verweist auf den lege artis vorgenommenen Eingriff und die angebliche Beschwerdefreiheit unmittelbar nach ihm. Die Patientin bestreitet dies unter Hinweis auf sofort vorhandene Mißempfindungen und Spannungsgefühl im linken Unterschenkel. Der Operateur hält eine Ischiadicusschädigung durch Druck beim Sitzen auf der Bettpfanne für wahrscheinlich, zumal die Lähmung erst „sehr spät" aufgetreten sein soll. Er stützt sich bei dieser Deutung auf eine Erklärung zweier Schwestern, wonach die Patientin auf der Bettpfanne sitzend öfter eingeschlafen und 10 bis 20 Minuten in sich gekrümmt dort gehockt habe.

Beurteilung

Nach der Vorgeschichte und dem neurologischen Befund einer kaum mehr rückbildungsfähigen Teillähmung des linken N. ischiadicus, die nicht durch anderweitige lokale Prozesse, ein Allgemeinleiden mit Polyneuropathie erklärt werden kann, muß eine Schädigung bei oder nach der Operation angenommen werden. Schäden der Beinnerven und des Beinnervengeflechtes sind bei jeder Hüftgelenksoperation möglich. Sie können sich auch erst nach einigen Tagen einstellen, sofern eine späte Manifestation nicht dadurch vorgetäuscht wird, daß die Läsion bei den meist alten, u. U. durch Komplikationen länger als üblich bettlägeri-

Neurologie

gen Kranken zunächst übersehen wird. Die Läsionen sind, was vielen Operateuren noch unbekannt ist, häufiger als ursprünglich angenommen, unterschiedlich ausgeprägt und keineswegs immer voll rückbildungsfähig. Ein Verschulden trifft den lege artis vorgehenden Operateur nicht. Er muß aber unbedingt auf die Möglichkeiten von Nervenschäden vor jeder Operation hinweisen! Insofern ist dem Arzt eine nicht hinreichende Aufklärung der Patientin vorzuwerfen. Sein Argument, wonach die Ischiadicuslähmung durch Druck der Bettpfanne entstanden sei, ist nicht stichhaltig. Der hauptsächliche Druck einer Bettpfanne lastet auf dem Kreuzbein, sodaß eine so hochgradige Ischiadicusschädigung wie in dem vorliegenden Fall kaum denkbar ist. Würde diese Deutungsmöglichkeit einer Druckschädigung für wahrscheinlich gehalten, müßte dem Arzt eine Vernachlässigung der Aufsichtspflicht angelastet werden, darf doch das Personal alte, schwerkranke Patienten nach Operationen nicht unbeaufsichtigt auf der Bettpfanne einschlafen lassen!

Kommentar

Beinnerven- und Beinnervengeflechtslähmungen nach Traumen, Eingriffen, insbesondere Totalendoprothesenversorgung an den Hüftgelenken als Folgen lokalen Drucks, Zugs, von Umblutungen und Ödem sind häufiger als allgemein bekannt. Sie können auch erst einige Tage nach dem Eingriff noch auftreten. Bei Alten, Bettlägerigen werden sie zu spät erkannt. Sie sind durch keine Operationstechnik zu verhindern. Auf die Möglichkeit solcher Komplikationen muß vor jeder Operation verwiesen werden.

Fragliche Schäden nach lumbaler Myelographie.

E. Müller

Seitdem die Liquorräume mit jodhaltigen Kontrastmitteln dargestellt werden, werden der Eingriff als solcher, vor allem aber in den Subarachnoidalräumen verbliebene Kontrastmittelreste für vielfältige Allgemeinbeschwerden wie Kopfschmerzen, Schwindel, Leistungsminderung und zerebrale Störungen, die auch noch nach Monaten und Jahren ausgelöst worden sein sollen, verantwortlich gemacht. Kontrovers beurteilt wird noch, inwieweit größere Kontrastmittelreste Dauerschäden an Gehirn, Rückenmark und Nervenwurzeln verursachen.

Neurologie

68 Kontrastmittelschaden nach lumbaler Myelographie?

E. Müller

Fragestellung

Frage der Gutachterkommission für ärztliche Haftpflichtfragen bei der Ärztekammer: Sind die Beschwerden von Herrn Y.Y. (geb. 6.4.1930) Folgen einer im Juli 1981 vorgenommenen lumbalen Pantopaque-Myelographie?

Vorgeschichte

Wegen klinischen Verdachts auf eine zervikale Myelopathie erfolgte im Juli 1981 eine lumbale Myelographie mit 9 ml Pantopaque. Das Kontrastmittel konnte nicht vollständig abpunktiert werden. Einige Kontrastmittelreste (Tropfen) lassen sich noch heute computertomographisch in den basalen Zisternen nachweisen. Liquorveränderungen fanden sich bei der Untersuchung nicht. 75 Tage nach der Myelographie traten links temporale Kopfschmerzen, Fieber bis 39,5 °C, Nackensteife auf. Deshalb erneute Klinikaufnahme. Bei sonst normalem neurologischen Befund im Liquor 1508/3 Zellen, vorwiegend Lymphozyten, 90 m% Gesamteiweiß, IgG-Vermehrung. Unter Analgetika/Antibiotika, Entfieberung, Rückgang der Zellzahl auf 139/3, Gesamteiweiß 49 mg%. Diagnose: Lymphozytäre (Virus-) Meningitis. Kein Erregernachweis.
Die Meningitis wird vom Patienten auf die Myelographie und die in den Liquorräumen verbliebenen Kontrastmittelreste bezogen, Dauerkopfschmerzen geklagt. Deshalb unter Hinweis auf die behauptete Arbeitsunfähigkeit Antrag auf Schadensersatz und Schmerzensgeld.

Befund (Oktober 1982)

Hochdruck; neurologisch regelrechte Verhältnisse. Psychopathologisch: Neurotische Reaktion. Liquor unauffällig. Kraniales Computertomogramm: geringgradige, tropfenförmige Kontrastmittelreste in den basalen Zisternen. Keine Liquorzirkulationsstörungen, keine Umscheidung von Hirnnerven, kein Hydrozephalus.

Beurteilung

Die 75 Tage nach der komplikationslosen Pantopaque-Myelographie akut aufgetretene fieberhafte, mit Zell- und Eiweißvermehrung im Liquor einhergehende Affektion war nach den lückenlos dokumentierten Befunden der untersuchenden Klinik aller Wahrscheinlichkeit nach eine sog. virusbedingte, lymphozytäre Meningitis. Ein Zusammenhang mit der Pantopaque-Myelographie ist unwahrscheinlich.
Nach der Pantopaque-Myelographie kann es zwar akut, in den ersten Tagen, höchstens Wochen, zu meningealen Reaktionen, extrem selten zur Meningitis kommen. In diesem Fall handelt es sich meist um das Zusammentreffen des Eingriffs mit einem latenten Infekt. Spätmeningeopathien, insbesondere Arachnopathien in Auswirkung von Kontrastmittelresten werden immer wieder behauptet. Ihre Existenz ist strittig. Angelsächsische Untersucher verneinen sie und verzichten auf die Entfernung des Kontrastmittels, die fast nie vollständig gelinge und unangenehmer sein könne. Arachnopathien durch Verklebungen sind andererseits gelegentlich beschrieben worden. Sie sollen leichter auftreten, wenn die verbliebene Kontrastmittelmenge mindestens 1 ml überschritten hat. Ein Zusammenhang zwischen Kontrastmittelresten, die in den Liquorräumen verblieben sind, und neurogenen Symptomen ist nur anzunehmen, wenn positive Beweise für Liquorzirkulationsstörungen und/oder umschriebene Schäden, vor allem an den Hirnnerven erwiesen sind. Bei dem Antragsteller ist dies nicht der Fall. Das kraniale Computertomogramm hat keine entsprechenden Hinweise auf Liquorzirkulationsstörungen und Schäden an den Hirnnerven erbracht. Der Liquor ist unauffällig. Ein Zusammenhang der geklagten Kopfschmerzen mit dem Eingriff, vor allem

mit den geringen, in den basalen Zisternen nachweisbaren Kontrastmittelresten ist nicht für wahrscheinlich zu halten. Die Kopfschmerzen sind angesichts des konstanten Hochdrucks wahrscheinlich wesentlich durch diesen bedingt, möglicherweise auch noch Ausdruck der abgelaufenen lymphozytären Meningitis.

Kommentar

Während ernsthafte Komplikationen nach einfachen Lumbalpunktionen, Blutungen, Querschnittssyndrome, Meningitiden nur dann auftreten können, wenn fahrlässig eine Blutungsbereitschaft bei Antikoagulantienbehandlung oder Blutungsübeln nicht bedacht oder wenn eitriges Material aus der Umgebung verschleppt wird, sind Komplikationen nach intrathekaler Instillation jodhaltiger öliger und wäßriger Kontrasmittel häufiger. Dauerfolgen sind selten. Die Kontrastmittel haben eine gewisse Neurotoxizität. So können vorübergehende Verkrampfungen der Beinmuskulatur, Blasenentleerungsstörungen, passagere Hirnnervenlähmungen, gelegentlich Verwirrtheitszustände besonders bei alten Menschen und epileptische Reaktionen bei vorbestehender Krampfbereitschaft beobachtet werden. Todesfälle sind bekannt geworden. Ölhaltige, nicht oder nicht vollständig entfernte Kontrastmittel können Liquorzirkulationsstörungen bei Verbleib in den Subarachnoidalräumen, gelegentlich Granulome im Bereich des Duralsakkes und damit zusammenhängende Caudasyndrome bewirken. Deshalb: Vor Lumbalpunktionen grundsätzlich nach Antikoagulantientherapie, Blutungsübeln fragen bzw. forschen. Punktion erst nach Normalisierung des Quick-Wertes durchführen! Vor Myelographien nach Bereitschaft zu epileptischen Anfällen fragen und immer auf Möglichkeit vorübergehender meningealer Reaktionen, harmloser Muskelkrämpfe der unteren Extremitäten, mögliche Sehstörungen verweisen.

Vorschädigung des Nervensystems und Trauma.

Verschlimmerung postpoliomyelitischer, funktionell weitgehend kompensierter Lähmungen durch Unterschenkelfraktur?

E. Müller

Fragestellung

Frage der Privathaftpflichtversicherung: Sind die bei Frau R. R. (geb. 9. 11. 1934) am rechten Unterschenkel vorhandenen neurogenen Störungen Folge eines komplizierten Unterschenkelbruchs oder auf eine 1947 durchgemachte Kinderlähmung zu beziehen?

Vorgeschichte

Die zur Zeit 49jährige Untersuchte machte mit 13 Jahren eine Poliomyelitis mit Lähmungen beider Beine durch. Eine nur wenig behindernde Muskelminderung am rechten Unterschenkel mit kaum vorhandener Schwäche verblieb. Die Untersuchte war angeblich voll

Neurologie

berufstätig, fähig Fahrrad zu fahren und längere Wegstrecken zu gehen. Nach Sturz vom Fahrrad im Mai 1980, bei dem es zu einer belanglosen, bald ausgeheilten Gehirnerschütterung und einer operativ zu versorgenden Unterschenkeltrümmerfraktur rechts kam, wurden Lähmungen der Unterschenkelmuskulatur am betroffenen Bein festgestellt. Da die alte Beweglichkeit nicht wiederkehrte, eine Fußheberschwäche mit Empfindungsstörungen neu bzw. erneut aufgetreten sein sollte, wurde Entschädigungsantrag gestellt. *Neurologischer Befund:* Allgemeine, distal betonte Muskelminderung rechtes Bein, Schwäche der Fuß- und Zehenheber, angedeutet der Fußbeuger, Nichtauslösbarkeit des rechten ASR. Blutumlaufstörungen unteres Unterschenkeldrittel, vermutlich in Auswirkung verletzungs- und operationsbedingter Narben. Angabe einer nicht genau abgrenzbaren Empfindungsstörung im Bereich des Unterschenkels und Fußes.

Chirurgischerseits steht eine kombinierte myogen/neurogene Schädigung im Sinne eines Tibialis anterior-Syndroms zur Diskussion.

Nach dem neurologischen Befund ist trotz der Tatsache, daß postpoliomyelitische Reststörungen am rechten Bein vorliegen, eine Schädigung peripherer Nerven nicht auszuschließen. Die elektromyographische Untersuchung bringt Klarheit: An beiden unteren Extremitäten Zeichen der abgelaufenen Poliomyelitis. Elektromyographisch und elektroneurographisch ist eine Schädigung motorischer Nerven am Unterschenkel auszuschließen.

Beurteilung

Die Bewegungsstörungen am rechten Unterschenkel sind wahrscheinlich Ausdruck der abgelaufenen Poliomyelitis. Blutumlaufstörungen und Dysästhesien im Bereich des unteren Unterschenkeldrittels hängen mit Narben und Schäden von Hautnervenästen zusammen. Eine Heilungsverzögerung infolge der Vorschäden ist als wahrscheinlich anzusehen. Die Leistungsbeeinträchtigung ist entsprechend der Gliedertaxe auf 5% zu schätzen.

Kommentar

Verletzungen von Gliedmaßen, die durch zentrale oder periphere Lähmungen vorgeschädigt sind, werfen immer die Frage der Verschlimmerung des Vorschadens auf. Nur subtile Anamnese, Ausschöpfung der gesamten neurologischen und neurophysiologischen Diagnostik (EMG, ENG) können Klarheit schaffen. Verzögerte Heilung der Traumafolgen und etwas länger anhaltende Beschwerden können ebenso unterstellt werden wie eine etwas stärkere Beeinträchtigung der Gebrauchsfähigkeit der vorgeschädigten Gliedmaße durch verletzungsbedingte Schmerzen und Mißempfindungen. Eine Verschlimmerung des Vorschadens liegt nur dann vor, wenn durch das Trauma zusätzlich myogene und/oder neurogene Läsionen gesetzt wurden.

 Impfschäden.

E. Müller

Impfungen (iatrogene Infektionen) werden häufig für neurogene Störungen und Erkrankungen verantwortlich gemacht. Die Seltenheit neurogener Komplikationen bei allen Impfungen, ihre genaue Kenntnis, die Tatsache, daß nervöse Komplikationen meist in der sog. normierten Inkubationszeit nach der Impfung auftreten, führen heute dazu, daß überwiegend sog. Grenz- und Ausnahmefälle zur Begutachtung gelangen. Oft muß der Gutachter auf die Grenzen der bisherigen Erkenntnisse hinweisen und die Zusammenhangsfrage offen-, die

Neurologie

Entscheidung also dem Auftraggeber überlassen. Gutachten in solchen Sonderfällen dürfen nie als richtungweisend für die Beurteilung von Impfschäden schlechthin gelten. Immundefekte als dispositionelle Faktoren sind immer zu erwägen und wahrscheinlich häufiger als bekannt.

Zur Orientierung die „Normierten" Inkubationszeiten bei den häufigsten Schutzimpfungen:
Pockenschutzimpfung: 3 bis 19 Tage mit Gipfel zwischen dem 9. und 12. Tag.
Masernschutzimpfung: 7. bis 13. Tag.
Poliomyelitisschutzimpfung: 3. bis 39. Tag, bei Antikörpermangel wesentlich längere Inkubationszeiten.
Pertussisschutzimpfung: 20 Minuten (!), bis 3 Tage, kaum jenseits der 1. Woche.
Tollwutschutzimpfung: 1 bis 3 Wochen.
Influenzaschutzimpfung:?

70) Zweizeitige Pocken-Pflichtschutzimpfung bei überaltertem Erstimpfling und „postenzephalitisches" extrapyramidales Syndrom.

Gutachten im Versorgungsrecht.

E. Müller

Fragestellung

Frage des Landessozialgerichtes: Hängt das bei Herrn Q. Q. (geb. 12. 7. 1950) vorliegende Nervenleiden mit der Pockenpflichtschutzimpfung zusammen?

Vorgeschichte

Im Alter von 12 Jahren Erstimpfung gegen Pocken nach Vakzinia-Antigen-Vorimpfung. 18 Tage p. v. fieberhafte Reaktionen ohne sichere neurogene Störungen, 26 p. v. grippaler Infekt, vielleicht mit ungewöhnlichen Bewegungen einhergehend (?). In den folgenden Monaten und Jahren ticartige Bewegungen mit Kopfschmerzen, eigentümliche Kopfhaltung. Zunächst Annahme psychoreaktiver Mechanismen. In der Folgezeit Entwicklung eines linksbetonten extrapyramidalen Syndroms mit folgenden Einzelsymptomen: okulogyrale Krisen, torsionsdystone Bewegungen nach vorausgehendem für psychogen gehaltenen und psychotherapiertem Torticollis spasmodicus, Sprechstörungen, Gehunfähigkeit, anfallsweiser Tremor. Etwa ab Mitte der 70er Jahre – etwa im Alter von 25 Jahren – Stillstand und Besserung der Einzelsymptome unter L-Dopa-Therapie, die heute zusammen mit Anticholinergika, Baclofen, Tiapride ein befriedigendes Dasein ermöglicht.

Befund

Bei Untersuchung 1979, 29 Jahre alt: Mit Amimie einhergehendes linksbetontes hyperton-rigides Syndrom, linksbetonte dystonische Hyperkinesen des Kopfes und Rumpfes, athetoseähnliche Bewegungen der Finger, Ruhetremor des Kopfes mit Powerspektrum um 7–8/sec., beidseitige Pyramidenbahnzeichen ohne Sensibilitätsstörungen, bei Zielbewegungen Intentionsataxie. Sprechstörungen. Sitzen und Gehen zeitweise erschwert, jedoch möglich. Schreiben erschwert, auf der Schreibmaschine besser möglich. Psychopathologisch bis auf leichte Verlangsamung und affektive Unausgeglichenheit sowie dem Behindertendasein adäquate Psychoreaktionen keine Auffälligkeiten. Im EEG leichte, vermutlich medikamentös bedingte Allgemeinveränderungen. Im Computertomogramm vielleicht geringe Erweiterung beider Seitenventrikel.

Neurologie

Beurteilung

Das Nervenleiden imponiert als postenzephalitisches Syndrom und erinnert an die postenzephalitischen Parkinsonsyndrome nach Enzephalitisepidemien. Damit erhebt sich die Frage, ob es Ausdruck einer Impfenzephalitis sein könnte. Gegen eine der üblichen Impfenzephalitiden sprechen das große Intervall zwischen Impfung und Erstmanifestation der Symptome von Wochen bis Monaten sowie der über einige Jahre fortschreitende Verlauf. Zu bedenken ist aber, daß es sich um einen überalterten Erstimpfling handelte, bei dem zur Verhinderung enzephalitischer Komplikationen zweizeitig geimpft wurde. Die mit zunehmendem Alter offenbar erhöhte Bereitschaft zu enzephalitischen Reaktionen und die als Schutz gegen Enzephalitis gedachte zweizeitige Impfung scheinen hier ungünstig zusammengewirkt zu haben. Wie Herrlich, der Inaugurator der Vakzinia-Antigen-Vorimpfung, betont hat, muß die zweite Impfung nach der Vorimpfung als Wiederholungsimpfung gelten. Sie kann auf besondere immunologische Verhältnisse treffen, etwa auf eine Immunabwehrschwäche. So kann die Vakzinia-Vorimpfung eine immunpathologische Situation geschaffen haben, wodurch die Nachimpfung im Gegensatz zur Regel ungünstig und nicht günstig antienzephalitisch wirkte. Bei Wiederimpfungen sind in Einzelfällen ungewöhnliche Inkubationszeiten und ungewöhnliche Impfreaktionen/Komplikationen bekannt geworden. Weil das Krankheitsbild bei dem Untersuchten als postenzephalitisches Syndrom imponiert, weil sich andere Ursachen nicht aufdecken lassen, der zeitliche Zusammenhang zwar außerhalb der sog. normierten Inkubationszeit nach einmaliger Erstimpfung gegen Pocken liegt, auf der anderen Seite aber noch relativ eng ist, eine durch die Vorimpfung mit Vakzinia-Antigen ausgelöste immunpathologische Reaktion sehr diskutiert werden muß, wird in diesem ungewöhnlichen, nicht zu verallgemeinernden Sonderfall dem Versorgungsträger anheimgestellt, einen Zusammenhang anzuerkennen. Eine weitergehende Aussage ist nicht möglich. Der Versorgungsträger hat sich zur Anerkennung des Krankheitsbildes nach dem Bundesseuchengesetz entschlossen.

Kommentar

Fragliche Zusammenhänge zwischen Vakzination und in relativ engem zeitlichen Zusammenhang, jedoch außerhalb der sog. normierten Inkubationszeit aufgetretenen Nervenleiden können zu gewagten Hypothesen verführen. Eine bindende Entscheidung ist ärztlicherseits selten möglich. Das Problem der Zweitimpfung mit ungewöhnlichen Inkubationszeiten muß im Hinblick auf die als Enzephalitisprophylaxe gedachte Vakzinia-Antigen-Vorimpfung mit gegenteiliger Wirkung diskutiert werden. Angesichts ungesicherter Erkenntnisse muß der Gutachter für alle ernsthaften Hypothesen offen sein, aber auch den Mut zu einem non liquet haben. Er sollte sich vom Auftraggeber nicht zu einer ihm nicht möglichen gutachtlichen Festlegung drängen lassen.

Neurologie

71) Multiple Sklerose und Polio-Schluckimpfung.

Gutachten im Versorgungsrecht.

E. Müller

Fragestellung

Frage des Landessozialgerichtes: Ist die bei Frau R.R. (geb. 5.9.1919) bestehende Multiple Sklerose direkte oder indirekte Folge der im Jahre 1963 vorgenommenen Poliomyelitis-Schluckimpfung?

Vorgeschichte

Januar 1963 im Alter von 43 Jahren zusammen mit den beiden Söhnen Poliomyelitis-Schluckimpfung, welche für eine 1967 erkannte und seither chronisch-progrediente Multiple Sklerose mit diffuser zerebellär-spinaler, zerebraler und klinisch latenter Optikussymptomatik (Latenzzeitverlängerung der VEP) verantwortlich gemacht wird. Die Antragstellerin begründet, gestützt auf über zehn Jahre später vor Gericht zu Protokoll gegebene Aussagen ihrer Söhne und eidesstattliche Zeugenerklärungen, ihre Auffassung mit der Behauptung, schon am ersten, spätestens zweiten Tag nach der Impfung hätten sich Gangstörungen, Schweregefühl in den Beinen eingestellt und von da ab immer mehr zugenommen. Meldungen an das Gesundheitsamt und Vorstellungen bei Ärzten, die das Leiden erst 1967 erkannt hätten, seien zugunsten des Versorgungsträgers unterschlagen bzw. mißdeutet worden (sic!). Ärztliche Befunde aus der Zeit zwischen 1962 und 1967 konnten bis auf eine Karteieintragung mit dem Hinweis auf Tonsillitis, Erkältung, Wangenfurunkel und Hypotonie aus 1963, trotz intensiver Nachforschungen nicht aufgefunden werden. 1976 erwähnte der behandelnde Arzt, daß die Antragstellerin ihm gegenüber niemals die Polio-Schluckimpfung mit ihrer Multiplen Sklerose in Zusammenhang gebracht habe.

Die Anerkennung der Multiplen Sklerose als Schluckimpfungsfolge wurde, gestützt auf das von Prof. Bodechtel von der Deutschen Vereinigung zur Bekämpfung der Kinderlähmung erstattete Gutachten abgelehnt, der Widerspruch zurückgewiesen. Ein in der 1. Instanz erstattetes Gutachten gelangte unter Hinweis auf das große Intervall zwischen Schluckimpfung und gesicherter Manifestation der Multiplen Sklerose zur gleichen Auffassung. Das Gericht, welches noch Prof. R. befragte, hielt einen Zusammenhang zwischen Schluckimpfung und Multipler Sklerose für gegeben. Sein Urteil stützte es auf die Annahme von Brückensymptomen, welche nach den eidesstattlichen Aussagen der Söhne und anderer Zeugen unmittelbar nach der Impfung aufgetreten und als erste Anzeichen der Multiplen Sklerose zu werten seien.

Beurteilung

Die nach Schluckimpfungen mit attenuierten Poliomyelitisviren in der Häufigkeit 1:1–2 Mio. auftretende klassische Komplikation ist die fast immer folgenlos ausheilende Impfpoliomyelitis mit schlaffen Lähmungen, Reflexverlust, ohne Sensibilitätsstörungen. Periphere Facialisparesen, lymphozytäre Meningitiden sind weitere mögliche, sehr seltene Komplikationen, bei denen immer andere Ursachen ausgeschlossen werden müssen. Das Gleiche gilt für Polyneuroradikulitiden und Enzephalomyelitiden, einzelne epileptische Anfälle.

Die Poliomyelitis-Impfviren als solche können das Bild der Multiplen Sklerose nicht bewirken. Dagegen wird es seit den Beobachtungen von Schaltenbrand, Hopf, für wahrscheinlich gehalten, daß eine innerhalb der ersten 8 Monate nach der Schluckimpfung sich erstmals manifestierende Multiple Sklerose wesentlich durch die iatrogene Infektion mitbedingt wird. Nach den heute gängigen Hypothesen über die Pathogenese der Multiplen Sklerose werden die Auslösung einer schon bereitliegenden, klinisch noch latenten Erkrankung oder die Auslösung einer autoallergischen Reaktion durch das Impfvirus diskutiert.

247

Neurologie

Sofern in dem vorliegenden Fall wahrscheinlich gemacht werden kann, daß die ersten Symptome der Multiplen Sklerose in unmittelbarem zeitlichen Zusammenhang mit der Polioimpfung stehen, muß ein Zusammenhang angenommen werden. Wird dagegen davon ausgegangen, daß entgegen den Zeugenaussagen objektive Hinweise auf die Multiple Sklerose erst Jahre später zu gewinnen sind, ist der Zusammenhang abzulehnen. Ärztlicherseits sind nur diese beiden Alternativen aufzuzeigen. Dies hatte bereits in der Vorinstanz Prof. R. unter Hinweis auf seine eigenen Untersuchungen betont. Ärztlicherseits ist eine weitere Entscheidung nicht möglich. Eine Kannversorgung läßt sich aus medizinischer Sicht deshalb nicht begründen, weil objektive Unterlagen, die die zeitliche Verknüpfung mit der Impfung bewiesen, nicht vorhanden sind.

Kommentar

Auch wenn äußere Einflüsse aufgrund der klinischen Erfahrung und nach der heutigen „synkretistischen" Auffassung der MS-Pathogenese (persistierende Virusinfektion, endogene, konstitutionelle Bereitschaft, Autoimmunreaktion) als pathogenetische Faktoren bei der Entstehung oder Verschlimmerung weniger strittig sind als früher, ist der hypothetische Charakter solcher Verknüpfungen evident. Nicht zuletzt aus humanitären und sozialen Gründen wird deshalb die zeitliche Spanne zwischen exogener Noxe – hier der Impfung – und der Manifestation einer Multiplen Sklerose bzw. der Verschlechterung eines Schubs großzügig gehandhabt und in der BRD auf 8 Monate ausgedehnt. Dem Juristen muß der Gutachter jedoch die medizinischen Grenzen klar machen und ihm Alternativen aufzeigen, zwischen denen er auswählen muß. Falsch wäre es, die positive oder negative juristische Entscheidung als Beweis zu nehmen für den Zusammenhang oder die Unvereinbarkeit zwischen angeschuldigtem Ereignis und zeitlich danach aufgetretenem Nervenleiden.

Unfallbedingte traumatische Epilepsie und Alkoholismus – Verschlimmerung?

Gutachten für eine Berufsgenossenschaft.

E. Müller

Epileptische Syndrome, nach offenen Schädelhirntraumen häufiger als nach gedeckten, können unter hinzutretenden endogenen und exogenen Noxen dekompensieren. Zumindest kann die Anfallbereitschaft größer werden und dadurch einem Psychosyndrom Vorschub leisten. Verschlimmerungsanträge gegenüber Versicherungs- und Versorgungsträgern sind dann die Regel. Der Gutachter muß versuchen, die Ursachen der Dekompensation aufzudecken und prüfen, ob sie auf das schädigende Ereignis zu beziehen ist.

Neurologie

Fragestellung

Frage der Berufsgenossenschaft: Ist bei Herrn W. W. (geb. 17. 6. 1936) eine Verschlimmerung der Kopfunfallfolgen vom 29. 3. 1963 eingetreten? Haben insbesondere die als Unfallfolgen anerkannten epileptischen Anfälle zugenommen?

Vorgeschichte

1963 Schädelbruch mit Hirnbeteiligung im Sinne einer sog. schweren Gehirnerschütterung und initialen neurogenen Symptomen, relativ lang anhaltenden, jedoch nach drei Jahren verschwundenen posttraumatischen Allgemeinbeschwerden. Deshalb MdE mit Ablauf des 3. Jahres nach dem Trauma unter 20%. Volle Arbeitsfähigkeit als Kranführer. 1974 erstmals Status epilepticus, danach große und komplexe fokale Anfälle (Dämmerattacken). In den Anfällen Stürze mit Unterkieferfrakturen. Anerkennung eines posttraumatischen Anfallsleidens im Hinblick auf den Unfallmechanismus und den Verlauf der Initialphase nach dem Trauma, die temperobasale Kontusionsherde vermuten lassen mußten. In die gleiche Richtung wiesen seitenwechselnde, temporookzipital betonte umschriebene Veränderungen im EEG und der fokale Beginn eines beobachteten Anfalles mit Zuckungen im rechten Mundwinkel. Die nicht unerhebliche Anfallbereitschaft wurde mit einem damals schon bekanntgewordenen erheblichen Alkoholmißbrauch als erregbarkeitssteigerndem Faktor gedeutet. Ebenso wurden zwei Jahre zuvor noch nicht beobachtete Ausweitungen der Hirnseitenkammern im Pneumenzephalogramm auf die chronische Intoxikation bezogen, deretwegen auch Heilbehandlungen erfolgten. MdE 40%.

1978 erstmals Computertomographie mit dem Befund von traumatogenen Substanzdefekten frontal beidseits und rechts temporal, daneben Kleinhirnatrophie und leichte Ausweitung des Ventrikelsystems. 2 Jahre später deutliche Erweiterung des Ventrikelsystems und der Hirnfurchen bei unveränderten traumatogenen Substanzdefekten.

Trotz wiederholter Kuren weiterhin Alkoholmißbrauch bei inkonstanter Einnahme von Antikonvulsiva. Zunahme der Anfälle behauptet und durch Zeugen objektiviert. Da außerdem in der Zwischenzeit seitens der LVA Erwerbsunfähigkeit anerkannt wurde, Rentenerhöhungsantrag.

Neurologische Begutachtung 1981 anläßlich prädeliranter Phase! Neurologischer Befund wie bisher regelrecht. Psychopathologisch zunehmendes hirndiffuses Psychosyndrom, Depravation. EEG: leichte Allgemeinveränderungen, temporal betonte seitenwechselnde Thetawellen. CCT zeigt im Vergleich zu den Vorbefunden zunehmende Erweiterung des Ventrikelsystems und der Hirnfurchen (s. o.).

Beurteilung

Ein posttraumatisches Anfalleiden aus dem epileptischen Formenkreis ist trotz der Erstmanifestation der Epilepsie 10 Jahre nach dem gedeckten Schädelhirntrauma als gesichert anzusehen. Für den Zusammenhang des epileptischen Syndroms mit dem Trauma sprechen der Unfallmechanismus, der Verlauf der Initialphase, die lang hingezogenen, wenn auch später verschwundenen Allgemeinbeschwerden, die immer wieder beobachteten temporalen herdverdächtigen Veränderungen im EEG und die im Computertomogramm nachgewiesenen traumatischen Substanzdefekte.

Dagegen kann die schon nach den früheren pneumenzephalographischen Befunden erkennbare und anhand computertomographischer Verlaufsuntersuchungen erwiesene, zunehmende erhebliche innere und äußere Hirnatrophie als anatomisches Substrat der fortschreitenden psychopathologischen Veränderungen nicht dem Trauma zur Last gelegt werden. Diese Veränderungen sind aller Wahrscheinlichkeit nach Folge des chronischen, jahrelangen Alkoholismus. Die behauptete und objektivierte Häufung der epileptischen Anfälle sind Folge der exogenen, nicht traumabedingten Schädigung und einer damit indirekt zusammenhängenden mangelnden Therapietreue. Die Erwerbsunfähigkeit kann nicht dem traumatischen Anfalleiden zur Last gelegt werden. Sie ist im Wesentlichen auf die psychopathologischen Veränderungen in Auswirkung des Alkoholismus zu beziehen. Die unfallbedingte MdE wird wie bislang auf 40% geschätzt.

Neurologie

Kommentar

Posttraumatische Anfalleiden neigen bei Therapietreue in der Regel nicht zu einer Verschlimmerung. Tritt eine solche ein, gesellen sich insbesondere neue, psychopathologische Veränderungen hinzu, ist immer nach traumaunabhängigen Noxen zu fahnden und erst nach Ausschluß solcher eine Verschlimmerung der anerkannten Schädigung zu vermuten. Wird eine Häufung von Anfällen behauptet, sind längerdauernde stationäre Beobachtungen, Antikonvulsivaspiegeluntersuchungen (Überprüfung der Therapietreue, von Antikonvulsivaintoxikationen und Interaktionen mit anderen Mitteln), computertomographische Längsschnittuntersuchungen unabdingbar. Alkohol-, Arzneimittelabusus und -entzug, Alternsprozesse des Gehirns, Allgemeinleiden mit Rückwirkung auf Hirndurchblutung und Hirnstoffwechsel kommen als Faktoren, welche die Anfallbereitschaft erhöhen und eine Verschlimmerung vortäuschen bzw. bewirken können, in Frage.

Neurologie

Neuro-traumatologische Fragestellungen

 Medialer Bandscheibenvorfall (L4/L5) und Myelographiefolgen nach Arbeitsunfall.

Gutachten für eine Berufsgenossenschaft.

H. W. Delank

Fragestellung

Ist das angeschuldigte Ereignis als Unfall im Sinne der gesetzlichen Unfallversicherung anzusehen? Hat eine Myelographie mit öligem Kontrastmittel zu radikulären Spätschäden geführt?

Vorgeschichte

Ein 40jähriger Mann, der mehrere Jahre lang an rezidivierenden Lumbalgien gelitten hatte, erkrankte akut mit der klinischen Symptomatik eines medialen Bandscheibenvorfalls im 4. Lumbalsegment. Die Diagnose wurde bei der noch am gleichen Tage durchgeführten Operation bestätigt. Diesem akuten Ereignis unmittelbar, d.h. ca. 5 Tage vorausgegangen war ein Unfallgeschehen, bei dem er in Ausübung seiner Berufstätigkeit eine schwere Eisenplatte anhob, ausrutschte und mit dem Rücken gegen eine Stahlblechkante aufschlug. Der Unfall führte sofort zu stärkeren Rückenschmerzen mit Ausstrahlung in bd. Beine. Doch das Bild einer akuten Querschnittslähmung entwickelte sich erst einige Tage später mit plötzlicher Verschlechterung der Beschwerden. Die präoperativ erforderliche Myelographie wurde damals (1953) mit Pantopaque durchgeführt. Bei der Operation konnte das bei der Myelographie verwandte Kontrastmittel nicht restlos wieder entfernt werden. Obwohl der postoperative Verlauf durch eine Lungenembolie und eine Rippenfellentzündung kompliziert war, konnte der Pat. seine berufliche Tätigkeit als Dipl.-Ingenieur 4 Monate später wieder aufnehmen. Allerdings war er zu diesem Zeitpunkt beim Gehen noch auf 2 Stockhilfen angewiesen. In den folgenden Jahren besserten sich die Gangstörungen, die aus einer motorischen Schwäche der Beine resultierten, langsam, jedoch wurde der Gang nie wieder völlig frei wie vor der Operation. Immer wieder hatte der Kranke Schmerzen, die von der Kreuzgegend in bd. Beine ausstrahlten, und mußte dieshalb ärztliche Behandlung in Anspruch nehmen. Gelegentlich kam es zu akuten Exazerbationen des Beschwerdebildes mit heftigen Kreuzschmerzen, Sensibilitätsstörungen an den Beinen und Gangunsicherheit, durch motorische Schwäche der Füße bedingt. 8 Jahre nach der Operation wurden die anläßlich solcher Verschlechterungen erhobenen neurologischen Befunde beschrieben als Plantarflexionsschwäche bd. Füße mit Sensibilitätsstörungen an den lateralen Fußkanten, bds. fehlenden ASR und einer leichten Reithosenanästhesie. Röntgenologisch fand man zu diesem Zeitpunkt an der LWS einen Zustand nach Laminektomie mit noch deutlich erkennbarem Kontrastmittelrest in den unteren Wurzeltaschen und im kaudalen Lumbalsack. Schließlich fanden sich auch 25 Jahre später noch röntgenologisch in gleicher Weise kontrastmitteldichte Fleckschatten, multipel auf bd. Seiten im kaudalen LWS-Bereich und in den lumbalen Wurzeltaschen. Anläßlich der zu diesem Zeitpunkt durchgeführten gutachtlichen Untersuchung berichtete der Pat., daß er immer noch einen ständigen dumpfen Schmerz in der unteren Lendengegend habe, der sich bei Witterungsumschlag unangenehm verstärken und dann in bd. Beine bis in die Fersen ausstrahlen würde. Ferner sei der Gang beschwerlich und unsicher geblieben. Schließlich wird von ihm erwähnt, daß auch die Blasen- und Genitalfunktionen seit dem Unfall bzw. seit der Operation nie wieder völlig normal geworden seien.

Befund (Kurzfassung)

Im Neurostatus fiel eine li.-betonte motorische Schwäche der Dorsal- und Plantarflexion bd. Füße auf. Distal an bd. unteren Extremitäten fanden sich leichte trophische Störungen. Bei sonst unauffälligem Reflexbefund fehlt der ASR bds. Die Sensibilitätsprüfung gab neben einer leichten Reithosenhypästhesie eine gestörte Oberflächen- und Tiefensensibilität ebenfalls wieder li.-betont an der Außenseite bd. Ober- und Unterschenkel bis herab zu den äußeren Fußkanten zu erkennen. Eindrucksvoll war schließlich die Gang- und Standunsicherheit, die vor allem aus einer Unfähigkeit zum Abrollen bd. Füße resultierte. Ein Zehengang war nicht möglich, der Pat. war außer Stande, sich auf die Zehen zu stellen.

Neurologie

Beurteilung

Für die gutachterliche Beurteilung sind zunächst aus der Anamnese folgende Daten festzuhalten:

1. Der damals 40jährige Patient wurde 1953 an einem medialen Bandscheibenvorfall im 4. Lumbalsegment operiert.
2. Dem Ereignis des medialen Bandscheibenvorfalls, der diese Operation erforderlich machte, waren mehrere Jahre lang rezidivierende Lumbalgien vorausgegangen.
3. 5 Tage vor dem akut aufgetretenen medialen Bandscheibenvorfall hatte der Pat. den oben beschriebenen Unfall erlitten, der zweifelsohne zu einer nicht unerheblichen Gewalteinwirkung auf die Kreuzregion führte. Unmittelbar nach diesem Unfall stellten sich heftige lokale Schmerzen ein, die sich in den folgenden Tagen verstärkten und sich schließlich mit einer partiellen Querschnittslähmung ausweiteten.
4. Nach der Operation besserte sich zwar relativ rasch das Querschnittssyndrom. Als Residualsymptomatik blieben jedoch eine gewisse motorische Schwäche der Füße und Sensibilitätsstörungen bestehen. In den folgenden Jahren kam es immer wieder zu vorübergehenden Beschwerdeverstärkungen inform von Kreuzschmerzen und meist li.-betonten heftigen Schmerzausstrahlungen in die Beine.

Die erste sich stellende Frage muß lauten, ob das Unfallereignis eine ursächliche Bedeutung für den 5 Tage später aufgetretenen und operativ behandelten Bandscheibenvorfall gehabt hat. Grundsätzlich sind wir mit allen, mit diesem Fall bereits befaßt gewesenen Vorgutachtern der Auffassung, daß nur schwerste Unfallereignisse mit lokaler Gewalteinwirkung in der Lage sind, ein gesundes Bandscheibengewebe zu verletzen. In der Regel treten in diesen Fällen dann auch traumatische Schädigungen anderer Wirbelsäulenstrukturen auf. Im vorliegenden Fall kann man aber davon ausgehen, daß zum Zeitpunkt des Unfallereignisses, also prätraumatisch bereits eine Bandscheibenerkrankung im Sinne einer Degeneration bestanden hat. Denn diese war mit großer Wahrscheinlichkeit die Ursache der seit Jahren bestehenden Lumbalgien. Das Unfallereignis hat somit auf eine prätraumatisch geschädigte Bandscheibe eingewirkt. Soweit sich das Unfallereignis aus den Aktenunterlagen rekonstruieren läßt, kann man davon ausgehen, daß recht erhebliche Krafteinwirkungen und zwar unmittelbar auf die Kreuzregion, bei dem Unfall erfolgten. Deshalb und weil gravierende Brückensymptome (heftige Schmerzen) zwischen dem Unfallereignis und dem 5 Tage später sich einstellenden medialen Bandscheibenvorfall vorgelegen haben, sind wir in Übereinstimmung mit dem Gutachten der Neurochirurgischen Universitätsklinik XX, welches 1 Jahr zuvor erstellt worden ist, und im Gegensatz zu dem Gutachten der neurochirurgischen Abteilung des Krankenhauses YY der Auffassung, daß man dem Unfallereignis eine ursächliche Bedeutung für den Bandscheibenvorfall nicht völlig absprechen kann. Auch sind wir der Meinung, daß der Arbeitsunfall eine einmalige richtunggebende, jedoch zeitbegrenzte Verschlimmerung des degenerativen Bandscheibenleidens gebracht hat. Daher schließen wir uns der abschließenden Begutachtung der Universitätsklinik XX an, wenn diese die Unfallfolgen für ein halbes Jahr auf 100%, bis zum Ende des ersten Jahres nach dem Unfall auf 50% und dann noch für ein weiteres halbes Jahr auf 20% einschätzt.

In gewisser Weise abweichend von dem Gutachten der Neurochirurgischen Universitätsklinik XX sehen wir dann allerdings den weiteren Verlauf der Bandscheibenerkrankung bzw. des Beschwerdebildes in den folgenden Jahren. Sicherlich steht außer Zweifel, daß dieses Beschwerdebild ganz wesentlich durch die fortschreitende degenerative Wirbelsäulenerkrankung geprägt wurde. Wir sind jedoch der Meinung, daß auch hierfür gewisse Nachwirkun-

Neurologie

gen des Unfallereignisses bzw. der Begleitumstände dieses Unfalls weiterhin teilursächlich Bedeutung gehabt haben und noch haben. Es bleibt darauf hinzuweisen, daß der Bandscheibenoperation als unerläßliche diagnostische Maßnahme eine Pantopaque-Myelographie vorausgegangen ist. Reste des bei dieser Untersuchung verwandten Kontrastmittels sind in den spinalen Liquorräumen bis auf den heutigen Tag zurückgeblieben. Mir ist bekannt, daß vor allem von neurochirurgischer und neuroradiologischer Seite die Bedeutung derartiger Kontrastmittelreste, die zweifelsohne einen Fremdkörper darstellen, sehr gering eingeschätzt wird (siehe „Neuroradiologie auf neuropathologischer Grundlage", R. Kautzky, K. J. Zülch, S. Wende, A. Tänzer, Springer-Verlag, 1976). Jedoch habe ich mit anderen Neurologen (u. a. J. Wellauer „Die Myelographie mit positiven Kontrastmitteln", Thieme-Verlag, 1961 und A. Bischoff „Die fibrosierende Arachnoiditis" Schweizer Archiv Neurologie, Neurochirurgie, Psychiatrie, 86, 1960, 1) die Erfahrung machen müssen, daß derartige Kontrastmittelreste zu nicht unerheblichen entzündlichen Reaktionen der Rückenmarkshäute und dadurch ausgelösten Beschwerden führen können. Auch im vorliegenden Fall dürften diese Kontrastmittelreste, die sich insbesondere in den lumbalen Wurzeltaschen bis auf den heutigen Tag vorfinden, Entzündungsreaktionen ausgelöst haben. Für diese Vermutung spricht vor allem das seitenalternierende Auftreten rezidivierender radikulärer Beschwerden.
Wenn man also – wie die Neurochirurgische Universitätsklinik XX und wir – der Auffassung ist, daß im vorliegenden Fall das Unfallereignis in einem Kausalbezug zu dem Bandscheibenvorfall steht, wird man zwangsläufig auch nicht umhin können, die Folgen der vor der Operation erforderlich gewordenen Myelographie im Zusammenhang mit dem Unfall zu sehen. Daher bin ich, obwohl ich der Auffassung bin, daß die weitere Entwicklung des zunehmenden Beschwerdebildes in den zurückliegenden 25 Jahren ganz wesentlich durch den unfallunabhängigen degenerativen Prozeß geprägt worden ist, der Meinung, daß das Unfallereignis über diese Myelographie und die daraus erwachsenden radikulären Reizerscheinungen anhaltend bis heute nachgewirkt hat. Demzufolge schätze ich den aus dem Arbeitsunfall resultierenden Dauerschaden mit einer Minderung der Erwerbsfähigkeit von 10% ein.

Kommentar

Bei der Begutachtung dieses Falles steht zunächst die Frage nach der Traumatogenese eines lumbalen Bandscheibenvorfalls und der dadurch verursachten neurologischen Störungen im Vordergrund. Grundsätzlich muß zu dieser Problematik festgestellt werden, daß isolierte, d. h. ohne Fraktur auftretende, Verletzungen einer zuvor gesunden Bandscheibe ein außerordentlich seltenes Ereignis darstellen, weil bei entsprechender Gewalteinwirkung der starre, unelastische Wirbelkörper regelhaft früher bricht als die elastische Bandscheibe (u. a. F. Loew u. H. D. Herrmann: Handbuch der gesamten Unfallheilkunde, 2. Band, Enke-Verlag 1966). In den allermeisten Fällen kann vielmehr – wie auch im vorliegenden Fall – eine prätraumatische Schädigung der Zwischenwirbelscheibe inform einer degenerativen Zermürbung unterstellt werden, zumal dann, wenn schon vorher rezidivierende Lumbalgien bestanden haben. Für die Unfallbegutachtung relevant bleibt dann lediglich die Frage, ob und in welcher Form dem Unfallereignis überhaupt eine wenigstens teilursächliche Bedeutung zugesprochen werden kann. Eingehende anamnestische Recherchen zum Unfallhergang ergeben hier in aller Regel nur inadäquate Unfallmechanismen, so z. B. häufig „ein Verheben" bei körperlich anstrengenden Arbeiten. In solchen Fällen kommt dem Trauma ausschließlich die Bedeutung einer sogenannten Gelegenheitsursache zu, aus der versicherungsrechtlich kein Unfallschaden abzuleiten ist. Es gibt aber zweifellos Ausnahmefälle, bei denen eine besonders schwere Gewalt lokal betont eingewirkt hat, und

Neurologie

bei denen sich unmittelbar nach dem Unfall die klinischen Erscheinungen des Bandscheibenvorfalls mit schweren neurologischen Ausfällen manifestiert haben. Dann muß im Hinblick auf die vorhandene Vorschädigung der Bandscheibe die Relevanz des Unfalls hinsichtlich einer einmaligen, vorübergehenden oder vielleicht sogar richtunggebenden Verschlimmerung erörtert werden. Hierbei fällt dem Gutachter die oft schwierige Aufgabe zu, das Ausmaß des vorbestehenden Bandscheibenschadens sowie Art und Schwere der Gewalteinwirkung zu rekonstruieren und gegeneinander abzuwägen. Im referierten Gutachtenfall kamen wir zu der Auffassung, daß der Unfall eine einmalige, jedoch zeitlich begrenzte Verschlimmerung des degenerativen Bandscheibenleidens zur Folge hatte.

Nach erfolgter Anerkennung einer – auch nur teilursächlichen – Bedeutung des Unfalls stellte sich im vorliegenden Fall dann als weitere gutachterliche Aufgabe die Frage, ob die präoperativ erforderlich gewesene Myelographie schädigende Folgen hinterlassen hat, welche dann als mittelbare Unfallfolge eine Anerkennung erfahren müßten. Diese Myelographie wurde damals mit einem öligen Kontrastmittel durchgeführt, das nach der Myelographie nur unzureichend aus dem Spinalkanal entfernt werden konnte. Derartige im Wirbelkanal oder auch intrakraniell befindlichen Kontrastmittelreste können in ihrer Umgebung zu Verklebungen und Verwachsungen führen. Ob hierdurch allerdings anhaltende Beschwerden ausgelöst werden können, ist umstritten. Kontroverse Auffassungen wurden im Gutachten mit Literaturangaben zitiert. Der Gutachter hat in dieser Situation der abschließenden Beurteilung vor allem seine eigenen Erfahrungen zugrunde gelegt und die in der Folgezeit bei dem Patienten rezidivierend aufgetretenen radikulären Beschwerden wenigstens teilweise den Kontrastmittelresten angelastet und damit auch Spätkomplikationen der Myelographie als mittelbare Unfallfolgen anerkennen müssen.

 Halswirbelsäulen-Schleudertrauma mit zervikaler Radikulomyelopathie durch Auffahrunfall.

Gutachten für eine Unfallversicherung.

H. W. Delank

Vorgeschichte

Eine 46jährige Frau erleidet Mitte 1982 als Fahrerin eines Pkw einen Verkehrsunfall dadurch, daß sie beim Halten vor einer Kreuzung von hinten durch ein anderes Fahrzeug angefahren wird. Sie hat später an den Unfallhergang keine völlig klare Erinnerung, nimmt daher an, einen kurzen Moment bewußtlos gewesen zu sein und vor allem die Situation im ersten Moment nach dem Aufprall keineswegs erfaßt zu haben. Sie kann sich später nur daran erinnern, daß plötzlich ihr Fahrzeug auf die Kreuzung und die darauf befindlichen Fahrzeuge zurollte und daß sie außer Stande war, ein Lenkungsmanöver durchzuführen, weil sie sich an beiden Armen und Beinen völlig gelähmt fühlte. Ihr Fahrzeug sei dann auf ein anderes Fahrzeug aufgeprallt und zum Stehen gekommen. Sie war auch dann nicht in der Lage, sich zu bewegen, geschweige denn selbständig aus dem Auto auszusteigen. Man habe sie aus dem Auto herausgetragen und mit einem Krankenwagen in die benachbarte Unfallklinik gefahren. Hier fanden sich röntgenologisch keine knöchernen Verletzungen. Am Tage nach dem Unfall erfolgte die erste fachneurologische Untersuchung, bei der die Pat. noch immer über hochgradige Bewegungsstörungen beider Arme und Hände sowie ein quälendes schmerzhaftes Kribbelgefühl in den Fingern bd. Hände klagte. Die anfänglich nach dem Unfall bestandene Bewegungsunfähigkeit der Beine hatte sich bereits deutlich gebessert. Des weiteren klagte die Pat. bei dieser ersten neurologischen Untersuchung über druckartige Kopfschmerzen im ganzen Schädel. Im Neurostatus fand sich zu diesem Zeitpunkt eine distal betonte schlaffe Parese an beiden Armen und vor allem eine Unfähigkeit zum Faustschluß der Hände sowie beim Strecken der Finger. Sensible Störungen bestanden distal betont inform von schmerzhaften Dysästhesien an bd. Händen. An den folgenden Tagen zeigte sich dann im Neurostatus eine zunehmende Betonung der sensomotorischen Störungen bei C6 bds. Darüber hinaus wurden aber auch wieder verstärkt Mißempfindungen an den Beinen re.-betont und eine gewisse Schwäche des re. Beines geklagt. Der zwei Tage nach dem Unfall durch Lumbalpunktion gewonnene Liquor zeigte eine erhebliche Hyperproteinose (115 mg% n. Kafka). Im EEG waren gröbere pathologische Veränderungen nicht festzustellen.

Röntgenologisch und vor allem auch computertomographisch fanden sich an der HWS eine li. konvexe Skoliose und eine Osteochondrose sowie Spondylosis deformans bei C5/C6. Reaktive Randanbauten an den dorsalen Kanten der Wirbelkörper C5 und C6 ließen im Computertomogramm eine geringfügige Einengung des dortigen Subduralraumes erkennen. Eine wesentliche Einengung des Spinalkanals lag aber nicht vor. Ebensowenig waren knöcherne Verletzungsfolgen röntgenologisch erkennbar. Diagnostisch wurde das Krankheitsbild als eine Radikulomyelopathie im Halsmarkbereich nach Schleudertrauma der HWS aufgefaßt. Bei der Entlassung aus der Klinik etwa 3 Wochen später hatten sich die motorischen Behinderungen im Bereich der Arme und Hände wesentlich gebessert. Es bestand aber noch eine Schwäche beim Faustschluß und bei der Beugung der ersten drei Finger re. verbunden mit Dysästhesien. Ferner klagte die Pat. noch längere Zeit über gelegentliche Schwindelerscheinungen und auch unverändert über eine leichte Schwäche des re. Beines mit gelegentlichen Mißempfindungen. Dieses Beschwerdebild hielt etwa in gleicher Ausprägung an bis zum Gutachtentermin etwa ein halbes Jahr nach dem Unfallereignis. Im Vordergrund ihrer Beschwerden standen jetzt vor allem eine Unsicherheit in der Benutzung des re. Beines, die sich insbesondere beim Treppen- und Stufensteigen bemerkbar machte, sowie ein lästiges Taubheitsgefühl an den ersten zwei Fingern der re. Hand. Anfänglich erheblich gewesene Kopfschmerzen und auch die Schwindelerscheinungen hatten sich inzwischen weitgehend zurückgebildet.

Befund (Kurzfassung)

Bei der neurologischen Untersuchung fand sich im Neurostatus unverändert eine motorische Schwäche der oberen Extremität re. und hier insbesondere bei der Beugung der ersten beiden Finger re. und beim Opponieren des re. Daumens. Darüber hinaus war aber auch noch eine leichtgradige motorische Schwäche des re. Beines erkennbar, insbesondere beim monopedalen Hüpfen. Im Reflexbefund fielen eine deutliche Abschwächung des Bizepssehnenreflexes re. im Seitenvergleich sowie ein positiver Trömner- und Knipsreflex re. auf. Ferner waren PSR und ASR re. gegenüber li. deutlich betont. Sensibilitätsstörungen fanden sich lediglich noch in sehr diskreter Ausprägung vorwiegend an der Dorsalseite des 1. und 2. Fingers der re. Hand. Alle weiteren Untersuchungsbefunde, insbesondere auch das psychische Erscheinungsbild und der EEG-Befund waren unauffällig.

Beurteilung

Aus der Vorgeschichte bleibt festzuhalten, daß die 46jährige Pat. vor etwa einem halben Jahr den oben näher beschriebenen Verkehrsunfall erlitten hat, der nach der Art des Unfallhergangs ein typischer Auffahrunfall gewesen ist. Wie oben dargelegt, bestand unmittelbar nach dem Unfall zunächst eine Lähmung von allen vier Extremitäten, die sich im Laufe der ersten 3 Wochen bis auf eine sensomotorische Residualsymptomatik betont im Versorgungsbereich der 6. Zervikalwurzel bds. und bis auf leichte Störungen der Sensibilität und eine gewisse motorische Schwäche am re. Bein zurückbildete. Die unmittelbar nach dem Unfall erhobenen klinischen Befunde hatten ergeben, daß knöcherne Verletzungen im Bereich der Wirbelsäule, insbesondere der HWS nicht aufgetreten waren. Die zur Beobachtung gekommenen neurologischen Ausfallserscheinungen wurden als zervikale Radikulomyelopathie nach Schleudertrauma der HWS diagnostisch aufgefaßt. In den folgenden Monaten zeigte sich bei ambulanten Nachuntersuchungen eine kontinuierliche Rückbildung sowohl der subjektiven Beschwerden als auch der objektiven Residualsymptomatik. Zum Zeitpunkt der Begutachtung gab die Pat. an, daß sie sich weiterhin habe erholen können und auch wieder

Neurologie

in der Lage sei ihren Aufgaben als Hausfrau und Mutter nachzukommen. Allerdings klagte sie immer noch unverändert über gewisse körperliche Beschwerden inform einer Bewegungsunsicherheit des re. Beines, insbesondere beim Treppen- und Stufengehen und ein lästiges Taubheitsgefühl an den ersten zwei Fingern der re. Hand.

Bei der Untersuchung anläßlich der jetzigen Begutachtung fanden sich unverändert diskrete Zeichen einer radikulären Schädigung bei C6 re. inform von Dysästhesien an der re. Hand und einer motorischen Schwäche bei der Beugung der ersten beiden Finger re. und dem Opponieren des Daumens. Darüber hinaus fiel immer noch eine Rechtsbetonung von PSR und ASR an den Beinen auf. Auch war das monopedale Hüpfen re. deutlich unsicherer als li. Psychische Auffälligkeiten jedoch lagen nicht vor. Ein kurz nach dem Unfall zur Beobachtung gekommener Nystagmus mit leichter rotatorischer Komponente konnte heute nicht mehr beobachtet werden. Auch ergab die heutige EEG-Kontrolle wie zuvor keine als pathologisch zu wertenden Auffälligkeiten.

Zusammenfassend wird man unter Berücksichtigung der anamnestischen Daten, der unmittelbar nach dem Unfall erhobenen klinischen Befunde und des heutigen Untersuchungsbefundes davon ausgehen müssen, daß der genannte Unfall bei der Pat. zu einem schweren HWS-Schleudertrauma mit nachhaltiger zervikaler Radikulopathie geführt hat. Neben zervikalen Wurzelelementen dürfte es auch zu einer leichten Halsmarkläsion gekommen sein. Auch heute noch bestehen mäßige Residualerscheinungen dieser zervikalen Radikulomyelopathie inform von sensomotorischen Störungen an der re. Hand und Beschwerden am re. Bein, die am ehesten als Ausdruck einer Hinterstrangneuralgie und einer leichten Pyramidenbahnläsion zu interpretieren sind. Durch die genannten Unfallfolgen ist die Patientin auch heute noch in der Gebrauchsfähigkeit der re. Hand und des re. Beines behindert. Die hieraus resultierende MdE wird auf 30% eingeschätzt. Eine Nachuntersuchung empfiehlt sich nach Ablauf eines weiteren Jahres, da nach dem bisherigen Verlauf noch mit einer weiteren Besserung der Unfallfolgen zu rechnen ist.

Kommentar

Eine sehr häufige Wirbelsäulenverletzung, deren Folgen nicht selten eine neurologische Behandlung und Begutachtung erforderlich machen, ist das Schleudertrauma der Halswirbelsäule. Meist kommt es bei diesen Schleudertraumen weder zur Verletzung knöcherner Strukturen noch zu röntgenologisch erkennbaren Läsionen der Längsbänder oder der Bandscheiben, selbst wenn Weichteilschädigungen wesentlich häufiger als vielfach angenommen vorliegen dürften. Oft lassen sich dann auch bei subtiler neurologischer Untersuchung keine nervalen Funktionsstörungen objektiv fassen. Sehr variable posttraumatische Krankheitsbilder mit zervikobrachialer oder zervikozephaler Lokalisation, die bisweilen hartnäckig über viele Wochen geklagt werden, stellen dann für den neurologischen Gutachter eine oft schwierige Aufgabe dar. Daß aber nach typischen Schleuderverletzungen, bei welchen weder auf den HWS-Röntgenbildern noch im Wirbelsäulen-CT Traumafolgen erkennbar sind, dennoch schwere radikuläre und auch medulläre Schädigungen auftreten können, soll dieses Fallbeispiel vor Augen führen. Offensichtlich hatte bei der Frau unmittelbar nach der traumatischen Einwirkung zunächst eine fast komplette zervikomedulläre Funktionsstörung inform eines spinalen Schocks vorgelegen, die sich zwar rasch in wenigen Tagen zurückbildete, jedoch unter Hinterlassen von Residualerscheinungen, für welche sich bei sorgfältiger neurologischer Befunderhebung eine topische Zuordnung zu radikulären und medullären Strukturen im unteren Halsmarkbereich ermöglichen ließ. Für die pathomechanische Entwicklung der radikulospinalen Läsionen dürften im vorliegenden Fall

Neurologie

degenerative Veränderungen im Bereich des Bewegungssegmentes C5/C6 (siehe Rö.- und CT-Befunde) nicht ohne Bedeutung gewesen sein. Bei einer derartigen prätraumatischen Spondylosis deformans mit Lockerung des Ligamentum flavum kann nämlich eine durch Trauma bewirkte extreme Hyperextension der HWS das Band von dorsal in den Spinalkanal vorwölben, so daß dann das Halsmark zwischen diesem und den von ventral her beengenden spondylotischen Randzacken abgequetscht wird (Kneifzangenmechanismus). Bei den daraus resultierenden, oft schweren und nachhaltigen radikulären und medullären Schäden stellt sich dem Gutachter die Aufgabe, den pathogenetischen Stellenwert der traumatischen Einwirkungen von dem der prätraumatischen HWS-Veränderung abzugrenzen. Wenn – wie im aufgeführten Fall diese degenerativen Vorschädigungen der HWS das Ausmaß altersentsprechender Abnutzungserscheinungen nicht wesentlich überschreiten, kann man davon ausgehen, daß für die posttraumatisch aufzufindenden Schäden am Rückenmark und an den spinalen Wurzeln das Trauma die wesentliche Ursache darstellt, somit diese eine versicherungsrechtliche Anerkennung als Unfallfolgen erfahren müssen. Schwieriger wird allerdings die gutachtliche Beurteilung, wenn hochgradige Vorschäden an der HWS vorliegen und angenommen werden muß, daß der Unfall die Entwicklung einer zervikalen Myelopathie nur auslösend, manifestierend bewirkt hat.

 Zerebro-vaskuläre Insuffizienz mit einem Multiinfarktsyndrom in engem zeitlichen Zusammenhang mit einer beruflichen Schädelprellung eines 78jährigen Landwirts.

Gutachten zur Zusammenhangsfrage für eine Berufsgenossenschaft.

H. W. Delank, M. Kutzner

Vorgeschichte und Befunde

Ein 78jähriger rüstiger Landwirt wird Mitte Mai 1981 bei Arbeiten an einem Weidezaun von einem Bullen angefallen, mehrmals an Bauch und Brust gestoßen und durch den Zaun gedrückt. Nach Einlieferung in das nahe gelegene Kreiskrankenhaus stellen die dortigen Ärzte eine halbe Stunde nach dem Unfall eine Schädelprellung mit Platzwunde am re. Augenoberlid, Thoraxprellung mit Fraktur der 5. und 6. Rippe re., Handgelenksprellung li. und ein stumpfes Bauchtrauma mit anfänglichem Verdacht auf Leberprellung fest. Zeichen einer traumatischen Hirnschädigung bestanden laut D.-Arztbericht nicht. Unter klinischer Beobachtung entwickelte sich 24 Stunden später eine armbetonte Hemiparese li., die von dem hinzugezogenen Neurologen als „unfallbedingte, einmalige richtungweisende Verschlimmerung eines supraaortalen stenosierenden Gefäßprozesses bei anamnestischem Verdacht auf transitorisch-ischämische Attacken" interpretiert wurde. Entsprechend dem klinischen Befund gab die 14 Tage später angefertigte craniale Computertomographie eine zarte dreieckförmige Hypodensität frontal re. periventrikulär in Höhe des Vorderhorns ohne wesentliche Dichteanhebung nach Kontrastmittelgabe. Ferner zeigte sich im CCT eine gewisse Hirnatrophie mit fronto-parietaler Betonung. Ob es sich bei diesem Befund um einen Mediainfarkt oder eine Contusion handelte, blieb von seiten des Röntgenologen diagnostisch offen. Nach anfänglicher Besserung der neurologischen Störungen stellte sich etwa 10 Tage später, als der Pat. bereits wieder nach Hause entlassen war, erneut eine re.-seitige Armparese ein. Bei erneuter Aufnahme auf einer internistischen Krankenhausabteilung wurde eine koronare Herzerkrankung und ein Harnwegsinfekt neben den zerebralen Funktionsstörungen diagnostiziert. Eine Progredienz der neurologischen Störungen in den folgenden Tagen führte schließlich zur Verlegung in die neu-

Neurologie

rologische Klinik. Hier fand sich bei der Aufnahme Mitte Juli 1981 ein tetraparetisches Syndrom mit konstanter Hemiparese li. und wechselnd intensiv hervortretender Hemiparese re. Als Ausdruck eines hirnorganischen Psychosyndroms bestanden Affektlabilität und mnestische Einschränkungen. Das EEG wies auf rechtshirnige Störungen bzw. im Hirnstammbereich hin. Eine erneut durchgeführte craniale Computertomographie zeigte eine schwere zentrale und cortikale Hirnatrophie mit mehreren Hirnsubstanzdefekten, die nach Strukturanordnung und Dichte älteren encephalomalazischen Herden entsprach. Von diesen Auffälligkeiten war die re. Hemisphäre stärker betroffen als die li. Es bestanden im CCT keine Hinweise auf traumatogene Hirnveränderungen. Das EKG war bei AV-Blockbildung insgesamt sonst nicht pathologisch. Am Augenhintergrund zeigten sich deutliche Kaliberschwankungen und Arterienveränderungen. Nochmalige eingehende Anamneseerhebungen machten deutlich, daß bis zum Unfallereignis bei dem Pat. keine wesentlichen Vorkrankheiten zu verzeichnen gewesen sind, und daß er trotz seines hohen Lebensalters in einem guten Gesundheitszustand noch regelmäßig zu landwirtschaftlicher Mithilfe in der Lage gewesen ist. Auch die nochmalige Erhebung der Unfallvorgeschichte anhand von Fremdbeobachtungen ließ rückschauend keine initialen Hirnbeteiligungszeichen erkennen. Diagnostisch kam man abschließend zu der Auffassung einer zerebro-vaskulären Insuffizienz und führte entsprechende Behandlungen durch. Hierunter konnte in den folgenden Wochen wenigstens eine deutliche Besserung der Intensität des klinischen Störbildes festgestellt werden, so daß der Pat. dann in hausärztliche Weiterbehandlung entlassen wurde. Wie später vom Hausarzt zu erfahren gewesen ist, stellt sich nach einigen Monaten bei dem Pat. aber erneut eine progrediente allgemeine Verschlechterung mit Hervortreten erneuter Lähmungen ein. Anfang Februar 1982 verstarb der Pat. Der Tod wurde vom Hausarzt als Folge der rezidivierenden Schlaganfälle gedeutet.

Beurteilung

Faßt man die zur Verfügung stehenden Daten zusammen, so führte der Unfall Mitte Mai 1981 bei dem damals 78jährigen Pat. zu Körperprellungen besonders am Bauch und Thorax mit Frakturen der 5. und 6. Rippe re., ohne daß es zu einer initialen Hirnbeteiligungssymptomatik kam. Nachdem die chirurgische Hospitalisierung eigentlich mehr einer Beobachtung gedient hatte, ist es überraschend 24 Stunden nach dem Unfall zum Auftreten einer insgesamt bleibenden Hemiparese li. gekommen. Korrespondierend hierzu hat sich im cranialen Computertomogramm 2 Wochen später eine zerebrale Herdbildung mit Dichteminderung re. frontal-paraventrikulär gezeigt. Der Röntgenologe vermochte sich bezüglich der Ätiologie und insbesondere bezüglich der Differentialdiagnose Infarkt/Trauma nicht festzulegen. Uns haben leider die CT-Bilder im Original nicht vorgelegen. Im weiteren ist es dann zu Störungen anderer Hirnregionen mit wechselnd hervortretenden Hemisyndromen gekommen. Auch EEG-Abänderungen wiesen bleibende pathologische Veränderungen wechselnder Lokalisationsbetonung auf. Ein erneutes CCT ¼ Jahr nach dem Unfall ergab ein Bild, wie man es bei chronischer bzw. chronisch-rezidivierender zerebro-vaskulärer Insuffizienz mit Zustand nach mehreren abgelaufenen (älteren, d.h. prätraumatischen) Hirninfarzierungen findet. Erregungsrückbildungsstörungen des Herzens und degenerative Augenhintergrundsveränderungen sind sicherlich als weitere Symptome eines nicht mehr intakten Kreislaufsystems anzusehen. Inwieweit es vor dem hier zur Diskussion stehenden Unfallereignis bereits zu manifesten zerebro-vaskulären Störungen gekommen ist, bleibt letztlich anamnestisch ungeklärt. Diesbezügliche Fragen wurden vom Kranken verneint, wobei allerdings eine gewisse mnestische Unsicherheit hirnorganischer Begründung zu berücksichtigen ist.

Nachdem nun eine initiale Hirnbeteiligungssymptomatik nicht vorgelegen hat, wird man eine primäre Hirnläsion durch den Unfall nicht für wahrscheinlich halten können. Das Auftreten re.-hirniger Störungen während der Krankenhausbeobachtung 24 Stunden nach dem Unfall kann aber zumindest wegen der engen zeitlichen Aufeinanderfolge nicht völlig losgelöst vom Unfall betrachtet werden.

Neurologie

Dennoch wird man die 24 Stunden nach dem Unfall akut einsetzenden und im späteren Verlauf dann an verschiedenen Hirnlokalisationen sich manifestierenden Störsyndrome rückschauend letztlich als Ausdruck einer schon länger bestehenden und nun exazerbierten zerebro-vaskulären Insuffizienz ansehen müssen. Für diese Auffassung spricht insbesondere auch das Verlaufsbild der pathologischen Veränderungen im kranialen Computertomogramm. Dem Unfallereignis mit seiner ohne Zweifel allgemein-körperlichen und auch emotionalen Belastung kann lediglich die Bedeutung einer Gelegenheitsursache, die keinen Unfallschaden begründet, zugemessen werden. Nach den vorgenannten Darlegungen kann man somit für die insgesamt progredient verlaufene, schließlich zum Tode führende zerebrale Symptomatik den angeschuldigten Unfall nicht mit hinreichender Wahrscheinlichkeit ursächlich verantwortlich machen.

Kommentar

Auch in diesem Fall bestand die in der Traumatologie so häufige gutachterliche Aufgabe in der Klärung von Zusammenhangsfragen, d.h. Fragen nach dem kausalen Bezug der schweren, hier letztlich zum Tode führenden Gesundheitsstörungen und einem bestimmten Unfallereignis. Aus neurologischer Sicht bestanden diese Gesundheitsstörungen in einer schweren cerebrovaskulären Insuffizienz mit einem Multiinfarktsyndrom. Zweifelsohne hatte sich dieses cerebrale Krankheitsbild in auffälliger Weise kurz (etwa 24 Stunden) nach dem Unfall klinisch manifestiert. Doch allein dieser evidente zeitliche Zusammenhang konnte noch keinen Kausalzusammenhang begründen. Vielmehr ergaben weder die unfallanamnestischen Daten noch die initial und später erhobenen neurologischen Befunde Hinweise dafür, daß es bei dem Unfallereignis überhaupt zu einer nennenswerten organischen Hirnverletzung gekommen ist. Insbesondere die mit der kranialen Computertomographie faßbaren Veränderungen haben bei Zuordnung zur übrigen klinischen Symptomatik kaum Zweifel daran gelassen, daß dem schweren neurologischen und psychopathologischen Störbild multilokuläre Hirninfarkte, nicht aber kontusionelle Hirnschädigungen zugrunde gelegen haben. Letztlich konnte daher dem erlittenen Trauma allenfalls nur der Stellenwert einer auslösenden Gelegenheitsursache für den „Schlaganfall" zugemessen werden. Da somit das zur Diskussion stehende Unfallereignis bei der Entstehung der kurz nach dem Unfall klinisch hervorgetretenen schweren cerebralen Störungen nicht wesentlich mitgewirkt hat, ließ sich im vorliegenden Fall unter versicherungsrechtlichen Aspekten kein Unfallschaden begründen.

Betont sei allerdings, daß sich in ähnlich gelagerten Fällen, bei denen nach einem Schädeltrauma mit enger zeitlicher Folge zerebralorganische Störbilder auftreten, das Abgrenzen und Abwägen eines möglicherweise multifaktoriellen Bedingungsgefüges wesentlich schwieriger gestalten kann. Diese Schwierigkeiten ergeben sich insbesondere nach vergleichsweise leichten, doch anamnestisch außer Zweifel stehenden Hirnverletzungen älterer Menschen, zumal dann, wenn es nicht – wie im referierten Fall – gelingt, klinisch z.B. mit Hilfe der Computertomographie, traumatische Hirnläsionen von enzephalomalazischen Schädigungen abzugrenzen.

Neurologie

 Spätfolgen nach Hirnkontusion – Anfallsleiden?

Gutachten für eine Unfallversicherung.

H. W. Delank

Fragestellung

Welche Folgen hat das mehr als 10 Jahre zurückliegende unfallbedingte Schädel-Hirn-Trauma hinterlassen?

Vorgeschichte

Am 10. 6. 1971 erlitt der damals 9jährige Junge als Insasse eines Pkw einen Unfall dadurch, daß dieses Auto auf der li. Straßenseite bei hoher Geschwindigkeit mit einem anderen Fahrzeug zusammenprallte. Nach dem Bericht der erstbehandelnden Ärzte führte der Unfall bei dem Kind zu einem Schlüsselbeinbruch li., Schädeldachbrüchen li., Gesichtsschürfwunden und einer mittelschweren Contusio cerebri. Die initiale Bewußtseinsstörung dauerte mehrere Stunden an, der bei der Lumbalpunktion gewonnene Liquor war blutig, es bestand ein Brillenhämatom. Nach längerer klinischer Behandlung konnte der Junge etwa 4 Monate nach dem Unfall wieder zur Schule gehen. Dort kam es alsbald ein erhebliches Nachlassen der früher guten schulischen Leistungen zur Beobachtung. Der Lehrer berichtete, daß der Schüler hochgradig fahrig, nervös, unkonzentriert und vergeßlich geworden sei. Dennoch wurde er im Sommer 1972 nach intensivem Nachhilfeunterricht versuchsweise in die 4. Klasse versetzt. Bei der ersten neurologischen Begutachtung im August 1972 wurden zunächst noch erhebliche psychopathologische Störungen inform einer Hirnleistungsschwäche festgestellt. Diese waren aber bereits Ende 1973 bei einer weiteren Begutachtung bis auf eine gewisse „Fahrigkeit" überraschend gut zurückgebildet, so daß hierdurch eine nennenswerte Beeinträchtigung der weiteren schulischen Entwicklung des Kindes kaum mehr zu befürchten war.

Fast 9 Jahre später berichtete dann der inzwischen 19jährige, daß er die Schule weiterhin ohne Schwierigkeiten besucht und nach der 9. Klasse erfolgreich abgeschlossen habe. Er sei dann anschließend in die Lehre als Elektroinstallateur gekommen und habe nach 2 Jahren die Lehre mit der Gesellenprüfung abgeschlossen. Seitdem sei er beruflich als Elektroinstallateur im Bergbau untertage tätig. Seinen beruflichen Aufgaben könne er gut nachkommen. Lediglich das längere Tragen des Schutzhelms, zu dem er ja untertage verpflichtet sei, verursache immer wieder druckartige Kopfschmerzen. Überhaupt habe er unverändert auch gelegentlich in der Freizeit mit diffusen kopfdruckartigen Beschwerden zu tun und sei dieserhalb häufig auf die Einnahme von Schmerztabletten angewiesen. Nach weiteren Beschwerden befragt, berichtet er, daß schon während der Schulzeit eigenartige „Anfälle" aufgetreten seien, bei denen er plötzlich sich fühle, als ob er allein dastehe. Die Zustände dauerten nur wenige Sekunden, seien für ihn aber ein sehr unangenehmes Gefühl. Er sei dabei nicht bewußtlos, dennoch glaube er, daß die Umwelt unwirklich verändert ist, er habe dann auch Hemmungen zu sprechen. Offenbar haben andere an ihm solche Zustände nicht bemerkt, zumal er dabei bislang niemals hingefallen sei. Solche Anfälle hätten sich bis in die jüngste Zeit hinein wiederholt, etwa 3 bis 4× im Jahr.

Befund (Kurzfassung)

Bei dieser neurologischen Begutachtung etwa 11 Jahre nach dem Unfall waren sowohl der Neurostatus als auch das psychische Erscheinungsbild des jungen Mannes unauffällig. Im EEG zeigte sich ein relativ flaches, etwas unregelmäßiges Hirnstrombild vom Alphatyp, das streckenweise, besonders basal deutlich verlangsamt war. Es fanden sich aber kein Herdbefund, keine hypersynchronen Potentiale – auch nicht unter verlängerter Hyperventilation und Photostimulation. Im kranialen Computertomogramm waren eine mäßiggradige Erweiterung der Seitenventrikel und kleine Defektbildungen in der Rindenzone des vorderen Temporalpols und im li. Parietalhirn erkennbar.

Beurteilung

Bereits frühere Gutachten hatten ausführlich dargelegt, daß der Unfall vom 10. 6. 1971 bei dem damals 9jährigen Jungen aus der Sicht des neurologischen Fachgebietes zu einem stumpfen Schädel-Hirn-Trauma mit Schädeldachbruch und Contusio cerebri geführt hatte.

Neurologie

Anfänglich bestand als Residuum der überstandenen Hirnverletzung eine erhebliche Hirnleistungsschwäche. Doch schon bei der Begutachtung Ende 1973 hatte sich diese deutlich zurückgebildet, so daß damals eine nennenswerte Beeinträchtigung für die weitere schulische Leistung des Kindes nicht mehr zu befürchten war.
Jetzt konnte der inzwischen 19jährige bestätigend berichten, daß sein damaliger Schulbesuch ohne weitere Schwierigkeiten verlief, und daß er nach der Schule eine Lehre als Elektroinstallateur aufnehmen und mit der Gesellenprüfung abschließen konnte. Er ist derzeitig als Elektroinstallateur im Bergbau untertage tätig und kann seinen beruflichen Aufgaben ohne nennenswerte Schwierigkeiten nachkommen. Lediglich beim längeren Tragen des Schutzhelmes untertage hat er druckartige Kopfschmerzen, die allerdings auch häufiger in der Freizeit sich bemerkbar machen und ihn dann zur Einnahme von Schmerztabletten veranlassen. Weiterhin berichtet der Pat., daß seit der Schulzeit bis in die jüngste Zeit hinein bei ihm gelegentlich eigenartige „Anfälle" auftreten. Diese anfallsartigen Zustände dauerten nur wenige Sekunden und seien geprägt durch ein unangenehmes Gefühl, indem er die Umwelt eigenartig verändert empfindet und eine gewisse Sprechhemmung hat. Er sei in diesen Zuständen nicht bewußtseinsgestört, sei auch dabei bislang niemals hingefallen. Seine Umwelt habe offenbar bisher noch keinen dieser Zustände an ihm bemerken können.
Der Neurostatus zeigte jetzt ebenso wie das psychische Erscheinungsbild des 19jährigen keine als krankhaft zu wertenden Auffälligkeiten, insbesondere fanden sich auch keine Hinweise mehr auf ein hirnorganisches Psychosyndrom bzw. eine Hirnleistungsschwäche. Auch ohrenärztlicherseits konnten Störungen des Vestibularapparates oder andere Unfallfolgen nicht festgestellt werden. Bei der CCT-Untersuchung fiel dann eine mäßiggradige Erweiterung der Seitenventrikel auf, ferner zeigte sich ein kleiner Substanzdefekt in der Rindenzone des vorderen Temporalpols und an der parietalen Rinde li. Bei den genannten Auffälligkeiten dürfte es sich unter Berücksichtigung der Vorgeschichte und der früher erhobenen Befunde um vergleichsweise geringfügige Residualerscheinungen der vor 11 Jahren überstandenen kontusionellen Hirnschädigung handeln. Das jetzt erneut abgeleitete EEG zeigte einen etwas unregelmäßigen Alphagrundrhythmus mit einer streckenweise anzutreffenden Verlangsamung, jedoch keinen Herdbefund. Insbesondere waren im EEG auch nicht unter verlängerter Hyperventilation und Photostimulation, also unter Provokationsmethoden, krampfstromverdächtige Potentiale zu erkennen.
Die heutige Nachuntersuchung hat also eine Bestätigung der früheren diagnostischen Auffassung gebracht. Es kann unverändert – auch nach dem nun erstmals ein CCT-Befund vorliegt – davon ausgegangen werden, daß der Unfall vom 10. 6. 1971 zu einer mäßiggradigen kontusionellen Hirnschädigung geführt hat, deren Residualsymptomatik rasch und gut abgeklungen ist. Nennenswerte Folgen der Hirnverletzung sind auch heute weder inform neurologischer Störungen noch psychischer Auffälligkeiten sicher faßbar, so daß der Mann im wesentlichen unbehindert seiner beruflichen Tätigkeit als Elektroinstallateur im Bergbau untertage nachgehen kann. Nicht eindeutig diagnostisch einzuordnen sind allerdings die heute erstmals berichteten eigenartigen anfallsartigen Zustände. Weder aus der Schilderung dieser Anfälle noch aus dem Ergebnis der hier durchgeführten EEG-Untersuchungen haben sich zweifelsfreie Hinweise auf ein zerebral-organisches Anfalleiden im Sinne einer traumatogenen Epilepsie ergeben. Sollten allerdings diese anfallsartigen Zustände auch in Zukunft weiter geklagt werden, müßte man zum endgültigen Ausschluß eines zerebralen Anfallgeschehens doch eingehende fremdanamnestische Recherchen bei den Arbeitskollegen und den Eltern durchführen und dann nochmals eine EEG-Langzeitregistrierung veranlassen.

Neurologie

Kommentar

Dieser Fall soll verdeutlichen, daß nicht „Befunde" einer Schädelhirnverletzung bei einer entschädigungsrechtlichen Beurteilung zu bemessen sind, sondern ausschließlich die aus den zerebralen Unfallfolgen resultierende Beeinträchtigung des subjektiven Befindens und der Leistungsfähigkeit des Betroffenen. Außerdem zeigt dieses Beispiel die gutachtlichen Schwierigkeiten bei „Anfällen" nach Schädelhirnverletzungen.

Es läßt sich zeigen, daß selbst erhebliche substantielle Hirnverletzungen, in der Kindheit erlitten, weder die schulische und berufliche Entwicklung des Verletzten tiefgreifend beeinträchtigen, noch zu wesentlichen Dauerschäden führen müssen. Residuen der zerebralen Verletzung sind im vorliegenden Fall zwar mit subtilen Untersuchungsmethoden – CCT-Befund – noch viele Jahre später faßbar, sind aber für die versicherungsrechtliche Beurteilung der Erwerbsfähigkeit letztlich irrelevant, denn gutachterlich zu bemessen sind ausschließlich die aus den zerebralen Unfallfolgen resultierenden Beeinträchtigungen des subjektiven Befindens und der Leistungsfähigkeit des Betroffenen, nicht aber „Befunde" der Schädelhirnverletzung.

Des weiteren zeigt dieses Gutachten, daß der Gutachter sich gelegentlich vor undeutbare Klagen und Beschwerden gestellt sieht. Im vorliegenden Fall handelte es sich um eigenartige „anfallsartige" Zustände, die weder aus der Anfallsschilderung noch aus den EEG-Befunden eine diagnostische Einordnung haben erfahren können. Zweifelsohne muß an die Möglichkeit zerebral-organischer Anfälle traumatischer Genese (psychomotorische Anfälle?) gedacht werden, zumal nach dem CCT auch Substanzschädigungen in der Temporalregion zu vermuten sind. Dennoch hat der Gutachter bislang das Vorliegen eines derartigen Anfallsgeschehens für seine entschädigungsrechtliche Beurteilung als nicht hinreichend wahrscheinlich ansehen können. Allerdings hat er dem Versicherungsträger eine weitere Beobachtung des Mannes, fremdanamnestische Recherchen und evtl. nochmalige diagnostische Maßnahmen (z. B. EEG-Langzeitregistrierung) mit dem Ziel einer endgültigen diagnostischen Abklärung zur Auflage gemacht. Sollte sich bei diesem Bemühen der bislang nur geringfügige Verdacht auf ein epileptisches Geschehen erhärten, müßten dann nicht nur gutachtliche Konsequenzen gezogen, sondern auch therapeutische und den Arbeitseinsatz berücksichtigende vorsorgliche Maßnahmen ins Auge gefaßt werden.

77 Hirntumor – Glioblastom – nach Arbeitsunfall mit Schädelprellung?

Zusammenhangsgutachten für eine Berufsgenossenschaft.

H. W. Delank, M. Kutzner

Fragestellung

Besteht ein ursächlicher Zusammenhang zwischen dem Arbeitsunfall und dem 8 Monate später erkannten Tumor?

Vorgeschichte

Ein 40jähriger Mann erleidet bei einem Arbeitsunfall im Oktober 1980 eine Kniedistorsion und Mittelfußprellung li. sowie eine Schädelprellung mit markstückgro-

Neurologie

ßer Hautabschürfung im Bereich des li. Scheitelbeines. Nach den anamnestischen Angaben kam es zu keiner Hirnbeteiligung. Bereits wenige Wochen später konnte die unfallchirurgische Behandlung mit Wiederherstellung der Arbeitsfähigkeit abgeschlossen werden. Doch etwa ¼ Jahr später setzten zunehmend li.-seitige Kopfdruckschmerzen ein, denen bald auch Taubheitsgefühle und Mißempfindungen zunächst an der re. Hand, später an der ganzen re. Körperseite folgten. Schließlich stellten sich auch Lähmungserscheinungen und leichte Sprachstörungen ein. Diese progrediente Symptomatik gab etwa 8 Monate nach dem Unfall Veranlassung zu einer erneuten klinischen Untersuchung. Dabei fand sich angiographisch ein infiltrativ wachsender Hirntumor li. parietal mit Ausdehnung weit ins Marklager hinein. Wegen der Inoperabilität dieses Tumors erfolgte Bestrahlungstherapie unter gleichzeitiger medikamentöser Hirnödembehandlung.

Befund (Kurzfassung)

Anläßlich der Begutachtung im Mai 1982 fand sich ein leichtes re.-seitiges Hemisyndrom mit im Vordergrund stehenden Reflexauffälligkeiten ohne wesentliche motorische Ausfälle und auch ohne aphasische Beeinträchtigungen. Im psychischen Erscheinungsbild ließen die gedankliche Spannkraft und das Konzentrationsvermögen eine vorschnelle Ermüdung erkennen, die nur in etwa durch erkennbare Mühewaltung ausgeglichen werden konnte. Ferner zeigte sich eine gewisse Irritabilität und leichte Minderung der Spontanität sowie des psychomotorischen Ausdrucks. Geringe Einbußen betrafen auch die affektive Modulationsfähigkeit. Der EEG-Befund war durch streckenweise hervortretende herdverdächtige Einstreuungen langsamerer Wellen li. präzentro-parieto-temporo-basal gekennzeichnet.

Beurteilung

Aus der Vorgeschichte ergibt sich, daß der jetzt 41jährige Mann bei dem Arbeitsunfall am 20. 10. 1981 neben einer Mittelfußprellung und einer Kniedistorsion li. eine Kopfprellung li. parietal mit Schürfwunden ohne erkennbare Hirnbeteiligung erlitten hat. Nachdem die mehrwöchige unfallchirurgische Behandlung abgeschlossen war, setzten etwa 3 Monate nach dem Unfall Kopfschmerzen ein verbunden mit Taubheitsgefühl an der re. Hand und einer langsam progredienten Halbseitensymptomatik, der sich motorische Aphasie und psychopathologische Beeinträchtigungen hinzugesellten. Im 8. Monat nach dem Unfall wurde dann bei einer erneuten klinischen Beobachtung vor allem durch eine cerebrale Angiographie ein infiltrierend wachsender Hirntumor li. parietal mit Ausdehnung weit ins Marklager nachgewiesen. Der inoperable Tumor wurde als Glioblastom aufgefaßt und einer ambulanten Strahlentherapie unter Kortikosteroid-Begleitmedikation zugeführt. Hierunter bildete sich die klinische Symptomatik weitgehend zurück und auch bei computertomographischen Kontrolluntersuchungen konnte eine gewisse Tumor-Involution nachgewiesen werden. Aufgrund dieser rückläufigen klinischen Symptomatik wurde dann von dem den Pat. ambulant betreuenden Neurologen der Verdacht geäußert, daß es sich bei dem Anfang 1981 aufgetretenen intrakraniellen Prozeß um ein posttraumatisches intrakranielles Hämatom handeln könne.
Bei der heutigen Untersuchung klagte der Kranke Beschwerden im Sinne von Übererregbarkeit, allgemeiner Belastungsschwäche und zeitweiligen situagenen motorisch-aphasischen Störungen.
Die eingehende neurologische Untersuchung ergibt lediglich diskrete Halbseitenstörungen re. mit leichter Betonung der AER und des PSR. Psychopathologisch war ein mäßiges hirnorganisches Psychosyndrom vordergründig mit erhöhter Irritabilität und konzentrativer Belastungsschwäche. Das EEG wies intermittierende Einstreuungen langsamerer Wellen li. präzentro-parieto-temporo-basal im Sinne eines Herdbefundes auf.
Wir haben dann Einsicht nehmen können in die von Mai bis Dezember 1981 durchgeführte CCT-Verlaufsserie und auch das im Mai 1981 angefertigte Hirnangiogramm (Carotis li.) vorliegen gehabt. In Übereinstimmung mit den Neuroradiologen sind wir der Auffassung, daß die Computertomographien eine deutliche Involution des raumfordernden Prozesses, der im

Neurologie

Mai 1981 li. zentral mehr parietalwärts erkennbar ist mit Mittellinienverschiebungszeichen, zeigen. Ende 1981 war im CT lediglich noch eine kalkdichte Hyperdensität von 2 cm Durchmesser li. occipital erkennbar, benachbart zentralwärts von einer gewissen Ungleichmäßigkeit der Gewebszeichnung. Entscheidende Klarheit ergibt aber die Durchsicht des Hirnangiogramms. Diese Hirnangiographie zeigt li. parietal und zentral – kongruent mit dem damaligen CCT – eine große Raumforderung, die durch pathologische Gefäßneubildungen geprägt ist. Dieser Befund ist typisch für einen gefäßreifen Tumor cerebri. Es ist somit ausgeschlossen, daß es sich bei dem 1981 klinisch manifest gewordenen intrakraniellen Prozeß um eine traumatische intrakranielle Blutung gehandelt hat.
Die Zusammenhangsfrage läßt sich folgendermaßen beantworten:

Die am 20. 10. 1980 erlittene Schädelprellung mit oberflächlicher Hautwunde li. parietal ist nicht mit hinreichender Wahrscheinlichkeit von einer Hirnbeteiligung begleitet gewesen. Eine MdE auf neurologischem Gebiet durch Unfallfolgen bestand und besteht nicht.
Unfallunabhängig besteht jetzt das Zustandsbild eines 1981 bestrahlten li.-seitigen Tumor cerebri mit derzeitig mäßigen psychopathologischen Beeinträchtigungen, Reflexstörungen halbseitig re. und glaubhaften subjektiven Beschwerden. Diese Störungen bedürfen weiterer Überwachung und gegebenenfalls Behandlung zu Lasten der zuständigen Krankenkasse.
Das zeitlich relativ enge Zusammentreffen der klinischen Manifestation dieses Tumors mit dem Unfall ist zufällig.

Kommentar

*Die in diesem Fall dem ärztlichen Gutachter gestellte Aufgabe bestand in der Abklärung der Frage, ob ein cerebral-organischer Prozeß, dessen Symptomatik drei Monate nach einem Unfall progrediente klinische Symptome erkennen ließ, eine Traumatogenese hat, in Sonderheit, ob es sich bei diesem Prozeß um ein posttraumatisches, intrakranielles Hämatom handelt. Es galt daher zunächst unter Hinzuziehung der zuvor bereits erhobenen neurologischen Befunde, CCT-Befunde und angiographischen Bilder sowie eigener Untersuchungsergebnisse eine Artdiagnose der bei dem Patienten vorliegenden cerebralen Erkrankung zu stellen. Nach diesen Bemühungen ergab sich zweifelsfrei, daß der Kranke an einem li.-hirnigen Tumor cerebri leidet, bei dem es sich wahrscheinlich um eine neuroepiteliale Geschwulst (gefäßreiches Glioblastom?) handeln dürfte, deren raumfordernde Auswirkung unter Kortikoid- und Strahlentherapie zum Zeitpunkt der gutachtlichen Untersuchung regressive Tendenzen erkennen ließ. Insbesondere konnte durch die vom Gutachter beigezogene auswärts angefertigte Carotisangiographie der ärztlicherseits zuvor geäußerte Verdacht auf eine traumatische intrakranielle Blutung ausgeschlossen werden. Hier zeigt sich beispielhaft, welche differentialdiagnostische Bedeutung ältere, d. h. vor der gutachtlichen Untersuchung erhobenen Befunde (insbesondere auch Rö.-Befunde) für den Gutachter haben können. Dieser sollte sich daher in Zweifelsfällen stets der Mühe unterziehen, ältere Befunde, z. B. Rö.-Bilder oder EEG-Kurven im Original anzufordern, um diese im Hinblick auf seine speziellen gutachtlichen Aufgaben selbst beurteilen zu können.
Keine Problematik stellte im vorliegenden Fall die zu diskutierende Frage nach einem ursächlichen Zusammenhang zwischen dem Hirntumor und dem Unfallereignis dar, weil es nachweislich bei dem Unfall neben einer Kniedistorsion und einer Mittelfußverletzung lediglich zu einer Schädelprellung ohne initiale Zeichen einer Hirnmitbeteiligung gekommen war und auch aufgrund aller weiteren klinischen Befunde gar nicht von einer traumatischen Hirnverletzung ausgegangen werden konnte. Grundsätzlich bleibt anzumerken, daß mögliche Zusammenhänge*

Neurologie

zwischen traumatischen Hirnschädigungen und Hirntumoren zwar häufig erörtert worden sind, jedoch ein solcher pathogenetischer Kausalbezug nur extrem selten, und zwar noch am ehesten bei mesodermalen Tumoren (Meningeomen) hinreichend begründbar ist. Unter gutachtlichen Aspekten erscheint nach Zülch (K. J. Zülch: Brain tumors. Their Biology and Pathology. Springer Verlag New York – Heidelberg, 4. Auflage, 1965) eine solche Zusammenhangsfrage nur dort diskutabel, wo:

1. *Der Tumorträger vor dem Unfall gesund gewesen ist.*
2. *Die traumatogene Zerstörung von Hirngewebe oder Hirnhäuten zu einem chronisch regenerativen Prozeß geführt hat und dieser lokalisatorisch mit der Geschwulstbildung übereinstimmt.*
3. *Die Zeit zwischen Trauma und Geschwulstbildung adäquat ist.*
4. *Die Geschwulst histologisch oder bioptisch nachgewiesen ist.*

 Traumatische Schädigung des N. thoracicus longus, eine seltene periphere Nervenläsion.

Gutachten für eine Unfallversicherung.

H. W. Delank

Fragestellung

Liegt ein Unfall vor? Wie hoch ist gegebenenfalls die dadurch bedingte MdE zu schätzen?

Vorgeschichte

Ein 53jähriger Mann erleidet im November 1980 als Jäger auf einer Treibjagd einen Unfall dadurch, daß er beim Schießen einen außergewöhnlich heftigen Rückschlag des Gewehres in die re. Schulter erhält. Dieser Gewehrrückschlag war deshalb besonders stark, weil der Schütze, durch einen Handschuh behindert, versehentlich an bd. Abzüge der Schrotläufe seines Drillings geriet. Es lösten sich daher 2 Patronen gleichzeitig. Sofort danach verspürte der Schütze einen heftigen Schmerz in der re. Schulter und eine dadurch bedingte Bewegungseinschränkung des re. Schultergelenkes. Diese Schmerzen ließen in den folgenden Tagen zwar etwas an Intensität nach, jedoch mußte er weiterhin eine Bewegungsbehinderung im re. Schulter-Armbereich feststellen und nach einiger Zeit auch ein auffälliges Abstehen des re. Schulterblattes von der Brustkorbhinterwand. Bei einer neurologischen Untersuchung etwa 14 Tage nach dem Unfall wurde eine Parese des M. serratus re. als Folge einer Schädigung des N. thoracicus longus gefunden und eine physikalische Behandlung eingeleitet. In der Folgezeit besserten sich dann zwar die Schmerzen; die Bewegungsbehinderung und die abstehende re. Schulter wurden aber weiterhin störend bemerkt.

Befund (Kurzfassung)

Bei der gutachterlichen Untersuchung 2 Monate nach dem Unfall fand sich das typische Bild einer sogenannten Scapula alata re., d. h. ein flügelförmiges Abstehen des Schulterblattes von der Thoraxhinterwand. Besonders deutlich trat diese Scapula alata bei Abstemmbewegungen mit dem re. Arm hervor. Diese Bewegungen konnten im Vergleich zur gesunden Seite re. nur mit geringerer Kraft durchgeführt werden. Als weiterer typischer Funktionsausfall zeigte sich eine Beeinträchtigung beim Erheben des Armes nach vorn über die Waagerechte hinaus. Sensible Störungen fanden sich ebensowenig wie Reflexauffälligkeiten oder andere motorische Funktionsausfälle. Auch waren keine sicheren Muskelatrophien festzustellen, lediglich die sogenannten Serratuszacken an der seitlichen Brustwand waren re. weniger als li. erkennbar. Elektromyographisch konnte entsprechend dem klinischen Befund eine Läsion des N. thoracicus longus re. objektiviert werden.

Neurologie

Beurteilung

Unter Zugrundelegung der anamnestischen Daten ist davon auszugehen, daß der Pat. am 8. 11. 1980 den oben beschriebenen Jagdunfall erlitten hat, der zu einer erheblichen Prellung der re. Schulter mit plötzlicher Flektion nach hinten führte. Unmittelbar nach diesem Unfall verspürte er heftige Schmerzen im Schulterbereich re. mit Bewegungseinschränkung. Wenige Tage später wurde ein Abstehen des re. Schulterblattes von der hinteren Brustwand festgestellt. In der Folgezeit klangen die Schmerzen langsam ab, es blieben jedoch die Bewegungsbeeinträchtigungen des re. Armes und das abstehende Schulterblatt re.
In Übereinstimmung mit dem behandelnden Neurologen stellen auch wir eine schwere Schädigung des N. thoracicus longus mit Serratuslähmung re. fest. Bei Zugrundelegung der anamnestischen Daten ist diese Nervenlähmung Folge des am 8. 11. 1980 erlittenen Unfalls. Differentialdiagnostische Überlegungen hinsichtlich einer neuralgischen Schulteramyotrophie können außer Acht bleiben, weil der unmittelbare zeitliche Zusammenhang der Schmerzen und der Nervenlähmung mit dem genannten Unfall außer Zweifel steht. Die Bewegungsbeeinträchtigung des re. (Gebrauchs-)Armes durch den unfallabhängigen Nervenschaden bedingt derzeit noch eine MdE von 25%. Eine neurologische Nachuntersuchung sollte nach etwa einem halben Jahr erfolgen, um die zu erhoffende Regeneration des durch Druck und Zerrung geschädigten Nerven zu erfassen.

Gutachtliche Nachuntersuchung etwa 1½ Jahre nach dem Unfall

Als Ergebnis dieser Nachuntersuchung fand sich unverändert ein weitgehend kompletter Funktionsausfall des M. serratus re. mit ausgeprägter Scapula alata und den dadurch bedingten motorischen Beeinträchtigungen im re. Schultergelenk. Zwischenzeitlich konnte der Kranke jedoch durch intensive muskuläre Übungen und Aktivierung kompensatorischer Muskelgruppen eine geringfügige Besserung der Beweglichkeit im re. Schultergelenk erzielen. Diese Tatsache berücksichtigend wurde abschließend der Dauerschaden mit einer Minderung der Erwerbsfähigkeit um 20% eingeschätzt.

Kommentar

In dem referierten Gutachten ist eine recht seltene traumatische Schädigung eines peripheren Nerven zu beurteilen, nämlich eine Läsion des N. thoracicus longus. Außergewöhnlich ist insbesondere der Unfallmechanismus, der zu dieser Nervenverletzung führte. An differentialdiagnostischen Überlegungen kommt lediglich als unfallunabhängiges Leiden eine neuralgische Schultermyatrophie in Betracht. Doch ist der unmittelbare zeitliche Bezug der Nervenläsion zu dem Unfallereignis so evident, der Schaden isoliert auf den N. thoracicus longus begrenzt und im weiteren Verlauf keine Regeneration des Nerven festzustellen – wie es nach einer neuralgischen Schultermyatrophie mit nicht unerheblicher Wahrscheinlichkeit zu erwarten gewesen wäre – so daß der Kausalzusammenhang zwischen Unfall und Nervenschaden für die versicherungsrechtliche Beurteilung anerkannt werden muß. Wenn bei Bemessung des Dauerschadens trotz Fehlens von Regenerationszeichen am geschädigten Nerven eine gewisse, durch intensive muskuläre Übungen und Kompensationen erzielbar gewesene Funktionsbesserung Berücksichtigung gefunden hat, soll damit nochmals deutlich werden, daß letztlich gutachterlich ausschließlich die aus dem Unfallschaden resultierende „Funktio laesa", nicht aber isolierte „Befunde" (hier EMG-Befunde) zu bewerten sind.

Psychiatrie

Psychiatrische Fragestellungen
(Entmündigung, Übernahme in das Beamtenverhältnis, Geschäfts- und Testierfähigkeit, Pflegschaft, Vormundschaft, Schuldfähigkeit bei Schwachsinn, entstellende Gesichtsverletzung als Ursache einer Psychoneurose, endogene Depression als Ursache somatisch-hypochondrischer Symptomatik, Einweisung in eine geschlossene Abteilung)

(79) Entmündigung wegen Geistesschwäche (querulatorische Psychose)

Psychiatrisches Gutachten für ein Landgericht.

J. Vliegen

Beurteilung (Fragestellung und Vorgeschichte eingeschlossen)

Frau W. K., geboren am 04. 10. 1930, wurde für die Dauer von 5 Wochen stationär untersucht und beobachtet. Die Untersuchung erfolgte auf Veranlassung eines Landgerichtes, das den Auftrag zur Begutachtung gab.

Anfangs gestaltete sich der Umgang mit Frau W. K. ähnlich schwierig wie bei allen psychiatrischen Vorgutachten, insbesondere bei Herrn Dr. L., der sich gezwungen sah, sein Gutachten nach rein „behaviouristischen" Gesichtspunkten zu erstatten.

Obwohl Frau K. es im Gegensatz zur letzten Voruntersuchung in einer Universitäts-Klinik nicht ablehnte, mit dem ärztlichen Untersucher zu sprechen, waren die Ergebnisse der wiederholten Explorationen in toto ebenso wenig ergiebig. Es war nicht möglich, die zweifellos bei Frau K. vorliegenden psychischen Störungen systematisch eindeutig zu klassifizieren, da diese im Schnittpunkt divergierender psychiatrischer bzw. psychopathologischer Lehrmeinungen liegen. Darin liegt auch der u. E. entscheidende Grund für die in der Vergangenheit so wechselhafte Beurteilung des Falles. Die einander widersprechenden ärztlichen Beurteilungen, ein auch der Untersuchten durchaus bekannter Tatbestand, deutete sie unkorrigierbar als „unerhörten Versuch der Justizbehörden und der ihr hörigen Psychiater, sie aus politischen Gründen in Anstalten und geschlossenen Abteilungen" festzuhalten. Ihre intransigente Meinung vertrat sie emphatisch bei jeder sich bietenden Gelegenheit. In langen Aussprachen mit Frau K. versuchten wir vergeblich den Spielraum zu gewinnen, in dem sich Reste der Selbstkritik zu einem kritischen Standpunkt konsolidieren könnten. Dieser Ver-

Psychiatrie

such scheiterte. Ähnlich wie ärztliche Vorgutachter wurden auch wir schließlich als Vertreter einer Verfolgerclique bezeichnet, deren Intentionen sich ausschließlich gegen ihre Person richteten. Das nach unserer Meinung massive Vorurteil blieb während des gesamten Aufenthaltes in der Klinik im Kern unkorrigierbar.
Herr Dr. L., Assistent einer Deutschen Universitäts-Nervenklinik hatte bereits einige Jahre vorher auf Veranlassung eines Amtsgerichtes ein Gutachten erstattet, das zur Frage Stellung nahm, ob Frau K. wegen Geisteskrankheit bzw. wegen Geistesschwäche gemäß § 6, Abs. 1, Ziffer 1 BGB zu entmündigen und die Einrichtung einer vorläufigen Vormundschaft gemäß § 1906 BGB anzuordnen sei.
Bekanntlich kam Dr. L. in Übereinstimmung mit einem weiteren Vorgutachten zu dem Ergebnis, daß Frau K. als prozeßunfähig anzusehen sei und für alle laufenden Gerichtsverfahren dringend der Bestellung eines Prozeßpflegers gemäß § 1910 BGB bedürfe. Diese Maßnahme, so argumentierte Dr. L., müsse allein schon unter ärztlichen Gesichtspunkten zum Schutze der Gesundheit der Probandin getroffen werden. Eine sinnvolle Unterhaltung über Sinn und Wesen dieser Pflegschaft war zum Zeitpunkt der Erstellung des Gutachtens mit Frau K. nicht möglich.
Dr. L. kam aufgrund seiner Untersuchungsergebnisse zu dem Ergebnis, daß er der Stellungnahme eines Bezirksrechtsamtes der BRD, Frau K. sei wegen krankhafter psychischer Veränderungen als erwerbsunfähig anzusehen, nicht uneingeschränkt zustimmen könne. Es handele sich bei Frau K. zweifellos um eine Störung, die er als querulatorische bzw. rechtsneurotische Entwicklung diagnostiziert habe. In bestimmten Lebensbereichen wirke sich diese psychische Störung so aus, daß man ihr einen Krankheitswert beimessen müsse. Es sei jedoch unmöglich, den Krankheitswert dieser Störung unbesehen auf den Bereich des Erwerbslebens auszudehnen. Die intellektuellen und beruflichen Fähigkeiten von Frau K. seien überdurchschnittlich oder zumindest befriedigend, um sie in ihrem Beruf als Krankenschwester bei einer anderen Tätigkeit als erwerbs- und arbeitsfähig erscheinen zu lassen. Auch die Auffassung, Frau K. müsse entmündigt werden, da sie ihre eigenen Angelegenheiten in vollem Umfange nicht besorgen könne, müsse er zurückweisen. Ebenso wenig könne man aus der Tatsache, daß Frau K. ihre Ansprüche aus der Rentenversicherung bisher nicht durchsetzen konnte, das Recht zur Entmündigung ableiten, da die vorausgesetzte Erwerbsunfähigkeit nicht erwiesen sei. Auch der verständliche ärztliche Wunsch einer Behandlung der psychischen Störungen der Probandin könne ein Entmündigungsverfahren nicht rechtfertigen, da nach Dr. L.'s Auffassung in diesem Falle Psychotherapie und Soziotherapie die einzigen Erfolgschancen hätten. Diese Behandlungsmöglichkeiten entfielen, da die erforderliche Freiwilligkeit der Probandin nicht gegeben sei. Auch die Tatsache, daß Frau K. einen Darlehensvertrag zur Sozialhilfe bezüglich des Grundstückes ihres verstorbenen Vaters abschließen wollte, müsse als Grund für eine Entmündigung entfallen, da auch unter diesem Aspekt die Erwerbsunfähigkeit unabdingbare Voraussetzung sei. Das Argument, Frau K. habe damit gedroht, ihr Kind zu ersticken und sich selbst das Leben zu nehmen, wenn man ihr Recht nicht anerkenne, verlor für Dr. L. deshalb seine Stichhaltigkeit, weil er ernste Zweifel an dem Realitätsgehalt dieser Drohung anmeldete. Er stützte sich dabei auf wiederholte Äußerungen der Probandin, daß sie diese Drohungen nicht ernst meine, sondern sie als Mittel benutze, die Behörden unter Druck zu setzen. Es sei nicht sicher, daß Frau K. unter gegebenen *äußeren* Bedingungen nicht in der Lage wäre, ihr Kind in verantwortlicher Weise selbst zu besorgen und zu erziehen.
Schon in einem Vorgutachten hatte man die Meinung formuliert, daß es juristisch nicht belangvoll sei, welcher der zahlreichen diagnostischen Erwägungen man schließlich folgen wolle. Dieser Gutachter vertrat die Meinung, daß es sich bei Frau K. um eine Psychose des

Psychiatrie

schizophrenen Formenkreises handele, bei der Persönlichkeitsdefekte bereits erkennbar wären. Auch eine rentenneurotische Entwicklung mit der Tendenz zu paranoiden Verarbeitungen könne einen psychopathologischen Zustand herbeiführen, der genau dem entspreche, was sich im Querschnittsbild biete. Frau K. sei, so meinte der Gutachter, krankheitsbedingt uneinsichtig. Erst auf dem Wege psychopharmakologischer Behandlung gegen ihren Willen, könne man die Probandin in die Lage versetzen, Krankheitseinsicht zu gewinnen. Es könne durchaus der Fall eintreten, daß Frau K. nach erfolgreicher psycho-pharmakologischer Behandlung ihrer Umwelt den Vorwurf mache, man habe sie sehr gequält, indem man nicht energisch mit ihr umging. Solange man Frau K., so führte dieses Gutachten aus, durch Psychopharmaka nicht helfe, könne man ihr nur durch Einrichtung einer Vormundschaft gegen ihren Willen die ärztlich gebotene Hilfe leisten.

Mehrwöchige Beobachtung der Probandin bestätigte die Erfahrungen der Vorgutachter in ihrem tatsächlichen Gehalt, wenn auch die nosologischen und praktisch-forensischen Überlegungen zu unterschiedlichen Resultaten führten. Wenn Dr. L. seinerzeit feststellte, der Umgang mit dem geschriebenen Wort stelle sich für Frau K. als ein System dar, das sich weitgehend aus der Persönlichkeit der Probandin gelöst und verselbständigt habe, so bestätigen unsere eigenen Beobachtungen diesen Sachverhalt. Frau K. forderte mich wiederholt auf, das zu erstellende Gutachten ohne Aktenstudium zu erstatten, da sie das gesamte Aktenmaterial (ca. 50 Bände) als „persönlichkeitsfremd" empfinde. Auch der wiederholte Hinweis, daß sich die Überfülle der schriftlichen Äußerungen in der Vergangenheit wesentlich aus ihren eigenen Elaboraten zusammensetze, konnte sie nicht von ihrer vorgefaßten Meinung abbringen. Im Gegenteil produzierte sie während des stationären Aufenthaltes eine Fülle von Schriftsätzen, die von Verbalinjurien jeder Art strotzten und mit aller wünschenswerten Klarheit demonstrierten, daß Frau K. von wahnhaften Ideen besetzt war, die es ihr a priori unmöglich machten, auch nur in einem Punkte die selbstkritische Distanz zu den hier in Einzelheiten nicht zu wiederholenden Vorgängen in der Vergangenheit zu gewinnen...

Nach Ernst Kretschmer's denkwürdigem Buch „Der sensitive Beziehungswahn" (4. Auflage 1963) ist die Frage der psychologischen Ableitung von Wahnphänomenen nicht mehr zur Ruhe gekommen. Diese problemgeschichtliche Entwicklung der Psychiatrie spiegelt sich eindeutig in den Vorgutachten über Frau K.

„Für die sensitiven Naturen im Sinne E. Kretschmer's ist nicht nur ihre erhöhte Eindrucksfähigkeit charakteristisch, sondern eine Unfähigkeit, dementsprechend auch abreagieren zu können, eine Leistungsstörung, die leicht zu Affektstauungen führt. Es wird nun aber im Gegensatz zu manchen anderen abnormen Erlebnisreaktionen ein derartiger Erlebniskomplex nicht etwa abgeschoben oder „verdrängt", sondern ganz im Gegenteil: Es kommt zu der durchaus bewußten Komplexbildung im Sinne der Verhaltung, einem Vorgang, der in seinem Endergebnis als überwertige Idee in Erscheinung tritt. Der traumatisierende Erlebniskomplex wird also nicht verarbeitet und nicht abreagiert, sondern er steht immer quälender und beherrschender im Mittelpunkt des Fühlens und Denkens und bildet das Kristallisationszentrum schwerster Selbstentwertung...während der Komplex üblicherweise ein „verdrängtes" abgespaltenes energetisches Nebenzentrum darstellt, wird dieselbe Thematik als *überwertige Idee zum bewußten beherrschenden Lebensinhalt*. ...Beziehungsideen können bei bestimmten Persönlichkeiten Anlaß zum Ausbau eines paranoischen Wahnsystems bilden.
Solche Paranoiker sind oft sehr schwer von besonnenen paranoiden Schizophrenen ohne Persönlichkeitszerfall zu unterscheiden." (H. J. Weitbrecht, Psychiatrie im Grundriß, 3. Aufl. 1973).

Dieser klassischen Formulierung eines auch bei Frau W. K. vorliegenden psychopathologischen Tatbestandes ist von meiner Seite nichts hinzuzufügen. Eine differentialdiagnostische Zuordnung war trotz mehrwöchigen Aufenthaltes in unserer Klinik nicht möglich. Ohne Anmaßung bin ich der Auffassung, daß dieses in erster Linie in der Sache selbst und nicht in unserer unzureichenden psychiatrischen Untersuchungstechnik begründet war.

Psychiatrie

Der Annahme eines Vorgutachtens, es ließen sich bei Frau W. K. deutliche Zeichen eines Persönlichkeitsdefektes erkennen, wie er der manifesten schizophrenen Psychose vorauslaufen oder nachfolgen kann, möchte ich widersprechen. Damit berühren wir einen Punkt, der für die forensische Beurteilung sekundär ist, da die klinisch-psychiatrischen Voraussetzungen der „Geistesschwäche im juristischen Sinne" m. E. gegeben sind. Es ist damit weder eine intellektuelle Minderwertigkeit noch eine Unterbegabung gemeint, sondern lediglich die Tatsache, daß bei Frau W. K. eine seelische Abartigkeit vorliegt, die sich in bestimmter Weise bei der Besorgung ihrer Angelegenheiten ausdrückt und sie daran hindert, diese zweckmäßig zu besorgen.

Die Frage des Gerichtes, formuliert im Schreiben aus dem Jahre 1974, ob zum Zeitpunkt der Entmündigung (1972) die Voraussetzungen von § 6, Abs. 1, Nr. 1 BGB – hier „Geistesschwäche" und Unvermögen zur Besorgung der Angelegenheiten – erfüllt war, möchte ich voll bejahen.

Bezugnehmend auf den durch Gruhle formulierten Grundsatz, es solle die Entmündigung nicht zum Schutze der Behörden oder der Staatsanwaltschaft sondern dem Wohle der betreffenden Personen dienen, scheint mir Dr. L's Schlußempfehlung zur Frage der Entmündigung der Frau W. K. unzutreffend zu sein. Ihre in Rechtsfragen jeder Art dominierenden überwertigen Ideen von teilweise wahnhaftem Ausmaß lassen sich über viele Jahre in ihren Akten verfolgen und sind m. E. von der Frage der Be- bzw. Entmündigung vollständig unberührt (die Probandin war in der Vergangenheit einige Male entmündigt und dann wieder bemündigt worden). Frau W. K. erklärte denn auch wiederholt, daß unabhängig von dem eventuellen Ausgang des zur Diskussion stehenden Verfahrens sie in Zukunft ihr Recht suchen werde, ein Recht, das sie daraus ableitete, daß sie als Opfer einer internationalen Verschwörung gegen ihre Person wesentlich gedeckt und gestützt durch die Justizbehörden einer Deutschen Großstadt – einen Skandal von weltweitem Ausmaß enthüllen werde. Es war leider nicht möglich, auf Grund eines eingehenden Aktenstudiums und der nur fragmentarischen Explorationen die Schlüsselerlebnisse Frau W. K.'s in der gewünschten Klarheit zu analysieren. Selbst wenn man sich für einen Moment das Gedankenexperiment erlaubt, es lägen in diesem sicherlich in vieler Hinsicht exzeptionellen Falle Verschleierungsmanöver irgendwelcher Art von Seiten der Behörden vor, so ist die durchaus inadäquate Art der Reaktionsketten von Frau W. K. hierauf kaum zu bestreiten. Ich vermag die Auffassung Dr. L's, daß Frau W. K. durch ihre, wie er meinte, rechtsneurotische Entwicklung und die daraus resultierenden, von ihr inaugurierten Prozesse ihr Vermögen nicht nennenswert schädigen würde, nicht zu teilen. Wenn die Probandin beispielsweise während des stationären Aufenthaltes das Verbot der diensttuenden Ärzte, auf einer Schreibmaschine zu schreiben, mit einschlägigen Anzeigen und Diffamierungen quittierte, so zeigt dieser Einzelfall, der sich noch weiter ergänzen ließe, deutlich, daß eine strenge Trennung des rechtsrelevanten Bereiches von den übrigen Lebensbereichen im Falle W. K. schlechthin unmöglich ist. Die von ihr entwickelten überwertigen Ideen haben ein solches Ausmaß erreicht, daß die Annahme gerechtfertigt erscheint, daß dadurch auch andere lebensnotwendige Vollzüge beeinträchtigt werden, die sich in stets nachteiliger Weise für ihre Person auswirken müssen. Wie die Vorgeschichte zeigt und wie auch die umfangreichen Äußerungen, welche die Probandin während des stationären Aufenthaltes schriftlich produzierte, unterstreichen, läuft Frau W. K. stets Gefahr, sich zahlreiche Beleidigungsklagen mit offenem Ausgang, zuzuziehen.

Der Versuch, die krankhafte Störung bzw. die Persönlichkeitsentwicklung mit Krankheitswert auf einen bestimmten Bereich ihrer Angelegenheiten einzuengen, basiert auf einer Fehleinschätzung der Realitäten in denen Frau W. K. wie jeder andere zu leben hat.

Psychiatrie

Eine andere Frage ist die nach der Behandlungsmöglichkeit der bei Frau K. vorliegenden psychischen Störung. In diesem Punkte bin ich nicht der Auffassung, daß eine Therapie mit Psychopharmaka den gewünschten Erfolg bringt, ebenso wenig wie ich die Meinung vertrete, daß eine Unterbringung in einer geschlossenen Abteilung von Erfolg sein wird. Zusammenfassend möchte ich die Beurteilung des Falles dahingehend formulieren, daß nach meiner Auffassung hier eine expansive paranoide Entwicklung vorliegt, die eine in jeder Hinsicht verfestigte querulatorische Position erzeugte, die man in der älteren Literatur als „Paranoia" klassifizierte. Ungeachtet der systematischen Probleme, die ich nur andeutungsweise aufzeigen konnte, liegt bei Frau W. K. eine psychische Störung vor, die den juristischen Tatbestand der Geistesschwäche erfüllt und damit die Besorgung ihrer Angelegenheiten entscheidend beeinträchtigt. Damit sind meines Erachtens die Voraussetzungen zur Entmündigung gegeben.

Kommentar

Dieses Gutachten spiegelt in klassischer Form differentialdiagnostische Probleme der s. g. querulatorischen Entwicklung, die sich wie in diesem Falle, manchmal von einer Erkrankung des schizophrenen Formenkreises schwer abgrenzen läßt. So kamen erwartungsgemäß Gutachten namhafter Psychiater zu verschiedenen diagnostischen Einschätzungen. Enttäuschungen im Beruf und erotischen Erleben wurden zum Ausgangspunkt einer Entwicklung, die in diesem wie seltenen Fällen zur systematischen Wahnbildung führte. Über Jahre führte die Probandin eine zermürbende Auseinandersetzung mit den oft rigide reagierenden städtischen und gerichtlichen Behörden. Fragen nach der Entmündigung und Unterbringung, der partiellen oder vollen Geschäftsunfähigkeit können sich zu einem Knäuel von Problemen verdichten, das sich nur schwer entwirren läßt. Zurückhaltung mit Zwangsmaßnahmen ist auf jeden Fall geboten, da jedes neue Verfahren querulatorische Aktivitäten provoziert.

 **Zur Frage der Geschäfts- und Testierfähigkeit einer 78jährigen, die durch Testamentsänderung einen ihrer Söhne enterbte.**

Gutachten zur Wiederaufnahme eines Rechtsstreits.

J. Vliegen

Beurteilung (Fragestellung und Vorgeschichte eingeschlossen)

Frau L. K., geboren 1890, verstorben 1974, deren Geschäftsunfähigkeit gemäß § 104, Abs. 2 BGB am Tage... zur Diskussion steht, als sie die gravierende Entscheidung traf, daß ihr ältester Sohn, Herr A. W. aus dem Vorstand ihres Unternehmens auszuscheiden habe, litt nach

Psychiatrie

übereinstimmendem Urteil aller Ärzte, mit denen sie Kontakt hatte, unter cerebralen Funktionsstörungen mit psychopathologischen Ausfallserscheinungen, deren Grundlage mangels eines pathomorphologischen Befundes heute nicht mehr erkennbar ist. Über die Dauer der Erkrankung schwanken die Auffassungen der ärztlichen Urteile. Es ist von Zeiträumen zwischen 10 und 20 Jahren die Rede. Nach eingehender Prüfung aller ärztlichen Unterlagen kam ich zu der Überzeugung, daß eine die Ätiologie einschließende Diagnose nicht mehr möglich sei. Alle Erörterungen über diesen Gegenstand verweisen allenfalls auf eine mehr oder weniger große Erfahrung der Gutachter in differentialdiagnostischen Fragen, die den Bereich der körperlich begründbaren Psychosen (K. Schneider) berühren. Dieser Auffassung hat einer der Vorgutachter, Prof. Dr. X. bereits dadurch Ausdruck verliehen, insofern er von ätiologischen bzw. auch nosologischen Erörterungen ausdrücklich Abstand nahm. Seinen Ausführungen möchte ich mich detailliert in diesem Punkte anschließen. Durch Zeugenaussagen ist zu belegen, daß seit dem Jahre 1944 mit hoher Wahrscheinlichkeit cerebrale Funktionsstörungen in Form wiederholter „Anfallsereignisse" (diese waren nicht näher spezifizierbar) in mindestens einjährigem Abstand auftraten, die überwiegend wahrscheinlich an eine Erkrankung des Hirns denken ließen. Darüber hinaus ist nach Zeugenaussagen davon auszugehen, daß bereits im Jahre 1967 in Gegenwart ihres Sohnes bei der Erblasserin ein Verwirrtheitszustand mit starker Bewußtseinstrübung und zeitlicher und räumlicher Desorientierung auftrat. Dr. R. L., Arzt für Innere Erkrankungen, bestätigte später, daß die Erblasserin seit dem Jahre 1966 in seiner ständigen ärztlichen Behandlung stand. 1969 stellten sich ebenfalls nach Zeugenaussagen Wortfindungsstörungen ein, die sich im Laufe der folgenden Jahre verstärkten. Diese Beurteilung des Internisten stammt aus einer Äußerung des Jahres 1968, 17 Tage vor dem zur Diskussion stehenden Termin. Angaben des Internisten ist darüber hinaus zu entnehmen, daß sicher schon 1962 leichte Durchblutungsstörungen bei der Erblasserin vorlagen, die mit Schwindelerscheinungen passagerer Natur einhergingen. Aber auch bei wiederholten Untersuchungen eines Arztes für Neurologie und Psychiatrie im Jahre 1968, zeigten sich eindeutige neurologische Symptome in Form deutlicher Wortfindungsstörungen, die allerdings bei drei Untersuchungsterminen verschieden starke Ausprägungsgrade aufwiesen. Bei der ersten Untersuchung, also jenem Termin, der dem zur Diskussion stehenden Termin der testamentarischen Verfügung am nächsten lag, war die Kontaktaufnahme sicher erschwert. Bei der letzten Untersuchung konnte sich Frau L. K. wesentlich besser verständigen. Nach Angaben des Nervenarztes, daß Frau L. K. bei dieser Exploration in der Lage war, über ihre Söhne detaillierte Angaben zu machen, den Namen des behandelnden Arztes zu nennen und die Fähigkeit, über das Lebensschicksal ihres Mannes zu berichten sowie über die Höhe der Stiftungs-Summe informiert zu sein, kann ich nicht als ausreichenden psychopathologischen Befund werten, der als Grundlage einer so folgenschweren Schlußfolgerung dienen könnte, Frau L. K. sei testierfähig gewesen. Wenn der untersuchende Nervenarzt darauf hinwies, daß bei der sprachlichen Formulierung erhebliche Störungen vorlagen, die sich ihm insbesondere in der Form von Wortfindungsstörungen darstellten, so bestätigt man dadurch indirekt die von mir vertretene These, daß motorisch-aphasische Störungen in der überwiegenden Mehrzahl der Fälle mit Auffassungs- und Verständnisstörungen einhergehen. Aus der Aphasie-Literatur ist bekannt, daß die s. g. „rein motorische Aphasie" abgesehen von solitären Literaturfällen eine reine Konstruktion hirnpathologischen Denkens darstellt, die keine Entsprechung in der Realität besitzt. M. a. W.: Sprachstörungen im Sinne der motorischen Aphasie sind in aller Regel mit sensorischen, d. h. Apperzeptionsstörungen verbunden. Allein unter diesem Gesichtspunkt ließe sich die Geschäftsfähigkeit der Frau L. K. zum fraglichen Zeitpunkt in Zweifel ziehen. Prof. X. hatte in seinem Gutachten des Jahres 1971 darauf verwiesen, daß eine Prüfung des Sprachverständnisses bei Frau L. K. of-

Psychiatrie

fenbar nicht durchgeführt wurde. Jedenfalls reichen die Explorationsergebnisse nicht aus, die Annahme, daß bei Frau L.K. neben den motorisch-aphasischen Störungen auch sensorische Störungen vorlagen, hinreichend zu entkräften. Auch die vom Nervenarzt X. gewürdigte Tatsache, daß Frau L.K. Kalenderdaten teilweise, und zwar gerade im kritischen Zeitraum, unexakt eingetragen hat, läßt immerhin darauf schließen, daß Zeitgitterstörungen zu dem infrage stehenden Zeitraum mit Sicherheit vorhanden waren. So konzedierte Dr. X. denn auch die Möglichkeit, daß es sich bei der Sprachstörung nicht nur um Ausfallserscheinungen im motorischen Ablauf der Sprache handelte, sondern auch Sprachverständnisstörungen bestanden. Es erstaunt dann allerdings, daß der Gutachter die meines Erachtens daraus sich ergebende Konsequenz der Geschäftsunfähigkeit in einer so komplizierten und entscheidend wichtigen Sache zum strittigen Zeitpunkt nicht zog.

Der beamtete Psychiater, Dr. Sch., Gesundheitsamt einer Deutschen Großstadt, untersuchte Frau L.K. im Jahre 1972 und stellte dabei einen Zustand hochgradiger Demenz im Senium fest. Es bestand, so Dr. Sch., ein massiver Gedächtnisabbau, und er schloß daraus konform mit den allgemeinen klinischen Erfahrungen, daß psychopathologische Ausfallserscheinungen dieses Ausmaßes sich in aller Regel über einen längeren Zeitraum entwickeln und nicht als ein „deus ex machina" von heute auf morgen auftreten. Im übrigen schien mir der durch Zeugen belegbare Zustand einer deliranten Verwirrtheit der Frau L.K. im Jahre 1967 mehr als ein Beweis dafür, daß bereits zu diesem Zeitpunkt erhebliche Hirnabbauerscheinungen vorlagen, wie auch immer man diese nosologisch einzuordnen hat. Es ist erstaunlich, wie wenig die bisher vorliegenden Gerichtsurteile das Urteil des einzig beamteten Arztes, der in dieser Sache tätig wurde, berücksichtigt haben. Dr. Sch. hatte darüber hinaus erklärt, daß wiederholte Versuche, die von amtswegen angeordnete Untersuchung vorzunehmen, durch widrige Umstände verhindert wurden.

Daraus könnte man den Eindruck gewinnen, daß ein Teil der Familie K. ein erhebliches Interesse daran hatte, den tatsächlichen Sachverhalt, d.h. den psychischen Zustand von Frau L.K. zu verschleiern.

Zur Frage der Geschäftsfähigkeit von Frau L.K. ist festzustellen, daß diese mit an Sicherheit grenzender Wahrscheinlichkeit bis Mitte 1969 nicht bestand. Es ist auch m.E. ausgeschlossen, daß man die Äußerungen der Schwiegertochter von Frau L.K., die selbst als Ärztin für Allgemeinmedizin praktiziert, zum psychischen Zustand ihrer Schwiegermutter aus dem Jahre 1969 deshalb unter den Tisch fallen läßt, weil diese der Gegenpartei angehörte. Man würde damit die für einen Arzt ungeheuerliche Unterstellung machen, er habe bei der Erhebung seiner Befunde Manipulationen vorgenommen, die ein tendenziöses Bild der tatsächlichen Verhältnisse suggerierten. Nach den mündlichen und schriftlichen Äußerungen der Ärztin für Allgemeinmedizin Dr. A. ist vielmehr mit an Sicherheit grenzender Wahrscheinlichkeit davon auszugehen, daß Frau L.K. zum Zeitpunkt ihrer folgenschweren Entscheidung geschäftsunfähig war. Nach dem uns vorliegenden Material ist der gesetzlichen Forderung der Beweislast für die Kontrahenten der Entscheidung aus dem Jahre 1969 in vollem Umfange genüge getan. Es kann sich dabei nicht um einen Zweifel an der Geschäftsunfähigkeit von Frau L.K. handeln. Die Geschäftsunfähigkeit ist vielmehr aufgrund des bei ihr vorliegenden, sich über viele Jahre entwickelnden Krankheitsbildes als gegeben anzusehen.

Zu den Tagebuchaufzeichnungen von Frau L.K. selbst, die wiederholt Gegenstand einschlägiger Erörterungen waren, ist zu sagen, daß sie in der Art ihrer Abfassung nicht geeignet erscheinen, daraus bindende Schlußfolgerungen für den Nachweis eines Ausschlusses der freien Willensbestimmung noch dessen Verneinung zu erbringen. Die Tagebuchaufzeichnungen lassen verschiedene Auslegungen zu. Sie allein reichen nicht aus, die Geschäftsfähigkeit der Frau L.K. am Stichtage zu beweisen. Bei objektiver Würdigung der wirklichen Verhältnisse

Psychiatrie

ist festzustellen, daß Frau L. K. bereits lange vor dem strittigen Termin nicht imstande war, die Problematik der Zusammenhänge, wie sie im Rechtsstreit der Stiftung auftraten, auch nur annähernd zu überschauen. Daran hinderte sie ein hirnorganischer Prozeß, dessen Anfänge mindestens Anfang der 60iger Jahre, wahrscheinlich aber schon früher anzusetzen sind. Hirnorganisch geschädigte Personen sind zudem leicht leitbar und in ihrer Willensbildun zu beeinflussen. Es kann deshalb mit großer Sicherheit unterstellt werden, daß die von Frau L. K. 1969 getroffene Entscheidung keineswegs Ausdruck einer bei ihr unbehindert freien Willensbildung, sondern das Produkt einer Fremdbeeinflussung war, wie es ja auch aus den prozessualen Zusammenhängen, über die zu urteilen den medizinischen Sachverständigen nicht zusteht, leicht ersichtlich ist. Legt man die durch das Gutachten des Amtsarztes Dr. Sch. beschriebene Querschnittssymptomatik des Jahres 1971 zugrunde und berücksichtigt man den statistisch regelhaften Verlauf bzw. die Entwicklung psychopathologischer Erscheinungen in entsprechenden Fällen, so kann der Schluß, daß Frau L. K. am Stichtag geschäftsunfähig war, d. h. eine freie Willensbestimmung nicht als gegeben anzusehen ist, bei objektiver Beurteilung nicht unterdrückt werden.

Abschließend vertrete ich die Auffassung, daß bei Frau L. K. ein hirnorganischer Prozeß über viele Jahre vorlag, der psychopathologisch zu einer vollständigen Demenz, d. h. zu einer schwersten Störung sämtlicher psychischer Funktionen führte. Aufgrund bekannter Mängel früherer Untersuchungen, nicht zuletzt aber durch das Fehlen eines autoptischen Befundes, dürfte eine nosologische Zuordnung mit Sicherheit nicht mehr möglich sein. Diese Frage ist für die Beurteilung, ob Frau L. K. am Tage ihres folgenreichen Entschlusses geschäftsunfähig war, nur von untergeordneter Bedeutung. Wenn man sich nicht a priori auf den Standpunkt stellt, daß die sorgfältigen Beobachtungen und Angaben der Schwiegertochter von Frau L. K., Ärztin für Allgemeinmedizin, unwahr sind, liegt m. E. der schlüssige Beweis für die Geschäftsunfähigkeit zum genannten Zeitpunkt vor. Die Auffassung des Arbeitsgerichtes einer Deutschen Großstadt in einem Urteil aus dem Jahre 1974, daß eine erneute Begutachtung ex officio in dieser schwierigen Situation nicht weitere Klarheit bringen könne, teile ich nicht. Ich bin davon überzeugt, daß bei Anhörung verschiedener Zeugen durch ein ordentliches Gericht sich auch bezüglich des fraglichen Termines (1969) weitere Perspektiven ergeben müssen, die dann zu einer für alle Beteiligten befriedigenden Rechtslösung führen können. Ich betone, daß ich aufgrund des Aktenstudiums und der Anhörung einiger Mitglieder der Familie K. zu der Überzeugung gekommen bin, daß bei Frau L. K. aufgrund eines über Jahre sich hinziehenden hirnorganischen Prozesses und dessen Auswirkungen im psychischen Bereich, am Stichtage der Testamenterstellung die Voraussetzungen des Paragraphen 104 Abs. 2 BGB gegeben waren.

Kommentar

Das Gutachten behandelt die Frage der Testierfähigkeit einer Industriellen, die durch Testamentsänderung einen ihrer Söhne enterbt hatte. Im Kern ging es um die Frage, ob die Erblasserin zu einem bestimmten Zeitpunkt testierfähig war. Zu dieser Frage lagen zum Zeitpunkt der Erstellung des Gutachtens bereits mehrere psychiatrische Gutachten vor, die zu unterschiedlichen Ergebnissen gekommen waren. Das Gutachten diente dem Ziel, ein bereits beendetes Verfahren in neuer Instanz wieder aufnehmen zu können. Es wurde nach sehr umfangreicher Aktenlage erstattet.

Passagere Verwirrtheitszustände schließen nach einhelliger Rechtsprechung keineswegs grundsätzlich Geschäfts- und Testierfähigkeit aus. Es muß auf jeden Fall die Annahme einer Ge-

Psychiatrie

schäfts- und Testierunfähigkeit einen hohen Wahrscheinlichkeitsgrad beanspruchen. Im konkreten Falle, insbesondere wenn das Gutachten posthum erstattet wird, können sich kaum überwindbare Schwierigkeiten auftuen.

81 Endogene Psychose des schizophrenen Formenkreises.

Psychiatrisches Gutachten zur Übernahme in das Beamtenverhältnis, erstattet für eine Behörde.

J. Vliegen

Fragestellung

Auf Veranlassung einer vorgesetzten Behörde erstatten wir folgendes wissenschaftlich begründetes Gutachten über Herrn L., geboren 1951. Das Gutachten wird zu der Fragestellung nehmen, ob bei Herrn L. die Voraussetzungen gegeben sind, ihn in das Beamtenverhältnis zu übernehmen. Da die allgemeine und spezielle Vorgeschichte in der abschließenden Beurteilung des Gutachtens in wesentlichen Zügen wiedergegeben wird, kann eine ausführliche Darstellung der Familien-, Eigen- und speziellen Anamnese an dieser Stelle unterbleiben.

Befund

Interner Befund: o. B.
Neurologischer Befund: o. B.
Psychischer Befund:
Bei guter Intelligenz zeitlich sowie zur Person voll orientiert. Zum Zeitpunkt der Untersuchung keine formalen und inhaltlichen Denkstörungen. Affektiv wirkt der Untersuchte verhalten, dabei durchaus synton und schwingungsfähig. Es ergeben sich keine Hinweise für das Fortbestehen einer psychotischen Symptomatik, auch keine Residuen im Sinne eines schizophrenen Defektes.

Vorgeschichte

Herr L., geboren 1951 wurde auftragsgemäß ambulant untersucht. Herr L. ist in unserer Klinik seit 1975 bekannt. Damals wurde er als Notfall in einem akuten Erregungszustand stationär eingewiesen.
Zur unmittelbaren Vorgeschichte erfuhren wir, daß Herr L. drei Tage vor der stationären Aufnahme nach W. zu fahren beabsichtigte. In der Nacht vor der geplanten Abfahrt habe er nur wenig geschlafen, habe spät das Bett aufgesucht und sei bereits morgens gegen 6.00 Uhr erwacht. Der Vater, besorgt um seinen Sohn, habe von der geplanten Autofahrt nach W. abgeraten; dennoch habe er die geplante Reise am Sonnabend vormittags angetreten. Am Nachmittag des Tages wurde der Vater des Herrn L. von der Polizei verständigt, sein Sohn habe einen Unfall verursacht und halte sich im zuständigen Polizeirevier auf. Er spreche völlig durcheinander. Der Vater fuhr daraufhin zu dem ihm bekanntgegebenen Polizeirevier, um seinen Sohn abzuholen. Auf der Rückfahrt nach Hause erzählte er ihm, daß er auf der Autobahn den „Teufel" gesehen habe und ihm feindlich gesinnte Personen in Autos verfolgten. Obwohl er keinen Alkohol zu sich genommen hatte – der Alkoholtest der Polizei fiel negativ aus –, habe er wie ein Betrunkener geredet. Noch am selben Abend verbrachte ihn der Vater in ein Krankenhaus der Heimatstadt. Da Herr L. dort jede Untersuchung ablehnte, wurde er in unsere Klinik gebracht. Er sei sehr unruhig gewesen und habe wiederholt geäußert, „alles zu können". Dabei sei er ständig umhergelaufen und habe Unverständliches gesprochen.
Zur erweiterten Vorgeschichte erfuhren wir bei der Aufnahme, daß es sich bei Herrn L. um eine Frühgeburt handelte. Da die Mutter des Patienten Diabetikerin war, mußte die Geburt vorzeitig künstlich eingeleitet werden. Nach der Geburt habe er sechs Wochen in einem Brutkasten verbracht. Die frühkindliche Entwicklung sei etwas protrahiert verlaufen, er habe aber rechtzeitig laufen und sprechen gelernt. Im Alter von 7 Jahren wurde er eingeschult. Ohne Komplikationen besuchte er 8 Jahre lang die Grundschule, daran schloß sich der Besuch des Aufbaugymnasiums an. In den letzten Jahren vor dem Abitur 1974 habe er 3 Jahre in einem Internat verbracht. Seit 1974 arbeitet Herr L. als

Psychiatrie

Inspektorenanwärter bei einer Behörde. Inzwischen soll er ins Beamtenverhältnis übernommen werden.
Ernsthafte Vorerkrankungen körperlicher Art wurden weder durch den Vater noch durch ihn selbst erwähnt. Seit Anfang 1975 traten gewisse psychische Auffälligkeiten bei Herrn L. auf. Im Gegensatz zu seiner Primärpersönlichkeit, die eher als schüchtern und zurückhaltend geschildert wurde, habe er angefangen zu prahlen, u. a. der beste aller Autofahrer zu sein, der jedem das Fahren beibringen wolle. Er sei aufgeregt gewesen und dabei über mehrere Wochen leicht aggressiv. Er habe viel und unnötig telefoniert.
Der stationäre Aufenthalt gestaltete sich zunächst wechselhaft. In den ersten Tagen traten psychomotorische Unruhezustände auf. Eine geordnete Gesprächsführung war aus diesem Grund unmöglich. An ihn gerichtete Fragen beantwortete er nicht bzw. waren seine Gedankengänge so unzusammenhängend, daß eine themenbezogene Unterhaltung mit ihm praktisch nicht möglich war.

Beurteilung

Die systematische Einordnung des psychopathologischen Syndroms stellte uns von Anfang an vor gewisse Schwierigkeiten. Am Ende der Behandlung – Herr L. war zu diesem Zeitpunkt distanziert und zeigte weder in seinem Verhalten noch im psychischen Bereich im engeren Sinne Auffälligkeiten – erklärte er, in den letzten Wochen viel gearbeitet zu haben. An den Unfall selbst sowie an die sich anschließende stationäre Behandlung in unserer Klinik hatte er nur lückenhafte Erinnerungen. An jenem Samstag habe er zunächst seinen Bruder aufgesucht und dort schon den Eindruck gewonnen, daß Polizisten die Wohnung seines Bruders kontrollierten, da er in der Umgebung des Hauses in dem sich sein Bruder aufhielt, zahlreiche Polizeiwagen gesehen habe. Auf der Autobahn habe er die Weiterreise angetreten. Die Wagen fuhren sehr dicht auf und er blieb schließlich in einer Kolonne stecken. Andere Wagen schnitten ihm die Fahrbahn ab, so daß sich in ihm der Eindruck verdichtete, alles werde „mit Absicht" ausgeführt. Aus Ärger hierüber habe er die Fahrt unterbrochen und sei in entgegengesetzter Richtung nach Hause gefahren. Kurzfristig habe er seinen Plan geändert, um seine Schwester, die sich als Patientin in einem Landeskrankenhaus in Süddeutschland befand, zu besuchen. Auch diesen Plan habe er schließlich fallengelassen und sei weiter in Richtung Ruhrgebiet gefahren. Ein geplanter Zwischenbesuch bei einem anderen Bruder in einer Westdeutschen Großstadt führte dann zu einer weiteren Komplikation: Beim Verlassen der Autobahn sei ihm ein Auto begegnet, in dem sich zwei Personen befanden. Beim Anblick dieser Personen habe er eine innere Unruhe verspürt und plötzlich die Gewißheit gehabt, nicht mehr heil nach Hause zu kommen. Am liebsten hätte er seinen Pkw stehengelassen, zumal er den Weg zur Wohnung seines Bruders nicht genau kannte, da dieser erst kurzfristig vorher umgezogen war. In einer Kurve sei er mit seinem Wagen ins Rutschen gekommen und mit dem Kopf gegen die Scheibe geschleudert. Bei dem Versuch, die Stadt zu verlassen, habe er sich verirrt. Alle Verkehrszeichen erschienen ihm „eigenartig" aufgestellt. Der Unfall in der Kurve alarmierte die Polizei und die weitere Entwicklung nahm den bekannten Verlauf.
Nach Beendigung des stationären Aufenthaltes im Sommer 1975 in unserem Hause entwickelte Herr L. eine disziplinierte und kritische Haltung hinsichtlich der geschilderten Ereignisse. Dabei zeigte sich, daß auch Amnesien vorlagen, die sich sowohl auf die Reise vor dem Unfall als auch auf die Reise danach bezogen, so daß man nur schwerlich von einer primär hirntraumatisch bedingten Amnesie sprechen kann, wenn man allenfalls eine leichte Commotio cerebri unterstellt, die aber wenig wahrscheinlich ist.
Bei den jetzigen Untersuchungsterminen für die Erstellung des Gutachtens erfuhren wir, daß Herr L. seit dem stationären Aufenthalt im Jahre 1975 regelmäßig seiner Berufstätigkeit nachging. Es ist auch mit hoher Wahrscheinlichkeit davon auszugehen, daß er seither von psychotischen Störungen frei war.

Psychiatrie

Die besondere Problematik des vorliegenden Falles liegt darin, daß einmal bei Herrn L. offensichtlich eine hereditäre Belastung durch Nerven- und Gemütsleiden vorliegt. Wie aus unserer oben gegebenen Äußerung hervorgeht, wurde seine ältere Schwester in einem Landeskrankenhaus wegen einer Psychose behandelt. Die Vorgeschichte, die in ihrer weiteren Entwicklung schließlich 1975 zur stationären Aufnahme in unserer Abteilung führte, spricht mit großer Wahrscheinlichkeit für das Vorliegen einer endogenen Psychose des schizophrenen Formenkreises.
Bei der ambulanten Untersuchung zum Zwecke der Gutachtenerstellung konnte ich keine Veränderungen der Persönlichkeit feststellen, die im Sinne eines sogenannten schizophrenen Defektes aufzufassen wären. Die Prognose ist zur Zeit nicht sicher zu stellen. Ein Rezidiv ist nach Lage des Falles durchaus möglich. Bindende Aussagen über den Wahrscheinlichkeitsgrad dieses Rezidivs müssen als spekulativ angesehen werden. Langzeitverlaufsbeobachtungen von Personen, die in ähnlicher Weise wie Herr L. erkrankten, haben ergeben, daß die Prognose in mehr als 40% der Fälle wesentlich günstiger ist als die ältere Psychiatrie dieses feststellen zu können meinte. Nicht unberücksichtigt bleiben darf bei allen Überlegungen die Tatsache, daß wir in den letzten Jahren eine wesentliche Verbesserung der therapeutischen Möglichkeiten erreichen konnten. Langzeitbehandlungen mit Psychopharmaka, gezielte präventiv-medizinische Maßnahmen in Form regelmäßiger nervenärztlicher Betreuung haben die Situation in diesem Bereich wesentlich verändert.
Wenn beabsichtigt ist, Herrn L. in ein Beamtenverhältnis zu übernehmen, so sind wir nach Vorgeschichte und aktueller Befunderhebung der Auffassung, daß die geplante Verschiebung des Termins zur Übernahme in das Beamtenverhältnis auf Ende 1980 die grundsätzliche Problematik, die sich hier stellt, nicht auflöst, sondern nur verschiebt. Ob die Gefahr eines Rezivids im individuellen Falle Ende 1980 grundsätzlich anders und in Prozenten ausgedrückt niedriger als heute ist, muß bezweifelt werden. Es bleibt also letzten Endes eine Ermessensfrage, die in dieser oder jener Form zu entscheiden ist. Das grundsätzliche medizinisch-psychiatrische Problem liegt darin begründet, daß die Form einer Psychose, die bei Herrn L. vorlag, nicht die Kriterien enthält, welche eine eindeutige Prognose gestatten. Die Aktuität des Auftretens und das relativ schnelle Abklingen der psychotischen Produktionen des Herrn L. lassen im gewissen Umfang eine günstigere Prognose zu, als jene langsam anlaufenden, schnell zu irreversiblen Persönlichkeitsdefekten führenden Formen der schizophrenen Erkrankungen. Die Unmöglichkeit, eine bindende Aussage hinsichtlich des weiteren Verlaufes zu formulieren, verweist auf einen grundsätzlichen Mangel in den bislang bezüglich dieser Erkrankungsformen gewonnenen Erkenntnisse. Diesen Sachverhalt sollte das entscheidende Gremium vor Augen haben, wenn es gilt, eine für Herrn L. so weitreichende Entscheidung zu treffen, um unnötige soziale Härten zu vermeiden.

Kommentar

Das Gutachten vermittelt einen Einblick in die Problematik, die sich bei der Beurteilung einer Psychose des schizophrenen Formenkreises ergeben kann, wenn wie im vorliegenden Falle die Prognose entscheidend ist. Nach Übernahme des Patienten in ein Beamtenverhältnis kam es zu weiteren Rezidiven der Erkrankung. Trotz intensiver Erforschungen der Langzeitverläufe schizophrener Psychosen in der Gegenwart erweisen sich die Verhältnisse im Einzelfalle als besonders schwierig, insbesondere wenn die Begutachtung gravierende soziale Entscheidungen zu treffen hat.

Psychiatrie

 Durch Kriegsverwundung bedingte erheblich entstellende Gesichtsverletzung – Schädigungsfolge – als wesentliche Bedingung einer Psychoneurose mit Alkoholismus, die zum Scheitern der Ehe führt.

Gutachten für ein Sozialgericht im Versorgungsrecht.

J. Vliegen

Fragestellung

Das folgende Gutachten wird für ein Sozialgericht erstattet, das im Klageverfahren über die Gewährung einer Witwenrente für die geschiedene Frau zu entscheiden hat. Das posthum nach Aktenlage und Vortrag der Witwe erstattete Gutachten mußte sich mit der für die Rechtsprechung in diesem Falle relevanten Frage auseinandersetzen, inwieweit das Suchtleiden des geschiedenen, verstorbenen Ehemannes und bestimmte psychoreaktive Verhaltensweisen auf eine kriegsbedingte schwere Entstellung des Gesichts – Schädigungsfolge – oder auf primär persönlichkeitsgebundene Eigenarten zurückzuführen waren.

Vorgeschichte

Frau A. machte am 6. 8. 1979 folgende Angaben:

Sie sei vor ihrer Eheschließung mit Herrn A. nicht verheiratet gewesen. Ihren Mann habe sie auf dem Flur eines Versorgungsamtes, ihrer Arbeitsstelle, kennengelernt. Er sei ihr durch sein liebenswürdiges und zuvorkommendes Wesen aufgefallen. Als 19jähriger habe er im Krieg seinen Unterkiefer verloren und mußte deshalb ständig einen Mullverband tragen, den er jeden Tag erneuerte. Dieser Sachverhalt, den sie lange vor der Eheschließung kannte, habe sie nicht gehindert, eine nähere Bekanntschaft mit Herrn A. einzugehen. Während ihrer Tätigkeit beim Versorgungsamt, insbesondere in den vierziger Jahren, habe sie viel Schreckliches und zahlreiche Menschenschicksale näher kennengelernt. Drei Monate nach dem Kennenlernen habe sie ihren Mann, der vorher schon zweimal verheiratet gewesen sei, geehelicht. Sie seien kirchlich getraut worden. Allerdings sei sie bei der Heirat von der Aussicht auf eine plastische Operation ausgegangen, die eine wesentliche Besserung des Zustandes und Aussehens ihres Mannes als eine realistische Hoffnung erscheinen ließ.

Zu Herrn Professor F., der als Operateur einer Kieferklinik einer deutschen Universität in Aussicht gestellt wurde, habe sie großes Vertrauen gehabt. Die vorgesehene plastische Operation wurde aber von ihm nach einigem Zögern abgelehnt. Danach habe ihr Mann begonnen, alkoholische Getränke in größeren Mengen zu sich zu nehmen. Kurz vor der Hochzeit habe sie ihre Arbeitsstelle beim Versorgungsamt aufgegeben. Sie selbst sei die dritte Frau ihres Mannes gewesen und habe sich zugetraut, ihm eine starke Hilfe zu werden. Eine Intimbeziehung vor der Ehe habe nicht stattgefunden, da sie in strengen Traditionen erzogen wurde. Ihr Mann habe vor der Ehe bei seinen Eltern gelebt, und sie hätten sich nicht täglich, sondern nur zum Wochenende gesehen. Nur einmal, kurz vor der Hochzeit, habe sie ihren Mann ohne Verband gesehen und ihm gesagt, daß er nach erfolgter Operation wieder wie früher aussehen würde. Nach Ablehnung der plastischen Operation sei ihr Zusammenleben immer schwieriger geworden.

1957 habe sie sich dann nach siebenjähriger Ehe scheiden lassen. Das entscheidende Motiv für die von ihr betriebene Trennung sei die Angst ihres gemeinsamen Kindes vor seinem Vater gewesen. Die Familienmahlzeiten gestalteten sich dadurch schwierig, daß ihr Mann mit Hilfe eines Plastikröhrchens nur in der Lage war, flüssige Nahrung zu sich zu nehmen, Er, der Vater, habe wiederholt versucht, den Jungen zu zwingen, das gleiche zu tun. Wenn sich der Junge dann von seinem Vater abwandte und weigerte, habe er stets auf ihn eingeschlagen. Trotz häufiger Erneuerung des Mullverbandes, den ihr Mann trug, habe dieser schon nach einer Viertelstunde stark gerochen. Wenn ihr Mann sich rasierte und sie ihn ohne Verband sah, habe sie sich stark erschreckt. Die ihrer Ehe vorausgehenden ehelichen Verbindungen seien nach ihrer nachträglichen Meinung aus eben demselben Grunde gescheitert. Die erste Ehefrau habe auf sie einen soliden und biederen, die zweite Ehefrau einen durchaus intelligenten Eindruck gemacht. Die ihrer ehelichen Verbindung vorauflaufenden Ehen hätten jeweils ca. 1½ Jahre gedauert. Nach ihrer gescheiterten Ehe sei ihr Mann noch zweimal verheiratet gewesen. In neuro-psychiatrischer Behandlung habe ihr geschiedener, nunmehr verstorbener Ehemann nach ihrem Wissen niemals gestanden. 1970 sei er verstorben. Am 1.7.1970 habe sie beim Versorgungsamt einen Antrag auf Gewährung einer Witwenbeihilfe gestellt. Das Versorgungsamt sei auf ihren Antrag zunächst nicht eingegangen, da sie keinen Unterhalt bezogen habe. Dagegen habe sie Widerspruch eingelegt und am 1.7.1971 Klage beim Sozialgericht erhoben.

Aktenauszüge

In der Klageschrift führte der zuständige Rechtsanwalt u.a. aus, daß der Verstorbene, geschiedener Mann der Klägerin, 100%ig kriegsbeschädigt war. Trotzdem habe ihn die Klägerin 1950 geheiratet. Die Ehe zerbrach an seinem Kriegsleiden. Die Klägerin sei nicht mehr in der Lage gewesen, den Anforderungen zu entsprechen, die sich daraus ergaben, daß ihr damaliger Ehemann mit dem bekannten schweren Leiden heimgesucht war. Ein Auseinanderleben der Ehe sei nicht zu verhindern gewesen. Hierfür sei die Kriegsverletzung des Herrn A. ursächlich gewesen. Nach Lage der Dinge müsse man davon ausgehen, daß die Gesundheitsstörungen des Verstorbenen die Ursache für die Scheidung waren. Wenn die Dinge jedoch so lägen, müsse man Frau A. eine Witwenrente anerkennen. Infolge der äußerst bedauerlichen Kriegsverletzung sei dieser verständlicherweise von dem Wahn befallen gewesen, er sei für seine Ehefrau kein vollwertiger Mann. Er umlauerte sie deshalb ständig, um festzustellen, ob sie ebenfalls dieser Meinung sei. Dieses sei für Frau A. eine fürchterliche Belastung gewesen, die sie nicht mehr ertragen konnte und deshalb zur Scheidung schritt. So kam es, daß A. in seinem Wahn annahm, die Klägerin, die in der von den Eheleuten gemeinsam betriebenen Trinkhalle überwiegend männliche Kunden bedienen mußte, würde anderen Männern zugetan sein. Aus diesem Grunde machte er ihr in Gegenwart der Kunden schreckliche Szenen.

Diese wiederholten sich in der fast siebenjährigen Ehe täglich. Bei Einreichung der Scheidungsklage sei die Klägerin nervlich zerrüttet gewesen. Der Anwalt vertrat zusammenfassend die Meinung, daß alles sicherlich nicht so geschehen wäre, wenn A. die Kriegsbeschädigung im Sinne des § 1 BVG nicht erlitten hätte.

Demgegenüber machte ein Landesversorgungsamt im Jahre 1971 geltend, daß für das Scheitern der Ehe andere Gründe als die anerkannten Schädigungsfolgen ausschlaggebend gewesen seien. Diese seien vielmehr von untergeordneter Bedeutung. Der Befund der Schädigungsfolgen sei von der Eheschließung bis zu ihrer Auflösung unverändert gewesen. Frau A. erwiderte darauf im Jahre 1972, daß sie mit ihrem Mann vor der Eheschließung viele schöne Stunden erlebte. Er sei sehr musikliebend gewesen, und sie hörte ihm gerne zu, wenn er Klavier spielte. Man habe gemeinsame Zukunftspläne geschmiedet, und sie erwartete ein sinnvolles, wenn auch nicht leichtes Leben. Angesichts der in Aussicht genommenen Gesichtsoperation schöpfte ihr Mann neuen Lebensmut, er sei zu diesem Zeitpunkt 28 Jahre alt gewesen. Als sich ihr Mann ihr erstmals ohne Verband zeigte, sei sie über sein Aussehen entsetzt gewesen. Sie sah nur ein halbes Gesicht, die untere Hälfte des Gesichtes war weg, die Oberlippe war zu einem runden Loch zusammengenäht, man konnte in den Schlund sehen, der Speichel floß unaufhörlich am Hals herrunter. Der Anblick sei furchtbar gewesen. Sie habe nun recht empfunden, daß sie diesem schwer gezeichneten Menschen helfe müsse, und daß es für sie zu diesem Zeitpunkt kein zurück gab. Sie heiratete ihn deshalb 1950. Der erste Verkehr endete unharmonisch wie alle späteren sexuellen Verbindungen. Ihr Mann sei sehr gereizt gewesen und habe sich in der Folge dem Alkoholismus ergeben. Er sei sehr argwöhnisch, aufbrausend und ungerecht geworden. Vor den Kunden habe er ihr häufig Eifersuchtsszenen gemacht.

Beurteilung

Wie bereits im Schreiben der die Klägerin vertretenden Rechtsanwälte dargelegt wurde, kann man anhand des Akteninhaltes davon ausgehen, daß sich bei Herrn A. im Laufe der Jahre nach der Kriegsbeschädigung zunehmend ein Alkoholabusus entwickelte. Dieses ist nach Lage der Dinge, insbesondere nach dem Ausmaß und der Qualität der kriegsbedingten Verletzungen nicht verwunderlich, sondern dürfte eine fast regelhafte Entwicklung in vergleichbaren Fällen sein. Es sei nur darauf verwiesen, daß bei der überwiegenden Mehrzahl der Arm- und Beinamputierten, bei denen sich ein Phantomgefühl und der damit oft vergesellschaftete Phantomschmerz entwickeln, der Analgetikaabusus fast regelhaft folgt. Dabei kann man nicht davon ausgehen, daß die wesentlichen Gründe für das Suchtverhalten in vorgegebenen, d.h. vor der Verletzung bestehenden Persönlichkeitsmerkmalen liegen, sondern das Suchtverhalten selbst überwiegend auf die Auswirkungen des Traumas zurückzuführen ist.

Psychiatrie

Eine verlässliche Schilderung der Primärpersönlichkeit des Herrn A. war den Akten nicht zu entnehmen, da eine psychiatrische oder psychologische Begutachtung in der Vergangenheit niemals stattfand. Die Angaben der Klägerin, Frau A., sind deshalb nicht zu verwerten, weil sie tendenziös sein könnten. Das Ausmaß der Schädigung bei Herrn A. ist andererseits so erheblich gewesen, daß ihm für seine posttraumatische Persönlichkeitsentwicklung eine wesentliche Bedeutung beigemessen werden muß.

Es ist seit langem bekannt, insbesondere seit den Forschungen des bedeutenden Psychoanalytikers und Psychologen Alfred Adler (1870–1937), daß organische Defekte, ob angeboren oder erworben, für die Entwicklung einer Persönlichkeit von ausschlaggebender Bedeutung sind und oft zu intrapsychischen und gesellschaftlichen Konflikten führen, die sich für die jeweils betroffene Persönlichkeit selbst und ihre Umgebung katastrophal auswirken. Nach meiner Einschätzung des Falles A., der auf vielen Seiten der Akten dokumentiert, wie hochgradig die Schädigung war, ist mit überwiegender Wahrscheinlichkeit davon auszugehen, daß sich auf der Grundlage des erworbenen Mangels eine schwere neurotische Entwicklung anbahnte, die seit der erlittenen Kriegsbeschädigung sein Leben als „roter Faden" durchzieht. Instabilität im Durchhalten partnerschaftlicher Beziehungen, aggressive Verhaltensweisen, wie sie bereits in den Scheidungsurteilen der beiden ersten Ehen bekundet wurden, vermehrter Alkohol- und Tablettenkonsum können überwiegend wahrscheinlich als Hinweise auf eine neurotische Fehlentwicklung betrachtet werden, die ihre Wurzeln in der kriegsbedingten entstellenden Verletzung hatten.

Da eine biographische Anamnese des Herrn A. den Unterlagen nicht zu entnehmen, und die Möglichkeit, diese von ihm selbst oder einer unbefangenen Person posthum zu erhalten, entfällt, ist die Frage nach dem Anteil kriegsbeschädigungsunabhängiger Persönlichkeitsmerkmale des Herrn A., die möglicherweise zu den bekannten neurotischen Fehlhaltungen disponierten, nicht mit letzter Sicherheit zu beantworten. Somit kann ich dem Wunsch des Gerichtes, im einzelnen darzulegen, was gegen bzw. für die Abhängigkeit der geistig-seelischen Leiden von den Schädigungsfolgen spricht, nicht entsprechen.

Wenn in vergleichbaren Fällen ohnehin der Komplex „Anlage – Umwelt" immer wieder besonders problematisch erscheint, so halte ich dafür, daß im vorliegenden Falle jeder Gutachter überfordert ist, wenn er die so formulierte Frage sicher beantworten soll. Die nächstliegende Schlußfolgerung kann nur die sein, daß die schwer entstellenden Gesichtsverletzungen abnorme Reaktionen und Suchtverhalten wesentlich begünstigten. Da hinsichtlich der Bedeutung von Anlage und Umwelt in der medizinischen Literatur verschiedene Lehrmeinungen vertreten werden, kann auch die vom Gericht formulierte Frage „nach der heutigen medizinischen Lehrmeinung" nicht eindeutig beantwortet werden. Nach meinem Ermessen und nach Kenntnis der Akte ist jedoch überwiegend wahrscheinlich, daß die Kriegsbeschädigung des Herrn A. die bekannte Kette von devianten Verhaltensweisen auslöste und weitgehend bestimmte.

Wenn das Gericht die Frage nach den wesentlichen Bedingungen für das Unterbleiben kieferorthopädischer Maßnahmen erhebt, so liegt ihre Beantwortung in der Kompetenz eines Kieferchirurgen. Immerhin hatte sich Herr A. nach Aktenlage dreizehn Operationen unterziehen müssen, bevor der letzte Eingriff geplant wurde. Die Sensibilisierung eines Menschen gegenüber weiteren operativen Interventionen in vergleichbarer Situation scheint mir aus psychologischen Gründen durchaus begreiflich und einfühlbar. Hinsichtlich der medizinischen Auslassungen des Landesversorgungsamtes komme ich zu dem Ergebnis, daß sich die vernommenen Zeugen in unterschiedlicher, teilweise widersprüchlicher Weise äußerten. Daß ein Alkoholabusus bzw. eine Alkoholsucht ihrer Natur nach durchaus intervallär und wechselhaft in Erscheinung treten können, entspricht allgemeiner klinischer Erfahrung. Diese kann jedenfalls nicht als Argument dafür dienen, daß ein Abusus bzw. ein Suchtverhalten überhaupt nicht bestanden haben. Warum die widersprechenden Aussagen der Zeugen zu der Feststellung führten, daß die Schädigung selbst für das Verhalten des Herrn A. irrelevant war, ist unbegreiflich und wird nicht ausreichend begründet. Die Beweisführung hat den entscheidenden Mangel, daß sie von einer unterstellten, wenn auch „expressis verbis" nicht angesprochenen abnormen Persönlichkeit bzw. Veranlagung des Herrn A. ausgeht. Das Trauma und seine verheerenden Folgen besitzen nach dieser Argumentation zwar eine gewisse Bedeutung, haben aber nicht das Schwergewicht, das ich ihnen ohne Zögern beimessen würde. Ich bin demgegenüber der festen Überzeugung, daß durch die entstellende Gesichtsverletzung im Falle A. eine Selbstwertkrise ausgelöst wurde, die in der Folgezeit chronisch wurde und als Hintergrund der abnormen Verhaltensweisen, insbesondere auch des Suchtverhaltens bzw. Abusus, gesehen werden muß. Daß eine vorgeschädigte Persönlichkeit im Wechselspiel mit ihrer Umwelt zu verschiedenen Zeitpunkten verschiedene Verhaltensweisen an den Tag legt, ist allgemeine Erfahrung, die man wohl kaum infrage stellen kann.

Die Eheschließung zwischen Herrn A. und Frau A. stand von Anfang an seitens der Ehefrau unter dem Vorzeichen des „Mitleids". Es ist anzunehmen, daß die persönliche, mir unbekannte Situation von Frau A. eine Eheschließung mit einem Manne ermöglichte, der so groteske kriegsbedingte Verstümmelungen erlitten hatte. Der Vollzug der Ehe und ihre Fortführung ließen bald die Grenzen erkennen, welche idealistischen Bestrebungen in der realen Welt gesetzt sind. Die Ehe scheiterte, ihre Fortführung unter den gegebenen Voraussetzungen war unmöglich. Nach der oben bekundeten Überzeugung war hierfür die erlittene entstellende Kriegsverletzung wesentliche Ursache.

Abschließend fasse ich meine Auffassung dahingehend zusammen, daß von 1950 bis 1957 bei Herrn A. eine traumatisch bedingte schwere Psychoneurose vorlag, die u.a. zu zeitweiligem Alkoholabusus und wahrscheinlich auch vermehrtem Gebrauch von Analgetika führte. Nach Lage des Falles und insbesondere wegen der Unmöglichkeit der Erhebung einer umfassenden biographischen Anamnese ist mit überwiegender Wahrscheinlichkeit davon auszugehen, daß die bei Herrn A. zu unterstellenden Leiden wesentliche Folgen der erlittenen Schädigung waren.

Anlagebedingte, d.h. in der Primärpersönlichkeit liegende pathogene Faktoren sind dagegen von untergeordneter Bedeutung. Die Schädigungsfolgen und die daraus resultierenden weiteren Leiden sind für das Scheitern der Ehe im Jahre 1957 wesentliche Ursache.

Psychiatrie

 Hypochondrischer Symptomenkomplex als Ausdruck einer endogen-depressiven Verstimmung – Involutionsdepression.

Neurologisch-Psychiatrisches Zusatzgutachten zum internistischen Hauptgutachten im Rentenversicherungsrecht für ein Sozialgericht.

J. Vliegen

Fragestellung

Dieses Neurologisch-Psychiatrische Zusatzgutachten über Herrn S., geboren 1921, wird zu der Frage erstattet, ob bei S. Erwerbsunfähigkeit anzunehmen ist. Es stützt sich auf die Kenntnis der Aktenvorgeschichte und auf das Ergebnis einer eingehenden ambulanten Untersuchung (1978).

Vorgeschichte

Aktenlage
Dr. W., Praktischer Arzt, attestierte 1972 eine labile Hypertonie mit coronaren Durchblutungsstörungen, rezidivierenden paroxysmalen Tachyarrhythmien, Hyperlipidämie, Hyperurikämie und eine Cholezystopathie. Weiterhin stellte Dr. W. das Vorliegen einer Fettleber und progrediente Veränderungen aller Wirbelsäulenabschnitte mit hartnäckigen Reizerscheinungen im Bereich der HWS und LWS fest. Dr. W. hielt Herrn S. für hochgradig infarktgefährdet und aufgrund der bestehenden Leiden für erwerbsunfähig im Sinne des Gesetzes.
Aus einem Gutachten des Jahres 1973 geht hervor, daß Herr S. seit 1949 unter Nierensteinen und ebenfalls seit dieser Zeit unter rezidivierenden Ischialgien leidet. 1971 diagnostizierte man ein Zervikalsyndrom und führte aufgrund dessen eine Kurbehandlung durch. Seit Dezember 1972 Herzbeschwerden. Daneben anhaltende Schmerzen im Rücken und im linken Kniegelenk, Parästhesien in beiden Händen, besonders rechts. Beim Husten habe er „Sterne vor den Augen". Der Schlaf sei unruhig und im Sinne von Durchschlafstörungen gestört. Die Verdauung sei unregelmäßig, Abusus von Alkohol und Nikotin wurden glaubhaft verneint.
Die LVA Westfalen teilte 1976 mit, daß bei der Beurteilung der Erwerbsfähigkeit folgende Leiden berücksichtigt wurden:

1. Herz- und Lungenschädigung;
2. Krampfaderbildung;
3. Leberzellschädigung im Sinne der Fettleber;
4. Fehlhaltung der Wirbelsäule;
5. Narbe im Gesäßbereich.

In einem Orthopädischen Gutachten des Jahres 1976 wurde ausgeführt, daß ausgeprägte degenerative Bandscheibenschäden zwischen dem 4. und 5. Lendenwirbelkörper, ausgeprägte degenerative Bandscheibenveränderungen zwischen dem 6. und 7. Halswirbel mit deutlicher Spondylosis vorliegen. Herr S. könne nur in weitgehend sitzender Stellung tätig sein, längeres Gehen und Stehen könne man ihm nicht zumuten, er könne nicht schwer heben, nicht schwer tragen und sich auch nicht häufig bücken. Er dürfe nur mittleren Anforderungen an die Verantwortlichkeit unterworfen werden, die Tätigkeiten als Betriebselektriker könne er nur dann verrichten, wenn sie in ortsfesten Werkstätten und überwiegend sitzend durchgeführt würden. Unter Berücksichtigung dieser Einschränkungen sei eine volle tägliche Arbeitszeit noch zu erwarten. Die festgestellte Einschränkung der körperlichen Leistungsfähigkeit bestehe schon seit September 1974. Die Behinderungen seien voraussichtlich dauernder Natur.
Das gleichzeitig erstattete Internistische Gutachten nahm folgende Gesundheitsstörungen an:

1. Arteriosklerotische Veränderungen im Bereich der Körperhauptschlagader und der Herzkranzgefäße mit elektrocardiographisch objektivierter, nach Belastung verstärkter Ausprägung einer Herzmuskelminderdurchblutung;
2. Anfallsweise auftretendes Herzjagen infolge Vorhofflimmerns bzw. Störung der Herzschlagfolge durch häufig einfallende Extraschläge des Herzens (supraventrikuläre Extrasystolie);
3. Eine bioptisch gesicherte Fettleber I. Grades ohne Leberfunktionsstörung;
4. Übergewichtigkeit.

Körperlich leichte Arbeiten seien aufgrund dieses Befundes vorwiegend im Sitzen bei gelegentlichem Stehen und Umhergehen zu ebener Erde noch zumutbar. Der Kläger sei auch mittleren Anforderungen an die Verantwortlichkeit noch gewachsen. Unregelmäßige selbst gewählte Pausen im Arbeitsgang seien nicht erforderlich. Die festgestellte Beeinträchtigung der körperlichen Leistungsfähigkeit bestehe schon seit September 1974. Dr. M., leitender Arzt einer Inneren Abteilung eines Städtischen Krankenhauses, berichtete 1977 über Herrn S.

Psychiatrie

und führte aus, daß sich der 55jährige Patient in befriedigendem AZ und gutem EZ befinde. Das Bewußtsein sei klar, die Angaben des Untersuchten von eingehender Selbstbeobachtung geprägt. Er habe detailliert unter Zuhilfenahme schriftlicher Aufzeichnungen Auskünfte erteilt.

Eigene Angaben
Keine familiäre Belastung durch Nerven- und Gemütsleiden, Anfallsleiden.
Normale Geburt und frühkindliche Entwicklung. Keine gravierenden Vorerkrankungen. 1943 Oberschenkeldurchschuß rechts. Im gleichen Jahr erkrankte er an Malaria. 1945 Oberschenkeldurchschuß links. Seit 1950 diffuse Rückenschmerzen. 1955 Kuraufenthalt wegen eines Wirbelsäulenleidens, 1966 Meniskusoperation am linken Knie. Etwa in der gleichen Zeit Beginn einer arteriellen Hypertension. 1947 erneuter Kuraufenthalt wegen des Wirbelsäulenleidens, 1972 stationäre Behandlung wegen eines akuten Herzanfalles. 1973 und 1974 erneute Herzbeschwerden.

Sozialanamnese
Herr S. ist gelernter Betriebselektriker mit abgeschlossener Gehilfenprüfung im Jahre 1939. Von 1939–1948 Wehrdienst, anschließend in englischer und belgischer Kriegsgefangenschaft. Nach dem Krieg Wiederaufnahme seiner Elektrikertätigkeit in einem Hüttenwerk. Als 1967 die Walzwerke in einen Stahlbaubetrieb umgewandelt wurden, machte Herr S. als früherer Störungselektriker nur noch Reparaturen, da er mit den Neuerungen, z.B. den technischen Schweißanlagen, nicht mehr zurecht kam. Besonders nach dem 1972 im Dezember erlittenen etwas fraglichen Herzinfarkt arbeitete er nur noch in Kaue und Kantine. 1974 erfolgte sein Ausscheiden aus dem Berufsleben. Er war danach mehr als zwei Jahre arbeitsunfähig krank und bezog für die Dauer von anderthalb Jahren Übergangsgeld. Seit 1977 lebt S. von der Sozialhilfe.

Beschwerden
Kann mit dem linken Bein nicht mehr richtig auftreten, da er starke Schmerzen im linken Kniegelenk verspürt. Seit 15 Jahren Rückenschmerzen, die vorwiegend im Zervikal- und Lumbalbereich lokalisiert werden.
Daneben seit längerer Zeit, sicher über einen Zeitraum von 4 Jahren, Konzentrationsstörungen, schnelle Erschöpfbarkeit sowie Ein- und Durchschlafstörungen. Nach einer am Anfang 1977 erlittenen Lungenembolie (?) Atembeschwerden.

Befunde

Neurologischer Befund
Im Hirnnervenbereich keine Ausfallserscheinungen. Tonus, Trophik, Motilität, Reflexverhalten und Sensibilität sind weder im Körperstammbereich noch an den Extremitäten gestört.

Psychopathologischer Befund
Räumlich und zeitlich sowie zur Person voll orientiert. Psychomotorisch leicht bis mittelgradig verlangsamt. Herr S. reagiert situationsgerecht, keine Verdeutlichungs- oder Simulationstendenzen. In der Stimmungslage ist er eindeutig depressiv. Bei längerer Gesprächsbelastung zeigt sich eine erhebliche Umstellungserschwerung sowie eine leichte Affektlabilität. Der psychopathologische Befund stellt sich insgesamt als ein leicht depressiv getöntes hirnorganisches Psychosyndrom dar.

Beurteilung

Der 1921 geborene Herr S. wurde nach voraufgehender internistischer Begutachtung neurologisch-psychiatrisch beurteilt. Diese Untersuchung folgte der Beweisanordnung eines Sozialgerichtes. Im Urteil des Sozialgerichtes vom Frühjahr 1977 wurden folgende Leiden erwähnt, die durch voraufgehende Untersuchungen und Begutachtungen festgestellt wurden:

1. HWS und LWS-Syndrom,
2. leichte Gonarthrosis links bei Zustand nach Meniskusoperation,
3. Nutritiv-toxische Leberzellverfettung, vermutlich Stadium I,
4. paroxysmale Tachycardie,
5. inaktive Lungen-Tbc,
6. stenokardische Beschwerden bei leichter Koronarinsuffizienz, anfallweise auftretende Tachyarrhythmie bei Vorhofflimmern,
7. mäßige Krampfaderbildung,
8. Hyperlipidämie, Hyperurikämie,
9. Narbe im Gesäßbereich rechts nach Weichteildurchschuß.

Psychiatrie

Die Erhebung der Anamnese ergab hinsichtlich dieser Leiden keine neuen Gesichtspunkte. Seit dem Herr S. im Jahre 1972 einen Herzinfarkt oder Herzanfall erlitt, wurde er nur noch in Kantine und Kaue seines Betriebes beschäftigt. Als Folge dieser Maßnahme entwickelte sich nach seiner Schilderung eine schwere „moralische Depression". Als Facharbeiter fühlte er sich durch die ihm übertragenen Aufgaben in keiner Weise ausgefüllt. Zunehmend verfestigte sich bei ihm der Gedanke, daß er zu nichts mehr nütze sei. 1974 schied er wegen erneuter Erkrankung aus dem Berufsleben aus und war dann mehr als zwei Jahre arbeitsunfähig krank. Er bezog für den Zeitraum von anderthalb Jahren ein sog. Übergangsgeld. Ab Mitte 1977 lebte er ausschließlich von der Sozialhilfe. Herr S. klagt jetzt über Schmerzen im linken Kniegelenk und seit ca. 15 Jahren über anhaltende, in der Intensität wechselnde Rückenschmerzen.

In den letzten Jahren entwickelte sich zunehmend eine Konzentrationsstörung, die ihn daran hinderte, eine begonnene Arbeit stetig und folgerichtig durchzuführen. Seit Anfang 1977 leide er außerdem unter erheblichen Atembeschwerden, die er auf die zu diesem Zeitpunkt möglicherweise aufgetretene Lungenembolie zurückführt.

Neben der Konzentrationsstörung entwickelte sich in einem retrospektiv nicht sicher abgrenzbaren Zeitraum eine erhebliche Ein- und Durchschlafstörung. Der Nachtschlaf sei in der Regel unzureichend, und er vermisse seit langem das Gefühl, morgens wirklich ausgeschlafen zu sein.

Bei der neurologischen Untersuchung fanden sich im Bereich der Hirnnerven keine Funktionsstörungen. Der Augenhintergrund wies beiderseits Kupferdrahtarterienbildung bei glatt berandeten Sehnervenscheiben auf. Tonus, Trophik, Koordination und Motilität waren bis auf die Folge der linksseitigen Meniskusschädigung nicht beeinträchtigt. Pyramidenbahnzeichen ließen sich weder an den oberen noch unteren Extremitäten nachweisen.

Im Elektroencephalogramm (EEG) zeigten sich keine herdverdächtigen Störungen. Es fand sich lediglich eine Frequenzverlangsamung beiderseits, die noch keinen pathologischen bioelektrischen Befund der Hirnrindenfunktionen darstellt. Anzeichen einer Überdosierung von Medikamenten ließen sich dem EEG nicht entnehmen, auch fanden sich keine Hinweise für nennenswerte Störungen des vegetativen Nervensystems.

Auffällig waren von Anfang an eine gewisse psychomotorische Verlangsamung und bei wechselnden Gesprächsbelastungen während der Exploration sich verdeutlichende Umstellungserschwerungen, die für einen Mann dieser Altersstufe als ganz ungewöhnlich zu betrachten sind.

Zusammen mit der Anamnese, die viele typische Risikofaktoren für eine Gefäßerkrankung im Sinne der Arteriosklerose aufweist, ist dieser psychopathologische Befund mit überwiegender Wahrscheinlichkeit als Folge einer das zentrale Nervensystem einbeziehenden Arteriosklerose und deren Folgen im psychischen Bereich zu werten.

Diagnostisch handelt es sich demnach bei Herrn S. um ein leichtes hirnorganisches Psychosyndrom, das bei allen bisherigen Untersuchungen nicht erkannt oder nicht berücksichtigt wurde.

Schon die oben erwähnte Beurteilung eines Internisten, Herr S. sei bei seinen Angaben zur Krankheit und Krankheitsvorgeschichte von einer eingehenden Selbstbeobachtung geprägt, findet ihre zwanglose Erklärung durch dieses Psychosyndrom. Depressive Verstimmungen in der zweiten Lebenshälfte sind oft durch hypochondrische Einstellungen geprägt. Diese sind Folge der depressiven Erkrankung, nicht ihre persönlichkeitsgebundene Voraussetzung. Anamnestisch war nicht festzustellen, daß Herr S. vor Beginn seiner Erkrankung zu hypochondrischen Einstellungen tendierte. Erst mit Einsetzen eines zerebralen Abbauprozesses, der sich keineswegs in groben Ausfallserscheinungen äußern muß, trat bei Herrn S. eine zu-

Psychiatrie

nehmende Fixierung auf die in aller Regel, wie auch in diesem Falle, tatsächlich vorliegenden körperlichen Beschwerden auf.

Die Angaben des Untersuchten zur Vorgeschichte und die Art, wie er seine aktuellen Beschwerden vortrug, lassen uns nicht an der Objektivität seiner Angaben zweifeln.

Konzentrationsstörungen, Mangel an geistiger Beweglichkeit und offensichtlich erhebliche Ein- und Durchschlafstörungen sind glaubhaft und finden ihre hinreichende Begründung in einem mit Wahrscheinlichkeit zu unterstellenden generalisierten Gefäßprozeß im Sinne der Arteriosklerose. Auch die Veränderungen der Gefäße des Augenhintergrundes sind entsprechend zu werten.

Nach eingehendem Aktenstudium kommen wir zu der Überzeugung, daß die Schwierigkeiten bei der Erfassung eines psychopathologischen Tatbestandes der eigentliche Grund dafür sind, daß die von Herrn S. vorgetragenen Beschwerden bislang nicht richtig beurteilt wurden. Auch das im Frühjahr 1977 ergangene Urteil des Sozialgerichtes hat diesen Aspekt der zahlreichen Leiden und Funktionsstörungen, die internistischerseits festgestellt wurden, zu wenig berücksichtigt.

Es steht außer Zweifel, daß sich dadurch eine zusätzliche Einbuße der Leistungsfähigkeit vom ärztlichen Standpunkt aus ergibt. Herr S. wird weder vollschichtig arbeiten können noch seinen erlernten Beruf ausüben können. Das organische Psychosyndrom, welches jetzt erstmals erkannt wurde, besteht mit überwiegender Wahrscheinlichkeit seit 1974. Nach Lage der Dinge ist aber eine exakte zeitliche Zuordnung nicht möglich. Die MdE wird dauernder Natur sein und beansprucht von der durch den internistischen Hauptgutachter festzustellenden Gesamt-MdE mindestens 20%. Es bestehen keine begründeten Aussichten, daß die psychopathologische Störung in absehbarer Zeit zu beheben ist.

Kommentar

Der „hypochondrische Symptomenkomplex" ist oft Ausdruck einer endogen-depressiven Verstimmung und bei sogen. Involutionsdepression besonders häufig. Die Verkennung dieses Symptomenkomplexes als Ausdruck einer Persönlichkeitsvariante führt zu Fehlbeurteilungen, die ihrer primär krankhaften Natur nicht gerecht werden.

 Schuldfähigkeit – Eigentumsdelikt – bei Schwachsinn.

Gutachten für eine Staatsanwaltschaft.

J. Vliegen

Der Aufforderung des Gerichts entsprechend erstatten wir folgendes Gutachten über Herrn L.S., geboren 1937. Das Gutachten stützt sich auf die Kenntnis der Akte und auf das Ergebnis einer Untersuchung, die ambulant durchgeführt wurde.

Fragestellung

Das Gutachten wird zur Fragestellung nehmen, ob der Angeklagte zum Zeitpunkt der ihm strafrechtlich zur Last gelegten Tat in der Lage war, das Unrecht seiner Tat einzusehen und nach dieser Einsicht zu handeln.

Psychiatrie

Vorgeschichte

Aktenlage
Das Kommissariat einer Kriminalbehörde teilte mit, daß Herr L. S. schriftlich zum Zwecke der Vernehmung vorgeladen wurde. Dieser Vorladung kam er nicht nach. Eine Stunde später teilte er fernmündlich mit, daß er nicht zur Vernehmung erscheinen werde. Dann übergab er den Telefonhörer der Privatsekretärin seiner Mutter, Frau R.
Im Strafbefehl des zuständigen Amtsgerichtes beschuldigte die Staatsanwaltschaft Herrn L. S., eine fremde bewegliche und geringwertige Sache einem anderen in der Absicht weggenommen zu haben, dieselbe sich rechtswidrig zuzueignen. Er entwendete in einem Kaufhaus eine Cassette im Werte von 19,95 DM.
In einer Vernehmung durch das zuständige Amtsgericht erklärte Herr L. S., daß er nicht wisse, wie es zu dem Diebstahl gekommen sei. Es tue ihm leid, und es solle nie wieder vorkommen. Er habe die Cassette hinterher bezahlt und mit nach Hause genommen. Seine Mutter gebe ihm jeden Monat Geld, wieviel könne er allerdings nicht sagen. Nach dieser Aussage wurde ein medizinisches Sachverständigengutachten seitens des Gerichtes angeordnet.

Eigene Angaben
Anläßlich der psychiatrischen Untersuchung machte Herr L. S. folgende Angaben:
Er sei jetzt 41 Jahre alt, habe eine Schwester, die ledig sei. Seine Eltern hätten früher ein Maklergeschäft geführt, das aufgegeben wurde, als der Vater vor acht Jahren verstarb. Seine Mutter betätige sich gelegentlich als Vermittlerin von Hauskäufen an Privatleute. Seine Familie habe eigene Häuser, die er als Hausmeister betreue.

Familienanamnese
Eine familiäre Belastung durch Nerven- und Gemütsleiden sei ihm nicht bekannt.

Eigenanamnese
Über den Geburtsvorgang und die näheren Umstände sei er nicht informiert. An Kinderkrankheiten könne er sich nicht erinnern. Wisse sicher, daß er bisher keine schweren Krankheiten durchgemacht habe. Eine nervenärztliche Behandlung sei nie erforderlich gewesen.

Angaben zur Sozialen Entwicklung
In der Schule habe er wegen eines Sprachfehlers – Herr L. S. ist Stotterer – Schwierigkeiten gehabt und sei einoder zweimal sitzengeblieben. Dann sei er auf die Sonderschule gekommen. Die Sonderschule sei damals wegen Bauarbeiten geschlossen worden, sodaß er und andere Schulkinder in die normale Schule zurückversetzt wurden. Danach habe er drei Jahre die Berufsschule besucht. Auch hier habe er erhebliche Schwierigkeiten gehabt. Seine Lehre als Anstreicher habe er ohne Gehilfenprüfung abgeschlossen. Danach habe er als Autoschlosser und schließlich in einer Gärtnerei gearbeitet. Er habe häufig die Tätigkeitsplätze gewechselt, da man ihn wegen seines Sprachfehlers hänselte. Der Beruf eines Häusermaklers, den der Vater für ihn wünsche, sei für ihn viel zu schwierig gewesen. Jetzt habe er als Hausmeister eine nach seiner Meinung angemessene Berufstätigkeit gefunden.

Spezielle Anamnese
Auf das ihm zur Last gelegte Delikt angesprochen berichtete er, er habe in einem Geschäft eine Tonbandcassette entwendet. Er sei Liebhaber von Cassetten und mache zu Hause auch Schallplattenaufnahmen. An diese Tat erinnere er sich genau, jedoch habe er nicht die Absicht gehabt „zu klauen". Er sei auch nicht betrunken gewesen, stand nicht unter der Einwirkung von Tabletten, noch habe er in der Nacht vorher schlecht geschlafen. Auf weitere Fragen gab er an, bereits einmal wegen eines ähnlichen Deliktes bestraft worden zu sein. An den Zeitpunkt dieses Deliktes konnte er sich nicht erinnern.

Befund

Internistisch: o. B.
Klinisch-neurologisch: o. B.

Psychopathologischer Befund
Räumlich und zeitlich sowie zur Person voll orientiert. Keine formalen und inhaltlichen Denkstörungen, wie wir sie im Rahmen endogener Psychosen zu sehen pflegen. Intelligenzquotient: klinisch faßbar deutlich reduziert. Es besteht erhebliches Unvermögen, auch leichtere Rechenaufgaben zu lösen. Testfragen nach einfachem Lebenswissen werden gerade beantwortet, differenziertere Fragestellungen jedoch nicht mehr. Psychisch liegt das Bild eines leichten bis mittelgradigen Schwachsinns vor, der wahrscheinlich als Folge einer frühkindlichen Hirnschädigung zu bewerten ist. Auf eine testpsychologische Untersuchung konnten wir angesichts der Augenfälligkeit der intellektuellen Minderbegabung verzichten.

Beurteilung

Herr L. S., vierzig Jahre alt, wurde auf Veranlassung einer Staatsanwaltschaft hinsichtlich der strafrechtlichen Verantwortlichkeit von uns untersucht. Wie aus der Anamneseerhebung und

Psychiatrie

dem Befund hervorgeht, handelt es sich bei ihm um einen Schwachsinnszustand leichten bis mittleren Grades. Nach seinen eigenen Bekundungen ist Herr L. S. in der Vergangenheit einmal wegen eines ähnlichen Deliktes, wie es ihm jetzt zur Last gelegt wird, vorbestraft. Intellektuelle Minderbegabung, die wahrscheinlich als Folge einer frühkindlichen Hirnschädigung aufzufassen ist, zeigt sich bereits deutlich in der Sozialanamnese. So erreichte er zweimal das Klassenziel der Grundschule nicht und wurde daraufhin in die Sonderschule eingeschult. Er erklärte anläßlich seiner Untersuchung hierzu, daß die Sonderschule wegen Bauarbeiten seinerzeit geschlossen wurde, und er aus diesem Grunde in die Grundschule zurückversetzt wurde. Inwieweit diese Angaben den tatsächlichen Sachverhalt wiedergibt, entzieht sich unserer Kenntnis.

Die weitere Berufsausbildung zeigte dann, daß Herr L. S. niemals richtig Fuß faßte. Im Anschluß an eine Tätigkeit als Anstreicher versuchte er sich als Autoschlosser und später in einer Gärtnerei. Im Zusammenhang mit dem jetzt von mir erhobenen psychopathologischen Befund, der einen Schwachsinnszustand leichten bis mittleren Grades ergibt, gewinnen diese Angaben zur sozialen Entwicklung einen prägnanten Aspekt und lassen den intellektuellen Defektzustand erst in vollem Umfang sichtbar werden.

Auf das ihm jetzt zur Last gelegte Delikt, nämlich die Entwendung einer Tonbandcassette, angesprochen, erklärte Herr L. S., daß er Liebhaber von Cassetten sei und damit zu Hause auch Schallplattenaufnahmen vornehme. An die Tat und die damit verbundenen Einzelheiten erinnere er sich genau. Er sei weder betrunken gewesen, noch habe er unter der Einwirkung von Tabletten gestanden, noch habe er in der Nacht vorher schlecht geschlafen.

Beim Abfragen einfacher Rechenaufgaben, die das kleine und große Einmaleins, Divisions- und Subtraktionsaufgaben umfassen, zeigt er deutliche, zweifellos nicht simulierte Fehlleistungen. Bei differenzierteren Fragestellungen versagt er vollständig.

Auf die Frage, ob er wisse, was ein Diebstahl sei, antwortete Herr L. S., daß man nicht „klauen" dürfe. Eine tiefergehende ethische Wertung des Tatbestandes eines Eigentumsdeliktes schien dem Untersuchten jedoch nicht möglich.

Alles, was mit seinem Hobby „Tonband-Kassette und Schallplattenaufnahmen" zusammenhänge, übe auf ihn einen so großen Reiz aus, daß er ihm kaum widerstehen könne. In diesem Sachverhalt, der durch Aktenlage und Explorationsergebnisse zu belegen ist, erblicken wir eine Beeinträchtigung der Steuerungsfähigkeit, die bei der Beurteilung des Herrn L. S. zur Last gelegten Eigentumsdeliktes zu berücksichtigen ist. Eine volle strafrechtliche Verantwortlichkeit scheint mir angesichts des Schwachsinnszustandes aus psychologisch-psychiatrischer Sicht nicht gegeben. Nach meiner Meinung sind in diesem Falle die Voraussetzungen des § 21 StGB im Sinne einer verminderten Schuldfähigkeit gegeben. Volle Schuldunfähigkeit (§ 20 StGB) scheint mir trotz des intellektuellen Mangels und der sicher verminderten ethischen Wertungsfähigkeit nicht gegeben zu sein.

Kommentar

Dieses Gutachten setzt sich mit der Frage des Eigentumsdeliktes bei Schwachsinnigen auseinander. In vergleichbaren Fällen ist der Dissens zwischen Gutachter und Gericht erheblich. Selten wird man die Voraussetzungen des § 20 StGB anerkennen, während eine Entlastung durch § 21 StGB häufig möglich ist.

Psychiatrie

 Zur Schuldfähigkeit bei angeborenem Schwachsinn.

Gutachten zur Anklage wegen Vergewaltigung für ein Gericht.

J. Vliegen

Fragestellung

Dieses Neuro-psychiatrische Gutachten über Herrn F.W. wird sich zur Frage der Schuldfähigkeit des Angeklagten äußern. Ihm liegt die Kenntnis der Akten und die Kenntnis eines psychologischen Zusatzgutachtens zugrunde. Es stützt sich auf eine persönliche Untersuchung des Herrn F.B., die 1977 in einem Gerichtsgefängnis durchgeführt wurde.
Laut Anklageschrift (1976) wird Herrn W. zur Last gelegt, eine Vergewaltigung begangen zu haben. Herr W. ist nach Akteninhalt unter anderem zweimal wegen versuchter Notzucht vorbestraft. Anno 1969 wurde er anläßlich einer dieser beiden Straftaten einer nervenärztlichen Untersuchung unterzogen, bei der auch eine testpsychologische Untersuchung durchgeführt wurde. In der abschließenden Beurteilung ging man damals davon aus, daß es sich bei Herrn W. wahrscheinlich um einen angeborenen Schwachsinnszustand handele, der mit gewissen Charakteranomalien verbunden sei. Die Voraussetzungen des § 21 StGB seien gegeben, während die Voraussetzung des § 20 StGB nicht gegeben seien.

Vorgeschichte

Familienanamnese
Der Vater des F.W. soll Alkoholiker gewesen sein. Nach Erinnerung des Untersuchten habe er fortwährend getrunken. Außerdem habe der Vater unter epileptischen Anfällen gelitten. Seine Mutter war geschieden und brachte zwei Halbschwestern mit in die Ehe, aus der der Untersuchte hervorging. Zu dem Suchtleiden des Vaters und dem wahrscheinlich symptomatischen Anfallsleiden wurden ausdrücklich Nerven- und Gemütsleiden in der Familie verneint. Auch sonstige auffällige Erkrankungen lagen nicht vor.

Eigenanamnese
Angeblich normale Geburt und frühkindliche Entwicklung. Im Alter von 3 Jahren soll er in einem Bunker verschüttet gewesen sein. Ob es dabei zu einer Kopfverletzung bzw. Hirnschädigung gekommen sei, entziehe sich seiner Kenntnis. Ernste Kinderkrankheiten, insbesondere die, welche mit einer Beteiligung des zentralen Nervensystems verbunden sind, waren Herrn W. nicht erinnerlich. Im 7. Lebensjahr sei er eingeschult worden und habe in den letzten Schulklassen die Sonderschule besucht. Nach der Schulentlassung trat er die Ausbildung als Dachdecker an. Diese wurde vorzeitig abgebrochen, da er im Alter von 17 Jahren aus 12 m Höhe von einem Gerüst stürzte. Eine Bewußtlosigkeit sei mit diesem Unfall nicht verbunden gewesen. Er erinnere sich, daß er nach dem Unfall in einer Panikstimmung gegen eine Straßenbahn gelaufen sei. Im Krankenhaus habe man dann einen Schädelbruch festgestellt. Ebenfalls im Alter von 17 Jahren, so berichtete Herr W., habe er nach Genuß einer Flasche Bier einen epileptischen Anfall erlitten. Das Ereignis trat nach dem Unfall auf. Seit der Verletzung bestehe eine gewisse Überempfindlichkeit gegen alkoholische Getränke jeglicher Art.

Sexualanamnese
Im Alter von 14 Jahren habe er den ersten Geschlechtsverkehr gehabt. Bei der Partnerin habe es sich um eine 35jährige Frau gehandelt, zu der er über einen Zeitraum von fast 2 Jahren ein Verhältnis unterhielt. Sie habe ihn mit Wein berauscht und dann zum Geschlechtsverkehr verführt.
Dabei habe sie wiederholt mit ihrem Mund sein Glied berührt. Auch in der Folgezeit habe er häufig Beziehungen zu älteren Frauen gehabt, die etwa zwischen 30–40 Jahren alt gewesen seien. Er habe als leidenschaftlicher Tänzer an zahlreichen Tanzveranstaltungen teilgenommen und dabei immer wieder neue Partnerinnen kennengelernt. Eine gewisse Vorliebe für Pornographie drückte sich in der Lektüre einschlägiger Magazine aus. Im Alter von 23 Jahren habe er erstmals geheiratet. Eine aus dieser Verbindung hervorgegangene Tochter sei jetzt 14 Jahre alt. Die Scheidung, genaue Daten werden nicht angegeben, erfolgte nach seiner Meinung deshalb, weil seine Frau eine „Schlunze" gewesen sei. Sie habe ausschließlich Romane gelesen und geraucht. Das ganze Hauswesen habe sie „verrotten und verkommen" lassen. Er sei jedoch schuldig geschieden worden. Später habe er wieder geheiratet. Auch diese zweite Verbindung wurde geschieden. Mit seiner zweiten geschiedenen Frau habe er sich jedoch jetzt in der Haftanstalt wieder „verlobt".

Spezielle Vorgeschichte
Zu der ihm zur Last gelegten Tat machte Herr W. Angaben, die hier nicht detailliert referiert werden. Die speziellen Handlungsabläufe wurden unter Mitwirkung eines Psychologen eingehend analysiert und gewürdigt. Zweifellos verübte Herr W. nach allen Merkmalen der

Psychiatrie

Tat eine Notzuchthandlung, die er durch eine Reihe von Schutzbehauptungen zu bagatellisieren versuchte. Konfrontierte man ihn mit Widersprüchen, die sich aus seinen Angaben einerseits und den polizeilichen Protokollen andererseits ergaben, so kam es zu Überreaktionen im Sinne von Wutausbrüchen. Überhaupt war die Steuerung emotionaler Prozesse unzureichend, wie sich auch in den testpsychologischen Untersuchungen zeigte.

Untersuchungsbefund

Intern orientierend ergaben sich keine pathologischen Befunde.

Neurologischer Befund

Keine Funktionsausfälle des zentralen und peripheren Nervensystems.

Psychopathologischer Befund

Herr W. ist räumlich und zeitlich sowie zur Person ausreichend orientiert. Keine Hinweise für das Vorliegen einer endogenen Psychose und deren Ausdrucksformen in formalen oder inhaltlichen Störungen. Auffällig ist eine erhebliche Aggressivität des Untersuchten, die er gleich zu Beginn der Exploration in ungezügelter Weise dokumentierte. Erst längeres, beschwichtigendes Zureden ermöglichte dann die anschließende eingehende Unterhaltung. Dabei fiel eine Affektlabilität auf. Oft traten Herrn W. Tränen in die Augen, dann folgten Schimpfkanonaden. Intellektuell schien die Begabung des Herrn W. an der unteren Grenze der Norm zu liegen, ein Eindruck, der auch durch die Ergebnisse der testpsychologischen Untersuchungen überzeugend belegt wurde.

Beurteilung

Dem von mir im Untersuchungsgefängnis untersuchten Herrn F.W. (geb. 1939) wurde lt. Anklageschrift aus dem Jahre 1976 zur Last gelegt, ein Vergewaltigungsdelikt begangen zu haben. Über die detaillierten Vorgänge orientiert das psychologische Zusatzgutachten, so daß in diesem Zusammenhang auf ein erneutes Referat verzichtet werden kann. Wichtig ist, daß Herr W. bereits zweimal wegen versuchter Notzuchthandlungen vorbestraft wurde. Im Rahmen einer 1969 erfolgten nervenärztlichen Untersuchung stellte man einen angeborenen Schwachsinnszustand mit gewissen Charakteranomalien fest, so daß die Voraussetzungen des § 51 Abs. 2 (nach der Strafrechtsreform § 21 StGB) als gegeben angenommen wurden. Bei der jetzigen Untersuchung gab Herr W. zur Familienanamnese unter anderem an, daß sein Vater chronischer Alkoholiker war und unter epileptischen Anfällen litt. Ob es sich bei der epileptischen Störung des Vaters um eine genuine Epilepsie handelte, oder aber eine symptomatische Epilepsie anzunehmen ist, die im Rahmen eines chronischen Alkoholismus ihre hinreichende Erklärung findet, bleibt eine offene Frage. Aus den Angaben zur eigenen medizinischen Anamnese ist bemerkenswert, daß Herr W. im Alter von 17 Jahren ebenfalls einen „Anfall" erlitt. Ob es sich dabei um einen hirnorganischen Anfall (Grand-mal) handelte, ließ sich weder aus den Aktenunterlagen noch aus dem Untersuchungsergebnis mit Sicherheit feststellen. Die Angabe des Untersuchten, er sei im Alter von 3 Jahren verschüttet gewesen, bietet keine Grundlage zur Beurteilung möglicher hirnorganischer Folgen. Auch die möglichen Auswirkungen eines Sturzes, den er im Alter von 17 Jahren erlitt, blieben im Dunkeln. Jedenfalls ist nach den Aussagen des Herrn W. davon auszugehen, daß eine längerdauernde Bewußtseinsstörung, die im Regelfall das hervorragende Symptom einer zerebralen Schädigung ist, nicht vorlag. Seit dem Unfall im 18. Lebensjahr, so gab Herr W. an, bestehe bei ihm erhöhte Intoleranz gegen Alkohol.

Bei der unmittelbaren Untersuchung fiel im psychischen Bereich eine deutliche Affektlabilität auf. Von Anfang an wechselten aggressive Ausbrüche, die sich zum Teil eines ordinären Vokabulars bedienten, mit sentimentalen Anwandlungen. Immer, wenn Herr W. auf gewisse Unstimmigkeiten zwischen den aktenkundigen Protokollen einerseits und den von ihm vorgetragenen Aussagen aufmerksam gemacht wurde, kam es zu Schimpfkanonaden, die er un-

Psychiatrie

gehemmt vom Stapel ließ. Allein diese Verhaltensweise legte den Verdacht auf eine hirnorganisch bedingte Wesensänderung nahe, die trotz anamnestischer Unklarheiten hinsichtlich ihrer Ätiopathogenese anzunehmen ist. Die testpsychologische Untersuchung konnte diesen zunächst klinischen Eindruck in vollem Umfange bestätigen. Art und Weise in der Herr W. über seine sexuelle Entwicklung sprach, ließ daneben auf eine ungelöste Triebproblematik und allgemeine Retardierung schließen. Folgte man seinen Ausführungen, so liegt der Schluß nahe, W. habe sich vor dem Überangebot weiblicher Sympathisanten nicht retten können.
Der psychologische Gutachter – Dipl.-Psychologe W. Homrighansen, Ev. Krankenhaus Gelsenkirchen – hat darauf hingewiesen, daß dieser Aussage frustrierende Erlebnisse zugrunde liegen, deren Auswirkungen Herr W. durch übertriebene Angaben zu kompensieren versuchte. Neben dieser wahrscheinlich in der Wurzel neurotischen Störung zeigte sich eindeutig eine hirnorganische Leistungsschwäche im Sinne eines intellektuellen Defizits, die in ihrer Genese als Summationsprodukt einer kongenitalen Hirnschädigung, evtl. erlittener cerebraler Schäden und einer zusätzlichen alkoholtoxischen Schädigung gesehen werden muß. Der Alkoholkonsum des Untersuchten ist zweifellos erheblich. Schon am Morgen der ihm zur Last gelegten Tat hatte er bereits nach eigenen Angaben vier Flaschen Bier getrunken.
Eine eindeutige ätiopathogenetische Zuordnung des Syndroms ist jedoch nicht möglich.
Wenn der psychologische Gutachter Herrn W. „mangelndes soziales Verständnis und geringe soziale Potenz" attestierte, können wir uns dieser Einschätzung vollinhaltlich anschließen. Die Diskrepanzen zwischen den Aussagen des Angeklagten und der Klägerin können vielleicht durch Verhandlung und Zeugenbefragung geklärt werden.
Wenn psychologischerseits die durch Testuntersuchungen erwiesene niedrige verbale Intelligenz als Argument für die Unmöglichkeit einer Schutzbehauptung angeführt wird, so möchte ich zu diesem Punkt gewisse Zweifel anmelden. Sicher ist Herr W. auch mit dem nachgewiesenen intellektuellen Defizit in der Lage gewesen, das Unerlaubte seiner Handlung einzusehen. Ob er darüber hinaus in der Lage war, nach dieser Einsicht zu handeln, ist im Hinblick auf die ausführliche testpsychologische Untersuchung erwägenswert, aber m. E. nicht sicher. Eine zweifelsfreie hirnorganische Wesensänderung, die mangelhafte Integration der Persönlichkeit und der Alkoholeinfluß, lassen dagegen nach unserer Einschätzung mit überwiegender Wahrscheinlichkeit die Annahme zu, daß die Voraussetzungen des § 21 StGB gegeben sind. Ob man dem Angeklagten darüber hinaus die Anwendung des § 20 StGB zubilligt, ist eine Ermessensfrage, in der das psychologische Gutachten und meine nervenärztliche Einschätzung bekanntlich differieren.

Kommentar

Das Gros der schwachsinnigen Straftäter wird von Imbezillen und Debilen gestellt. Im Einzelfalle ist es oft schwierig, ob man ihnen den Schutz der §§ 20, 21 StGB zubilligen kann.
Für die Begutachtung ist nicht nur der Grund des Schwachsinns wesentlich, sondern die Beantwortung der Frage, wie sich die Kombination von ungünstigen Charakterzügen mit Schwachsinn praktisch und im Einzelfalle auswirkt. Die Frage, bei welchem Schwachsinnsgrad die verminderte Zurechnungsfähigkeit in Zurechnungsunfähigkeit übergeht, dürfte kaum eindeutig zu beantworten sein. Praktisch wird bei diesen Fällen immer eine psychologische Zusatzuntersuchung erforderlich sein. Im vorliegenden Falle zeigten sich Differenzen zwischen der nervenärztlichen und psychologischen Beurteilung, die bei den prozessualen Auseinandersetzungen der Gegenwart häufig vorkommen.

Psychiatrie

 Unfreiwillige Einweisung in eine geschlossene psychiatrische Abteilung bei Psychose.

J. Vliegen

Kommentar

Problematisch ist oft die unfreiwillige Einweisung eines an einer Psychose erkrankten Menschen in eine geschlossene Abteilung einer psychiatrischen Klinik oder vergleichbaren Institution. Die in verschiedenen Bundesländern der BRD unterschiedlich gefaßten Unterbringungsgesetze sehen auf jeden Fall eine ärztliche Begutachtung vor, welche die für die Anwendung des Unterbringungsgesetzes wesentlichen Merkmale der Selbst- und Fremdgefährdung durch den Patienten besonders hervorheben muß. Das Gutachten wird im Regelfall dem ortszuständigen Ordnungsamt und Amtsgericht zugestellt. Eine Überprüfung durch den Amtsrichter sollte innerhalb von 24 Stunden erfolgen.

Vordruckbogen in der veröffentlichten Form sind nicht immer verfügbar. Es genügt die freie Formulierung des ärztlichen Urteils, das vor allem zur Frage der Selbst- und Fremdgefährdung Stellung nehmen muß.

**Arztsache
Vertraulich!**

Ärztliches Gutachten

für die Aufnahme in ein Landeskrankenhaus oder eine gleichartige Einrichtung

Name, Vorname, Geburtsdatum, Religion
R. H. geb. 1962

Anschrift

Sofern eine Krankenkasse als Kostenträger in Frage kommt, sind – soweit irgend möglich – anzugeben:
a) bei Versicherten der Arbeitgeber und die zuständige Krankenkasse,
b) bei anspruchsberechtigten Familienmitgliedern wie zu a) und der Name des Pflichtversicherten mit Geburtsdatum.

DAK Essen

1. Krankheitsbezeichnung, -form und vermutliche Ursachen?

Bei Herrn R. handelt es sich um eine akute Psychose, die wahrscheinlich dem schizophrenen Formenkreis angehört.

Psychiatrie

2. Beginn und Verlauf der Krankheit?

Der Kranke wurde erstmals vor seinem Abitur im April 1981 auffällig. Zunächst habe er während des Unterrichtes immer wieder unbegründet gelacht und sich der jeweiligen Situation unangemessen verhalten. Später verfiel er in eine depressive Verhaltensform, in der er sich völlig inaktiv und teilnahmslos verhielt. Dieser Zustand hielt mindestens sechs Wochen an. Im Frühjahr 1982 verfiel er in eine erneute Depression. Bei einem Besuch seiner an Schizophrenie erkrankten Schwester verhielt er sich in einem psychiatrischen Krankenhaus so auffällig, daß man ihm eine stationäre Behandlung anbot. Im Sommer 1982 wurde er in unserer Klinik stationär behandelt. Er war psychomotorisch sehr unruhig, in den Äusserungen seiner Gedanken vollkommen zerfahren, dabei aggressiv, uneinsichtig und kritiklos. Nach entsprechender psychiatrischer Behandlung klangen die Unruhezustände ab.
Differential-diagnostisch war eine sichere Entscheidung zwischen einer schizophrenen Psychose einerseits und einer manischen Psychose andererseits nicht sicher zu treffen.
Vor der jetzigen Aufnahme wurde er zu Hause auffällig. Extreme Unternehmungslust, völlige Schlaflosigkeit, unsinniger Geldverbrauch und gereizte Aggressivität gegen jedermann, der mit ihm in Berührung kam, kennzeichneten das psychopathologische Bild. Medikamente habe er nicht mehr eingenommen und eignete sich kurz vor der Aufnahme das Scheckbuch seiner Mutter an.

3. Gegenwärtiger körperlicher und geistiger Befund?

Bei der Erstuntersuchung redete er unzusammenhängende Sätze, war sehr erregt und schlug auf Ärzte und Pflegepersonal ein.
Internistisch-neurologisch konnten wir keinen pathologischen Befund erheben.
Herr R. war wach, räumlich, zeitlich und zur eigenen Person voll orientiert. Seine Gedankengänge waren extrem unzusammenhängend, affektiv wies er eine hochgradige Labilität auf. Herr R. war enthemmt und verhielt sich distanzlos.

4. Aus welchen Gründen macht die Krankheit eine Aufnahme in eine Heil- und Krankenanstalt notwendig?
   (Die Frage, ob es sich um eine Krankheit im Sinne der RVO handelt, die einer stationären Behandlung bedarf, und gegebenenfalls ob die Behandlungsbedürftigkeit oder die Unterbringungsbedürftigkeit überwiegt, ist hierbei möglichst genau zu beantworten.)

Es handelt sich bei Herrn R. z. Z. um eine Exazerbation einer schweren endogen-psychischen Erkrankung, die wahrscheinlich in den schizophrenen Formenkreis einzuordnen ist. Die Intensität des Schubes und die vor allem damit verbundene gesteigerte Affektivität bedeuten für den Patienten selbst und die Personen, seiner Umgebung eine hochgradige Gefährdung. Wegen der Krankheitsuneinsichtigkeit verkennt Herr R. den pathologischen Charakter seiner Verhaltensweisen.
Eine ambulante Behandlung oder wahlweise Behandlung auf einer offenen Abteilung eines Fachkrankenhauses lässt sich aus den genannten Gründen nicht durchführen. Die für den Patienten notwendige Behandlung unter den gegebenen Bedingungen ist nur in einer geschlossenen Abteilung möglich.

5. Ist der Patient mit einer ansteckenden Krankheit behaftet oder bestehen irgendwelche Bedenken gegen die Aufnahme? Wenn ja, welche?

nein

Psychiatrie

6. Aus welchen Gründen ist der Transport mittels Krankenwagen und Begleitern erforderlich?
(Falls mehr als ein Begleiter erforderlich, ist dieses besonders zu begründen.)

Da der Patient wegen der erwähnten Krankheitsuneinsichtigkeit freiwillig die Behandlung nicht beginnen wird, ist der Transport mittels Krankenwagen und zweier Begleitpersonen erforderlich.

Essen, den 21.12.1983

(Unterschrift des Arztes)

87 Geschäftsfähigkeit – Pflegschaft – Vormundschaft

J. Vliegen

Kommentar

Aus dem Bereich des Bürgerlichen Rechts ist psychiatrisch vor allem die Beurteilung der Geschäftsfähigkeit wichtig, die eng mit der Frage der Notwendigkeit der Errichtung einer Pflegschaft – möglicherweise auch einer Vormundschaft – zusammenhängt. In der Regel genügt eine ärztliche Bescheinigung (siehe unten), die von dem behandelnden oder beratenden Arzt, welcher die Approbation besitzen muß, ausgefüllt an das zuständige Vormundschaftsgericht weiterzuleiten ist.

Ärztliche Bescheinigung

Zur Beantragung einer Pflegschaft gemäß § 1910 BGB wird bescheinigt, daß

Frau K. S. ,

geb. am ,

wohnhaft ,

wegen Geistesgebrechlichkeit einen Teil ihrer Angelegenheiten nicht besorgen kann.

Psychiatrie

Die Patientin leidet   unter schweren Verwirrtheitszuständen, die
                       durch eine cerebrale Durchblutungsstörung
                       des Gehirns bedingt sind.

Es wird für erforderlich gehalten, der Pflegschaft den Wirkungskreis

    Wahrnehmung persönlicher Angelegenheiten,
    Ausübung des Aufenthaltsbestimmungsrechtes,
    Regelung vermögensrechtlicher Angelegenheiten

beizugeben.

Eine Verständigung gemäß § 1910 Abs. 3 BGB ist mit der Patientin nicht möglich. Sie ist geschäftsunfähig gemäß § 104 Ziff. 2 BGB.

_____
Ort, Datum

_____
Unterschrift

Dermatologie

Dermatologische und andrologische Fragestellungen (allergisches Kontaktekzem, Pechhaut, postthrombotisches Syndrom – Ekzem, Tinea, Psoriasis, Impotentia nach Unfall, Zeugungsfähigkeit)

 Kontaktekzem durch Chromat und Kobalt – Zement – bei einem Maurer.

Gutachten für eine Berufsgenossenschaft.

H. Fabry

Vorgeschichte

A. M. arbeitet seit der Entlassung aus der Kriegsgefangenschaft im Jahre 1948 am Bau. Nach einer Lehre von 3 Jahren ist er seitdem als Maurer tätig. Im August 1958 wurde er bei Betonierungsarbeiten zwischen einer Mauer und dem Korb des bedienenden Baukrans eingequetscht. Dabei erlitt er ausgedehnte Abschürfungen der Haut am Stamm und den Extremitäten. Die Abschürfungen heilten innerhalb von 5 Wochen Arbeitsunfähigkeit komplikationslos ab. Nach Wiederaufnahme der Arbeit bemerkte er innerhalb weniger Tage Röte und Juckreiz in den Fingerzwischenräumen. Er konnte sich zunächst mit Hautcreme helfen. Nach einigen Wochen traten aber plötzlich Bläschen an Hand- und Fingerrücken in Erscheinung, die ihn zu einer Arbeitsunterbrechung von 3 Wochen zwangen. Die Erscheinungen schwanden während dieser Zeit so gut wie völlig. Bei Wiederaufnahme der Arbeit traten sie wenige Tage später erneut auf. Wegen Aussetzen der Bauarbeiten bei Wintereintritt blieb M. nach Beendigung der neuen Arbeitsunfähigkeit von 2 Wochen bis zum März 1959 erscheinungsfrei. Mit Wiederaufnahme der Arbeit am Bau zeigten sich nach 3 Wochen erneut die gleichen Erscheinungen, die eine Arbeitsunfähigkeit von 3 Wochen erforderten. Die Wiederaufnahme der Arbeit bewirkte innerhalb weniger Tage einen schweren Rückfall der Hautkrankheit, diesmal mit Befall der Streckseiten von Händen und Unterarmen sowie des Gesichts und der Brust. Alle befallenen Regionen zeigten Röte, Schwellung und Bläschen. Die Lider waren stark geschwollen. Es bestand ausgeprägter Juckreiz. Nach kurzer Zeit entwickelten sich Nässen und Krustenbildung sowie weitere Ausdehnung auf beide Oberarme, den Stamm und die Füße, so daß Behandlung in einer Hautklinik erforderlich wurde. Die Arbeitsunfähigkeit dauerte 9 Wochen. Bei Betonierungsarbeiten trug M. stets Gummistiefel. – Im Anschluß an den letzten Krankheitsschub nahm M. seinen Jahresurlaub. Danach wurde er ab Ende August 1959 im Bereich seiner Firma als Gerätewart eingesetzt. Er ist mit der Ausgabe, Annahme, Reinigung und Pflege von Arbeitsgeräten betraut. Die Hautkrankheit zeigt seitdem gelegentlich immer wieder blande Schübe mit Röte und Juckreiz in den Fingerzwischenräumen und an den Hand- und Fingerrücken. Die hautärztliche Behandlung erfolgt durch Dr. N. in O. Mit Hilfe von externen Kortikoidanwendungen gelingt es immer wieder, Krankheitsschübe abzufangen.

Befund

Haut der Hände streckseitig gerötet. Finger geschwollen. Einzelne mit Knötchen und Schuppenkrusten bedeckte Herde an den Handrücken, den Unter- und Oberarmen. Am linken Handgelenk rundum streifige Infiltration (Armband der Uhr). Teils herdförmige, teils konfluente Infiltration mit Schuppenkrusten an beiden Fußrücken. Feuchtigkeit beider Handteller und Fußsohlen. Röte, Schuppung und Mazeration der Zehenzwischenräume.
Fingernägel sämtlich längsgerieft, quergedellt (sog. Sulcus Beau). Zehennägel längsgerieft, an den peripheren Enden teils ausgefranst und grau unterlagert.
Behaarung kraus, schwarz, männlich. Alopecia triangularis, beginnende Canities an den Schläfen.

Epicutantestung
Chromate, Kobalt, Tetramethylthiuramdisulfid nach 24 h (+ + +), nach 48 h + + +!

Dermatologie

Alkalineutralisation und -resistenz
Normbereich

Mykologie
Zehenzwischenräume
mikroskopisch: Fadenpilze
kulturell: Trichophyton mentagrophytes

Zehennägel
mikroskopisch: Fadenpilze
kulturell: Trichophyton mentagrophytes

Intracutane Quaddeltests
Trichophytin + +
Schizosaccharomycin negativ
NaCl 0,9% negativ

Diagnose

Allergisches Kontaktekzem
Tinea pedum

Beurteilung

Bei M. ist nach einem voraufgegangenen Unfallgeschehen erstmals und danach in bis heute insgesamt 3 weiteren Schüben ein Ekzem aufgetreten. Die Hautkrankheit nahm ihren Anfang an den Fingerzwischenräumen und den Streckseiten der Hände. Auch im weiteren Verlauf zeigte sich Streckseitenbefall. Der letzte Schub führte zu einer Generalisation und erforderte klinische Behandlung.
Bei der jetzigen Untersuchung fanden sich Streckseitenbefall der Hände sowie herdförmige, teils konfluente ekzematische Erscheinungen an den Armen – streckseitig – und an den Fußrücken.
Die Hautfunktionsprüfung ergab regelrechtes Verhalten gegenüber Alkalien. Im Läppchentest wurden Kreszendoreaktionen gegenüber Chromaten, Kobalt und einem Vulkazit beobachtet. Zement enthält in aller Regel Spuren von Chromaten und Kobalt (haftungbegründende Kausalität). M. hatte als Bauarbeiter ständig Umgang mit Zement (haftungausfüllende Kausalität).
Im Hinblick auf das nachweislich allergische Reaktionsverhalten und den unumgänglichen Zwang zum Umgang mit Zement am Bau muß M. die Tätigkeit als Maurer einstellen, um künftige Rückfälle zu vermeiden. Die Hautkrankheit muß als schwer und als wiederholt rückfällig angesehen werden. Die Voraussetzungen zur Anerkennung als BK Ziffer 5101 sind damit aus der Sicht des medizinischen Sachverständigen gegeben. Die Minderung der Erwerbsfähigkeit wird mit Rücksicht auf die weite Verbreitung des Antigens auf 30% geschätzt. Als sogenannter Unfalltermin wird der Zeitpunkt der Tätigkeitsaufgabe (Beginn der letzten Arbeitsunfähigkeit) vorgeschlagen. Heilbehandlung ist erforderlich.

Nachuntersuchung in 1 Jahr.

Dermatologie

 ## Pechhaut – BK Nr. 5102

Gutachten für eine Berufsgenossenschaft.

H. Fabry

Vorgeschichte

H. S. war während 24 Jahren von 1946 bis 1970 in der Brikettfabrik der Grube X tätig. Die Beschäftigung erfolgte zunächst während 5 Jahren als Pechhacker, danach für 3 Jahre als Verlader, anschließend 7 Jahre als Maschinist an der Drehofenanlage und in den letzten 9 Jahren als Pressenführer. – Seit Schließung des Betriebes im Jahre 1970 ist er bis heute als Hausmeister in einer Schule der Stadt B. tätig. Seine Versetzung in den Ruhestand steht in 4 Monaten bevor.

Bereits nach wenigen Jahren Tätigkeit in der Brikettfabrik bemerkte er eine zunehmende Empfindlichkeit der Haut, die bei Sonneneinstrahlung mit Röte und Brennen reagierte. Durch Hautpflege und weitgehendes Meiden direkter Sonnenbelichtung konnte er über lange Zeit die Beschwerden gering halten. Nach weiteren Jahren stellte sich eine zunehmende Verdünnung und fleckige Pigmentierung der belichteten Hautregionen ein, vor allem im Gesicht, am Halsausschnitt, den Ohren, im Nacken und an den Streckseiten der Unterarme und Hände. Diese Erscheinungen gingen einher mit schwärzlichen Komedonen der Lider und Wangen, später mit dem Auftreten von Wärzchen, aber auch an den Fußgelenken und zuletzt am Hodensack sowie mit der Entwicklung von Teleangiektasien an Nase, Wangen und Ohren und in beetförmiger Weise auch an den Unterarmen und Handrücken. Später entwickelten sich Keratosen an der Stirn und den Handrücken. Endlich trat vor 7 Jahren ein Knoten an der linken Schläfe in Erscheinung, der operativ entfernt und histologisch als Keratoakanthom identifiziert wurde. Vor 4 Jahren konnte erstmals eine kleine glasig-knotige Geschwulst an der rechten Wange beobachtet und entfernt werden, die sich histologisch als Basaliom erwies. Bis auf den heutigen Tag folgten ihr drei weitere, gleichartige Geschwülste am rechten Ohr, im Nacken links und auf der Stirn rechts. Die subjektiven Beschwerden von seiten der Haut haben zugenommen. S. kann sich heute nur noch an sonnenlichtarmen Tagen im Freien bewegen. Seit Jahren steht er in hausärztlicher Behandlung, seit 2 Jahren in ständiger regelmäßiger Behandlung durch den Hautarzt Dr. B. in B., der S. mit Keratolytika und Lichtschutzmitteln versorgt und von Zeit zu Zeit Wärzchen entfernt sowie die Entfernung auftretender Geschwülste veranlaßt.

Befund

Haut des Gesichtes atrophisch. Teils diffuse, teils fleckige, grau-bräunliche Pigmentierung an Wangen, Lidern und Stirn, ferner auch im Nacken, an den Ohren, auf der Brust und an den Streckseiten der Unterarme und Hände sowie an den Handgelenken rundum. Teleangiektasien an Nase, Wangen, Ohren und in beetförmiger Anordnung auch an den Unterarmen und Handrücken. Komedonen der Lider und Wangen. Wärzchen der Lider, der Hand- und Fußgelenke – jeweils rundum – und einzeln am Hodensack beiderseits. Sogenannte senile Elastoidose der Haut der Wangen und des Nackens mit Erschlaffung an den Wangen und gelblich durchscheinender Elasticadegeneration. Cutis rhomboidalis nuchae. Keratosen an Stirn, Calvaria, Wangen, Ohren und Handrücken. Narben auf der Stirn, an der linken Schläfe, der rechten Wange, am rechten Ohr und im Nacken links.

Hautanhangsgebilde
Fingernägel   längsgerieft, intakt.
Zehennägel   längsgerieft, teils an den
              peripheren Enden aufgefasert
              und grau-gelblich unterlagert.
Behaarung   leicht gewellt, dunkelblond,
              männlich. Canities, Calvities.

Diagnose

Sogenannte Pechhaut (BK 5102)

Beurteilung

Bei M. S. besteht das typische Bild einer sogenannten Pechhaut. Die Veränderungen entwickelten sich durch jahrelangen täglichen Kontakt mit Teerprodukten bei gleichzeitiger Einwirkung von Ultraviolettstrahlung. S. hat 24 Jahre an verschiedenen Arbeitsplätzen in einer

Dermatologie

Brikettfabrik gearbeitet. In dieser Brikettfabrik wurde bei der Herstellung das sogenannte Trockenverfahren angewandt (in anderen Brikettfabriken wird zum Teil nach dem sogenannten Flüssigverfahren gearbeitet, bei dem heißes, flüssiges Pech aus Kesselwagen zur Anwendung kommt). Das zur Brikettherstellung erforderliche Pech wurde in offenen Güterwagen in kaltem Zustand angeliefert und von sogennannten „Pechhackern" im Freien unter Witterungsschutz aus den Waggons entladen. Das zerkleinerte Pech wanderte zusammen mit Kohlengruß in einen schrägstehenden Drehofen. Durch die Wärme und die Bewegung vermischten sich Pech und Kohle zu einer körnigen Masse. Das Gemisch wurde über Bänder Pressen zugeführt, wo es in heißem Zustand unter Druck entweder im Stempelverfahren oder über gegeneinander rotierende Hohlformen in die gewünschten Formen (Brikett, Eierbrikett) gepreßt wurde. Eierbriketts und kleinere Briketts wurden danach automatisch, größere Briketts von Hand verladen.

Der schädigende Einfluß der Teerprodukte im Verein von Ultraviolettstrahlung auf die Haut mit schleichender Entzündung, Atrophie, Teleangiektasien, fleckiger Pigmentierung, Bildung von Komedonen, Wärzchen, Keratosen und am Ende von Tumoren ist bekannt (haftungbegründende Kausalität). S. wurde in der Brikettfabrik als Pechhacker, Verlader, Maschinist und Pressenführer beschäftigt (haftungausfüllende Kausalität).

An der beruflichen Entstehungsweise der Hautkrankheit gibt es unter diesen Umständen keine Zweifel. Das Leiden erfüllt aus der Sicht des medizinischen Sachverständigen die Voraussetzungen zur Anerkennung als Berufskrankheit nach Ziffer 5102. Die Minderung der Erwerbsfähigkeit wird im Hinblick auf das wiederholte Auftreten von Tumoren auf 25% (fünfundzwanzig) geschätzt. Da die schädigende Tätigkeit vor Jahren bereits aus anderen Gründen aufgegeben wurde, sollte als sogenannter Unfalltermin der Zeitpunkt der jetzigen Begutachtung gewählt werden.

Ständige hautärztliche Betreuung mit Verordnung von Lichtschutz und Keratolytika sowie ggf. der Entfernung von Warzen, Keratosen und Tumoren ist erforderlich. Mit Verschlimmerung muß im Laufe der Zeit gerechnet werden.

Nachuntersuchung in 1 Jahr.

Einsatzfähigkeit im Erwerbsleben bei Varikosis, postthrombotischem Syndrom, Ulcus cruris und chronischem Ekzem.

Gutachten zur Berufs- und Erwerbsfähigkeit für eine Landes-Versicherungsanstalt.

H. Fabry

Vorgeschichte

Nach der Schulentlassung machte Frau B.T., geb. am 17. 9. 1938, eine Lehre als Verkäuferin in einem Warenhaus. Danach Tätigkeit als Verkäuferin in der Abteilung für Gardinen und Bezugsstoffe. Ab 1963 Wechsel als 1. Verkäuferin in ein größeres Spezialgeschäft. Dort während 4 Jahren tätig. 1967 Heirat, Einstellung der Tä-

Dermatologie

tigkeit. 1968, 1970 und 1973 je eine Geburt. Während dieser Zeit allmähliche Entwicklung von Krampfadern beider Beine. 1973 postpartal Thrombose im Bereich der Vena saphena magna am linken Unterschenkel. Seitdem allmähliche Verfärbung und Verschwielung der Innenseite des linken Unterschenkels peripher. In den letzten Jahren zusätzliche Schwellneigung. Vor 2 Jahren erstmals Geschwürsbildung oberhalb des linken Innenknöchels, die bis heute nicht mehr abheilte. Zunächst hausärztliche, später hautärztliche Behandlung mit Salben und Zinkleimverbänden, jedoch keine wesentliche Besserung.
Schweregefühl vor allem des linken Beines. Unruhige Beine nachts. Krämpfe im linken Bein nachts. Ständig Schmerz. Kann angeblich nicht längere Zeit stehen.

Familienvorgeschichte
Mutter und Großmutter mütterlicherseits Krampfadern.

Befund

Allgemeinbefund unauffällig.

Hautbefund

Haut und sichtbare Schleimhäute ausreichend durchblutet. Schwellneigung des linken Unterschenkels. Varizen beider Beine im Saphenabereich (Stammvarikose) links mehr als rechts. Lymphknotenschwellung in der Rosenmüllerschen Grube links. Pigmentierung der Haut im Bereich des linken Unterschenkels innen.
In handtellergroßem Bezirk erscheint die Haut braun-livide verschwielt. Die Epidermis ist dünn und verletzlich. Keine Verschieblichkeit. Sogenannte Tunnelvarizen in diesem Feld. Zentral im beschriebenen Bezirk liegt ein etwa daumennagelgroßes unregelmäßiges, scharfrandiges Geschwür mit kaum wahrnehmbarer Granulation und schmierig belegtem Grund. Die Ränder sind wallartig aufgetrieben. In der Umgebung finden sich teils weißliche umschriebene streifige narbige Bezirke (sog. Atrophie blanche) und Ekzematisation mit Infiltration, Nässen, exkoriierten Knötchen und Schuppenkrusten.

Umfangmaße: Fesseln 11.00 Uhr morgens links 23,5 cm rechts 22,0 cm.

Ultraschall-Doppler-Refluxdiagnostik: tiefe Venen beiderseits unauffällig. Über der gesamten Vena saphena magna links Refluxgeräusche bei Valsalva. Vena saphena magna rechts Refluxgeräusche bei Valsalva bis in die Knie-Region. Beiderseits keine Refluxgeräusche bei Abdrücken der Mündungsklappen der Vena saphena magna.

Arterielle Ultraschall-Doppler-Diagnostik: unauffällig – RR 135/85 mm Hg.

Laufband: zu ebener Erde und bei Steigung keine ins Gewicht fallende Einschränkung der Gehfähigkeit.

Licht-Reflexionsrheographie: gestörter, aber deutlich besserbarer venöser Blutrückfluß beiderseits, links mehr als rechts.

Venenverschlußplethysmographie: Verminderung der venösen Durchströmung beiderseits, links mehr als rechts, mit beiderseitig deutlich verbesserter Abschöpfung nach Abdrücken der Mündung der Vena saphena magna.

Senk-Spreiz-Knickfüße beiderseits mit Hallux valgus-Bildung beiderseits.

Fingernägel:	intakt.
Zehennägel:	partielle mediale Ablösung der Großzehennägel infolge Hallux valgus.
Behaarung:	dunkelblond, glatt, weiblich.

Diagnose

Stammvarikose beiderseits,
postthrombotisches Syndrom links mit Ulcus cruris,
sekundäres chronisches superinfiziertes Ekzem am linken Unterschenkel.

Beurteilung

Bei Frau T. findet sich eine Stammvarikose beiderseits nebst Senk-Spreiz-Knickfuß-Bildung, ebenfalls beiderseits. Diese Leiden sind familiär anlagebedingt (Bindegewebsschwäche). Anläßlich der letzten Entbindung hat sich am linken Unterschenkel im Bereich des letzten Drittels an der Vena saphena magna eine Thrombophlebitis entwickelt. Nach diesem Geschehen ist ein sogenanntes postthrombotisches Syndrom entstanden mit Atrophie, Sklerosierung, Verfärbung, Ekzematisation und Geschwürsbildung ebenda. – Die Untersuchungen haben ergeben, daß das tiefe Venensystem beider Beine intakt ist. Es besteht jedoch eine Klappeninsuffizienz der Vena saphena magna beiderseits, links mehr als rechts. Der Zustand ist durch Behandlung objektiv zu verbessern. Eine Sklerosierungstherapie wird vorgeschlagen.

Dermatologie

Mit einer Abheilung der Geschwürsbildung ist danach mit überwiegender Wahrscheinlichkeit zu rechnen.

Die Einsatzfähigkeit von Frau T. in ihrem ehemaligen Beruf als Verkäuferin und in vergleichbaren Tätigkeiten ist nicht wesentlich herabgemindert, sofern im jetzigen Zustand elastische Maßnahmen zur Anwendung kommen. Nach der vorgeschlagenen Behandlung ist mit weitgehender Normalisierung (bis auf Atrophie und Pigmentierung) zu rechnen.

Frau T. kann vollschichtig im alten Beruf und in vergleichbaren Tätigkeiten – möglichst im Wechsel von Gehen, Stehen und Sitzen – tätig sein. Sie kann sich zu regelmäßiger Arbeitsleistung mit üblichen Pausen verpflichten. Das Erreichen der Arbeitsstätte mittels öffentlicher Verkehrsmittel ist zumutbar.

Hautärztliche Behandlung ist erforderlich. Eine Nachuntersuchung wird etwa nach ½ Jahr nach der Sklerosierung vorgeschlagen.

 ## Postthrombotisches Syndrom und chronisches Ekzem nach Unfall.

Gutachten für die Bundes-Knappschaft.

H. Fabry

Fragestellung

a) knappschaftliches Rentenverfahren mit dem
  § 45 = verminderte bergmännische Berufsfähigkeit
  § 46 = Berufsunfähigkeit
  § 47 = Erwerbsunfähigkeit
b) Unfallversicherung, mittelbare Unfallfolge

Vorgeschichte

Der gelernte Hauer W. W., geb. am 16. 03. 1931, arbeitet seit Jahren als Schachthauer und Aufsichtshauer. Bei Reparaturarbeiten auf der 11. Sohle in einem Blindschacht der Grube X brach am 15. 10. 1975 durch falsche Steuerung des Förderkorbes das Arbeitsgerüst, und W. stürzte auf eine 12 m tiefer, dicht über dem Schachtsumpf gelegene Arbeitsbühne. Der Unfall führte zu einer Fraktur von Schien- und Wadenbein rechts im unteren Drittel und zu einer Fraktur im oberen Sprunggelenk rechts. Gleichzeitig kam es zu einer tiefen Thrombose des rechten Unterschenkels. Nach Entlassung aus chirurgischer Behandlung im Unfallkrankenhaus in D. blieb das rechte Fußgelenk versteift. Der rechte Unterschenkel behielt eine deutliche Schwellneigung, so daß W. das Bein ständig wickeln bzw. einen elastischen Strumpf tragen muß. Nach Wiederaufnahme der Arbeit entwickelte sich innerhalb von 10 Wochen ein Ekzem des rechten Fußrückens, des Gewölbes und der Umgebung des Sprunggelenkes. Hautärztliche Behandlung durch Dr. H. in D. führte zu vorübergehender Besserung, konnte aber eine Verschlimmerung auf Dauer nicht aufhalten. Trotz gewissenhafter Therapie entwickelten sich in unregelmäßiger Folge Schübe des Ekzems mit ständig zunehmender Intensität, die bis zur jetzigen Untersuchung 7 Arbeitsunfähigkeiten bedingten. – Bei der Arbeit herrschte teils feuchtwarmes Milieu mit Ortstemperaturen über 28 °C (Feuchtkugel). Wegen der von oben zusitzenden Wasser wurden Schutzkleidung aus PVC und Gummistiefel getragen. Bei den Arbeiten im Schacht kam W. wiederholt mit Zement und Dämmstoffen in Berührung. Als Schutz trug er Kunststoffhelm, Lederhandschuhe und Knieschoner aus Kunststoff mit Gummihalteriemen. In der Kaue benutzte er Gummibadesandalen und Tego-Fußspray.

Befund

Schlanker Mann. Größe 163 cm, Gewicht 65 kg.
Haut und sichtbare Schleimhäute unauffällig. Schwellneigung des rechten Unterschenkels mit bräunlich-livi-

der Verfärbung und Induration der Haut im peripheren Drittel. Deutliche Erweiterung der Vena saphena magna auf der Innenseite des rechten Unterschenkels. An Fußrücken, Fußgewölbe und im Bereich des Sprunggelenkes Lichenifikation der Haut und zahlreiche, unterschiedlich große, teils konfluente, unregelmäßig begrenzte, papulöse Herde, die teils nässen teils mit Schuppenkrusten bedeckt sind. Röte, Mazeration und Schuppung der Haut in den Zehenzwischenräumen. Fingernägel intakt.
Zehennägel teils endständig aufgetrieben und graugelblich unterlagert.
Behaarung blond, glatt, männlich, deutliche inkomplette Calvities, beginnende Canities.

Weitere Befunde:

BSG: 19/28 mm n. W.

Läppchentestung: nicht reaktiv

Alkalitests
Alkalineutralisation: Normbereich
Alkaliresistenz: ausgeprägte Alkaliresistenzstörung

Intracutantest
Trichophytin nach 24 h + +
Schizosaccharomycin negativ
NaCl 0,9% negativ

Mykologie
Zehennägel mikroskopisch: positiv
kulturell: Trichophyton mentagrophytes

Zehenzwischenräume
mikroskopisch: positiv
kulturell: Trichophyton mentagrophytes

Fußrücken
mikroskopisch: negativ
kulturell: steril

Angiologische Untersuchung (Phlebologie)
Ultraschall-Doppler: keine Geräusche im Bereich der tiefen Unterschenkelvenen rechts.
Beurteilung: postthrombotischer Verschluß der tiefen Unterschenkelvenen rechts.

Beurteilung

Bei W. kam es infolge Unfalles zu mehrfacher Frakturierung des rechten Unterschenkels und Sprunggelenkes. Gleichzeitig entwickelte sich eine tiefe Thrombose der tiefen Unterschenkelvenen, Infolgedessen bestehen eine Schwellneigung des rechten Unterschenkels und ein venöser Umgehungskreislauf der ehemaligen Frakturregion über die Vena saphena magna. Die unfallbedingte Stauung der Extremität hat eine Verschlechterung der Blutversorgung des peripheren Anteils der Extremität zur Folge. Dadurch konnte sich im Bereich der Knöchelgabel und am Fuß ein Ekzem entwickeln, das heute chronische Erscheinungsform aufweist. Die Entstehung des Ekzems ist nicht nur mittelbar unfallbedingt sondern zugleich durch die makro- und mikroklimatischen Verhältnisse vor Ort und durch die Schutzkleidung und Gummistiefel wesentlich verursacht.

A. Rentenversicherungsrechtliche Folgerung
W. kann nicht mehr unter Tage arbeiten, weil er die Kaue nicht benutzen kann. Eine Änderung des Zustandes ist nicht zu erwarten. Einsatzfähigkeit (dahinter verbirgt sich die Frage nach verminderter bergmännischer Berufsfähigkeit, Berufs- und Erwerbsunfähigkeit) besteht für leichte, trockene, saubere Tätigkeiten über Tage wie z.B.
Bote, Fahrzeugwächter.
Pförtner, Kauenwärter, Lampenstubenarbeiter, Schrankenwärter.
Hilfsarbeiter im Büro, im Magazin, in Kraftwerk und Labor, Wächter im Streifendienst.
1. Kauenwärter, Hauptpförtner.
Lampenwärter, Stellwerkswärter.
Verwieger I
Hautärztliche Behandlung ist erforderlich.
Nachuntersuchung in 1 Jahr.

Dermatologie

B. Unfallversicherungsrechtliche Folgerung

Die Hautkrankheit stellt eine mittelbare Unfallfolge dar. Der zeitliche und örtliche Zusammenhang sind gegeben. W. muß die Tätigkeit unter Tage aufgeben. Er kann nur noch leichte, trockene, saubere Tätigkeiten über Tage verrichten. Die Fähigkeiten, Fertigkeiten und Kenntnisse des Hauerberufes sind dabei nicht verwertbar. Die Minderung der Erwerbsfähigkeit wird auf 30% (dreißig) geschätzt. Als Unfalltermin wird der Zeitpunkt der Aufgabe der Tätigkeit unter Tage vorgeschlagen.
Hautärztliche Heilbehandlung ist erforderlich.
Nachuntersuchung in 1 Jahr.

92) Pilzinfektion eines Bergmannes – ekzematisierte Tinea – als Berufskrankheit nach Nr. 5101 BKVO.

Gutachten im Klageverfahren für ein Sozialgericht.

H. Fabry

Vorgeschichte

G. B. geb. am 26. 11. 1937 ist von Beruf Hauer. Seit dem 18. Lebensjahr arbeitet er im Bergbau, zunächst als Bergjungmann, später Schlepper, Gedingeschlepper, Lehrhauer und ab 1962 seit 20 Jahren als Hauer. Der Einsatz erfolgte langfristig vor Ort in der Gewinnung, seit 10 Jahren in der Vor- und Ausrichtung im Ortsbetrieb vor Stein. Seit 2 Jahren ist B. als Lagerist bei einer Großhandelsfirma tätig, nachdem ihm seitens des Betriebes gekündigt wurde.

Vor 9 Jahren bemerkte er erstmals Juckreiz in den Zehenzwischenräumen in Verbindung mit Röte und Nässen. Die Erscheinungen konnten durch Behandlung in der Heilstube der Grube G. in D. und später durch revierärztliche Behandlung in Grenzen gehalten werden. Die Örter waren feucht und warm. Ortstemperaturen über 28 °C (Feuchtkugel). Kurzschichten. B. mußte wegen der aus dem Hangenden zusitzenden Wasser und der Wasseransammlung am Boden im Ort ständig PVC-Jacke und Gummistiefel tragen. Fortgesetztes starkes Schwitzen bei der Arbeit. Ferner benutzte B. Sicherheitshelm aus Kunststoff, lederne Schutzhandschuhe, Knie- und Schienbeinschoner aus Kunststoff mit Gummiriemen. In der Waschkaue wurden Gummibadesandalen getragen und Tego-Fußspray angewandt. Hautreinigung mit Bergauf-Seife.

Die Behandlung des Hautleidens gelang nicht vollständig. Immer wieder traten Rückfälle in Erscheinung, die langsam an Intensität zunahmen. Auf diese Weise war B. nach einiger Zeit zur Arbeitsunterbrechung gezwungen. Die Arbeitsunfähigkeiten stellten sich immer öfter ein und dauerten immer länger. Inzwischen sind laut Akten der Berufsgenossenschaft 15 Arbeitsunfähigkeiten aufgetreten, deren letzte 13 Monate andauerte. Im Anschluß daran arbeitet B. seit 2 Jahren außerhalb des Bergbaus. Das Hautleiden flammt immer wieder auf, doch ist es nicht mehr zu Arbeitsunfähigkeiten gekommen, so daß insgesamt eine allmähliche Besserung festzustellen ist.

Die Hauterscheinungen griffen von den Zehenzwischenräumen auf die Fußgewölbe und die Fußrücken über. Schubweise entwickelten sich Bläschen, Nässen, Krusten, Infiltration, Papeln, Schuppenkrusten und Juckreiz. Weitere Ausdehnung auf die Unterschenkel, die Genitocruralregion, den Stamm, die Axillae und die Hände. Dreimalige klinische Behandlungen in der Hautklinik in D. brachten zwar stets Besserung, aber die Erfolge waren immer nur von kurzer Dauer. Alsbald stellten sich Rückfälle ein. Auch ein Heilverfahren an der Nordsee brachte keine Änderung des Verlaufes.
Hautärztliche Behandlung erfolgte anfangs durch Dr. B. in D., später durch Dr. K. in D. Die Therapie erfolgte mit Salben, Bädern und juckreizlindernden Tabletten.

Befund

Größe 172 cm, Gewicht 68 kg.
Internmedizinische orientierende Untersuchung und allgemeine Laborbefunde unauffällig.

Dermatologie

Hautbefund
Haut und sichtbare Schleimhäute ausreichend durchblutet. Keine Oedeme, keine Varizen. Mäßige Schwellung der Lymphknoten in den Rosenmüllerschen Gruben beiderseits und den Axillae beiderseits. Zahlreiche kohlepigmentierte alte reizlose Narben an Stamm und Extremitäten.
Teleangiektasien an Wangen und Nase. Follikulitiden des Bartbereiches. Mäßig scharfrandige Röte beider Axillae. Unregelmäßige, disseminierte, teils konfluente ekzematöse Papeln mit Schuppenkrusten an Brust, Nabelumgebung, Thorax lateral und in der Lumbalregion. Mäßig scharfrandige disseminierte papulöse Infiltrate mit Schuppenkrusten an beiden Armen, teils konfluent an den Handrücken und den Fingerrücken. Finger geschwollen. Infiltration der Nagelwälle. Mäßig scharfrandige Infiltration der Genitocruroperianalregion. Follikulitiden der Oberschenkelinnenseiten. Ekzematöse papulöse Plaques der Unterschenkel frontal und dorsal, der Fußrücken und Fußgewölbe, teils nässend, teils verkrustet. Röte und Mazeration in den Zehenzwischenräumen.

Fingernägel längsgerieft, quergedellt.
Zehennägel längsgerieft, teils abgelöst, an den Enden ausgefranst und graugelblich unterlagert.
Behaarung blond, glatt, männlich, Trichonokardiosis flava axillarum, Alopecia triangularis der Schläfen.

Hautfunktionsprüfung
Läppchentestung (nach 48 h)
Holzteer +
Citronellol + +

p-Diphenylamin + +
Phenylendiamin + +

Intracutantests (nach 48 h)
Trichophytin + + + +
Schizosaccharomycin 0
NaCl 0,9% 0

Alkalitests
Neutralisation ab 5. Versuch über 5'
Resistenz stark gestört

Mykologie Leistenbeugen
mikroskopisch: +
kulturell: Trichophyton mentagrophytes

Fußsohlen
mikroskopisch: +
kulturell: steril

Zehenzwischenräume
mikroskopisch: +
kulturell: Trichophyton mentagrophytes

Zehennägel
mikroskopisch: +
kulturell: Trichophyton mentagrophytes

Diagnose

Ausgedehntes chronisches superinfiziertes Ekzem
Sog. Alkalischaden (Resistenzschwäche)
Tinea der Haut und Anhangsgebiete

Beurteilung

Bis heute liegen in den Akten der Berufsgenossenschaft 4 Vorgutachten aus 4 Hautkliniken vor – darunter eines aus unserem Haus. Von diesen Gutachten verneinen 3 die Zusammenhangsfrage zwischen Beruf und Hautleiden. Das letzte Gutachten geht – wie wir – von der Annahme einer Pilzinfektion aus. Dabei werden zwei Fragen aufgeworfen

A. die der ursächlichen Entstehung durch berufliche Umstände und
B. die der wesentlichen Verschlimmerung durch berufliche Umstände.

Zu A. wird erläutert, daß auch in der Allgemeinbevölkerung ein hoher Durchseuchungsgrad mit Pilzkrankheiten von etwa 50% besteht. Unbestritten bleibt zahlenmäßig ein hoher Befall mit Pilzkrankheiten bei Bergleuten. Zahlen werden nicht angegeben. Als Schluß wird gefolgert, daß nicht festgestellt werden könne, wo die Infektion des Klägers stattgefunden habe.

Zu B. wird angenommen, daß der Verlauf der Hautkrankheit nicht auf Verschlimmerung durch berufliche Umstände hinweise. Diese Annahme wird mit längeren Zwischenräumen der Arbeitsunfähigkeiten und mangelnder Abheilung nach Aufgabe der Tätigkeit bzw. Rückfall nach Heilverfahren zu belegen versucht. Als Schlußfolgerung wird das Bestehen einer Berufskrankheit verneint.

A. An erster Stelle muß an den Inhalt des § 551 Abs. 1 RVO erinnert werden, in dem der Tatbestand der Berufskrankheit genau umschrieben wird. Der Gesetzgeber hat diese

Dermatologie

Formulierung als neutralen Rahmen gehalten, ohne auf Einzelheiten der Entstehungsweise einzugehen. Wesentliches Kriterium ist dabei die Häufung von Krankheitserscheinungen bestimmter Natur bei umschriebenen Personengruppen durch ihre Arbeit.
Die Häufung von Pilzkrankheiten bei Bergleuten gegenüber der Allgemeinbevölkerung ist mit Zahlen belegt: Behandlungsbedürftige Pilzkrankheiten finden sich unter Frauen, Kindern und Rentnern sowie unter der allgemeinen arbeitenden Bevölkerung in einer Höhe von 10–15% des Krankengutes in der hautärztlichen Sprechstunde. Bei Bergleuten beträgt diese Zahl 35%, im Mittel also etwa 2½mal soviel. Für die Durchseuchung der Bergleute gibt es mit 70% feste, gesicherte Anhaltspunkte, für die der Allgemeinbevölkerung mit 50% nur Schätzwerte. Weitere Untersuchungen haben ergeben, daß Bergleute gegenüber der Allgemeinbevölkerung etwa 2½mal so oft wegen Pilzkrankheiten die Arbeit unterbrechen müssen, 2½mal so oft im Krankenhaus behandelt werden müssen und im Durchschnitt wegen Pilzkrankheiten der Haut wesentlich länger arbeitsunfähig sind als andere Personen. Die Zahlenbelege der Literatur wurden an großen Personenkreisen erarbeitet und müssen als statistisch gesichert gelten. Unter diesen Umständen ist die Frage nach dem Infektionsort weder aus allgemeiner Sicht noch aus der Sicht des hier vorliegenden Einzelfalles verständlich.
Als Beispiel sei die Frage gestellt, ob es für die Entschädigungspflicht von wesentlicher Bedeutung ist, ob ein Maurer eine Chromatallergie bei der Ausübung beruflicher Tätigkeit oder beim Bau des Hühnerstalles zu Hause erwirbt. Es bleibt auch unberücksichtigt, ob er konstitutionell zu allergischen Reaktionen neigt oder nicht. Von wesentlicher Bedeutung ist allein, daß eine Chromatallergie besteht, die für die weitere Ausübung des Berufes ein absolutes Hindernis darstellt; denn der Nachweis, ob die Allergie hier oder dort erworben wurde, ist in praxi nicht zu erbringen. Dies gilt in gleicher Weise für den Ort der Pilzinfektion. Hier muß ersatzweise mit Wahrscheinlichkeiten gearbeitet werden, und zwar mit der jeweils größeren Wahrscheinlichkeit. Diese spricht im Falle des Maurers für den Bau als Ort der Entstehung, im Falle der Pilzkrankheit des Bergmanns für die Grube als Entstehungsort (haftungbegründende Kausalität).
Aus den Akten geht schlüssig hervor, daß die Hautkrankheit des Klägers wesentlich während der Tätigkeit im Bergbau entstanden ist. Der Kläger hat zudem ausweislich der Akten unter erschwerten Klimabedingungen unter Tage gearbeitet, wie wir in unserem Vorgutachten dargestellt haben. Er hat auch unter erschwerten mikroklimatischen Bedingungen gearbeitet, d.h. er hat Gummistiefel und PVC-Kleidung getragen. Der Arbeitgeber hat dies ausdrücklich bestätigt (haftungausfüllende Kausalität).
Unter diesen Umständen ist die Annahme der Infektion außerhalb des Bergbaus zwar möglich, aber nicht wahrscheinlich und darüber hinaus auch gar nicht relevant, weil die Infektion allein nicht zum Zuge kommt, wenn nicht eine Reihe weiterer, wesentlicher Voraussetzungen gegeben sind, die erst zum Angehen der Infektion führen. Dies sind persönliche und Umweltfaktoren. Die Umweltfaktoren sprechen im Falle des Klägers ganz eindeutig und ohne jeden Zweifel für die überwiegend berufliche Verursachung. Eine Umkehrung dieser Annahme würde bedeuten, das Wahrscheinlichkeitsprinzip auf den Kopf zu stellen. Als Beispiel sei darauf verwiesen, daß die Beobachtung schwarzhäutiger Menschen in Afrika der Regel und nicht dem Zufall entspricht! Der Argumentation des vorgelegten Schreibens zu Punkt A. können wir nicht folgen. Wir sind vielmehr der Auffassung, daß unsere Belege für die Richtigkeit unserer Darstellung sprechen.
B. Es wird angenommen, daß der Krankheitsverlauf beim Kläger gegen eine berufliche Verursachung spreche. Wurden unter A. mehr allgemeine und Milieufaktoren angesprochen, so kommen hier die persönlichen Umstände zum Tragen.

Dermatologie

Jede Infektionskrankheit ist das Ergebnis von Infektion und Reaktion. Die Reaktion ergibt sich aus äußeren – bereits besprochenen – und inneren begünstigenden oder retardierenden Faktoren. Insbesondere bleibt zu berücksichtigen, daß der Mensch nicht nur organisch sondern auch psychisch reagiert. Mit anderen Worten: Krankheitsabläufe wie sie durch Arbeitsunfähigkeit sichtbar werden, sind nur bedingt objektiver Natur. Sie sind zugleich der Ausdruck von „Willenskundgebungen", die auf einer Vielzahl von Einflüssen beruhen. Es sei nur an die persönliche Empfindsamkeit oder Unempfindlichkeit, an den soziologischen Druck von Zechenschließungen oder an den des drohenden Arbeitsplatzverlustes oder an die subjektive und zugleich aber auch objektive Unmöglichkeit zur Benutzung der Waschkaue erinnert. Die Frage der Arbeitsunfähigkeit wird also nicht nur von objektiven sondern zugleich auch von subjektiven Faktoren gesteuert. – Zu den objektiven Faktoren gehört zuallererst das engere Geschehen um die Infektion. Die Berührung mit dem Erreger führt bei dem Wirt zu einer infektallergischen Reaktion. Diese wieder steuert den Ablauf des begleitenden entzündlichen Geschehens. Wiederholte Berührung im Verein mit anderen begünstigenden Faktoren führt zu einer Steigerung oder Aufschaukelung der Abwehrreaktion, ebenso, wie Unterbrechung zu einem langsamen Abklingen führt. Auf- und Abschwellen des Reaktionsverhaltens unterliegen einer komplexen immunbiologischen Steuerung, die von Individuum zu Individuum sehr unterschiedlich ablaufen kann. Jeder Hautarzt mit Bergbauerfahrung wird bestätigen, daß unter den Bergleuten mit Pilzinfektionen einige wenige durch sehr heftige, langdauernde, schwer beeinflußbare Reaktionen auffallen, d.h. im Kollektiv vieler Kranker muß die Geschwindigkeit des Auf- und Abschwellens der Begleitreaktion als statistisches Streuphänomen aufgefaßt werden, wobei der Ablauf von Extrem zu Extrem sehr schnell oder sehr langsam bis unendlich langsam erfolgen kann. Biologische Reaktionen sind immer unter dem Aspekt dieses statistischen Streuverhaltens zu sehen. Es handelt sich dabei um eine mathematisch definierte Grundeigenschaft. Dabei stimmt natürlich die globale Grundaussage, daß Kontakt verschlimmert und Unterlassung bessert. Man muß diese Aussage aber als eine mathematisch mittlere Aussage betrachten, die durch das Phänomen der Streuung variiert wird. Die Übertragung der obigen Grundaussage auf den Einzelfall kann nur unter Berücksichtigung der dargestellten Variationen vorgenommen werden. Jede andere Betrachtungsweise ist als zu schematisch oder mechanistisch abzulehnen. Hinzu kommt mit fortschreitender Krankheitsdauer und Chronifizierung des Leidens eine mehr und mehr in den Vordergrund tretende Ablösung von „typischem", kontaktbedingtem Verhalten. Krankheitsschübe mit An- und Abschwellen der Intensität werden länger und sind weniger deutlich als kontaktabhängig identifizierbar. – Im vorliegenden Falle erfolgt das Aufschaukeln des Krankheitsvorganges über Jahre mit immer kürzeren Pausen und zunehmender Intensität der Reaktion bzw. Dauer der Arbeitsunfähigkeit, bis endlich die Tätigkeitsaufgabe als zwingende Folge eintritt. Danach beginnt ein langsames Abklingen der Reagibilität. Erwartungsgemäß erfolgt nicht sofort die Restitutio in integrum, vielmehr zeichnet sich nur allmählich eine Besserung ab. Die besondere Situation der immunbiologischen Abwehrreaktion des Klägers kommt in der äußerst heftigen Trichophytinreaktion bei den intrakutanen Quaddelproben mit Pilzextrakten zum Ausdruck.

Wie wir in unserem Vorgutachten bereits ausgeführt und belegt haben, erfolgt der Rückgang der Häufigkeit von behandlungsbedürftigen Pilzkrankheiten bei Bergleuten nach der Versetzung in den Ruhestand und nach Fortfall der begünstigenden Faktoren im Mittel innerhalb von etwa 10–15 Jahren.

Dermatologie

Der Krankheitsverlauf des Klägers paßt damit sowohl nach Gesamtverlauf als auch nach Rückfälligkeit in den Rahmen des infektallergischen Geschehens und Reaktionsverhaltens bei Pilzinfektionen der Haut. Der Krankheitsrückfall nach erfolgtem klinischen Heilverfahren unterliegt ebenfalls diesen Gesetzen. Es ist zwar möglich, unter klinischen Voraussetzungen eine Besserung zu erzwingen, diese Besserung hält infolge der immunbiologischen Situation und infolge weiterer unabwendbarer Milieufaktoren der Belastung des täglichen Lebens nicht stand. Es stellt sich ein Rückfall ein. Der Rückfall ist damit keineswegs ein Beweis für die Annahme außerberuflicher Verursachung der Krankheit. Derartige Krankheitsabläufe sind in der Dermatologie keineswegs sehr selten. Sie demonstrieren – wie oben dargestellt – eine gewisse Verselbständigung des Krankheitsprozesses nach Ausschaltung der Ursachen. Auf das tägliche Leben übertragen sind sie vergleichbar mit dem Brand eines Hauses, der vom Auslöschen des Streichholzes, das ihn verursachte, nicht mehr beeinflußt wird.

Der Betrachtungsweise der Vorgutachter ist nicht zu folgen, weil sie zu stark schematisiert und zuwenig differenziert und damit der Gesamtsituation nicht gerecht wird. Die Ausführungen unseres Vorgutachtens erweisen sich in unseren Augen nach kritischer Prüfung als nach wie vor unverändert zutreffend. Die Überlegungen, die zu dieser Auffassung führen, glauben wir vorstehend ausführlich dargestellt zu haben.

Die Hautkrankheit des Klägers besitzt alle Merkmale einer Berufskrankheit nach Nr. 5101 BKVO. Sie ist durch berufliche Umstände, nämlich Infektion in der Waschkaue, Wärme, Nässe, wasserdichte Schuhe und Kleidung etc., mit Wahrscheinlichkeit wesentlich verursacht. Sie ist schwer und zugleich wiederholt rückfällig und hat zur Aufgabe der beruflichen Beschäftigung geführt. Der Krankheitsverlauf spricht nicht gegen außerberufliche Verursachung, er zeigt vielmehr wesentliche Faktoren beruflicher und persönlicher Wechselwirkung und läßt sich im Gesamtverlauf ohne weiteres mit Wahrscheinlichkeit eher den allgemeinen Erfahrungen auf dem vorliegenden Feld einordnen als daß Veranlassung bestünde, ihn anderweitig zu erklären.

Unter den dargelegten Umständen sehen wir weder Veranlassung noch Möglichkeit, heute eine andere Beurteilung abzugeben als wir sie mit unserem Vorgutachten vorgelegt haben.

Psoriasis pustulosa, Bedeutung für die Anerkennung nach dem Schwerbeschädigtengesetz

Zusatzgutachten für ein Versorgungsamt.

H. Fabry

Vorgeschichte der C. K., geb. am 3. 09. 1907

Familie: Mutter und eine Schwester Psoriasis. Mutter Diabetes mellitus. Vater mit 56 Jahren an Herzinfarkt verstorben.

Selbst: Verheiratet, 1 Geburt mit 20 Jahren (Sohn). Seit 40 Jahren Schuppenflechte. Seit vielen Jahren ständige hautärztliche Behandlung bei Dr. G. in G. mit Salben – ohne Einfluß auf das Leiden. Ständiges Kommen und Gehen von Pusteln der Handteller und Fußsohlen,

Dermatologie

Schwellung und Röte der Hände und Füße, schmerzhafte Rhagaden. Gebrauch der Hände und Füße äußerst eingeschränkt. Schmerzen und asymmetrische Deformierung einzelner Finger. Kein feines Gefühl der Finger, kein grobes Zufassen möglich. Gehstrecke sehr eingeschränkt. Es können nur kurze Wege unter Schmerzen zurückgelegt werden.
Seit 23 Jahren Diabetes mellitus. Einstellung mit Diät und oralen Antidiabetika. Seit 14 Jahren koronare Herzkrankheit. Nächtliches Aufwachen, Phasen von Herzklopfen und undefinierbaren Schmerzen in der Brust bis zum Rücken. Hausärztliche Behandlung Dr. W. in G.

Befund (Haut)

Größe 163 cm, Gewicht 72 kg.
Einzelne gerötete, schuppende Plaques des behaarten Kopfes, vor allem parietal beiderseits. Mäßig scharfe Röte und Schuppung beider Ellenbogen, rechts mehr als links. Scharfrandige Infiltration der oberen Rima ani. Röte, Schwellung, Pustulation und Rhagaden beider Handteller und beider Fußsohlen. Keratose beider Fersen. Asymmetrische Deformierung einzelner Finger beider Hände.
Fingernägel längsgerieft, einzelne Tüpfel, teils Ölflecke.
Zehennägel längsgerieft, einzelne Tüpfel.
Behaarung kraus, weiblich, Canities.

BSG: 17/34 mm n.W.
Blutzuckertagesprofil: 113 mg% – 164 mg% – 178 mg%
Rheumafaktoren: nicht reaktiv
Lymphozytentoxizitätstest: HLA B 27 positiv
Harnsäure: 7,9 mg%
Urin: Eiweiß 0, Zucker +, Ubg 0, Sediment o.B.
Histologie (linker Handteller): subcorneale Pustulationen, im übrigen Akanthose, Parakeratose, Spongiose und Exocytose. Rundzelleninfiltration im Papillarkörper.
Beurteilung: Psoriasis pustulosa
Röntgenaufnahmen beider Hände: psoriatische Arthropathie

Beurteilung

Bei Frau K. besteht eine therapieresistente vorwiegend inverse Psoriasis pustulosa, die zugleich mit Arthropathien an den Händen einhergeht. Die Schuppenflechte ist ein anlagebedingtes Leiden. Das kommt auch in der Vorgeschichte des vorliegenden Falles zum Ausdruck. Die Ursache der Hautkrankheit ist unbekannt. Pathogenetisch läuft ein stark beschleunigter Verhornungsprozeß ab, der u.a. zu sogenannten Mikroabszessen führt. Das ist auch bei Frau K. der Fall. Gleichzeitig findet sich eine knöcherne Beteiligung asymmetrischer Natur an den Fingern beider Hände. Der vorwiegende Sitz des Hautleidens an Handtellern und Fußsohlen stellt für die Trägerin eine starke Behinderung dar. Sie ist nicht in der Lage, ihren Haushalt zu versorgen und kann nur kurze Strecken unter Schmerzen zu Fuß zurücklegen. Darüber hinaus ist sie hilfsbedürftig. Die bisherige Einschätzung der Behinderung durch das Hautleiden von 10% wird den Verhältnissen nicht gerecht. Wir schätzen die Behinderung durch das Hautleiden auf 50% (fünfzig), die Gesamtbehinderung (bisher 60%) auf 80% (achtzig).

Dermatologie

94. Unfallbedingte Impotentia coeundi et generandi.

Gutachten für eine Berufsgenossenschaft.

H. Fabry

Vorgeschichte

Am 21. 03. 1980 erlitt H. D. geb. am 28. 05. 1921 einen Verkehrsunfall mit Beckenbruch, Harnröhrenabriß und Verlust des rechten Beines im peripheren Drittel des Oberschenkels. Bis zu diesem Zeitpunkt waren alle Genitalfunktionen intakt. Wasserlassen und Stuhlgang erfolgen auch seitdem ungestört. Erektionen treten seit dem Unfall nicht mehr auf, weder morgendlich bei gefüllter Blase noch zu anderen Zeiten oder Gelegenheiten. Geschlechtsverkehr kann nicht mehr ausgeübt werden. Es besteht keine Libido. Eine Ejakulation ist weder aktiv noch passiv auslösbar.
Verheiratet: 1. 1947 bis 1970, 2. seit 1971
Monatliche Kohabitationsfrequenz: früher 10, seit dem Unfall 0
Kinderzahl: 1 Tochter, 35 Jahre
Letzter Samenerguß: vor Unfall 1980
Genitalentwicklung: regelrecht
Genitalkrankheiten: keine
Einwirkung von Radioaktivität: mehrfache Röntgenuntersuchungen nach dem Unfall
Geschwister: keine
Nikotin: bis 10 Zigaretten täglich
Alkohol: wenig

Befund

Phänotyp: männlich
Behaarung: männlich
Leistenringe: intakt
Penis und Eichel: o. B.
Harnröhre: unverändert
Präputium: unauffällig
Scrotum: intakt
Prostata: glatt, fest, gut begrenzt
Hoden: beiderseits 20 ml
Nebenhoden: beiderseits regelrecht
Samenstränge: beiderseits o. B.
Varikozele: beiderseits keine
Reflexe: linksseitig PSR positiv, ASP positiv
Sensibilität: intakt

Hormonbefunde

Testosteron: 695 ng/dl
LH: 2,8 ng/ml
FSH: 1,6 ng/ml
Östradiol: 17 pg/ml

Beurteilung

Sämtliche Hormonbefunde liegen im Normbereich.

Diagnose

Posttraumatische Impotentia coeundi et generandi/Asemie

Beurteilung

Im Gefolge eines Unfalles sind bei D. die sexuellen Genitalfunktionen sowohl aktiv als auch passiv aufgehoben. Das äußere Genitale ist unverändert, das innere – soweit der Untersuchung zugänglich – gleichfalls. Die hormonellen Befunde liegen sämtlich im Normbereich. Die Ursachen der beschriebenen Störungen können dermatologisch-andrologischerseits nicht geklärt werden. Es empfehlen sich aus diesem Grunde Zusatzbegutachtungen auf neurologischem und urologischem Fachgebiet.
An dem Unfallzusammenhang bestehen aus andrologischer Sicht bei den beschriebenen Störungen allein nach der Vorgeschichte sowie aus der zeitlichen und örtlichen Koinzidenz kaum Zweifel. MdE voraussichtlich um 50%.

Dermatologie

 Andrologisches Gutachten zur Zeugungsfähigkeit – Vaterschaft.

Andrologisches Gutachten für ein Amtsgericht.

H. Fabry

H. K., geb. am 12. 2. 1944, stellte sich hier fristgerecht am 15. 02. 1983 vor. Er wies sich durch Vorlage eines Personalausweises aus. Zum Nachweis der Identität wurde der beiliegende beidseitige Daumenabdruck erstellt.

Vorgeschichte

Verheiratet seit November 1982
Partnerschaftsbeziehungen: unauffällig
Kohabitationsfrequenz/Monat: 4mal
letzter Samenerguß: siehe unten
Libido o. B.
Erektion o. B.
Ejakulation o. B., synchron: wechselnd
vorzeitige Erschlaffung: siehe oben
1. Geschlechtsverkehr mit 18 Jahren
1. Rasur mit 15 Jahren
Stimmbruch mit 13 Jahren
Genitalentwicklung: keine Fehlentwicklung bekannt
Kinderkrankheiten: Masern, Mumps, ist sich jedoch nicht ganz sicher
Erb- und Stoffwechselleiden: Herzfehler (HSS)
Operationen: keine
WDB: keine
Sport: keiner (nicht erlaubt s. o.)
Genitalkrankheiten: gelegentlich Ziehen re. Leiste
Radioaktiva Ø
Pollutionen Ø
gelegentlich morgendliche Erektionen
Hitzeklima Ø
Unfälle Ø
Miktion o. B.
Defäkation o. B.
Medikamente keine
Nikotin: etwa 3 Zigaretten mit und ohne Filter und etwa 1 Pfeife täglich (Gelegenheitsraucher)
Alkohol: wenig

Familienanamnese:
Mutter lebt, 73 Jahre alt, hatte Herzinfarkt
Vater lebt, 74 Jahre alt, hat Herzschrittmacher
Erb- und Stoffwechselleiden: Mutter Diabetes mellitus
Geschwisterzahl: selbst keine
Vater: 1 Schwester, 1 Bruder (Halbgeschwister)
Mutter: 1 Schwester, 1 Bruder

Befund

	links	rechts
Phänotyp	o. B.	
Behaarung	o. B.	
Leistenringe	intakt	
Penis/Eichel	o. B.	
Harnröhre	o. B.	
Präputium	o. B.	
Prostata	o. B.	
Scrotum	o. B.	
Hoden	15–20 ml	15–20 ml
Nebenhoden	o. B.	o. B.
Samenstränge	o. B.	o. B.
Varikozele	o. B.	o. B.
Reflexe PSR	+	+
ASR	+	+
Tiefensensibilität	o. B.	
Vegetativum	intakt	

Laboruntersuchung

Ejakulat vom 15. 02. 1983
Gewinnung 9.25 Uhr
Untersuchung 10.20 Uhr
Gewinnungsmethode Masturbation
Menge 2,5 ml
pH 7,2
Farbe o. B.
Geruch o. B.
Verflüssigungszeit 25 min.
Konsistenz o. B.
Tempo der Samenfäden nach Verflüssigung: schnell
Progressiv 80–90%
Ortsbeweglich 5–10%
nach 24 Stunden: (Farbausstrich) Fehlformen 5–10%
Epithelien vereinzelt
Amorphe Formkörper vereinzelt
Spermienzahl 94,72 Mio/ml
Gesamtspermienzahl 236,7 Mio
Carnitin Ø
Fruktose I 1994 gamma/ml
II 1880 gamma/ml
Fruktolyse 470 ng/ml/5 Std.
(1 Mio Spermien/37 °C)

Dermatologie

Citrat	0	BSG	3/7 mm n.W.
saure Phosphatase	0	Blutzucker (nüchtern)	96 mg%
Hodenbiopsie	0	Urin	Eiweiß 0
			Zucker 0
			Sediment einzelne Epithelien

Hormonbefunde

Testosteron	1105 ng/dl	**Diagnose**
LH	1,2 ng/dl	
FSH	1,4 ng/dl	– Normozoospermie
Östradiol	27 pg/dl	– Initialfruktosemangel mäßigen Grades

Beurteilung

Bei dem Beklagten besteht eine Normozoospermie. Das heißt, die Zahl der Samenfäden pro ml bewegt sich im Normbereich. Auch die Gesamtspermienzahl des Ergusses liegt mit 236,7 Mio im Normbereich. Das Volumen des Samenergusses entspricht ebenfalls der Norm, das leicht basische pH von 7,2 deutet auf eine regelrechte Mischung von Prostata- und Samenbläschensekret. Die Verflüssigungszeit von 25 Minuten entspricht ebenfalls der Norm. Farbe, Geruch und Konsistenz des Ergusses verhielten sich unauffällig. Bei der Untersuchung des Ergusses, knapp 1 Stunde nach Gewinnung, fand sich eine schnelle Beweglichkeit der Samenfäden bei einer Progressivität von 80–90% und einer Ortsbeweglichkeit von 5–10%. Die Unbeweglichkeit von Samenfäden lag damit in einem Bereich von 5–10%. Alle diese Werte entsprechen der Norm.

Die Differenzierung des Samenergusses auf Formen der Samenfäden und Beimengungen ergab eine Fehlformenrate von 5–10%, die ebenfalls der Norm entspricht. Ferner fanden sich einzelne Epithelien und einzelne amorphe Formkörper. Das Fehlen von Zellen der Spermiogenesereihe spricht gegen eine überstürzte Bildung von Samenfäden bzw. gegen eine beschleunigte Reifung. Sonstige zelluläre Elemente wie Zellen des weißen Blutbildes, Phagen oder Zellen des roten Blutbildes waren nicht zu beobachten. Dieser Befund spricht gegen entzündliche Veränderungen innerhalb des Genitaltraktes. Auch eine Agglutination von Samenfäden war nicht nachweisbar. Unter diesen Voraussetzungen können immunologische Störungen im Genitaltrakt wahrscheinlich ausgeschlossen werden. Die Fruktosewerte lagen geringgradig unterhalb von 2000 gamma/ml. Der sog. Fruktolyseindex beträgt 470 ng/ml/ 5 Std. Mit anderen Worten: Der Fruktoseverbrauch infolge der Beweglichkeit der Samenfäden innerhalb einer festgelegten Zeiteinheit liegt ebenfalls geringgradig unterhalb des Normbereiches. Der Normwert für Fruktose beträgt bei dem von uns angewendeten Prüfungsverfahren unter Berücksichtigung des Lebensalters etwa 2300 gamma/ml. Es ergibt sich hieraus eine geringgradige Verminderung der sog. Initialfruktose. Dieser Sachverhalt ist nicht ohne weiteres deutbar. Vielmehr erfordert er zur Interpretation die Erstellung eines Hormonstatus. Der gleichzeitig beim Kläger angefertigte Hormonstatus liegt innerhalb der Normgrenzen. Unter diesen Umständen deutet der Initialfruktosemangel auf eine geringgradige Schwäche der Samenbläschen, die jedoch keineswegs von schwerwiegender Bedeutung ist.

Zusammenfassend ist aus dermatologisch-andrologischer Sicht der Kläger nur unwesentlich eingeschränkt als zeugungsfähig zu bezeichnen. In jedem Fall ist er nicht offenbar zeugungsunfähig.

HNO-Fragestellungen

Fragestellungen aus der Hals-, Nasen-, Ohren-Heilkunde (Lärmschwerhörigkeit, posttraumatische Ertaubung und Labyrinthausfall, Tauglichkeit, M. Menière, Rekurrensparese nach Strumektomie, Laryngektomie, Neck dissection)

96 Lärmschwerhörigkeit als Berufskrankheit.

Gutachten für die gesetzliche Unfallversicherung.

J. Kohaus, P. Plath

Auf den folgenden Seiten ist ein Hals-Nasen-Ohrenärztliches Formulargutachten zur Frage der beruflichen Lärmschwerhörigkeit abgedruckt.

HNO-Fragestellungen

Sehr geehrter Herr Kollege,
zu der Erkrankung des/der   bitte ich Sie in Ausführung der Berufskrankheitenverordnung, ein Gutachten mit zwei Durchschlägen zu erstatten.
Zuständiger Versicherungsträger:

Aktenzeichen des Versicherungsträgers:
Mit kollegialen Grüßen
Der Staatliche Gewerbearzt

Anlage: Akten

Bemerkungen zum Gutachtenvordruck
Zur Abfassung des Gutachtens und zur Beurteilung des Hörschadens wird auf die „Empfehlungen des Hauptverbandes der gewerblichen Berufsgenossenschaften für die Begutachtung der beruflichen Lärmschwerhörigkeit" („Königsteiner Merkblatt") verwiesen. Das „Königsteiner Merkblatt" können Sie, sofern es Ihnen nicht vorliegt, bei mir, der zuständigen Kassenärztlichen Vereinigung oder dem zuständigen Versicherungsträger anfordern.

Hals-Nasen-Ohrenärztliches Gutachten
zur Frage der beruflichen Lärmschwerhörigkeit

1. Allgemeine Angaben
Name:

Untersuchungstag:

Vorname: geb. am:

Anschrift:

2. Vorgeschichte
Bezüglich der Vorerkrankungen, der Lärmexposition, der Berufsvorgeschichte und der Arbeitsplatz-Lärmanalyse wird auf die Akten verwiesen.

2.1. Ergänzende Angaben:

      Von 1942 bis 1957 Fa. ███████████, Beurteilungspegel über 85 dB(A),
      1957 bis jetzt Fa. ███████████, Beurteilungspegel über 9o dB(A)

2.2. Wird Gehörschutz bei Lärmarbeit ständig getragen? ☐ nein ☒ ja seit wann? 1968
welches Gehörschutzmittel? Im Wechsel Gehörschutzwatte und Kapseln je nach Lärmbelastung.

Arztvordruck 22 (Gutachten zur Lärmschwerhörigkeit)   L. Düringshofen, 1000 Berlin 31 ☏ (0 30) 8 91 20 05 Ausgabe Juni 1980   **Bitte wenden!**

2.3. Angaben zur Entwicklung der Schwerhörigkeit:

> Der Untersuchte gibt an, daß er etwa 1968 erstmalig bemerkt habe, daß er schlechter höre. In der Folgezeit habe nach seinem Eindruck die Schwerhörigkeit ständig zugenommen. Schon seit Beginn der Schwerhörigkeit habe er einen ständigen Ton in beiden Ohren. Dieser Ton habe sich in den letzten Jahren verstärkt und belästige ihn ohne Unterbrechung. Insbesondere in Ruhe, so abends beim Einschlafen sei der Ton manchmal unerträglich.

2.4. Eigene Erkrankungen und Ohrenerkrankungen in der Familie:

> Außer Kinderkrankheiten werden keine Infektionskrankheiten angegeben. Der Untersuchte bezeichnet sich selbst als gesund. Auf direktes befragen gibt der Untersuchte an, daß keine Kreislaufstörungen und keine Zuckererkrankung vorliegen.
> In der Familie sei ihm keine Schwerhörigkeit bekannt.
> Kopfunfälle habe er nicht erlitten.

2.5. Außerberufliche Lärmexposition: (z. B. Kriegsteilnahme, Wehrdienst, Sportschießen, Explosionen, Detonationen)

> Die Möglichkeiten außerberuflicher Lärmexposition werden mit dem Untersuchten durchgesprochen. Dabei ergibt sich, daß besondere Belastungen nicht vorgelegen haben.

2.6. Unfälle, WDB [X] nein [ ] ja
Art:
MdE: [X] nein [ ] ja .... %

3. Befunde

3.1. Spiegelbefunde
3.1.1. Gehörgänge: Die Gehörgänge sind normal weit, keine entzündlichen Veränderungen.
3.1.2. Trommelfell re.: Trommelfell reizlos, normale Beweglichkeit, normale Reflexe.

3.1.3. Trommelfell li.: Trommelfell reizlos, normale Beweglichkeit, normale Reflexe.

3.1.4. Tuben: luftdurchgängig
3.1.5. Nase: freie Atmung

3.1.6. Nasenrachenraum: Frei. Keine Verlegung der Choanen und Ohrtuben.
3.1.7. Sonstige Spiegelbefunde: Bei mikroskopischer Betrachtung keine Veränderungen im Bereich der oberen Luftwege.
3.2. Gleichgewichtsprüfung: (falls noch Angaben zur Vorgeschichte erforderlich)

Unter der Leuchtbrille läßt sich ein Spontan- oder Lagenystagmus nicht feststellen. Die Labyrinthe sind kalorisch erregbar.

3.3. Röntgenuntersuchung: (Nur bei besonderer Veranlassung. Siehe beiliegenden Befund.)

Röntgenbilder nicht erforderlich.

3.4. Audiologischer Befund: (Bitte anliegenden audiologischen Befundbogen verwenden.)

Audiologischer Befundbogen (Anlage zum HNO-Gutachten)

Name: Vorname: geb.:

Hörweite: rechts links   SISI für 1 dB in %
Umgangssprache (Z) 5-6m 5-6m   rechts links
Flüstersprache (Z) 0,2m 0,2m   3 kHz 100 % 3 kHz 100 %
Rinne a¹ pos. pos.   1 kHz 0 % 1 kHz 0 %
(Länge des Untersuchungsraumes) 12 m

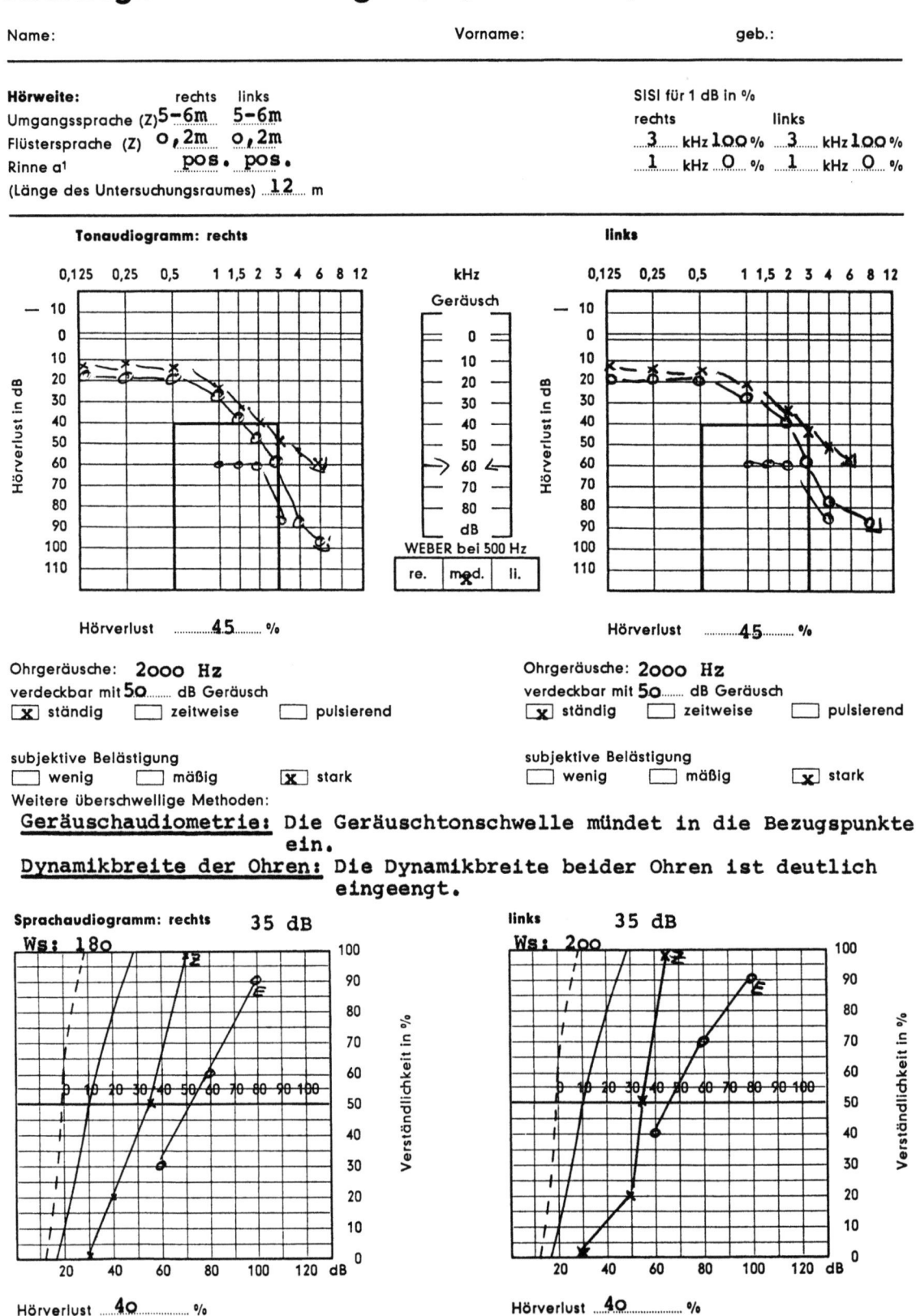

Hörverlust 45 % Hörverlust 45 %

Ohrgeräusche: 2000 Hz Ohrgeräusche: 2000 Hz
verdeckbar mit 50 dB Geräusch verdeckbar mit 50 dB Geräusch
[X] ständig [ ] zeitweise [ ] pulsierend   [X] ständig [ ] zeitweise [ ] pulsierend

subjektive Belästigung subjektive Belästigung
[ ] wenig [ ] mäßig [X] stark   [ ] wenig [ ] mäßig [X] stark

Weitere überschwellige Methoden:
Geräuschaudiometrie: Die Geräuschtonschwelle mündet in die Bezugspunkte ein.
Dynamikbreite der Ohren: Die Dynamikbreite beider Ohren ist deutlich eingeengt.

Sprachaudiogramm: rechts 35 dB   links 35 dB
Ws: 180   Ws: 200

Hörverlust 40 %   Hörverlust 40 %

Name des/der Versicherten:

4. **Zusammenfassung und Beurteilung der Befunde:**

Bei dem Untersuchten besteht ein Hörverlust bds.,
der unter Berücksichtigung der Abstandsprüfungen
für Umgangs- und Flüstersprache, des Hörverlustes
im Tonaudiogramm und der sprachaudiometrischen
Untersuchung im Bereich des Überganges von der
geringgradigen zur mittelgradigen Schwerhörigkeit liegt.

Der Hörverlust zeigt die typischen Merkmale einer
endocochleären Schwerhörigkeit, wie sie für eine
Lärmschwerhörigkeit charakteristisch sind.
Mehrere überschwellige Teste weisen den Charakter
der endocochleären Schwerhörigkeit nach.
Die MdE für den Hörverlust im Übergangsbereich von
der geringgradigen zur mittelgradigen Schwerhörigkeit
ist mit 2o % anzusetzen.

Der Untersuchte leidet unter ständigem lästigen Ohrensausen. Er bringt diese Beschwerden spontan vor.
Das Ohrensausen konnte objektiviert werden.
Es ist angemessen, für das ständige lästige Ohrensausen
eine zusätzliche MdE von 5 % einzusetzen, so daß insgesamt eine MdE von 25 % vorliegt.
Der Hörverlust im Tonaudiogramm wurde nach der Tabelle
von Röser. Der Hörverlust im Sprachaudiogramm nach der
Tabelle von Boenninghaus und Röser ermittelt.
Die MdE wurde festgelegt nach der Tabelle von Feldmann
zur Ermittlung der MdE aus den Schwerhörigkeitsgraden
für beide Ohren. Die Bewertungskriterien aus der Tabelle
von Lehnhardt wurden berücksichtigt.

4.1. Ein berufsbedingter Hörverlust ist — XXXX — wahrscheinlich.

5. **Minderung der Erwerbsfähigkeit (MdE) durch berufliche Lärmschwerhörigkeit:**

5.1. MdE für den berufsbedingten Hörverlust .....25..... %
(im Sinne der Entstehung oder Verschlimmerung)

5.2. Beginn einer berufsbedingten MdE von 20 % ab ...Untersuchungsdatum...

5.3. Wenn eine stützende MdE vorhanden,
Beginn einer berufsbedingten MdE von 10 % ab ....

5.4. Weitere Staffelung der MdE .... % ab ....

.... % ab ....

5.5. Von den berufsbedingten Hörverlusten unabhängige Erkrankungen:

Unabhängige Erkrankungen im Fachbereich oder Erkrankungen
die an der Schwerhörigkeit des Untersuchten ursächlich
beteiligt sein könnten, ließen sich im Fachbereich nicht
aufdecken.

5.6. Falls auch noch ein n i c h t berufsbedingter Hörverlust besteht, MdE durch Hörverlust insgesamt .... %.

HNO-Fragestellungen

6. Bemerkungen und vorzuschlagende Maßnahmen: (Bei weiterer Lärmarbeit, Hinweise auf das Tragen von Gehörschutz und evtl. audiologische Kontrolle.)

    Der Untersuchte kann an seinem Arbeitsplatz verbleiben.
    Er muß weiterhin regelmäßig einen geeigneten Gehör-
    schutz tragen.
    Eine Nachuntersuchung sollte in 3 Jahren durchgeführt
    werden.

    Mit dem Untersuchten wurde auf dessen Wunsch die Frage
    des Tragens eines Hörgerätes besprochen.
    Das Hörgerät ist wegen der Berufskrankheit erforderlich.

Der/Die Versicherte erschien um .... Uhr, wurde entlassen um .... Uhr.

................, den ....

(Unterschrift und Stempel des Gutachters)

Gebühr nach Ltnr. 82 des Abkommens mit der
Kassenärztlichen Bundesvereinigung.

Institutionskennzeichen

Bank — Sparkasse — Postscheckamt

Kontoinhaber

Bankleitzahl   Kontonummer

Mit dieser Gebühr sind die Arztleistungen und die Sachkosten für erforderliche Untersuchungen (Röntgenuntersuchungen ausgenommen) abgegolten. Werden dem Unfallversicherungsträger Kosten von einem Dritten in Rechnung gestellt, so sind diese von dem Gutachtenhonorar abzusetzen.

Stellungnahme des Staatlichen Gewerbearztes

Eine beruflich bedingte Lärmschwerhörigkeit liegt — nicht — vor.

Der MdE-Schätzung stimme ich — nicht — zu.

Abweichende Schätzung: .... % vom .... bis ....

.... % vom .... bis ....

.... % vom .... bis ....

Den Vorschlägen zu 6. des Gutachtens stimme ich — nicht — zu.

Bemerkungen:

................, den ....

(Unterschrift und Stempel)

HNO-Fragestellungen

Kommentar

Die hohe Zahl notwendiger Begutachtungen zur Lärmschwerhörigkeit hat dazu geführt, ein Formular zu erarbeiten. Dieses Formular hat den Vorteil, daß die Gutachter ihre Untersuchungen gleichartig und damit überwiegend gleichwertig durchführen. Die Punkte der Formulare veranlassen den Gutachter, bei der Erhebung der Vorgeschichte, der Untersuchung und der Beurteilung weitgehend übereinstimmend vorzugehen. Das Formulargutachten reicht für die Begutachtung der typischen Lärmschwerhörigkeit aus. Sind jedoch differentialdiagnostische Erwägungen erforderlich oder ergeben sich Diskussionen zur Frage der Ursache der Schwerhörigkeit, so sind die Grenzen des Formulargutachtens erreicht. Der Gutachter sollte dann ein freies Gutachten erstatten.
Die Berufsgenossenschaften sind in solchen Fällen bereit, den Wechsel vom Formulargutachten zu einem freien Gutachten anzunehmen.

97) Berufliche Lärmexposition als Ursache einer Schwerhörigkeit, Detonationsvorschaden und Herz-Kreislaufinsuffizienz als konkurrierende Ursachen.

Gutachten für ein Sozialgericht.

J. Kohaus, P. Plath

Auf Veranlassung des Sozialgerichts in R. wurde der 60jährige K. B. einer gutachtlichen Untersuchung unterzogen, worüber das nachfolgende, ausführliche, wissenschaftlich begründete Gutachten erstattet wird.

Fragestellung

Besteht eine Berufskrankheit nach Nr. 2301 – Lärmschwerhörigkeit?

Vorgeschichte

Für die HNO-ärztliche Beurteilung von Bedeutung sind in der BK-Akte die Ärztliche Anzeige über eine Berufskrankheit vom 26. 5. 1978 mit zugehörigem Tonaudiogramm, die Unterlagen der gesetzlichen Krankenversicherung, die Angaben zum Arbeitsplatz und den dort herrschenden Lärm, Kopien aus der Versorgungsakte und das HNO-ärztliche Gutachten vom 9. 5. 1979; ferner in der Gerichtsakte die Klagebegründung vom 3. 2. 1980, die gutachterliche Stellungnahme des HNO-ärztlichen Versorgungsarztes vom 4. 5. 1980 und das Gutachten aus der HNO-Klinik der Universität S. vom 7. 3. 1981.

Herr B. berichtet, daß er von Beruf Weber sei und seit dem Kriege ständig in der Weberei am Webstuhl gearbeitet habe. Dsbei sei er ständig dem starken Lärm der Webstühle ausgesetzt gewesen. Seit etwa 10 Jahren bemerke er eine allmählich zunehmende Schwerhörigkeit mit einem ständigen Rauschen in den Ohren. Schwindelbeschwerden oder sonstige Ohrbeschwerden habe er zu keiner Zeit gehabt, auch in seiner Kindheit nicht. Auf Befragen gibt er ferner an, daß er schon im Kriege etwas schlecht habe hören können, und zwar nach einer Bombendetonation in unmittelbarer Nähe, bei der er auch Splitterverletzungen am Körper und am rechten Arm erlitten habe. Für diese Verletzungen beziehe er jedoch keine Rente. An sonstigen Krankheiten werden eine Herzschwäche angegeben, die behandlungsbedürftig sei, ferner starke Schwankungen des Blutdruckes. Er habe wegen dieser Herz-Kreislauferkrankungen bereits mehrfach Kuren mitgemacht.

HNO-Fragestellungen

Befund

Ohren
Gehörgänge frei, Trommelfelle reizlos und geschlossen, matt, grau.

Tympanometrie
Normale Impedanzkurven beiderseits mit guter Compliance, Mittelohrdrucke regelrecht.

Stapediusreflexschwellen (Angabe jeweils für das Sondenohr bei kontralateraler Beschallung)
Rechtes Ohr:
 500 Hz 100 dB
 1000 Hz 100 dB
 2000 Hz 95 dB
 4000 Hz 95 dB

Linkes Ohr:
 500 Hz 100 dB
 1000 Hz 95 dB
 2000 Hz 95 dB
 4000 Hz 100 dB

Tonaudiogramm: Siehe Abbildung

Sprachaudiogramm: Siehe Abbildung

Hörprüfung
Weber: Lateralisation nach links.
Rinne: Beiderseits positiv.
Umgangssprache: Beiderseits 2 m.
Flüstersprache: Beiderseits nicht gehört.
Dynamikbreite: Unbehaglichkeitsschwellen
bei 1 kHz rechts 110 dB
        links 100 dB
bei 4 kHz beiderseits jenseits der Verstärkung des Audiometers.
SISI-Test: Bei 1 kHz beiderseits 85%
        bei 4 kHz beiderseits 95%

Auswertung der Hörprüfung
Es besteht beiderseits eine mittelgradige Schwerhörigkeit ohne wesentliche Luftleitungs-Knochenleitungs-Differenz, die rechts etwas stärker ausgeprägt ist als links. Die Hörverluste in den hohen Frequenzen sind deutlich größer als in den tiefen Frequenzen, sie liegen insgesamt zwischen etwa 40 dB und 90 dB. Die Dynamik der Ohren ist deutlich eingeschränkt, und zwar sowohl subjektiv als auch nach dem Ergebnis der Stape-

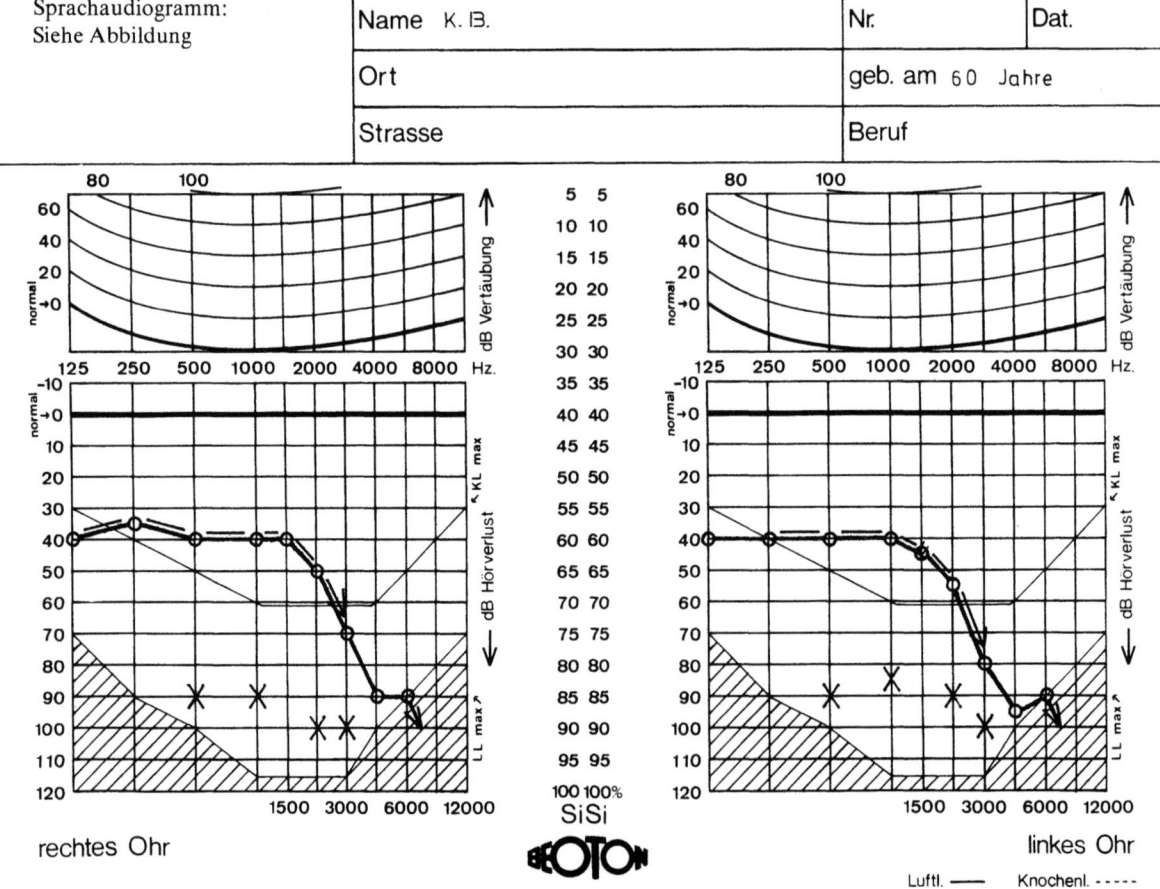

HNO-Fragestellungen

Rechtes Ohr

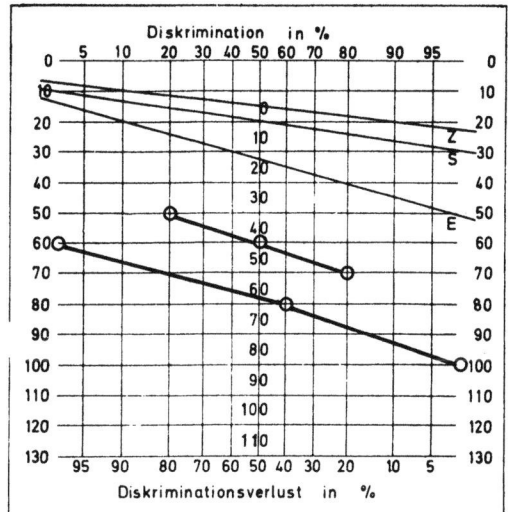

Linkes Ohr

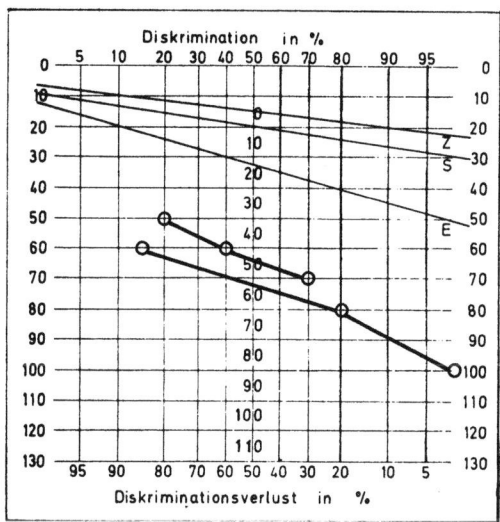

diusreflexschwellenmessung. Die Lautstärkenunterschiedsempfindlichkeit ist nach dem Ergebnis des SISI-Testes gegenüber der Norm erhöht. Der sprachaudiometrische Hörverlust beträgt entsprechend dem Tonaudiogramm beiderseits 40 dB, und es wird erst mit 100 dB Sprachschallpegel beiderseits volles Einsilberverständnis erzielt.

Das Gesamtwortverstehen nach Boenninghaus und Röser beträgt rechts 160, links 195.

Prozentualer Hörverlust aus dem Sprachaudiogramm nach Boenninghaus und Röser: Beiderseits 50%. Aus der Tabelle von Feldmann ergibt sich hierfür eine MdE von 30%.

Prozentualer Hörverlust aus den Ergebnissen der Abstandsprüfungen für Umgangssprache und Flüstersprache nach Boenninghaus und Röser: Beiderseits 50 bis 60%. MdE etwa 30%.

Prozentualer Hörverlust aus dem Tonaudiogramm nach Röser: Rechts 50%, links 45%. MdE 30%.

Aus der Tabelle von Lehnhardt läßt sich bei weitgehender Übereinstimmung der verschiedenen Meßwerte eine MdE von 30% ablesen.

Vestibularis:
Es bestehen keine vestibulären Spontansymptome, auch nicht nach Provokation. Beide Labyrinthe sind kalorisch seitengleich normal erregbar.
Im übrigen HNO-Bereich kein wesentlich krankhafter Befund.

Beurteilung

Herr B. ist von Beruf Weber und arbeitet seit 1947 bis heute in Webereien an Webstühlen bei dem üblichen Lärm, der seitens der Berufsgenossenschaft mit einem Beurteilungspegel von 92 dB (A) angegeben wird. Die arbeitsplatzmäßigen Voraussetzungen für die Entstehung einer Lärmschwerhörigkeit sind somit gegeben.

Herr B. gibt an, er leide seit etwa 10 Jahren an einer zunehmenden Schwerhörigkeit mit Ohrenrauschen, das ebenfalls zugenommen habe. Auf Befragen ergänzt er, daß er schon im Kriege etwas schlecht gehört habe, und zwar nach einem Detonationstrauma in unmittelbarer Nähe, durch das er auch Splitterverletzungen am Arm und am Körper erlitten habe. Eine Rente wegen Wehrdienstbeschädigung bezieht er nicht. Aus den Unterlagen der gesetzlichen Unfallversicherung ist ersichtlich, daß seitens des Versorgungsamtes die MdE wegen eines leichten Hörschadens und der Splitterverletzungen insgesamt mit 15% angesetzt worden war, hierfür jedoch keine Rentenzahlung erfolgt.

HNO-Fragestellungen

Aus den Unterlagen der gesetzlichen Krankenversicherung geht hervor, daß bei Herrn B. ein Herz-Kreislaufleiden besteht, wegen dem er vielfach krankgefeiert hat. Er hat auch mehrfach Kuren mitgemacht, in deren Rahmen die medikamentöse Einstellung häufig korrigiert werden mußte. Herr B. nimmt auch z.Z. weiterhin regelmäßig Herz-Kreislaufmittel.
Aufgrund Ärztlicher Anzeige über eine Berufskrankheit erfolgte gutachtliche Untersuchung bei einem HNO-Arzt, der das Vorliegen einer bds. mittelgradigen Schwerhörigkeit feststellte. Aufgrund nicht unerheblicher Hörverluste in den tiefen Frequenzen, die für eine Lärmschwerhörigkeit nicht charakteristisch sind, und in Hinblick auf das Vorliegen eines Detonationsschadens im Kriege, den er als Vorschaden bewertete, hielt er jedoch die Schwerhörigkeit des Herrn B. nur teilweise für die Folge von Lärmeinwirkung am Arbeitsplatz und bewertete diesen lärmbedingten Anteil mit einer MdE von 15%. Daraufhin wurde seitens der Unfallversicherung eine Entschädigungspflicht abgelehnt. Nach erfolglosem Widerspruch erhob Herr B. Klage unter Hinweis darauf, daß aufgrund der 15%igen MdE für eine Wehrdienstbeschädigung seitens der Berufsgenossenschaft Entschädigungspflicht vorliegen müsse. Das Sozialgericht veranlaßte gutachtliche Untersuchung in der HNO-Klinik der Universität S., und dort wurde ebenfalls eine mittelgradige Schwerhörigkeit festgestellt, die Recruitment-Äquivalente aufweist. Sie wurde insgesamt mit einer MdE von 30% bewertet. Der Gutachter aus der HNO-Klinik hielt jedoch den lärmbedingten Anteil für so gering, daß er wahrscheinlich eine MdE von weniger als 10% zur Folge hat, da er den wesentlichen Anteil der Schwerhörigkeit als Folge eines anlagebedingten Herz-Kreislaufleidens bewertete und darauf hinwies, daß schon allein ein Anteil entsprechend einer MdE von 15% als Folge einer Wehrdienstbeschädigung anerkannt sei. Unter diesen Umständen bliebe für eine Lärmschädigung in entschädigungspflichtigem Ausmaß kein Platz mehr. Somit sei die Schwerhörigkeit des Herrn B. überwiegend lärmunabhängig entstanden, und das Vorliegen einer Berufskrankheit sei daher unwahrscheinlich. Seitens des Herrn B. wurde daraufhin Einholung eines weiteren medizinischen Gutachtens gem. § 109 SGG beantragt.
Bei der gutachtlichen Untersuchung hier werden die Befunde der Vorgutachten insgesamt bestätigt: Es besteht eine beiderseits mittelgradige Schwerhörigkeit, die vorwiegend die hohen Frequenzen betrifft, jedoch auch in den tiefen Frequenzen Hörverluste bis zu 40 dB aufweist. Die überschwelligen Tests zeigen Recruitment-Äquivalente als Zeichen eines Haarzellschadens. Aus dem Sprachaudiogramm läßt sich ebenso wie aus dem Tonaudiogramm und den Ergebnissen der Abstandsprüfungen in guter Übereinstimmung das Vorliegen einer MdE von 30% ableiten. Bez. der Befunde bestehen somit zu den Vorgutachten keine Abweichungen.
In bezug auf die Zusammenhangsfrage sind mehrere Gesichtspunkte wichtig:

1. Herr B. erlitt im Kriege ein Detonationstrauma, und 1953 wurde durch versorgungsärztliche Untersuchung das Vorliegen einer beiderseits geringen Hörschädigung festgestellt und gemeinsam mit den Folgen der erlittenen Splitterverletzungen mit einer MdE von 15% bewertet. Ein audiometrischer Befund liegt aus der damaligen Zeit nicht vor, Umgangssprache wurde beiderseits mehr als 6 m, Flüstersprache beiderseits 2 m weit verstanden. Die Angaben aus den Stimmgabelversuchen lassen erkennen, daß es sich um eine beiderseits geringe Hochtonschwerhörigkeit gehandelt hat. Nach heute geltenden Richtlinien wäre die damals bestehende, WDB-bedingte Hörminderung mit einer MdE von weniger als 10% zu bewerten gewesen, wenn man die Folgen der Splitterverletzungen nicht berücksichtigt.

2. Herr B. hat seit 1948 bis heute in Webereien in schädigendem Lärm gearbeitet. Die Entstehung einer Lärmschwerhörigkeit ist somit möglich, und die audiometrischen Befunde

HNO-Fragestellungen

zeigen einen Haarzellschaden, wie er durch Lärm verursacht sein kann. Es ist somit wahrscheinlich, daß der Lärm am Arbeitsplatz wesentlich mitwirkende Ursache der jetzt bei Herrn B. bestehenden Schwerhörigkeit ist.

3. Bei Herrn B. liegt ein Herz-Kreislaufleiden vor, und es ist bekannt, daß es in Zusammenhang mit solchen Erkrankungen auch zu Hörminderungen kommen kann. Beweisbar ist ein solcher Zusammenhang allerdings nicht. Der Einfluß auf das Hörvermögen durch ein solches Herz-Kreislaufleiden kann vor allem darin gesehen werden, daß es zu Mangeldurchblutungen und insbesondere zu einer Mangelversorgung mit Sauerstoff in den Innenohren kommt, die, ebenso wie das Gehirn, einen sehr hohen Sauerstoffbedarf haben. Im Rahmen einer Herz-Kreislauferkrankung muß deshalb zumindest mit einer erhöhten Empfindlichkeit gegen Belastungen des Hörorgans gerechnet werden, so daß ungewöhnlich große Hörverluste in Zusammenhang mit anderen Ursachen darauf zurückzuführen sind, daß es infolge des Herz-Kreislaufleidens zu einer verminderten Resistenz gegen andere Schädigungen kommt.

4. Die von Herrn B. geklagten, glaubhaften Ohrgeräusche, die bei der audiometrischen Untersuchung verdeckbar sind, sind als Folge der langjährigen, starken Lärmeinwirkung am Arbeitsplatz anzusehen und mit einer zusätzlichen MdE von 5% zu bewerten.

Es ist somit letztlich nicht mit absoluter Sicherheit möglich, eine Entwirrung aller Komponenten vorzunehmen, die zu der bei Herrn B. bestehenden Schwerhörigkeit beigetragen haben. Aus medizinischer Sicht ist der Detonationsschaden im Kriege als Vorschaden anzusehen, und es muß dabei davon ausgegangen werden, daß dieser Vorschaden zu einer erhöhten Empfindlichkeit gegen weitere Schädigungen geführt hat, da es bei solchen Detonationsschäden stets zum Untergang von Haarzellen kommt, der nicht reversibel ist. Zusätzliche Schädigungen in späteren Jahren können daher stärkere Folgen haben, als dies ohne den Vorschaden der Fall gewesen wäre. Ferner ist der Lärm am Arbeitsplatz wesentlich mitwirkende Ursache der jetzt bestehenden Schwerhörigkeit, während das anlagebedingte Herz-Kreislaufleiden zwar möglicherweise, jedoch nicht nachweisbar einen Einfluß auf die Schwerhörigkeit hat. Somit erscheint es berechtigt, die gesamte Schwerhörigkeit als Folge einer Berufskrankheit anzusehen, wobei unter Einbeziehung der bestehenden Ohrgeräusche die MdE mit 35% anzusetzen ist.

Kommentar

In einem vergleichbaren Fall hat das Landessozialgericht in Essen wie folgt ausgeführt: „Den Haarzellschaden führt der Gutachter sowohl auf die Lärmeinwirkung am Arbeitsplatz als auch auf anlagebedingte Umstände in Form eines Herz-Kreislaufleidens zurück. Zudem mißt er dem vom Kläger angegebenen Detonationstrauma insofern Bedeutung bei, als dadurch zwar ein geringer Hörschaden verursacht, jedoch bereits eine wesentliche Beeinträchtigung der Haarzellen im Sinne eines Vorschadens bewirkt worden sei, der ebenso wie das anlagebedingte Leiden geeignet ist, die Widerstandsfähigkeit der Hörorgane gegen die Lärmeinwirkung herabzusetzen und dadurch die Lärmempfindlichkeit zu vergrößern. Nach den Ausführungen des Gutachters erklärt das Zusammenwirken dieser Ursachen, daß die beim Kläger bestehende Schwerhörigkeit nicht insgesamt die typischen Merkmale der chronischen Lärmschwerhörigkeit aufweist und auch die tieferen Frequenzen von dem Hörschaden betroffen sind... Danach hat sich die Lärmexposition beim Kläger verstärkt auswirken können, weil die beiden anderen Komponenten die Lärmempfindlichkeit und damit die Anfälligkeit des Klägers gegen einen lärmbedingten

HNO-Fragestellungen

Gehörschaden erhöht haben. Dabei kommt dem Detonationsschaden keine eigenständige Bedeutung zu, weil dieser nach der insoweit übereinstimmenden Auffassung der Gutachter jedenfalls noch keine MdE von mindestens 10% bewirkt hat und damit noch keinen Krankheitswert besitzt. Ein Abzug bei der MdE-Bewertung kann deshalb für den Detonationsschaden nicht erfolgen. Vielmehr ist dieser Vorschaden nur insofern von Bedeutung, als er, wenn auch nicht im Sinne einer wesentlichen Bedingung, dazu beigetragen hat, daß sich die Lärmschwerhörigkeit und ebenso auch der anlagebedingte Teil der Schwerhörigkeit stärker durchsetzen konnten als dies wahrscheinlich sonst der Fall gewesen wäre (Schönberger/Mehrtens/Valentin a.a.O. S. 323). Es gilt hier der Grundsatz, daß die Unfallversicherung den Versicherten grundsätzlich in dem Gesundheitszustand schützt, in dem er sich zur Zeit des Unfalls bzw. des Eintritts der Berufskrankheit befunden hat (Podzun, Der Unfallsachbearbeiter, 3. Aufl., 38. Lieferung, Kennzahl 111 S. 5).

Daß die berufliche Lärmeinwirkung die Schwerhörigkeit des Klägers neben dem Anlageleiden wesentlich verursacht hat, folgt zur Überzeugung des Senats aus dem Umstand, daß der lärmanfällige Kläger ihr inzwischen mehr als 30 Jahre ausgesetzt gewesen ist. Diesem Umstand hat der Gutachter nach Lage des Falles zu Recht entscheidende Bedeutung beigemessen. Stellt die berufliche Lärmeinwirkung somit neben dem Anlageleiden eine wesentliche Ursache für den Gesamtzustand dar, so ist auch der Gesamtzustand zu entschädigen... Bei der Schwerhörigkeit des Klägers handelt es sich um einen einheitlichen, nicht unterteilbaren Krankheitszustand, nämlich einen Haarzellschaden. Dementsprechend hat auch eine einheitliche Beurteilung zu erfolgen. Denn die gesetzliche Unfallversicherung kennt keine teilbare Kausalität (Schönberger/Mehrtens/Valentin a.a.O. S. 322). Eine Aufteilung der MdE nach den einzelnen Komponenten ist daher nicht zulässig (vgl. auch Elster in Begutachtung der Schwerhörigkeit bei Lärmarbeitern, herausgegeben von Lehnhardt und Plath, S. 119ff.). Das Urteil ist rechtskräftig (Aktenzeichen L 5 U 94/80 LSGNW).

(98) Schädeltrauma durch Arbeitsunfall mit Ertaubung und Labyrinthausfall des einen Ohres, Schalleitungsschwerhörigkeit des anderen Ohres, Schädelbasisbruch rechts und links.

Gutachten für die gesetzliche Unfallversicherung.

J. Kohaus, P. Plath

Dieses Gutachten über Herrn X.Y. für eine Berufsgenossenschaft wird aufgrund persönlicher Untersuchung und der dabei bekannt gewordenen Beschwerden erstattet.

Fragestellung

Welche Unfallfolgen bestehen im HNO-ärztlichen Bereich?

HNO-Fragestellungen

Vorgeschichte

Nach den Aktenunterlagen und eigenen Aussagen des Untersuchten erlitt dieser am 08. 02. 1979 einen Unfall, als ihm unter Tage ein Stempel gegen die rechte Schädelseite schlug. Der Untersuchte wurde mit der linken Kopfseite gegen eine Kohlelage gedrückt. Es bestand keine Bewußtlosigkeit. Es blutete aus dem linken Ohr. Der Untersuchte erbrach mehrfach. Er wurde sofort in das Krankenhaus eingeliefert. Bei der fachärztlichen Untersuchung am gleichen Tage wurde ein Nystagmus ohne Seitenbetonung beschrieben und eine Schwerhörigkeit bds. festgestellt. Audiometrische Untersuchungen erfolgten nicht. In der Folgezeit klagte der Untersuchte über Taubheit rechts und Schwerhörigkeit links und über stärkere Schwindelbeschwerden.

Bei der heutigen Untersuchung gibt der Untersuchte auf Befragen an, daß er seit dem Unfall unter Kopfschmerzen leide, die sich besonders in der rechten Schädelseite bemerkbar machen. Neben den Kopfschmerzen treten Schwindelbeschwerden auf. Er habe den Eindruck, daß er etwas nach rechts abweiche. Der Schwindel sei in der ersten Zeit nach dem Unfall stärker gewesen, habe sich langsam und stetig gebessert, sei jedoch nicht vollständig geschwunden. Er habe sofort nach dem Unfall bemerkt, daß er auf dem rechten Ohr nichts mehr hören kann. Auf dem linken Ohr sei er zunächst stark schwerhörig gewesen. Er habe sich kaum konzentrieren können. Das Gehör links empfinde er jedoch nicht als normal.

Befund

Bin.-oc.-mikroskopische Untersuchung

Re. Ohr.:
Trommelfell normal, regelrechte Reflexe.

Li. Ohr:
In der Gehörgangswand hinten oben zeigt sich eine Stufenbildung. Eine Narbe zieht auf den Trommelfellrand über. Das Trommelfell ist insgesamt getrübt, die Reflexe sind nicht erhalten.

Nase:
Schleimhäute reizlos, kein pathologisches Sekret, ausreichende Nasenatmung.

Diaphanoskopie:
Die Nebenhöhlen leuchten seitengleich auf.

Nasenrachen:
Frei.

Mundhöhle:
Tonsillen mittelgroß zerklüftet, auf Druck frei.

Kehlkopf:
Bei mikroskopischer Betrachtung zeigt sich kein Anhalt für spezifische Veränderungen oder Tumor im Bereich der oberen Luft- und Speisewege einschließlich Kehlkopf und einsehbaren Teil der Luftröhre.

NAP:
Frei.

Lymphknoten:
Nicht tastbar.

Hörprüfungen

	Rechtes Ohr	Linkes Ohr
Umgangssprache	nicht	mehr als 8 m
Flüstersprache	nicht	2–3 m

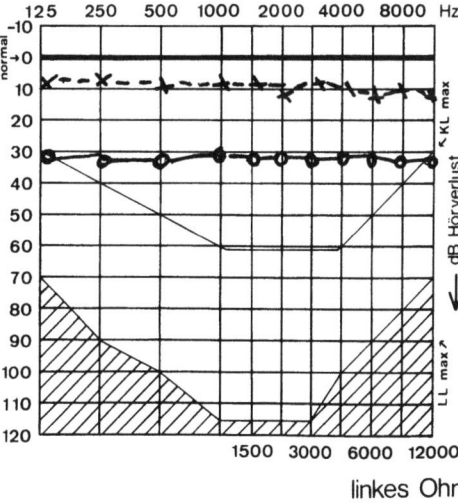

HNO-Fragestellungen

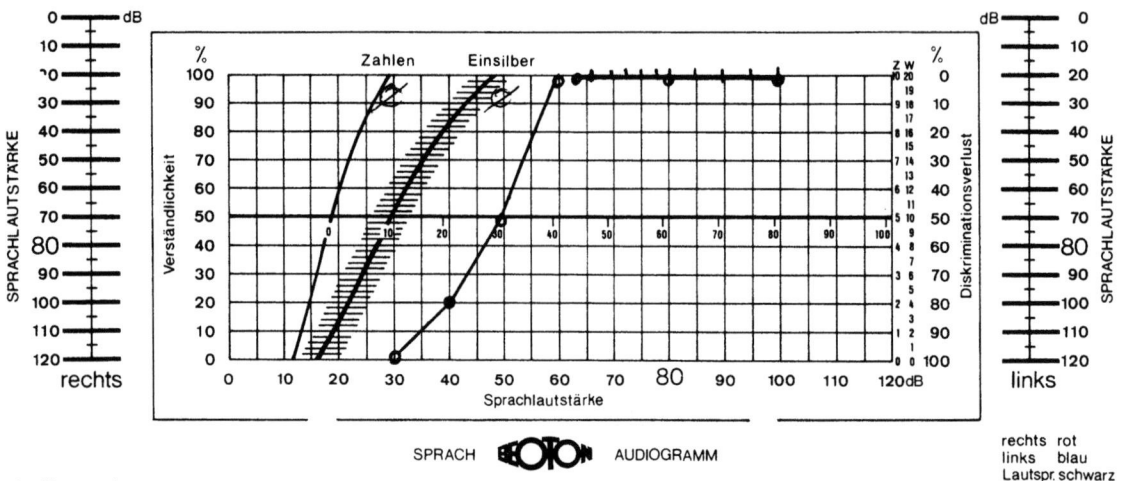

Audiometrie

Reinton-Schwellenaudiogramm
Bei der tonaudiometrischen Prüfung werden für das rechte Ohr in der Knochen- und Luftleitung keine Angaben gemacht. Für das linke Ohr ist die Knochenleitung normal. Die Luftleitung verläuft insgesamt mit einem Abstand von 20 dB unterhalb der Knochenleitung.

Sprachaudiometrie

	Rechtes Ohr	Linkes Ohr
Hörverlust in dB	keine Angaben	30
Ws 60		100
Ws 80		100
Ws 100		100
Gesamtwortverstehen:		300

Tympanometrie
Bei der Kurve liegt der Kurvengipfel außerhalb der Meßgrenze. Im oberen Bereich zeigt sich eine sogenannte „offene Glocke".

Gleichgewicht
Unter der Leuchtbrille zeigt sich kein Spontan- oder Lagenystagmus. Das rechte Labyrinth ist kalorisch nicht erregbar. Auch nach Einbringen von Eiswasser zeigt sich keine Reaktion. Links tritt beim Einbringen von Wasser 20° Grad ein nach rechts gerichteter Nystagmus auf.

Beurteilung

Der Untersuchte klagt als Unfallfolgen über Kopfschmerzen, Schwindelbeschwerden sowie Taubheit rechts und Schwerhörigkeit links.
Bei mikroskopischer Betrachtung der Gehörgänge und der Trommelfelle findet sich für das rechte Ohr ein normaler Befund. Für das linke Ohr zeigt sich hinten oben im Bereich des Überganges zum Trommelfell eine Stufenbildung. Umgangssprache wurde rechts nicht, links mehr als 8 m, Flüstersprache rechts nicht, links 2–3 m verstanden. (Länge des Untersuchungsraumes 12 m).
Bei der tonaudiometrischen Prüfung werden für das rechte Ohr in der Knochen- und Luftleitung keine Angaben gemacht. Für das linke Ohr ist die Knochenleitung normal, die Luftleitung verläuft insgesamt mit einem Abstand von 20 dB unterhalb der Knochenleitung.
Sprachaudiometrisch werden für das rechte Ohr auch bei lautester Sprache keine Angaben gemacht. Für das linke Ohr zeigt sich ein Hörverlust von 30 dB.
Die Hörprüfungsergebnisse sprechen eindeutig für eine vollständige Ertaubung des rechten Ohres und für eine geringgradige Schwerhörigkeit des linken Ohres.
Unter der Leuchtbrille läßt sich ein Spontan- oder Lagenystagmus nicht feststellen. Das rechte Labyrinth war auch bei Starkreizung nicht erregbar, während links bei kalorischer

HNO-Fragestellungen

Reizung eine prompte Reaktion auftrat. Nach dem Ergebnis der Vestibularisprüfung besteht ein vollständiger Labyrinthausfall rechts bei praktisch normaler Erregbarkeit des linken Labyrinthes. Spontane vestibuläre Zeichen sind bei der heutigen Untersuchung nicht mehr nachweisbar.

Die Gesamtsymptomatik im Fachbereich spricht für einen Schädelbasisbruch der rechten und der linken Seite. Der vollständige Labyrinthausfall und die Ertaubung der rechten Seite sind die typischen Folgen einer Pyramidenquerfraktur. Die Stufenbildung im linken Gehörgang in Verbindung mit der nachgewiesenen Ohrblutung beim Unfall weisen auf eine Pyramidenlängsfraktur hin.

Bei dem Ausfall des rechten Labyrinthes und des Gehörs rechts handelt es sich um einen Dauerschaden, der auch durch operative Maßnahmen nicht gebessert werden kann. Die geringgradige Schwerhörigkeit links ist mit großer Wahrscheinlichkeit durch eine Unterbrechung der Gehörknöchelchenkette verursacht. Die Störung in der Schallübertragung und das normale Innenohr weisen auf diese Möglichkeit hin. Unterstützt wird der Verdacht durch die tympanometrische Kurve, die in ihrem Gipfel eine sogenannte offene Glocke zeigt. Es besteht die Möglichkeit durch einen mikrochirurgischen Eingriff die Gehörknöchelchenkette zu revidieren und eventuell zu korrigieren.

Die Entscheidung über eine solche Operation muß der Fachklinik vorbehalten bleiben, da das Operationsrisiko wegen der schon bestehenden einseitigen Ertaubung einer besonderen Abwägung bedarf.

Für die unfallbedingte Vestibularisstörung ist zum jetzigen Zeitpunkt eine MdE von 20% einzusetzen. Dabei ist berücksichtigt, daß der fehlende Spontan- und Lagenystagmus auf bereits vollzogene Kompensationsvorgänge im Gleichgewichtssystem hinweist.

Die rechtsseitige Ertaubung bei geringgradiger Schwerhörigkeit der anderen Seite verursacht nach der Tabelle von Feldmann zur Ermittlung der MdE aus den Schwerhörigkeitsgraden für beide Ohren eine MdE von 30%. Die Gesamt-MdE aus der Sicht meines Fachgebietes ist zur Zeit mit 50% festzusetzen, da sich Vestibularisstörung und Gehörstörung in ihrer Bewertung nicht überschneiden.

Der übrige Fachbefund ist wie aus den Untersuchungsbefunden hervorgeht normal. Eine Nachuntersuchung sollte in 2 Jahren durchgeführt werden.

Leidensbezeichnung

Zustand nach Schädelbasisbruch rechts und links:

Ertaubung des rechten Ohres.
Labyrinthausfall rechts.
Geringgradige Schalleitungsschwerhörigkeit links.
Die MdE im Fachbereich beträgt 50%.

Kommentar

Schläfenbeinbrüche treten nicht selten nach einem stumpfen Schädeltrauma auf. Dabei ist immer davon auszugehen, daß die Fraktur des Schläfenbeines auch als Schädelbasisfraktur zu werten ist. Während es bei den Pyramidenquerfrakturen zu keiner Ohrblutung kommt, ist für die Pyramidenlängsfraktur einer Ohrblutung oder auch ein Liquorfluß auf der gleichen Seite charakteristisch.

HNO-Fragestellungen

Nach der Literatur gehen etwa 75% der Schädelbasisbrüche mit einer Commotio oder Contusio cerebri einher. Nicht selten läßt sich aber auch ein Schädelbasisbruch ohne Bewußtlosigkeit des Betroffenen beobachten. Die HNO-ärztliche Untersuchung bei einem stumpfen Schädeltrauma ist unerläßlich, damit ein Schädelbasisbruch nicht übersehen wird.

Das hier aufgezeichnete Gutachten berücksichtigt die Symptomatik im Fachbereich. Darüber hinaus muß eine Untersuchung im neurologischen Fachbereich veranlaßt werden, die zur Frage Stellung nimmt, ob über den Basisbruch hinaus eine Commotio oder Contusio cerebri vorliegt.

Die gemeinsame Abstimmung in der Festsetzung der MdE vermeidet Überschneidungen in der Bewertung der Beschwerden, die insbesondere Störungen des zentralen und peripheren Gleichgewichtes betreffen.

Das HNO-ärztliche Zusatzgutachten leistet Hilfestellung bei der Beurteilung aller Schädeltraumen.

 ## Chronische Rhino-Sinusitis mit sekundärer Pharyngitis und chronischer Tonsillitis.

Gutachten zur Tauglichkeit im Polizeidienst.

J. Kohaus, P. Plath

Auf Veranlassung des Regierungspräsidenten in Z. wurde der 21jährige M. S. einer gutachtlichen Untersuchung unterzogen, worüber das nachfolgende, ausführliche, wissenschaftlich begründete Gutachten erstattet wird.

Fragestellung

Aufgrund einer gutachtlichen Untersuchung soll HNO-ärztlicherseits dazu Stellung genommen werden, ob Herr S. für den Polizeidienst geeignet ist.

Vorgeschichte

Herr S. gibt an, daß er bisher keinerlei Ohrenkrankheiten gehabt habe, nur „mal Druck auf den Ohren" vorübergehend bei starkem Schnupfen. Wegen Kieferhöhlenentzündung sei er häufig in HNO-ärztlicher Behandlung gewesen. Schwindelbeschwerden habe er zu keiner Zeit gehabt, er fühle sich insgesamt gesund und leistungsfähig.

Befunde

Ohren
Äußere Ohren unauffällig, Gehörgänge frei. Trommelfelle reizlos, geschlossen und spiegelnd.

Tympanometrie
Normale Impedanzkurven beiderseits mit guter Compliance. Mittelohrdrucke regelrecht.

Stapediusreflexe
Beiderseits im Normbereich auslösbar.

Tonaudiogramm
Siehe Abbildung

Sprachaudiogramm
Siehe Abbildung

Auswertung der Hörprüfung
Es bestehen ausgeprägte Hörkurvensenken mit maximalem Hörverlust von jeweils 40 dB rechts bei 2000 Hz und links bei 3000 Hz. Die überschwelligen Tests zeigen Recruitment-Äquivalente an. Die Dynamik der Ohren ist nicht sicher eingeschränkt. Der sprachaudiometri-

HNO-Fragestellungen

Name M. S.	Nr.	Dat. Polizei-Eignung
Ort	geb. am	
Strasse	Beruf	

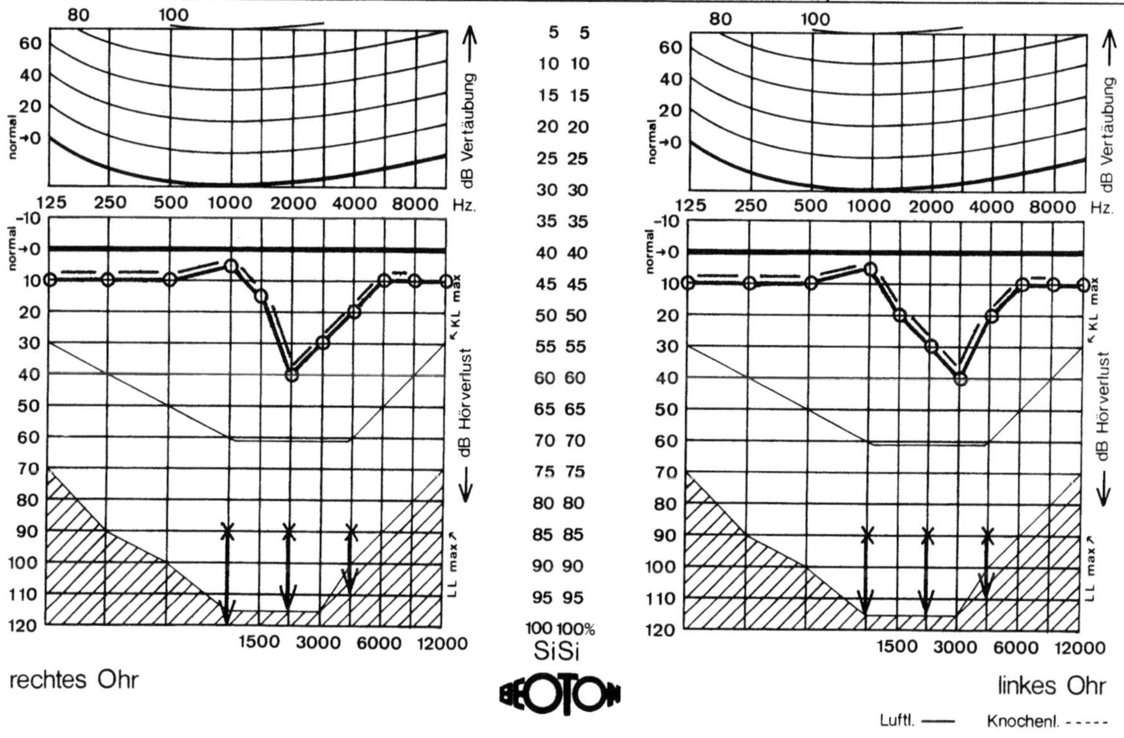

rechtes Ohr

SiSi

linkes Ohr

Luftl. —— Knochenl. - - - - -

Rechtes Ohr

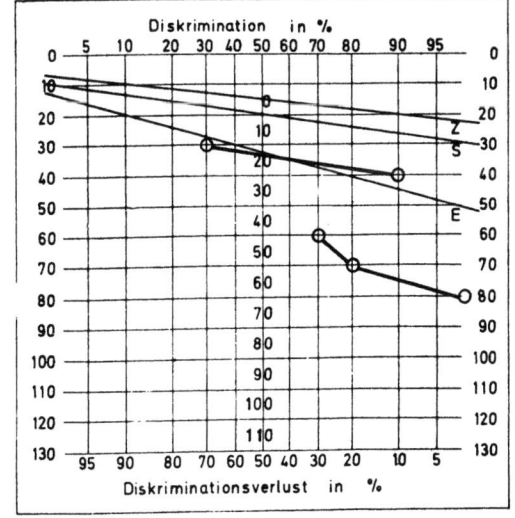

Linkes Ohr

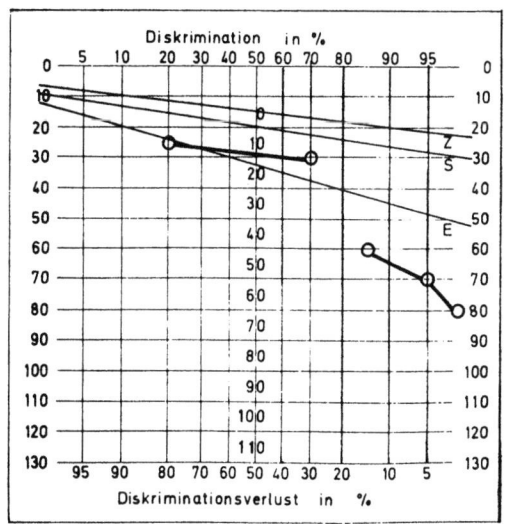

HNO-Fragestellungen

sche Hörverlust liegt deutlich unter 20 dB, es wird aber beiderseits erst mit 80 dB Sprachschallpegel volles Einsilberverständnis erzielt.

Nase
Allgemeine Rötung und Schwellung der Nasenschleimhäute, seröses Sekret. Nasenatmung behindert, obwohl das Septum gerade steht.

Ultraschalldiagnostik der Nasennebenhöhlen
Beiderseits finden sich ausgeprägte Hinterwandechos als Zeichen einer Flüssigkeitsfüllung in den Kieferhöhlen. Die Stirnhöhlen weisen keinen pathologischen Befund auf.

Rachen
Allgemeine Rötung und Schwellung der Schleimhäute, Tonsillen adhaerent, tief zerklüftet mit Exprimat.

Kehlkopf
Kehlkopfeingang gerötet, Stimmbänder glatt, nicht gerötet, Funktion regelrecht. Die Stimme ist klar und kräftig.

Sprache: Es liegen keine Störungen der Artikulation oder des Sprachflusses vor.

Beurteilung

Bei Herrn S. besteht eine chronische Rhinosinusitis mit sekundärer Pharyngitis und chronischer Tonsillitis. Audiometrisch finden sich ausgeprägte Hörkurvensenken im mittleren Frequenzbereich, und im Bereich der Hörverluste sind Recruitment-Äquivalente als Zeichen eines Haarzellschadens nachweisbar. Aufgrund dieser Befunde ist Herr S. für den Dienst in der Polizei nicht geeignet. Die entzündlichen Veränderungen der oberen Luftwege bedürfen dringend HNO-ärztlicher Behandlung, eine Tonsillektomie ist nach Abschluß der Behandlung angezeigt.

Kommentar

Bei chronischem Infekt der oberen Luftwege ist ein Patient für den Dienst bei Polizei, Feuerwehr, Technischen Hilfswerk o. a. Notfalldiensten nicht geeignet, da seine ständige Einsatzfähigkeit nicht gewährleistet ist. Im vorliegenden Falle besteht darüber hinaus eine Einschränkung des Hörvermögens, die auf einem Haarzellschaden beruht. Die Ursache dieser Hörminderung war anamnestisch nicht zu klären, es kommen jugendliche oder frühkindliche Schädeltraumen in Frage. Auch eine toxische Genese ist nicht auszuschließen. In allen Fällen besteht eine erhöhte Gefährdung des Gehörs, wenn der Patient starken Lärmeinwirkungen (z. B. im Einsatzwagen durch die Sirene) oder Schädeltraumen ausgesetzt wird, wie dies bei Polizisten nicht vermeidbar ist. Herr S. käme somit nur für den Innendienst in Frage, er muß aber als Polizeibeamter auch im Außendienst einsetzbar sein. Für diese Tätigkeit ist er nicht geeignet.

HNO-Fragestellungen

Paroxysmale Schwindelanfälle bei Morbus Menière mit einseitiger Hörverschlechterung. Berufsunfähigkeit als Anstreicher und für Arbeiten auf Gerüsten und an Maschinen.

Gutachten für ein Versorgungsamt.

J. Kohaus, P. Plath

Auf Veranlassung des Versorgungsamtes in D. wurde der 43jährige R. P. einer gutachtlichen Untersuchung unterzogen, worüber das nachfolgende, ausführliche, wissenschaftlich begründete Gutachten erstattet wird.

Fragestellung

Aufgrund HNO-ärztlicher Begutachtung soll festgestellt werden, ob bei Herrn P. Berufsunfähigkeit als Anstreicher besteht.

Vorgeschichte

Bezüglich der ausführlichen Vorgeschichte wird zunächst auf die Akten verwiesen. Aus ihnen geht hervor, daß Herr P. in den letzten Jahren mehrfach stationär sowohl in der Inneren Klinik als auch in einer Neurologischen Klinik behandelt wurde. Es liegt ferner eine versorgungsärztliche Stellungnahme zur Berufsfähigkeit des Herrn P. vor, die auf den Befunden der genannten Kliniken beruht. Der Antrag des Herrn P. auf Berufsunfähigkeit wurde abgelehnt, Herr P. hat jetzt Widerspruch eingelegt. HNO-ärztliche Befunde sind in der Akte nicht enthalten.
Herr P. berichtet, daß er seit etwa 5 Jahren unter plötzlich auftretenden, sehr starken Schwindelanfällen leidet, die ohne vorherige Anzeichen auftreten. Sie sind sowohl in der Nacht als auch am Tage unabhängig von der jeweiligen Situation vorgekommen. Die Dauer der Anfälle beträgt 10 Minuten bis 1 Stunde. Der Anfall setzt mit starkem Drehgefühl und Übelkeit bis zum Erbrechen ein, er kann dann nicht mehr stehen und muß sich hinsetzen oder hinlegen. Er könne dann den Kopf nicht mehr bewegen, ohne daß die Schwindelbeschwerden sich verstärken. Gleichzeitig bemerkt er jedesmal ein sehr starkes, fast schmerzhaftes Geräusch im rechten Ohr, und er meint, auch auf dem rechten Ohr dann schlechter hören zu können. Auf dem linken Ohr habe er keinmal irgendwelche Geräusche oder eine Hörverschlechterung bemerkt. Der Anfall klinge relativ rasch wieder ab, er sei dann aber für mehrere Stunden nicht in der Lage, irgendwelche körperliche Arbeit zu verrichten. Zwischen den Anfällen fühle er sich gesund und voll leistungsfähig, traue sich jedoch nicht mehr, auf irgendwelche Leitern oder Gerüste zu steigen, und er habe in den letzten Monaten auch seinen PKW nicht mehr benutzt aus Angst vor einem Unfall infolge der plötzlich einsetzenden Schwindelanfälle. Früher sei er niemals ernstlich krank gewesen, insbesondere habe er keine HNO-Krankheiten gehabt. Vor etwa 20 Jahren habe er eine leichte Gehirnerschütterung gehabt, sonst keine Traumen.

HNO-Befunde

Ohren
Äußere Ohren unauffällig, Gehörgänge frei. Trommelfelle reizlos, geschlossen und spiegelnd.

Tympanometrie
Normale Impedanzkurven beiderseits, Mittelohrdrucke regelrecht.

Stapediusreflexe
Beiderseits im Normbereich.

SISI-Test
Rechtes Ohr: Bei 1 und 4 kHz 95%
Linkes Ohr: Bei 1 und 4 kHz 0%

Tonaudiogramm
Siehe Abbildung

Sprachaudiogramm
Siehe Abbildung

Auswertung der Hörprüfung
Das linke Ohr hört normal, auch das Dynamikverhalten ist regelrecht. Rechts besteht eine mittelgradige Schwerhörigkeit, die die tiefen Frequenzen stärker betrifft als die hohen Frequenzen. Eine Luftleitungs-Knochenleitungs-Differenz besteht nicht. Der sprachaudiometrische Hörverlust beträgt rechts 30 dB, und es wird mit 80 dB Sprachschallpegel volles Einsilberverständnis er-

HNO-Fragestellungen

	Name R. P.	Nr.	Dat.
D. M. Menière re.	Ort	geb. am 43 J.	
	Strasse	Beruf	

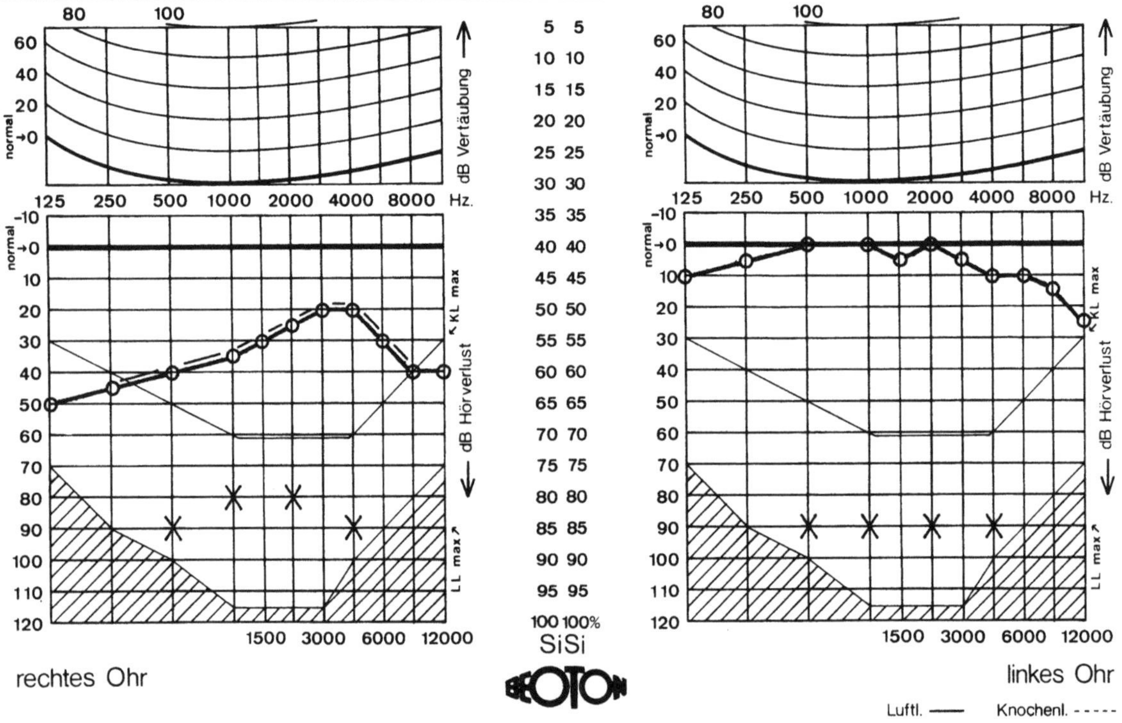

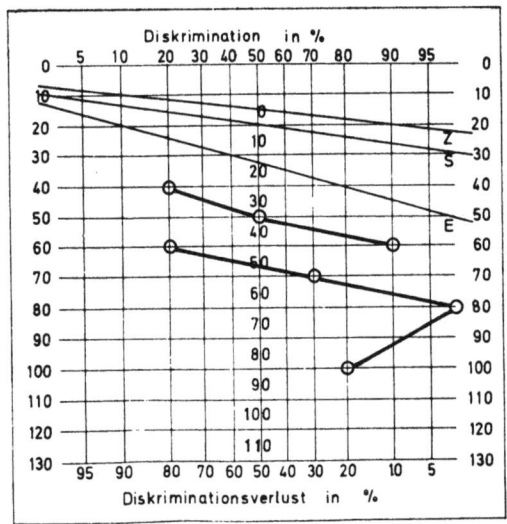

rechtes Ohr

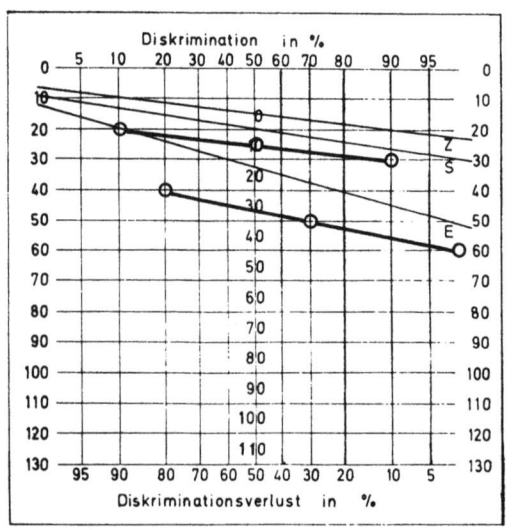

linkes Ohr

Luftl. —— Knochenl. - - - -

Rechtes Ohr

Linkes Ohr

HNO-Fragestellungen

zielt. Bei 100 dB Sprachschallpegel wird nur noch ein Einsilberverständnis von 80% durch Übersteuerung erreicht.

Vestibularis
Es bestehen keine vestibulären Spontansymptome, auch nicht bei Provokation. Beide Labyrinthe sind kalorisch seitengleich normal sowohl warm als auch kalt erregbar. Bei der Dreh-Pendelprüfung zeigt sich eine geringfügige zentralvestibuläre Regulationsstörung in Form eines leichten Überwiegens der jeweils nach links gerichteten Nystagmen.

Nase
Septumdeviation nach rechts mit deutlicher Behinderung der Nasenatmung, links trockene Rhinitis.

Rachen und Kehlkopf
Unauffällig, in bezug auf Stimme und Sprache keine pathologischen Abweichungen.

Beurteilung

Herr P. leidet seit etwa 5 Jahren an typischen Menière-Anfällen, wobei die Ursache der Anfälle in das rechte Ohr zu lokalisieren ist. Die Anfälle treten ohne Aura auf, so daß sich Herr P. erheblich verunsichert fühlt und sich nicht traut, Leitern oder Gerüste zu besteigen oder Auto zu fahren. Die Beschreibung der Anfälle ist typisch für den Morbus Menière. Herr P. wurde mehrfach in Inneren und Neurologischen Kliniken wegen seiner Anfälle behandelt, eine HNO-ärztliche Untersuchung oder Behandlung hat jedoch nicht stattgefunden. Es wurde der Verdacht einer Simulation geäußert, da bei Herrn P. sowohl seitens des Internisten als auch des Neurologen keine krankhaften Befunde festgestellt werden konnten. In diesem Sinne äußerte sich auch der Gutachter des Versorgungsamtes und lehnte das Vorliegen einer Berufsunfähigkeit ab.

HNO-seits liegen sowohl anamnestisch als auch nach den Befunden die typischen Merkmale eines Morbus Menière vor. Die Einseitigkeit der Anfallsymptomatik mit Ohrensausen und Hörverschlechterung im rechten Ohr entspricht der klassischen Beschreibung dieses Krankheitsbildes, ebenso die Beschwerde- und Symptomlosigkeit im anfallfreien Intervall. Die Hörminderung des rechten Ohres war wegen mangelnder HNO-ärztlicher Untersuchung bisher nicht festgestellt worden, auch Herr P. selbst hat sie nicht bemerkt.

In seinem Beruf als Anstreicher ist Herr P. berufsunfähig, da er aufgrund des Morbus Menière keine Gerüste oder Leitern besteigen darf. Er darf nur Arbeiten auf ebener Erde ausführen, bei denen nicht die Gefahr besteht, daß er durch plötzliches Auftreten von Schwindel sich Verletzungen zuzieht. Das Arbeiten an laufenden Maschinen entfällt somit ebenfalls. Er ist nur für leichte bis mittelschwere Arbeiten im Sitzen, Stehen und Gehen sowohl im Freien als auch in geschlossenen Räumen geeignet unter den obigen Einschränkungen. Zur Führung eines PKW ist er für die Zeit des Bestehens des Morbus Menière nicht geeignet.

Zusammenfassung
Bei Herrn P. besteht ein Morbus Menière rechts, weswegen er als Anstreicher berufsunfähig ist. Erwerbsunfähigkeit liegt nicht vor. Für die Zeit des Bestehens des Morbus Menière ist Herr P. zur Führung eines Kraftfahrzeuges nicht geeignet.

Kommentar

Das Bild des Morbus Menière mit paroxysmalen Schwindelanfällen, die mit einseitigen Ohrsymptomen verbunden sind, ist durch weitgehende Beschwerde- und Befundfreiheit im anfallfreien Intervall gekennzeichnet. Hierdurch sind Fehldiagnosen möglich. Jeder Verdacht auf Vorliegen eines Morbus Menière bedarf HNO-ärztlicher Untersuchung, da nur mit Hilfe über-

HNO-Fragestellungen

schwelliger audiometrischer Tests die Zeichen einer Haarzellschädigung in der Cochlea nachweisbar sind, während die vestibuläre Symptomatik außerhalb des Anfalls oft gering ist. Im vorliegenden Fall findet sich lediglich eine zentralvestibuläre Dysregulation, die nicht ohne weiteres mit dem Krankheitsbild in Verbindung gebracht werden kann, da sie auch ohne weitere Symptomatik häufig gefunden wird. Beweisend für den Morbus Menière sind der Hörverlust auf dem rechten Ohr mit den Zeichen eines Haarzellschadens und die anamnestischen Angaben über das Auftreten von einseitigen Ohrsymptomen während des Anfalls, während außerhalb des Anfalls diese Symptome nicht bestehen. Wenn bei Schwindelleiden Ohrgeräusche und Hörverschlechterung auch außerhalb des Anfalls vorliegen oder gar beidseitig sind, dann handelt es sich nicht um einen Morbus Menière, sondern höchstens um ein menièriformes Krankheitsbild.

101 Einseitige Rekurrensparese nach Struma-Operation, sekundäre Bronchitis durch Husteninsuffizienz.

Gutachten für eine private Haftpflichtversicherung.

J. Kohaus, P. Plath

Auf Veranlassung der G.V.-Versicherung in A. wurde die 65jährige Frau N.K. einer gutachtlichen Untersuchung unterzogen, worüber das nachfolgende, ausführliche, wissenschaftlich begründete Gutachten erstattet wird.

Fragestellung

Aufgrund der HNO-ärztlichen Untersuchung soll festgestellt werden, ob bei ihr eine operationsbedingte Stimmbandlähmung vorliegt und welche Folgen sie hat.

Vorgeschichte

Frau K. gibt an, daß vor 10 Jahren eine Schilddrüsenoperation durchgeführt worden sei. Seit dieser Operation sei sie heiser, und die Heiserkeit sei unmittelbar nach der Operation bereits vorhanden gewesen. Anfangs habe sie auch das Gefühl der Luftnot gehabt, das sich dann aber gegeben habe. Nach der Entlassung aus dem Krankenhaus habe sie einen HNO-Arzt aufgesucht, der eine Stimmbandlähmung links festgestellt habe. Mit der Zeit habe sie sich an die Stimmschwäche gewöhnt, Luftnot sei nicht aufgetreten. Seit etwa 2 Jahren habe sie jedoch wieder Luftnot bekommen, und es sei eine chronische Bronchitis aufgetreten, weswegen sie jetzt regelmäßig beim Internisten in Behandlung sei. Sie müsse jetzt auch regelmäßig Herzmittel einnehmen. Frau K. weist darauf hin, daß sie seinerzeit vor der Operation über die Möglichkeit einer Stimmbandlähmung nicht aufgeklärt worden sei. Sie habe den Chirurgen verklagt und habe für die Stimmbandlähmung eine Entschädigung bekommen. Sie führt die jetzt bestehenden Beschwerden mit Luftnot und Husten ebenfalls auf die Stimmbandlähmung zurück und möchte erneut eine Entschädigung einklagen.

HNO-Befunde

Ohren
Äußere Ohren unauffällig, Gehörgänge nach Entfernung von Cerumen bds. weit. Trommelfelle reizlos, geschlossen und spiegelnd.
Die audiometrische Untersuchung ergibt alterssentsprechend normales Gehör.
Vestibuläre Symptome liegen nicht vor und werden auch nicht geklagt.

Nase
Septumleiste links mit leichter Septumdeviation nach rechts, Nasenatmung subjektiv frei.

Rhinomanometrie
Es besteht keine Einschränkung des Flow beiderseits. Die inspiratorischen und exspiratorischen Flow-Kurven sind symmetrisch.

HNO-Fragestellungen

Ultraschalldiagnostik der Nasennebenhöhlen
Kein Hinweis auf pathologische Veränderungen in den Nasennebenhöhlen.

Mundrachen
Deutliche Atrophie der Rachenschleimhäute, Zustand nach Tonsillektomie. Keine Beläge auf den Schleimhäuten.

Kehlkopf
Kehlkopfeingang frei, Schleimhäute jedoch gerötet. Stimmbänder reizlos, Stimmbandränder glatt. Es besteht eine komplette Parese des rechten Stimmbandes, bei Phonation erfolgt jedoch kompensatorisch fast vollständiger Stimmbandschluß vom linken Stimmband her.

Stroboskopie
Im stroboskopischen Bild zeigt sich ein deutlicher, ovalärer Spalt, der auch bei maximaler Phonation nicht geschlossen wird. Die unvollständige Schließungsphase ist deutlich verkürzt.

Beurteilung

Bei Frau K. besteht nach Struma-Operation vor 10 Jahren eine Rekurrensparese rechts, aus der ein unvollständiger Stimmbandschluß resultiert. Die Stimme ist mäßig dysphonisch. In Ruhe besteht keine Dyspnoe, nach dem vorliegenden Bericht des behandelnden Internisten tritt jedoch bei körperlicher Belastung eine deutliche Dyspnoe auf. Der Internist berichtet weiterhin über das Vorliegen einer Emphysembronchitis und einer beginnenden Herzinsuffizienz.
Für die operativ bedingte Rekurrensparese rechts hat die Patientin aufgrund eines Klageverfahrens eine Entschädigung erhalten, da sie seinerzeit nachweisen konnte, daß eine ausreichende Aufklärung über die Möglichkeit einer Stimmbandlähmung und eine präoperative HNO-ärztliche Untersuchung nicht stattgefunden hatten. Sie führt die jetzt zunehmende Luftnot und den verstärkten Husten ebenfalls auf die Stimmbandlähmung zurück. Ein solcher Zusammenhang ist nicht abzulehnen, da infolge der Stimmbandparese und des unvollständigen Glottisschlusses das Abhusten von Bronchial- und Trachealsekret behindert ist. Der unvollständige Glottisschluß hat eine Husteninsuffizienz zur Folge. Diese führt zu einer vermehrten Sekretansammlung in den Bronchien, die ihrerseits zur Entstehung oder Verschlimmerung einer Emphysembronchitis beitragen kann. In diesem Sinne ist die Stimmbandparese rechts zwar nicht als Conditio sine qua non, wohl aber als verschlimmerndes Moment einer anlagebedingten Emphysembronchitis und der dadurch bedingten sekundären Herzinsuffizienz anzusehen. Die Zusammenhangsfrage zwischen dem anerkannten Operationsschaden und dem jetzt bestehenden Bronchial- und Herzleiden ist daher im Sinne einer richtunggebenden Verschlimmerung zu bejahen.

Kommentar

Bei Stimmbandlähmungen, und zwar sowohl bei einseitigen als auch vor allem auch bei doppelseitigen, kommt es zur Husteninsuffizienz, so daß bei anlagebedingten Bronchialleiden das Abhusten des Sekrets erschwert wird.
Das anlagebedingte Leiden kann daher durch die Funktionsstörung des Kehlkopfes verschlimmert werden. In solchen Fällen, insbesondere bei beidseitiger Parese, muß der Versuch gemacht werden, operativ eine Verengerung der Glottis zu erreichen, ohne daß dabei eine Ruhedyspnoe auftritt. Die von Frau K. geklagte und vom Internisten bescheinigte Dyspnoe bei körperlicher Belastung ist Folge des Bronchialleidens und nicht der gestörten Kehlkopffunktion. In diesem Sinne wird auch der Anteil der gestörten Kehlkopffunktion an der Verschlimmerung des anlagebedingten Leidens insgesamt als niedrig anzusetzen sein, kann aber nicht ganz abgelehnt werden. Die Festlegung der Höhe der Entschädigung ist nicht eine ärztliche Aufgabe.

HNO-Fragestellungen

102) Zustand nach Laryngektomie und Neck dissection wegen metastasierendem Kehlkopfkarzinom, sekundäre chronische Bronchitis bei Tracheostoma und Narbenneuralgie.

Gutachten im Schwerbeschädigtenrecht für ein Sozialgericht.

J. Kohaus, P. Plath

Auf Veranlassung des Sozialgerichts in B. wurde der 58jährige K.N. einer gutachtlichen Untersuchung unterzogen, worüber das nachfolgende, ausführliche, wissenschaftlich begründete Gutachten erstattet wird.

Fragestellung

Aufgrund der HNO-ärztlichen Untersuchung soll festgestellt werden, wie hoch bei Herrn N. die MdE aufgrund der bei ihm bestehenden Leiden im HNO-Bereich ist.

Vorgeschichte

Bei Herrn N. wurde vor 5 Jahren eine Laryngektomie mit Neck dissection rechts in unserer Klinik durchgeführt wegen eines metastasierenden Kehlkopfkarzinoms. Hinweise auf ein Rezidiv oder erneute Metastasierungen bestehen bei regelmäßigen Kontrollen in unserer Klinik und beim niedergelassenen HNO-Arzt nicht. Herr N. gibt an, daß er zusätzlich regelmäßig in internistischer Behandlung wegen einer Bronchitis ist, und daß er tagsüber vor allem, gelegentlich auch nachts, oft größere Mengen Schleim abhusten muß. Vorher und nachher leidet er unter dem Gefühl der Luftnot. Herr N. hat seine berufliche Tätigkeit als Hauer unter Tage nicht mehr aufnehmen können. Er ist inzwischen Rentner geworden. Er gibt weiterhin an, daß er regelmäßig Schmerzen im Bereich der rechten Halsseite und der rechten Schulter habe und den rechten Arm nicht hochheben könne. Er könne auch nicht schwer tragen und heben.

Befund

Ohren
Ohne krankhaften Befund.

Nase
Schleimhäute etwas geschwollen und livide, wenig seröses Sekret.

Rachen
Reizlos, Zustand nach Tonsillektomie in der Kindheit.

Hypopharynx
Unauffällig, Ösophaguseingang geringfügig gerötet.

Äußerer Hals
Reizloses Tracheostoma ohne Kanüle, Kanüle wird nur nachts getragen. Narbige Verziehungen im Bereich der rechten Halsseite, Carotis liegt unter der Haut, Pulsation regelrecht. Druckschmerz im Bereich des Plexus brachialis, bis in die Schulter und den rechten Oberarm ziehend. Ebenso Druckschmerz im Bereich der Querfortsätze der Wirbelsäule und der Austrittspunkte im Bereich der Okzipitalnerven.

Sprache
Herr N. beherrscht die Ösophagusstimme ausreichend und kann sich gut verständlich machen. Die Stimme ist jedoch auffällig.

Beurteilung

Bei Herrn N. besteht ein Zustand nach Laryngektomie und Neck dissection rechts wegen metastasierendem Kehlkopfkarzinom. Zur Zeit besteht kein Hinweis auf Rezidiv oder erneute Metastasierung. Eine Ersatzstimme wurde angelernt, sie ist ausreichend verständlich. Es bestehen neuralgische Beschwerden im Bereich der Neck dissection, die auch den Bereich der Okzipitalnerven und des Schultergürtels betreffen. Ferner liegt eine behandlungsbedürf-

HNO-Fragestellungen

tige, chronische Bronchitis vor. Diese hat ausweislich unserer Krankenpapiere vor der Operation nicht bestanden. Sie ist daher ebenfalls als Folge der Laryngektomie anzusehen.
Aufgrund des Zustandes nach Laryngektomie mit Neck dissection rechts, sekundärer, behandlungsbedürftiger Bronchitis und erheblicher Beschwerden im Bereich des rechten Schultergürtels einschließlich der HWS besteht bei Herrn N. eine MdE von 90%. Darüber hinaus ist zu empfehlen, Herrn N. die Begünstigungen der Befreiung von der Rundfunkgebühr (RF) zukommen zu lassen, da er infolge häufiger Hustenreize mit starker Schleimabsonderung regelmäßig nicht in der Lage ist, an öffentlichen Veranstaltungen teilzunehmen. Eine Gehbehinderung im Sinne des Schwerbeschädigtengesetzes liegt nicht vor.

Kommentar

Bei Zustand nach Laryngektomie ist der Mindestsatz der MdE im Sinne des sozialen Entschädigungsrechtes mit 70% anzusetzen. Dies gilt für Patienten, die die Ösophagusstimme gut beherrschen und sonst keine weiteren sekundären Erkrankungen aufweisen, die ihn behindern oder ständig behandlungsbedürftig sind. Im Falle des Herrn N. liegt zusätzlich zum Zustand nach Laryngektomie eine sekundäre, behandlungsbedürftige Bronchitis vor, ferner leidet er erheblich und glaubhaft unter Narbenbeschwerden infolge der Neck dissection, die nicht nur den Schultergürtel, sondern auch die HWS betreffen. Die von ihm erlernte Ösophagusstimme ist ausreichend, jedoch sehr auffällig, so daß sie nicht als befriedigend oder gut bezeichnet werden kann. Unter diesen Umständen erscheint es berechtigt, wegen der sekundären Bronchitis und der Beschwerden im Bereich der rechten Schulter und der HWS die Gesamt-MdE mit 90% anzusetzen. – Die Zuerkennung des Merkmals RF soll nur individuell nach den persönlichen Gegebenheiten des einzelnen Patienten erfolgen. Wenn, wie im Falle des Herrn N., infolge einer chronischen Bronchitis ständig Husten mit starker Schleimabsonderung und der dadurch bedingten Notwendigkeit einer sofortigen Reinigung des Tracheostomas besteht, ist die Teilnahme an öffentlichen Veranstaltungen hochgradig eingeschränkt, wenn nicht unmöglich. Unter diesen Umständen erscheint es berechtigt, das Merkmal RF dem Patienten zuzuerkennen. Dies gilt jedoch nicht, wenn die Beschwerden nur vorübergehend sind. Für die ersten 5 Jahre nach Laryngektomie wegen Kehlkopf-Karzinom beträgt die MdE aufgrund der für diesen Zeitraum anzusetzenden Heilungsbewährung 100% und muß danach neu festgelegt werden.

Augenheilkunde

Fragestellungen aus der Augenheilkunde (Verletzungen, Feuerstar)

Einführung

G. Hager

Bei der ärztlichen Begutachtung von Schäden am Sehorgan haben Funktionsänderungen gegenüber morphologischen Veränderungen die höhere Wertigkeit. Um die ophthalmologische Untersuchungstechnik und gutachtliche Bewertung möglichst weit zu vereinheitlichen, hat die Deutsche Ophthalmologische Gesellschaft (DOG) wiederholt, zuletzt 1981, Empfehlungen und Richtlinien herausgegeben. Diese sind in dem Buch „Die Ärztliche Begutachtung", Steinkopff Verlag, Darmstadt, 1982, Seite 491 bis 500 aufgeführt und erörtert. Sie sind so umfassend und inhaltlich auf dem letzten Erkenntnisstand, daß man damit alle gutachtlichen Untersuchungen durchführen und für alle gesetzlichen Versicherungen die Minderung der Erwerbsfähigkeit (MdE) durch Augenschäden abschätzen kann. Hierbei ist eine Genauigkeit von 5% zu 5% möglich. Für die gesetzliche Unfallversicherung bedarf der Bereich einer MdE von weniger als 10% keiner weiteren Differenzierung, da für Schäden unter 10 v. H. keine Schadensanerkennung erfolgt. Es sei präzisiert, daß gesetzliche Unfallversicherungen zur Zahlung einer Entschädigung erst bei Dauerschäden ab 20% MdE verpflichtet sind, und daß sie in Schadensfällen für alle Folgeerscheinungen zeitlich nicht begrenzt, also auch bis zum Lebensende des Geschädigten haften.

In der gesetzlichen Unfallversicherung haben sich für die ärztliche Begutachtung Formulare für die Erstattung des 1. Rentengutachtens, im allgemeinen nach Behandlungsabschluß oder bei wiedereingetretener Arbeitsfähigkeit, und für das 2. Rentengutachten zur erstmaligen Festsetzung der Dauerrente und für gutachtliche Nachuntersuchungen bewährt. Solche Formulare mit jeweils 4 Seiten, verwendet von der Bergbau-Berufsgenossenschaft sind als Beispiele der Handhabung ärztlicher Begutachtung in der gesetzlichen Unfallversicherung dargestellt (Abb. 1 und 2). In diesen Formularen wird auch nach Vorschlägen für Rehabilitationsmaßnahmen, zur Umsetzung am Arbeitsplatz, Umschulung usw. gefragt.

Privatversicherungen sind Risikogemeinschaften mit sehr individuell gehaltenen Privatverträgen mit der Schutzzusicherung im Schadensfalle. Bei Vertragsabschluß erfolgt eine Abstraktion mit Festlegung eines Geldbetrages für einen eintretenden Körperschaden. Dies zieht nach sich, daß im Schadensfalle der ärztliche Gutachter die Minderung der Gebrauchsfähigkeit der verletzten Gliedmaße oder des Organs auch mit abstrahierten Zahlenangaben einschätzen muß. Die in den sogenannten Gliedertaxen aufgeführten Zwischenwerte zwischen 0% und 100% entsprechen also Rechengrößen für die zu zahlende Entschädigung. Dabei entspricht der Funktionsverlust des ersten Auges 30%, der Funktionsverlust des zweiten Auges 70% der Versicherungssumme.

Für alle Privatversicherungen in der Bundesrepublik Deutschland sind die Allgemeinen Unfallversicherungs-Bedingungen (AUB) die Grundlage. Bei Augenschäden wurde in den letzten 3 Jahrzehnten zur Einschätzung der Minderung der Gebrauchsfähigkeit die Tabelle von Roggenkämper als einer Art Gliedertaxe zugrundegelegt. Da während der Drucklegung des Buches „Die ärztliche Begutachtung" von E. Fritze 1982 von B. Gramberg-Danielsen, L. Mewe und H. Thomann mit einer vom HUK-Verband (Verband der Haftpflichtversicherer, Unfallversicherer, Autoversicherer und Rechtsschutzversicherer e. V.) gebildeten Arbeitsgruppe Vereinbarungen getroffen wurden, die bei Begutachtungen nach den AUB benutzt werden sollen, seien diese beiden neuen Tabellen von 1982 (Tab. 1 und 2) hier nachgetragen.

Tabelle 1. Minderung der Gebrauchsfähigkeit eines Auges (nach Gramberg-Danielsen, Mewe und Thomann)

Visus		Minderung der Gebrauchsfähigkeit
1,0	5/5	0
0,8	5/6	1/30
0,63	5/8	3/30
0,5	5/10	5/30
0,4	5/12	7/30
0,32	5/15	10/30
0,25	5/20	13/30
0,2	5/25	15/30
0,16	5/30	17/30
0,1	5/50	20/30
0,08	1/12	22/30
0,05	1/20	25/30
0,02	1/50	28/30
0	0	30/30

Augenheilkunde

Abbildung 1:

**BERGBAU-BERUFSGENOSSENSCHAFT
BEZIRKSVERWALTUNG BOCHUM**
Gesetzliche Unfallversicherung

4630 Bochum, ...
Waldring 97
Telefon 306 ....

⌈ Bergbau-Berufsgenossenschaft, Bezirksverwaltung Bochum ⌉
 Postfach 10 04 09 u. 10 04 10 4630 Bochum 1

AZ.: ....

Name ....

geb. am ....

Wohnung ....

....

verl. am ....

Zeche ....

Sehr geehrter Herr Doktor!

Wir bitten Sie, so bald wie möglich — nach Abschluß der Behandlung oder bei Eintritt der Arbeitsfähigkeit — ein Gutachten mit Durchschlag über die Unfallfolgen des/der Verletzten zu erstatten.
Für eine etwaige Bestellung des/der Verletzten zur Untersuchung bitten wir, sich beiliegender Karte zu bedienen.
Nach dem Abkommen mit der Kassenärztlichen Bundesvereinigung beträgt die Frist zur Erstattung des Gutachtens längstens 3 Wochen.

Hochachtungsvoll
Die Bezirksverwaltung

Erstes Rentengutachten (Augen)

(Zur 1. Rentenfeststellung)

Zur Feststellung der Identität der verletzten Person nach deren Angaben vom Arzt auszufüllen:

Des/Der Verletzten Zu- und Vorname:
(Bei Frauen auch Geburtsname)

Geburtstag und -jahr: Unfalltag:

Anschrift: Jetziger Arbeitgeber:

A. Vorgeschichte

1. **Art der Verletzung** (wissenschaftliche Diagnose):

2. **Entstehung der Verletzung** (Angaben des/der Verletzten darüber, wann und wie die Verletzung zustande kam):

Falls er/sie hierüber bei der **ersten** Inanspruchnahme **keine** Angaben gemacht hat: An welchem späteren Tage und aus welcher Veranlassung wurden diese gemacht? Wie lauteten sie?

Augenheilkunde

3. Erster Augenbefund

a) Objektiv erkennbare Krankheitserscheinungen (bei Metallsplittern im Auge das Ergebnis des Magnetversuchs; auf Leiden der tränenabführenden Wege besonders achten):

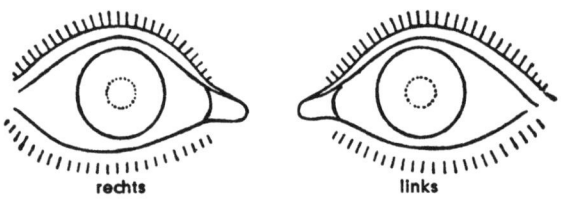

rechts   links

b) **Sehleistung** (auch des unverletzten Auges):

Sehschärfe ohne Korrektion
R = ...
L = ...

mit Korrektion

R
F .... D. sph. ⊃ .... D. cyl. Achse ....
N .... D. sph. ⊃ .... D. cyl. Achse ....

L
F .... D. sph. ⊃ .... D. cyl. Achse ....
N .... D. sph. ⊃ .... D. cyl. Achse ....

Gesichtsfeld:

4. Bisherige Behandlung (Art, Verlauf, etwaige Zwischenfälle), insbesondere Dauer der Bettruhe, des etwaigen Krankenhausaufenthalts und der Arbeitsunfähigkeit:

Die Behandlung ist **beendet** seit:

B. Gegenwärtiger Befund und Beurteilung

1. Klagen des /der Verletzten:

2. Befund — gründliche und vollständige Schilderung erforderlich —
(vgl. Teil C Ziffer 3 der Hinweise für die Erstattung von Berichten und Gutachten nach dem Abkommen mit der Kassenärztlichen Bundesvereinigung = „Hinweise")

a) Objektiv erkennbare Krankheitserscheinungen (Beschreibung des Allgemeinzustandes, wenn er für die Beurteilung wichtig ist oder mit der Verletzung der Augen zusammenhängt. Jedes Auge einzeln beschreiben und die beigedruckten Schemata zum Einzeichnen der äußerlich erkennbaren Veränderungen benutzen. Bei Metallsplittern Ergebnis des Magnetversuchs):

Augenheilkunde

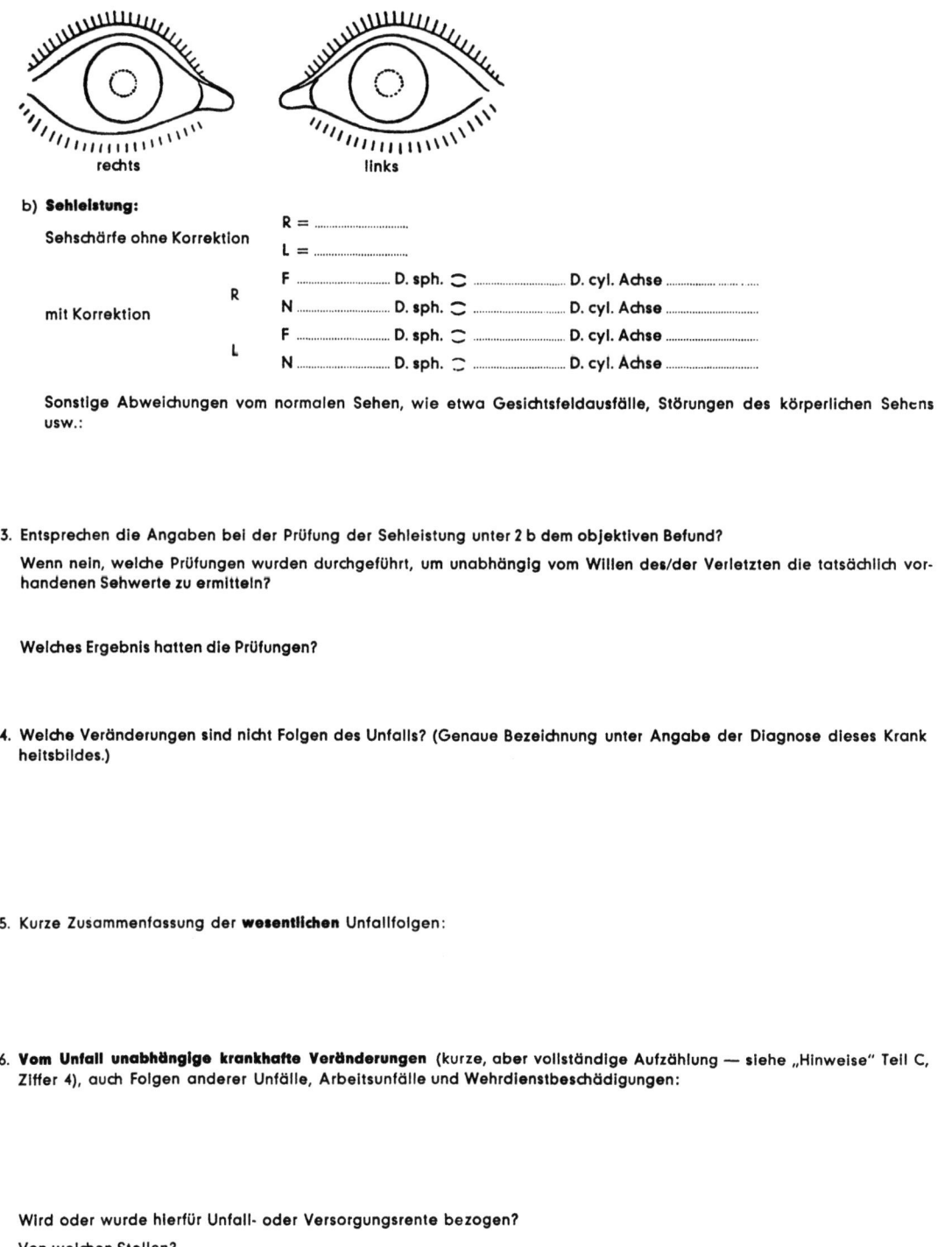

rechts   links

b) **Sehleistung:**

Sehschärfe ohne Korrektion

R = ...
L = ...

mit Korrektion

R
F .... D. sph. ⊃ .... D. cyl. Achse ....
N .... D. sph. ⊃ .... D. cyl. Achse ....

L
F .... D. sph. ⊃ .... D. cyl. Achse ....
N .... D. sph. ⊃ .... D. cyl. Achse ....

Sonstige Abweichungen vom normalen Sehen, wie etwa Gesichtsfeldausfälle, Störungen des körperlichen Sehens usw.:

3. Entsprechen die Angaben bei der Prüfung der Sehleistung unter 2 b dem objektiven Befund?

Wenn nein, welche Prüfungen wurden durchgeführt, um unabhängig vom Willen des/der Verletzten die tatsächlich vorhandenen Sehwerte zu ermitteln?

Welches Ergebnis hatten die Prüfungen?

4. Welche Veränderungen sind nicht Folgen des Unfalls? (Genaue Bezeichnung unter Angabe der Diagnose dieses Krankheitsbildes.)

5. Kurze Zusammenfassung der **wesentlichen** Unfallfolgen:

6. **Vom Unfall unabhängige krankhafte Veränderungen** (kurze, aber vollständige Aufzählung — siehe „Hinweise" Teil C, Ziffer 4), auch Folgen anderer Unfälle, Arbeitsunfälle und Wehrdienstbeschädigungen:

Wird oder wurde hierfür Unfall- oder Versorgungsrente bezogen?
Von welchen Stellen?

7. **Minderung der Erwerbsfähigkeit durch die Verletzungsfolgen:**
   Wie hoch wird die Minderung der Erwerbsfähigkeit vom Tage des Wiedereintritts der Arbeitsfähigkeit bis zum Tage der Untersuchung geschätzt?

   vom .... bis .... v. H.

   vom .... bis .... v. H.

8. In welchem Ausmaß wird die Erwerbsfähigkeit der Verletzten vom Tage der Untersuchung an beeinträchtigt und wie lange wird diese Minderung der Erwerbsfähigkeit voraussichtlich noch bestehen?

   vom .... bis .... v. H.

   Zu beachten:
   Bei der Schätzung des Vomhundertsatzes der eingebüßten Erwerbsfähigkeit ist von der individuellen Erwerbsfähigkeit des Verletzten **vor** dem Unfall auszugehen. Sie ist mit 100 anzusetzen.
   Eine Minderung der Erwerbsfähigkeit von weniger als 10 v. H. ist nicht wesentlich und wird daher nicht entschädigt. In diesem Falle muß die Schätzung lauten „unter 10 v. H." (vgl. Teil C, Ziffer 7 der „Hinweise").

9. Sind zur Wiederherstellung oder Besserung der Erwerbsfähigkeit des/der Verletzten weitere ärztliche Maßnahmen erforderlich?   ☐ ja   ☐ nein

   Welche Maßnahmen werden vorgeschlagen?

10. a) Zu welchen Arbeiten wird der/die Verletzte jetzt für fähig erachtet (vgl. Teil C, Ziffer 9 der „Hinweise")?

    b) Kann nach Ihrer Meinung die Erwerbsfähigkeit des/der Verletzten durch geeignete Maßnahmen (z. B. Umsetzung an einen anderen Arbeitsplatz, Anlernung für eine andere Tätigkeit, Umschulung) wiederhergestellt oder gebessert werden?   ☐ ja   ☐ nein

    Welcher Vorschlag wird ggf. gemacht?

11. Nach welcher Zeit wird eine Nachuntersuchung vorgeschlagen?

12. Sonstige Bemerkungen:

Tag der Untersuchung:

Der/Die Verletzte erschien um .... Uhr, wurde entlassen um .... Uhr.

...., den ....
                                                                                          Unterschrift und Stempel

Postscheckkonto Amt .... Nr. ....   Kontoinhaber: ....

Bank: ....   Kto.-Nr.

Gebühr nach Ltnr. 82 des Abkommens mit der Kassenärztlichen Bundesvereinigung

Augenheilkunde

Abbildung 2:

BERGBAU–BERUFSGENOSSENSCHAFT
BEZIRKSVERWALTUNG BOCHUM
Gesetzliche Unfallversicherung

Bergbau-Berufsgenossenschaft, Bezirksverwaltung Bochum
Postfach 10 04 09 u. 10 04 10   4630 Bochum 1

4630 Bochum, ...
Waldring 97
Telefon (02 34) 306 ....

AZ.: ... .

Name ....

geb. am ....

Wohnung ....

....

verl. am ....

Zeche ....

Sehr geehrter Herr Doktor,

wir bitten Sie, den Verletzten aus Anlaß des obigen Unfalles zu untersuchen und über das Ergebnis ein Gutachten mit Durchschlag zu erstatten.
Der Verletzte bezieht zur Zeit für die Folgen dieses Unfalles eine Rente von   vH.
Die Unfallakten und eine Vorladungskarte fügen wir bei.
Nach dem Abkommen mit der Kassenärztlichen Bundesvereinigung beträgt die Frist zur Erstattung des Gutachtens längstens drei Wochen.

Hochachtungsvoll
Die Bezirksverwaltung

Zweites Rentengutachten (Augen)
(zur Rentennachprüfung)

1. Klagen des Verletzten:

2. Befund — gründliche und vollständige Schilderung erforderlich —
(vgl. Teil C, Ziffer 3 der Hinweise für die Erstattung von Berichten und Gutachten nach dem Abkommen mit der Kassenärztlichen Bundesvereinigung = „Hinweise")
a) Objektiv erkennbare Krankheitserscheinungen (Beschreibung des Allgemeinzustandes, wenn er für die Beurteilung wichtig ist oder mit der Verletzung der Augen zusammenhängt. Jedes Auge einzeln beschreiben und die beigedruckten Schemata zum Einzeichnen der äußerlich erkennbaren Veränderungen benutzen. Bei Metallsplittern Ergebnis des Magnetversuchs):

Augenheilkunde

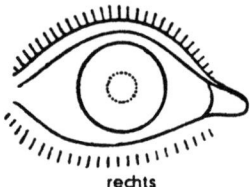
rechts

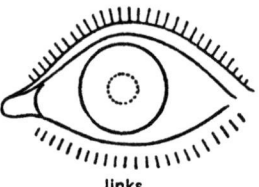
links

b) **Sehleistung:**

Sehschärfe ohne Korrektion R = ...
L = ...

mit Korrektion

R F .... D. sph. ⌒ .... D. cyl. Achse ....
   N .... D. sph. ⌒ .... D. cyl. Achse ....

L F .... D. sph. ⌒ .... D. cyl. Achse ....
   N .... D. sph. ⌒ .... D. cyl. Achse ....

Sonstige Abweichungen vom normalen Sehen, wie etwa Gesichtsfeldausfälle, Störungen des körperlichen Sehens usw.:

3. Entsprechen die Angaben bei der Prüfung der Sehleistung unter 2 b dem objektiven Befund?

   Wenn nein, welche Prüfungen wurden durchgeführt, um unabhängig vom Willen des/der Untersuchten die tatsächlich vorhandenen Sehwerte zu ermitteln?

   Welches Ergebnis hatten die Prüfungen?

Zusammenfassung der noch bestehenden **Unfallfolgen:**

4. Welche Veränderungen sind nicht Folgen des Unfalles? (Genaue Bezeichnung unter Angabe der Diagnose dieses Krankheitsbildes.)

Augenheilkunde

5. Ist in den für die Höhe der Rente maßgebenden Verhältnissen eine **Änderung** gegenüber dem früheren Befunde (Bl. .... d. A.) eingetreten, z. B. im objektiven Befund, in den Beschwerden; durch das Heilverfahren, durch Korrektion, durch Gewöhnung? Inwiefern? (Vollständige Schilderung auf Grund Vergleichs mit dem früheren Befunde ist erforderlich, wobei auch Lebensalter, Allgemeinbefinden, Zustand des anderen Auges, Zeitdauer nach dem Unfall, die tatsächlichen Arbeitsleistungen, wie sie sich aus dem Bericht des Arbeitgebers [Bl. .... d. A.] ergeben, sinngemäß zu berücksichtigen sind; bei Einäugigen die Übung in der Schätzung von Entfernungen, Tiefen- und Höhenverhältnissen.)

6. Wird die **Erwerbsfähigkeit** durch die Unfallfolgen **jetzt noch wesentlich,** d. h. um wenigstens **10 v. H.** herabgesetzt? Wenn ja, um wieviel v. H., wenn die Erwerbsfähigkeit **vor** dem Unfall = 100 gesetzt wird (vgl. „Hinweise" Teil C, Ziffer 7)?

Um .... v. H.

7. Ist zu erwarten, daß die durch den Unfall geminderte Erwerbsfähigkeit sich bessern wird (z. B. durch Änderung des objektiven Befundes, durch Verringerung der Beschwerden, durch ein Heilverfahren, durch Gewöhnung an die veränderten Verhältnisse oder durch Korrektion, durch Anpassung, Übung)?

Nach welcher Zeit wird deshalb gegebenenfalls eine Nachuntersuchung vorgeschlagen?

Augenheilkunde

8. Sind zur Wiederherstellung oder Besserung der Erwerbsfähigkeit des/der Verletzten weitere ärztliche Maßnahmen erforderlich? ☐ ja ☐ nein

   Welche Maßnahmen werden vorgeschlagen?

9. Kann nach Ihrer Meinung die Erwerbsfähigkeit des/der Verletzten durch geeignete Maßnahmen (z. B. Umsetzung an einen anderen Arbeitsplatz, Anlernung für eine andere Tätigkeit, Umschulung) wiederhergestellt oder gebessert werden? ☐ ja ☐ nein

   Welcher Vorschlag wird ggf. gemacht?

10. Sonstige Bemerkungen:

Tag der Untersuchung:

Der/Die Verletzte erschien um .... Uhr, wurde entlassen um .... Uhr.

...., den ....
                                                                              Unterschrift und Stempel

Postscheckkonto: Amt .... Nr. ....   Kontoinhaber: ....

Bank: .... Kto.-Nr. ....

Gebühr nach Ltnr. 82 des Abkommens mit der Kassenärztlichen Bundesvereinigung

Augenheilkunde

Tabelle 2. Minderung der Gebrauchsfähigkeit eines Auges (nach Gramberg-Danielsen, Mewe und Thomann)

Bei Gesichtsfeldschäden
Konzentrische Einschränkung auf 50° Abstand vom Zentrum	5/30
Konzentrische Einschränkung auf 30° Abstand vom Zentrum	10/30
Konzentrische Einschränkung auf 10° Abstand vom Zentrum	15/30
Konzentrische Einschränkung auf 5° Abstand vom Zentrum	20/30
Einseitige unkomplizierte Linsenlosigkeit	20/30
Zustand nach Linsenimplantation	15/30
Vollständige einseitige Ptosis	30/30

Funktionsstörungen, die sich in ihrer Auswirkung nur unter der Berücksichtigung der Beeinträchtigung des beidäugigen Sehens bewerten lassen, müssen direkt nach dem Invaliditätsgrad beurteilt werden. Hierfür werden folgende Empfehlungen gegeben:

Vollständige Halbseiten- und Quadrantenausfälle	Invaliditätsgrad
Homonyme Hemianopsie	40 v. H.
Bitemporale Hemianopsie	25 v. H.
Binasale Hemianopsie	10 v. H.
Homonymer Quadrant oben	20 v. H.
Homonymer Quadrant unten	30 v. H.

Unregelmäßige Gesichtsfeldausfälle:
Bewertet werden große Skotome im 50°-Gesichtsfeld unterhalb des horizontalen Meridians, wenn sie binokular bestehen oder wenn das andere Auge fehlt, berechnet wird die ausgefallene Fläche

mindestens 1/3	20 v. H.
mindestens 2/3	50 v. H.
doppelseitige, unkomplizierte Linsenlosigkeit	25 v. H.

Augenmuskellähmungen und Störungen des Binokularsehens, die die vollständige Okklusion eines Auges erforderlich machen   30 v. H.

Bei der Bewertung der Gesichtsfelder ist diejenige Isoptere maßgebend, die bei hellem Umfeld mit einem Prüfpunkt von 320 cd/m² (1 000 asb) Leuchtdichte und einem Durchmesser von 33° gewonnen worden ist. Beim Goldmann-Perimeter entspricht dies der Marke III/4.

Diese Tabellen nach Gramberg-Danielsen, Mewe und Thomann (1982) geben die Minderung der Gebrauchsfähigkeit eines Auges in 1:30 – Bruchteilen zwischen 0 und 30/30 an. In diesen Aufstellungen kann bei einem Dauerschaden des ersten Auges der Zähler des Bruches, der die Minderung der Gebrauchsfähigkeit ausdrückt, der Vergütungshöhe in Prozent der Versicherungssumme gleichgesetzt werden. Bei Schädigung auch des zweiten Auges wird die Höhe der Auszahlung auf 70% der Versicherungssumme bezogen. Für besondere Fragestellungen privater Unfallversicherer, bezogen auf das Gesamtsehorgan, können auch die Richtlinien und Tabellen der DOG (1981) angewandt werden. Für Folgeschäden, die später als 3 Jahre nach dem Unfalltag festgestellt werden, besteht nach den AUB keine Haftung mehr. Diese zeitliche Limitierung der Haftung durch Privatversicherer erklärt die unterschiedlichen Bewertungen von Schäden am Sehorgan für gesetzliche und private Unfallversicherungen.

Die folgenden augenärztlichen Gutachten stellen beispielhaft gutachtliche Probleme unterschiedlicher Art für verschiedene Versicherungsträger dar.[+]

[+] Herrn Professor Dr. Dr. h.c. H. Pau, Direktor der Universitäts-Augenklinik Düsseldorf, und Herrn Chefarzt Dr. J. Kammann, Augenklinik des St. Johannes-Hospitals Dortmund, danke ich dafür, daß ich zur Auswahl dieser Gutachten auch die Archive ihrer Kliniken benutzen durfte.

Augenheilkunde

103 Perforierende Hornhaut-Iris-Linsenverletzung eines Auges durch Metallsplitter. Optische Korrektur nicht tragbar.

Gutachten für die gesetzliche Unfallversicherung.

G. Hager

Vorgeschichte

Der 22jährige Bauschlosser, A.B. hatte am 10. 2. 1982 einen Arbeitsunfall, beim Stemmen in Beton erlitt er durch einen abgesprungenen metallischen Fremdkörper eine perforierende Hornhaut-Iris-Linsenverletzung des linken Auges. Noch am Unfalltage wurde in der Augenklinik der vor der Netzhaut liegende Metallsplitter extrahiert. Dabei mußten Linsenbrei und Teile des Glaskörpers mit entfernt werden. Am 24. 2. 1982 erfolgte die operative Entfernung des Verletzungsstars. Bei komplikationslosem weiteren Verlauf nach diesen beiden Operationen konnte A.B. am 30. 3. 1982 aus der stationären Behandlung entlassen werden.
Nach Eintritt der Arbeitsfähigkeit wurde am 11. 6. 1982 für die zuständige Berufsgenossenschaft dieses 1. Rentengutachten erstattet.

Befund

Als dominierender Dauerschaden nach der Verletzung vom 10. 2. 1982 bestand die Linsenlosigkeit des linken Auges. Außerdem waren reizfreie Narbenbildungen der Hornhaut, der Iris und im Glaskörperraum erkennbar.
Infolge der Linsenlosigkeit links ist scharfes Sehen mit diesem Auge nur mit optischen Hilfsmitteln möglich. Mit Stargläsern wurde links volle Sehschärfe für die Ferne von 1,0 und für die Nähe von Nd 1 erreicht. Eine Brillenkorrektur kann von dem Geschädigten jedoch infolge der Bildgrößenunterschiede zwischen unverletztem und dem mit Starglas korrigierten verletzten Auge nicht genutzt werden. Bei einseitiger Linsenlosigkeit wird zwar eine Korrektur mit Kontaktlinse im allgemeinen vertragen; doch kann auch hierdurch keine vollständige beidäugige Zusammenarbeit für die Ferne und die Nähe resultieren, da die Akkommodationsfähigkeit der natürlichen Linse nicht ersetzbar ist.

Beurteilung

Die bei A.B. durch die Verletzung vom 10. 2. 1982 verursachte Linsenlosigkeit des linken Auges ist für die erste Rentenfeststellung als Dauerschaden mit einer MdE von 20% zu bewerten. Eine Besserung ist nicht möglich.
Bei perforierenden Verletzungen, wie bei Herrn A.B., sind Spätkomplikationen wie Nachstarbildung, Glaskörpertrübung oder Glaskörpereinblutung, Netzhautablösung, Sekundärglaukom, Metallose, sowie sympathische Ophthalmie mit Folgeschäden auch am unverletzten anderen Auge möglich. Aus diesem Grunde wurden augenärztliche regelmäßige Kontrolluntersuchungen und eine Nachbegutachtung bei Befundverschlechterung, spätestens jedoch nach 2 Jahren für angezeigt gehalten.
Auch für derartige durch den Arbeitsunfall verursachten Folgeschäden haftet die gesetzliche Unfallversicherung ohne zeitliche Limitierung.

Augenheilkunde

104 Perforierende Verletzung eines Auges durch Fremdkörper, Verschlechterung durch Nachstar nach 30 Jahren.

Gutachten für die gesetzliche Unfallversicherung.

G. Hager

Vorgeschichte

Die damals 17jährige Frau B.C. erlitt 1952 durch Arbeitsunfall eine perforierende Verletzung des rechten Auges mit einem intraokularen Fremdkörper. Nach operativer Extraktion des Fremdkörpers und Entfernung des Verletzungsstars blieb als dominierender Dauerschaden die Linsenlosigkeit des rechten Auges. Im Rentengutachten vom 26. 4. 1955 wurden der Narbenbildung der Hornhaut, der Iris und der Netzhaut sowie den geringen Glaskörpertrübungen keine wesentliche Bedeutung beigemessen. Der durch den Unfall verursachte Dauerschaden mit einseitiger Linsenlosigkeit wurde mit einer MdE von 20% beurteilt.

Da Frau B.C. seit einigen Jahren eine zunehmende Verminderung des Sehvermögens rechts mit zeitweiligem Abweichen dieses Augapfels in eine Einwärtsschielstellung bemerkte, wurde am 26. 5. 1982 von der zuständigen Berufsgenossenschaft die gutachtliche Frage gestellt, ob eine Verschlimmerung der Unfallfolgen eingetreten sei.

Befund

Die augenärztliche Untersuchung ergab eine starke Verminderung der Sehschärfe, jetzt bis auf die Wahrnehmung von Handbewegungen, und fand als Ursache dafür erneute Nachstarbildung im rechten Auge.

Beurteilung

Durch die nach rund 30 Jahren bemerkte weitere Sehherabsetzung auf dem verletzten rechten Auge infolge Nachstarbildung wird die durch den Arbeitsunfall von 1952 verursachte Minderung der Erwerbsfähigkeit jetzt auf 25% eingeschätzt. Aus der bestandenen unkomplizierten Linsenlosigkeit hatte eine komplizierte Linsenlosigkeit sich entwickelt, und damit war eine differenzierbare Verschlimmerung der Unfallfolgen nachgewiesen.

Da in der gesetzlichen Versicherung der Unfallschutz zeitlich nicht begrenzt besteht, tritt die Berufsgenossenschaft auch noch nach diesen 30 Jahren für die eingetretene Verschlimmerung der Unfallfolgen ein.

Mit Hinblick darauf, daß nach den allgemeinen Gesichtspunkten der Begutachtung für gesetzliche Versicherungen der Verlust eines Augapfels mit 30% MdE geschätzt wird, ist die Differenzierung zwischen unkomplizierter und komplizierter Linsenlosigkeit eines Auges von 20% auf 25% MdE des Geschädigten fachlich begründet. Für Frau B.C. kann es im Rahmen des gesetzlichen Unfallschutzes durch die Berufsgenossenschaft nicht als Härte angesehen werden, daß ihr bei der jetzt sehr hochgradigen Sehminderung auf dem linsenlosen rechten Auge nur 25% MdE zuerkannt werden. Da der gesetzliche Unfallschutz für Frau B.C. auch weiterhin besteht, wäre es also möglich, daß die Berufsgenossenschaft zu einem späteren Zeitpunkt bei eventuell auftretenden weiteren Folgeschäden die Unfallrente erneut zu erhöhen hat. Denkbar, wenn jetzt auch kaum noch wahrscheinlich, wären auch Folgeschäden am unverletzten linken Auge, z.B. durch eine sympathische Ophthalmie, die bis zu einer MdE von 100% führen könnten.

Augenheilkunde

 Netzhautablösung durch stumpfes Augentrauma, postoperativ kein wesentlicher Funktionsverlust.

Gutachten für die gesetzliche Unfallversicherung.

G. Hager

Vorgeschichte

Die 56jährige Frau E.F. erlitt am 29. 4. 1981 gegen 23.00 Uhr während ihrer Arbeit in ihrer Gaststätte einen Faustschlag ins Gesicht, wodurch sie rückwärts auf einen Billardtisch schlug. Bewußtlosigkeit, Erinnerungslücken oder Übelkeit bestanden nicht. Bei der ärztlichen Untersuchung am folgenden Tage fand man eine Platzwunde an der linken Stirn und ein Hämatom am linken Unterlid. Frau E.F. gab schwarze Flecken vor ihrem linken Auge an. Außerdem bestand eine Kompressionsfraktur des 12. Brustwirbelkörpers, weswegen chirurgische stationäre Behandlung bis zum 20. 5. 1981 notwendig wurde.

Am 25. 6. 1981, also etwa 8 Wochen nach dem Augentrauma, wurde Frau E.F. wegen eines Netzhautrisses mit Netzhautablösung links in eine Augenklinik überwiesen und am folgenden Tage dort operiert. Bei komplikationslosem postoperativen Verlauf heilte die Netzhautveränderung mit Narbenbildung ab. Die Glaskörpertrübungen gingen teilweise zurück.

Befund

Bei der gutachtlichen Untersuchung am 21. 1. 1982 wurden noch geringgradige Glaskörpertrübungen und die Netzhaut-Aderhautnarbe im linken Auge gefunden. Diese verursachen jedoch nur geringgradige Funktionsminderungen inform von gelegentlichen Störungen durch schwarze Punkte vor dem Auge und durch eine geringgradige periphere Gesichtsfeldeinengung links außen durch die Netzhautnarbe. Mit Brillenkorrektur einer beiderseitigen unfallunabhängigen Hyperopie und einer altersentsprechenden Presbyopie besteht auf beiden Augen normale Sehschärfe für die Ferne und die Nähe.

Nach einer Schlagverletzung ins Gesicht, die zu einer Hautplatzwunde an der linken Stirn und zu einem Unterlidhämatom links geführt, und Frau E.F. zu Fall gebracht hatte, erfolgte also zunächst eine 3wöchige stationäre chirurgische Behandlung wegen eines bei dem Ereignis zugezogenen Wirbelbruches. Bereits seit dem Tage nach dem Unfall bemerkte Frau E.F. schwarze Flecken vor dem linken Auge, die als Folge von Glaskörpertrübungen zu werten sind. 8 Wochen nach der Schlagverletzung mit periorbitalen Aufschlagzeichen links wird ein Netzhautriß mit Netzhautablösung des linken Auges festgestellt und operativ versorgt. Der Netzhautschaden heilte mit einer Narbe ab, die Glaskörpertrübungen bildeten sich etwas zurück. Die Sehfunktionsminderung ist so gering, daß eine MdE von 10% nicht erreicht wird.

Beurteilung

Die Schwere der Schlagverletzung, bei der mit Wahrscheinlichkeit der linke Augapfel mit betroffen wurde, das in der Folgezeit bemerkte Fleckensehen vor dem linken Auge als Brückensymptom und die nur 8 Wochen betragende Zeitspanne zwischen Trauma und festgestelltem Netzhautriß mit Netzhautablösung lassen die Netzhautveränderungen und deren notwendige Operation mit Wahrscheinlichkeit als Folge des am 29. 4. 1981 erlittenen Unfalles anerkennen. Die zuständige Berufsgenossenschaft hat indessen durch Bescheid die am 29. 4. 1981 erlittenen Verletzungen als Arbeitsunfall anerkannt. Durch operative Heilung des Netzhautschadens mit nur geringgradiger Funktionsminderung wird eine MdE von 10% nicht erreicht.

Augenheilkunde

Kommentar

Somit bestehen seitens der Augen nach den Regelungen der gesetzlichen Unfallversicherung keine entschädigungspflichtigen Unfallfolgen. Der Versicherungsschutz aber für immerhin mögliche später noch eintretende Verletzungenfolgen wie Reablatio retinae, Sekundärglaukom und dergleichen ist zeitlich nicht begrenzt. Somit kann beim Auftreten solcher Spätkomplikationen oder Spätschäden dann durchaus noch eine Entschädigung nach der am 29. 4. 1981 erlittenen Unfallverletzung resultieren.

Beidseitige Kataraktbildung – Feuerstar – durch berufliche Infrarotstrahlung-Exposition als Gesenkschmied.

Gutachten für die gesetzliche Unfallversicherung.

G. Hager

Vorgeschichte

Der 56jährige K.L. arbeitete von 1956 bis Ende 1977 etwa 8 Stunden täglich als Gesenkschmied am Glühofen und war in diesen mehr als 20 Jahren mehrmals täglich starker Infrarotstrahlung von weißglühenden Schmiedeteilen ausgesetzt. Er klagte bei seiner durch die zuständige Berufsgenossenschaft am 1. 4. 1982 veranlaßten augenärztlichen Begutachtung über zunehmende Sehverschlechterung seit einigen Jahren mit erhöhter Blendungsempfindlichkeit beider Augen.

Befund

Bei der augenärztlichen Untersuchung stellten sich bei der biomikroskopischen Betrachtung der Linse mit der Spaltlampe alle für eine Infrarotschädigung sprechenden Zeichen einschließlich einer Ablösung der oberflächlichen Lamelle der vorderen Linsenkapsel, die sogenannte Feuerlamelle, beiderseits dar.

Beurteilung

Bei nachgewiesener mehr als 20jähriger beruflicher Exposition gegenüber Infrarotstrahlung und Ausbildung der als typisch geltenden Zeichen eines Wärme- oder Feuerstars wurde die Kataraktbildung beiderseits bei K.L. als Berufskrankheit nach Ziffer 2401 anerkannt. Bei den derzeit noch vorhandenen relativ guten Sehfunktionen wurde die durch die Berufskrankheit verursachte MdE auf 10% geschätzt. Mit der Zunahme der Linsentrübungen und mit weiterer Abnahme der Sehfunktion sowie später notwendig werdender Staroperation beiderseits muß gerechnet werden. Im günstigsten Verlaufsfalle wäre dann ein Spätzustand mit beiderseitiger Linsenlosigkeit und einer dadurch sich ergebenden Minderung der Erwerbsfähigkeit durch Berufskrankheitsfolgen von 25% zu rechnen. Der jetzige Zustand, weitere Verschlimmerungen, auch mögliche Komplikationen wie Sekundärglaukom und Operationsrisiken sind als Folgen der Berufskrankheit anerkannt, die Entschädigungspflicht ergibt sich aus den Regelungen der gesetzlichen Unfallversicherung.

Augenheilkunde

 Komplizierte Linsenlosigkeit mit großem Irisdefekt, Glaskörperveränderungen und optisch stark beeinträchtigende Hornhautnarbe nach Pfählungsverletzung.

Gutachten für eine private Unfallversicherung.

G. Hager

Vorgeschichte

Der damals 11jährige O.P. zog sich am 12.6.1976 beim Holzhacken eine Pfählungsverletzung des linken Auges zu, die eine breite Hornhautschnittwurde mit Iris- und Linsenverletzung mit sich brachte. Bei der am gleichen Tage durchgeführten operativen Versorgung in einer Augenklinik mußten Teile der Iris und des Glaskörpers sowie die Linse entfernt werden. Die Hornhaut wurde durch Naht verschlossen.

Nach komplikationslosem Heilungsverlauf konnte jedoch, vor allem wegen der optisch störenden quer durch das Hornhautzentrum verlaufenden Narbe, mit Kontaktlinsen-Korrektur nur eine Sehschärfe schwankend zwischen 0,3 bis 0,5 erreicht werden. Diese Sehschärfe auf dem geschädigten Auge reichte nicht aus, um mit dem unverletzten Auge mit voller Sehschärfe in der binokularen Sehgemeinschaft zu verbleiben. Die unterschiedliche Abbildungsqualität rechts zu links ließ das verletzte linke Auge schließlich in eine Auswärtsschielstellung abweichen.

Befund

Als Zustand nach schwerer Verletzung liegt also eine komplizierte Linsenlosigkeit links mit großem Irisdefekt, mit Glaskörperveränderungen und mit einer optisch stark beeinträchtigenden Hornhautnarbe vor. Infolge unzureichender Sehschärfe ist das verletzte Auge in eine Auswärtsschielstellung abgewichen und somit vom beidäugigen Sehakt funktionell ausgeschlossen. Eine spontane Besserung der Funktion des verletzten Auges ist nicht möglich. Wegen der Schwere der bestehenden Veränderungen erscheinen operative Maßnahmen mit dem Versuch, bessere optische Abbildungsmöglichkeiten im linken Auge zu erreichen, nicht aussichtsreich.

Beurteilung

Nach den für Privatversicherungen geltenden Allgemeinen Unfallversicherungs-Bedingungen beträgt die Minderung der Gebrauchsfähigkeit bei einseitiger unkomplizierter Linsenlosigkeit 20/30. Bei dem geschädigten Kind O.P. liegt aber eine komplizierte Linsenlosigkeit vor, die mit 25/30 einzuschätzen wäre. Da ohne Korrektur eine Sehschärfe von 0,02, mit Kontaktlinsen-Korrektur nur eine Sehschärfe schwankend zwischen 0,3 bis 0,5 zu erreichen ist, entschied sich der Gutachter, die Minderung der Gebrauchsfähigkeit des linken Auges auf 30/30 einzuschätzen. Dies ist der von der Privatversicherung zu entschädigende Dauerschaden nach der am 12.6.1976 erlittenen Verletzung des linken Auges.

Augenheilkunde

 Augapfelprellung durch Sportunfall – Fußball – mit verbleibenden Netzhaut-Aderhautnarben und Maculaforamen.

Gutachten für eine private Unfallversicherung.

G. Hager

Vorgeschichte und **Befund**

Dem damals 14jährigen R.S. ist am 30. 10. 1979 beim Vereinssport ein Fußball gegen das linke Auge geprallt. Am 2.11.1979 suchte er wegen anhaltender Beschwerden eine Augenklinik auf und wurde wegen einer schweren Augapfelprellung links stationär aufgenommen. Die anfänglich frische Netzhautquellung mit Blutungen (Berlinsches Oedem) hatte auch die Stelle des schärfsten Sehens – Macula – verändert und die Sehschärfe auf 1/50stel herabgesetzt. Bei Bettruhe und medikamentöser Ruhigstellung der Innenteile des linken Auges bildeten sich zwar die frischen Quellungserscheinungen der Netzhaut und die Blutungen zurück, hinterließen jedoch intensive Netzhaut-Aderhautveränderungen am hinteren Augenpol mit Lochbildung an der Stelle der Macula. Dadurch war eine wesentliche Besserung der Sehschärfe nicht möglich; sie betrug bei der Klinikentlassung 1979 und bei der gutachtlichen Untersuchung am 3. 11. 1982 0,05. Den Netzhaut-Aderhautveränderungen entsprechend besteht' links ein zentraler Gesichtsfeldausfall mit einem Radius von etwa 15°. Die Gesichtsfeldaußengrenzen sind regelrecht.

Beurteilung

Durch die am 30. 10. 1979 bei einem Sportunfall erlittene Prellung des linken Auges ist es zu narbigen Netzhaut-Aderhautveränderungen mit zentraler Lochbildung der Netzhaut am linken Augenhintergrund gekommen. Dadurch bestehen ein zentraler Gesichtsfeldausfall – Zentralskotom – und eine Minderung der Sehschärfe des verletzten Auges auf 0,05. Eine Besserung oder Beseitigung der organischen Veränderungen und Verbesserung der Sehschärfe ist nicht möglich. Nach den für private Versicherungen geltenden Allgemeinen Unfallversicherungs-Bedingungen beträgt die Minderung der Gebrauchsfähigkeit des linken Auges 25/30. Der bei der Untersuchung am 3. 11. 1982 festgestellte Zustand ist als Dauerschaden vom Versicherungsträger entschädigungspflichtig.

Augenheilkunde

109. Erblindung des einen Auges – Sehnervenatrophie, Schielstellung –, Halbseitenausfall in der temporalen Gesichtsfeldhälfte des anderen Auges durch schwere Schädel-Hirnverletzung.

Gutachten für eine private Unfallversicherung.

G. Hager

Vorgeschichte

Der 24jährige W.Z. erlitt am 16. 4. 1979 als Fahrzeugführer bei einem Autounfall eine schwere gedeckte Schädel-Hirn-Verletzung und mehrere Knochenbrüche der Extremitäten, die eine langdauernde Behandlung in einer chirurgischen Klinik erforderlich machten.
W.Z. schildert, seit dem Unfall auf dem rechten Auge überhaupt nichts mehr sehen zu können, auf dem linken Auge nur noch in der rechten Gesichtshälfte.

Befund

Bei der gutachtlichen Untersuchung am 20. 1. 1982 besteht rechts völlige Blindheit, links wird mit Brillenglaskorrektur einer Kurzsichtigkeit von minus 1,0 volle zentrale Sehschärfe für die Ferne und die Nähe erreicht, allerdings ist die ganze linke Gesichtsfeldhälfte beim Sehen ausgefallen – Hemianopsie nach links.
Der rechte Augapfel steht in Auswärtsschielstellung, eine Bewegungseinschränkung des Augapfels findet sich nicht. Es besteht eine amaurotische Pupillenstarre rechts. Ursache der rechtsseitigen Blindheit ist die Rückbildung des rechten Sehnerven – Opticusatrophie –, deren Ursprung in den rechten Sehnervenbereich bis zum Chiasma zu lokalisieren ist. Möglicherweise handelt es sich um einen Ausriß des Sehnervens aus dem Chiasma. Die linksseitige Hemianopsie ist in den Bereich der Sehbahnen, vom Chiasma bis zum Hinterhauptszentrum zu lokalisieren. Sowohl die rechtsseitige Opticusatrophie als auch der linksseitige Halbseitenausfall im linken Gesichtsfeld sind Folge der schweren Schädel-Hirn-Verletzung vom 16. 4. 1979. Diese Folgen sind nicht besserungsfähig. Die Kurzsichtigkeit ist unfallunabhängig.

Beurteilung

Bei W.Z. ist es am Sehorgan durch die am 16. 4. 1979 erlittene schwere Schädel-Hirn-Verletzung zur Erblindung des rechten Auges, zum linksseitigen Halbseitenausfall im linken Gesichtsfeld und zur Auswärtsschielstellung des rechten Auges gekommen. Diese Ausfälle lassen sich nicht bessern oder beseitigen. Nach den Allgemeinen Unfallversicherungs-Bedingungen werden die am 20. 1. 1982 festgestellten, durch den Unfall vom 16. 4. 1979 verursachten Schäden am Sehorgan als Dauerschäden angesehen. Die Minderung der Gebrauchsfähigkeit des Sehorgans, also bezogen auf beide Augen wird auf 60% geschätzt.

Mund-, Kiefer- und Gesichtschirurgie

Fragestellungen aus dem Mund-, Kiefer-, Gesichts-chirurgischen Bereich.

 Zur Arbeits- und Erwerbsfähigkeit eines Bergmannes nach operativer und strahlentherapeutischer Behandlung eines Karzinoms im Oropharynxbereich.

Gutachten im Rentenversicherungsrecht.

J. Dieckmann

Fragestellung

Festellung der Erwerbsfähigkeit eines im Untertagebetrieb arbeitenden Hauers nach operativer und strahlentherapeutischer Behandlung eines Malignoms im Oropharynxbereich.

Vorgeschichte

1 Jahr vor dem Gutachtenauftrag wurde der jetzt 43 Jahre alte X.Y. wegen eines Plattenepithel-Karzinoms im Bereich des unteren Mundbodens (Tumorklassifikation präoperativ: $T_2N_2M_0$ präcanin links) radikal operiert. Im Zuge dieser radikalen Tumorentfernung wurde eine linksseitige Unterkiefer-Mundboden-Zungen-Teilresektion in Verbindung mit einer linksseitigen Neck dissection und rechtsseitigen suprahyoidalen Lymphgewebeausräumung durchgeführt. Im Anschluß an die radikalchirurgischen Maßnahmen erfolgte eine adjuvante Hochvolttherapie unter kurativen Bedingungen bezüglich der Tumorregion und der drainierenden Lymphwege.

Untersuchungsbefund

Der relativ junge Patient (43 Jahre) hat die Tumoroperation und die anschließende Telekobalt-Bestrahlung gut überstanden. Er wurde regelmäßig in der onkologischen Nachsorgesprechstunde kontrolliert. Die allgemeine körperliche Situation hat sich stabilisiert. Das Gewicht ist trotz der Probleme bei der Nahrungsaufnahme angestiegen und jetzt konstant. Die Laborparameter weisen keine pathologischen Befunde auf. Der klinische Befund zeigt Rezidiv- und Metastasenfreiheit. Fernmetastasen sind in der Zwischenzeit nicht aufgetreten.
Der Kranke ist durch die Operationsfolgen in seiner Nahrungsaufnahme erheblich eingeschränkt. Durch Unterkieferresektion ist der Kauvorgang erheblich eingeschränkt; durch die Teilentfernung der Zunge und des Mundbodens mit entsprechender Fixierung ist der Nahrungstransport erschwert. Zusätzlich besteht als Strahlenfolge eine Xerostomie (Mundtrockenheit), die die Nahrungsaufnahme und den Schluckvorgang weiter behindert. Insgesamt ist der Patient nur in der Lage, passierte breiige Kost zu sich zu nehmen. Durch die operativen und radiologischen Maßnahmen ist neben der erschwerten Nahrungsaufnahme auch eine Störung der Sprache (verwaschen, unscharf und unklar) eingetreten.

Beurteilung

Die allgemeine körperliche Verfassung und lokale Situation ist jetzt 1 Jahr nach Abschluß der therapeutischen Maßnahmen stabilisiert. Zur Rehabilitation wird durch den Untersucher der Versicherung (Bundesknappschaft) gegenüber die von der Arbeitsgemeinschaft für Krebsbekämpfung der Träger der gesetzlichen Kranken- und Rentenversicherung im Lande Nordrhein-Westfalen angebotene Tumornachsorgekur befürwortet. Sie sollte über die nachsorgenden Fach- oder Hausärzte eingeleitet werden.

Mund-, Kiefer- und Gesichtschirurgie

Die Frage der Erwerbsunfähigkeit wird folgendermaßen beantwortet:

Die allgemeine Situation nach der ausgedehnten radikalen Tumorresektion mit Ausweidung der regionalen Lymphknoten durch Neck dissection links und suprahyoidaler Ausräumung rechts sowie die Folgen nach kurativ intendierter postoperativer Strahlentherapie bewirken bei dem Patienten eine Einschränkung der Nahrungsaufnahme und verursachen darüber hinaus eine Behinderung der Sprache. Aufgrund dieser Gesundheitsstörungen besteht zur Zeit vollständige Erwerbsunfähigkeit. In Absprache mit dem Patienten wird jedoch dem Versicherungsträger vorgeschlagen, die Erwerbsunfähigkeit zunächst auf Zeit (2 Jahre) zu beschränken, um die weitere Entwicklung und die allgemeine körperliche Rehabilitation abzuwarten. Der Kranke hat bei dem Untersuchungsgespräch betont, baldmöglichst wieder in den Arbeitsprozess eingegliedert zu werden, ggf. durch Umschulung für einen anderen Arbeitsbereich.

Nach Ablauf der Rehabilitationszeit könnten in Absprache zwischen Versicherungsträger und dem Kranken geeignete Maßnahmen zur beruflichen Rehabilitation ergriffen werden.

Die Frage des Versicherungsträgers bezüglich der Erwerbsfähigkeit des Tumorpatienten wird folgendermaßen beantwortet:

1. Bei dem versicherten handelt es sich um den Zustand nach operativer und strahlentherapeutischer Behandlung eines linksseitigen Mundboden-Karzinoms im Tumorstadium $T_2 N_2 M_0$. Nach einem einjährigen tumor- und metastasenfreien Intervall hat sich die allgemeine körperliche und psychische Verfassung des Patienten stabilisiert. Er wird in der onkologischen Nachsorgesprechstunde kontrolliert. Die Einleitung der ersten Tumornachsorgekur über die Arbeitsgemeinschaft für Krebsbekämpfung wird befürwortet.
2. Aufgrund der operativen und radiologischen Behandlung besteht eine erhebliche Einschränkung der Nahrungsaufnahme. Diese wird verstärkt durch die radiologisch bedingte Xerostomie. Der Patient ist lediglich in der Lage, flüssige bzw. passierte Kost in kleineren Portionen über den Tag verteilt zu sich zu nehmen. Trotzdem hat sich die allgemeine körperliche und psychische Situation zufriedenstellend entwickelt und stabilisiert.
3. Aufgrund des Grundleidens und der durch die Behandlung eingetretenen eingeschränkten Nahrungsaufnahme mit Behinderung der Sprache besteht bei dem Patienten zur Zeit Arbeits- und Erwerbsunfähigkeit. Da zum Untersuchungszeitpunkt die weitere Entwicklung der Erkrankung in Bezug auf ein Rezidiv und Lymphknotenmetastasen nicht abgesehen werden kann, wird zunächst die Erwerbsunfähigkeit auf Zeit (2 Jahre) befürwortet.
4. Wegen des Alters des Patienten sowie dessen Wunsch, unbedingt nach Abschluß der Tumornachsorgekur wieder in den Arbeitsprozeß eingegliedert zu werden, werden berufliche Rehabilitationsmaßnahmen – ggf. Umschulung – vorgeschlagen. Bei der Umschulung ist jedoch zu beachten, daß eine schwere körperliche Tätigkeit wegen der Probleme bei der Nahrungsaufnahme nicht in Frage kommt. Zu denken wäre an eine Büro- oder entsprechend gelagerte Tätigkeit, die den Neigungen des Patienten entsprechen sollte. Die Einleitung einer solchen Umschulung ist nach Abschluß der medizinischen Rehabilitation (Abschluß der Nachsorgekur) 2 Jahre nach Behandlungsbeginn sowie nach erneuter Überprüfung der allgemeinen körperlichen Verfassung im Hinblick auf den in Aussicht genommenen Beruf durchzuführen.

Kommentar

Die Frage der Erwerbsunfähigkeit eines Tumorpatienten 1 Jahr nach chirurgischer und strahlentherapeutischer Behandlung wird aufgrund des bis dahin rezidiv- und metastasenfreien In-

Mund-, Kiefer- und Gesichtschirurgie

tervalls zunächst wegen der erkrankungs- und behandlungsbedingten Störungen positiv beantwortet. Da jedoch die medizinische Rehabilitation noch nicht komplett abgeschlossen ist, wird die Bewilligung der Tumornachsorge-Rehabilitationskur befürwortet. Gleichzeitig wird wegen des Wunsches des Patienten zur Wiedereingliederung in den Arbeitsprozeß vorgeschlagen, die Erwerbsunfähigkeitsrente zunächst auf Zeit, d.h. für 2 Jahre, zu gewähren, um im Anschluß daran die Wiedereingliederung ggf. durch Umschulungsmaßnahmen zu verwirklichen.

111 Polytraumatisierung im Schädel-Gesichtsbereich durch Arbeitsunfall.

Gutachten für eine Berufsgenossenschaft.

J. Dieckmann

Fragestellung

Von einer Berufsgenossenschaft wird dieses Hauptgutachten des Faches Mund-, Kiefer-, Gesichtschirurgie angefordert, das im Rahmen des 1. Rentengutachtens die Unfallfolgen eines Arbeitsunfalls bewerten soll. Wegen der ausgedehnten Unfallverletzungen, die neben dem kieferchirurgischen Fachgebiet auch die Fachbereiche Neurochirurgie, HNO-Heilkunde und Ophthalmologie betreffen, sollen Zusatzgutachten auf diesen Fachgebieten angefordert und in der Gesamtschau berücksichtigt werden.

Vorgeschichte

Der Kranke erlitt 1 Jahr vor dieser Begutachtung einen Arbeitsunfall mit folgenden Verletzungen:

1. Fronto-basale zentrale Schädelfraktur mit gedecktem Hirntrauma.
2. Oberkiefer-Fraktur vom Typ Le Fort III beidseits.
3. Defektfraktur im Bereich des knöchernen Nasengerüstes.
4. Weichteilverletzungen im Bereich der Gesichtshaut periorbital beidseits, im Nasenwurzel- und Stirnbeinbereich, teilweise mit Defekten und
5. traumatischer Zahnverlust bzw. Zahnschäden an den Zähnen 13, 23, 43, 41, 31.

Die Verletzungen wurden im wesentlichen von kiefergesichts-chirurgischer Seite primär und definitiv versorgt. Die Trümmerdefektfraktur im Nasenbereich konnte jedoch nicht in anatomischer Form wieder her-

gestellt werden. Mehrere stationäre Behandlungen wurden notwendig. Die kieferchirurgische Behandlung und Nachsorge dauerte 6 Monate. Im Anschluß daran wurde von Seiten des kieferchirurgischen Fachgebietes Arbeitsfähigkeit angenommen. Wegen des gedeckten Schädelhirntraumas wurde über die kieferchirurgische Behandlung hinaus ein Anschlußheilverfahren in einer Nachbehandlungsklinik für Hirn- und Nervengeschädigte durchgeführt. 11 Monate nach dem Unfall nahm der Patient seine berufliche Tätigkeit wieder auf, jedoch nicht im erlernten Beruf als Hauer, sondern zunächst als Kauenwärter.

Untersuchungsbefunde

a) Kieferchirurgisch
Die allgemeine körperliche Verfassung ist als gut zu bezeichnen, obwohl der Patient insgesamt einen verlangsamten Eindruck macht. Eine gewisse Verstimmtheit, einhergehend mit einer deutlichen Unsicherheit, seine Situation darzustellen, ist festzustellen.
Bei Betrachtung des Gesichtes fällt ein Tiefstand des rechten Augapfels im Vergleich zu links auf, einhergehend mit einer Motilitätsstörung. Daneben findet der Untersucher einen leichten Strabismus convergens. Doppelbilder werden bei grob klinischer Überprüfung angegeben. Die Nasenregion ist abweichend von der Norm; es fällt insbesondere eine Verlagerung des Nasenrückens nach links auf bei gleichzeitiger Abflachung. Die Nasenbelüftung ist ungestört. Bei der Betrachtung des Gesichtes fällt außer der beschriebenen Störung der Nasenkontur eine Abflachung der mittleren Gesichtsre-

Mund-, Kiefer- und Gesichtschirurgie

gion auf, wie sie bei dislozierten Mittelgesichtsfrakturen im Sinne eines Dish-face beschrieben wird.

Die Gesichtshaut ist im Stirn- und Nasenbereich durch eine Y-förmige verzweigte Narbe verändert. Die Narben sind reizlos, leicht gerötet; infolge oedematöser Schwellung im Bereich der umgebenden Gesichtsweichteile erscheinen sie leicht eingezogen. Weitere reizlose Narben befinden sich im Bereich der rechten Wange, im rechten äußeren Lidbereich. Sensibilitätsstörungen im Innervationsbereich des 5. Gehirnnerven finden sich im Bereich der Rami supraorbitales beidseits sowie im Bereich des rechten Ramus infraorbitalis. Hier ist im jeweiligen Innervationsbereich eine teilweise komplette Aufhebung der Berührungsempfindlichkeit bzw. eine Überempfindlichkeit nachzuweisen.

Intraoral

Der zahnlose Oberkiefer ist prothetisch durch eine schleimhautgetragene Oberkiefer-Totalprothese versorgt. Im Unterkiefer liegt ein Lückengebiß vor, in dem die Zähne 47, 42, 41, 31, 32, 34, 36, 37 fehlen. Das Lückengebiß im Unterkiefer ist durch eine Stahlskelett-Prothese versorgt; der Zahnverlust ist ausgeglichen. Die Zahnschäden sind entsprechend versorgt. Die Überprüfung der Funktion der Prothesen ergibt einen nicht ausreichenden Saugeffekt für die Oberkieferprothese infolge nicht ausreichender Extension im Bereich der Ventilrandzone im Oberkiefer-Vestibulum bzw. durch nicht ausreichende Extension am Übergang des harten zum weichen Gaumen.

b) Ophthalmologischer Befund

Ophthalmologischerseits wird rechtsseitig eine Heber- und Außenwenderschwäche festgestellt, die das Doppelsehen (Diplopie) verursacht.

c) Schäden, das Fachgebiet HNO-Heilkunde betreffend

Durch die Zusatzbegutachtung des HNO-Arztes wird 1. das Fehlen des Riechvermögens sowie 2. eine Rhinitis-sicca gefunden.

d) Neurochirurgischer Befund

Aufgrund der neurochirurgischen gutachtlichen Untersuchung werden keine posttraumatischen Schäden festgestellt.

Beurteilung

Durch einen Arbeitsunfall untertage – knapp 1 Jahr vor der jetzt durchgeführten Begutachtung – kam es bei dem Patienten zu den beschriebenen Verletzungen. Die im wesentlichen vom Mund-, Kiefer-, Gesichtschirurgen durchgeführten operativen und rekonstruktiven sowie stabilisierenden Maßnahmen führten zur fast vollständigen Rehabilitation. Unfallbedingt bestehen, das kieferchirurgische Fachgebiet betreffend, folgende Störungen:

1. Innervationsstörungen im Bereich der oberen Äste des 5. Gehirnnerven beidseits durch Verminderung der Oberflächenberührungsempfindlichkeit im peripheren Bereich.
2. Innervationsstörungen im Sinne einer Überempfindlichkeit des Endastes des 2. rechten Trigeminusastes.

    Diese unter 1 und 2 aufgeführten Störungen sind sowohl durch die Weichteilverletzungen als auch durch die Frakturverläufe im Mittelgesicht erklärbar.
3. Unfallbedingt ist darüber hinaus durch die Narbenbildung sowie aufgrund der Verlagerung und Abflachung des Nasenrückens mit konsekutiver Störung des Lymphabflusses im Narbenbereich eine gewisse Entstellung des Gesichts eingetreten, die den Patienten stört und, wie er sich ausdrückt, verunsichert.
4. Unfallbedingt kam es auch zu Zahnverlusten, die prothetisch ausgeglichen wurden. Die inkorporierte Oberkieferprothese ist jedoch funktionell nicht ausreichend; zur Verbesserung des Saugeffektes sollten Korrekturmaßnahmen durchgeführt werden.

    Die unter 1, 2 und 3 beschriebenen posttraumatischen Störungen bedingen, das Fachgebiet der Mund-, Kiefer-, Gesichtschirurgie betreffend, eine Erwerbsminderung von 10%. Unter der Voraussetzung, daß durch den nachsorgenden Zahnart eine Überprüfung und Korrektur der OK-Prothesen erfolgt, ist diese prozentuale Einschätzung als Dauerschaden anzuerkennen.

Die beim Patienten bei der Primärversorgung eingebrachten Drahtosteosynthesen im Bereich der Mittelgesichtspfeiler liegen zur Zeit völlig reizlos in den entsprechenden Frakturbe-

Mund-, Kiefer- und Gesichtschirurgie

reichen. Nach vollständiger Konsolidierung und Durchbauung der Frakturbereiche können diese Osteosynthesematerialien entfernt werden. Der Patient möchte aber zunächst die Entwicklung an seinem Arbeitsplatz abwarten und sich erst später zur Festlegung eines Termins zur Drahtnahtentfernung mit Narbenkorrektur mit uns in Verbindung setzen.

Beurteilung durch Zusatzgutachten

1. Ophthalmologisches Zusatzgutachten
Ophthalmologischerseits besteht eine Minderung der Erwerbsfähigkeit von 15%. Diese Einschätzung bezieht sich ausschließlich auf ophthalmologische Befunde. Überschneidungen mit dem kieferchirurgischen Gutachten bestehen nicht. Die Bemessung der MdE von ophthalmologischer Seite beinhaltet im wesentlichen die rechtsseitige Heber- und Außenwänderschwäche sowie das dadurch bedingte Doppelbildsehen (Diplopie).

2. HNO-ärztliches Zusatzgutachten
a) Rhinitis sicca,
b) Fehlen des Riechvermögens:
10% Minderung der Erwerbsfähigkeit für das Fachgebiet der HNO-Heilkunde.
Bei genauer Auswertung des HNO-ärztlichen Zusatzgutachtens sind in der Beurteilung keine Überschneidungen weder zum kieferchirurgischen noch zum augenärztlichen Gutachten festzustellen.

3. Neurochirurgisches Zusatzgutachten
Aufgrund des neurochirurgischen Gutachtens werden keine posttraumatischen Schäden festgestellt. Eine meßbare Minderung der Erwerbsfähigkeit wird von neurochirurgischer Sicht verneint.
Diese Beurteilung deckt sich in wesentlichen Teilen nicht mit dem kieferchirurgischen und dem HNO-ärztlichen Gutachten. Beschreiben Kieferchirurg und HNO-Arzt Störungen im Innervationsbereich des 5. Hirnnerven (N. trigeminus), so werden diese vom neurochirurgischen Gutachter nicht aufgezeigt. Es werden lediglich im Narbenbereich der Gesichtsweichteile leichte Sensibilitätsstörungen beschrieben, die jedoch nicht ursächlich mit den Störungen der peripheren Trigeminusäste in Zusammenhang gebracht werden. Auch die Beurteilung des Riechvermögens ist zum HNO-ärztlichen Gutachten kontrovers. Der Neurochirurg beschreibt die Geruchs- und Geschmacksprüfung sowie das Riechvermögen subjektiv ohne Störungen.
Das dem neurochirurgischen Gutachten beigefügte enzephalographische Zusatzgutachten weist in der Beurteilung jedoch eine pathologische Veränderung auf, die als Herdbefund zu werten ist. Im neurochirurgischen Gutachten wird hierauf nicht eingegangen; Konsequenzen aus diesen Befunden zu weiterführenden Zusatzuntersuchungen werden nicht gezogen.
Das neurochirurgische Zusatzgutachten steht außerdem in wesentlichen Teilen im Gegensatz zu der neurologischen Beurteilung, die nach Abschluß der Rehabilitationsbehandlung in der entsprechenden Nachbehandlungsklinik für Hirn- und Nervenverletzte erstellt wurde.
Aus diesen aufgezeigten Diskrepanzen muß der Hauptgutachter der BG vorschlagen, nochmals zur exakten Beurteilung der neurologisch-neurochirurgisch-psychiatrischen Situation des Patienten und zum Ausschluß einer posttraumatischen gedeckten Schädelhirnbeteiligung ein weiteres neurologisch-psychiatrisches ggf. neurochirurgisches Gutachten einzuholen. Im Rahmen dieser Begutachtung ist eine 2–3tägige stationäre Beobachtung des Patienten anzuraten, da die aufgezeigten Diskrepanzen des jetzigen neurochirurgischen Gutachters evtl. auf die nur ambulant durchgeführte Untersuchung zurückzuführen ist.

Mund-, Kiefer- und Gesichtschirurgie

Zusammenfassende Beurteilung

Nach eingehender gutachtlicher Untersuchung von Seiten des Fachgebietes der Mund-, Kiefer-, Gesichtschirurgie sowie nach sorgfältiger Auswertung der Zusatzgutachten kommt der Hauptgutachter zu dem Schluß, daß bei dem Verletzten infolge der ausführlich beschriebenen posttraumatischen Unfallfolgen vom Fachgebiet Mund-, Kiefer-, Gesichtschirurgie, Ophthalmologie, HNO-Heilkunde und der neurochirurgischen Befunde zur Zeit eine Gesamt-MdE von 35% angenommen werden muß. Die rein summarische Addition der von den einzelnen Fachgebieten aufgezeigten prozentualen Minderungen der Erwerbsfähigkeit ist in diesem Falle zulässig, da sich nach sorgfältiger Abwägung keine Überschneidungen der Beurteilungen in den einzelnen Fachbereichen ergeben haben.

Wegen der Diskrepanz in der Beurteilung von neurochirurgischer-neurologischer Seite empfehlen wir eine erneute neurochirurgisch-neurologische oder neurologisch-psychiatrische Beurteilung unter stationären Beobachtungsmöglichkeiten.

Kommentar

Begutachtung nach Berufsunfall beim Vorliegen einer Gesichtsschädel-Trümmerdefektfraktur mit Hirnbeteiligung zur Festlegung der 1. Rente; Festlegung der Minderung der Erwerbsfähigkeit von Seiten des Fachgebietes Mund-, Kiefer-, Gesichtschirurgie, des Fachgebietes HNO, Ophthalmologie und Neurochirurgie. Festlegung der jeweiligen Schäden durch Zusatzbegutachtungen.

Gesamtbeurteilung mit Festlegung der Gesamt-MdE unter Berücksichtigung von Überschneidungen aus den verschiedenen Fachgebieten.

Weil der Hauptgutachter mit der neurochirurgischen Beurteilung des Zusatzgutachtens nicht einverstanden ist, schlägt er eine nochmalige, möglichst stationäre neurologische und psychiatrische Begutachtung vor.

Es ist das Recht eines Gutachters – aber auch der auftraggebenden Berufsgenossenschaft oder eines Gerichts –, die gutachtliche Beurteilung anderer Gutachter kritisch zu analysieren.

 ## Kombinierte Gesichtsschädel-Schädelhirn-Verletzung durch Arbeitsunfall.

Gutachten für eine Berufsgenossenschaft.

J. Dieckmann

Fragestellung

Festlegung der MdE durch ein zweites Rentengutachten als Dauerrente.

1. Wie hoch ist die MdE für das Fachgebiet Mund-, Kiefer- und Gesichtschirurgie und wie hoch wird nach Auswertung der Zusatzgutachten die Gesamt-MdE geschätzt?
2. Ist das Heilverfahren abgeschlossen bzw. welche Maßnahmen zur Rehabilitation sind erforderlich.

Mund-, Kiefer- und Gesichtschirurgie

Vorgeschichte

4 Jahre vor der jetzt durchgeführten Begutachtung erlitt der Patient durch Arbeitsunfall eine kombinierte Gesichtsschädel- und Schädelhirnverletzung, die in einer interdisziplinären Versorgung zwischen Neurochirurgen und Kieferchirurgen an einer Universitätsklinik versorgt wurde. Von Seiten des Fachgebietes Mund-, Kiefer-, Gesichtschirurgie wurden folgende Verletzungen diagnostiziert:

Oberkieferfrakturen vom Typ Le Fort I, Le Fort III beidseits.
Weichteilverletzungen im Bereich der linken Wange.

Die kieferchirurgische Versorgung bestand in einer kombinierten chirurgischen bzw. konservativen Kieferbruchbehandlung.
Bei der gutachtlichen Untersuchung im Rahmen des 1. Rentengutachtens wurde aufgrund klinischer und röntgenologischer Befunde eine primär nicht erkannte Unterkiefergelenkfortsatzfraktur nachgewiesen und als unmittelbare Unfallfolge aufgezeigt.
Unfallfolgen:

1. Occlusionsstörungen mit Kopfbiß durch Rücklage des Oberkiefers um 2 mm,
2. Abweichung des Unterkiefers bei der Mundöffnung nach links ohne Bewegungseinschränkung,
3. Entstellung durch Narben im Bereich der linken Wange, der gesamten Nase sowie durch Rücklage des Mittelgesichtes.

Für das Fach Mund-, Kiefer- und Gesichtschirurgie wurde eine MdE von 25% angenommen.

Kieferchirurgischer Untersuchungsbefund

Bei der äußeren Betrachtung fällt eine deutlich erkennbare Abflachung der rechten Nase sowie ein Nasenschiefstand nach links auf. Der Nasenflügel links ist leicht nach kaudal verlagert. Auffallend ist trotz optisch guter Angleichung an das linke gesunde Auge eine Augenprothese rechts. Bei seitlicher Betrachtung des Gesichtes (Profil) ist eine Rücklage des Mittelgesichts erkennbar.
Die Gesichtshaut ist durch multiple, teils unfall-, teils operationsbedingter Narben durchsetzt, die ästhetisch ungünstig verlaufen.
Die Mundöffnung ist uneingeschränkt möglich. Bei der Öffnungsbewegung weicht der Unterkiefer von der Körpermittellinie nach links ab. Dabei sind die Kiefergelenksregionen bei äußerer Betastung druckschmerzhaft. Im Bereich des linken Kiefergelenkes lassen sich von außen nur ortsständige Rotationsbewegungen bei der Mundöffnung nachweisen, wohingegen rechts ein normaler Bewegungsablauf in der typischen Drehgleitbewegung nach ventral erkennbar ist.
Das Lückengebiß des Ober- und Unterkiefers ist zum Zeitpunkt der Untersuchung prothetisch nicht versorgt. In Schlußbißstellung ist eine Kopfbißposition festzustellen, d. h. Ober- und Unterkieferzähne beißen direkt aufeinander. Wegen bestehender Schliff-Fazetten an den Restzähnen muß angenommen werden, daß vor dem Unfall eine normale Überstellung der Oberkieferzähne über die Unterkieferzähne vorgelegen haben muß. Aus diesem Befund resultiert eine Rücklage des Oberkiefers um 2 mm.
Als wesentlicher pathologischer Befund ergibt sich in den Röntgenaufnahmen mit spezialer Stellung der Kiefergelenke und der Gelenkfortsätze des Unterkiefers eine Verplumpung an der Basis des linken Processus articularis. Gleichzeitig ist im Seitenvergleich der linke Processus articularis gegenüber der rechten Seite verkürzt. Zusätzlich ist in den Kiefergelenksaufnahmen bei geschlossenem und offenem Mund die unterschiedliche Stellung des linken Kiefergelenkes bei der Mundöffnung im Seitenvergleich nachweisbar. Der linke Gelenkfortsatz bleibt bei der Mundöffnung in der Gelenkpfanne und steht nicht, wie es bei der Mundöffnung typisch ist, unterhalb des Gelenkhöckers.

Beurteilung

Die Überprüfung der Sensibilität der Gesichtshaut ergibt eine Gefühlswahrnehmungsverminderung im Bereich der linken Wange, einhergehend mit schmerzhaften Sensationen bei oberflächlicher Berührung. Diese Störung ist streng auf das Innervationsgebiet des mittleren Astes des linken 5. Gehirnnerven (Ramus infraorbitalis des N. trigeminus) begrenzt.
Aufgrund der 4 Jahre nach dem Unfall durchgeführten ambulanten klinischen und röntgenologischen Untersuchung muß geschlossen werden, daß sich der Kranke bei dem vor 4 Jahren erlittenen Unfall eine Oberkiefer-Trümmerfraktur zuzog. Darüber hinaus muß eine Gelenkfortsatzfraktur des linken Unterkiefers angenommen werden. Klinisch und röntgenologisch ergeben sich entsprechende krankhafte Befunde (Abweichung des Unterkiefers bei der Mundöffnung links; ortsständige Rotationsbewegung im Bereich des linken Kiefergelenkes mit Fehlen des typischen Vorgleitens).

Mund-, Kiefer- und Gesichtschirurgie

Außerdem ist eine Störung der Artikulation durch eine Verminderung der Lateralbewegung nach rechts festzustellen, die ebenfalls die Annahme einer Gelenkfortsatzfraktur (Collumfraktur) links stützt. Bezüglich der Situation im Unterkiefer muß aufgrund dieser Befunde geschlossen werden, daß mit an Sicherheit grenzender Wahrscheinlichkeit eine sogenannte Collumfraktur links unfallbedingt vorgelegen haben muß, die durch das Unfallereignis erklärt werden kann.

Die Mittelgesichts-Trümmerfrakturen, die durch Drahtosteosynthesen stabilisiert wurden, bedingen jetzt eine unfallbedingte Rücklage des gesamten Mittelgesichtes (Dish-face) mit Störung der Schlußbißstellung. Die Aussagen des Patienten, daß früher, d. h. vor dem Unfall, die Oberkieferzähne exakt über die Unterkieferzähne geführt werden konnten, sind glaubhaft und durch die Schliff-Fazetten an den Zähnen nachweisbar. Jetzt resultiert eine Kopfbißstellung, die wegen der vorliegenden Fazetten nicht anlagebedingt sein kann.

Aus der Rücklage des Mittelgesichtes ergibt sich ebenso wie durch die multiplen Unfall- bzw. OP-Narben eine Entstellung, die der Patient nicht so gravierend beurteilt wie der Untersucher.

Die Sensibilitätsstörung im Bereich des mittleren Trigeminusastes links ist durch das Unfallereignis erklärbar. Die jetzt noch aufgezeigte Störung mit Verminderung der Oberflächenberührungsempfindlichkeit, einhergehend mit schmerzhaften und unangenehmen Mißempfindungen (Paraesthesien) muß als Dauerfolge angenommen werden, nachdem sich in den 4 Jahren nach dem Unfall keine Veränderung gezeigt hat.

Die Nase ist unverändert in dem unfallbedingten Befund, sie ist abgeflacht und weist einen leichten Schiefstand nach links auf. Der Nasenflügel ist im Seitenvergleich zu rechts tieferstehend. Diese Deformierung trägt zur Entstellung bei. Eine Belüftungsstörung ist trotz des Nasenschiefstandes zum Zeitpunkt der Untersuchung nicht nachzuweisen.

Das Fachgebiet der Mund-, Kiefer-, Gesichtschirurgie betreffend liegen folgende Unfallfolgen vor:

1. Occlusionsstörungen mit Kopfbißposition und Rücklage des gesamten Mittelgesichtes um etwa 2 mm.
2. Bewegungseinschränkung des Unterkiefers mit Abweichung bei der Mundöffnung nach links ohne Einschränkung der maximalen Mundöffnung.
3. Entstellung durch Narben im Bereich der linken Wange.
4. Sensibilitätsstörungen im mittleren Trigeminusast.
5. Nasendeformierung.

Aufgrund dieser unfallbedingten Störungen wird von Seiten des Fachgebietes Mund-, Kiefer-, Gesichtschirurgie unverändert eine

MdE von 25%

zugebilligt. Bei dieser Beurteilung ist ein besonderes Gewicht auf die Entstellung gelegt; sie beinhaltet ausdrücklich auch die Entstellung durch die rechtsseitige Augenprothese und die Sensibilitätsstörungen im Bereich des mittleren Trigeminusastes links.

Wegen der im ophthalmologischen Zusatzgutachten angenommenen MdE von 50% ergibt sich unter Berücksichtigung leichter Überschneidungen (Trigeminusstörung, Entstellung), eine Gesamt-MdE für die Bereiche Ophthalmologie und Mund-, Kiefer-, Gesichtschirurgie von 65%.

Wegen der von HNO-ärztlicher Seite festgelegten unfallbedingten Schwerhörigkeit mit einer MdE von 15% und unfallbedingten Veränderungen im Nasenbereich mit 10% ergibt sich mit

Mund-, Kiefer- und Gesichtschirurgie

dem Hinweis, daß bei der Bemessung der kieferchirurgischen MdE die Deformierung des Gesichtsschädels mit Einschluß der Störung im Nasenbereich erfolgte eine Gesamt-MdE von 80%.

Abschließend muß darauf aufmerksam gemacht werden, daß von Seiten des kieferchirurgischen Fachgebietes die Entfernung der multiplen Drahtosteosynthesen im Bereich der Periorbita vorgeschlagen wird. Darüber hinaus sollte der retiniert verlagerte Weisheitszahn 38 vor der dringlichst empfohlenen prothetischen Versorgung entfernt werden.

Die prothetische Versorgung wird zur Entlastung der Kiefergelenke und zur Vermeidung von sekundären Schäden im Sinne einer fortschreitenden deformierenden Arthropathie unbedingt und baldmöglichst anempfohlen.

Die von der Berufsgenossenschaft gestellten Fragen werden wie folgt beantwortet:

Aus kieferchirurgischer Sicht, ist in den Unfallfolgen, wie sie für die Feststellung der Rente im 1. Rentengutachten maßgeblich waren, keine wesentliche Änderung eingetreten.

Die MdE ist für das Fachgebiet der Mund-, Kiefer- und Gesichtschirurgie wie bisher mit 25% anzusetzen.

Kieferchirurgischerseits ist eine Nachuntersuchung nach Ablauf von 3 Jahren sinnvoll, um eine sekundäre Schädigung der Kiefergelenke im Sinne einer deformierenden Arthropathie überprüfen zu können. In diesem Zusammenhang wird nochmals auf die prothetische Versorgung des Gebisses zur Rekonstruktion der alten Bißhöhe und der Stützzonen zur Entlastung der Kiefergelenke hingewiesen.

Kommentar

Ermittlung der MdE für das Fachgebiet der Mund-, Kiefer- und Gesichtschirurgie sowie der Gesamt-MdE für mehrere Fachbereiche im 2. Rentengutachten. Therapiehinweise für die mittelbaren Unfallfolgen nach Unterkiefer-Gelenkfortsatzfraktur, nämlich deformierende Arthropathie bzw. dysfunktionelle Myoarthropathie u.a. durch Rekonstruktion des Ober- und Unterkieferlückengebisses zur Entlastung der Kiefergelenke. Bewertung der Entstellung mit Beurteilung der Frage, ob die Entstellung durch angeborene oder traumatische Rücklage des Mittelgesichtes bedingt ist.

Mund-, Kiefer- und Gesichtschirurgie

 Zahnverluste durch Granatsplitterverletzung im Kriege – Wehrdienstbeschädigungen; sind weitere Zahnverluste in späteren Jahren im Zusammenhang mit dieser WDB zu sehen?

Gutachten für ein Sozialgericht.

J. Dieckmann

Fragestellung

Begutachtung im Rahmen eines Klageverfahrens vor dem Sozialgericht zwecks Erweiterung der WDB-Rente. Der Auftraggeber, das Sozialgericht, will die Frage geklärt wissen, ob über den bisher anerkannten Zahnverlust von 14 Zähnen infolge einer Granatsplitterverletzung im März 1944 hinaus, die im Jahre 1976 nach prothetischer Versorgung mit einer WDB-Rente von 25% bemessen wurde, weitere Zahnverluste die schädigungsbedingte Erwerbsminderung des Klägers aus medizinischer Sicht ab letztem Bescheid ändern.

Vorgeschichte

Durch Granatsplitterverletzung wurde der Kläger im März 1944 verletzt. Es kam zunächst zum Verlust von 8 Zähnen im Oberkiefer und von 6 Zähnen im Unterkiefer. Daneben bestanden ausgedehnte Weichteildefektverletzungen im Bereich der Oberlippe und im Bereich der linken Wange. Nach primärer Rekonstruktion wurde zunächst eine WDB-Rente von 50% angenommen, die nach definitiver prothetischer Rehabilitation (Eingliederung von Zahnersatz im Ober- und Unterkiefer) auf 20% reduziert und später nach einer Klage auf 25% festgelegt wurde.
Im Laufe der Jahre kam es zum Verlust sämtlicher Zähne im Oberkiefer und zu weiterem Zahnverlust im Unterkiefer. Dieser über die primäre Verletzung hinausgehende Zahnverlust wird vom Kläger vorgebracht, um eine Erhöhung der WDB-Rente zu erreichen.
Aufgrund des letzten Bescheides wurden die im folgenden aufgeführten Schädigungsfolgen anerkannt:

1. Totaler Zahnverlust im Oberkiefer; Verlust der Zähne unten rechts: 41, 42, 44, 45, 46, 47 und unten links: 31, 32, 34, 35, 36, 37; Schädigung der Zähne unten rechts und links 33 und 43 (Versorgung durch Überkronen).
   Mit Defekt verheilter Schußbruch des Oberkiefers.
   Behinderung der Kaufunktion infolge Narbenzüge. Einfache Entstellung bei leichter Verformung der rechten Kieferhöhle.
2. Feste Narben im Scheitelbeinbereich und Schulterbereich re. sowie an beiden Oberschenkeln. Weichteilstecksplitter im Bereich der rechten Schläfengegend und der rechten Gesichtshälfte.

Befund

A) Extraoral
Der Gesichtsausdruck des Patienten wird entscheidend durch mehrere Narben im Bereich der Oberlippe und der rechten Wange geprägt. Es handelt sich um operationsbedingte Narben, die nach Mobilisation ortsständigen Gewebes in einen Oberlippendefekt verlagert wurden. Durch diese chirurgisch-rekonstruktiven Maßnahmen konnte die Lippe wiederhergestellt werden; es resultiert jedoch daraus eine funktionelle Bewegungseinschränkung, die konsekutiv auch zu einer Beeinträchtigung der Mundöffnung führt.
Die Mundspalte ist asymmetrisch. Bei der maximalen Mundöffnung bildet sich ein schräg nach links oben gestelltes Oval mit einer maximalen Breite von 4,5 cm und einer maximalen Höhe von 3,8 cm. Die Bewegungseinschränkung im Bereich der Oberlippe und des Mundwinkels rechts ist somit nicht auf eine Störung des 7. Gehirnnerven (N. facialis) zurückzuführen.

B) Intraoral
Neben den auch intraoral zu findenden Narben im Bereich der rechten Oberlippe und des Mundwinkels ergeben sich folgende Gebißbefunde: Der Oberkiefer ist zahnlos; bei der Untersuchung wird keine Oberkiefer-Prothese getragen, der Kläger bringt diese mit. Nach Inkorporation und Überprüfung des Sitzes wird deutlich, daß die Oberkieferprothese nicht mehr den Anforderungen bezüglich Sitz und Funktion entspricht. Sie ist nach Aussagen des Patienten mindestens 6 Jahre alt und nicht korrigiert worden. Durch natürliche Veränderungen des Prothesenlagers hat sich zwischen den nicht mehr passenden Prothesen und dem Oberkiefer im Frontzahnbereich ein Reizfibrom bzw. ein Schlotter-

Mund-, Kiefer- und Gesichtschirurgie

kamm ausgebildet. Hierunter versteht man eine Proliferation von Schleimhaut und submukösem Bindegewebes infolge des chronischen Reizes durch mangelhaften Sitz der Prothese.
Im Unterkiefer wird ebenfalls eine Prothese getragen, die im wesentlichen den Zahnverlust im Seitenzahnbereich ausgleicht. Im Unterkiefer-Frontzahnbereich ist eine festsitzende Brücke von Eckzahn zu Eckzahn zu finden. Die Weisheitszähne 38 und 48 sind insgesamt stark parodontisch abgebaut und gelockert. Unter parodontotischem Abbau versteht man eine Verlängerung der klinischen Krone durch die Retraktion der alveolären Knochenanteile sowie der bedeckenden Schleimhaut. Die gleichen Veränderungen sind auch an den Brückenpfeilern 33 und 43 festzustellen. Auch hier ist die klinische Krone erheblich verlängert. Die marginale Gingiva an den Restzähnen ist oedematös geschwollen und livide verfärbt.
Durch die in der Zwischenzeit insuffizient gewordenen Prothesen ist die Bißlagebeziehung von Ober- und Unterkiefer nicht mehr exakt. Es besteht eine Zwangsbißführung, die neben dem mangelnden Sitz der Prothesen zu weiteren unphysiologischen Belastungen der Restzähne führt.

Beurteilung

Durch eine Wehrdienstbeschädigung infolge Granatsplitterverletzung erlitt der Kläger Zahnverluste im Ober- und Unterkiefer sowie eine Weichteildefektverletzung. Durch plastisch-chirurgische Maßnahmen (Verschiebung ortsständiger Weichteile) konnte eine für damalige Begriffe hervorragende Rekonstruktion im Wangen- und Oberlippenbereich erzielt werden. Die Narben in diesem Bereich sind, wie die Untersuchung ergibt, völlig reizlos, kaum sichtbar. Störend ist lediglich das Fehlen des Lippenrots im Bereich der Oberlippe. Außerdem resultiert in diesem Bereich durch die Verletzung und Rekonstruktion eine leichte Einschränkung der Mundöffnung, die jedoch nicht zu funktionellen Behinderungen führt. Die Inkorporation von Prothesen wird dadurch nicht erschwert. Insgesamt ist durch die beschriebenen Rekonstruktionsmaßnahmen im Bereich der Wange und Oberlippe und die daraus resultierenden Narben eine leichte Entstellung im Mittelgesicht eingetreten, die jedoch wegen völlig reizloser Narben durchaus tolerierbar ist.
Diese Veränderung stellt zweifellos ein psychisches Trauma für den Kläger dar, das gutachtlich schwer zu bewerten ist, da das subjektive Empfinden eine wesentliche Rolle spielt.
Die nicht von der Hand zu weisende Entstellung wurde in allen ärztlichen Gutachten zur Beurteilung der MdE herangezogen und schlug sich in der jeweiligen Bemessung entsprechend nieder.
Bezüglich des Zahnverlustes durch die Wehrdienstbeschädigung muß festgehalten werden, daß zunächst gutachtlich der Verlust von 8 Zähnen im Ober- und 6 Zähnen im Unterkiefer ausgewiesen wurde. Noch während der stationären Behandlung zur Versorgung der Verletzung wurde dieser Zahnverlust durch herausnehmbaren Zahnersatz ausgeglichen. Im Laufe der Jahre wurde der weiter eintretende Zahnverlust immer als mittelbare Schädigung anerkannt, teilweise jedoch erst nach Entscheidungen der Sozialgerichte.
Nach Eingliederung von funktionell guten Prothesen wurde dann die anfänglich mit 50% angesetzte MdE zunächst auf 20%, nach Sozialgerichtsentscheidung auf 25% festgesetzt.
Durch einen Verschlimmerungsantrag wird nun vom Kläger weiterer Zahnverlust und schlechter Prothesensitz vorgebracht.
Die eingehende klinische und röntgenologische Untersuchung ergibt einen zahnlosen Oberkiefer und einen restbezahnten Unterkiefer. Hervorzuheben ist, daß die jetzt inkorporierte OK-Totalprothese aus dem Jahre 1970 stammt. In der Zwischenzeit sind keine zahnärztlichen Kontrollen oder Behandlungen durchgeführt worden.
Obwohl der Alveolarfortsatz im Oberkiefer gut ausgeprägt ist, ist der Sitz der Prothese nicht mehr ausreichend. Ein Schlotterkamm im Frontzahnbereich besteht nach wie vor. In einem früherem fachärztlichen Gutachten wurde dieser Befund beschrieben und eine regelmäßige zahnärztliche Überwachung dieses Befundes gefordert.

Mund-, Kiefer- und Gesichtschirurgie

Im Unterkiefer ist ein Restgebiß zu finden. Die beiden Weisheitszähne rechts und links unten (38 und 48) und die beiden Eckzähne (33 und 43) sind die einzigen noch vorhandenen Zähne. Die UK-Frontzähne sind durch eine Brücke von 33 nach 43 ersetzt. Die Überprüfung des Restzahnbestandes im Unterkiefer ergibt eine Verlängerung der klinischen Krone, sowie eine geringgradige, jedoch sichtbare Lockerung aller vorhandenen Zähne. Die Schleimhaut im Bereich der Restzähne ist oedematös aufgequollen und entzündlich verändert, wie es typisch ist für eine Parodontopathie. Dafür spricht auch eine Verlängerung der klinischen Krone, d.h. des Teiles des Zahnes oberhalb der Schleimhaut. Dieser Befund wird hervorgerufen durch eine Rückbildung des zahntragenden Knochens. Dieser Befund wird auch durch das röntgenologische Zusatzgutachten bestätigt. Hier werden horizontaler und vertikaler Knochenabbau mit Taschenbildung beschrieben. Außerdem wird für den Zahn 43 (rechter unterer Eckzahn) eine unvollständige Wurzelfüllung, sowie eine periapikale Ostitis ausgewiesen. Aufgrund des klinischen und röntgenologischen Befundes muß gefolgert werden, daß die Restzähne infolge parodontotischen Knochenabbaus, wie sie für eine Parodontopathie typisch sind, geschädigt wurden. Durch Verlängerung der klinischen Krone und Lockerung der Zähne wird dieses sichtbar. Der Zahn 43 ist darüber hinaus zusätzlich durch eine periapikale Ostitis bei unvollständiger Wurzelfüllung geschädigt. Insgesamt sind aufgrund des klinischen und röntgenologischen Befundes sämtliche Zähne im Unterkiefer nicht mehr erhaltungswürdig und müssen extrahiert werden. Eine anschließende prothetische Versorgung des Unterkiefers durch totalen herausnehmbaren Zahnersatz ist erforderlich.

Auf dieser therapeutischen Forderung bauend wird die Frage aufgeworfen, ob der nun zu erwartende weitere Zahnverlust als mittelbare Folge der Wehrdienstbeschädigung anerkannt werden muß. Hierzu ist folgendes auszuführen:

Aufgrund des klinischen und röntgenologischen Befundes der jetzigen Untersuchung muß mit an Sicherheit grenzender Wahrscheinlichkeit angenommen werden, daß die jetzt erkennbaren Schäden an der Restbezahnung 38, 33, 43, 38 ursächlich auf eine Parodontopathie zurückzuführen sind. Der rechte untere Eckzahn (43) ist darüber hinaus durch eine periapikale Ostitis bei unvollständiger Wurzelfüllung geschädigt. Es wird der Standpunkt vertreten, daß es sich hierbei um eine selbständige Erkrankung handelt, die nicht in mittelbarem oder unmittelbarem Zusammenhang mit der erlittenen Wehrdienstbeschädigung steht, auch wenn dieses für die in der Zwischenzeit verlorengegangenen Zähne angenommen wurde.

Es muß durchaus gefragt werden, ob nicht auch der Zahnverlust, der nicht unmittelbar im Zusammenhang mit der Wehrdienstbeschädigung stand, ursächlich durch eine anlagebedingte Erkrankung des Gebisses im Sinne einer Parodontopathie eingetreten ist. Da zu erwarten ist, daß der Kläger die Lockerung der Restzähne auf ihre Funktion als Klammerzähne zurückführen wird, ist festzuhalten, daß dies durchaus denkbar und möglich ist. Doch muß in diesem Zusammenhang deutlich gemacht werden, daß beim Vorliegen einer Parodontopathie ein frühzeitiger Zahnverlust – auch ohne Trauma – normalerweise anzunehmen ist, der dann durch prothetische Mittel ausgeglichen wird. Ein sukzessiver weiterer Zahnverlust ist häufig unabwendbar und steht jeweils nicht im kausalen Zusammenhang mit einer Schädigung durch Überbelastung dieser Zähne infolge ihrer Funktion als Klammerzähne.

Es bleibt bezüglich des Gebißzustandes festzustellen, daß die Restbezahnung im Unterkiefer als nicht mehr erhaltungswürdig anzusehen ist. Eine Neuversorgung des Unterkiefers mit einer totalen Prothese muß nach Extraktion gefordert werden. Der zu erwartende weitere Verlust der Zähne 33, 43 wird von unserer Seite nicht als mittelbare Wehrdienstbeschädigung angesehen; der Verlust der Zähne, 38, 48 ebenfalls nicht. Denn für die prothetische Versor-

Mund-, Kiefer- und Gesichtschirurgie

gung spielt der Verlust der Weisheitszähne (38, 48) insofern keine Rolle, da diese normalerweise prothetisch nicht ersetzt werden.

Darüber hinaus muß festgestellt werden, daß die Prothese im Oberkiefer funktionell nicht mehr den Anforderungen entspricht. Sie ist bereits mindestens 6 Jahre alt und wurde bisher nicht den jeweils zu erwartenden Veränderungen am Kiefer durch Unterfütterung angepaßt. Die schon seit 1962 bestehende Veränderung der Schleimhaut im Oberkiefer-Frontzahnbereich im Sinne eines Schlotterkamms ist durch die ungleiche Belastung der Prothesen infolge mangelhaften Sitzes und durch Zwangsbißführung weiter verschlechtert. Darüber hinaus hat sich im Bereich einer Narbenduplikatur im Bereich des OK-Vestibulums links in der Eckzahnregion (23) ein Druckgeschwür (Decubitus) gebildet.

Vor prothetischer Versorgung des Oberkiefers muß die Entfernung des Schlotterkamms als auch eine Entfernung der dort inserierenden Narben gefordert werden, um eine exakte prothetische Versorgung durchführen zu können. Insgesamt ist aufgrund der noch relativ guten Verhältnisse im Ober- und Unterkiefer-Alveolarfortsatzbereich eine gute funktionelle Versorgung zu erwarten, wie dies auch schon zu früherer Zeit möglich war. Es bleibt weiterhin zu fordern, daß die prothetische Versorgung von Ober- und Unterkiefer gleichzeitig erfolgt unter Berücksichtigung der heute gültigen wissenschaftlichen und praktischen Voraussetzungen.

Es ist desweiteren unbedingt erforderlich, den Kläger dahingehend aufzuklären, den Sitz der Prothesen regelmäßig zahnärztlich kontrollieren zu lassen, um Veränderungen rechtzeitig zu erkennen und zu beseitigen. Es ist heute im Bereich der zahnärztlichen Prothetik durchaus üblich, bei Formveränderungen des Kiefers in begründeten Fällen bereits nach 2 Jahren eine neue prothetische Versorgung durchzuführen.

Aufgrund des klinischen und röntgenologischen Untersuchungsbefundes sowie nach Auswertung der vorliegenden Aktenunterlagen kommt der Gutachter zu dem Schluß, daß eine Änderung der Schädigungsfolgen gemäß Bescheid des Versorgungsamtes nicht anzunehmen ist. Die Minderung der Erwerbsfähigkeit wird, das Fachgebiet der Mund-, Kiefer-, Gesichtschirurgie betreffend, weiter mit 25% angenommen und für ausreichend gehalten.

Die festgestellte Verschlechterung der Kaufunktion liegt in der nicht mehr suffizienten prothetischen Versorgung begründet. Die klinische Untersuchung hat ergeben, daß eine neue prothetische Versorgung erforderlich ist. Der schon seit 1962 bestehende Schlotterkamm im Oberkiefer müßte vorher operativ entfernt werden. Dabei kann die Narbeninsertionsstelle in der linken Eckzahnregion beseitigt werden. Die aufgrund der jetzigen klinischen Untersuchung für nicht erhaltungswürdig befundenen Zähne im Unterkiefer müssen ebenfalls vor neuer prothetischer Versorgung extrahiert werden. Der Verlust dieser Zähne ist nicht als mittelbare Schädigungsfolge anzuerkennen. Er ist im wesentlichen auf eine Zahnbetterkrankung zurückzuführen.

Beantwortung der vom Sozialgericht aufgeworfenen Fragen:

1. Vom Fachgebiet der Mund-, Kiefer-, Gesichtschirurgie ist gegenüber dem letzten Bescheid keine Änderung der anerkannten Schädigungsfolgen eingetreten. Die Verschlechterung der Kaufunktion ist zwar nachweisbar, liegt aber an der insuffizient gewordenen Prothese im Ober- und Unterkiefer. Durch Neuanfertigung von herausnehmbarem Zahnersatz im Oberkiefer und im Unterkiefer kann nach Entfernung des Schlotterkamms und Korrektur einer Narbe im linken OK-Vestibulum in der Eckzahnregion eine funktionell gute Wiederherstellung der Kaufunktion erreicht werden. Die Restzähne im Unterkiefer sind nach klinischer und röntgenologischer Beurteilung nicht erhaltungswürdig. Sie müs-

Mund-, Kiefer- und Gesichtschirurgie

sen vor neuer prothetischer Versorgung extrahiert werden. Wie ausführlich dargelegt, kann der Verlust der UK-Restzähne 38, 33, 43 und 48 nicht als mittelbare Schädigungsfolge anerkannt werden. Der Verlust dieser Zähne ist durch andere Ursachen (u. a. Parodontose) bedingt.

2. Die schädigungsbedingte Erwerbsminderung beträgt aus der Sicht der Mund-, Kiefer- und Gesichtschirurgie weiter 25%.

Kommentar

In diesem Sozialgerichtsgutachten wird die Problematik des Zahnverlustes bzw. der oralen Rehabilitation durch prothetische Maßnahmen aufgezeigt. Es wird insbesondere der klinische und röntgenologische Befund zum Beweis einer schicksalhaften Erkrankung (Parodontopathie) herangezogen.

Frauenheilkunde

Fragestellungen aus der Frauenheilkunde (postoperative Verwachsungen, operative Ureterverletzung, Arbeits-, Berufs- und Erwerbsfähigkeit nach Krebsoperation)

 Beeinträchtigung der Arbeits- und Erwerbsfähigkeit durch Verwachsungen nach Unterleibsoperationen?

Gutachten für ein Landgericht im Rentenversicherungsrecht.

J. Schmidt

Fragestellung

Auf Veranlassung des Landgerichtes soll dieses Gutachten zu der Frage Stellung nehmen, ob bei der am 14. 8. 1933 geborenen Frau J.S. die beiden Unterleibsoperationen zu solch starken Verwachsungen geführt haben, daß Erwerbsunfähigkeit anzunehmen ist.

Vorgeschichte

Im Jahre 1963 wurde wegen eines Uterus myomatosus eine Myomenukleation durchgeführt. 1970 mußte wegen einer Extrauteringravidität die linke Tube entfernt werden. In dem jetzt durchgeführten Unterhaltsprozess gibt Frau S. an, daß die beiden vorangegangenen Operationen zu solch starken Verwachsungen geführt haben, daß sie einer Erwerbstätigkeit nicht mehr nachgehen könne.
Gynäkologische Vorgeschichte: Der weibliche Genitalzyklus war mit 28–30 Tagen/4–7 Tagen regelmäßig. Die Menarche erfolgte mit 13 Jahren. Geburten haben nicht stattgefunden. 1956 angeblich eine Fehlgeburt im zweiten Monat.
1963 wurden wegen Blutungsstörungen drei Ausschabungen durchgeführt. Außerdem wurde 1963 eine Myomenukleation (Ausschälung eines Muskelknotens aus der Gebärmutter) vorgenommen. 1970 erfolgte die operative Entfernung des linken Eileiters wegen einer Eileiterschwangerschaft. Von 1963 bis 1970 wurde die Frau mit Hormonpräparaten (Duoluton) behandelt. Im November 1975 erfolgte für einen Monat die Einnahme des Hormonpräparates Nuriphasic, das jedoch wegen Übelkeit und Erbrechen abgesetzt werden mußte.

Sozialanamnese: Nach achtjährigem Volksschulbesuch wurde von 1948 bis 1951 eine Lehre als Verkäuferin durchlaufen. 1954 Heirat. Danach nur noch Halbtagsarbeit. Von 1966 bis 1969 arbeitete Frau S. wegen einer Erkrankung des Ehemanns nicht. Von 1969 bis zum Juli 1970 erneut als Verkäuferin tätig. Nach der Operation im Juli 1970 hat Frau S. nicht mehr gearbeitet. Ihre Hausarbeit kann Frau S. ohne Hilfe verrichten.
Jetzige Beschwerden: Frau S. gibt an, dauernd unter linksseitigen Unterleibsschmerzen zu leiden. Seit etwa einem Jahr treten zeitweise krampfartige Schmerzen in der Nabelgegend auf, die angeblich so stark sind, daß sie sich dann auf dem Boden wälzen müsse. Die Schmerzen strahlen teilweise in die Oberschenkel aus. Weiter werden über linksseitige Unterbauchschmerzen und einen harten Knoten in der rechten Leistengegend geklagt. Seit einiger Zeit sollen Schmerzen in der Herzgegend auftreten. Außerdem schwellen die Füße und Unterschenkel an. Frau S. gibt an, nicht mehr arbeiten zu können, da sie angeblich nicht längere Zeit stehen könne und auch Sitzen unmöglich sei. Wegen eines röntgenologisch gesicherten Gallensteinleidens wird eine Diät eingehalten. Stuhlgang mit Laxantien regelrecht. Wasserlassen ohne Besonderheiten.
Medikamente: Chol-Kugeletten, Tranquo-Buscopan, Spondylon, Liquidepur.

Befund

Es handelt sich um eine 165 cm große, 85 kg schwere, also übergewichtige 42jährige Frau.
Bei unauffälligem allgemeinen, neurologischen und Organbefund findet sich im rechten Unterbauch eine reiz-

Frauenheilkunde

lose Narbe nach Appendektomie. Eine weitere Narbe liegt oberhalb der Schamhaarbegrenzung (Pfannenstielscher Fascienquerschnitt). Im oberen Bereich des Kreuzbeines wird rechts neben dem Kreuzbein eine geringe Druckschmerzhaftigkeit angegeben. Die Mammae erscheinen beiderseits unauffällig.
Gynäkologischer Befund: Die Leisten sind beiderseits frei, die Bruchpforten geschlossen. Der Scheideneingang erscheint unauffällig. Die Scheide ist normal lang, weich, das Scheidenepithel ist reizlos. Der Muttermund ist glatt. Bei der palpatorischen Untersuchung erscheint die Gebärmutter normal groß, derb, sie ist anteflektiert und ausreichend beweglich. Die rechten Gebärmutteranhänge sind völlig unauffällig, während man im Bereich der linken Gebärmutteranhänge eine tischtennisballgroße, derbe, narbige, wenig druckschmerzhafte Resistenz tastet.
Bei der Untersuchung durch den Enddarm ergibt sich der gleiche Befund. Die Darmschleimhaut erscheint glatt.
Kolposkopischer Befund: bei der Lupenbetrachtung des Muttermundes findet sich eine geschlossene Umwandlungszone.
Zytologischer Abstrichbefund nach Papanicolaou: unverdächtiges Zellbild der Gruppe I, Epithelaufbau entsprechend Grad 3–4; im Abstrich finden sich Kokken + +, Leukozyten +.
Gynäkologischer Befund bei Narkoseuntersuchung am 16. 1. 1976: Es ergibt sich der gleiche Befund wie bei der gynäkologischen Untersuchung ohne Narkose. Man tastet auch jetzt wieder auf der linken Seite eine etwa tischtennisballgroße, relativ derbe, narbige Verdickung.
Diagnose: Verdacht auf Adhäsionen im Bereich der linken Gebärmutteranhänge.

Chromozystoskopie

Das Zystoskop läßt sich ohne Schwierigkeiten in die Blase einführen. Blasenkapazität 300 ml. Die Blasenschleimhaut ist überall glatt und zart. Die Ureterenostien liegen an gehöriger Stelle, sie agieren rhythmisch. Nach Injektion von 5 ml Indigocarmin kommt es rechts und links nach sechs Minuten zur Farbstoffausscheidung in kräftigem Strahl.
Beurteilung: Regelrechte Blasenverhältnisse, zeitgerechte Farbstoffausscheidung.
Regelrechter Röntgenbefund der Lendenwirbelsäule, Verdacht auf verkalkte Lymphknoten im Bereich des 4.–5. Lendenwirbels.
Die hämatologischen und chemischen Blut- bzw. Serumanalysen zeigen regelrechte Ergebnisse, lediglich die Blutsenkung ist mit 20/60 mm mäßig beschleunigt.

Diagnosen

1. Adhäsionen im Bereich des kleinen Beckens bei Zustand nach zwei Laparotomien;
2. Prämenstruelles Syndrom.

Beurteilung

Bei der Untersuchung, die anläßlich der Begutachtung durchgeführt wurde, fand sich im Bereich der linken Adnexe (Gebärmutteranhänge) eine gut tischtennisballgroße, wenig druckschmerzhafte Resistenz. Dieser Befund hat sich gegenüber den Voruntersuchungen nicht verändert. Ob es sich hierbei nur um Verwachsungen durch die vorangegangenen Unterbauchoperationen oder zusätzlich um eine Zyste, die vom linken Eierstock ausgeht, handelt, ließ sich auch durch die Narkoseuntersuchung nicht klären. Nur durch eine Laparoskopie ließe sich feststellen, ob es sich um Verwachsungen oder auch um eine Zyste handelt. Im Schriftsatz der Rechtsvertreter der Frau J. S. wird auch eine solche Untersuchung gefordert. Ich selbst habe Frau S. eine Laparoskopie bereits im Mai 1975 vorgeschlagen. Im Rahmen der Begutachtung sollte diese Laparoskopie jetzt durchgeführt werden. Nach eingehender Aufklärung stimmte Frau S. auch dem Eingriff zu. Am nächsten Morgen lehnte sie dann – wohl unter dem Einfluß ihrer Mutter – die Bauchspiegelung ab. Die Mutter von Frau S. bat mich auch um ein Gespräch und erklärte mir dann, daß diese Untersuchung überflüssig sei, und ich im Gutachten nur die Begutachtung abgeben solle, die ich am 27. 5. 1975 bereits den vertretenden Rechtsanwälten mitgeteilt habe.
In den Akten wird beschrieben, daß die Verwachsungen so stark seien, daß sie „in der rechten Leistengegend als harter Knoten" tastbar seien. Bei der Untersuchung ließ sich jetzt in der rechten Leistengegend keine Veränderung feststellen. Außerdem ist hervorzuheben, daß die Veränderungen auf der linken Seite des kleinen Beckens und nicht auf der rechten Seite bestehen.

Frauenheilkunde

Verwachsungen treten sehr häufig nach gynäkologischen Unterbauchoperationen auf, sind jedoch nur in wenigen Fällen Anlaß zu Beschwerden, wobei nicht das Ausmaß der Verwachsungen, sondern ihr Sitz eine Rolle spielt. Die Beurteilung von postoperativen Verwachsungen ist sehr schwierig, und durch eine Tastuntersuchung ist es fast unmöglich, objektiv festzustellen, ob sie Ursache für Beschwerden sind.

Nur durch eine Laparoskopie wäre es möglich, sich eine exakte Vorstellung über das Ausmaß der Verwachsungen und ihren Sitz zu machen. Dabei wäre auch eine Beurteilung möglich gewesen, ob die von Frau S. angegebenen Beschwerden tatsächlich auf die Verwachsungen zurückgeführt werden können.

Im Schriftsatz der Rechtsvertreter werden auch starke Hormonstörungen hervorgehoben. Bei der Untersuchung fand sich jetzt im zytologischen Abstrich eine gute Epithelproliferation, die für einen ausreichenden peripheren Hormonspiegel spricht. Die von Frau S. geklagten Beschwerden wie vermehrtes Hautröten, Schwitzen, Anschwellen von Händen und Füßen sowie Mißempfindungen in den Händen und Beinen in den letzten Tagen vor der Periodenblutung müssen als prämenstruelles Syndrom gedeutet werden. Typisch hierfür ist auch das erstmalige Auftreten der Beschwerden um das 30. Lebensjahr. Diese durch das prämenstruelle Syndrom verursachten Beschwerden lassen sich durch eine zyklusgerechte Hormonbehandlung gut beeinflussen.

Die in den Akten testierte präklimakterische Hormonschwäche kann also nicht bestätigt werden, da sich im Abstrich ein normaler peripherer Hormonspiegel feststellen läßt. Eine Hormonschwäche läßt sich auch nicht auf die vorangegangenen Operationen zurückführen, da hierbei kein Ovariumgewebe entfernt wurde.

Zusammenfassend läßt sich sagen, daß bei Frau S. unzweifelhaft Verwachsungen vorwiegend im linken Unterbauch bestehen, die auf die vorangegangenen Unterbauchoperationen zurückzuführen sind. Die Veränderungen sind jedoch nicht so gravierend, daß Erwerbsunfähigkeit anzunehmen ist. Ich halte Frau S. in ihrem Beruf als Verkäuferin bzw. Kassiererin (leichte bis mittelschwere Frauenarbeiten) aus gynäkologischer Sicht für vollschichtig arbeitsfähig.

Verletzung eines Ureters bei einer gynäkologischen Operation, sekundäre Ureter-Scheidenfistel und Nephrektomie.

Gutachten für ein Landgericht im Haftpflichtstreit gegen einen Landkreis als Krankenhausträger (s. auch Nr. 123).

J. Schmidt

Fragestellung

1. Sind Verletzungen des Ureters bei gynäkologischen Operationen immer vermeidbar?

2. Wie häufig treten Ureterverletzungen bei gynäkologischen Operationen auf?

3. a) War die Ureterverletzung vor dem 3. postoperativen Tag zu erkennen?

Frauenheilkunde

b) Wie hoch ist die Wahrscheinlichkeit einer Spontanheilung bei Einlegen eines Ureterenkatheters?
4. Hatte die Einlage des Ureterenkatheters nach 4 Wochen zur Folge, daß bei der späteren Operation die rechte Niere entfernt werden mußte?
5. Wie hoch ist die Minderung der Erwerbsfähigkeit?

Vorgeschichte

Am 12. 9. 1975 wurde bei Frau F. wegen Blutungen nach der Menopause eine Abrasio durchgeführt. Da bei der Aufnahmeuntersuchung ein Deszensus vaginae et uteri mit Blaseninkontinenz festgestellt wurde, wurde am 16. 9. 1975 eine vaginale Uterusexstirpation mit vorderer und hinterer Scheidenbeckenbodenplastik durchgeführt. Drei Tage nach der Operation bemerkte die Patientin unwillkürlichen Urinabgang aus der Scheide. Bei der Entlassung am 5. 11. 1975 wurde ihr zu einer erneuten Operation mit Neueinpflanzung des Ureters in die Blase geraten. Darauf erfolgte am 25. 11. 1975 eine urologische Untersuchung in einem anderen Krankenhaus, wobei vergeblich versucht wurde, einen Ureterenkatheter einzulegen.
Wegen der bestehenden Ureter-Scheiden-Fistel erfolgte dann am 22. 3. 1976 eine Operation zur Implantation des Ureters in die Blase. Nach der Operation wurde Frau F. aber mitgeteilt, dies sei nicht möglich gewesen. Man habe deshalb die rechte Niere entfernen müssen.

Gynäkologische Vorgeschichte
Der weibliche Genitalzyklus war mit 28/3–4 Tagen immer regelmäßig. Die Menarche erfolgte mit 13 Jahren. Die letzte Regel trat im Jahre 1974 auf. Frau F. hat sechs Kinder geboren, wobei es sich um fünf Spontangeburten und eine Beckenendlagengeburt mit Manualhilfe handelte. Drei Fehlgeburten haben stattgefunden. 1973 erfolgte wegen unregelmäßiger Blutungen im Krankenhaus A. eine Ausschabung der Gebärmutter. 1975 traten 1 Jahr nach der letzten normalen Regelblutung erneut Schmierblutungen auf. Da bei der Krebsvorsorgeuntersuchung ebenfalls eine stärkere Blutung bestand, erfolgte am 12. 9. 1975 eine Ausschabung der Gebärmutter. Wegen einer starken Senkung wurde der Patientin zu einer weiteren Operation geraten. Daraufhin wurde am 16. 9. 1975 die vaginale Uterusexstirpation mit vorderer und hinterer Scheiden-Beckenboden-Plastik durchgeführt. Etwa zwei bis drei Tage nach der Operation bemerkte die Patientin unwillkürlichen Urinabgang aus der Scheide. In den darauffolgenden Tagen traten Temperaturen bis über 38 °C auf. Es wurde eine während der Operation entstandene Ureterverletzung festgestellt. Etwa drei bis vier Wochen nach der Operation wurde sie erstmals durch einen Urologen konsiliarisch untersucht. Dabei wurde ein Ureteren-Katheter gelegt, der während der Nacht von selbst herausrutschte. Der diensthabende Arzt und eine Schwester versuchten, den Katheter neu einzuführen, was jedoch mißlang. Bei der Entlassung am 5. 11. 1975 wurde Frau F. zu einer erneuten Operation mit Neueinpflanzung des Ureters in die Blase geraten. Am 25. 11. 1975 erfolgte eine weitere urologische Untersuchung mit dem vergeblichen Versuch, erneut einen Ureteren-Katheter einzulegen. Der Patientin wurde gesagt, eine Operation sei zu diesem Zeitpunkt noch nicht möglich. Auch ein weiterer Versuch, einen Ureteren-Katheter zu legen, mißlang. Am 5. 4. 1976 wurde Frau F. erneut operiert, um den Ureter in die Blase einzupflanzen. Nach der Operation teilte man ihr mit, dies sei nicht mehr möglich gewesen, und man habe deshalb die rechte Niere entfernen müssen.
Frau F. klagt über zeitweise auftretende stechende Beschwerden im Bereich der Nieren-Operationsnarbe.

Befund

Die 54jährige Frau ist bei einer Größe von 149 cm mit einem Gewicht von 70,0 kg übergewichtig, im übrigen ist der körperliche Untersuchungsbefund unauffällig.

Gynäkologischer Befund
Adipöse Bauchdecken. Die Leisten sind beiderseits frei, die Bruchpforten geschlossen. Der Scheideneingang erscheint unauffällig. Die Scheide ist normal lang, weich. Der Scheidenblindsack ist leicht narbig eingezogen. Beim Pressen wölben sich die Scheidenwände nicht vor. In der vorderen Scheidenwand findet sich eine kleine längsverlaufende Narbe. Die Gebärmutter fehlt, die Gebärmutteranhänge sind beiderseits unauffällig. Infiltrate sind nicht tastbar. Bei der Untersuchung durch den Enddarm ergibt sich der gleiche Befund. Die Darmschleimhaut erscheint glatt.

Kolposkopischer Befund
Bei der Lupenbetrachtung des Scheidenendes ergeben sich keine Besonderheiten.

Zytologischer Abstrichbefund nach Papanicolaou
Unverdächtiges Zellbild der Gruppe I; Epithelaufbau entsprechend der Gradeinteilung nach Schmitt 3–4; im Abstrich finden sich Leukozyten +, Döderleinsche Bakterien + +.
Es besteht also ein Zustand nach vaginaler Uterusexstirpation mit vorderer und hinterer Scheiden-Beckenboden-Plastik mit gutem plastischen Ergebnis.
Alle Laboratoriumswerte sind regelrecht, der Harnbefund ist unauffällig und kulturell steril.

Chromozystoskopie
Regelrechte Blasenverhältnisse. Zeitgerechte Blauausscheidung links.
Fehlende Blauausscheidung rechts bei Zustand nach Nephrektomie rechts.

Diagnosen
1. Zustand nach vaginaler Uterusexstirpation mit vorderer und hinterer Scheiden-Beckenboden-Plastik.
2. Zustand nach Ureter-Scheidenfistel rechts.
3. Zustand nach Exstirpation der rechten Niere.

Frauenheilkunde

Beurteilung

Am 11. 9. 1975 wird Frau F. wegen rezidivierender Schmierblutungen nach der Menopause stationär aufgenommen. Deshalb wird am 12. 9. 1975 in Narkose eine Untersuchung und Ausschabung der Gebärmutter durchgeführt. Dabei zeigt sich, daß die Gebärmutter schlecht vorziehbar ist, und das rechte Beckenbindegewebe deutlich verkürzt ist. Außerdem finden sich eine stark ausgeprägte Cysto- und Rectocele (Senkung).
Wegen dieser Cysto- und Rectocele mit Blaseninkontinenz I. Grades wird am 16. 9. 1975 eine vaginale Uterusexstirpation mit vorderer und hinterer Scheiden-Beckenboden-Plastik durchgeführt. Diese Operation entspricht dem in solchen Fällen indizierten Vorgehen. Leider gehen aus dem wenig ausführlichen Operationsbericht keine Einzelheiten über Schwierigkeiten bei der Operation hervor. Aus der Erfahrung ist jedoch zu sagen, daß sich die Operation wegen der schlechten Vorziehbarkeit des Uterus, den straffen rechten Parametrien und der großen Cysto- und Rectocele sicher etwas schwieriger als gewöhnlich gestaltete. Im vorliegenden Operationsbericht findet sich keine Eintragung über irgend ein Abweichen vom normalen Vorgehen, insbesondere keine Eintragung über eine Verletzung des rechten Harnleiters.
Am 2. oder 3. postoperativen Tag bemerkte Frau F., daß sie das Wasser nicht halten kann und Urin aus der Scheide läuft. Vom 5. bis 8. postoperativen Tag treten Temperaturen bis 38,4 °C auf, die sicherlich auf eine Entzündung im Bereich des Nieren-Harnwegesystems zurückzuführen sind. Durch intravenöse Pyelographie wird der Verdacht auf eine Ureter-Scheidenfistel bestätigt, die Röntgen-Aufnahmen zeigen die typischen diffusen, teils besenreiserartigen Kontrastmittelverteilungen unmittelbar oberhalb der Einmündung des rechten Ureters in die Blase.
Am 10. 10. 1984 – 19 Tage später – wird erstmals eine urologische Untersuchung mit Blasenspiegelung und retrograder Pyelographie durchgeführt. Es gelang zu diesem Zeitpunkt, einen Ureteren-Katheter über den Harnleiterdefekt hochzuschieben. Der Katheter wurde allerdings nicht belassen.
Am 27. 10. 1975 wird nochmals ein Ureteren-Katheter gelegt, den sich die Kranke nach 24 Stunden selbst gezogen haben soll.
Nach dem vorliegenden Operationsbericht wurde die vaginale Uterusexstirpation mit Scheiden-Beckenboden-Plastik nach den Regeln der ärztlichen Kunst durchgeführt.
Nach der Literatur muß mit dem Auftreten von Ureter-Scheidenfisteln, nach solchen gynäkologischen Routineoperationen in etwa 0,05 bis 0,5% der Fälle gerechnet werden (1, 2, 3, 4, 5, 7, 8, 10, 11). Es muß zwischen Verletzungsfisteln, die zu sofortigem Urinabgang führen, und Nekrosefisteln unterschieden werden, wobei zwischen Operation und Harnabgang aus der Scheide meist ein Intervall von 10 bis 14 Tagen liegt. Im vorliegendem Fall muß es sich nach dem zeitlichen Auftreten um eine blasennahe wandständige Verletzungsfistel gehandelt haben. Daß der Urinabgang aus der Scheide nicht unmittelbar nach der Operation, sondern erst nach 2 oder 3 Tagen bemerkt wurde, erklärt sich durch die während der Operation in solchen Fällen vorgenommene Tamponade der Scheide. Diese verhindert den sofortigen Urinabgang, so daß dieser meist erst nach Entfernung der Tamponade am 2. oder 3. postoperativen Tag bemerkt wird. Für eine wandständige oder inkomplette Verletzung des Ureter spricht, daß es bei zwei urologischen Untersuchungen am 10. 10. und 27. 10. 1975 möglich war, einen Ureterenkatheter über die Verletzungsfistel hinaus in das Nierenbecken hochzuschieben. Dies ist bei vollständiger Durchtrennung des Ureters unmöglich. Typisch ist auch die Lokalisation der Fistel. Sie befindet sich im juxtavesicalen (blasennahen) Abschnitt des Ureters. Verletzungen in diesem Bereich treten, wie im vorliegenden Fall, vorwie-

Frauenheilkunde

gend nach der operativen Korrektur von größeren Cystocelen auf, da es bei diesen starken Blasensenkungen auch zu einer anatomischen Verlagerung des Ureters kommen kann, der selbst bei regelrechten anatomischen Verhältnissen nur 1,5 bis 2 cm von der Uteruskante entfernt liegt.

Die wesentlichste Maßnahme zur Vermeidung von Ureterverletzungen sind schonendes und bluttrockenes Operieren in Ureternähe. Durch praeoperative Röntgendarstellung der Ureteren lassen sich Lageveränderungen und Fehlbildungen des Ureters nachweisen. Die Gefahr, den Harnleiter zu verletzen, ist geringer, wenn vor der Operation die Lage der Ureterostien bekannt ist (8). Es gibt jedoch keine praeventiven Maßnahmen, die eine Ureterverletzung während der Operation unmöglich machen. Wenn es trotz aller Sorgfalt zu einer Ureterverletzung mit Fistelbildung kommt, wird ein Haftpflichtanspruch nicht gegeben sein. Ureter-Scheidenfisteln haben eine gewisse Tendenz zur Spontanheilung. Die Literaturangaben über die Spontanheilung bei Ureterfisteln liegen etwa zwischen 20 und 50% (7, 8, 9). Es gibt jedoch Autoren, die in keinem Fall eine Spontanheilung einer Ureter-Scheidenfistel beobachteten (8). In vielen Fällen bedeutet jedoch das Verschwinden des unwillkürlichen Harnabganges den funktionellen Nierentod durch Stauungsatrophie.

Die spontane Heilungstendenz kann durch das Einführen eines Ureterenkatheters, der 2 bis 4 Wochen belassen werden muß, in das Nierenbecken unterstützt werden. Der Katheter muß recht dick und steif sein, da er sonst sehr schnell ausgestoßen wird (9). Verspricht man sich etwas von der nicht unwidersprochenen Annahme, ein Ureterkatheter verbessere die Heilungsaussichten, so muß dieser gleich nach der Diagnosestellung eingeführt werden und nicht erst nach über 4 Wochen wie im vorliegenden Fall. Der Harnleiter-Katheterismus am 10. 10. 1975 erfolgte, wie aus dem Brief vom 10. 11. 1975 hervorgeht, lediglich zu diagnostischen Zwecken. Selbst wenn sich die Patientin den Katheter nach 24 Stunden entfernt hat, und er nicht, wie anzunehmen ist, spontan ausgestoßen wurde, hat dies die Heilungsaussichten nach dem bereits verstrichenen Zeitintervall nicht verschlechtert.

Eine Ureter-Scheidenfistel soll nach Ansicht der Mehrzahl der Kliniker nach 6 bis 8, spätestens nach 12 Wochen operativ versorgt werden (1, 5, 7, 8, 9), da nach diesem Zeitraum mit einem Spontanverschluß der Fistel nicht mehr zu rechnen ist und die Gefahr für eine Nierenschädigung größer wird. Generell soll die Operation umso eher durchgeführt werden, je früher die Fistel entstand. Der Operationserfolg liegt bei der Neueinpflanzung des Harnleiters in die Blase zwischen 75 und 95% (8). Mit längerem Warten wird die Verschwartung um den Harnleiter als Folge der den Harnleiter umgebenden Entzündung (Periureteritis) immer stärker und dadurch werden die Komplikationen bei der Neueinpflanzung des Harnleiters in die Blase größer (8, 9). Wichtigste Voraussetzung für eine erfolgreiche Neueinpflanzung des Ureters sind das Abklingen der fast immer bestehenden Blasenentzündung und der Rückgang der Entzündung im Bereich des alten Operationsgebietes.

Oberstes Prinzip bei der Versorgung von Harnleiterverletzungen muß die Erhaltung der zugehörigen Niere sein. Die Nephrektomie (Entfernung der Niere) als Behandlungsmethode ist nur dann angezeigt, wenn eine schwere Infektion die zugehörige Niere bereits erheblich geschädigt hat (1, 7, 8).

Möglicherweise kann auch die entzündliche Schädigung des Ureters und seines umgebenden Gewebes so stark gewesen sein, daß eine komplikationslose spannungsfreie Implantation des Ureters in die Blase nicht mehr möglich war, dies erst intraoperativ erkannt wurde und deshalb gegen die vorherige Absicht der Niere entfernt werden mußte. Diese Frage kann jedoch ohne Einsicht in die Krankenunterlagen der behandelnden Urologischen Klinik nicht beantwortet werden. Unseres Erachtens erfolgte der Versuch der Ureter-Implantation am 5. 4. 1976, fast 7 Monate nach Auftreten der Ureter-Scheidenfistel, zu spät. Das unterlassene

Frauenheilkunde

bzw. verspätete Einführen des Ureterkatheters hat aber wohl nicht den Verlust der Niere zur Folge gehabt.
Bei der jetzt durchgeführten Untersuchung ergibt sich bei der Blasenspiegelung ein regelrechter Befund. Die zeitgerechte Blauausscheidung aus dem linken Ureter sowie die normale laborchemische Untersuchung der Nierenfunktion sprechen für eine regelrechte Funktion der linken Niere. Es ist deshalb eine Einschränkung der Erwerbsfähigkeit von 30% gegeben.

Die vom Gericht gestellten Fragen werden wie folgt beantwortet (zugleich Kommentar):

1. *Verletzungen des Harnleiters sind in seltenen Fällen bei vaginalen Gebärmutterentfernungen unvermeidbar. Es gibt keine zuverlässige praeoperative Untersuchungsmethode, die zu einer sicheren Vermeidung von intraoperativen Ureterverletzungen führt.*
2. *Nach der neueren Literatur liegt die Frequenz der Ureterverletzungen bei solchen gynäkologischen Eingriffen zwischen 0,05 und 0,5%.*
   Allein schon durch die unmittelbare anatomische Nachbarschaft von Ureter und Uterus, insbesondere jedoch bei anatomischen Verlagerungen des Ureters wie bei großen Cystocelen und Verschwartungen im umgebenden Gewebe, sind Harnleiterverletzungen selbst bei sorgfältigster Operationstechnik manchmal unvermeidbar.
3. *Da es sich nach unserer Ansicht um eine sehr kleine wandständige Verletzung gehandelt haben muß, und die Scheide tamponiert war, konnte die Ureter-Scheidenfistel nicht vor Entfernen der Tamponade am 2. oder 3. postoperativen Tag entdeckt werden.*
   Die Frage, ob ein Ureterenkatheter die spontane Heilungstendenz fördert, ist auch in der Literatur nicht unumstritten. Entschließt man sich jedoch zur Einlage, muß diese unmittelbar nach der Diagnosestellung erfolgen. Die Heilungsaussichten nach konservativer Behandlung mit und ohne Katheter liegen etwa zwischen 20 und 25%.
4. *Die Einlage des Ureterenkatheters nach 4 Wochen hatte nicht zur Folge, daß die Neueinpflanzung des Ureters in die Blase nicht mehr möglich war. Es besteht kein unmittelbarer Zusammenhang zwischen der bei der gynäkologischen Operation entstandenen Ureter-Scheidenfistel und der operativen Entfernung der rechten Niere. Es ist lediglich ein mittelbarer Zusammenhang in Verbindung mit der versuchten Neueinpflanzung zu sehen.*
   Da der Versuch der Ureter-Implantation unseres Erachtens, 7 Monate nach Auftreten der Fistel, zu spät erfolgte, sollten durch ein urologisches Zusatzgutachten folgende Fragen geklärt werden:
   a) *War erst zu diesem Zeitpunkt die Neueinflanzung möglich? Dies ist durchaus denkbar, da erst nach vollständig abgeheilter Entzündung im Operationsgebiet und nach Ausheilung einer Blasenentzündung eine erneute Operation erfolgversprechend ist.*
   b) *Erfolgten die regelmäßigen urologischen Kontrolluntersuchungen? Diese sind besonders wichtig, da sich nur dadurch beginnende Stenosenbildungen des Ureters mit nachfolgender Schädigung rechtzeitig erkennen lassen. Diese würden dann eine sofortige Operation erforderlich machen.*
   c) *Lag zum Zeitpunkt der Operation eine so starke Schädigung der Niere vor, daß diese entfernt werden mußte?*
5. *Da nach der hier erhobenen Befunden keine Funktionseinschränkung der linken Niere vorliegt, ist eine Einschränkung der Erwerbsfähigkeit von 30% gegeben.*

Frauenheilkunde

Literatur

1. Beck, L.: Intra- und postoperative Komplikationen in der Gynaekologie. Thieme Verlag, Stuttgart 1979
2. Burmacic, R.: Die vaginale Uterusexstirpation an der Universitäts-Frauenklinik Graz in der Zeit von 1955-1970. Geburtsh. u. Frauenheilk. 35 (1975) 767
3. Copenhaver, H. E.: Vaginal hysterectomy analysis of indications and complications among 1000 operations 1948-1958. Amer. J. Obstet. Gynec. 84 (1982) 123
4. Dolff, M.: Intra- und postoperative Komplikationen bei 2111 vaginalen Hysterektomien der Jahre 1956-1972. Dissertation, Düsseldorf 1977
5. Halter, G.: Atypische gynäkologische Operationen. Urban und Schwarzenberg, München 1972
6. Herbrand: Zur Haftpflicht und Haftpflichtversicherung des Gynäkologen. Geburtsh. u. Frauenheilk. 38 (1978) 699
7. Käser, Ikle, Hirsch: Atlas der gynäkologischen Operationen unter Berücksichtigung gynäkologisch-urologischer Eingriffe. Thieme Verlag, Stuttgart 1973
8. Kremling, Lutzeyer, Heintz: Gynäkologische Urologie und Nephrologie. Urban und Schwarzenberg, München 1977
9. Ober, Meinrenken: Gynäkologische Operationen. Springer Verlag, Heidelberg 1964
10. Pratt, J. H.: Operative und postoperative difficulties of vaginal hysterectomy. Obstet. and Gynec. 21 (1963) 220
11. Tatra, G.: Indikation und Komplikation der vaginalen Hysterektomie. Geburtshilfe u. Frauenheilk. 33 (1973) 904

116) Zustand nach drei Kaiserschnitt-Operationen mit Verwachsungen, Scheidensenkung mit großer Rectozele, Beeinträchtigung der Arbeits- und Erwerbsfähigkeit?

Gutachten für eine Landesversicherungsanstalt.

J. Schmidt

Fragestellung

1. Wie hoch ist die durch die Blasensenkung bedingte MdE zu schätzen?
2. Sind weitere Behandlungsmaßnahmen erforderlich und welche?
3. Ist eine Nachuntersuchung angezeigt?

Seit 1971 bezieht Frau A. S. eine Rente wegen Minderung der Erwerbsfähigkeit von 50%. Die Rente wurde bisher gewährt wegen Verschleißerscheinungen der Wirbelsäule und einer Blaseninkontinenz bei bestehendem Deszensus vaginae et uteri. In den 1975 und 1978 durchgeführten gynäkologischen Begutachtungen wurde jeweils ein stärkerer Deszensus vaginae et uteri beschrieben.

Vorgeschichte

Gynäkologische Vorgeschichte
Die Menarche trat bei der am 18. 1. 1928 geborenen Frau mit 12 Jahren ein. Der weibliche Genitalzyklus war mit 28/6 Tagen regelmäßig. Die letzte Regel trat 1973 auf. Geburten: 1951 erfolgte die 1. Geburt, Zangenentbindung. Anschließend mußte die Patienten wegen einer Symphysenruptur stationär behandelt werden. 1952 Entbindung durch Sectio caesarea. 1959 ebenfalls Entbindung durch Kaiserschnitt. Das Kind verstarb 24 Stunden nach der Geburt. Die 4. Geburt erfolgte 1963 ebenfalls durch eine Schnittentbindung. Gleichzeitig wurde dabei eine Sterilisation durchgeführt. Seit der Geburt im Jahre 1963 sollen ständig Unterbauchbeschwerden bestehen.

Beschwerden:
Frau S. klagt über dauernde Schmerzen im Unterbauch, die vor allem bei Belastung und beim Heben von schweren Gegenständen zunehmen. Außerdem bestehen starke Rückenschmerzen. Weiterhin werden häufiges Wasserlassen und teilweise unwillkürlicher Urinabgang angegeben. Die Befragung über die jetzigen Beschwerden beginnt Frau S. mit den Worten: „Meine Wirbelsäule ist total kaputt, ich bin total kaputt."

Frauenheilkunde

Befund

Der körperliche Untersuchungsbefund der 52jährigen und mit 80 kg Gewicht bei 162 cm Größe übergewichtigen Frau ist unauffällig.

Gynäkologischer Befund:
Adipöse Bauchdecken. Die Leisten sind frei, die Bruchpforten geschlossen. Der Scheideneingang klafft. Beim Pressen wölbt sich die hintere Scheidenwand in über Mandarinengröße vor. Die vordere Scheidenwand tritt beim Pressen nicht tiefer. Die Portio liegt hoch unter der Symphse, hinter einer Schleimhautfalte und kann fast nicht eingestellt werden. Sie ist glatt überhäutet. Bei der Tastuntersuchung wird im Bereich des gesamten Unterleibes Druckschmerzhaftigkeit angegeben. Die Gebärmutter ist normal groß, derb, in Mittelstellung, eingeschränkt beweglich. Die Adnexgegend erscheint beiderseits frei. Bei der Untersuchung durch den Enddarm ergibt sich der gleiche Befund. Man tastet die etwa mandarinengroße Rectocele.

Kolposkopischer Befund:
Bei der Lupenbetrachtung des Muttermundes ergeben sich keine Besonderheiten.

Zytologischer Abstrichbefund nach Papanicolaou:
Unverdächtiges Zellbild der Gruppe III, Epithelaufbau entsprechend der Gradeinteilung nach Schmitt 3–2. Im Abstrich finden sich Leukozyten + +, Kokken + +, Dysplasien +. Die hämatologischen Befunde und die chemischen Serumanalysen sind unauffällig, im Harn finden sich mikroskopische Bakterien.

Diagnosen:

1. Dranginkontinenz I. Grades bei Verdacht auf chronischen Harnwegsinfekt.
2. Zustand nach 3 Kaiserschnitten mit Verwachsungen.
3. Senkung der hinteren Scheidenwand mit großer Rectocele.
4. Übergewichtigkeit

Beurteilung

Die Art und Weise, mit der Frau A. S. die Beschwerden vorträgt, läßt zumindest den Verdacht einer Aggravation aufkommen. Bei der gynäkologischen Untersuchung konnte die in den Vorgutachten beschriebene Senkung der vorderen Scheidenwand und Senkung der Blase nicht festgestellt werden. Nur die hintere Scheidenwand wölbt sich deutlich vor. Im Gegensatz zu den Vorgutachtern bin ich nicht der Meinung, daß die von Frau S. angegebene Blaseninkontinenz durch eine Senkung der Blase bedingt ist, sondern daß es sich vielmehr um eine Dranginkontinenz handelt. Hierfür spricht, daß die Patientin nach ihren Angaben in stündlichen Abständen die Toilette aufsuchen muß. Frau S. verspürt immer einen starken Harndrang und muß deshalb sofort Wasser lassen, da sie sonst ungewollt Urin verliert. Außerdem kann der Harnstrahl schlecht unterbrochen werden. Diese anamnestischen Angaben sprechen eindeutig für eine Dranginkontinenz und sind typisch als Beschwerden bei senkungsbedingter Streßinkontinenz. Hierfür spricht auch, daß eine Senkung der vorderen Scheidenwand und der Blase nicht nachweisbar sind, und die Bonneyprobe negativ ist. Um eine genaue Differenzierung der beiden Inkontinenzformen zu objektivieren, sollte eine Zystotonometrie durchgeführt werden. Es mußte jedoch auf diese Untersuchung verzichtet werden, da im Urinsediment Bakterien nachgewiesen wurden, und somit bei Durchführung der Untersuchung die Gefahr einer Infektion gegeben war.

Bei der vorliegenden Form der Dranginkontinenz bietet auch eine plastische Operation keine Aussicht auf Erfolg. Es kommt eine antibiotische Langzeitbehandlung in Frage, da wahrscheinlich ein chronischer Harnwegsinfekt vorliegt. Außerdem ist eine spezifische Behandlung mit Spasuret angezeigt.

Die Senkung der hinteren Scheidenwand mit Ausbildung einer großen Rectocele ist auf eine Erschlaffung des bindegewebigen und muskulären Beckenbodens zurückzuführen. Durch die Vorwölbung der hinteren Scheidenwand, vor allem beim Tragen und Heben von schweren Gegenständen und beim Betätigen der Bauchpresse ist Frau S. sicher behindert. Ich halte eine korrigierende plastische Operation für angezeigt, da sich hierdurch die Rectocele beseitigen ließe.

Frauenheilkunde

Die wiederholten Kaiserschnitte haben mit hoher Wahrscheinlichkeit zu Verwachsungen im Bereich der Gebärmutter und ihrer Anhänge, der Blase und auch der vorderen Bauchwand geführt. Hierfür sprechen die angegebene Druckschmerzhaftigkeit und auch die objektivierbare, fast völlige Unbeweglichkeit der Gebärmutter.

Kommt man bei der jetzt durchgeführten Begutachtung auch zu dem Ergebnis, daß es sich nicht um eine senkungsbedingte Streßinkontinenz, sondern um eine Dranginkontinenz handelt, so ändert sich dadurch die Gesamtbeurteilung nicht.

Aus gynäkologischer Sicht ergibt sich eine Minderung der Erwerbsfähigkeit von 25%.

Eine Änderung gegenüber dem Vorgutachten ergibt sich insoweit, daß bei der jetzt durchgeführten Untersuchung keine Senkung der vorderen Scheidenwand festgestellt werden konnte, und die angegebenen Inkontinenzbeschwerden im Gegensatz zu den Vorgutachten als Dranginkontinenz und nicht als Streßinkontinenz gedeutet werden müssen.

Die Beantwortung der gutachtlich gestellten Fragen und der Kommentar lauten:

1. *Die Minderung der Erwerbsfähigkeit auf Grund der bestehenden Rectozele und der Dranginkontinenz beträgt 25%. Aus gynäkologischer Sicht sind leichte Frauenarbeiten im Sitzen oder bei wechselnder Körperhaltung in geschlossenen Räumen für etwa 4–6 Stunden zumutbar. Dabei müßte jedoch Bücken, Heben und Tragen von schweren Gegenständen unbedingt vermieden werden.*
2. *Die ausgeprägte Rectocele kann durch eine hintere Scheiden-Beckenboden-Plastik beseitigt werden. Wegen der bestehenden Dranginkontinenz ist eine langfristige spezifische medikamentöse Behandlung erforderlich.*

 ## Arbeits- und Erwerbsfähigkeit nach Uterus- und Adnexexstirpation wegen eines Carcinoma corporis uteri.

Gutachten im Rentenversicherungsrecht für eine Landesversicherungsanstalt.

J. Schmidt

Fragestellung

1. Welche Tätigkeiten im Erwerbsleben können in welchem Umfang wieder zugemutet werden?
2. Sind weitere Behandlungsmaßnahmen erforderlich und welche?
3. Ist eine Nachuntersuchung angezeigt?

Bei Frau R. wurde am 21. 10. 1966 wegen eines Carcinoma corporis uteri eine abdominale Uterusexstirpation mit beiden Adnexen durchgeführt. Anschließend wurde eine postoperative Strahlentherapie sowie eine cytostatische Behandlung durchgeführt. Seit der Erkrankung im Jahre 1966 erhielt die Kranke eine zeitlich begrenzte Rente wegen Erwerbsunfähigkeit.

Vorgeschichte

Schwangerschaften traten nicht ein. Der Genitalzyklus war mit 28–30 Tagen stets regelmäßig und unauffällig bis zum Herbst 1966. Am 20. September 1966 wurde ein

Frauenheilkunde

Polyp aus der Gebärmutter entfernt sowie eine Gewebsprobe durch Konisation vom Muttermund entnommen. Die histologische Untersuchung ergab ein adenomatöses Karzinom des Corpus uteri.

Nach vorbereitender Radiumeinlage mit einer Dosis von 2600 mgeh in einer Sitzung, wurde am 21. 10. 1966 die Totalentfernung des Uterus mit allen Adnexen auf abdominalem Wege durchgeführt. Die histologische Untersuchung der entfernten Organe bestätigte den karzinomatösen Befund; das Krebsgewebe war bis maximal 3 mm tief in die Muskelwand der Gebärmutter eingedrungen.

Der postoperative Verlauf war störungsfrei. Anschließend erhielt Frau R. eine zytostatische Behandlung mit Trenimon in üblicher Dosierung und eine Röntgen-Nachbestrahlung in drei Teilserien. Ein Wiederauftreten der Krebserkrankung ließ sich in der Kontrollzeit bei den regelmäßigen Nachuntersuchungen nicht feststellen.

Frau R. erhielt drei der üblichen Krebsnachsorge-Kuren.

Beschwerden

Körperliche Arbeit mittleren und schwereren Grades sei noch nicht möglich. Sie könne sowieso, auch bei leichter Arbeit, nicht lange stehen: nach jeweils etwa höchstens 10 Minuten stehender Tätigkeit träten Schmerzen im Rücken unten im Kreuzbeinbereich auf. Jede Konzentration erfordernde Verrichtung sei nicht über längere Zeit möglich. Sie habe, im allgemeinen unabhängig von körperlicher Tätigkeit, diffuse Kopfschmerzen. Sie leide seit mindestens drei Jahren unter stärkeren Hitzewallungen. Der Schlaf sei sehr gestört. Sowohl wegen der Kopfschmerzen als auch wegen der Schlafstörungen nehme sie fast jeden Abend Tabletten ein. Die eigene Hausarbeit könne, soweit es sich nicht um anstrengendere Verrichtungen handelt, ausreichend versorgt werden. Zur Regulierung der Darmtätigkeit sei die tägliche Einnahme von Abführmitteln erforderlich. Blasenstörungen habe sie nicht. Blutungen seien nicht wieder aufgetreten, auch kein Ausfluß.

Befund

Es handelt sich um eine 46jährige, unauffällig und gesund wirkende Frau. Das Körpergewicht (mit Kleidung) beträgt 62,0 kg bei einer Körpergröße von 154 cm. Der körperliche Untersuchungsbefund ist unauffällig.

Gynäkologischer Befund

Die Laparotomiewunde ist gut verheilt. Die äußere Genitalregion ist unauffällig. Die Vagina ist jetzt 5 cm lang, überall glatt und weich, am Ende unscheinbar vernarbt, hier mäßig beweglich. Kolposkopisch ergibt sich ein atrophisches Epithelbild, sonst nichts besonderes. Der Uterus fehlt, die Adnexgegend ist auf beiden Seiten bei vaginaler und bei rektaler Untersuchung völlig frei. Die Parametrien sind auf beiden Seiten gleichmäßig durchgehend straff, jedoch völlig glatt und frei von verdächtigen Verhärtungen. Die ehemaligen Bestrahlungsfelder weisen eine mäßige Bildung von Teleangiektasien auf, die bestrahlte Haut erscheint nur minimal atrophisch, ohne Induration des Unterhautgewebes.

Zystoskopie mit Farbstoffausscheidung

Das Zystoskop läßt sich ohne Schwierigkeiten einbringen. Die Blase hat eine Kapazität von mindestens 350 ml. Die Spülflüssigkeit bleibt klar. – Die Blasenschleimhaut zeigt ohne besondere örtliche Häufung eine gering vermehrte Gefäßzeichnung. Im gesamten Fundusbereich läßt sich eine leichte Veränderung im Sinne einer Balkenblase erkennen. Die Uretermündungen (beiderseits je eine) liegen regelrecht und arbeiten deutlich erkennbar normal. Nach intravenöser Verabreichung von 5 ml Indigocarminlösung erscheint fast gleichzeitig aus beiden Ostien 5½ Minuten später ein gerader, kräftiger blauer Strahl.

Zystoskopische Diagnose: Geringgradige Balkenblase, sonst normaler Befund, regelrechte Farbstoffausscheidung aus beiden Seiten.

Zytologischer Abstrich nach Papanicolaou

Im Zellabstrich aus der Vagina finden sich vereinzelte dysplastische Zellen, nichts Verdächtiges. Bei einem Proliferationsgrad 1–2 besteht eine erhebliche Atrophie. Das Zellbild ist entsprechend der Papanicolaou-Gruppe II unverdächtig, kein Anhalt für ein lokales Rezidiv.

Die hämatologischen Blutbefunde, die chemischen Serumanalysen und der Harnbefund sind unauffällig.

Diagnosen

Gebärmutterkrebs (drüsiger Krebs des Gebärmutterkörpers),
Zustand nach Totalentfernung der Gebärmutter mit sämtlichen Anhängen, auch beider Eierstöcke,
Zustand nach Radium-, Röntgen- Nachbehandlung, zur Zeit kein Anhalt für ein neues Krebswachstum,
klimakterische Ausfallserscheinungen mit Vorverlegung der Vergreisung.

Beurteilung

Die Bewertung der gesundheitlichen Situation von Frau L.R. aus gynäkologischer Sicht hat nach drei verschiedenen Gesichtspunkten zu erfolgen.

Frauenheilkunde

1. die Frage des Behandlungserfolges,
2. die Berücksichtigung von örtlichen Folgezuständen der operativen und Strahlen-Behandlung,
3. die Berücksichtigung der vorzeitigen Vergreisung.

Nach der völligen Entfernung des krebserkrankten Organsystems vor jetzt 4 Jahren sowie nach ausreichender zytostatischer, Radium- und Röntgen-Behandlung ist kein neues Krebswachstum erkennbar geworden. Zwar pflegen neue Herde von Krebsgewebe in einem solchen Falle keineswegs immer in der kontrollierbaren Region des kleinen Beckens (Operationsbereich) aufzutreten, sondern vielfach an mehr oder weniger entfernten anderen Körperstellen, die schlechter zu beobachten sind, jedoch erlauben andererseits das damals nur mäßig ausgeprägte Tiefenwachstum des Krebsgewebes und die bis heute abgelaufene Frist von immerhin vier Jahren, die Aussicht auf Dauerheilung in zunehmenden Maße als günstig zu beurteilen. Nach allgemeiner Erfahrung ist nach Ablauf einer völligen Schonfrist von zwei Jahren, deren Wert ohnehin umstritten ist, wieder eine Belastung durch leichte und mittelschwere körperliche Arbeit zumutbar. Der Behandlungserfolg – Dauerheilung – dürfte hierdurch nicht mehr in Frage gestellt werden.

Als Folge der räumlich relativ ausgedehnten Unterleibsoperation und ebenso als Bestrahlungsfolge ist mit örtlichen narbigen bzw. degenerativen Gewebsveränderungen zu rechnen. Hierdurch lassen sich die geklagten Rückenschmerzen erklären. Besonders auffällige Veränderungen in diesem Sinne sind jedoch nicht feststellbar.

Durch Entfernung beider Eierstöcke wurde Frau R. abrupt in einen hormonalen Zustand versetzt, wie er sonst bei ihr rund 15 Jahre später eingetreten wäre. Der hochgradige Mangel an Sexualhormonen, belegt durch den Abstrichbefund, dürfte für einen vorzeitigen allgemeinen Abbau verantwortlich zu machen sein.

Die Antwort auf die gutachtlich gestellten Fragen und der Kommentar lauten:

1. Aus gynäkologischer Sicht sind leichte Frauenarbeiten im Sitzen oder bei wechselnder Körperhaltung in geschlossenen Räumen für etwa 6 Stunden täglich zumutbar. In Frage kämen etwa Tätigkeiten als Sortiererin oder Prüferin, sofern damit keine dauernde Konzentration verbunden ist. Ferner sollten keine Akkordleistungen verlangt werden.

2. Wegen der durchgemachten Krebserkrankung sind z. Zt. keine weiteren Behandlungsmaßnahmen erforderlich. Zu diskutieren ist jedoch eine Substitutionstherapie mit Eierstockshormonen (Östrogenen) wegen der bestehenden klimakterischen Ausfallerscheinungen.

3. Wegen des durchgemachten Krebsleidens sind regelmäßige gynäkologische Kontrolluntersuchungen erforderlich. Eine gutachtliche Nachuntersuchung sollte in etwa zwei Jahren erfolgen.

Radiologie

Radiologische Fragestellungen (Strahlenschäden s. auch Nr. 124, 125, 126)

Stellung und Form des radiologischen Gutachtens

V. Wiebe

Radiologische Gutachten werden häufig im Zusammenhang mit einem Gutachten eines anderen medizinischen Fachgebietes erstattet. Sie beinhalten Untersuchungen von Organsystemen oder Körperregionen. Je nach Fragestellung liefern sie Zusatz- und Teilinformationen zu klinischen und Laborbefunden oder entscheidende Kriterien des Vorliegens, des Ausmaßes und des Verlaufes von Erkrankungen und Schädigungen. Die Frage des Zusammenhanges mit einer angenommenen Ursache ist aber nicht oft mit radiologischen Mitteln allein zu beantworten. Auch wenn das radiologische Gutachten abschließend in eine fachübergreifende Gesamtbeurteilung eingefügt wird, stellt es eine selbständige Leistung dar. Das radiologische Zusatzgutachten des Sprachgebrauches gibt es juristisch nicht.

Bei der Formulierung des radiologischen Gutachtens ist zu berücksichtigen, daß radiologische Methoden und die Verflechtung zwischen Radiologie und anderen medizinischen Fächern dem Gutachten-Auftraggeber nicht bekannt sein könnten. Dem ist nach Inhalt und Form Rechnung zu tragen. Die anamnestischen und klinischen Befunde, die in die radiologische Beurteilung eingehen, sind nach den Unterlagen oder aufgrund eigener Erhebung festzuhalten. Ablauf und Befund der radiologischen Untersuchung sind zu schildern. Die speziell an den Radiologen gerichteten Fragen sind herauszuheben und expressis verbis zu beantworten. Es sollte gegebenenfalls darauf hingewiesen werden, in welcher Form die radiologischen Befunde in eine Gesamtbegutachtung einfließen. Auch auf die Grenzen der jeweiligen radiologischen Diagnostik ist hinzuweisen.

 Differentialdiagnose zwischen Pleuraasbestose bzw. Pleuramesotheliom und Brustwandhämatom.

Röntgenologisch-wissenschaftliches Gutachten für eine Berufsgenossenschaft.

V. Wiebe

Auf Veranlassung der ... Berufsgenossenschaft in ... wird über Herrn K. K. das nachfolgende Gutachten erstattet. Das röntgenologische Gutachten wird dem klinischen Gutachter, Herrn Prof. Dr. med ... übersandt werden. Dieser wird das Ergebnis des fachröntgenologischen Gutachtens zusammenfassend berücksichtigen.
Das Gutachten stützt sich auf am 25. 4. 83 hier durchgeführte Röntgenuntersuchungen und auf den Vergleich der jetzigen Aufnahmen mit vorliegenden früheren Röntgenübersichtsaufnahmen der Thoraxorgane des K. K. in 2 Ebenen vom 17. 11. 81 und vom 3. 11. 82.

Vorgeschichte

Bei Herrn K. K. wird eine berufliche Asbeststaubexposition seit 1981, also seit etwa 2 Jahren, angenommen. Im November 1981 fiel anläßlich einer Röntgenuntersuchung des Thorax eine periphere Verschattung rechts auf. Es wurde daraufhin der Verdacht auf das Vorliegen einer Pleuraasbestose oder eines Pelurameshotelioms geäußert.

Fragestellung

Handelt es sich bei der 1981 festgestellten Verschattung um eine Pleuraasbestose oder ein Pleuramesotheliom? Liegt eine Berufskrankheit vor?

Radiologie

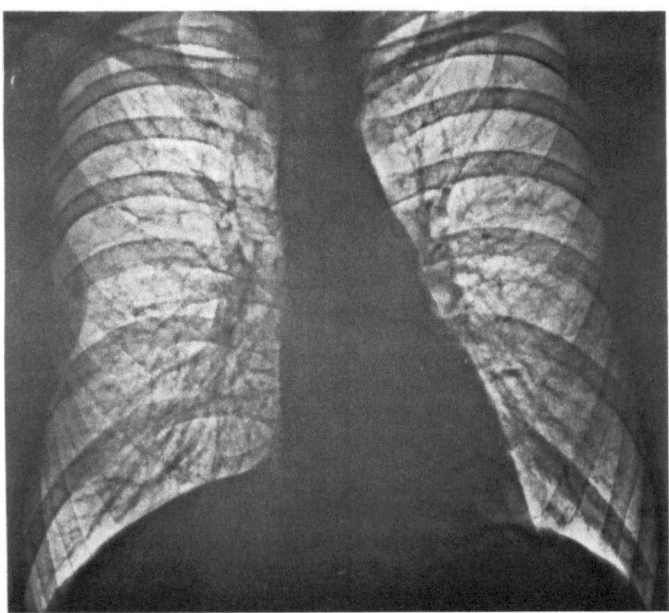

Abb. 1 a: Röntgenübersichtsaufnahme pa der Thoraxorgane vom 17. 11. 81. Flachbogige Pleuravorwölbung rechts in Höhe der 8. Rippe: Brustwandhämatom bei Rippenfraktur.

Röntgenaufnahmen der Thoraxorgane in 2 Ebenen vom 17. 11. 81 und vom 3. 11. 82:
Die Röntgenaufnahme der Thoraxorgane pa vom 17. 11. 81 zeigt in Höhe der 8. Rippe lateral eine flachbogige scharf begrenzte Vorwölbung des thorakalen pleuralen Begleitstreifens (Abb. 1a). Die Rippen sind in diesem Bereich schlecht zu differenzieren. Weitere pathologische Befunde sind nicht nachweisbar. Die zugehörige Thoraxseitenaufnahme ergibt keine weiteren Informationen. Die Röntgenaufnahmen der Thoraxorgane in 2 Ebenen vom 3. 11. 82 sind unauffällig.

Befund

Röntgenaufnahmen der Thoraxorgane in 2 Ebenen und beiderseits schräg sowie Röntgenaufnahmen der rechten Rippen in 2 Schrägstellungen vom 25. 4. 83:

Zwerchfellkuppeln: Die Zwerchfellkuppeln sind scharf konturiert und stehen in normaler Höhe. Die Rippenzwerchfellwinkel sind frei.

Pleurabegleitstreifen: Die Pleurabegleitstreifen sind überall symmetrisch, dünn und normal breit.

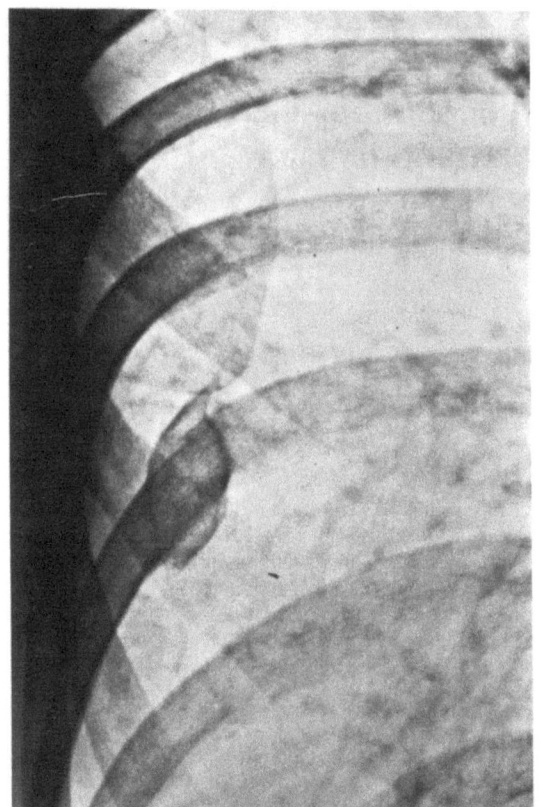

Abb. 1b: Ausschnitt einer Schrägaufnahme des Thorax von 25. 4. 83: Knöchern überbrückte traumatische Fraktur der rechten 8. Rippe.

Abb. 2: Ausschnitt der Schrägaufnahme des Thorax eines anderen Kranken: Asbestinduzierter Pleuraplaque.

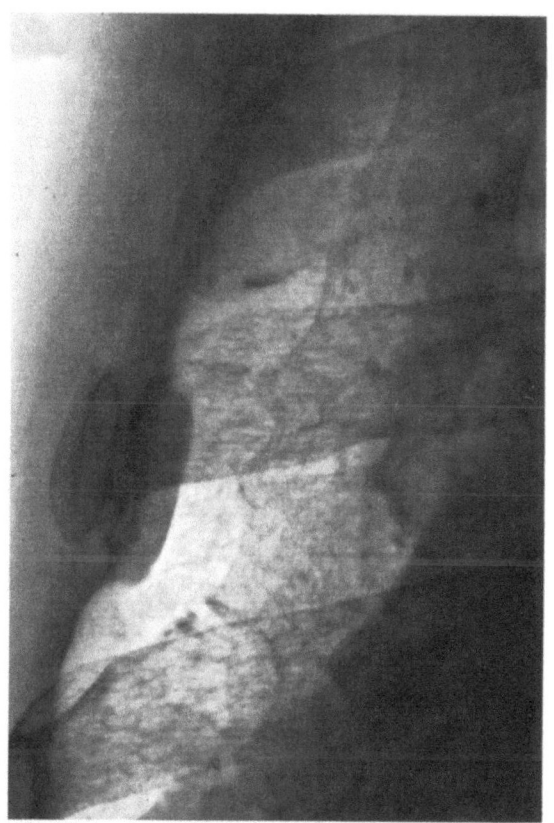

Lungenfelder: Die Lungenfelder sind transparent und frei von pathologischen Verschattungen.

Lungenhili: Die Lungenhili sind symmetrisch, transparent und normal breit.

Herz und große Gefäße: Das Herz ist mittelständig, normal groß und nicht umgeformt. Das Pulmonalsegment ist jugendlich prominent. Die Brustaorta ist normkalibrig und nimmt einen normalen Verlauf.

Mediastinum: Das Mediastinum ist schlank, mittelständig und glatt begrenzt.

Knöcherner Thorax und äußere Thoraxweichteile: Auf der rechten Seite hat die 8. Rippe dorso-lateral eine Konturstufe (Abb. 1b). Sie ist in diesem Bereich umschrieben und bei glatter Konturierung verbreitert. Die Corticalis ist scharf gezeichnet und stufenförmig abgesetzt. Im übrigen ist ein auffälliger Befund nicht zu erheben.

Beurteilung

Es findet sich eine mit Konturstufen knöchern überbaute dorso-laterale traumatische Fraktur der rechten 8. Rippe. In frischem Zustand war diese Fraktur auf der Röntgenaufnahme der Thoraxorgane pa vom 17. 11. 81 durch das damals bestehende Begleithämatom der Brustwand nachzuweisen, das sich jetzt zurückgebildet hat. Im übrigen war und ist an den Thoraxorganen ein auffälliger Befund nicht zu erheben. Insbesondere ergibt sich kein Anhalt für das Vorliegen eines Pleuramesothelioms.

Kommentar

Für die röntgenologische Beurteilung von Thoraxwandprozessen sind Schrägaufnahmen entweder als Übersichts- oder als durchleuchtungsgezielte Aufnahmen am aussagekräftigsten. Für spezielle Fragestellungen kann auch die Computertomographie herangezogen werden. Routinemäßig angefertigte Thoraxaufnahmen in 2 Ebenen reichen zur Erfassung der gesamten Pleurafläche nicht aus. Schrägaufnahmen sollten insbesondere bei der Frage nach pleuraler Asbestose und nach pleuralem Mesotheliom immer angefertigt werden. Vermeintlich oder tatsächlich asbestexponierte Arbeitnehmer sind heute durch zahlreiche Pressemitteilungen über die Gefähr-

Radiologie

lichkeit von Asbeststaub verängstigt. Im vorliegenden, Anfang 1983 von uns untersuchten Fall wäre der Kranke bei adäquater Technik der Untersuchung 1981 nicht monatelang mit dem Verdacht auf eine Berufskrankheit belastet worden. Der röntgen-morphologische Unterschied zwischen einer banalen traumatischen Rippenfraktur mit kleinem Brustwandhämatom (Abb. 1a) und einem plateauförmigen asbestinduzierten Pleuraplaque (Abb. 2) wäre schon 1981 evident gewesen. Einschränkend muß lediglich gesagt werden, daß die röntgenologischen Frühzeichen des Pleuramesothelioms noch nicht gut bekannt sind. Bei der nachträglich erhobenen Anamnese fiel dem K. K. ein Trauma der re. Thoraxhälfte ein, welches 1981 offensichtlich die Rippenfraktur verursacht hatte.

Postthrombotisches Syndrom nach Sprunggelenksfraktur und Osteosynthese – Unfallfolge?

Röntgenologisch-wissenschaftliches Gutachten für eine Berufsgenossenschaft.

V. Wiebe

Auf Veranlassung der ... Berufsgenossenschaft in ... wird über Herrn B. G. das nachfolgende Gutachten erstattet. Das röntgenologische Gutachten wird dem klinischen Gutachter Herrn Dr. med. ..., übersandt werden. Dieser wird das Ergebnis des fach-röntgenologischen Gutachtens zusammenfassend berücksichtigen.
Das Gutachten stützt sich auf am 10. 3. 83 durchgeführte Röntgenuntersuchungen.

Vorgeschichte

1980 erlitt B.G. eine Sprunggelenksfraktur rechts, die osteosynthetisch versorgt wurde. Im Anschluß daran trat erstmals eine Schwellung des re. Unterschenkels auf, die zunächst zurückging. Jetzt treten rezidivierende Schwellungen des re. Unterschenkels auf.

Fragestellung

Liegt ein postthrombotisches Syndrom des tiefen Venensystems des rechten Beines vor?

Befund

Ascendierende Phlebographie des rechten Beines einschließlich der Beckenregion vom 10. 3. 83:

Vorgehen: Es wird eine Vene am Großzehenrücken in Lokalanästhesie punktiert. Unter Stauung in Knöchelhöhe wird wasserlösliches Kontrastmittel injiziert. In schräger 60-gradiger Aufrichtung und dann in flacher Rückenlage werden Röntgenzielaufnahmen der Etagen des rechten Beines und dann des re. Beckens angefertigt.

Unterschenkel: Die tiefen Unterschenkelvenen stellen sich nur flau, schattenhaft und unregelmäßig dar. Ein normaler Klappensatz ist an ihnen nicht festzustellen. Der überwiegende Teil des Kontrastmittels fließt trotz Stauung über oberflächliche Unterschenkelvenen ab, insbesondere durch die Vena saphena magna und parva. Diese Kollateralvenen sind ihrerseits deutlich erweitert und teilweise stark geschlängelt.

Kniebereich: Auch die Vena poplitea stellt sich nur schattenhaft, inhomogen gefüllt und ohne Klappenbesatz dar.

Oberschenkelbereich: Die Vena femoralis superficialis ist in gesamter Länge und in normalem Verlauf dargestellt. Infolge geringen Zuflusses vom Unterschenkel her ist sie nur inhomogen gefüllt. Eine differenzierte Aussage bezüglich des Klappenbesatzes ist nicht möglich. Vom Unterschenkel fließt ein größerer Teil des Kontrastmittels über erweiterte und geschlängelte oberflächliche Kollateralen und über die Vena saphena

Radiologie

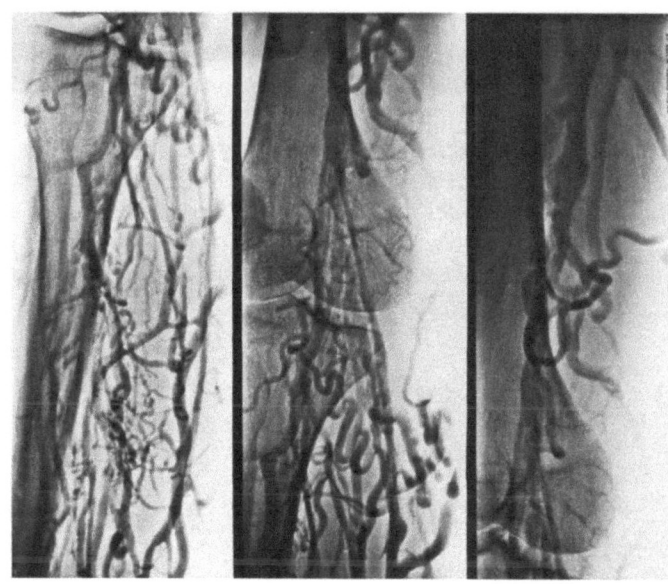

Abb. 3: Ascendierende Phlebographie: Postthrombotisches Syndrom des rechten Unterschenkels einschließlich Kniebereich. Fehlende bis geringe Füllung der tiefen Venen. Varicös entarteter oberflächlicher Kollateralkreislauf.

magna am Oberschenkel bis zum Leistenband. An dieser Stelle erfolgt Einmündung in das tiefe Venensystem (Abb. 3).

Beckenbereich: Die re. Vena iliaca externa ist normkalibrig, normal gelegen, scharf konturiert und homogen gefüllt.

Beurteilung

Der erhobene Röntgenbefund entspricht dem eines mittelgradigen postthrombotischen Syndroms der tiefen Unterschenkelvenen einschließlich des Kniebereichs rechts. Es hat sich ein erheblicher oberflächlicher Kollateralkreislauf am Unterschenkel und an der Medialseite des Oberschenkels ausgebildet, dessen Venen ihrerseits bereits deutlich varicös entartet sind. Es handelt sich um ein postthrombotisches Syndrom des Stadiums 2 nach May und Nißl mit varikös entartetem Kollateralkreislauf 1. Ordnung.

Kommentar

Die ascendierende Phlebographie ist die Standard- und Referenzmethode zur Beurteilung des Venensystems des Beines und der zugehörigen Beckenhälfte. Diagnostische Schwierigkeiten bezüglich des Zustandes des tiefen Venensystems treten dann auf, wenn sehr stark ausgebildete oberflächliche Kollateralen die tiefen Venen erheblich überlagern und ihre Beurteilung erschweren. In dem hier vorgestellten Fall war das tiefe Venensystem des Unterschenkels ausreichend beurteilbar. Es lagen die klassischen Röntgenzeichen des postthrombotischen Syndroms in Form von Klappenverlust, Kaliberschwankungen und inhomogener Kontrastierung bei Kollateralenbildung vor.

Radiologie

Nur eingeschränkt beurteilbar durch die aszendierende Phlebographie sind nachgeschaltete proximale Venenstrecken, wenn sie teilweise durch Kollateralen des vorgeschalteten Bereiches umgangen und daher selbst nur gering mit Kontrastmittel gefüllt werden. Dies traf im vorliegenden Gutachten für den rechten Oberschenkel zu. In solchen Fällen kann die retrograde descendierende Preßphlebographie diagnostisch weiterhelfen.

Bei der bereits nachweisbaren variösen Entartung des Kollateralkreislaufes muß ein über längere Zeit bestehendes postthrombotisches Syndrom angenommen werden. Man darf daher unter Berücksichtigung der anamnestischen Angaben davon ausgehen, daß die auslösende tiefe Unterschenkelvenenthrombose in zeitlichem Zusammenhang mit der Osteosynthese der Sprunggelenksfraktur aufgetreten ist.

Röntgenologische Herzvolumenbestimmung. Beurteilung der Berufs- und Erwerbsfähigkeit.

Röntgenologisch-wissenschaftliches Gutachten für einen Träger der gesetzlichen Rentenversicherung.

V. Wiebe

Auf Veranlassung der LVA in ... wird über Herrn H. G. das nachfolgende fachröntgenologische Gutachten erstattet. Das Gutachten wird dem klinischen Gutachter, Herrn Dr. med. ... übersandt werden. Dieser wird das Ergebnis des fach-röntgenologischen Gutachtens zusammenfassend berücksichtigen.

Das Gutachten stützt sich auf am 25. 4. 83 durchgeführten Röntgenuntersuchungen.

Vorgeschichte

Bei H. G. ist ein Zustand nach Herzvorderwand-Myokardinfarkt bekannt. Ferner ist er beruflich quarzstaubexponiert.

Fragestellung

Liegt bei H. G. eine Hervergrößerung vor? Liegt bei ihm eine krankhafte Herzumformung vor? Liegt bei ihm eine Silikose vor?

Befund

Röntgenaufnahme der Thoraxorgane pa und Röntgenaufnahmen der Thoraxorgane in 2 Ebenen in Bauchlage mit Oesophagogramm zur Herzvolumenbestimmung nach Rohrer und Kahlstorf vom 25. 4. 83:

Zwerchfellkuppeln: Die Zwerchfellkuppeln stehen beiderseits bei guter Wölbung und glatter Begrenzung relativ hoch. Die Zwerchfellrippenwinkel sind beiderseits einsehbar und frei.

Pleurabegleitstreifen: Die Pleurabegleitstreifen sind überall normal breit, glatt begrenzt und symmetrisch.

Lungenhili: Die Lungenhili sind symmetrisch und nicht verbreitert. Sie lassen eine regelrechte Aufzweigung erkennen.

Lungenfelder: Die Lungenfelder sind transparent und frei von pathologischen Verschattungen. Es läßt sich eine normale Lungenzeichnung nachweisen. Für das Vorliegen einer Lungenstauung oder eines Pleuraergusses ergibt sich kein Anhalt.

Radiologie

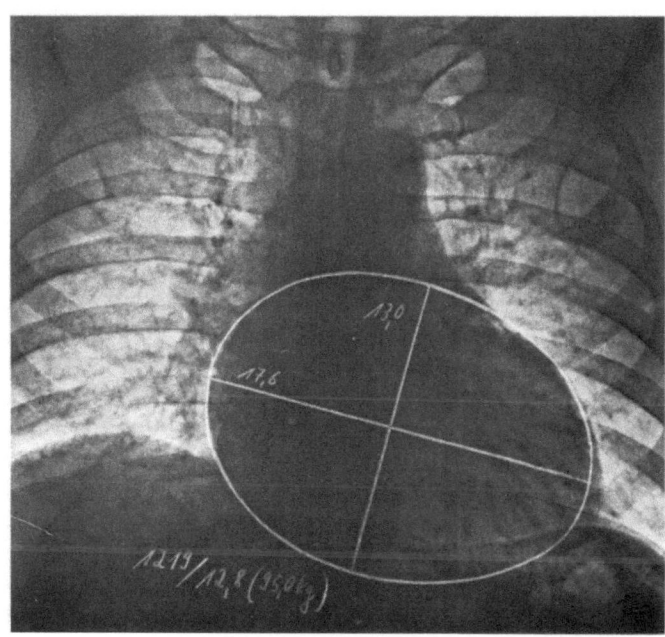

Abb. 4a: Sagittale Röntgenaufnahme der Thoraxorgane in Bauchlage zur Herzvolumenbestimmung nach Rohrer und Kahlstorf. Eingezeichnet: Herzachsen.

Herz und große Gefäße: Das Herz ist mittelständig. Seine linke Kammerkontur lädt etwas nach lateral aus. Im Thoraxseitenbild ist die Herzhinterwand in Vorhof- und Ventrikelhöhe gering prominent. Die Herzvolumenbestimmung nach Rohrer und Kahlstorf ergibt ein absolutes Herzvolumen von 1219 ml. Unter Zugrundelegung eines Körpergewichtes von 95 kg ergibt sich ein relatives Herzvolumen von 12,8 ml/kg Körpergewicht. Die Brustaorta ist gering verlängert und erweitert (Abb. 4a und Abb. 4b).

Mediastinum: Das Mediastinum ist mittelständig, glatt begrenzt und normal breit.

Knöcherner Thorax und äußere Thoraxweichteile: Am knöchernen Thorax ist ein auffälliger Befund nicht zu erheben.

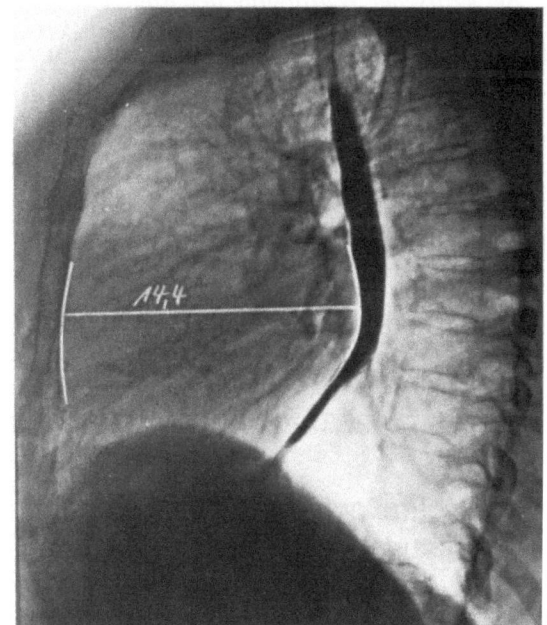

Abb. 4b: Seitliche Röntgenaufnahme der Thoraxorgane in Bauchlage zur Herzvolumenbestimmung nach Rohrer und Kahlstorf. Eingezeichnet: Sagittale Herzachse.

Beurteilung

Bezogen auf das Körpergewicht liegt das relative Herzvolumen mit 12,8 ml/kg Körpergewicht an der oberen Normgrenze. Ferner finden sich geringgradige nativröntgenologische

Radiologie

Zeichen der Betonung des linken Herzventrikels und der Erweiterung des linken Herzvorhofes. Als Nebenbefunde lassen sich ein relativer Zwerchfellhochstand beidseits bei Adipositas und eine geringe Elongation und Dilatation der Brustaorta nachweisen. Eine pulmonale Silikose liegt nicht vor.

Kommentar

Anhand der Thoraxaufnahme in einer Ebene ist die Herzgröße nicht zu beurteilen. Auch die Abschätzung aufgrund von Thoraxaufnahmen in 2 Ebenen im Stehen kann insbesondere bei ungewöhnlichen Körperdimensionen oder infolge orthostatischer Einflüsse zu erheblichen Fehlschlüssen führen. Dagegen stellt die röntgenologische Herzvolumenbestimmung nach Rohrer und Kahlstorf eine einfache, zuverlässige und wenig störungsanfällige Meßmethode für die Herzgesamtgröße dar, auf die insbesondere bei Begutachtungen zurückgegriffen werden sollte.
Im hier vorgestellten Fall wurde das absolute Herzvolumen auf das (relativ hohe) Körpergewicht bezogen. Bei adipösen Menschen wird das Herzvolumen dadurch unterschätzt. Durch Bezug auf die Körperoberfläche läßt sich dieser systematische Fehler vermeiden. Die röntgenologische Beurteilung der Herzform im Hinblick auf Veränderungen einzelner Herzhöhlen verlangt viel Erfahrung und schließt häufig subjektive Momente ein. Zur Bestimmung der Dicke der Herzwände und der Größe der Herzhöhlen sollte deshalb die Echokardiographie als sinnvolle Ergänzung der Röntgendiagnostik herangezogen werden.
Bei kritischer Würdigung der Röntgenbefunde des hier vorgestellten H. G. ist eine geringgradige Vergrößerung des linken Herzventrikels und des linken Herzvorhofes anzunehmen. Aussagen über den Zustand der Koronararterien und über die Größe und Lage des durchgemachten Myokardinfarktes liefern die angewandten röntgenologischen Basismethoden nicht. Auch bezüglich der Pumpfunktion des Herzens in Ruhe und unter Belastung sind diese Röntgenuntersuchungen nur als Suchmethode zu betrachten.

Bauchwandbruch mit zeitweiser Behinderung der Darmpassage nach stumpfem Bauchtrauma – Wegeunfall – und operativer Versorgung von Milz- und Darmverletzungen.

Röntgenologisch-wissenschaftliches Gutachten für eine Berufsgenossenschaft.

V. Wiebe

Auf Veranlassung der Berufsgenossenschaft für ... in ... wird über Herrn H. K. das nachfolgende Gutachten erstattet. Das röntgenologische Gutachten wird dem klinischen Gutachter, Herrn Prof. Dr. med. ... übersandt werden. Dieser wird das Ergebnis des fach-röntgenologischen Gutachtens zusammenfassend berücksichtigen. Das Gutachten stützt sich auf am 6. 9. 82 hier durchgeführte Röntgenuntersuchungen.

Radiologie

Vorgeschichte

Infolge eines operativ versorgten abdominellen Traumas leidet H. K. seit mehreren Jahren an einem Bauchwandbruch. Es werden rezidivierende Einklemmungen von Darm angegeben.

Fragestellung

Bestehen Passagehindernisse des Gastrointestinaltraktes insbesondere im Bereich der Hernie? Welchen Inhalt hat der Narbenbruch? Läßt sich der Bruchinhalt reponieren?

Befund

Röntgenuntersuchung von Magen, Duodenum, Jejunum und Ileum vom 6. 9. 82:

Speiseröhre: Der Schluckakt erfolgt regelrecht, am Oesophagus ist ein auffälliger Befund nicht zu erheben.

Magen: Der Magen ist hoch und quer gelegen. Er hat glatte Kurvaturen und ein unauffälliges Faltenbild. Unter tief durchschnürenden Kontraktionen entleert er sich zügig.

Duodenum: Der Bulbus duodeni ist symmetrisch. Das weitere Duodenum ist hinsichtlich Lage, Kaliber und Faltenbesatz unauffällig.

Jejunum und Ileum: Jejunum und Ileum sind vorwiegend im Unterbauch gelegen. Mehrere Schlingen des Jejunums und des Ileums treten rechts durch die Narbenhernie der Bauchwand unter die Bauchdecke vor (Abb. 5). Sie lassen sich unter Durchleuchtung reponieren. Auch im übrigen sind die Dünndarmschlingen palpatorisch gut voneinander zu trennen. Alle Dünndarmschlingen haben normale Weite, normale Wan-

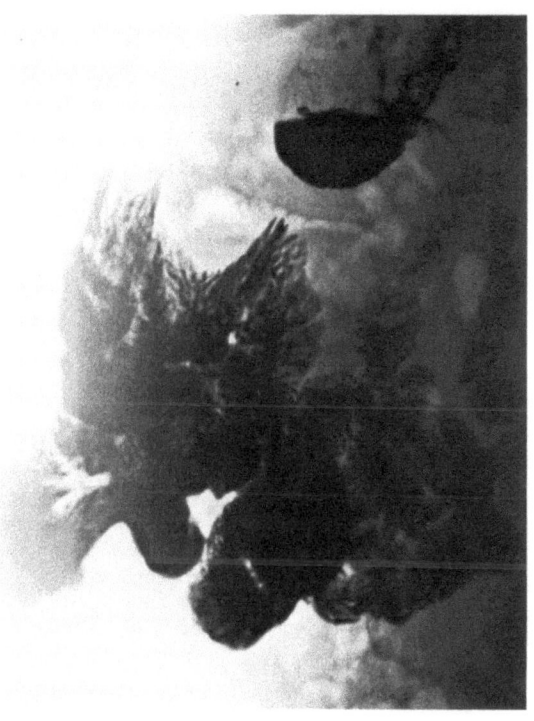

Abb. 5: Magendarmpassage, seitliche Röntgenaufnahme des Abdomens. Kontrastierung von Magen, Duodenum und Jejunum (frühe Phase). Am linken unteren Bildrand: Vorfall von Jejunalschlingen durch die Pforte des Bauchwandbruches.

dung und normalen Faltenbesatz. Die Kontrastmittelpassage erfolgt ungehindert über das terminale Ileum in das Coecum. Dieses ist einschließlich der Appendix an normaler Stelle im rechten Unterbauch gelegen.

Beurteilung

1. Zum Zeitpunkt der Untersuchung lassen sich Passagebehinderungen des Gastrointestinaltraktes nicht nachweisen. 2. Als Inhalt des Bruchsackes der Narbenhernie der Bauchwand rechts finden sich mehrere Jejunum- und Ileumschlingen. 3. Der Bruchinhalt läßt sich unter Durchleuchtung reponieren.

Kommentar

Auch bei Verfügbarkeit der Endoskopie ist die Röntgenuntersuchung des Gastrointestinaltraktes unverändert die Methode der Wahl, um intramurale, divertikulöse und fistelnde Prozesse, oder um wie in diesem Fall Lage, Motorik, Durchgängigkeit und Druckschmerzhaftigkeit des Gastrointestinaltraktes zu prüfen. Die hier gestellten Fragen ließen sich durch fraktionierte Magendarmpassage in der oben geschilderten Form leicht beantworten. Adhäsionsbildungen des Dünndarmes sind unter Umständen durch Enteroklysma besser darzustellen.

Radiologie

122 Posttraumatischer subarachnoidaler Liquorblock nach Schädeltrauma – Arbeitsunfall.

Nuklearmedizinisch-wissenschaftliches Gutachten für eine Berufsgenossenschaft.

V. Wiebe

Auf Veranlassung der Berufsgenossenschaft der ... wird über Herrn T.F. das nachfolgende Gutachten erstattet. Das nuklearmedizinische Gutachten wird dem klinischen Gutachter, Frau Dr. med. ..., übersandt werden. Diese wird das Ergebnis des fachnuklearmedizinischen Gutachtens zusammenfassend berücksichtigen.
Das Gutachten stützt sich auf vom 4. bis 6. 2. 1976 hier durchgeführte nuklearmedizinische Untersuchungen.

Vorgeschichte

T.F. erlitt infolge eines Autounfalles am 11. 2. 1975 eine schwere Mittelgesichtstrümmerfraktur mit Beteiligung des Os frontale, der Orbitae, des Nasenbeins und Oberkiefers. Das Trauma wurde operativ versorgt. Seit dem Unfall wurde dreimal Ausfluß klarer Flüssigkeit aus der Nase beobachtet. Zur Zeit besteht kein Ausfluß aus der Nase.

Fragestellung

1. Findet sich eine pathologische Aktivitätsstraße, die einen zur Zeit stattfindenden Ausfluß von Liquor cerebrospinalis aus dem Schädelinneren beweist?
2. Findet sich ein pathologisches Depot von Liquor cerebrospinalis (Leptomeningealzyste), welches als Ursache eines intermittierenden Ausflusses aus dem Schädelinneren angesehen werden kann?
3. Finden sich Veränderungen der intrakraniellen Flußgeschwindigkeit oder Flußrichtung des Liquor cerebrospinalis, die ursächlich für einen Ausfluß von Liquor cerebrospinalis aus dem Schädelinneren verantwortlich sein können?

Befund

Szintigraphie der Liquorräume vom 4. bis 6. 2. 1976:
Vorgehen: Nach Lokalanästhesie wird eine Lumbalpunktion mit üblicher Technik durchgeführt. 1,0 m Ci 169 Ytterbium-Calzium-Chelat werden intrathekal injiziert.

Szintigramm des unteren thorakalen und lumbalen Spinalkanals in der Ansicht von dorsal nach 2 Stunden:
Es zeigt sich die korrekte Applikation des Strahlers in den spinalen subarachnoidalen Raum. Die Aktivität liegt hauptsächlich im Lumbalbereich cranial der Punktionsstelle. Zum geringeren Teil liegt sie in Höhe des dorso-lumbalen Überganges und im kaudalen Durasack. Die Hintergrundsaktivität ist niedrig.

Szintifotos des Schädels von occipital, frontal und beiderseits seitlich im Sitzen nach 3½ Stunden:
Es ist bereits Aktivität im Schädelinneren nachzuweisen. Dargestellt sind die große Zysterne und die basalen Zysternen bis in den Frontalbereich. Ein die Schädelbasis nach kaudal überschreitendes Depot oder eine pathologische Aktivitätsstraße stellen sich nicht dar. Ein Teil der Aktivität ist bereits links mehr als rechts in den Fissurae Sylvii aufgestiegen sowie auch frontal und occipital in den Interhemisphärenspalt.

Szintigramm des Schädels von occipital, frontal und beiderseits seitlich im Liegen nach 7 Stunden:
Die Aktivität zeigt gleiche Verteilung wie nach 3½ Stunden. Insgesamt ist der Aktivitätseinstrom in das Schädelinnere relativ gering.

Szintigramme des Schädels von frontal, occipital und beiderseits seitlich nach 24 Stunden:

Auf der linken Seite ist die Aktivität jetzt partiell über die Fissura Sylvii und die Hemisphäre zum Sinus sagittalis superior aufgestiegen. Auf der rechten Seite ist die Aktivität in der Fissura Sylvii nur bis zu halber Höhe aufgestiegen, die Parietalregion bleibt ausgespart.

Szintigramme des Schädels von frontal und beiderseits seitlich nach 48 Stunden:
Die Masse der Aktivität ist jetzt über die Hirnhemisphären aufgestiegen. Die Aktivitätsminderung der rechten Parietalregion bleibt jedoch weiterhin bestehen.

Radiologie

Beurteilung

Die gestellten Fragen werden wie folgt beantwortet:

1. Eine pathologische Liquorstraße, welche den Ausfluß von Liquor cerebrospinalis aus dem Schädelinnenraum zur Zeit der Untersuchung beweisen würde, stellt sich nicht dar.
2. Ein pathologisches, einer Leptomeningealzyste entsprechendes Liquordepot, welches als Ursache eines dauernden oder intermittierenden Ausflusses von Liquor cerebrospinalis aus dem Schädelinnenraum angesehen werden kann, stellt sich nicht dar.
3. Die durch Lumbalpunktion subarachnoidal gegebene Aktivität hat nach 3½ Stunden das Schädelinnere und nach 24 Stunden den Sinus sagittalis superior erreicht. Diese Zeitfolge entspricht der Norm. Die Liquorflußgeschwindigkeit ist normal. Zu keinem Zeitpunkt der Untersuchung strömt Aktivität in die Hirnrinnenräume ein: Eine Liquorflußumkehr liegt nicht vor. Über den ganzen Untersuchungszeitraum hinweg bleibt die Aktivitätsminderung über der Parietalregion der re. Hemisphäre bestehen. Es handelt sich um eine partielle subarachnoidale Liquorflußblockierung. Diese ist durch Hirnhautveränderungen hervorgerufen und kann daher auch Folge eines Traumas sein. Eine solche Behinderung der normalen Liquorzirkulation kann die Ausbildung einer Liquorfistel begünstigen.

Zusammenfassend ergibt die Untersuchung einen pathologischen partiellen subarachnoidalen Liquorblock rechts parietal, der nach der gegebenen Vorgeschichte eine Traumafolge sein dürfte (Verklebungen beziehungsweise Vernarbungen der Hirnhäute). Für einen zur Zeit stattfindenden Ausfluß von Liquor cerebrospinalis aus dem Schädelinneren ergibt sich dagegen kein Anhalt. Ebenso ergibt sich kein Anhalt für das Bestehen einer Leptomeningealzyste, die den Ort einer sich intermittierend öffenenden Liquorfistel darstellen würde.

Kommentar

Bei der Liquorraumszintigraphie wird eine Spurendosis radioaktiven Materials in den lumbalen Spinalkanal injiziert, welches genau wie die normalerweise im Liquor cerebrospinalis vorhandenen Eiweißsubstanzen transportiert und resorbiert wird. Die Impulse der sich bewegenden radioaktiven Substanz werden durch Szintillationsdetektoren (Szintigraphie und/oder Gamma-Kamera) von außen in ihrer räumlichen und zeitlichen Anordnung bildmäßig registriert (Szintigramm und/oder Szintifotos). Die Liquorraumszintigraphie stellt die klinische Methode der Wahl dar, den unbeeinflußten Liquorstrom zu untersuchen und den Ort eines eventuellen Ausflusses von Liquor cerebrospinalis aus dem Schädelinneren zu bestimmen. Die Untersuchung ist an drei aufeinander folgenden Tagen vorzunehmen, da der Aktivitätsfluß bis in seine späten Phasen registriert werden muß. Bei der speziellen Frage nach einer Liquorfistel sind Aufnahmen im Sitzen erforderlich, die nur mit einer Gamma-Kamera (Szintifotos) angefertigt werden können. Es ist darauf hinzuweisen, daß mittels Liquorraumszintigraphie das Bestehen eines Ausflusses von Liquor cerebrospinalis aus dem Schädelinneren nur für den Zeitpunkt der Untersuchung bewiesen oder ausgeschlossen werden kann. Nicht ausgeschlossen werden kann, daß vor dem Zeitpunkt der Untersuchung eine Liquorfistel bestanden hat. Nicht ausgeschlossen werden kann auch, daß sich nach dem Zeitpunkt der Untersuchung eine Liquorfistel neu bildet oder erneut öffnet. ^{169}Ytterbium ist heute wegen relativ hoher Strahlenbelastung zugunsten anderer Substanzen für die Liquorraumszintigraphie verlassen.

Urologie

Urologische Fragestellung

 Harnleiterverletzung mit sekundärem einseitigem Nierenverlust nach gynäkologischem Eingriff (s. auch Nr. 115).

Gutachten für ein Oberlandesgericht im Arzt-Haftpflichtstreit.

Th. Senge

In der urologischen Begutachtung spielt die Beurteilung des Zusammenhanges von Krankheiten und Krankheitsfolgen eine wichtige Rolle. Diese Situation ergibt sich nicht selten bei der gutachtlichen Einschätzung von Erkrankungen des Harntraktes im Zusammenhang mit gynäkologisch-geburtshilflichen Eingriffen, bei denen gelegentlich schicksalhaft, gelegentlich iatrogen ausgelöste Belastungen des gesamten Harntraktes auftreten können.
Die enge topographisch-anatomische Beziehung von Harntrakt und weiblichem Organsystem kann nach gynäkologischen operativen Eingriffen Störungen an den Nieren und ableitenden Harnwegen auslösen und strittige, nur gutachterlich einschätzbare Probleme aufwerfen. In diesem für ein Oberlandesgericht angefertigten Gutachten war der einseitige Nierenverlust nach einer Harnleiterverletzung zu beurteilen.

Fragestellung

Im Mittelpunkt stand die Frage, ob zum Zeitpunkt der gynäkologischen Operation eine so starke Schädigung der Niere vorgelegen hat, daß zu einem späteren Zeitpunkt das Nierenorgan entfernt werden mußte. Darüber hinaus wird nach dem zeitlich besten Termin gefragt, an dem eine operationsbedingte Harnleiterscheidenfistel durch eine Harnleiterneueinpflanzung korrigiert werden konnte.

Vorgeschichte

Die zum Zeitpunkt der Operation 40 Jahre alte Frau wurde in einer Frauenklinik wegen einer Menorrhagie bei Descensus uteri vaginal hysterektomiert. Präoperative anderweitige pathologische Befunde sind weder aufgrund der klinischen noch der laborchemischen Untersuchung bekanntgeworden. Ein Urogramm wurde nicht angefertigt. Über intraoperative Schwierigkeiten wurde im Operationsbericht keine Bemerkung festgehalten.

Lediglich im Entlassungsbericht wurde von einer erschwerten Absetzung der Parametrien berichtet. Trotz der zunächst komplikationslos sich gestaltenden postoperativen Phase wurde bei liegendem Dauerkatheter von einer Urinsekretion aus der Scheide berichtet. Der Verdacht einer Ureterscheidenfistel wurde geäußert, eine urologische Konsiliaruntersuchung veranlaßt. Zunächst wurde dabei ein Harnwegsinfekt festgestellt, der nach Resistenzbestimmung antimikrobiell behandelt wurde. Am 5. postoperativen Tag erfolgte neben einer Zystoskopie und retrograden Pyelographie, ohne daß eine Seitenlokalisation beschrieben wurde, die Anfertigung eines Infusionsurogrammes. Festgestellt wurde eine Harntransportstörung mit Ektasie der Hohlsysteme auf beiden Seiten. Rechtsseitig fand sich allerdings im pelvinen Ureterabschnitt eine filiforme Harnleitereinengung. Gleichzeitig wurde eine wolkige, unscharf begrenzte Kontrastmittelanreicherung im Bereich des pelvinen Ureterabschnittes beschrieben. Der Verdacht einer Urinextravasation wurde geäußert. Die Vermutung einer rechtsseitigen Harnleiterscheidenfistel verdichtete sich. Am 5. postoperativen Tag kam es erstmalig zu einem Temperaturanstieg auf 38 °C. Trotz hochdosierter antibiotischer Abdeckung bei sterilem Harn blieben die Temperaturerhöhungen über Tage konstant. Dies besserte sich auch nicht nach Wechsel des Dauerkatheters. Am 16. postoperativen Tag erfolgte eine weitere Zystoskopie, bei der eine Rötung der Harnblasenschleimhaut beschrieben wurde und eine Veränderung der rechtsseitigen Ureterenleiste auffiel.
Die Chromozystoskopie nach intravenöser Methylenblau-Injektion zeigte zeitgerechte blaugefärbte Urinejakulation aus dem linken Ostium, während rechtsseitig kein Urin aus dem Harnleiterostium ausgeschieden wurde. Ein gleichzeitig intravaginal eingelegter Tampon war wenige Zeit später tief blau verfärbt. Die Diagnose einer Ureter-Scheidenfistel wurde gestellt. Aus der urologischen Konsiliaruntersuchung ergab sich die Entscheidung, zunächst zuzuwarten und zu einem späteren Zeitpunkt bei Abheilung des Wundgebietes eine Ureterneueinpflanzung des rechten Harnleiters in die Harn-

Urologie

blase anzustreben. In der weiteren stationären Behandlungsphase erfolgte die Harnableitung über den Dauerkatheter und die Behandlung mit wechselnden Antibiotika. Am 24. postoperativen Tag erfolgte erneut eine urologische Untersuchung mit einer rechtsseitigen Sondierung des geschädigten Harnleiters. Eine Füllung des rechten Nierenbeckens über den vorgeschobenen Ureterenkatheter gelang. Die Diagnose „Ureter-Scheidenfistel" wurde erhärtet. Erst nach Abklingen der Infektion und vollständiger Wundheilung sollte eine Ureterimplantation durchgeführt werden. Am 37. postoperativen Tag erneut Temperaturanstieg auf 39 °C. Bei vaginaler Einstellung wurde nun die Ureter-Scheidenfistel auch bei vaginaler Inspektion sichtbar. Am 41. postoperativen Tag wurde ein Ureterenkatheter in den geschädigten rechtsseitigen Harnleiter eingelegt, der allerdings 24 Stunden später spontan ausgestoßen wurde. Die Kranke wurde mit persistierender Ureter-Scheidenfistel zunächst entlassen. Drei Monate später sollte eine Ureterneueinpflanzung erfolgen. Dies wurde 5 Monate nach dem gynäkologischen Eingriff mit der dabei iatrogen ausgelösten Ureter-Scheidenfistel versucht. Der Versuch einer Ureter-Scheidenfistelrevision über eine Ureterneueinpflanzung mißlang wegen starker, narbiger Verwachsungen, so daß eine rechtsseitige Nephrektomie angeschlossen wurde. Die histologische Aufarbeitung der entfernten rechten Niere zeigte, abgesehen von einer chronischen Pyelitis und geringgradigen Pyelonephritis, keinen Hinweis auf eine schwere Funktionsstörung der entfernten rechten Niere.

Beurteilung

Harnleiterfisteln als intra- und postoperative Komplikationen nach vaginaler Hysterektomie sind selten und werden in großen Sammelstatistiken mit 0–0,14% angegeben. Dabei werden nach der Verletzungsart verschiedene Formen der Harnleiterläsionen unterschieden. Neben der ausgedehnten Denudation mit Verletzung der längsverlaufenden Ureterwandgefäße mit sekundärer Haematombildung wird die tangentiale Eröffnung beschrieben. Daneben unterscheidet man eine partielle oder totale Harnleiterdurchtrennung durch Umstechung des Harnleiters, Ligatur, scharfe Durchtrennung oder Quetschung. Wird eine Harnleiterverletzung intraoperativ nicht erkannt, kann es bei kompletter Durchtrennung oder infolge der vasculären Störung zu einer späteren Nekrose mit einer periureteralen Urinextravasation kommen. Daraus entwickelt sich häufig eine Ureter-Scheidenfistel.
Im vorliegenden Falle war bereits am 3. postoperativen Tag die Diagnose: Ureter-Scheidenfistel vermutet worden und am 5. postoperativen Tag Art und Lage bzw. Seitenlokalisation der Fistel durch Urographie gesichert. Die verzögerte Intervention führte schließlich zum Nierenverlust. Dies belastet den gynäkologischen Operateur und den Urologen. Der Versuch einer supravesicalen Harnableitung durch eine percutane Nierenfistel wurde unterlassen. Ebenso wenig wurde der Versuch einer Frührekonstruktion verfolgt. Die 5 Monate nach Fistelläsion versuchte Spätrekonstruktion wurde ohne temporäre Nephrostomie durchgeführt, und die Nierenentfernung großzügig ohne zwingenden Grund vorgenommen. Zwar ist eine abwartende Haltung bei einer Ureter-Scheidenfistel über 3 Monate ein erprobtes Verfahren. Die sichere Harnableitung über endoureterales Drainagesystem oder über eine Nephrostomie sind dabei aber notwendige Begleitmaßnahmen, die im vorliegenden Falle unterlassen wurden. Nach heutiger klinischer Erfahrung ist die Frühversorgung von Ureter-Scheidenfisteln eine bewährte Maßnahme. Versorgung von Ureter-Scheidenfisteln innerhalb der ersten Woche nach dem Ersteingriff haben bei intakter Nierenfunktion eine Erfolgsquote von 90%.
Die gutachtliche Beurteilung belastet den Operateur wie den Urologen. Ein aussichtsreicher rechtzeitiger Behandlungsversuch sowohl als Früh- wie auch als Späteingriff wurde nicht wahrgenommen. Das entfernte Nierenorgan war funktionstüchtig und erhaltenswert. Bei einseitig gesunder Niere ist neben einer Minderung der Erwerbsfähigkeit von 30% haftpflichtrechtlich eine einmalige finanzielle Entschädigung zuzugestehen, weil bei rechtzeitigen und dem heutigen Wissensstand entsprechend richtigen Maßnahmen der Nierenverlust zu vermeiden gewesen wäre.

Urologie

Kommentar

Bei gynäkologisch-operativen vaginalen Eingriffen sind zwar Ureterverletzungen nicht häufig, aber nicht immer zu vermeiden. Es bedeutet aber ärztliche Schuld, wenn die operative Behandlung einer Ureter-Scheidenfistel nicht rechtzeitig erfolgt oder dem heutigen Wissensstand entsprechend nicht adäquat behandelt zum Nierenverlust führt.

Hämatologie – Onkologie

Fragestellungen aus der Hämatologie und Onkologie (s. auch Nr. 25, 26, 27, 32, 38, 44, 45, 46, 77, 102, 110, 117)

 Chronische Lymphadenose und Strahlenbelastung im Uranbergbau.

Gutachten zur Zusammenhangsfrage für ein Sozialgericht.

E. Fritze

Fragestellung

Im Klageverfahren vor einem Sozialgericht sollen laut Beweisanordnung des Gerichtes folgende Fragen gutachtlich beantwortet werden:

1. Leidet A.C., geboren am 21. 7. 1935, an einer Berufskrankheit nach Nr. 2402 der Anlage 1 zur Berufskrankheitenverordnung, also an einer Erkrankung durch ionisierende Strahlen?
2. In welchem Maße wird A.C. durch die Folgen der etwa vorliegenden Berufskrankheit seit deren Beginn in seiner Erwerbsfähigkeit gemindert?

Vorgeschichte (nach Akteninhalt und eigenen Angaben)

Aus dem Akteninhalt und den eigenen Angaben des A.C. ergibt sich, daß bei ihm anläßlich einer stationären Krankenhausbehandlung wegen des Übergewichtes und verminderter Leistungsfähigkeit im März 1980 das Vorliegen einer chronischen lymphatischen Leukämie festgestellt wurde, weswegen seitdem eine medikamentöse Behandlung durchgeführt wird. Aus dem Bericht dieses Krankenhauses geht hervor, daß damals bei 6000 bis 10 000 Leukozyten/1 µl, von denen 65 bis 75 % Lymphozyten waren, eine Anämie mit hämolytischer Komponente um 10 g% Hämoglobin bei 3,5 Millionen Erythrozyten/1 µl bestand. Es wird in diesem Bericht die Möglichkeit diskutiert, daß die Entstehung dieser chronischen Lymphadenose mit der Strahlenbelastung im Uran-Bergbau in ursächlichem Zusammenhang stehen könne.
In einem Vermerk der zuständigen Berufsgenossenschaft ist vermerkt, daß A.C. vom 21. 7. 1953 bis 30. 6. 1954 in Aue im Uran-Erzbergbau unter Tage und vom 6. 1. 1955 bis 21. 4. 1955 sowie vom 15. 6. 1956 bis 28. 6. 1958 über Tage in der Aufbereitung tätig war. Es wird in diesem Vermerk darauf hingewiesen, „erfahrungsgemäß sind derartige Arbeiten im Uran-Erzbergbau mit der Einwirkung einer radioaktiven Strahlung verbunden. Eine Gefährdung des A.C. im Sinne der Nr. 2402 der Anlage 1 der BeKVO ist also anzunehmen".
Der Staatliche Gewerbearzt lehnte aber den ursächlichen Zusammenhang mit der Bemerkung ab, „die chronische lymphatische Leukämie ist niemals Folge einer Bestrahlung".
A.C. war danach also etwa 3¾ Jahre lang der radioaktiven Strahlung bei der Gewinnung und Aufarbeitung von Uran ausgesetzt. Er selbst ergänzt, daß bei seiner Tätigkeit keinerlei Schutzmaßnahmen gegeben waren. Die Strahlenexposition bestand etwa vom 18. bis zum 23. Lebensjahr. Im Alter von 45 Jahren wurde das Vorliegen der lymphatischen Leukämie festgestellt, erst während dieser ersten Krankenhausbehandlung traten zum ersten Mal Vergrößerungen der Lymphknoten am Hals auf. Schon vordem seien aber wiederholt im Blut „Grenzwerte" festgestellt worden, und „ich schlief immer wieder ein, selbst beim Essen". Er klagt über Müdigkeit, Schweißneigung und Atemnot schon bei geringen körperlichen Anstrengungen. Die bestehende Fettleibigkeit habe sich etwa vom 25. Lebensjahr an entwickelt. Er führt diese Fettsucht auf seine Tätigkeit als Brauereifahrer zurück, eine Tätigkeit, die er 1980 deswegen aufgegeben habe, weil er beim Fahren einen „Zusammenbruch" erlitten habe, das heißt eingeschlafen sei.
Im übrigen ist die eigene Vorgeschichte und die Familienvorgeschichte unauffällig.

Hämatologie – Onkologie

Befund

Der körperliche Untersuchungsbefund des bei der Begutachtung 48 Jahre alten A.C. ist durch ein extremes Übergewicht von 133 kg bei einer Größe von 182 cm gekennzeichnet. Es besteht ein Bluthochdruck mit Werten um 250/140 mm Hg, die Leber ist vergrößert.
Hämatologisch besteht eine nur geringe Anämie mit 13,6 g% Hämoglobin und 3,8 Millionen Erythrozyten/ 1 µl, der Hämatokrit liegt bei 35%, das Erythrozytenvolumen bei 95/µm³. Mit 19‰ Retikulozyten ist die Regeneration der Erythrozytopoese normal, ebenso die Zahl der Thrombozyten mit 220 000/1 µl. Bei 16 000/1 µl Leukozyten sind 86% Lymphozyten, 1% stabkernige neutrophile Granulozyten, 8% segmentkernige neutrophile Granulozyten und 5% Monozyten. Zytologisch handelt es sich um eine überwiegend kleinzellige Lymphadenose, nur vereinzelt finden sich größere Lymphozyten mit etwas breiterem Protoplasmasaum. Gumbrechtsche Zellschatten und geringe Polychromasie der Erythrozyten sind nachweisbar.
Bei normalem Gesamteiweißgehalt des Serums von 7,2 g% liegt der elektrophoretische Albuminanteil relativ hoch, der gamma-Globulinanteil ist erniedrigt. Entsprechend sind alle Immunglobulinfraktionen bei quantitativer Bestimmung mit 583 mg% für IgG, mit 27 mg% für IgA und 44 mg% für IgM vermindert.
Alle übrigen Untersuchungsbefunde, chemische Serumanalysen, Röntgenuntersuchungen, Elektrokardiogramm usw. zeigen keine Besonderheiten.

Beurteilung

Der am 21.7.1935 geborene, also jetzt 48 Jahre alte A.C. ist wegen seiner extremen Fettleibigkeit in relativ schlechtem körperlichen Allgemeinzustand, seine Beschwerden erklären sich weit überwiegend durch dieses Übergewicht von 133 kg bei 182 cm Größe. Diese Fettleibigkeit ist überwiegende Ursache sowohl der Atemnot als der Leistungsschwäche, schließlich aber auch des geklagten Symptoms des häufigen Einschlafens, sogar beim Essen, eines Mechanismus, welcher bei stark fettleibigen Menschen als Pickwick-Syndrom bekannt ist und Folge von durch die Fettleibigkeit bewirkten Stoffwechselstörungen ist. Schließlich besteht bei A.C., wie häufig bei körperlichem Übergewicht, ein Bluthochdruck, dessen Ausmaß mit Blutdruckwerten bis 260/145 mm Hg allerdings mit einem Meßfehler infolge des durch Fettleibigkeit vergrößerten Armumfanges belastet ist. Die Vergrößerung der Leber und die allerdings sehr gering ausgeprägten Zeichen einer Leberparenchymschädigung sind ebenfalls mit Wahrscheinlichkeit im Zusammenhang mit dem körperlichen Übergewicht zu sehen und wahrscheinlich als sogenannte Fettleber zu interpretieren.
Als Krankheit zur Zeit relativ symptomenarm, aber hinsichtlich der gutachtlichen Fragestellung im Vordergrund stehend, besteht bei A.C. eine Leukämie, also eine allerdings nicht sehr ausgeprägte Vermehrung der weißen Blutkörperchen und im speziellen der Lymphozyten, es liegt eine sogenannte chronische Lymphadenose vor. Diese Lymphadenose geht mit einer geringfügig ausgeprägten Blutarmut einher, Vergrößerungen von Lymphknoten oder der Milz sind z.Z. nicht nachweisbar.
A.C. sieht die Ursache der bestehenden chronischen lymphatischen Leukämie in der Strahlenbelastung, der er während seiner Tätigkeit im Uran-Bergbau in Aue bei der Wissmuth A.G. über 3¼ Jahre ausgesetzt war. Es soll hier die Frage gutachtlich beantwortet werden, ob diese chronische lymphatische Leukämie Folge der im Uranerzbergbau mit Wahrscheinlichkeit eingetretenen Strahlenbelastung ist. Der Staatliche Gewerbearzt hat einen solchen Zusammenhang abgelehnt.
Es ist richtig, daß Ursachen und Entwicklung der Leukämien und im speziellen der chronischen Lymphadenose auch heute noch weitgehend ungeklärt sind. Allerdings kennt man einige spezifische Zusatzfaktoren, die bei der Entwicklung einer chronischen Lymphadenose eine Rolle spielen. Das gilt vor allem für die die Krankheit begleitenden Störungen des immunologischen Abwehrsystems, die auch bei A.C. mit Verminderung aller Fraktionen der Immunglobuline nachzuweisen sind. Bei einer B-Lymphozyten-Lymphadenose, die bei A.C.

Hämatologie · Onkologie

anzunehmen ist, scheinen diese immunologischen Defekte die pathogenetischen Hauptfaktoren zu sein. Zusätzlich werden Viren zumindest bei der tierexperimentellen Imitation der Leukämien wirksam. Beim Menschen fehlt zwar der Nachweis einer Virusbedeutung, was aber nicht ausschließt, daß auch in der Genese der menschlichen lymphatischen Leukämie Virusinfektionen eine Rolle spielen. Aber auch exogene Einwirkungen wie die durch ionisierende Strahlen können die Entstehung bestimmter Formen von chronischer Leukämie begünstigen oder auch induzieren. Das haben vor allem die Beobachtungen bei der davon betroffenen Bevölkerung in Japan nach den Atombombenexplosionen des Jahres 1945 gezeigt. Es ergab sich in den folgenden Jahren unter der strahlengeschädigten Bevölkerung eine überdurchschnittliche Häufung von Leukämien.

Man muß davon ausgehen, daß Leukämien und so auch die chronische Lymphadenose durch das Zusammenwirken mehrerer Faktoren verursacht werden. Für die akute myeloische Leukämie und für die chronische Myelose haben vor allem ionisierende Strahlen eine ursächliche Bedeutung. Bei der chronisch-lymphatischen Leukämie, wie sie bei A.C. vorliegt, stehen genetische Ursachenfaktoren und immunologische Defekte im Vordergrund. Man darf aber unterstellen, daß die Belastung mit ionisierenden Strahlen auch bei der chronischen Lymphadenose neben dem genetischen Status und Viren eine Art Triggerfunktion für die Manifestation der Krankheit hat.

Charakteristisch für die Leukämieerzeugung beim Menschen ist die lange Latenzzeit zwischen dem die Leukämie hervorrufenden Ereignis und dem Auftreten der Krankheit, soweit aus den Beobachtungen bei Strahlenexposition oder auch bei anderen das blutbildende Gewebe schädigenden Intoxikationen, wie durch Benzol, und dem Zeitpunkt der Leukämie-Entstehung geschlossen werden kann. Die Statistiken über die Leukämie-Häufigkeit nach den Atombombenexplosionen in Japan im Jahre 1945 belegen eindeutig die Bedeutung einer einmaligen Strahlenexposition für die Leukämieentstehung beim Menschen. Die Häufigkeit von Leukämien war in den der Exposition folgenden Jahren auch von der Entfernung vom Strahlungszentrum abhängig. Vom 2. Jahr nach der Atombombeneinwirkung an war die Todesrate an Leukämien unter Personen, die innerhalb einer 5 km-Zone exponiert waren, bis auf das 4fache des Landesdurchschnitts erhöht. Weit höher lag die Rate bei Personen in größerer Nähe zum Strahlungszentrum. Das Maximum der Leukämie-Häufigkeit wurde nach 6 bis 8 Jahren gesehen, allerdings war die akute myeloische Leukämie der häufigste Leukämie-Typ, gefolgt von der chronischen myeloischen Leukämie. Chronische lymphatische Leukämien wurden dabei allerdings nicht beobachtet.

Auch aus den Beobachtungen bei Röntgenologen in der Frühzeit der Röntgenologie geht hervor, daß diese eine erhöhte Leukämierate hatten. Sie lag etwa um den Faktor 10 höher als bei anderen Ärzten. Seitdem der Strahlenschutz die heutige Perfektion erreicht hat, haben die Röntgenologen aber kein erhöhtes Leukämierisiko mehr. Es sieht nach den Mitteilungen in der Literatur allerdings so aus, daß diese Beobachtungen nur für myeloische Leukämien gelten, nicht aber für lymphatische Leukämien.

Auch die Beobachtungen nach der früheren Anwendung eines radioaktiven Kontrastmittels, Thorotrast, in der Röntgenologie ergaben eine Häufung von Leukämien, aber ausschließlich von akuten myeloischen und chronischen myeloischen Formen.

Unter den Arbeitern im Uran-Bergbau sind zwar Erkrankungen des blutbildenden Gewebes vermehrt bekannt geworden, aber von einer Häufung chronisch-lymphatischer Leukämien, also der Leukämieform, die bei A.C. vorliegt, unter der Strahlenexposition im Uranbergbau ist nichts bekannt.

Zusammenfassend ist es also nicht wahrscheinlich, daß A.C. deswegen an einer chronischen Lymphadenose leidet, weil er im Uranbergbau 3¾ Jahre gegenüber ionisierenden Strahlen

Hämatologie · Onkologie

exponiert war. Ausgeschlossen ist allerdings solch ein Zusammenhang keineswegs. Er ist im rechtlichen Sinne aber höchstens als möglich anzusehen.

Die hier formulierte Ansicht über die Entstehungsursachen der Leukämien stützt sich auf die durch zahlreiche Literaturhinweise belegten Ausführungen im Handbuch der Inneren Medizin, II. Band, über Blut- und Blutkrankheiten, Teil 6 „Die Leukämien" und Teil 5 „Krankheiten des lymphozytären Systems". Die Antworten auf die gestellten Fragen lauten zugleich als

Kommentar

Zu 1. A. C. leidet an einer chronischen Lymphadenose. Diese ist aber mit Wahrscheinlichkeit nicht als Folge der Einwirkung ionisierender Strahlen während seiner Tätigkeit im Uranerzbergbau entstanden oder dadurch wesentlich mitverursacht worden. Zwar ist ein solcher Zusammenhang nicht ausgeschlossen oder durchaus auch möglich, nach dem heutigen Stand des medizinischen Wissens um die Ätiologie und Pathogenese der Leukämien ist dieser Zusammenhang für die chronische Lymphadenose aber nicht wahrscheinlich, für andere Formen der Leukämien wäre dagegen der Zusammenhang wahrscheinlich.

Zu 2. Die Angabe einer MdE entfällt im Falle des A. C., sie wäre beim Vorliegen einer Berufskrankheit nach Ziffer 2402 zur Zeit auf etwa 30% zu schätzen, und zwar seit Abschluß der Krankenhausbehandlung.

Querschnittslähmung infolge epiduraler Blutung unter Marcumarmedikation

Gutachten auf Veranlassung der Gutachterkommission für ärztliche Haftpflichtfragen bei der Ärztekammer.

E. Müller

Fragestellung

Sind verspätete Erkennung und Behandlung der Querschnittslähmung infolge epiduraler Blutung unter blutgerinnungshemmender Medikation auf ärztliches Fehlverhalten zurückzuführen?

Vorgeschichte

Bei einem 48jährigen Mann traten 5 Wochen nach Beginn der zwecks Reinfarktprophylaxe eingeleiteten Marcumarmedikation verstärkte Schmerzen im Bereich der oberen BWS auf, die auf spondylotische Veränderungen bezogen wurden. Einen Tag später unerträgliche, nicht zu stillende Brustschmerzen, welche den Verdacht auf Reinfarkt aufkommen ließen, rückläufig aber als Interkostal-/Segmentalneuralgie zu deuten sind. Am 3. Tag nach Schmerzbeginn rasche Entwicklung einer Querschnittslähmung ab D_5. Der Verdacht auf spinale Komplikation (epidurale/intramedulläre Blutung) der Marcumaranwendung wird geäußert, die sofortige Myelographie unter Hinweis auf die Blutungsbereitschaft zu Recht nicht für indiziert erachtet. Abwartendes Verhalten, Kontrastmitteldarstellung des Spinalraumes etwa 60 Stunden nach Eintritt der Querschnittslähmung und nach negativem CT sowie voraus-

Hämatologie – Onkologie

gehender Behandlung mit PPSB und Konakon bei einem Quickwert von 50%. Kontrastmittelstop bei D_3 bis D_7, Notverlegung zur Neurochirurgie. Operation am 4. Tag nach Eintritt der totalen Querschnittslähmung unter Hinweis, daß eine epidurale Blutung wahrscheinlich, ein Tumor aber nicht ausgeschlossen, eine Erholung des Rückenmarkes nach tagelanger Kompression nicht mehr zu erwarten sei. Entfernung einer epiduralen Blutung. Klinisch keine Besserung, Tod einige Wochen später an Lungenembolie als typischer Komplikation.

Beurteilung

Die seltene spinale Blutung nach Behandlung mit blutgerinnungshemmenden Substanzen ist bei einem Kranken mit Rückenschmerzen und bei deren Verstärkung zwar immer, jedoch nur nach Ausschluß anderer Ursachen zu erwägen. Das gleiche gilt für einen Brustschmerz, der bei einem Infarktpatienten erst in letzter Linie an ein epidurales Hämatom denken lassen kann. Eine spinale Komplikation der blutgerinnungshemmenden Behandlung wurde bei der Entwicklung des Querschnittes fast zur Gewißheit, sie mußte zum Handeln zwingen. Zwei Alternativen bestanden:

1. Sofortige Einweisung in eine neurochirurgische Klinik unter gleichzeitiger Gabe von gerinnungsfördernden Mitteln,
2. Myelographie unter den gleichen Maßnahmen nach Erreichen eines Quickwertes von etwa 50%, was nach wenigen Stunden möglich gewesen wäre, darauffolgende Überweisung zum Neurochirurgen.

Daß nicht sofort, sondern erst verspätet so gehandelt wurde, ist den behandelnden Internisten und insbesondere den konsiliarisch tätigen Neurologen anzulasten. Fraglich und sogar unwahrscheinlich bleibt es, ob die operative Entlastung zum frühestmöglichen Zeitpunkt nach Auftreten der Querschnittslähmung noch eine Besserung, sicher keine Wiederherstellung, ermöglicht hätte. Eingriffe zu Beginn der verstärkten Rücken- und Brustschmerzen – Interkostalneuralgie! – hätten wahrscheinlich das Schlimmste verhindert. Daß entsprechende Überlegungen und Handlungen nicht erfolgten, ist den behandelnden Internisten angesichts der uncharakteristischen Erstsymptome, die viel näherliegende diagnostische Überlegungen und ungleich häufigere Krankheitsbilder – Reinfarkt – vermuten lassen durften, nicht anzulasten.

Kommentar

Die recht seltenen spinalen Blutungen unter blutgerinnungshemmender Medikation sollten bei zunehmenden Rücken- und Brustschmerzen immer erwogen werden. Zeigen sich Rückenmarkssymptome, insbesondere Querschnittszeichen, muß unter blutgerinnungsfördernden Maßnahmen die sofortige neuroradiologische/neurochirurgische Diagnostik und Therapie einsetzen. Man erwarte von dem CT des Wirbelkanals nicht zuviel, meist ist eine Darstellung mit Kontrastmittel erforderlich. Ein Querschnitt durch Rückenmarkskompression bildet sich auch bei rascher Beseitigung der raumfordernden Blutung – wenn überhaupt – nur wenig zurück.

Hämatologie · Onkologie

 ## Thorotrastose nach Angiographie in der Kindheit, Splenektomie wegen des Verdachts einer malignen Entartung

Gutachten im Versorgungsrecht nach dem Schwerbehindertengesetz

E. Fritze

Fragestellung

1. Welche Behinderungen liegen bei G. S. vor?
2. Wie lautet die Bezeichnung aller bestehenden Behinderungen, ist die Bezeichnung der Behinderungen im Bescheid vom ... 1983 vollständig und zutreffend oder ergänzungs- bzw. änderungsbedürftig?
3. Wie hoch ist die MdE für jede der Behinderungen unter Berücksichtigung der „Anhaltspunkte für die ärztliche Begutachtung Behinderter nach dem Schwerbehindertengesetz" zu schätzen?
4. Wie hoch ist die MdE für die Gesamtheit der Behinderungen seit November 1981 zu schätzen?

Vorgeschichte (nach eigenen Angaben und nach dem Akteninhalt)

Bei dem jetzt 39 Jahre alten G. S., von Beruf Lehrer, wurde im Alter von 3 Jahren – 1947 – eine Karotisangiographie mit Thorotrast vorgenommen, weil Verdacht auf das Vorliegen eines Hirntumors bestand. Der Tumorverdacht bestätigte sich aber nicht. Man stellte aber bald darauf eine vorzeitige Verknöcherung der Schädelnähte als Ursache der Hirndrucksymptomatik fest und nahm im Alter von 5 Jahren eine Nahtsprengung mit partieller Resektion des Os parietale vor.

Anfang der siebziger Jahre wurde G. S. im Rahmen einer Nachuntersuchung aller erfaßbaren mit Thorotrast behandelten Personen untersucht. Man stellte eine geringgradige Ablagerung von Thorotrast in Milz, Leber und abdominalen Lymphknoten fest, und man fand ein Thorotrastparavasat im Verlauf der linken A. carotis. Bis auf eine geringe Vermehrung der Gesamtzahl der Leukozyten auf 11 000/μl ergab sich damals kein auffälliger Untersuchungsbefund. 1981, S. war indessen 36 Jahre alt, ergab sich bei einer neuerlichen Nachuntersuchung mit einem Speicherdefekt der Verdacht einer malignen Entartung in der Milz, die Milz wurde operativ entfernt. Die histologische Untersuchung des Organs bestätigte den Verdacht aber nicht, der verdächtige Prozeß entsprach einem Milzinfarkt. Die Ablagerung von radioaktivem Thoxium X wurde bestätigt. Zugleich fand sich aber wieder eine geringe Leukozytose; nach der Splenektomie bestand einige Zeit eine Thrombozytose, die sich später zurückbildete. Auf Wunsch des S. wurde anläßlich der operativen Milzentfernung auf eine Probeexzision aus der Leber verzichtet.

Wegen des Verlustes der Milz, wegen der Thorotrastablagerungen in der Leber und im Gewebe am linken Kieferwinkel, schließlich wegen des markstückgroßen Knochendefektes im Bereich des Scheitelbeines und des Zustandes nach operativer Sprengung der Kranznaht am Schädel wurde vom Versorgungsamt ein Bescheid über eine MdE von 30% erteilt.

Über das Widerspruchsverfahren kam es schließlich zur Klage vor dem Sozialgericht.

G. S., früher Chemielaborant, dann Ingenieur und seit 6 Jahren Studienrat, klagt über Schmerzen im Bereich der linken Halsseite und seit der operativen Entfernung der Milz auch im Bauch. Er weist auf die psychische Belastung durch die Kenntnis von den Thorotrastablagerungen, auf seine Angst vor Krebs hin. Im Anamnesegespräch wird deutlich, daß er die verständliche psychische Belastung durch das Wissen um die mögliche Bedeutung der Ablagerungen von radioaktivem Thorium in seinem Körper seelisch fehlverarbeitet hat. Er spricht von einem „medizinischen Kunstfehler" und von einem „medizinischen Skandal", der „von der Öffentlichkeit durch Verschweigen" bzw. „Vertuschen seitens der zuständigen Stellen" nicht zur Kenntnis genommen werde.

Untersuchungsbefunde

Der körperliche Untersuchungsbefund ist bei mäßigem Übergewicht und statischen Störungen im Bereich der unteren Extremitäten und der Wirbelsäule durch eine wenig vergrößerte Leber gekennzeichnet. Im Harn wird Zucker ausgeschieden. Der Blutzuckerspiegel liegt mit 85 mg% im Normbereich, die Aktivität des Serum-Enzyms gamma-GT ist mit 44 U/l minimal vermehrt. Bei unauffälligem roten Blutbild liegt die Zahl der Leukozyten bei 14 000/μl, davon sind 9% stabkernige neutrophile Granulozyten, 38% segmentkernige neutrophile Granulozyten, 43% Lymphozyten und 10% Monozyten.

Wie schon bei früheren Untersuchungen mit 12 000, 16 000, 1mal 21 300/μl Leukozyten, aber zu anderer Zeit auch nur 5000 Leukozyten/μl besteht also eine mäßige Leukozytose mit relativer Lymphozytose. Jüngere Formen der granulozytären Reihe oder kernhaltige Vorstufen der Erythrozytopoese sind im Blutausstrich nicht nachzuweisen. Die Lymphozyten sind zytologisch unauffällig. Die Zahl der Thrombozyten liegt bei 226 000/μl. Auch alle weiteren Untersuchungsergebnisse sind unauffällig.

Hämatologie · Onkologie

Durch Computertomographie und Sonographie wurde bei Zustand nach Splenektomie eine unauffällige Größe und Struktur der Leber, aber in den Lymphknoten des Leberhilus und ebenso in den Mesenteriallymphknoten die Ablagerung von Thorotrast nachgewiesen. Die Lymphknoten erschienen nicht vergrößert.

Beurteilung

Bei dem jetzt 39jährigen G. S. wurde also im Alter von 3 Jahren – 1947 – wahrscheinlich wegen gewisser Hirndrucksymptome das Vorliegen eines Hirntumors vermutet, und es wurde von der linken Halsschlagader aus eine Angiographie mit Thorotrast durchgeführt. Thorotrast, das ist Thorium X, war damals eine zwar nicht unumstrittene, aber wegen des guten röntgenologischen Kontrastes verwendete Substanz zur Angiographie. Die Substanz wurde zeitweise auch therapeutisch bei entzündlichen Krankheiten der Wirbelsäule – M. Bechterew – angewendet, bis man das Risiko ihrer möglichen Kanzerogenität erkannte. Der Schweizer Hämatologe Moeschlin beschrieb mit seinen Mitarbeitern eine tödlich verlaufene aplastische Anämie 8 Jahre nach der Verwendung von Thorotrast zur Arteriographie, nach therapeutischer Anwendung der Substanz wurden Sarkome, Karzinome und myeloische Leukämien beschrieben. Die Substanz reichert sich im retikuloendothelialen Gewebe des Organismus, also in den Blutbildungsstätten, in Leber, Milz und Lymphknoten an. Man glaubte, gehäuftes Auftreten von Leukämien, Sarkomen und Karzinomen bei den mit Thorotrast behandelten Menschen beobachten zu können.

Offenbar zur Beantwortung dieser Frage wurde in den siebziger Jahren versucht, mit Thorotrast behandelte Personen ausfindig zu machen und sie einer etwa notwendigen Behandlung zuzuführen. So wurde auch bei G. S. festgestellt, daß bei ihm eine sogenannte Thorotrastose vorlag, daß also Thorium X in der Milz, weniger in der Leber, aber auch in den Lymphknoten des Leberhilus und des Bauches abgelagert war. In der Umgebung der Injektionstelle an der linken Halsschlagader fand sich im Gewebe ein etwa 1 Quadratzentimeter großes Thorotrastdepot. Weil sich in der Milz, wie auch die den Akten beigefügten computertomographischen Bilder zeigen, ein rundlicher Defekt darstellte, vermutete man eine bösartige Geschwulstbildung bzw. maligne Entartung. Die empfohlene Operation wurde im November 1981 durchgeführt, der Geschwulstverdacht bestätigte sich nicht. Vielmehr handelte es sich bei dem Milzprozeß um einen relativ harmlosen Zustand nach Milzinfarkt, der ohne die beobachtete Ablagerung von Thorotrast in dem Organ gar nicht erkennbar gewesen wäre. Außerdem fand man bei den Untersuchungen diskrete Zeichen einer Leberschädigung und eine geringe, bei Nachuntersuchungen gelegentlich auch etwas deutlichere Vermehrung der weißen Blutkörperchen. G. S. wurde über das Risiko der Thorotrastablagerungen von den untersuchenden Ärzten unterrichtet und informiert, daß regelmäßige Nachuntersuchungen erforderlich seien.

Seitdem wurde mehrfach diese relativ geringe, bei anderer Gelegenheit grenzwertige Vermehrung der weißen Blutkörperchen festgestellt. Dabei war das Differentialblutbild immer unauffällig.

Die jetzige gutachtliche Untersuchung ergab also das Vorliegen folgender Gesundheitsstörungen:

1. Zustand nach Nahtsprengung und kleiner Knochendefekt im Schädeldach,
2. Thorotrastablagerungen geringen Grades in den Lymphknoten des Leberhilus und in den Lymphknoten des Bauches bei Zustand nach operativer Entfernung der Milz wegen dieser Thorotrastablagerungen. Dabei besteht eine geringe Leukozytose mit relativer Lymphozytose, die zwar noch nicht sicher krankhaft ist, aber weitere Beobachtung erfordert. In der Umgebung der linken Halsschlagader findet sich eine kleine Ablagerung von Thorotrast mit Verhärtung des Gewebes.

Hämatologie – Onkologie

3. Gestörte Statik im Bereich der unteren Extremitäten und der Wirbelsäule; wahrscheinlich leichte diabetische Stoffwechselstörung mit Zuckerausscheidung im Harn bei normalem Blutzuckerspiegel, allerdings bei nur einmaliger Bestimmung.

Der Milzverlust mit seinen Auswirkungen auf die Immunabwehr und auf die Blutbildung bedeutet über einige Jahre nach dem operativen Eingriff eine MdE von 20%. Alle anderen Gesundheitsstörungen, das heißt die Ablagerung des Thorotrasts in der Leber mit sehr diskreten Zeichen der Leberparenchymschädigung, die auch auf die Zuckerstoffwechselstörung bezogen werden kann, und in den Lymphknoten des Bauches, schließlich das Thorotrastparavasat an der linken Halsseite, die Störungen der Skelettstatik, die Vermehrung der weißen Blutkörperchen mit relativer Lymphozytose und die leichte diabetische Stoffwechselstörung haben keine erwerbsmindernde Bedeutung. Wegen des Zustandes nach Schädeldachoperation mit Knochenlücke ist eine MdE von 10% anzunehmen.

Es ist zu diskutieren, ob der psychischen Belastung durch das Wissen um das bestehende Gesundheitsrisiko im Sinne einer neurotischen Fixierung leichter Art eine erwerbsmindernde Bedeutung zuzumessen ist. Nach den „Anhaltspunkten" ist bei leichten neurotischen Störungen eine MdE von 0–20% vorgesehen. Es handelt sich bei G. S. aber offensichtlich nicht um eine neurotische Fixierung, sondern um eine abnorme Erlebnisreaktion durch das Wissen um das Gesundheitsrisiko. Dadurch wird aber eine MdE nicht bedingt. Die Gesamt-MdE durch die vorliegenden Behinderungen ist seit November 1981, dem Zeitpunkt der Milzentfernung, auf 30% zu schätzen.

Kommentar

Thorotrast, dessen wirksamer Bestandteil das mit langer Halbwertzeit radioaktive Thorium X ist, wurde bis etwa Anfang der fünfziger Jahre von nicht wenigen Radiologen als Kontrastmittel geschätzt. Allerdings wurde auch damals schon von anderen auf die Risiken der Anwendung hingewiesen. Die Substanz wurde zeitweise auch therapeutisch bei Spondylarthritis ankylopoetica verwendet, bis man das Risiko ihrer Kanzerogenität erkannte. Sarkome, Karzinome und myeloische Leukämien, aber auch Aplasie des blutbildenden Knochenmarkes wurde nach Anwendung der Substanz beobachtet und beschrieben.

Seit Erkennung der vorliegenden Thorotrastose wird bei G. S. eine Vermehrung der Leukozyten auf Werte um 12 bis 21 000/μl beobachtet. Wenn dieser Befund sich bei den notwendigen weiteren Kontrolluntersuchungen bestätigt oder gar deutlicher wird, ist zu diskutieren, daß die Ursache dieser Leukozytose durch die Ablagerung von radioaktivem Thorium verursacht ist. Sie kann aber auch Folge der operativen Entfernung der Milz sein, die ihrerseits vorübergehend, daß heißt für ein oder zwei Jahre mit einer Leukozytose einhergehen kann.

Für den ersten Fall ist daran zu denken, daß sich eine krankhafte Vermehrung der weißen Blutkörperchen im Sinne einer Leukämie anbahnt. Gegen diese Annahme spricht zur Zeit, daß das Differentialblutbild bis auf die bei dieser gutachtlichen Untersuchung erstmalig beobachtete Lymphozytose immer unauffällig war. Unreife weiße Blutkörperchen oder kernhaltige rote Vorstufen wurden niemals und auch jetzt nicht nachgewiesen. Deshalb kommt der Vermehrung der weißen Blutkörperchen zur Zeit keine erwerbsmindernde Bedeutung zu. Von einer Knochenmarkuntersuchung sind zur Zeit weitere Aufschlüsse kaum zu erwarten. Eine etwa sich anbahnende Leukämie stellt sich im Knochenmark kaum früher als im peripheren Blut dar. Regelmäßige Blutbildkontrollen im Abstand von etwa 8 Wochen sind aber erforderlich, um eine beginnende Leukämie rechtzeitig zu erkennen. Es ist allerdings zuzugeben, daß die dann bestehenden therapeutischen Möglichkeiten relativ begrenzt sein können.

Hämatologie · Onkologie

 Beurteilung der Arbeitsfähigkeit nach operativ und durch Nachbestrahlung behandeltem Mammakarzinom einer Witwe, die nach dem tödlichen Arbeitsunfall ihres Ehemannes Witwenrente bezieht.

Gutachten für eine Bundesdeutsche Berufsgenossenschaft nach dem deutsch-österreichischen Abkommen über soziale Sicherheit im Auftrage des österreichischen Versicherungsträgers AUVA, Wien.

E. Fritze

Fragestellung

Frau A. Sch., geboren am 28. 6. 1922, lebt seit dem Tode ihres Ehemannes durch Arbeitsunfall in der Bundesrepublik. Sie hat die Erhöhung der Witwenrente bei der Allgemeinen Unfallversicherungsanstalt Wien beantragt, weil sie wegen der Auswirkungen der Brustoperation – Brustkrebs – nicht mehr arbeitsfähig sei. Nach dem deutsch-österreichischen Abkommen über soziale Sicherheit hat die deutsche Verbindungsstelle beim Hauptverband der gewerblichen Berufsgenossenschaften eine bundesdeutsche Berufsgenossenschaft mit der Durchführung beauftragt.
Gefragt ist nach Art und Verlauf der vorliegenden Krankheit und nach der Arbeitsfähigkeit.

Vorgeschichte (nach den Akten und nach eigenen Angaben)

Die jeweils im Abstand etwa eines Jahres insgesamt 3mal gutachtlich untersuchte, zunächst 56 Jahre alte Frau wurde im März 1978 wegen eines rechtsseitigen Brustkrebses operiert. Die rechte Brust wurde radikal und einschließlich der Achsellymphknoten entfernt. Zum Zeitpunkt der gutachtlichen Untersuchung lief die Kobalt-Bestrahlungsserie.
Die psychisch durch das Wissen um ihre Krankheit erheblich beeinträchtigte Frau klagte über Schmerzen und Bewegungseinschränkung im rechten Schultergelenk und seit vielen Jahren über Rückenschmerzen. Ihre berufliche Tätigkeit als Aushilfe an einem Marktstand könne sie nicht mehr leisten. Die Brustkrebsoperation lag zum Zeitpunkt der gutachtlichen Untersuchung 3½ Monate zurück.

Beurteilung (Untersuchungsbefund einbezogen)

Bei der jetzt 56jährigen Frau A. Sch., die in der Vorgeschichte keine für diese Begutachtung relevanten Krankheiten durchgemacht hat, wurde vor 3½ Monaten eine Krebsgeschwulst der rechten Brust erkannt und durch radikale Operation beseitigt. Mit der Amputation der rechten Brust wurden zugleich die Lymphknoten der rechten Achselhöhle entfernt. Seitdem und bis jetzt laufen Nachbestrahlungsserien mit einem Kobaltgerät. Frau Sch. klagt über eine schmerzhafte Bewegungseinschränkung des rechten Schultergelenkes und über Nacken- und Rückenschmerzen.
Es ist nicht zweifelhaft, daß Frau Sch. wegen der erlebten Operation und wegen der zur Zeit noch laufenden Nachbestrahlungsserie jetzt noch als krank und behandlungsbedürftig zu beurteilen ist. Sie ist zur Zeit nicht arbeitsfähig. Der körperliche Untersuchungsbefund und die durchgeführten Laboratoriumsuntersuchungen und Röntgenuntersuchungen bringen keine Hinweise dafür, daß das krebsige Geschwulstleiden mit Tochtergeschwülsten auf übrige Körperorgane übergegriffen hat. Lediglich ist die Leber auffällig vergrößert und auch etwas verhärtet, so daß immerhin an die Möglichkeit der Metastasenabsiedlung in diesem Or-

Hämatologie · Onkologie

gan gedacht werden muß. Allerdings ergeben die chemischen Analysen keinen Hinweis für eine Funktionsstörung der Leber, die den Verdachtsbefund der körperlichen Untersuchung bestätigen könnten. Andererseits steht außer Frage, daß Frau Sch. über mehrere Jahre, im allgemeinen rechnet man mit 5 Jahren, in dem Risiko lebt, an schon entstandenen oder entstehenden Tochtergeschwülsten des Brustkrebses wieder zu erkranken. Zwar nicht für diese ganze Zeit, soweit keine Rezidiv- oder keine Tochtergeschwülste des Krebsleidens auftreten, aber doch für eine geraume Zeit ist Frau Sch. als krank und arbeitsunfähig anzusehen. Nach aller Erfahrung ist mit einer Dauer dieses Zustandes von etwa einem Jahr zu rechnen.

Die Beeinträchtigung durch das außerdem und schon seit vielen Jahren bestehende vertebragene Syndrom bei degenerativen Veränderungen der Wirbelsäule im Sinne der Osteochondrosis und Spondylosis deformans bedeutet keine wesentliche zuätzliche Einschränkung der Arbeitsfähigkeit.

Bei der etwa *ein Jahr später*, im August 1979, durchgeführten gutachtlichen Nachuntersuchung ergab sich, daß die Nachbestrahlung bis Oktober 1978 durchgeführt wurde. Bei regelmäßigen Nachuntersuchungen einschließlich Biopsien aus dem Operationsnarbengebiet fanden sich keine Hinweise für Metastasen. Frau A. Sch. klagt aber unverändert und sogar vermehrt über Schmerzen im rechten Arm und über Rückenschmerzen. Sie wirkt depressiv und weint bei der Exploration, weil seit einiger Zeit die „Leber nicht in Ordnung sei". Sie klagt auch über Schmerzen im Bauch und über häufige Stuhlentleerungen.

Beurteilung (Untersuchungsbefund einbezogen)

Die jetzt 57 Jahre alte Frau A. Sch. ist mit einem Gewicht von 60 kg bei 172 cm Größe in schlechtem körperlichen Allgemeinzustand. Psychisch besteht ein ausgeprägter ängstlich-depressiver Verstimmungszustand. Ihre Bewegungen sind hastig und von Zittern der Hände begleitet. Diese Situation ist im wesentlichen durch Sorgen und Angst im Zusammenhang mit der im März 1978 erkannten Krebsgeschwulst und durch die Furcht vor Tochtergeschwülsten in der Leber bedingt. Die geklagten Schmerzen im Nacken-Schulter-Bereich und die Bewegungseinschränkung des rechten Schultergelenkes sind teils im Zusammenhang mit den Operationsauswirkungen und Bestrahlungsfolgen, teils und vor allem aber mit degenerativen Veränderungen im Bereich der Halswirbelsäule zu erklären. Mit größerer Wahrscheinlichkeit als vor einem Jahr ist aber bei regelrechtem körperlichen Untersuchungsbefund und unauffälligen technischen Untersuchungsergebnissen davon auszugehen, daß mit Wahrscheinlichkeit keine Tochtergeschwülste des Krebses im Organismus bestehen oder entstanden sind. Die bei der Erstuntersuchung vorhanden gewesene Lebervergrößerung, die die prognostische Beurteilung des Krebsleidens belastete, besteht nicht mehr.

Wenn trotzdem der Allgemeinzustand der Frau A. Sch. als sehr mäßig oder sogar schlecht zu bezeichnen ist, dann erklärt sich das insbesondere mit ihrer seelischen Situation. Diese ist durch Angst und Depression gekennzeichnet, wodurch ihr das Erlebnis der Krebskrankheit von noch größerer Bedeutung und von weiteren Bedrohungen überschattet erscheint, als es tatsächlich der Fall sein dürfte.

Wenn man auch nach den seit der Opereration verflossenen fast 2 Jahren mit großer Wahrscheinlichkeit davon ausgehen kann, daß ein Rezidiv der Krebsgeschwulst oder Tochtergeschwülste nicht bestehen, so hat sich meine im Erstgutachten formulierte Meinung, daß nach Ablauf eines Jahres mit Wahrscheinlichkeit wieder Arbeitsfähigkeit gegeben sei, leider nicht bestätigt. Teils sind es die bestehenden Beschwerden, vor allem aber ist es die seelische Situation mit einem depressiven Verstimmungszustand, die die Übernahme einer Tätigkeit im gewohnten Arbeitsmilieu, also im Verkauf an einem Marktstand, voraussichtlich noch für ein weiteres Jahr unmöglich machen.

Hämatologie – Onkologie

Bei der *3. gutachtlichen Unersuchung* im Oktober 1980, also mehr als 2½ Jahre nach Erkennung des Krebsleidens, klagte Frau A. Sch. unverändert über Schmerzen in der rechten Schulter und über Paraesthesien im Bereich der rechten oberen Extremität, schließlich über Schlaflosigkeit, depressive Stimmungslage, Kopfschmerzen, Zittern und Nervosität. Sie betonte zwar, daß sie wieder arbeiten möchte, aber einerseits durch ihre Beschwerden behindert sei, andererseits eine andere und den Beschwerden angemessene Beschäftigung nicht zu finden sei.

Beurteilung (Untersuchungsbefund einbezogen)

Bei der jetzt 58 Jahre alten Frau A. Sch. handelt es sich bei recht mäßigem körperlichen Allgemeinzustand und psychisch etwas weniger ausgeprägter ängstlich-depressiver Verstimmung, wie sich aus dem körperlichen Untersuchungsbefund und aus entsprechenden röntgenologischen und weiteren technischen Untersuchungen ergibt, um ein vertebragenes Syndrom der Halswirbelsäule mit erheblicher Fehlstellung bei entsprechenden degenerativen Veränderungen im Sinne einer Spondylosis deformans und Osteochondrosis. Außerdem besteht jetzt bei dem Zustand nach rechtsseitiger Mammaamputation eine Hepatopathie, die sich in verstärkter Aktivierung der Serumtransaminasen bei im übrigen regelrechten blutchemischen und hämatologischen Befunden äußert. Eine Oberbauchsonographie ergab keine weiteren Aufschlüsse. Die schmerzhafte Bewegungseinschränkung des rechten Schultergelenkes ist teils im Zusammenhang mit dem Narbenzustand nach der durchgeführten Operation und nach den vorgenommenen Bestrahlungen zu sehen, im wesentlichen aber mit degenerativen Veränderungen im Bereich der Halswirbelsäule und mit ihrer gestörten Statik zu erklären.

Durch die eingehende Untersuchung einschließlich zahlreicher Röntgenbilder des Skelettsystems und nach dem Ergebnis der Laboratoriumsuntersuchungen besteht zunächst kein sicherer Hinweis für bestehende Tochtergeschwülste oder für ein Rezidiv des Brustkrebses. Auffällig ist aber und von den früheren Untersuchungsbefunden abweichend, daß die vermehrte Aktivität der Serumtransaminasen auf eine Leberparenchymschädigung hinweist. Welcher Art diese ist, ist mit einiger Sicherheit ohne kaum zumutbare weitere Untersuchungen wie zum Beispiel eine Leberspiegelung nicht zu sagen. Es ist nicht ausgeschlossen, daß diese Leberparenchymschädigung mit dem indessen betriebenen Medikamentengebrauch in Verbindung zu bringen ist, aber es ist naturgemäß auch nicht auszuschließen, daß doch Metastasen in der Leber abgesiedelt sind. Andererseits ist zu betonen, daß dieser Befund vermehrter Aktivität der Serumtransaminasen letztlich unspezifisch ist und nicht mehr ausdrückt, als daß ein Leberparenchymschaden vorliegt. Arbeitsfähigkeit ist aber bei Frau A. Sch. auch jetzt nicht anzunehmen. Zwar ist eine Besserung der die Arbeitsfähigkeit jetzt einschränkenden Krankheiten durch weitere diagnostische Abklärung und entsprechende Behandlung durchaus möglich; mit den gegebenen körperlichen Beschränkungen bzw. mit den bestehenden Leiden dürfte es aber nicht gelingen, Frau Sch. eine Arbeit zu vermitteln.

Kommentar

Zwar ist es sicherlich auch für die betroffenen Kranken richtiger, sie möglichst bald nach Erkennung und Behandlung eines Krebsleidens ärztlich wieder zu einem normalen Leben und zur Wiederaufnahme der Berufsarbeit zu führen. Das in diesem Gutachten geschilderte Brustkrebsleiden einer anfangs 56jährigen Frau zeigt aber die Schwierigkeiten auf, die sich einer Wiederaufnahme der Berufstätigkeit bei Krebskranken sehr häufig entgegenstellen. Die oft durchgeführten Kuren zur Rehabilitation von Krebskranken in entsprechenden Institutionen

Hämatologie – Onkologie

sind nur selten geeignet, die durch diese Krankheit und ihre Behandlung entstandene körperliche und psychische Belastung entscheidend zu bessern.

Bis vor wenigen Jahren neigte man dazu, Geschwulstkranke gutachtlich grundsätzlich als erwerbsunfähig anzusehen, sie also aus dem Erwerbsleben herauszunehmen und zu berenten. Ausschlaggebend für eine andere Beurteilung war die Erkenntnis, daß vor allem unter den heutigen therapeutischen Möglichkeiten nicht wenige Geschwulstkranke eine günstige Prognose haben. Geschwulstkranke mit voraussichtlich ungünstiger Prognose werden auf unbestimmte Zeit erwerbsunfähig, erhalten also Dauerrente. Seit 1982 trat die individuelle Leistungsfähigkeit als Kriterium der versicherungsrechtlichen Beurteilung in den Vordergrund, Geschwulstkranke erhalten seitdem in der Regel in Abhängigkeit vom Krankheitsverlauf, wenn die zeitliche Zuständigkeit der Krankenversicherung überschritten ist, eine Rente auf Zeit, also keine Dauerrente, sofern sie nicht gleich wieder in den Arbeitsprozeß eingegliedert werden können. Rehabilitation und Wiedereingliederung sollen also nach Möglichkeit angestrebt werden. Erwerbsunfähigkeit und Rente bleiben den Geschwulstkranken mit fortschreitend ungünstigem Verlauf vorbehalten. Die gutachtliche Beurteilung von Geschwulstkranken orientiert sich also an ihrer individuellen Leistungsfähigkeit bzw. Leistungsminderung.

Primäres Leberzellkarzinom bei fortschreitender Leberzirrhose und Lungentuberkulose als Schädigungsfolgen.

Zusammenhangsgutachten für ein Sozialgericht im Klageverfahren gegen ein Landesversorgungsamt.

E. Fritze

Fragestellung

1. Ist der Tod des H. R. am 14. 5. 1981 mit Wahrscheinlichkeit ursächlich, also im Sinne einer wesentlichen Bedingung, auf die bei ihm anerkannten Schädigungsfolgen oder auf sonstige Gesundheitsstörungen zurückzuführen, die mit Wahrscheinlichkeit ursächlich im Sinne der Entstehung oder der Verschlimmerung auf schädigende Einwirkungen des Wehrdienstes oder der Kriegsgefangenschaft oder in der Weise auf die anerkannten Schädigungsfolgen zurückzuführen, daß die Lebenserwartung dadurch um wenigstens 1 Jahr verkürzt wurde?
2. Ist den versorgungsärztlichen Stellungnahmen zuzustimmen, inwieweit und warum ist nicht zuzustimmen?

Vorgeschichte (nach Aktenlage)

Den umfangreichen Akten eines Versorgungsamtes und eines Sozialgerichtes ist zu entnehmen: Der am 8. 9. 1923 geborene und am 14. 5. 1981, also im Alter von 57 Jahren, verstorbene H. R. wurde 1941 zum Reichsarbeitsdienst und im April 1942 zum Wehrdienst eingezogen. Während des Krieges in Russland wurde er 1944 durch Granatsplitter an beiden Beinen verwundet, die bedeutungslosen Verwundungsfolgen können hier vernachlässigt werden.
Im Juli 1944 geriet er in russische Kriegsgefangenschaft und erkrankte dort an einer Dystrophie mit Wassersucht, also an Unterernährung mit schweren Folgen und schließlich mit Husten, Auswurf und Lungenblutungen. Er wurde zunächst im Lagerrevier, dann in ei-

Hämatologie · Onkologie

nem Lazarett behandelt, wo man offenbar das Vorliegen einer Lungentuberkulose annahm. Jedenfalls wurde H. R. schon im November 1945 und mit dem Hinweis aus der russischen Kriegsgefangenschaft entlassen, sich wegen der Tuberkulose nach Rückkehr in die Heimat sofort behandeln zu lassen.

Man stellte zwar im weiteren Verlauf auch bei wiederholten stationären Behandlungen einen großen infiltrativen Prozeß im linken Lungenoberfeld fest, der eingeschmolzen war, also einen Hohlraum zeigte, deutete diesen Prozeß aber wegen des fehlenden Nachweises von Tuberkelbakterien als Lungenabszeß. Dieser infiltrative und kavernisierte Lungenprozeß heilte in den folgenden Jahren mit der Bildung von Bronchiektasen ab, es kam zu erheblichen narbigen Veränderungen des Lungengerüstes mit Verziehung des linken Hilus und zu einer chronischen obstruktiven Bronchitis. 1967 wurde dann durch den erstmaligen Nachweis von Tuberkelbakterien im Auswurf der Lungenprozeß als Tuberkulose identifiziert. Zu dieser Zeit wurde aber auch eine Leberparenchymschädigung festgestellt, deren Ursache man zunächst als tuberkulotoxisch, später aber und auf der Grundlage der feingeweblichen Untersuchung von Lebergewebe als chronische postinfektiöse Hepatitis interpretierte, damals wahrscheinlich schon mit Übergang in eine posthepatitische Leberzirrhose.

Die Lungenkrankheit und das Leberleiden wurden als Wehrdienstbeschädigung anerkannt. In einem ärztlichen Gutachten vom September 1972 und in dem daraufhin erfolgenden Bescheid des Versorgungsamtes wurde wegen der indessen narbig-deformierend indurierten Lungentuberkulose eine MdE von 40%, wegen des zur Leberzirrhose fortschreitenden Leberleidens eine MdE von 80% und insgesamt eine MdE von 100% mit folgender Formulierung anerkannt: Narbige Veränderungen im linken Spitzenoberfeld mit Lungenabszeß mit Bronchiektasen, inaktive Lungentuberkulose, belanglose Verwundungsnarben an der linken Brustseite und an beiden Beinen mit Stecksplittern in den Weichteilen des rechten Mittelfußes und des linken Kniegelenkes, mäßig fortschreitende Leberzirrhose.

Bei zahlreichen stationären Behandlungen und Kuren wurde in den folgenden Jahren das Vorliegen dieser Gesundheitsstörungen und die Progredienz bzw. die Aktivität des Leberleidens immer wieder bestätigt. Der entzündliche Leberparenchymprozeß führte zunehmend zu zirrhotischem Umbau des Lebergewebes.

Anfang 1980 traten bei H. R. Fieberschübe auf, und es kam zu deutlicher Verschlechterung des Allgemeinzustandes. Im Rahmen einer stationären Beobachtung und Behandlung Anfang 1981 erklärte sich diese Verschlechterung des Befindens bei entsprechendem körperlichen Untersuchungsbefund und Ergebnissen von Laboratoriumsuntersuchungen sowie durch laparoskopische Leberspiegelung damit, daß bei fein- bis mittelknotiger Leberzirrhose mit noch deutlicher Entzündungsaktivität das Lebergewebe diffus von Geschwulstgewebe durchsetzt war. Man sprach zwar von „diffuser metastatischer Durchsetzung beider Leberlappen", fand aber keinen Primärtumor.

Bioptisch aus einem unter der Leberkapsel gelegenen Bereich gewonnenes Gewebe zeigte, daß es sich um ein „anaplastisch entdifferenziertes Karzinom", also um ein nach dem histologischen Bild sehr bösartiges undifferenziertes Geschwulstwachstum handelte. „Verbindliche Aufschlüsse auf den Sitz des Primärtumors" ergaben sich für den Pathologen nicht. Er betonte aber, daß „der Differenzierung nach es sich auch um ein primäres Leberkarzinom handeln könne".

Aus hier nicht zur Diskussion stehenden Gründen unterblieb eine Unterrichtung sowohl des Kranken als auch seiner Ehefrau über den prognostisch infausten Untersuchungsbefund. Die abschließende diagnostische Bezeichnung des Leidens lautete:

1. Diffuse metastatische Durchsetzung beider Leberlappen durch ein anaplastisch entdifferenziertes Karzinom, mögliches primäres Leberzellkarzinom.
2. Aszites.

Es ist den weiteren Akten nicht zu entnehmen, unter welchen Umständen H. R. am 14. 5. 1981 zu Hause gestorben ist. Es ist auch nicht zu erkennen, warum eine Obduktion der Leiche nicht durchgeführt wurde. Jedenfalls lehnte das Versorgungsamt und schließlich auch das Landesversorgungsamt die Übernahme der Witwenversorgung ab, weil in einer versorgungsärztlichen Stellungnahme ausgeführt wurde: „Es muß davon ausgegangen werden, daß H. R. an den Folgen eines ihm nicht bekannten Karzinoms verstorben ist. Da keine Obduktion erfolgte, kann nicht mehr geklärt werden, in welchem Organ sich dieser Primärtumor befand. In der Krankengeschichte des behandelnden Krankenhauses wird lediglich auf die Möglichkeit eines primären Leberkarzinoms hingewiesen. Dabei ist aber zu bedenken, daß das primäre Leberkarzinom nicht häufig ist. Nach zusammenfassenden europäischen und amerikanischen Statistiken ergaben sich unter 65 500 Autopsien 144 Fälle = 0,21% primäre Leberzellkarzinome".

Der ursächliche Zusammenhang zwischen den anerkannten Schädigungsfolgen und dem Tod „kann bei fehlendem Obduktionsbefund nicht wahrscheinlich gemacht werden, obwohl eine solche Möglichkeit nicht sicher auszuschließen ist".

Beurteilung

Dieser Argumentation in der versorgungsärztlichen Stellungnahme ist aus meiner Sicht nur sehr bedingt zu folgen. Es ist zwar richtig, daß das primäre Leberzellkarzinom ein relativ sel-

Hämatologie · Onkologie

tenes Leiden ist. Es ist aber aus meiner Sicht unmöglich, aus seiner Häufigkeit von 0,21% unter 65 500 Autopsien mit den verschiedensten Todesursachen zu folgern, daß das Vorliegen eines primären Leberzellkarzinoms bei H. R. als Todesursache nicht wahrscheinlich zu machen sei. Bei Leberzirrhosen und insbesondere bei solchen mit chronisch-protrahiertem fortschreitenden Verlauf ist das Auftreten oder die Entwicklung eines primären Leberzellkarzinoms keinesfalls so selten. So ist in der „Speziellen Pathologie von Franz Büchner" beschrieben: „Wenn wir von seltenen Ausnahmen absehen, so entsteht ein Leberkarzinom in der Regel auf dem Boden einer Leberzirrhose. Die Karzinome entwickeln sich in der Regel multizentrisch in der Leberzirrhose, also etwa gleichzeitig in beiden Leberlappen. Da diese Leberkarzinome starke Tendenz haben, in die Leber- und Pfortadervenen einzuwachsen, kommt es zur Stauung und zum Aszites. Dieses multizentrische Leberkarzinom entsteht über umschriebene Hyperplasien des Leberparenchyms, die in sogenannte Hepatome übergehen".

Es wird weiter beschrieben, daß „die Häufung und das frühe Auftreten von Leberkarzinomen bei Senegal- und Bantu-Negern als Folge der bei ihnen epidemisch auftretenden Virus-Hepatitis mit posthepatitischer Leberzirrhose und Narbenleber anzusehen ist".

Bei H. R. ist es durch die vorliegenden Untersuchungsergebnisse wahrscheinlich gemacht, daß es sich bei ihm um eine Virushepatitis vom Typ B gehandelt hat, denn es wurden im Zusammenhang mit der letzten stationären Beobachtung entsprechende Antikörper nachgewiesen.

Die besonderen Sachkenner der Leberpathologie, die Professoren Dr. Kalk und Dr. Wildhirt, beschreiben in der „Klinik der Gegenwart", daß das primäre Leberkarzinom zwar eine seltene Begleit- und Folgekrankheit der Leberzirrhose sei. „Es entsteht so gut wie immer auf dem Boden einer Zirrhose". Es wird zitiert, daß in ostasiatischen Ländern mit starker Verbreitung der Eiweißmangelzirrhose – H. R. hat in russischer Kriegsgefangenschaft einen Eiweißmangelschaden durchgemacht und an Dystrophie gelitten – das primäre Leberkarzinom die häufigste Krebsmanifestation überhaupt sei, ähnliches gelte für Westafrika.

In dem von mir herausgegebenen und im Steinkopff Verlag erschienenen Buch „Die ärztliche Begutachtung" (1982) schreibt Herr Prof. Dr. May, „ein Zusammenhang zwischen posthepatitischer Leberzirrhose und primärem Leberzellkarzinom ist gegeben".

Es geht im Falle des H. R. bzw. seiner Witwe also darum, ob das bei der Leberspiegelung in der Leber nachgewiesene Geschwulstgewebe einem primären Leberzellkarzinom entsprach, wie es sich bei einer chronisch fortschreitenden Leberzirrhose nicht selten entwickelt und wie der die feingewebliche Untersuchung durchführende Pathologe zumindest nicht ausgeschlossen hat, oder ob dieses Geschwulstgewebe Absiedlungen eines anderen Primärtumors waren. Nach dem Bericht aus der behandelnden medizinischen Klinik vom 11. 2. 1981, wo H. R. fast einen Monat lang beobachtet und untersucht wurde, sprechen die dabei gewonnenen diagnostischen Erkenntnisse aber keinesfalls für ein nicht von der Leber ausgehendes Geschwulstleiden.

Im Vordergrund der Beschwerden und Symptome standen Fieberschübe, wie sie bei primärem Leberzellkarzinom nicht ungewöhnlich sind, und die tastbare Vergrößerung der Leber bis in den rechten Unterbauch. Die eingehenden körperlichen und röntgenologischen Untersuchungen und die Ergebnisse der Laboratoriumsuntersuchungen sprachen eindeutig für ein primäres Leberleiden mit allerdings gering ausgeprägter Gelbsucht. Auch der Nachweis von alpha-1-Fetoprotein im Serum ist zwar nicht spezifisch für ein primäres Leberzellkarzinom, dabei aber doch besonders häufig zu beobachten. Die röntgenologischen Untersuchungen des Brustkorbs, des Gallensystems und des Magen-Darm-Kanals boten keinen Hinweis für andere Geschwulstabsiedlungen oder für einen Primärtumor.

Hämatologie – Onkologie

Es ist zwar richtig, wie in der versorgungsärztlichen Stellungnahme ausgeführt wird, daß durch eine Obduktion der Leiche alle Zweifel an der Natur des Geschwulstleidens mit Wahrscheinlichkeit beseitigt worden wären. Andererseits sprechen aber so viele Argumente im Falle des H. R. für die Annahme eines auf dem Boden der chronischen Leberzirrhose entstandenen primären Leberzellkarzinoms, daß aus meiner Sicht diese Annahme als Todesursache wahrscheinlich ist. Es kann auch meines Erachtens nicht zu Lasten der Witwe des Verstorbenen gehen, wenn sie von den Ärzten der behandelnden medizinischen Klinik wegen ihrer psychisch-ängstlichen Verhaltensweise bewußt nicht über das Vorliegen einer Geschwulstkrankheit der Leber aufgeklärt wurde und vielleicht deshalb die Durchführung einer Obduktion nicht gefordert hat oder sogar für überflüssig hielt. Für sie war die Verschlechterung des Befindens ihres Ehemannes nach der stationären Beobachtung zwanglose Folge des als WDB anerkannten Leberleidens.

Ich bin also zusammenfassend der Meinung, daß sich bei H. R. mit Wahrscheinlichkeit auf dem Boden der als WDB anerkannten fortschreitenden Leberzirrhose ein multizentrisch entstandenes primäres Leberkarzinom entwickelte und schließlich zum Tode führte.

Den versorgungsärztlichen Stellungnahmen zur Zusammenhangsfrage vermag ich deswegen nicht zuzustimmen, weil die zitierte Statistik über die Seltenheit des primären Leberzellkarzinoms von 0,21% unter einer sehr großen Zahl unausgewählter Obduktionen nahezu nichts darüber aussagt, wie häufig oder wie selten sich ein Leberkarzinom auf dem Boden einer Leberzirrhose entwickelt.

Gegen diese Beurteilung argumentierte das Landesversorgungsamt in einer weiteren Stellungnahme, daß in der Krankengeschichte der behandelnden medizinischen Klinik lediglich auf die „Möglichkeit eines primären Leberkarzinoms" hingewiesen wurde, daß also seine versicherungsrechtliche Annahme als Todesursache nicht die notwendige Wahrscheinlichkeit für sich habe.

In einer weiteren gutachtlichen Beurteilung wurde dazu von mir ausgeführt: Durch Bescheid des Versorgungsamtes vom 28. 4. 1975 wurde bei H. R. unter anderem die „mäßig fortschreitende Leberzirrhose" als Schädigungsfolge anerkannt. Wegen dieses Leberleidens wurde die MdE durch Schädigungsfolgen auf 80%, die Gesamt-MdE auf 100% geschätzt.

Bei zahlreichen stationären Beobachtungen und Behandlungen wurde in den folgenden Jahren das Fortschreiten und der zunehmende leberzirrhotische Umbau des Lebergewebes bestätigt. Schließlich wurde als Ursache der Verschlechterung des Allgemeinzustandes bei fein- bis mittelknotiger Leberzirrhose mit noch deutlicher Entzündungsaktivität in der Leber durch Laparoskopie die diffuse Durchsetzung beider Leberlappen mit Geschwulstgewebe erkannt. Histologisch wurde das Vorliegen eines „anaplastisch entdifferenzierten Karzinoms" gesichert. Der diese feingewebliche Untersuchung beurteilende Pathologe formulierte vorsichtig: „Verbindliche Aufschlüsse auf den Sitz des Primärtumors ergeben sich nicht. Der Differenzierung nach könnte es sich auch um ein primäres Leberkarzinom handeln".

Es ist zuzugeben, daß diese vorsichtige Ausdrucksweise des das histologische Bild beurteilenden Pathologen einerseits die Möglichkeit offen läßt, daß es sich bei der Lebergeschwulst um Metastasen handeln könnte, aber auch, daß es sich um ein primäres Leberkarzinom handeln könnte. Es ist zu erläutern, daß die histologische Einordnung einer Geschwulst umso schwieriger ist, je entdifferenzierter und damit bösartiger der Geschwulstprozeß ist. Bei differenzierten Geschwülsten ist in der Regel noch zu erkennen, aus welchem Muttergewebe das Krebsleiden sich entwickelt hat. Bei wenig differenzierten oder gar wie im vorliegenden Fall bei anaplastisch-entdifferenzierten Krebsen ist eine Aussage über die Natur des Ursprungsgewebes aber oft nur mit Zurückhaltung möglich. So erklären sich die vorsichtigen Formulierungen des untersuchenden Pathologen über die Natur des Geschwulstleidens.

Hämatologie – Onkologie

Andererseits haben die behandelnden Ärzte in der medizinischen Klinik durch zahlreiche und umfangreiche diagnostische Untersuchungen versucht, einen Ausgangsherd für dieses Lebergeschwulstleiden zu finden, blieben dabei aber erfolglos. Deshalb lautete ihre abschließende Diagnose: „Diffuse metastatische Durchsetzung beider Leberlappen durch ein anaplastisch entdifferenziertes Karzinom, mögliches primäres Leberkarzinom".
Das Versorgungsamt und schließlich auch das Landesversorgungsamt lehnte die Übernahme der Witwenversorgung mit der Begründung ab, daß H. R. an den Folgen eines unbekannten Karzinoms verstorben sei, daß also die Lebergeschwulst Metastasen eines Organkrebses seien. Eine eindeutige Klärung dieser Frage wäre durch eine Obduktion aber möglich gewesen. Offenbar hat aber weder das Versorgungsamt noch das Landesversorgungsamt gegenüber der Witwe auf eine Obduktion bzw. auf die Exhumierung der Leiche gedrungen.
Das wäre aber aus meiner Sicht sinnvoll gewesen, denn nur der ärztliche Sachverstand des Versorgungsamtes konnte die Bedeutung einer Obduktion erkennen, nicht aber die Witwe, zumal diese von den Ärzten der behandelnden Medizinischen Klinik nicht über die prognostisch infauste Diagnose zu Lebzeiten des H. R. unterrichtet wurde.
Da ein Obduktionsbefund nicht vorliegt, habe ich in meinem Gutachten diskutiert, welche Beurteilungsmöglichkeiten im Falle des H. R. gegeben sind. Ich kam zu der Annahme, daß die klinische Symptomatologie und die während der stationären Behandlung erhobenen Befunddaten mit Wahrscheinlichkeit für ein primäres Lebergeschwulstleiden sprechen. Ich wies aber auch darauf hin, daß es nicht zu Lasten der Witwe des Verstorbenen gehen könne, wenn sie von den Ärzten der behandelnden Klinik über das Vorliegen eines Geschwulstleidens nicht aufgeklärt wurde und deshalb eine Obduktion nicht in die Wege geleitet wurde. Ich habe aber auch schon betont, daß es aus meiner Sicht Sache der ärztlichen Berater des Versorgungsamtes gewesen wäre, auf die Notwendigkeit einer Obduktion hinzuweisen.
Aus meiner Sicht ist es wahrscheinlich, daß es sich bei H. R. um ein primäres Leberzellkarzinom als Todesursache gehandelt hat, welches sich in der durch chronische Leberentzündung und Leberzirrhose veränderten Leber entwickelt hat. Jedenfalls ist diese Beurteilung der Zusammenhangsfrage aus meiner Sicht wesentlich wahrscheinlicher als die Ablehnung eines ursächlichen Zusammenhanges zwischen Schädigungsfolgen und Tod.

Kommentar

Wenn bei einer chronischen, aktiven infektiösen Hepatitis sich allmählich eine Leberzirrhose entwickelt, so ist es naheliegend, daß das schließlich in beiden Leberlappen, also multizentrisch entstandene Geschwulstgewebe einem primären Leberzellkarzinom entpricht. Zur versicherungsrechtlichen Anerkennung muß dieser Entwicklungsmechanismus des Krebsleidens aber wahrscheinlich sein. Wenn das histologische Bild dieses Krebses anaplastisch-entdifferenziertem Geschwulstgewebe entspricht, das Muttergewebe also nicht mehr zu erkennen ist, wäre allein eine Obduktion der Leiche geeignet gewesen, einen anderen Primärtumor unwahrscheinlich zu machen. Dabei ist allerdings zu bedenken, daß ein sehr kleiner Primärtumor in irgendeinem Organ auch bei einer Obduktion unerkannt bleiben kann. Andererseits ist es Aufgabe des Versicherungsträgers, hier also des Versorgungsamtes, diese Problematik beim Tode des Betroffenen zu erkennen und auf die Notwendigkeit einer Obduktion hinzuweisen. Wenn das nicht geschieht, ist es berechtigt, das Fehlen des Obduktionsbefundes zu Lasten des Versorgungsamtes zu werten, und die Wahrscheinlichkeit, daß es sich um ein primäres Leberkarzinom handelt, allein aus den zu Lebzeiten gewonnenen Befunden und insbesondere aus dem feingeweblichen Bild des Geschwulstgewebes zu folgern.

Hämatologie · Onkologie

Bakterielle Endokarditis und Aortenklappenprothese eines Metzgers nach infizierter Schnittwunde – Berufsunfall –, Magenblutung bei Antrumkarzinom unter unfallbedingter Marcumarmedikation.

Gutachten für eine Berufsgenossenschaft

E. Fritze

Fragestellung

1. Sind Aortenklappenendokarditis mit Aorteninsuffizienz und operativer Aortenklappenersatz durch eine Herzklappenprothese mit Wahrscheinlichkeit auf eine Schweinerotlaufsepsis zurückzuführen?
2. Handelt es sich um einen Berufsunfall?
3. Ist die ein ¾ Jahr später aufgetretene Magenblutung bei Magenkarzinom Unfallfolge?

Vorgeschichte (nach Aktenlage und eigenen Angaben)

H. B., 49 Jahre alt, zog sich am 9. 9. 1982 beim Schneiden von Fleisch eine Schnittverletzung am linken Zeigefinger und am linken Daumen zu. Am 13. 9. 1982 war die Verletzung des linken Daumens reizlos vernarbt, die des Zeigefingers war in der Umgebung gerötet, geschwollen und druckschmerzhaft. Am 24. 9. 1982 zeigte die linke Hand insgesamt eine livide Verfärbung, die Entzündung wurde aber für abgeheilt gehalten, es wurden krankengymnastische Übungen verordnet. Bis 22. 11. 1982 war H. B. in hausärztlicher Betreuung, weil es zu Fieber, Leistungsverlust und Gewichtsabnahme gekommen war. Vom 25. 11. 1982 bis 26. 1. 1983 wurde in stationärer Beobachtung und Behandlung geklärt, daß es sich um eine floride Herzklappenentzündung an der Aortenklappe, anfangs mehr unter dem Bild einer Aortenklappenstenose, im weiteren Verlauf unter dem Bild eines kombinierten Aortenvitiums mit im Vordergrund stehender Aorteninsuffizienz, mit Milz- und Lebervergrößerung, mit ausgeprägten Entzündungszeichen, mit Anämie und Thrombozytopenie bei fehlender Leukozytose, mit Hypalbuminämie und Hypergammaglobulinämie handelte. Durch Blutkulturen wurden mehrfach als Erreger gram-positive Stäbchen, Erysipelothrix Rusipathiase, der Erreger des Schweineerysipels, nachgewiesen. Es gelang zwar, die Herzklappenentzündung schließlich zu beherrschen, die hochgradige Ausprägung der persistierenden Aortenklappeninsuffizienz führte aber dazu, daß am 23. 8. 1983 eine Aortenklappenprothese implantiert werden mußte.

Es wurde wie notwendig und üblich eine Marcumarmedikation eingeleitet, H. B. erholte sich sehr erfreulich.
Am 11. 3. 1984 erkrankte H. B. mit einer sogenannten großen Magenblutung, die zu einer erheblichen Anämie führte. Während der stationären Behandlung ergab sich durch zahlreiche endoskopische Magenuntersuchungen der dringende Verdacht, daß das als Blutungsquelle identifizierte kallöse Ulcus im Antrumbereich karzinomatöser Genese war. Eine sehr große Zahl von Probeexzisionen konnte diesen Verdacht aber nicht sichern. Zu erneuten Blutungen kam es nicht, unter Transfusionen besserte sich die Anämie, und die am 21. 5. 1984 durchgeführte Magenoperation – Resektion nach Billroth-II – führte zur Sicherung der Verdachtsdiagnose. Es handelte sich um ein Adenokarzinom des Antrums ohne Lymphknotenmetastasen. Die histologische Untersuchung zeigte die Resektionsränder des Magens tumorfrei, die entfernten Lymphknoten vom Netzansatz ohne Karzinommetastasen. H. B. ist zur Zeit in der Rekonvaleszenz nach dieser Operation. Nach vorübergehender Umstellung auf intramuskuläre Heparininjektionen von 3 × 10 000 Einheiten täglich wurde er wieder auf Marcumar eingestellt.

Untersuchungsbefund

Bei Zustand nach Magenoperation mit unauffälligen Narbenverhältnissen und nach Implantation einer Herzklappenendoprothese der Aortenklappen ist das Herz-Kreislaufsystem befriedigend kompensiert. Auch Elektrokardiogramm, Phonokardiogramm, Echokardiogramm und die Röntgenuntersuchung der Brustorgane ergeben über den Zustand nach Klappenersatz hinaus keine Besonderheiten. Die chemischen, hämatologischen, serologisch-immunologischen und gerinnungsphysiologischen Untersuchungen sind unauffällig bzw. entsprechen der gehandhabten Marcumarprophylaxe.

Hämatologie · Onkologie

Beurteilung

H. B. zog sich also Anfang September 1982 beim Schneiden von Fleisch eine Schnittverletzung am linken Zeigefinger und am linken Daumen zu. Wenige Tage später war die Umgebung der Verletzung des linken Zeigefingers gerötet, geschwollen und druckschmerzhaft. Sie wurde von dem untersuchenden Arzt als infiziert bezeichnet. Etwa 14 Tage nach der Verletzung war die Hand insgesamt livide verfärbt, der untersuchende D-Arzt hielt die Entzündung aber offenbar für abgeheilt, denn er verordnete krankengymnastische Übungen. Im weiteren Verlauf trat Fieber auf, und es wurde schließlich das Vorliegen einer floriden Herzklappenentzündung erkannt, die anfangs mehr unter dem Bild einer Aortenklappenstenose, im weiteren Verlauf unter dem Bild eines kombinierten Aortenvitiums mit im Vordergrund stehender Aorteninsuffizienz verlief. Im übrigen bestand das charakteristische Krankheitsbild einer infektiösen, das heißt bakteriellen Endokarditis mit mehrfach durch Blutkulturen nachgewiesenem Erreger.

Es ist mit Wahrscheinlichkeit anzunehmen, daß dieser Erreger, Erysipelothrix Rusipathiase, von einem Tier in das Blut des H. B. gelangt ist. Mit Wahrscheinlichkeit ist die Eintrittspforte für die Infektion in der Schnittverletzung vom 9. 9. 1982 zu sehen. Dabei muß offenbleiben, ob das Messer entsprechend infiziert war oder das geschnittene Fleisch.

Für die gutachtliche Klärung der versicherungsrechtlichen Situation ist es aber letzten Endes bedeutungslos, um welchen Erreger es sich handelte, und ob dieser „vom Tier auf den Menschen übertragen" wurde, das heißt, ob eine Berufskrankheit nach Nr. 3102 oder ein „Berufsunfall" anzunehmen ist. Als Erreger einer bakteriellen Herzklappenentzündung, der auf dem Lymph- bzw. Blutweg zu den Herzklappen gelangt, kommt eine sehr große Anzahl von Erregern in Betracht. Für die versicherungsrechtliche Beurteilung ist es entscheidend, daß die Schnittwunde vom 9. 9. 1982 am linken Zeigefinger infiziert war, und sich im umgebenden Gewebe eine Entzündung anschloß. Von dort gelangten die Keime wahrscheinlich auf dem Lymphwege schließlich ins Blut. Sie haften dann nach aller ärztlicher und wissenschaftlicher Erfahrung besonders gerne an vorgeschädigten Herzklappen. Über eine Vorschädigung ist im Falle des H. B. aber nichts bekannt. Die ulcerös-thrombotische Herzklappenentzündung führt zu mehr oder weniger vollständiger Zerstörung der Herzklappen, oder, wenn die Entzündung durch entsprechende ärztliche Maßnahmen unterbrochen wird, zur Vernarbung des Herzklappengewebes und damit zu einem Herzklappenfehler. Dieser Prozeß kann sich unabhängig von der Art des infizierenden Erregers in gleicher Weise abspielen. Im Falle des H. B. spricht allerding die Art des Erregers dafür, daß die Infektion von einem Tier bzw. von Tierfleisch auf ihn übertragen wurde.

Der Arztbericht aus der behandelnden medizinischen Klinik schildert sehr anschaulich und überzeugend, wie sich das Herzgeräusch unter der mehrmonatigen Behandlung veränderte, wie das Herz unter dem Ventildefekt der Aortenklappe dilatierte, entsprechende Änderungen im elektrokardiographischen Kurvenverlauf auftraten und schließlich das Echokardiogramm die thrombotischen Vegetationen und die Zerstörung der Aortenklappe erkennen ließ. Die Darstellung des Krankheitsverlaufes läßt keinen Zweifel daran aufkommen, daß es sich bei H. B. um eine von der infizierten Fingerwunde ausgehende bakterielle Endokarditis handelte, die mit großer Wahrscheinlichkeit durch den Erreger des Schweinerotlaufs verursacht war. Der intensiven antibiotischen Behandlung gelang es, die Herzklappenentzündung schließlich zu beherrschen, es verblieb ein Herzklappenfehler im Sinne der Aortenklappeninsuffizienz. Seine hochgradige Ausprägung führte schließlich dazu, daß die Herzkranzgefäßdurchblutung ungenügend wurde, stenokardische Herzbeschwerden auftraten, und es er-

Hämatologie · Onkologie

gab sich schließlich eine eindeutige Indikation zum operativen Ersatz der zerstörten Aortenklappe durch eine Aortenklappenprothese.

Bei der Operation bestätigte sich die vorher gestellte Diagnose einer indessen ausgeheilten Endokarditis und eines Herzklappenfehlers im Sinne der Aorteninsuffizienz. Der histologische Befund der operativ entfernten Aortenklappe sicherte die Diagnose einer abgelaufenen Endokarditis. Daß es nicht mehr gelang, in dem durch Operation entfernten Herzklappengewebe die Erreger des Schweinerotlaufs nachzuweisen, zeigt lediglich den Erfolg der vorherigen antibiotischen Therapie, und es wäre sehr viel ungünstiger gewesen, wenn die Operation in einer Phase der noch floriden bakteriellen Herzklappenentzündung durchgeführt worden wäre. Aus diesem Grunde wurde mit der Operation zeitlich bis zum klinischen Abheilen der floriden Herzklappenentzündung gewartet.

Nach dieser Operation besserte sich der Allgemeinzustand erfreulich. Zur Vorbeugung einer neuerlichen bakteriellen Besiedlung der implantierten Herzklappe wurde noch eine Weile eine antibiotische Medikation durchgeführt, außerdem ist bei H. B. wahrscheinlich bis an sein Lebensende zur Vorbeugung einer Blutgerinnselbildung auf dem künstlichen Herzventilmaterial eine Marcumarprophylaxe erforderlich.

Das weitere Schicksal des H. B. war zu diesem Zeipunkt einmal von der Leistungsfähigkeit des Herzens nach implantierter künstlicher Herzklappe, zum anderen aber auch von den dadurch gegebenen möglichen Komplikationen abhängig. Die Marcumarmedikation bedeutet die Notwendigkeit regelmäßiger und häufiger ärztlicher Blutuntersuchungen, um die Dosierung des Medikamentes im therapeutisch gewünschten Bereich der Gerinnungshemmung des Blutes zu halten. Diese Marcumarmedikation bringt aber ihrerseits ein gewisses Risiko der Blutungsbereitschaft mit sich. Das bedeutet, daß bei einem Gesunden bedeutungslose Verletzungen zu schwerwiegenden Blutungen nach außen oder ins Gewebe führen können, weil die Blutgerinnung durch die medikamentöse Behandlung gehemmt ist.

H. B. wird also in Zukunft alle Tätigkeiten, die einerseits mit erheblichen körperlichen Anstrengungen verbunden sind, andererseits solche, die eine gehäufte Verletzungsgefahr mit sich bringen, nicht mehr ausüben können.

Etwa ein ¾ Jahr nach der Herzoperation erkrankte H. B. mit einer Magenblutung, das heißt mit Bluterbrechen und im weiteren Verlauf mit abgesetzten sogenannten Teerstühlen. Diese Magenblutung führte zu erheblichem Abfall des Hämoglobins, also zu einer starken Anämie, so daß Bluttransfusionen erforderlich waren. Es ist zwar denkbar, daß das Auftreten dieser Magenblutung durch die betriebene Marcumarprophylaxe, also durch die medikamentöse Hemmung der Blutgerinnung, begünstigt wurde, zumal die Dosierung und Einstellung mit diesem Medikament bei einer Plasmathrombinzeit zwischen 3 und 35% unbefriedigend war.

Die diagnostischen Untersuchungen und insbesondere die mehrfach vorgenommenen Magenspiegelungen führten aber zu dem Verdacht, daß die Ursache der plötzlichen Magenblutung ein Magenkarzinom war. Dieser Verdacht ließ sich zwar zunächst durch außerordentlich zahlreiche Probeexzisionen und wiederholte Magenspiegelungen nicht sichern.

Die schließlich vorgenommene Magenoperation – Magenteilresektion nach Billroth-II – und histologische Untersuchung des Magenresektionspräparates sicherte aber das Vorliegen eines Adenokarzinoms des Antrumbereichs des Magens, glücklicherweise ohne nachweisbare Lymphknotenmetastasen, als Ursache der großen Magenblutung. Es wurde die erneute Einstellung auf Marcumar in die Wege geleitet.

Von ihrer guten Einstellung bei dem Zustand nach Magenresektion hängt neben dem unmittelbaren Zustand nach Herzklappenersatz das Ausmaß der bei H. B. wegen der Unfallfolgen anzunehmenden MdE ab. Es ist mit großer Wahrscheinlichkeit davon auszugehen, daß das

Hämatologie · Onkologie

Magenkrebsleiden unfallunabhängig entstanden ist, vielmehr wurde es zufällig und im Zusammenhang mit der durch die Marcumarmedikation möglicherweise begünstigten Magenblutung erkannt. Es ist letztlich ein Glück für H. B. gewesen, daß für den Fall einer Mitwirkung der gerinnungshemmenden Medikation an der Manifestierung der Blutung aus dem geschwürig zerfallenen Magenkrebs diese Blutung zur Entdeckung des Geschwulstleidens führte. Keinesfalls ist aber dieses Geschwulstleiden in einem unmittelbaren oder mittelbaren Unfallzusammenhang zu sehen.

Es muß einer kurzfristig – nach einem ¼ Jahr – vorzusehenden gutachtlichen Nachuntersuchung vorbehalten bleiben, ob nach Beseitigung des unfallunabhängigen Magenkrebsleidens eine bessere Marcumareinstellung gelingt, als sie vor der Magenoperation erreicht wurde.

Die von der Berufsgenossenschaft gestellten Fragen sind wie folgt zu beantworten:

Zu 1. Es ist wahrscheinlich, daß es sich um eine Schweinerotlaufsepsis handelte. Es ist aber für die Beantwortung der versicherungsrechtlich gestellten Frage von zweitrangiger Bedeutung, ob der Erreger der Herzklappenentzündung dieser Erreger des Schweinerotlaufs war, oder ob ein anderer Erreger durch die Verletzung den Zugang ins Blut gefunden hat. Auf jeden Fall ist der Unfall vom 9. 9. 1982 mit Wahrscheinlichkeit die Eintrittspforte für die zur Aortenklappenendokarditis führenden Erreger gewesen. Mit großer Sicherheit führte diese Aortenklappenendokarditis zur Herzklappeninsuffizienz und machte damit den operativen Ersatz durch ein künstliches Herzklappenventil erforderlich. Der ursächliche Zusammenhang der septischen Aortenklappenendokarditis und des Zustandes nach Implantation einer künstlichen Aortenklappe mit der beruflichen Verletzung am linken Zeigefinger vom 9. 9. 1982 ist sehr wahrscheinlich.

Zu 2. Der Unfall vom 9. 9. 1982 ist als Berufsunfall anzusehen.

Zu 3. Die Manifestierung der Magenblutung ein ¾ Jahr später ist möglicherweise durch die wegen der Unfallfolgen erforderliche Marcumarmedikation begünstigt worden. Diese unfallbedingte Marcumarmedikation hat aber nicht das Gewicht einer wesentlichen Mitursache, denn die Blutung aus dem Magenkarzinom hätte ohne Zweifel auch ohne Einfluß der Marcumarmedikation manifest werden können.

Das Magenkarzinom seinerseits und der Zustand nach operativer Entfernung dieses Karzinoms durch Teilresektion des Magens ist nicht Unfallfolge.

Kommentar

Eine bakterielle Herzklappenentzündung im Gefolge einer infizierten beruflichen Verletzung ist Unfallfolge. Die erforderliche Implantation einer künstlichen Herzklappe und die deswegen notwendige Marcumarprophylaxe sind im Unfallzusammenhang zu sehen. Die ein ¾ Jahr später sich manifestierende Magenblutung aus einem ulzerierten Antrumkarzinom wurde durch die Marcumarmedikation begünstigt, aber wahrscheinlich nicht „wesentlich" mitverursacht, sie hätte durchaus auch ohne Mitwirkung der gerinnungshemmenden Medikation manifest werden können. Das Magenkarzinom seinerseits steht nicht im Zusammenhang mit den anzuerkennenden Unfallfolgen. Es ist zum Beispiel nicht wahrscheinlich, daß es sich aus einem sogenannten Stressulcus, das seinerseits im Unfallzusammenhang vorstellbar wäre, entwickelte. Ein Stressulcus führt wahrscheinlich niemals zu einem Magenkarzinom. Wäre die Magenblutung tödlich verlaufen, hätte die Marcumarmedikation wahrscheinlich das Gewicht einer „wesentlichen Mitursache" gehabt.

IV Schlußbetrachtung

Am Ende dieses Buches mag es berechtigt sein zu fragen, ob die damit gesteckten Ziele erreicht sein könnten. Es gab mehrere Gründe, „Die ärztliche Begutachtung" und dieses Buch „Das ärztliche Gutachten" auf den Weg zu bringen:
Sozialmedizinische Aufgaben und solche als ärztlicher Gutachter nehmen einen breiten Raum im Aufgabenbereich des Arztes ein. Weder während des Studiums noch in der späteren Ausbildung wird aber diese Aufgabe gelehrt und gelernt. Die meisten als Gutachter tätigen Ärzte wurden eines Tages mit solchen Begutachtungsproblemen konfrontiert und mußten sich damit mehr oder weniger als Autodidakten auseinandersetzen. Wer sozialmedizinische Beurteilungen oder gutachtliche Begründungen häufig zu lesen hat, weiß, daß nicht selten die rechtlichen Kenntnisse, oft aber auch die Fähigkeit, einen medizinischen Sachverhalt argumentativ zu durchleuchten, im argen liegen.
Es gilt überhaupt als Nachteil der heutigen Medizinerausbildung, daß sie zwar eine Fülle von Faktenwissen vermittelt, nicht aber die Fähigkeit, damit verständig umzugehen. In keiner Phase seiner Ausbildung wird dem Studenten oder dem jungen Arzt nahegebracht, wie er die große Menge erlernten Wissens anwenden und sinnvoll integrieren soll, wie er ein medizinisches Problem diagnostischer oder therapeutischer Art anfassen und zur Lösung führen kann. Über wenige Ansätze und Versuche, problemorientiert zu lehren und zu lernen, ist die Medizindidaktik trotz zahlreicher Ausbildungsreformen nicht hinausgekommen. Lawrence L. Weed hat mit seinen Gedanken zur problemorientierten Ausbildung der Mediziner – "Medical records, Medical education and patient care" (1971) – einen Weg gewiesen. Er wird aber kaum gegangen.
Die ärztliche Begutachtung und das ärztliche Gutachten mit seiner argumentativen Darstellung ärztlich-medizinischer Sachverhalte im Bezug zu gegebenen rechtlichen Voraussetzungen sind nichts anderes als die problemorientierte Reflexion ärztlichen Wissens. Wie das praxisorientierte „Bochumer Modell" der klinischen Medizinerausbildung anstrebt, so wollte auch diese Sammlung ärztlicher Gutachten nicht nur beispielhaft sozialmedizinisches Sachwissen vermitteln, sondern auch einen methodischen Weg der Medizindidaktik weisen. Die Gestaltung eines ärztlichen Gutachtens ist nicht zuletzt eine hervorragende Gelegenheit, den Umgang mit medizinischem Wissen, gebunden an rechtlich vorgegebene Regelungen zu pflegen.
Der ärztliche Gutachter gibt einem Versicherungsträger oder im Streitverfahren einem Gericht seinen sachverständigen Rat. Nicht zuletzt tritt er aber auch zu dem Versicherten, in der Regel einem Kranken, in eine zunächst menschliche Beziehung. Es war unser Anliegen zu zeigen, daß diese Beziehung eine dem gutachtlich zu beurteilenden Kranken zugewendete, also eine echte Arzt-Patienten-Beziehung sein kann oder doch sein sollte. Das bedeutet, daß der ärztliche Gutachter im Gespräch mit dem Ansprüche geltend machenden Versicherten die partnerschaftliche Beziehung zwischen dem Versicherungsträger und dem Leistungsnehmer, also dem Versicherten, bedenkt und fördert. Das geschieht zum ersten durch die Erkundung der Erwartungen des Patienten oder Versicherten, seiner sozialen Lage, seiner subjektiven und objektivierbaren Bedürfnisse; zum zweiten durch ein Verstehen des gutachtlich zu Beurteilenden als einen Partner der sozialen Institution in einer kritischen Lage, also durch Begreifen seiner Einstellungshaltung; zum dritten aber ist der ärztliche Gutachter als Arzt aufgerufen zur Aufklärung, zur Auskunft und auch zur Beratung des Patienten. Schließlich sind die Versicherungsträger als Institution, aber auch der Gutachter für den Versicherten so etwas wie Begleiter durch das Leben in Gesundheit und Krankheit. Natürlich unterscheidet sich die Arzt-Patienten-Beziehung des Gutachters von der des Therapeuten zu seinem Kranken. Wir sehen aber im Verhältnis des Gutachters zum Begutachteten eine wirkliche Arzt-Patienten-Beziehung. Diese zielt zwar nicht auf Behandlung und Heilung, der Wille zur Hilfe muß aber auch beim Gutachterarzt vorhanden sein. Sein Kontakt zum Begutachteten und sein Gespräch mit ihm geschieht in der Absicht, ihm zu helfen, einerseits seine gerechtfertigten Ansprüche durchzusetzen oder aber auch andererseits

Schlußbetrachtung

ihn davor zu bewahren, unberechtigte Ansprüche unter allen Umständen durchsetzen zu wollen. Der ärztliche Gutachter berät einen Versicherungsträger über die gesundheitliche und versicherungsrechtliche Situation eines Kranken. Er sollte aber das Arzt-Patienten-Verhältnis darüberhinaus auch unmittelbar dazu benutzen, dem Kranken Rat zu erteilen. Er überschreitet nach unserem Verständnis nicht seine Aufgaben als Gutachter, wenn er die erhobenen Untersuchungsbefunde ihm im Gespräch vermittelt und seinem behandelnden Arzt mitteilt, wenn er darüberhinaus auf dieser Grundlage auch ärztliche Ratschläge gibt. Hier sollte sich das Gutachterarzt-Patienten-Verhältnis nicht von der sonstigen Arzt-Patienten-Beziehung unterscheiden.

Der ärztliche Gutachter sollte also nicht nur Berater des Versicherungsträgers sein, sondern auch eine ärztliche Helferfunktion für den Versicherten selbst wahrnehmen. Dieser Gedanke stand Pate auch bei dieser Gutachtensammlung, wenn er auch aus Gründen des räumlichen Umfanges dieser Gutachten und ihrer didaktischen Gestaltung in den Hintergrund getreten sein mag.

Darüberhinaus sollte diese Gutachtensammlung wie schon „Die ärztliche Begutachtung" (1982) aber auch dem erfahrenen Gutachter Hilfe und Wegweiser bei der Beantwortung schwieriger Fragen sein können. Dem kam fraglos die große Bedeutung sozialmedizinischer Probleme, also der Umfang der Gutachtertätigkeit an den im Bochumer Modell und als Lehrkrankenhäuser mitwirkenden Kliniken entgegen. Hier bestand ein Erfahrungspotential, das es zu nutzen galt.

Ob diese hochgesteckten Ziele mit diesen Büchern über ärztliche Begutachtungsprobleme erreicht wurden, muß natürlich der Leser und Benutzer beantworten. Wir Herausgeber haben uns darum bemüht.

Eugen Fritze   *Herbert Viefhues*

Stichwortverzeichnis

A

Abgase 117, 118
Abkommen Ärzte-Berufsgenossenschaften 23
Abkommen über soziale Sicherheit 401 ff.
Absturz 57 ff
Abwehrsystem, immunologisches 394
Acetaldehydspiegel, Blut 194
Achse, entero-hypothalamo-insuläre 216
Adipositas 66, 74, 192
Adiuretinpraeparat 227
Adnexexstirpation 376 ff.
Akromegalie 221 ff., 228 f.
Aktengutachten 4
Alkoholabusus 39 f., 42
Alkoholiker, Rückfallquote 40
Alkoholismus 38 ff., 278 ff.
Alkoholkonsum 156
Allergene 102
Allergietestung 99 f.
Alterung, vorzeitige 38
Alveolitis, allergische 102
Amine, zykloaliphatische 123
Amputation 91 ff., 96 ff.
–, Lebenserwartung 91
–, Übergewicht 94
Aneurysma 144
Anfall 260, 262
–, psychomotorischer 262
Anfalleiden, posttraumatische 250
Angina pectoris 52, 79
Angina tonsillaris 181
Angiographie 397 ff.
–, mit Thorotrast 399
–, zerebrale 263
Anstrengung, körperliche 69 ff.
Antabus-Effekt 194
Anthrazit 116
Anti-HAV 163
Anti-HAV-IgM 163
Antibiotika 156
Antikoagulation 146
Antikörpermangelsyndrom 181, 182
Antikörperverbrauch 181
Antrumkarzinom 412
–, Magenblutung 409 ff.
Aorten
– insuffizienz 83 f., 409, 411
– klappenendokarditis 409, 412
– klappeninsuffizienz 85
– klappenprothese 409 ff.
– segelperforation 83
– stenose 88

– vitium 86 ff., 409 f.
Aphasie, motorische 263
Appetitzentren 216
Arbeitsfähigkeit
–, unter Tage 86 ff.
–, nach Krebsoperation 367 ff.
Arbeitsunfähigkeit 3, 403
Arbeitsunfall 3
–, tödlicher 57 ff.
Arbeitswille, mangelnder 38
Arsen 133
Arteria femoralis, Punktion 238
Arterienpunktion 239
Arterienruptur 140, 142 ff.
Arteriosklerose 67 ff., 75, 91 ff., 143
Arthritis, rheumatoide 110
Arthropathie, psoriatische 307
Arzneimittelschäden 180 ff.
–, Allergie 180 ff.
–, Nebenwirkungen 180 ff.
Arzt, Strafanzeige gegen 43 ff.
Arzt-Patienten-Beziehung 413
Asbestexposition 119 f.
Asbestnadeln 114
Asbestose 112 ff., 120
–, pleurale 381
Asbeststaub 114 ff., 120, 382
Asbeststaubinhalation 120
Asemie 308
Asphaltarbeit 117
Asphaltmischwerk 115
Asthma bronchiale 99 ff.
Atemwegssyndrom, obstruktives 99 ff.
Atheromatose 67, 68
Atmung 99 ff.
Atmungsinsuffizienz 131
Atombombenexplosion 395
Atrophie 298
Attest 3
Auffahrunfall 254
Aufgaben, sozialmedizinische 413
Aufsichtspflicht, ärztliche 241
Auge
–, Augapfelprellung 351
–, Brückensymptom 348
–, Feuerstar 349
–, Gesichtsfeldausfälle 348, 352
–, Glaskörpertrübungen 348
–, Hornhautnarben 350
–, Kontaktlinsen 346
–, Linsenlosigkeit 347, 350
–, Maculaforamen 351
–, Metallosen 346
–, Minderung der Erwerbsfähigkeit 336
–, Minderung der Gebrauchsfähigkeit 336

–, Nachstar 347
–, Netzhautablösung 348
–, Opticusatrophie 352
–, perforierende Verletzung 346, 347
–, Pfählungsverletzung 350
–, Schädel-Hirnverletzung 352
–, Schielen 350, 352
–, Sekundärglaukom 349
–, sympathische Ophthalmie 346, 347
–, Stargläser 346
–, stumpfes Trauma 348
–, Verlust 347, 352
Augenheilkunde 336 ff.
Augenverletzung, traumatische 41
Ausdauerleistung 94
Autoaggressionskrankheit 109

B

Bagatellverletzung 83 ff.
Bandscheibenleiden, degeneratives 252, 254
Bandscheibenvorfall 251 ff.
Bauchspeicheldrüse 166
–, traumatische Zerstörung 216
Bauchtrauma 134 ff.
–, stumpfes 166 ff., 174 ff., 176 ff., 178 f., 386 ff.
Bauchwandbruch 386 ff.
Beanspruchung, betriebsübliche 36
Beamtenverhältnis, Übernahme ins 275 ff.
Befangenheit 2 f.
Befreiung von Rundfunkgebühr (RF) 335
Befundabweichungen, fragliche 38
–, geringe 38
Befundbericht 3, 18
Befundbeschreibung, unpräzise 36
Befunddokumentation 2
Befundinterpretation, eindeutige 38
Befundweitergabe 3
Begutachtungsformulare 4
Behandlung, thyreostatische 223
Beinamputation 96 ff.
Beinnerven, Schäden 240
Beinvenenthrombose 130 f.
Belastung, berufliche 82
–, physische 33, 38, 96
–, psychische 96, 398, 400
Belastungsuntersuchung 56
Benzo(a)pyren 117
Benzpyren 133
Benzol 116, 395

Stichwortverzeichnis

Berufsfähigkeit, bergmännische 86 ff.
-, nach Krebsoperation 367 ff.
Berufskrankheit nach Nr. 3102 410
-, Verdacht auf 3
Berufsunfall 410
Berufsunfähigkeit 3, 39
Bestrahlungsfolge 378
Betonstaub 108
Bewegungsarmut 67
Bewegungsbehinderung 74
Bewegungsmangel 68
Bitumen 116 ff.
Blasenentleerungsstörungen 192
Blaseninkontinenz 371
Blasenkrebs 116
Blasenspiegelung 371 ff.
Blutarmut 394
Blutbildung 170
Blutgerinnung 59
Bluthochdruck 42, 65 f., 67 f., 69 f., 91 f., 98, 99 ff., 125 ff., 394
Blutkonserven 155 f.
Blutspeicher 168
Bluttransfusion 154 ff., 170
Blutung 168
Blutung, epidurale, unter Marcumarmedikation 396 f.
Blutung, spinale 397
Bonneyprobe 375
Bratdämpfe 132 ff.
Bremsbeläge, asbesthaltige 120
Brittle-Diabetes, labile 190
Bruchsack 135
Brustkorbtrauma 49 ff., 53 ff.
Brustkrebs 401 ff.
Brusttrauma 134 ff.
Brustwandhämatom 379 ff., 382
Brückensymptome 85
Bronchialkarzinom 112 ff., 114 ff., 119 f., 132 f.
-, asbestinduziertes 120
-, Kokereiarbeiter 118
Bronchialobstruktion 101
Bronchitis 103 f.
Bronchographie 103
Bronchoskopie 103
Budd-Chiari-Syndrom 174 ff.

C

Carcinoma corporis uteri 376 ff.
Carotisangiographie 264
CCT 245, 249, 258, 260, 262 ff., 381, 397 f.
Chemotherapeutika 156
Cholesterin 133
Cholostase 155, 156

Chrom 120, 133
Chromat 295
Chromatindustrie 119 f.
Chromatkrebs 120
Chromozystoskopie 368, 370
Chymotrypsin, Stuhl 177
Contusio 50
Contusio cerebri 260, 326
Commotio cordis 50
Computertomographie 245, 249, 258, 260, 381, 397 f.
Cor pulmonale 126 f., 129 ff.
Cortison-Glukose-Toleranztest 207
Cutaneus-femoris-lateralis-Neuralgie 238
Cystocele 371 ff.

D

Dane-Partikel 155
Darmabschnitt, Verlust 179
Darmpassage, Behinderung der 386 ff.
Darmstenosen 168
Darmverletzung 166 ff., 386 ff.
Dauerschäden 241
– Gehirn 241
– Nervenwurzeln 241
– Rückenmark 241
DDR, Versicherungsrecht 29
Defekte, immunologische 395
Demenz 274
Depression, endogen 282 ff.
-, Involutions- 282 ff.
-, reaktive 225
Dermographismus 223
Detonationstrauma 319 ff.
Detonationsvorschaden 317
Diabetes 206, 239
-, Agressivität 196 f.
-, Alkoholeinfluß 192 ff.
-, asymptomatischer 206
-, Berufsempfehlung 192
-, chemischer 206
-, Diätanweisung 210
-, Fahrtüchtigkeit 183 ff., 192 ff., 197 ff.
-, genetisch bedingte Anlage 208
-, Gravidität 189
-, jugendlicher 198 f., 201 f.
-, Kalorienbedarf 213
-, kindlicher 213
-, latenter 207
-, Manifestation 209, 219
-, Minderung der Erwerbsfähigkeit (MdE) 191
-, Negativ-Berufskatalog 185
-, seelische Belastung 220

-, Selbstkontrolle 185
-, Sexualdelikte 197
-, subklinischer 206
-, Tolbutamid 192 ff.
-, Unterzuckerung 199
Diabetes insipidus 218, 221 ff., 226 f.
Diabetes mellitus 41, 66, 183 ff. 209 ff.
-, Ernährungsmehrkosten 209 ff.
-, Fahrtüchtigkeit 183 ff.
-, Kortikosteroidbehandlung 201 ff.
-, Schädel-Hirn-Trauma
-, schlecht eingestellter 186 ff.
Diagnostik, invasive kardiologische 88
Diätanweisung 210
Diencephalon 216
Digitalis-Medikation 89
Dish-face 356
Diskrepanzen 357
Dokument 2
Doppelbeinamputation 91 ff.
Doppelbildsehen (Diplopie) 357
Drahtosteosynthesen 356
Dranginkontinenz 375, 376
Dupuytrensche Kontrakturen 40
Dystrophie 404
D-Xyloseresorptionstest 177 f.

E

EEG 262 f., 386
Eierschalensilikose 107
Eingriff, gynäkologischer 390 ff.
Einschwemmkatheter 55, 86 ff., 90, 128
Einweisung, unfreiwillige in eine geschlossene psychiatrische Anstalt 291 f.
Elektromyographie 237 f.
Elektroneurographie 237 f.
Ekzem, chronisches 298 ff.
Encephalopathia diabetica 183, 192
Endokarditis, bakterielle 83 ff., 409 ff.
Endoskopie 387
Energieverbrauch 74 f.
Enteropathie 191
Entstellung durch Narben 359 ff.
Entzündungsprozeß 75, 94
Epicutantestung 295
Epilepsie, traumatische 237, 248
Epiphysenfugen 231
Ergometrie 56, 89 f.
Erkältungsinfekte 170

Stichwortverzeichnis

Erstimpfling, überalterter 245
Erwerbsfähigkeit nach Krebsoperation 367 ff.
Erwerbstätigkeit eines Bergmannes 353 ff.
Erwerbsunfähigkeit 3
Erzbergbau 393
Exanthem, Arzneimittel 181
Exhumierung der Leiche 408
Exposition, Asbeststaub 114 ff.
–, Benzol 114 ff.
–, Quarzstaub 114 ff.
–, Teer 114 ff.
Extrasystolie 88 ff., 229
Extremklima 35

F

Fachkenntnisse, erforderliche 11
Fahrlässigkeit, ärztliche 197 ff., 396
Farbstofftest 142
Fehlverhalten, ärztliches 197 ff., 396
Fettleber 40, 394
Fettleibigkeit 66, 394
Fettstoffwechselstörungen 41 f., 70
Funktionsdiagnostik, kardiologische 88
Funktionsprüfungen 4
Funktionsstörungen, zerebrale 272
Fistel, gastro-pankreatische 176 ff.
Fisteleiterung 72 ff.
Formulargutachten 4
Fristversäumnis 2

G

Galactose-Eliminationskapazität 161
Gasgeneratoren 117
Gastrointestinaltrakt 387
Gebärmutterentfernung, vaginale 373
Gebührenordnung für Ärzte (GOÄ) 17
Gefälligkeitsgutachten 3
Gefäßruptur 143 f.
Gehbehinderung 74, 98
Gehör, Verlust des 65
Geistesschwäche 267 ff., 293
Gelbsucht 155
Gelegenheitsursache 30 f., 259
Genitofemoralis-Neuralgie 238
Gerinnungsfaktoren 163
Geschäftsfähigkeit 293
Geschlechtsverkehr 308
Geschwulstkranke, Prognose 404

Gesetz über die Entschädigung von Zeugen und Sachverständigen (ZSEG) 7
Gesichtsschädel- und Schädelhirnverletzung, kombinierte 359
Gesichtsverletzung, entstellende 278 ff.
Gesundheitsdienst, erhöhte Gefährdung im 151 ff.
Gesundheitsrisiko 400
Gewicht 41
Gewichtsreduzierung 192
Gicht 66
Gleichgewicht 68, 324
Gliedmaßen, Verlust der 91 ff.
GOÄ, Anwendungsbereich 17
Glomerulonephritis 180 ff.
Glottisschluß, unvollständige 333
Glukose-Belastung, orale 177
Glukosurie 177
Granit 108
Gummistiefel 304
Gutachtenauftrag 2
Gutachtenbeispiel 29
Gutachter, ärztliche 413
Gutachterarzt-Patienten Verhältnis 414
Gutachterhonorar 6 ff.

H

Halogenkohlenwasserstoffe 125, 133
Halswirbelsäule, Schleudertrauma 136
Hämatom, posttraumatisches intrakranielles 263, 264
Hämatopneumothorax 56
Hämoptoe 103
Hämoptysen 104
Harnleiter 391
– fisteln 391
– läsionen 391
– verletzung 372, 373, 390
Harnröhrenabriß 308
Harntrakt 390
Hauptgutachter 5
Hautkrebse 116 ff.
HbA-1c 190
HBs-Antigen 155 f.
HBs-Antikörper 155 f.
Hemikolektomie 178 f.
Hepatitis, A 151 ff., 157 ff., 163
–, B 154 ff., 157 ff.
–, chronische postinfektiöse 405
Hepatitis infectiosa 153, 154, 157 ff., 162 ff., 408
Hepatitis, Inkubationszeit 156

Hepatitis, non A non B 157 ff. 162 ff.,
–, Schutzimpfung 159
Hepatome 406
Herz
–, Durchblutungsstörungen 98
–, Vorschädigung 52
Herzereignis, Schmerzhaltung 34 f.
Herzgröße 37, 56, 386
Herzhinterwandinfarkt 32, 48
Herzhinterwandnarbe 53 ff.
Herzinfarkt 48 ff., 56, 58, 70, 78, 80 ff., 91
Herzinsuffizienz 84, 130 f.
Herzkammerflimmern 34 f.
Herzklappen
–, Entzündung 84, 409 ff.
–, Fehler 83 f., 87 f., 410
–, Prothese 409
–, Ventil 412
Herzkrankheit, koronare 31, 48 ff., 60, 69 ff., 74, 77, 81 f., 91 ff., 95 ff.
Herz-Kreislaufsystem, Anpassungsmechanismen 94
Herzleistungsfähigkeit 48 ff.
Herzminutenvolumen 128
Herzmuskelinfarkt 29, 50, 59, 60 ff., 64 ff. 69 ff.
–, Manifestation 76 ff.
–, rezidivierender 72 ff.
–, Unfall 29, 63
Herzrhythmusstörungen 55 f., 74, 191
Herzschädigung, traumatische 30, 48 ff.
Herzstillstand 34 f., 58
Herztod, akuter 33 ff., 58, 95 ff.
Herzversagen 31 f., 129
Herzvolumen, absolutes 386
Herzvolumenbestimmung 98, 384 ff.
Herzvorderwandinfarkt 61
Herzwandaneurysma 76 ff.
Hiatushernie 136
Hirnatrophie 249, 258
Hirnkontusion 65, 260
Hirnleistungsschwäche 261
Hirntod 59
Hirntrauma, gedecktes 355
Hirntumor nach Schädelprellung 262 ff.
Holzschutzmittel 100
Holzstaub 99, 101
Honorarvertrag, besonderer 20
Hörminderungen 321, 328
Hormonstörungen 369
Hörprüfung 318
Hörverluste 320

Stichwortverzeichnis

Hörverschlechterung 329 ff.
Hospitalinfektion 157
Hüftgelenk 240
Husteninsuffizienz 332 f.
Hyperglykämie 231
Hyperimmunreaktion 76 ff.
Hyperkinese, dystonische 245
Hypernephrom 147 ff.
Hypertension, portale 161, 174 ff.
Hyperthyreose 221 ff., 232 ff.
–, Erwerbsfähigkeit 223 ff.
–, kompensierte 225, 226
–, Typ Basedow 223
Hypertonie 65, 87, 90
–, pulmonalbedingte 128
Hyperurikämie 41
Hypochondrischer Symptomenkomplex 282 ff.
Hypoglykämie 183 ff., 195 f., 197 ff.
–, postprandiale 177
Hypogonadismus 230 f.
Hypophysentumor 226 f.
Hypophysenzwischenhirnsystem, traumatische Schädigung 218
Hypothyreose 224
Hysterektomie, vaginale 391

I

Ileo-Transversostomie 178 f.
Immobilität 69, 92 f.
Immunabwehr 170 f., 399
Immundefekte 245
Immunglobulin E 100
Immunglobuline 394
Immunkrankheiten 167
Impfenzephalitis 246
Impfpoliomyelitis 247
Impfreaktionen 246
Impfschäden 237, 244
Impfschutz 78
Impotentia coeundi et generandi 308
Inaktivität, körperliche 66 ff.
Infektabwehr 168
Infektionsanfälligkeit 168
Infektionsgefährdung 154–159
Infektionskrankheit 151 ff.
Infektiosität 161
Inkubationszeiten 246
Innervationsstörungen 356
Insuffizienz, venöse 146
Insuffizienz, zerebrovaskuläre 258 f.
Insulinschock 198
Interkostalneuralgie 397
Intimaruptur 78

Intimaoedem 62, 78
Ischiadicusschädigung 240
Isotope, radioaktive 133
Isozyanat 123

J

Jagdunfall 163
Jodmangel 231
Jolly-Körperchen 168, 170

K

Kaiserschnitt-Operationen, Verwachsungen 374 ff.
Kanzerogenität 132 ff., 399, 400
Kaplan-Syndrom 110
Kardiomegalie 228 f.
Kardiomyopathie 88
Karotisangiographie 398
Karzinogenität 117
Karzinom 99 ff., 334 f.
–, anaplastisch entdifferenziertes 405 ff.
–, im Oropharynxbereich 353 ff.
–, Risiko 119
Katheterangiographie 238
Kaufunktion, Behinderung der 362
Kaverne, silikotuberkulöse 105 ff.
Kavum 107
Kehlkopfkarzinom 334 f.
Keratolytika 298
Keratosen 298
Kiefergelenk 359 f.
Klimabedingungen unter Tage 304
Klimawechsel 33 ff.
Knochenalter 231
Kobalt 295
Kohlebergbau 105
Kohlenhydratstoffwechsel
–, Störung 42
–, zentrale Regulation 219
Kohlenwasserstoffe 117 f., 133
Kokereiarbeit 117 f.
Kollagenose 109 f.
Kollateralkreislauf 382
Komedonen 298
Konstitution, körperliche 39
Kontaktekzem 295
Kontrastmittel, öliges 254
Kontrastmittelreste 241 f.
Konzentrationsstörung 284
Kopfbiß 359 f.
Kopfschmerz 66
Koronarangiographie 60 ff.
Koronararteriosklerose 31, 52, 59, 60 ff., 64 ff., 69, 72 ff., 75, 91 ff.
Koronarinsuffizienz 35, 90, 228 f.

Koronarogramm 54
Koronarsklerose 30 f., 65, 96
Koronarspasmen 62
Koronarthrombose 54, 57 ff., 65
Kortikosteroidbedarf 183 ff.
Kranzarterienbefund 56
Krebs 378, 402 f.
–, anaplastisch-entdifferenzierter 407
–, Entstehung, Latenzzeit 120
Krebsentwicklung 133
Krebskranke, Rehabilitation 403
Kreislaufregulationsmechanismen, adaptative 95
Kropf 234
Kubitalvenenpunktion 237
Kurheilverfahren 162

L

Laboratoriumsuntersuchungen 4
Labyrinthausfall des einen Ohres 322 ff.
Lactose-Belastungstest 177
Lähmung 68, 243
Lambliasis-Infektion 151 ff.
Langzeit-EKG 56
Laparoskopie 165
Lärmexposition 317, 328
Lärmschwerhörigkeit 312
Laryngektomie 334 f.
Lävokardiographie 56, 61
Lebenserwartung 37, 41 f., 68, 73
Leberbiopsie 165
Leberfunktionsanalyse 160, 163 f.
Leberkarzinom, primäres 405 ff.
Leberkrankheit, MdE 161
Leberruptur, traumatische 174 ff.
Leberschaden, nutritiv-toxisch 155
Leberspiegelung 156
Lebervenenthrombose 174 ff.
Leberverletzung 166 ff.
Leberzellkarzinom 158, 404 ff.
Leberzirrhose 158, 174 ff., 404 ff.
–, posthepatitische 406
–, Schädigungsfolge 404 ff.
Leptomeningealzyste 389
Leukämie 393 ff., 400
–, Ätiologie 396
–, Pathogenese 396
–, Risiko 395
–, Todesrate 395
Leukozytose 400
Linksherzkatheterbefund 86 ff.
Liquor 388 f.
Liquorblock 389
Lumbalgien, rezidivierende 252
Lumbalpunktion 389

Stichwortverzeichnis

Lungenblutung 102 ff.
Lungenembolie 99 ff., 125 ff., 128 ff.
Lungenfibrose 109
Lungenfunktionsprüfung 55, 99 ff., 123, 126
Lungenkrebs 114, 132 f.
Lungenoedem 122 f.
Lungenstrombahn 128
Lungentuberkulose 405
–, Schädigungsfolge 404 ff.
Lungenszintigramm 126, 128
Lymphabfluß, Störung des 356
Lymphadenose 393 ff.
Lymphangitis 83, 181
Lymphbahnentzündung 84 f.
Lymphoedem 140 ff.
Lymphographie 142
Lymphozyten 167 f.
Lymphozytose 170

M

Magenblutung 411 f.
–, bei Antrumkarzinom 409 ff.
Magen-Darmpassage 387
Magen-Darm-Trakt, röntgenologische Untersuchung 167 ff.
Magenkarzinom 411 f.
–, Risiko 177
Magenresektion 176, 178
Magenulcus, rezidivierender 175
Makroangiopathie 191
Mammakarzinom, Arbeitsfähigkeit 401 ff.
Marcumar 162
–, Einstellung 412
–, Medikation 396 f.
–, Medikation, Magenblutung 409 ff.
–, Prophylaxe 409, 411
Mechanopathien 239
Medianusschädigung 237
Medikamente, antithyreoidale 233
Medizinerausbildung 413
Mercaptoimidazol 235
Mesotheliom 114
–, pleurales 381
Metastasen 402
Meteorismus 178
Methimazol 223
Methylcholantren 133
Methylenchlorid 123
Methylthiouracil 233
Milz 167–173, 178, 386, 399
–, Exstirpation 166, 168, 169
–, Implantat 168

Minderung der Erwerbsfähigkeit (MdE)
–, Auge 336
–, Lärmschwerhörigkeit 315
–, nach Laryngektomie 335
Minirin 227
Mittelmeerklima 34, 35
Morbus Menière 329 ff.
Mundöffnung, Einschränkung der 363
Mundtrockenheit 353
Multiple Sklerose, Polio-Schluckimpfung 247 f.
Mutationen 133
Myoarthropathie, dysfunktionelle 361
Myelographie 237, 241 ff., 396, 297
–, Spätkomplikationen 251 f., 254
Myelose, chronische 395
Myokardfunktion 90
Myokardinfarkt 30 ff.
–, rezidivierender 73
Myokardschädigung 90

N

Nachbestrahlung 402
Nasendeformierung 359 ff.
Nässe 306
Neck dissection 334 f., 353
Nekrosefisteln 371
Nephrektomie 369 ff.
Nephritis 180 ff.
Nephropathia diabetica 183, 189
Nephropathie 191
Nerven, periphere 237
Nervenläsion, periphere 265
Nervensystem, autonomes 191
Nervus cutaneus femoris lateralis 239
–, genitofemoralis 239
–, ischiadicus, Teillähmung 240
Nesselfieber 99
Neuropathie 191
Neuropathie, diabetische 239
Nierenbiopsie 182
Nierenentzündung 182
Nierenfunktion 373
Nierenverlust, sekundärer 390 ff.
Nikotinabusus 70, 132 f.
Normalbefund 38

O

Obduktion 35, 120, 405 ff.
–, Notwendigkeit 408
Obduktionsbefund, Fehlen des 408
Oberkiefer, Rücklage des 359

Oberkiefer, Schußbruch des 362
Oberkieferfraktur vom Typ Le Fort 355
Oberkieferprothese 362
Oberlippe, Weichteildefektverletzungen 362
Oberschenkelamputation 91
Oberschenkelschußbruch 72 ff.
Occlusionsstörungen 359 ff.
Oesophagusvarizenblutung 175, 176
Ohrenrauschen 319
Ophthalmopathie, endokrine 223
Ordnungsgeld 2
Organverlust 171
Ösophagusstimme 335
Osteosynthese 382 ff.
Ostitis, periapikale 364

P

Pankreas, Schäden 220
Pankreasinsuffizienz 177
Pankreaspseudozyste 178
Pankreasverletzung 166 ff.
Pankreaszyste, traumatische 176 ff.
Pankreolauryltest 177
Pantopaque-Myelographie 253
Parodontopathie 364
parodontotischer Abbau 363
Pech 116
Pechhaut 297
Perchlorat 235
Pfählungsverletzung 154
Pflegschaft 293
Pharyngitis 326 ff.
Phlebographie 128
–, ascendierende 382 ff.
Phlegmone 181
Phosgen 123
Phrenicusparese 137
Pickwick-Syndrom 394
Pilzinfektion 302 ff.
Pinealistumor 226 f.
Pituigan 226
Plattenepithelkarzinom 113, 115
Pleuraasbestose 379 ff.
Pleuramesotheliom 379 ff., 382
Pleuraschwarte 56
Pneumokoniose 99 ff., 104 f., 111
Pneumothorax 166 f.
Pockenschutzimpfung 76 ff.
–, zweizeitige 245
Poliomyelitis 244
Polio-Schluckimpfung, Multiple Sklerose 247 f.
Polyarthritis 110
Polyneuropathie 191, 239

Stichwortverzeichnis

Polyphagie 218
Polytraumatisierung 52, 172 f.
–, im Schädel-Gesichtsbereich 355 ff.
Preßphlebographie, retrograde descendierende 382
Primärtumor 406, 407
Prothesenlager 362
Provokationstests 99, 102
Psoriasis pustulosa 306
Psychoneurose 278 ff.
Psychose 291 f.
–, endogene 275 ff.
–, körperlich begründbare 272
Psychosyndrom, hirnorganisches 227, 258, 261, 284
Pubertätsmerkmale 231
Pudenz-Heyer-Ventil 226
Pulmonalarteriendruck 128
Pulmonalarteriolenwiderstand 128
Pulmonalisangiographie 128
Pulmonalkapillardruck 128
Punktionen, frustrane 238
Purpura Schoenlein-Henoch 181
PVC-Kleidung 304
Pyelographie, intravenöse 371
–, retrograde 371

Q

Quarz 108
Quarzstaub 109
Quarzstaubexposition 103 ff., 107
Quarzstaublungenkrankheit 111
Querschnittlähmung, unter Marcumarmedikation 396 f.
Querschnittssyndrom 252

R

Radiojodtest 221
Rastinon 194
Rauchen, passives 133
Reaktion
–, allergisch-anaphylaktische 84
–, anaphylaktische 78, 181
–, autoallergische 247
Reaktionslage, rheumatische 110
Rechtsherzinsuffizienz 129 ff.
Rectozele 374 ff.
–, mit Blaseninkontinenz 371
Recurrensparese 332 f.
Regulationsstörungen, hypotone 191
Reinfarktprophylaxe 396
Reizfibrom 362
Reizgasinhalation 122 ff.
Reizglykosurie, extrainsulinäre 216

Relaxatio diaphragmatica 136 ff.
Rente, Kapitalisierung 37, 42
Rentenabfindung 36 f., 41 f.
Rentenversicherung 3
Resorptionsstörung 179
Resozialisierung 40
Retinopathie 191
–, diabetische 183
Rhinomanometrie 332
Rhino-Sinusitis 326 ff.
Rhythmusstörung 90, 235
Riechvermögen, Fehlen des 357
Riesenwuchs 221 ff., 230 f.
Rippenbruch 56, 167
Risikofaktor 32, 41 f., 64
–, Tabakrauchen 74
–, Übergewicht 74
Ritis-Quotient 161
Röntgenstrahlen 133
Röntgenuntersuchung 4, 387
Rohparaffin 116
Rückenmarkskompression 397
Ruß 116 f., 133

S

Sachverstand, ärztlicher 408
Sättigungszentren 216
Scapula alata 266
Schädelbasisfraktur 65, 322 ff.
Schädeldachbruch 260
Schädelfraktur 355
Schädel-Hirntrauma 183 ff., 213 ff., 230 f., 248, 262
Schädeltrauma 219, 322 ff., 388 f.
Schäden, iatrogene 237
Schädigungsfolgen 73, 75
Schalleitungsschwerhörigkeit 322 ff.
Scheiden-Beckenboden-Plastik 371
Scheidensenkung 373 ff.
Schilddrüsenhormonsubstitution 224
Schilddrüsenüberfunktion 236
Schilling-Test 178
Schizophrener Formenkreis 275 ff.
Schlaganfall 259
Schleudertrauma 254
Schlotterkamm 362
Schock, spinaler 256
Schrägaufnahmen 381
Schreckbasedow 236
Schutzimpfung 182
Schwachsinn, Schuldfähigkeit 285 ff.
Schwangerschaft 44

Schweigepflicht 2, 3
Schweineerysipel 409
Schweinerotlauf 409 ff.
Schwerbehindertenrecht 3
Schwerhörigkeit 66, 68, 317, 319 ff.
Schwerstarbeit, körperliche 56
Schwindelanfälle, paroxysmale 329 ff.
Sektionsbefund 33
Sensibilisierung 181
Serumferritinspiegel 177
Sexualhormon, Mangel an 378
Siderose 155
Silikose 102 ff., 105 ff., 108 ff., 113, 116, 118
Siliko-Sklerodermie 108 ff.
Siliko-Tuberkulose 105 ff., 109
Sklerodermie 108 ff.
Sonographie 398
Sozialgericht 317
Sozialversicherung 2
Speicher-EKG 89
Spenderauswahl 157
Splenektomie 166, 176, 397 ff.
Splenomegalie 173
Splenosis 168, 169, 171
Sprunggelenksfraktur 382 ff.
Status varicosus 131
Staubexposition 105 ff., 110
Staublungenkrankheit 102, 114 ff.
Stauungsfibrose 175
Steinstaubexposition 105 ff.
Sterine 133
Stickoxyde 125
Stimmbandparese 333
Stoffwechsellage, diabetische, latente 177
Stoffwechselstörung 41, 66 ff.
–, endokrine 216
Strafprozeß 7
Strahlen, ionisierende 133, 395 f.
Strahlenbelastung 389, 395
–, Uranbergbau 393 ff.
strahlengeschädigte Bevölkerung 395
Strahlenschäden 379
Strahlenschutz 395
Strahlentherapie der Hypophyse 229
Strahlung, radioaktive 393
Strahlungszentrum 395
Straßenverkehrszulassungsordnung 183
Streß 63, 69
–, akuter 94
–, chronischer 94
–, psychischer 60 ff.
–, psycho-sozialer 64 ff., 94

Stichwortverzeichnis

–, Inkontinenz 375 f.
–, Reaktion 61 f.
Stress-Ulcus 412
Stroboskopie 333
Struma, blande 231
–, euthyreote 221 ff.
Stuhlgewicht 177
Subarachnoidalräume 241
Substitutionstherapie 378
Syndrom, extrapyramidales 245 f.
–, paraneoplastisches 149 f.
–, postenzephalitisches 125 ff., 128 ff., 147 ff., 298, 300, 382 ff.
–, prämenstruelles 369

T

Tabakrauch 70, 132 f.
Taubheit 66, 68
Tauglichkeit 326 ff.
–, für Feuerwehr 328
–, für Polizeidienst 328
Teer 116 ff., 133
Teerdestillate 115
Teerprodukte 298
Tegretal 226
Teleangiektasien 298
Therapie, immunsuppressive 164
Therapietreue, mangelnde 249
Thioharnstoff 235
Thoraxwandprozesse 381
Thorium X 399, 400
Thorotrast 395, 398, 399, 400
Thorotrastose 397 ff.
Thrombolyse 146
Thrombophlebitis 128
Thrombose 126, 128 f., 140 ff., 145 ff.
–, posttraumatische 140 ff.
–, unfallbedingte 145 ff.
Thromboseneigung 149, 168
Thyreoidea-siccata 223
Thyreotoxikose 232
Tinea, ekzematisierte 302
Todesursache, ungeklärte 33 ff.
Tonsillitis, chronische 326 ff.
Torticollis spasmodicus 245
Totalendoprothese 240
Tracheostoma 334 f.
Trauma 147 ff.
–, und Geschwulstbildung 265
–, geeignetes 217 f.
Tropenkrankheit 151 ff.
Tuberkulose 103
–, kavernöse 105 ff.
Tumor, bösartiger 119
Tumor cerebri 263
Tumorleiden 147 ff.

U

Übergewicht 41, 42, 68, 70, 98
Überlastung, akute 82
Ulcus cruris 298
Ulcus, kallöse 409
Ulcusleiden, hepatogenes 175
Ultraviolettstrahlung 298
Umschulung 354
Unfallversicherung 3
–, gesetzliche 4
–, private 3
Unfallversicherungsrecht 42
Unterernährung 404
Unterkiefer, Bewegungseinschränkung 359 ff.
Unterleibsoperation 378
Unterschenkelvenenthrombose 382
Untersuchung, unterlassene 47
Untersuchung, Ablehnung wichtiger 90
Unterzuckerung 183
–, durch Alkohol 195 ff.
Uran-Bergbau 395
Ureterenkatheter 373
Ureter-Implantation 373
–, – Scheidenfistel 369 ff., 372, 373, 391, 392
Ureter, Verletzung eines 369 ff., 392
Urticaria 99 ff.
Uterusexstirpation 376 ff.
–, vaginale 371

V

Vaccinia-Antigen 76
Vagabundenunterzuckerung 195
Vakzination 246
Varikosis 298
Vaskulitis 180 ff.
Venenthrombose 128
Ventilationsstörung, obstruktive 100
Ventrikulogramm 55
Veränderungen, psychopathologische 250
Vergewaltigungsdelikt 288 ff.
Verhaltensweise, psychische 39
Verletzung, infizierte berufliche 412
Verletzungsfisteln 371
Verordnungswesen, Gebühren 28
Versagen, ärztliches 43 ff.
Verschlimmerung, richtunggebende 254

Versicherungsträger, Aufgabe des 408
Versorgungsamt 3, 408
Verstimmung, ängstlich-depressive 403
Vertreter des Sachverständigen 16
Verwachsungen, operationsbedingte 179
–, nach Kaiserschnitt 374 ff.
–, nach Unterleibsoperation 367 ff.
Virus A, B (s. Hepatitis) 157 ff.
Virushepatitis (s. Hepatitis) 152, 157 ff.
Virusübertragung 156
Vorerkrankungen 36
Vorgutachten 37
Vormundschaft 293
Vorschädigung, venöse 145 ff.

W

Wange, Weichteildefektverletzungen 362
Wärme 306
Warnarrhythmie 90
Wärzchen 298
Waschkaue 306
Wehrdienstbeschädigung 72
Weichteildefektverletzungen
–, Oberlippe 362
–, Wange 362
Wirbelsäulenerkrankung, degenerative 252
Wirksamkeit, kardiotoxische 97

X

Xerostomie 353

Y

Ytrium 229

Z

Zahnschäden 355
Zahnverlust 362 ff.
–, traumatischer 355
Zähne 359
Zeitrente 150
Zement 295
Zeugenaussage 3
Zeugungsfähigkeit 309
Zigarettenkondensat 66 ff., 117
Zigarettenmißbrauch 70
Zinkchromatexposition 119 f.

Stichwortverzeichnis

Zirrhose, Leber 160 ff.
Zivilprozeß 8
ZSEG, Entschädigung nach dem 8
–, Geltungsbereich 7
Zuckeraustauschstoffe 210
Zuckerkrankheit 66 ff.

Zusammenhang, ursächlicher 1, 3, 265
–, zeitlicher 1, 78, 265
Zusatzgutachten 5
Zwangsbißführung 363
Zweitimpfung 246

Zwerchfell 134 ff.
–, Hernie 134 ff.
–, Hochstand 137
–, Relaxatio 134 ff.
–, Ruptur 134 ff.
Zytologischer Abstrichbefund 370

If you have any concerns about our products,
you can contact us on
ProductSafety@springernature.com

In case Publisher is established outside the EU,
the EU authorized representative is:
**Springer Nature Customer Service Center GmbH
Europaplatz 3, 69115 Heidelberg, Germany**

Printed by Libri Plureos GmbH
in Hamburg, Germany